임상 면역종양학

CLINICAL IMMUNO-ONCOLOGY

강진형 옮김

JOHN E. NIEDERHUBER, MD
Adjunct Professor
Department of Surgery and Department of Oncology;
Deputy Director
Johns Hopkins Clinical Research Network
Johns Hopkins University School of Medicine
Baltimore, Maryland
United States

바이오메디북

Clinical Immuno-Oncology

ISBN: 9780323877633

임상 면역종양학

CLINICAL IMMUNO-ONCOLOGY

초판인쇄 2024년 10월 23일
지 은 이 JOHN E. NIEDERHUBER
옮 긴 이 강진형
발 행 인 주필체
펴 낸 곳 바이오메디북
등 록 제 300-28호(2004)
주 소 서울시 강서구 공항대로 168 마곡747 타워 1303호
전 화 (02) 763-9188
팩 스 (02) 763-5490
E-mail biomedbook@naver.com
홈페이지 www.biomedbook.co.kr

ISBN 979-11-85375-51-9 93510

정가 40,000원

지은이 서문

2013년 국제 학술지 사이언스(Science)는 암 면역 치료의 새로운 시대를 가능하게 한 과학적 성과를 올해의 과학적 혁신으로 인정했다.[1)]

이 지식은 면역 체계가 비정상적인 세포 성장을 인식하는 데 중요한 역할을 한다는 것을 보여주기 위해 면역학자들이 60년 이상 연구한 결과를 제시하고 있다. 포유류를 대상으로 한 이들 초기 종양 실험과 장기 이식의 출현으로 인한 면역학의 임상 경험은 면역 반응의 세포 구성 요소, 면역 세포 간 상호 의존성, 복잡한 면역 체계의 활성 단백을 정의하기 시작했다. 시간이 지남에 따라, 이러한 연구 노력은 암의 악성 세포를 억제하거나 심지어 거부하는 강력한 도구로서 면역 체계의 잠재성을 확인시켜 주었다. 면역학자들이 면역 체계의 규칙과 원리를 정의하면서 면역 체계의 복잡성에 대한 이해는 계속 확장되고 있으며, 암에 대항하여 환자 자신의 면역 체계를 강화하도록 설계된 치료제의 임상 적용은 "임상 면역종양학(clinical immuno-oncology)"에 대한 호기심을 불러 일으키고 치료적 잠재성을 보여주고 있다.

오늘날 암 면역 치료의 성공에 대한 흥분과 함께 이 글을 정리하면서, 나는 카롤린스카 연구소(Karolinska Institute)에서 연수하고 미시간대학교 미생물학과에서 나의 첫 실험실을 구성하던 초창기의 기억들을 떠올리지 않을 수 없었다. 1970년대 초 당시에는, 면역계의 T 및 B 림프구 하위 집단의 실제 기원과 기능, 항원 제시 과정에 관하여 알려진 바가 거의 없었다. 나는 카롤린스카 연구소의 Möller 실험실에서 당시의 귀중한 체외(in vitro) 배양 기술인 양 적혈구(sheep red blood cells, SRBC)에 대한 항체 반응을 측정하기 위해 마우스 비장 세포를 배양하는 "미셸-더튼(Mishell-Dutton)" 방법을 배웠다.[2)] 나는 항SRBC 항체를 생산하는 B 세포수를 측정하기 위해 용혈성 플라크(Jerne and Nordin)를 세던 시간을 또렷하게 기억하고 있다.[3)] 나는 Erna Möller 교수님과 함께 일하면서 당시 두 가지 주요 림프구 면역 세포 집단, T 의존성 림프구와 B 의존성 림프구에 대한 특이성이 있는 항혈청을 생산하고 사용하면서 많은 것을 배웠다. 세타(theta) 항원에 대한 alloantisera(동종이형항원에 대한 항혈청)는 비장 유래 혼합 림프구 세포 집단으로부터 T 림프구를 제거하기 위해 보체와 함께 사용하였다. 토끼 항마우스 B 림프구 혈청(항 MBLA)을 비슷한 방식으로 사용하여 B 림프구를 제거했다. 이러한 항혈청의 사용은 항원에 대한 T 세포-B 세포의 상호작용 또는 이들 세포 집단이 면역 반응 "도움"과 면역 "기억"을 생성하는 능력을 결정하는 연구를 가능하게 하였다. Möller 연구실에서 근무한 이후, 나는 이러한 체외 배양 방법을 미시간대학교 미생물학과 내 나의 새로운 실험실로 가져올 수 있었다. 그곳에서 우리는 동일한 시험관(in vitro) 모델을 사용하여 적응성 면역 반응과 항원 자극에 대한 면역 반응에서 H-2 주요 조직 적합성 복합체의 마우스 I(면역 반응) 영역의 Ia 유전자가 수행하는 역할을 연구했다.

면역 반응에 관여하는 세포의 기능을 해부하고 적응 면역 반응에 중요한 많은 사이토카인을 규명하던

1) Couzin-Frankel J. Cancer Immunotherapy. *Science*. Dec. 20, 1913; 342:1432-1433.

2) Mishell RJ and Dutton RW. Immunization of dissociated spleen cell cultures from mice. *J. Exp. Med*. 1967; 126:423-442.

3) Jerne NK and Nordin AA. Plaque formation in agar by single antibody producing cells. *Science*. 1963; 140: 405-408.

초기단계로부터, 면역학의 과학은 곧 우리를 흥분하게 만든 시대가 가져온 기술이 출현하도 적용된 "분자 생물학"으로 발전했다. 얼마 지나지 않아 대규모 병렬 DNA 염기서열 분석의 도입으로 인간 게놈 프로젝트(Human Genome Project)가 가능하게 되었고, 이후 많은 암에 대한 전체 게놈 염기서열 분석(The Cancer Genome Atlas, TCGA)에 힘을 실어주었다. TCGA에서 얻은 데이터는 암 면역학에 엄청난 영향을 계속 미치고 있다. 2018년 암 면역학자인 James P. Allison과 Tasuku Honjo가 암 치료에 면역관문 억제를 도입한 공로를 인정받아 노벨 생리의학상을 공동 수상하였다. 이미 면역관문 억제제는 적응형 T세포 전달 치료(adaptive T-cell transfer therapy, ATC)와 키메라 항원 수용체(chimeric antigen receptor, CAR)-T세포 치료와 같은 다른 면역 요법과 통합되기 시작하여 항암 면역 요법 영역을 더욱 확장하고 있다.

면역 치료의 발전과 더불어, 주요 면역계 세포 집단의 구성원이면서 특정한 기능을 가진 세포의 하위 집단을 더 정확하게 특성화하는 능력을 지속적으로 확장하는 새로운 컴퓨터 파이프라인 도구의 개발에 괄목할 만한 진전이 있다; 형태학적 표지자에 기반하지 않는 대신 세포의 유전자 전사 프로파일과 특정 기능 단백의 분비에 의해 정의되는 단일 세포 mRNA 염기서열 분석과 특정 세포 특성화의 개발이 그 예이다. 이 접근법을 통해, 염증성 암 활성화 섬유아세포(cancer-activated fibroblasts, CAFs), 근섬유아세포 CAFs(myofibroblast CAFs), 주요 조직 적합성 복합체 클래스 II 항원 제시 복합체를 발현하는 항원제시 CAFs(antigen-presenting CAFs) 등 기능적으로 구별되는 몇개의 섬유아세포 하위 집단과 종양미세환경을 구성하는 다른 세포 표현형 내 하위 집단을 확인했다.

암 치료 분야에서 면역항암제만큼 빠르게 발전하고 있고 유망한 분야는 없다. 오늘날 우리는 종양 개시와 진행 과정과 관련하여 숙주 조직, 숙주 면역 체계, 종양, 종양미세환경 사이에 존재하는 복잡한 관계에 대해 훨씬 더 많이, 그리고 지속적으로 이해를 넓혀가고 있다. 이 책의 목표는 전문 분야에 관계없이 암 환자를 치료하는 독자들이 이런 복잡한 관계와 암을 효과적으로 치료할 수 있도록 면역 체계를 활용하고 설계할 수 있는 방법을 보다 깊이 이해할 수 있도록 하는 것이다. 이 책을 통해 수련의와 실무 종양전문의가 면역학의 언어를 습득하고, 빠르게 진화하는 임상 면역종양학 문헌을 보다 목적에 맞게 쉽게 읽을 수 있기를 기대한다. 이러한 지식에 힘입어, 전문의들이 중개 연구와 실제 환자 치료에서 면역 요법에 대해 논의하고 적용할 수 있는 최적의 준비가 되기를 바란다.

John E. Niederhuber, MD

지은이 감사의 말씀

나는 수많은 선생님, 임상 멘토, 동료 교수진, 특히 이 치명적인 질병을 앓고 있는 환자를 돌보는 도전에 대해 수년 동안 많은 것을 배울 수 있었던 암 환자들에게 큰 빚을 지고 있다. 특히 스웨덴 스톡홀름 카롤린스카 연구소에 있는 연구실에서 저를 환영해 주시고 면역학 분야에서 제 경력을 시작하게 해 주신 Erna Möller 교수님과 Göran Möller 교수님께 특별한 감사를 표하고 싶다. 이 프로젝트를 진행하는 동안 가족, 특히 아내 Kathy의 지원과 이해에 특히 감사의 마음을 표한다. Kathy는 원고를 교정하고 수치를 비평하는데 많은 시간을 아낌없이 투자했다. 아들 Matthew의 과학에 대한 관심은 내가 이 프로젝트와 일부 장을 집필하는데 용기를 준 주요 요인이었으며, Matthew에게 특별한 감사의 말을 전하고 싶다.

이 프로젝트에 헌신하고 주제별 전문 지식을 기꺼이 공유해 주신 여러 집필진의 의지에 대해 감사의 말씀을 전한다. 아낌없이 시간을 내어주고 각 장에 걸친 내용을 이해하기 쉽고 잘 통합할 수 있도록 노력해 주신 모든 분들께 깊은 감사를 드린다. 나는 존스홉킨스(Johns Hopkins) 대학 동료들의 지속적인 지원과 특별한 기회에 매우 감사한다. 그들은 내가 외과 종양학 수련의들의 멘토링과 암 연구에 계속 참여할 수 있도록 아낌없이 지원해 주었다. 특히 존스홉킨스 외과 과장인 Andrew Cameron 박사와 종양외과 NCI T32 교육 프로그램의 리더인 Lei Zhang 박사와 William R. Burns 박사에게 감사의 말을 전하고 싶다. 이 분들을 비롯한 존스홉킨스 대학의 많은 분들이 제 삶을 매우 보람차게 만들어 주었다. 마지막으로, 부드러운 설득력으로 내가 프로젝트를 수행할 수 있도록 확신을 준 엘스비어(Elsevier)의 수석 콘텐츠 전략가인 Robin Carter에게 감사의 인사를 전한다. 이 장들을 구성하는 동안 변함없는 유용성과 도움을 준 엘스비어 개발/제작부서의 Malvika Shah가 제공한 전문가적 지원에도 매우 감사드린다.

이 책은
미시간대학교, 존스홉킨스, 스탠포드와 국립암연구소의 내 실험실에서
나와 함께 일했던 수많은 학생들, 박사후 전임의들과 외과 수련의들에게
헌정하는 것이 마땅하다.
내 인생에서 그들의 존재와 그들과 쌓은 많은 특별한 우정은
'암 환자들의 치료 개선'이라는 최종 목표에 도달하기 위한
과학의 중요성을 매일 상기시키고 있다.

옮긴이 서문

실험실에서 암 연구를 진행중인 학생들이나 연구자들 뿐만 아니라 암을 치료하고 있는 전문가들도 면역학에 대해 조금만 깊이 들어가게 되면 고개를 저으며 이해하기 어렵다는 말을 많이 한다. 그만큼 막연히 면역학이 어렵다는 사람들이 많고, 나 또한 예외가 아니다. 내가 의과대학을 다녔던 1970년대말~1980년대 초반에는 미생물학 수업의 일부로서 면역학을 배웠고 실습 시간에 양의 혈액에서 rosette 형성을 현미경으로 관찰했던 기억이 남아있다. 이후에 종양학을 전공하면서 분자유전학과 종양생물학, 그리고 유전체학을 공부할 기회는 있었으나 면역학을 깊이 연구해 본 경험은 없다.

이제 면역학은 그렇게 먼 곳에 있는 학문이 아니다. 2010년대 등장한 면역항암제는 빠른 임상 개발로 인해 커다란 관심을 불러일으켰고 이제는 암 치료의 주류를 이루고 있다. 면역종양학(Immuno-Oncology, IO) 또한 주요한 학문으로 자리를 잡았다. 그런데, 실제 임상에서 사용되고 있는 면역항암제들이 암 환자에 투여되었을 때 어떻게 인체 면역계와 반응해서 항암 효능을 일으키는지에 대한 깊이 있는 연구는 쉽지 않은 것이 현실이다. 또, 우리는 실제 진료 현장에서 면역항암제를 사용하면서 많은 고민에 부딪히게 됐다.

면역항암제에 반응하는 환자들은 장기간 반응이 유지되어 만족스러운 임상 결과를 얻게 되기도 하지만, 아직도 많은 환자들이 면역항암제에 반응하지 않아서 환자들의 높은 기대 수준 만큼 효과적인 약이 되지 못하는 것도 사실이다. 우리는 대다수의 암종에서 이런 상황을 마주하고 있다. 면역항암제에 이어, 항체-약물 접합체(antibody-drug conjugate, ADC), 이중항체(bispecific antibody, BsAb), 이중 특이적 T 세포 결합체(bispecific T-cell engager, BiTE), 세포치료제에 이르기까지 다양한 약물들이 새롭게 도입되고 있지만 아직까지 어떤 병용요법이 어느 정도의 항암 효과를 나타낼 지 잘 이해하지 못하고 있는 것도 현실이다.

인체의 면역계에 대한 기본적인 이해 없이 신약 개발이나 기존 약물과의 병용요법 개발은 어렵다. 앞으로 종양학을 이끌어갈 미래 세대들이 급속하게 발전하고 있는 면역종양학의 기본, 즉 인체 면역계의 다양한 구성 요소들이 어떻게 조화롭게 협력하고 외부 병원체 또는 암세포에 대해 반응하는 지에 대한 보다 구체적이고 근본적인 기전을 이해해야만 새로운 치료제 개발이나 새로운 병용요법에 대한 돌파구가 마련될 것으로 기대한다.

많은 연구자들이나 임상전문가들이 급속도로 발전하고 있는 면역종양학을 쉽고 빠르게 이해하고 이와 관련된 지식을 암 치료와 연구에 적용하는데 도움이 되기를 바라는 마음으로 이 책을 번역하게 되었다. 이 책을 한글로 옮기면서 가장 흥미로웠던 분야는 임신 기간 중 산모와 태아 사이에서 자기와 비 자기를 구분하는 면역체계와 아직도 모든 과정이 알려지지 않은 항원 제시 세포에서 항원성 펩타이드를 주요 조직 적합성 분자와 함께 제시하는 세포 내 과정, 그리고 제시된 항원결정부를 T 세포 수용체가 어떻게 인식하는 지, mRNA에서 펩타이드까지 종양 신생 항원이 생성되는 기전, 그리고 인체 내 마이크로바이옴과 면역계와의 관계 및 이들이 어떻게 면역항암제에 대해 반응하는 지 등이었다. 이런 분야들은 매우 흥미롭고 앞으로도 계속 연구가 되어야 할 부분이다. 이 책은 이런 분야에 대한 최신 지견을 굉장히 심도 깊게 다루고 있어 독자들에게 막연히 어렵다고 느껴지던 면역학이 눈 앞에 생생하게 다가오며 흥미를 불러일으킬 것이라고 생각한다. 더불어 이 책의 한글판을 읽는 독자들의 이해를 돕기 위해 면역학 및 면역종양학 관련 용어에 대한 해설을 담은 용어집을 추가하였고, 면역항암제, 항체-약물 접합체, CAR-T 세포 치료제 등 최신 암 면역치료제에 대한 미국 FDA의 허가사항을 2024년 9월 기준으로 업데이트해 각주로 실었다.

면역종양학은 가장 급속히 발전하고 있는 학문이고, 우리 몸의 면역계는 암 치료의 종결자이자 암이라는 커다란 벽을 허물 수 있는 인체가 가진 가장 고도화된 무기이다. 이 책을 읽는 모든 독자들이 이런 무기를 적절하게 사용할 수 있는 지식과 최신 지견으로 무장하길 바란다.

강진형

감사의 말씀

지난 30여년 동안 나에게 많은 가르침을 전해주신 선배 교수님들, 동료 교수들, 그리고 나와 인연을 맺은 수많은 암 환자들에게 커다란 빚을 지고 있다. 의학의 길을 갈 수 있도록 이끌어 주신 부모님, 그리고 이 번역 작업을 진행하는 동안 가족, 특히 아내 은영의 든든한 지원과 넓은 이해에 감사의 마음을 표한다. 아울러 폐암으로 일찍 세상을 떠나셨지만 어릴 적부터 내 인생의 길잡이가 되어 주셨던 큰 누님에게 이 책을 바치고 싶다.

이 프로젝트에 아낌없이 시간을 내어 원고를 정리하고 한 글자마다 세심하게 교정을 봐주신 박혜성 실장님에게 깊은 감사의 말씀을 전한다. 각 장마다 나오는 전문적인 면역학 용어들을 독자들이 이해하기 쉽도록 의학 사전과 인터넷을 이용해 용어 해설과 색인 작업을 진행한 박소희 선생님, 고하은 선생님, 번역본의 완성도를 높이기 위해서 바쁜 시간을 할애해서 꼼꼼하게 읽고 교정을 봐주셨던 김서리 교수님, 이지선 선생님, 그리고 이 책이 이해하기 쉽고 잘 통합될 수 있도록 노력해 주신 모든 분들께 깊은 감사를 드린다. 마지막으로, 초기 단계부터 출판 과정까지 순조롭게 이 번역 작업이 잘 진행될 수 있도록 지원해주신 바이오메디북 주필체 사장님에게 감사의 인사를 전한다.

목차

1장

림프계의 발달과 구조

Olamide Olayinka ▪ Brant M. Weinstein ▪ Hyun Min Jung

주요 사실 요약

- 림프계는 혈액 순환계와 뚜렷하게 구별되는 복잡하고 끝이 보이지 않는 림프관 가지이다.
- 림프관은 조직 체액 항상성, 영양소 흡수 그리고 면역 기능을 촉진한다.
- 림프관과 림프 내피세포는 흡수와 혈액 순환으로의 수송을 촉진하는 독특한 기능을 가지고 있다.
- 림프 내피세포의 특정과 분화는 특정 분자 프로그램에 의해 촉진된다.
- 림프 내피세포의 이질성과 가소성은 전문화된 조직 및 장기 특이적 림프관 바탕을 만드는데 도움이 된다.
- 림프절은 핵심 면역 감시 센터로서 기능을 하는 독특한 내피 세포층을 가진 복잡한 구조이다.
- 림프관은 종양미세환경에 존재하며 종양 전이 때 활발하게 활동한다.
- 종양 관련 림프관은 정상 림프관과 비교하여 특징적인 분자 프로파일을 가지고 있다.
- 림프계와 종양 사이의 상호작용(crosstalk)은 암의 진행과 전이에 중요하다.
- 예를 들어, VEGFC와 VEGFD는 VEGFR3 발현 림프 내피세포를 유인하고 종양 림프관 신생을 촉진시키는 주요 성장 인자이다.
- 암에서 림프관의 기능에 관한 현재 대부분의 지식은 흑색종, 유방암, 교모세포종과 같은 일부 암 유형에 국한되어 있어 아직도 탐구해야 할 것이 많다.

개요

우리 몸의 혈관계와 림프계(vascular system)는 조직과 기관에 영양분, 거대 분자, 세포를 공급하는 데 필수적일 뿐만 아니라 노폐물을 효율적으로 제거하는 데도 매우 중요하다. 혈관계와 림프계가 이러한 역할을 담당한다. 림프계는 혈관과 평행하게 이어지며, 말단이 막힌 혈관 네트워크로 간질 공간에서 체액을 모아 다시 혈류로 되돌려 보낸다.[1,2] 림프절과 분비선에 대한 최초의 기술은 기원전 약 400년경 히포크라테스의 논문 "분비선에 관하여"에서 찾을 수 있지만,[3,4] 17세기는 장내 암죽관(gut lacteals), 배설강 주머니(cloacal bursa), 유미(chyle)의 저장소, 장외 림프관(extraintestinal lymphatic vessels), 간 림프 순환(hepatic lymph circulation) 등 몇 가지 주요 발견들과 함께 림프관 연구의 황금기였다.[5,6] 20세기 초, Florence Sabin과 다른 고전 해부학자들은 염료 주입과 조직학을 사용하여 림프계의 체액 흡수 특성을 자세히 설명했다.[7-13]

림프계는 조직 및 전신 체액 항상성 유지에 중요한 기능을 하는 것 외에도 면역원성 자극에 반응하여 면역 세포의 생산과 수송을 조절함으로써 면역 감시에서 중요한 역할을 한다.[14] 게다가, 특정 기관은 해당 기관의 기능을 지원하는 특수한 림프관 네트워크를 가지고 있다. 예를 들어, 암죽관 림프관은 장에서 지방산을 흡수하고, 뇌수막 림프관은 뇌척수액 항상성을 조절한다.[15-17] 따라서, 림프관은 인간 건강에서 수많은 중요한 생리적 역할을 하며, 림프계 연구는 심혈관 의학에서 급부상하고 있는 분야이다.

이 장에서는 림프계 발달의 구조적, 분자적, 기능적 측면을 검토하고, 종양학에서 림프계를 이해하는 것의 중요성에 대해 좀더 설명한다.

림프계의 개요

림프계는 림프를 운반하는 광범위한 관 네트워크(림프관이라고 함)와 림프를 여과하는 결절 중심(림프절이라고 함)으로 구성된다. 혈액 순환과 달리, 림프 네트워크는 단일 방향의 저압 시스템으로 조직으로부터 과도한 간질액을 빼내서 혈액 순환으로 되돌려 보낸다(그림 1.1). 간질액은 모세 림프관(초기 림프관[initial lymphatics]이라고도 함)에 의해 수집되며, 모세 림프관은 연속적인 기저막, 주변 평활근 세포층, 또는 주변세포(pericyte)가 없는 느슨하게 연결된 림프 내피세포(lymphatic endothelial cell, LEC)의 단일 층으로 구성된다.[18,19] 혈관의 내피세포가 연속적인 접합부로 연결되어 체액과 거대 분자의 통과를 막는 단단한 장벽을 만드는 것과 달리, 초기 림프관의 림프 내피세포는 단추와 같은 접합부로 연결되어 체액의 자유로운 통과를 허용한다(그림 1.1 참고). 또한, 고정 필라멘트는 초기 림프관의 림프 내피세포를 주변 콜라겐 세포 외 기질과 인근 조직에 연결한다. 간질액 축적으로 인한 조직 부종은 이러한 필라멘트가 늘어나 림프 내피세포들을 잡아당겨 림프 내피세포들 사이 간극의 크기를 증가시켜, 체액 흡수 증가와 간질 압력 감소를 촉진한다.

림프에는 물, 고분자(단백질과 지질), 백혈구, 세포 파편, 외부 항원 등이 포함되어 있으며, 이들은 초기 림프관에 흡수된 후 더 큰 구경의 수집 림프관을 통해 림프절로 운반된다. 초기 림프관과 달리, 수집 림프관(collecting lymphatic vessels)에는 지퍼와 같은 접합부로 단단하게 연결된 길쭉한 림프 내피세포뿐만 아니라 단일 방향 림프 흐름을 촉진하는 특수 평활근 세포, 주변세포 및 판막이 있다.[20] 단백이 풍부한 림프는 림프절에서 여과되어 유해한 자극 물질이 순환계로 재진입하는 것을 방지한다. 여과된 림프는 왼쪽(흉부) 관과 오른쪽 림프관으로 비워진 다음 쇄골하 정맥으로 비워져 림프가 혈류로 돌아간다(그림 1.1 참고).

림프를 순환계로 되돌리는 것은 조직액 항상성과 정상적인 혈액량 및 압력을 조절하는 데 매우 중요하다. 림프계가 체액 항상성을 유지하지 못하면 조직에 체액이 과도하게 축적되어, 전 세계적으로 최대 2억 명이 앓고 있는 질병(림프부종)이 발생한다.[21] 림프부종은 사지 기능 및 이동성에 장애를 일으키는 것 외에도, 단백이 풍부한 림프가 장기간 축적되면 조직과 피부에 병적인 변화를 일으켜 질병의 중요한 원인이 된다. 림프부종은 일차성 림프부종(유전성) 또는 이차성 림프부종(후천성)으로 분류된다. 일차성

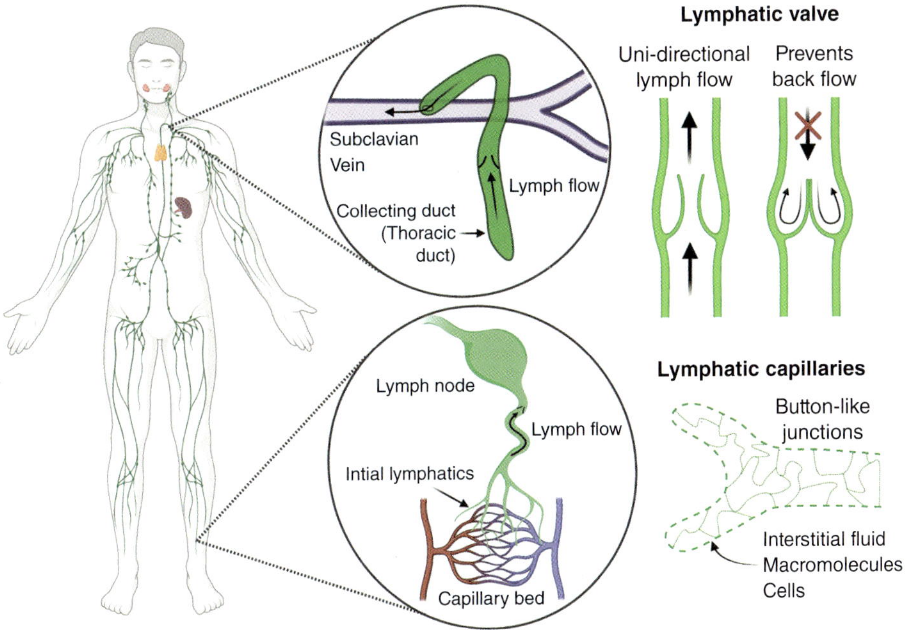

그림 1.1 림프관 기능의 개요. 모세 림프관은 혈액 모세혈관 층에서 누출된 체액을 조직의 간질 공간에서 흡수한 다음 림프액을 림프절로 운반한다. 모세 림프관은 단추 모양의 접합부가 있는 내피세포로 구성되어 있어서 거대 분자와 세포가 포함된 간질액을 림프관으로 쉽게 흡수할 수 있다. 림프는 모세 림프관에서 수집 림프관을 통해 수집관(예: 흉관)으로 배출되어, 쇄골하 정맥을 거쳐 순환계로 되돌아간다. 림프 판막은 수집 림프관의 핵심 구성 요소로, 단방향 흐름을 촉진하는 데 도움을 준다.(BioRender.com으로 제작)

림프부종은 림프계의 결함과 기형을 일으키는 선천성 질환이다. 일차성 림프부종의 원인은 완전히 밝혀지지 않았지만, 림프관 형성(lymphangiogenesis)이나 림프 판막의 발달 및 기능을 방해하는 유전적 돌연변이 및 발달 이상과 관련이 있는 경우가 많다.[22,23]

이차성 림프부종은 주로 림프관 폐쇄를 일으키는 기저 질환으로 인해 발생하는 후천성 질환이다. 전 세계적으로 이차성 림프부종의 가장 흔한 원인은 필라리아증(예: *Wuchereria bancrofti* 감염)이지만, 선진국에서는 암과 암 치료의 후유증으로 림프부종이 가장 흔하게 발생한다. 여기에는 림프절의 외과적 절제와 화학요법과 방사선치료로 인한 림프관 손상이 포함된다.[22,24-26] 실제로, 유방암 생존 여성 5명 중 1명에서 림프부종이 발생하고,[27] 두경부암 환자의 90% 이상이 치료 후 첫 18개월 동안 어떤 형태로든 림프부종을 경험하며,[28] 림프부종은 암 및 암 치료의 가장 흔한 장기간 동반 질환 중 하나이다.

림프계의 배아 발달

림프관은 혈액 순환이 확립된 직후인 임신 중기에 발달하기 시작한다. 제브라피시(zebrafish)의 생체 내(in vivo) 영상과 마우스의 계통 추적을 이용한 연구들에 따르면, 대부분의 초기 림프관은 100년 전 Florence Sabin이 처음 제안한 대로 주요 정맥 및 기타 원시 정맥에서[29-31] 유래하는 것으로 확인되었다.[7] 또한, 림프 내피세포는 포유류에서 보존된 것으로 보여지는 장기 특이적 기전을 통해 또 다른 비정맥(nonvenous) 공급원[32-35] 에서도 발생한다. 조혈 내피는 장간막 림프관에 기여하고,[36] 모세혈관에서 유래한 비정맥 세포들은 등(dorsal) 피부 림프관을 보충하며,[37,38] 조혈 세포와 제2심장 전구 유래 세포(second heart field-derived cells)는 심장 림프관을 생성하고,[39-41] 골수 유래 세포는 각막 림프관을 형성하는데 역할을 하고,[42] 염증 관련 대식세포는 신장 림프관에 통합된다.[43] 림프관 내피 전구세포가 합쳐지고 확장하여 원시 림프총(lymphatic plexus)을 형성하고, 이것이 더욱 발달해 모세 림프관과 수집 림프관으로 구성된 명확하고 정교한 나무 형태의 네트워크를 형성한다.[30,44,45] 생후 광범위한 림프관 형성은 마우스와 제브라피시에서 볼 수 있듯이, 기존에 존재하던 림프관의 발아와 완전히 분화된 림프 내피세포의 증식과 이동에 의해서도 발생한다.[31,45,46]

림프관 발달에 중요한 몇 가지 중요한 분자 경로가 밝혀졌다. Prospero homeobox 1(PROX1) 전사인자는 림프관 형성 및 유지에 필요하다.[47-49] SRY-box 전사인자 18(SOX18), Chicken ovalbumin upstream promoter 전사인자II(NR2F2, COUP-TFII라고도 함), 그리고 GATA 결합 단백 2(GATA2)를 포함하는 추가 전사인자들은 PROX1의 상위에서 작용하고 발현을 촉진한다.[50-52]

PROX1 양성 전구 세포는 기본 정맥과 기타 원시 정맥의 내피에서 싹을 틔우고 혈관 내피 성장 인자 수용체 3(vascular endothelial growth factor receptor 3; FLT4, VEGFR3라고도 함)을 발현하기 시작하며, 이를 통해 림프 전구 세포가 혈관 내피 성장 인자 C(vascular endothelial growth factor C, VEGFC) 신호에 반응하여 이동하고 원시 림프낭(primitive lymphatic sac)을 형성하여 림프 네트워크가 만들어지게 된다.[53-57] 섬유아세포, 신경뉴런, 내피세포, 평활근 세포, 대식세포와 같은 여러 가지 다른 세포 유형이 VEGFC를 발현하며 림프 내피세포를 유인하여 이동을 유도할 수 있다.[53,58-60] VEGFC 또는 VEGFR3가 소실되면 림프 기형, 부종 및 치사를 초래하므로, 림프관 발달에서 이 리간드-수용체 조합의 핵심적인 역할을 확인할 수 있다.[53,57,61]

콜라겐 및 칼슘 결합 EGF 영역 1(collagen and calcium binding EGF domains 1, CCBE1), 디스인테그린(disintegrin) 영역, 트롬보스폰딘 모티프 3(thrombospondin motifs 3), 금속분해효소(metalloproteinase) 영역으로 구성된 ADAMTS3 단백분해효소는 VEGFC의 단백 분해 활성화에 필요하며, 이들의 소실 역시 림프관 결손을 유발한다.[62-64]

CXC 모티프 케모카인 수용체 4(CXC motif chemokine receptor 4, CXCR4)-CXC 모티프 케모카인 리간드 12(CXC motif chemokine ligand 12, CXCL12) 축과 같은 케모카인 신호는 림프 네트워크 조합 및 패턴화에 중요한 안내 단서를 제공한다(그림 1.2).[65,66] 주목할 만한 것은, 선천성 림프부종, 밀로이병(Milroy disease), 헤네캄증후군(Hennekam syndrome)을 포함한 인체 선천성 림프 질환에서 VEGFR3, VEGFC, CCBE1, ADAMTS3 유전자에 돌연변이가 발견되었고,[67-70] 이는 림프관 형성의 분자 기전에 대한 이해가 중요하다는 것을 강조하고 있다.

동물 모델은 림프계의 발달을 이해하는 데 매우 중요하다. 림프관 구조는 수생 동물을 포함하여 척추동물 전반에 걸쳐 고도로 보존되어 있다.[71] 제브라피시는 유전적으로나 실험적으로 접근성이 뛰어난 혈관 모델 유기체로, 여기에서 림프관 발달에 관한 많은 중요한 발견들이 이루어졌다.[29,30,45,46,57,65,72-77] 이 물고기를 대상으로 한 연구에 따르면, 정맥 내피세포의 하위 집합이 후방 기본 정맥에서 싹이 트고 수평 근격막 부위에서 림프 전구 세포를 생성하는 이차 새싹을 형성하는데, 이를 **낙하선**(*parachordal lines*) 또는 **낙하선 림프관 모세포**(*parachordal lymphangioblasts*)라고 한다.[30,45,46] 이 하위 집합은 후방 기본 정맥의 복측에서 정맥의 등쪽으로 이동하여 림프 새싹을 생성하는 혈관모세포(angioblast)가 될 수 있다.[78] 림프 전

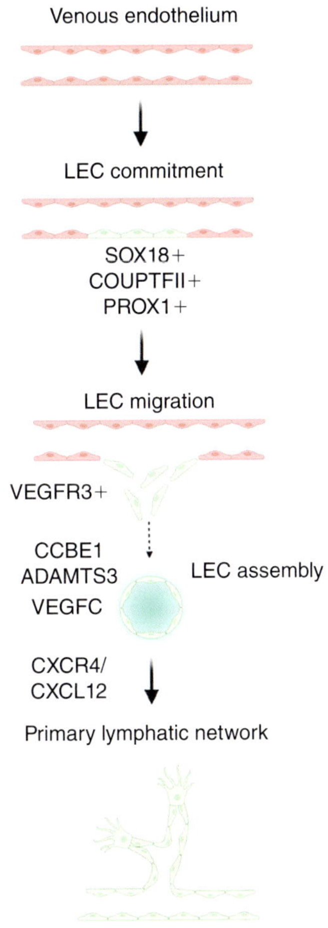

그림 1.2 림프관의 단계적 배아 발달. 림프관은 일차적인 혈관 구조가 형성된 후 발달하기 시작한다. 정맥 내피세포의 하위 집합은 SOX18와 COUPTFII에 의해 촉진되는 PROX1 발현을 획득하여, 림프관에 정체성을 부여한다. 이들 전구세포들은 VEGFR3를 발현하고 VEGFC를 발현하는 세포로 이동한다. CCBE1과 ADAMTS3의 단백 분해 활성은 VEGFC의 전구물질을 처리하는 데 필요하다. 림프관 전구물질들은 무리를 이뤄 림프낭으로 모여들어 조립되고 초기 림프관총을 생성한다. VEGF 경로와 CXCL12 신호는 림프관 네트워크의 패턴화를 유도한다.(BioRender.com으로 제작).

구세포가 되는 정맥 세포는 비대칭 세포 분열을 조절하고 분화 및 이동을 유도하여 림프 전구세포가 되도록 돕는 VEGFC에 의해 촉진되는 Prox1 발현 능력을 획득하게 된다.[79]

포유류에서와 마찬가지로, VEGFC/VEGFR3 및 CXCL4/CXCL12 신호 전달 경로는 어류에서 이러한 전구세포의 이동과 패턴화를 유도하는 데 중요하며,[57,65] 제브라피시 CCBE1과 ADAMTS3 유전자는 전구체 VEGFC의 절단에 필수적으로 이들의 손실은 림프관 발달 장애를 일으킨다.[60,64] 척추동물에서는 림프관 발달 기전이 광범위하게 보존되어 있기 때문에 제브라피시와 같은 유전적, 실험적으로 접근 가능한 동물 모델을 사용하여 림프관 발달에 필요한 분자 기전과 생물학적 과정 및 인간 림프계 질환과의 연관성을 실험적으로 조사할 수 있다.

원시 림프관 네트워크는 리모델링되어 더욱 성숙하고 기능적인 시스템으로 발전한다. 효율적인 단일 방향 림프 수송을 보장하기 위해 모세 림프관, 전단계 수집 림프관, 수집 림프관으로 구성된 계층적 구조가 형성된다.[2] 말단이 보이지 않는 모세 림프관은 참나무(oak) 모양의 림프 내피세포로 구성되어 있으며 불연속적인 단추 모양의 접합부를 통해 겹쳐지고 연결된다. 이 독특한 모양과 구조로 인해 간질액이 조직의 간질 공간에서 림프관으로 쉽게 배출되고 모세 림프관으로부터 역류를 억제할 수 있다(그림 1.3A).[12,19]

하류 수집 림프관은 체액 누출을 방지하는 연속적인 지퍼 형태의 접합부로 구성된 보다 복잡한 혈관이며, 기저막과 수축성 평활근층으로 덮여 있어 림프절로의 체액 이동과 최종적으로 혈액 순환으로 되돌아가는 것을 촉진한다.[80] 판막의 존재는 역류를 방지하는 데 도움이 되는 수집 림프관의 중요한 부가 기능이다(그림 1.3B 참고).

림프 내피세포의 하위 집합에서 포크헤드 박스 C2(forkhead box C2, FOXC2)와 활성화된 T 세포 1의 핵인자(nuclear factor of activated T cells 1, NFATC1)와 같은 전사인자의 강한 발현은 림프관 성숙과 판막 형성을 조절하는 데 도움을 준다.[81,82] FOXC2 또는 NFATC1에 결함이 있는 동물은 비정상적인 림프관 패턴, 림프낭의 리모델링 실패, 판막 형성 결핍을 보여준다.[81,83] **진동 전단 응력**(oscillatory shear stress)을 유발하는 림프 흐름은 FOXC2를 조절하는 요인 중 하나이며[84], 나중에 설명하게 되는 바와 같이 microRNA-204(miR-204)는 NFATC1을 후전사적으로 조절한다.[85] 흥미롭게도 FOXC2 또는 NFATC1을 억제하면 림프관 과증식이 발생하는데, 이는 이러한 인자들이 림프 내피세포 증식도 조절한다는 것을 시사한다.[85,86]

림프계 발달에 중요한 또 다른 전사인자는 GATA2이다. GATA2를 녹다운하면 마우스와 제브라피시에서 림프관이 과도하게 성장하고 림프 판막에 결함이 생긴다.[52,87] GATA2는 림프 내피세포의 이동과 혈관 패턴 형성에 필요한 VEGFR3 발현을 촉진한다.[88] 수집 림프관 형성에 기여하는 림프 내피세포 또한 평활근 세포를 모집하는 혈소판 유래 성장 인자 하위 단위 B(platelet derived growth factor subunit B, PDGFB)와 릴린(reelin, RELN)과 같은 분비 신호를 발현하여 이러한 혈관 형성을 지원한다.[89,90] 수집 림

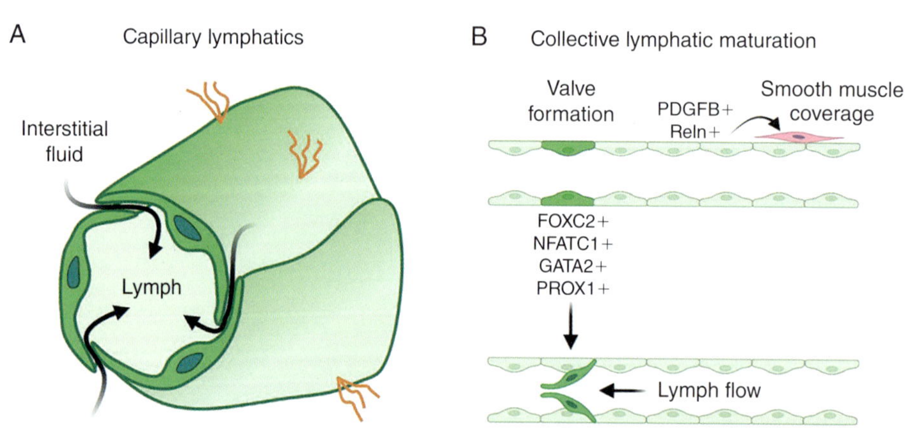

그림 1.3 림프 모세관과 수집 림프관의 주요 특징. **(A)** 모세 림프관은 서로 겹쳐진 덮개(flap)와 같은 구조를 형성하는 림프 내피세포로 이루어진 말단이 보이지 않는 관(tube)이다. 이러한 구조는 간질에서 림프관 내강으로의 방향성 흐름을 촉진하고 역류를 방지하는 밸브 기능을 한다. **(B)** 수집 림프관은 전사인자 FOXC2, NFATC1, GATA2 및 PROX1에 의해 매개되는 리모델링에 의해 내강 내 판막을 형성한다. 이 밸브는 단방향 림프 흐름을 조절한다. 또한, 수집 림프구에서 림프 내피세포는 PDGFB 및 RELN과 같은 인자를 발현하여 평활근 세포의 모집을 촉진한다.(BioRender.com으로 제작).

프관에서 평활근으로 덮인 범위는 림프관 수축에 핵심적인 역할을 한다.[20,80]

림프계 생물학에서 마이크로RNA(microRNA, miRNA/miR)의 역할에 관한 연구는 림프관 발달을 조절하는 이러한 인자들의 중요한 기능을 밝혀내기 시작했다. 인간 혈액과 림프 내피세포의 작은 RNA 프로파일링을 통해 림프관 miRNA가 확인되었다.[85,91] miR-204의 발현은 혈관 내피세포(blood vessel endothelial cell, BEC)에 비해 인간과 제브라피시 림프 내피세포에서 매우 풍부하며, miR-204 결핍 동물은 림프관 전구세포와 림프관 네트워크를 형성하지 못한다.[85] miR-204는 NFATC1을 표적으로 하며, miR-204 결핍 동물의 림프관 결함은 NFATC1을 조작하여 복구시킬 수 있어서, 이 조절 축이 발달상의 림프관 생성에 중요함을 시사한다.[85] 1차 배양된 마우스 장간막 림프 내피세포에서 종양괴사인자(tumor necrosis factor, TNF)를 처리하면, miR-9을 유도하여 활성화된 B 세포의 핵 인자 카파 경쇄 강화인자(nuclear factor kappa-light-chain-enhancer of activated B cells, NF-κB)의 수준을 조절하고 염증을 억제한다.[92]

MicroRNA인 miR-181a와 miR-31은 PROX1의 3′비번역 부위에 결합해, 혈관 내피세포에서 VEGFR3, FOXC2와 같은 림프 내피세포 유전자를 음성적으로 조절하여 혈관 내피세포의 동일성을 유지한다.[91,93] 이들 microRNA 중 일부의 발현은 골 형성 단백(bone morphogenic protein, BMP) 활성에 의해 조절되어 림프관의 운명을 결정하는 데 도움을 준다.[94] 또한 miR-466은 PROX1을 억제하여, 마우스 각막 모델에서 림프관 형성을 억제하는 것으로 나타났다.[95] 내피세포 전반에 걸쳐 발현되는 miR-126은 CXCL12a와 VEGFR3 신호를 표적으로 삼아 림프 내피세포의 발아와 확장을 유도한다.[96,97]

림프 내피세포와 장기 특이적 림프관의 이질성

다양한 림프관의 림프 내피세포들은 많은 유사점을 공유하지만, 다른 장기와 다른 생리적 및 병리학적 상태에서는 현저하게 이질적이며 가소성을 가진다. 모세 림프관과 수집 림프관은 뚜렷한 형태적 및 기능적 특성을 가지고 있지만(**림프계의 배아 발달**에서 설명된 바 있음), 이 두 림프관의 림프 내피세포는 림프관 분화와 정체성의 주요 전사인자인 PROX1을 공통적으로 발현한다.[47-49] 또한, 포도플라닌(podoplanin, PDPN),[98-100] VEGFR3,[54,55] 뉴로필린2(neuropilin 2, NRP2)[101,102]와 같은 다른 중요한 림프관 조절 인자들도 발현한다. 세포-세포 접합부의 조직 구성은 다양하지만, 모든 림프관은 VE-카데린(VE-cadherin), 클라우딘-5(claudin-5), 혈소판 및 내피세포 부착분자 1(platelet and endothelial cell adhesion molecule 1, PECAM-1)과 같은 유사한 접합 단백 세트도 발현한다.[19] 모세 림프관과 수집 림프관의 림프 내피세포는 많은 유사점을 가지고 있지만, 분자 프로파일링에 의해 명확하게 구분할 수 있다. 특히, 모세 림프관은 림프관 내피 히알유로난 수용체 1(lymphatic vessel endothelial hyaluronan receptor 1, LYVE1[103])와 케모카인, C-C 모티프 케모카인 리간드 21(C-C motif chemokine ligand 21, CCL21)을 높은 수준으로 발현한다.[104]

LYVE1은 일반적인 림프관 표지자로 사용되지만, 그 분자 기능은 잘 알려져 있지 않다. LYVE1은 배아 발달 과정에서 림프 내피세포의 전구세포와 원시 혈관에서 발현되지만[45,46,105], LYVE1이 결핍된 마우스는 생존 가능하며 육안적으로 정상적인 림프관을 발달시킨다.[106,107] 그러나, 간과 장관과 같은 장기에서 확장성이 제한된 모세 림프관들은 체액 흡수에 변화를 일으키는 형태학적 변화를 겪는다.[108,109] 또한 LYVE1은 수지상 세포를 림프관의 기저 외측 표면에 도킹시키는데 핵심적인 역할을 한다.[110] CCL21은 C-C 모티프 케모카인 수용체 7(C-C motif chemokine receptor 7, CCR7) 양성 면역 세포에 대한 강력한 화학 유인 물질로, 이들을 림프관을 향해 이동하도록 유도한다.[104,111,112] 모세 림프관과 달리 수집 림프관은 LYVE1과 CCL21의 발현 수준이 낮기 때문에, 그 결과로 면역 세포가 수집 림프관으로 이동하는 것은 수동적인 것으로 생각된다.[113-115] 체액 흡수와 면역 세포 모집에 특화된 모세 림프관과 달리, 수집 림프관은 운반을 위해 설계되었다(그림 1.3 참고). 또한 수집 림프관은 단방향 흐름에 핵심적인 내강 밸브를 가지고 있다(그림 1.1 참고). 이러한 판막은, 판막 형성에 필요한 전사인자 FOXC2, NFATC1, GATA2, ITGA9(인테그린 하위 단위 알파9, integrin subunit alpha 9)를 높은 수준으로 발현한다(그림 1.3B 참고).[52,81,87,116]

림프 내피세포는 염증 자극에 반응하고 병리적 조건에서 놀라운 가소성을 보인다. 염증이 있는 말초 림프관은 비정형 케모카인 수용체 2(atypical chemokine receptor 2, ACKR2)[117]에 의해 백혈구의 이동을 억제하고 세포 간 접착 분자 1(intercellular adhesion molecule 1, ICAM1)의 발현 변화를 통해 수지상 세포의 성숙을 억제한다.[118] 흥미롭게도 림프 내피세포는 일부 염증 자극에 대해 다르게 반응하며 CCL21, ICAM1 및 CCR7에 독립적인 방식으로 수지상 세포의 이동에 영향을 미칠 수 있고, 이는 피부 염증의 경우처럼 림프 내피세포가 높은 가소성을 가지고 자극에 특이적으로 반응한다는 것을 시사한다.[119] 종양 관련 림프관에서 관찰된 분자 프로파일 변화는 림프 내피세포가 가소성이 높다는 생각을 더욱 뒷받침한다.[120] 이러한 새로운 발견은 건강 상태와 감염, 염증, 암을 포함한 질병 상태에서 림프 내피세포의 가소성을 이해하는 데 여러 층의 복잡성을 추가한다. 림프관은 또한 장기 특이적 신호에 의해 유도되는 각 장기의 기능적 요구에 따라, 고유한 특징을 획득하고 특수한 기능에 기여한다.[1,2] 나중에 잘 특징지어진 몇 가지 장기 특이적 림프관 바탕(lymphatic bed)에 대해 설명한다. 장 림프관은 지질 흡수, 장 면역력 보존 및 장 항상성 유지에 중요한 역할을 한다.[15] 장 림프관은 인체에서 가장 큰 림프층을 형성하기 위해 연결되는 두 개의 독특한 림프관 네트워크로 구성되어 있다. 암죽관(lacteal)은 장 융모 내 혈관층에서 과도한 체액을 배출하는 막이 없는 모세 림프관이다. 이 암죽관 모세 림프관은 장의 평활근층으로 배출하는 점막하 림프관과 근육-림프 네트워크로 다시 연결된다. 두 림프관 네트워크는 장간막의 더 큰 수집 림프관으로 연결되어 장간막 림프절로 체액을 운반한다.[121] 암죽관은 융모로부터 암죽미립(chylomicrons)과 지용성 비타민을 흡수하여 간수막(cisterna chyli)과 흉관(thoracic duct)을 통해 순환계로 직접 전달하는 독특한 특수 기능을 가지고 있다. 그럼에도 불구하고, 암죽미립 흡수가 어떻게 일어나는지는 정확히 밝혀지지 않았다; 림프 내피세포 접합부를 통한 세포간 수송과 소포체를 통한 세포간 수송이 관여할 것이다.[122]

진피층 모세 림프관과 마찬가지로, 암죽관은 LYVE1과 CCL21의 발현이 높으며 융모의 수지상 세포가 배액 장간막 림프절에 접근할 수 있는 진입점을 제공한다. 이는 장 면역 감시와 경구 내성의 필수적인 기전으로 역할을 한다.[121,122] 그러나 대부분의 모세 림프관과 달리, 암죽관은 불연속적인 단추형과 연속적인 지퍼형 세포-세포 접합부가 모두 혼합되어 있다. 추가로, 암죽관 림프 내피세포는 항상성 유지 상태에서 느린 속도지만 지속적으로 증식한다.[123] 출생 후 VEGFC를 결손 시킨 결과, 정지 상태의 성인 진피 림프관의 무결성에는 영향을 미치지 않으면서 암죽관 퇴행과 지질 흡수가 감소하는 것으로 나타났다.[124]

이러한 재생 기전은 식이 제품 노출로 인한 지속적인 세포 스트레스의 관리를 위해 암죽관에서 중요할 수 있다. 암죽관은 암죽미립 흡수에 일차적인 역할을 하지만, 위장관 외부의 림프관도 지방 대사에 영향을 미칠 수 있다. 이는 만성 림프부종으로 고통받는 환자에서 분명하게 나타나는데, 이들은 감염된 신체 부위에 지방 조직이 축적되는 경우가 흔하다.[125] 림프 수송 기능 장애는 복강과 흉강 내 암죽 삼출(chylous effusion) 즉, 복수(ascite)와 유미흉(chylothorax)을 유발할 수 있으며, 죽상경화증과 같은 콜레스테롤 관련 질환에도 기여할 수 있다.[126,127]

뇌에서 체액 항상성과 노폐물 및 세포 파편의 제거는 신경교세포에 의존하고 림프계와 유사한 배출 기능을 하는 글림프계(glymphatic system)에 의해 유지된다.[128,129,130] 뇌를 둘러싸고 있는 경막 수막층의 림프관 네트워크는 중추 신경계(central nervous system, CNS) 림프관에 대한 새로운 이해로 이어졌다.[6,7,128,131] 뇌수막 림프관은 뇌척수액과 간질액 거대 분자들을 제거하기 위한 배액 채널의 기능을 한다. 또한 뇌척수액(cerebrospinal fluid, CSF)에서 심부 경부 림프절을 거쳐, 말초 림프계로 림프구와 수지상 세포가 이동하는 경로를 제공한다. 수막 림프관의 결찰은 수막 내에 면역 세포의 축적을 초래한다.[16,132]

표현형적으로, 뇌수막 림프관은 PROX1, VEGFR3, LYVE1, CCL21과 같은 전형적인 림프 내피세포 표지자를 발현한다. 다른 장기의 림프관과 달리, 뇌수막 림프관은 혈관계의 VEGFC 신호에 반응하여 출생 후 발달한다. 마우스에서 VEGFC 신호의 억제는 뇌수막 림프관의 발달을 방해하고, VEGFC의 과발현은 과도한 뇌수막 림프관 형성을 촉진하는데, 이는 뇌수막 림프관의 놀라운 가소성과 재생 잠재력을 강조하는 것이다.[133]

뇌수막 림프관(meningeal lymphatic vessel, mLV)은 등쪽 mLV와 기저 mLV로 구성된다.[134] 흥미롭게도 등쪽 mLV와 모세관 LV는 비슷한 특징을 가지고 있지만, 등쪽 mLV는 지퍼처럼 연속적으로 밀봉된 지퍼와 유사한 접합부를 가지고 있는 반면, 기저 mLV는 단추처럼 불연속적으로 밀봉된 손실 단추형 접합부를 가지고 있다.[134] 흥미롭게도 기저 mLV는 림프관 판막으로 특징지어지는 사전 수집 림프관 표현형을 나타내지만 평활근 세포(smooth muscle cell, SMC)는 없다. 이러한 뚜렷한 특징들은 뇌척수액과 간질액(interstitial fluid, ISF)의 흡수와 단방향 림프 흐름의 유지를 촉진한다.[16,133,134] 게다가, 지주막하 공간에 대한 기저 mLVs의 해부학적 근접성은 기저 mLV이 림프계로 체액을 배출하기 위한 가장 중요한 지점임을 시사한다.[134] 뇌수막 림프관은 제브라피시와 같은 하등 척추동물에서 고도로 보존되어 있으며, 살아있는 동물의 림프관에 대한 고해상도 광학 이미지는 뇌 항상성에서 림프관의 기능을 이해하는데 사용될 수 있다.[75] 뇌수막 림프계를 조절하는 기전을 더 잘 이해하면, 퇴행성 신경질환(예: 알츠하이머병), 자가 면역성 신경 염증 질환(예: 다발성 경화증), 그리고 암에서 뇌수막 림프계가 갖는 임상적 의미를 잘 알 수 있다.

림프관과 혈관의 특성을 공유하는 하이브리드 혈관층(vascular beds)도 있다. 슐렘관(Schlemm canal, SC)은 전방 안구 내에서 방수(aqueous humor)가 배출되는 혈관 경로를 만드는 내피로 둘러싸인 통로(channel)이다.[135,136] 이 구조는 림프관과 혈관 사이의 중간 유형(하이브리드)으로 간주되지만, 기능적 및 분자적 유사성들은 림프관에 더 가깝다.[137,138] 슐렘관 내피세포는 LYVE1과 포도플라닌 발현이 부족하지만 PROX1, VEGFR3, CCL21과 같은 전형적인 림프관 표지자를 발현하나 VEGFC에 의해 유도되는 혈관 신생에 반응한다. 추가로, 일반적으로 혈액 내피세포 표지자로 알려진 TEK 수용체 티로신 키나아제(TEK receptor tyrosine kinase; TIE2로 알려짐)와 엔도뮤신(endomucin)을 발현한다.[135,137,138]

출생 후 발달 과정 동안, 슐렘관은 기본 정맥의 PROX1+ 내피세포에서 원시 배아 림프낭이 형성되는 것과 유사한 방식으로 맥락막 정맥에서 싹이 트게 된다.[136] VEGFC/VEGFR3, 안지오포이에틴(angiopoietin)/TIE2 신호 경로는 또한 슐렘관의 형성과 분화 및 무결성 유지에 필수적인 것으로 보고되었다.[139,140] 슐렘관의 기능 장애는 방수 배출을 감소시키고 안압을 상승시켜, 궁극적으로 녹내장을 유발한다. 마우스에서 배아 발생 후기 동안 안지오포이에틴 1과 2(TIE2 리간드)의 유전적 결손은 슐렘관 소실과 초기 녹내장 발생을 초래했다. 선천성 녹내장을 가진 환자에서도 TIE2와 안지오포이에틴의 기능 소실 돌연변이가 관찰되었다.[140,141]

신장의 상행정맥관(ascending vasa recta, AVR)은 하이브리드 혈관층의 또 다른 예이다. 상행정맥관은 신장 수질에서 대량의 간질액을 배출하는 혈관 네트워크이다.[142] 상행정맥관 내피세포는 혈관 내피세포 표지자(endomucin, CD34, CD31)와 일부 림프관 내피세포 표지자(PROX1, VEGFR3)를 발현하지만, LYVE1과 포도플라닌은 발현하지 않는다.[142] PROX1과 VEGFR3의 높은 발현과 상행정맥관의 풍부한 창호화(창문 모양의 구멍)는 신장에서 체액 재흡수의 기능적 역할을 촉진하는 데 도움이 될 수 있다.[142]

종합하면, 림프 내피세포의 가소성과 이질성은 다양한 조직과 기관에서 림프관 및 림프관 유사 혈관의 특수한 기능을 수행할 가능성이 높다.

림프절의 현미경적 구조와 기능

림프절은 림프관과 밀접하게 통합된 부드럽고 덩어리진 특수 구조로, 유해한 자극이 순환계로 재진입하는 것을 방지하는 여과기(filter) 역할과 핵심 면역 감시 센터 역할을 한다. 이들 고도로 조직화된 구조는 효과적인 면역반응을 일으키는 데 중요한 역할을 하는 서로 다른 세포 구획을 가지고 있다[1,143](그림 1.4A). 림프절은 콜라겐 섬유 캡슐로 에워싸여 있으며, 림프로 채워진 동(sinus) 시스템에 의해 둘러싸인 여러 개의 림프 소엽(lymphoid lobules)을 포함한다. 소엽은 세포간 상호 작용을 위한 간격을 유지한 3차원(3D) 구조물(scaffold)를 제공하는 촘촘한 망상 그물망으로 덮여 있다.[144] 림프절은 주로 세포의 약 95%를 차지하는 백혈구로 구성된다. 림프절 내의 다른 기질 세포 유형으로는 혈관 내피세포, 림프 내피세포, 섬유아세포 망상 세포가 있으며, 이들은 모두 적절한 장기 기능에 기여한다.[14,145]

림프절의 수와 구조적 조직은 종마다 다양하다. 일반적으로 림프절은 종의 크기가 커질수록 더 풍부하고 복잡해진다. 예를 들어, 마우스는 약 22개의 림프절이 단순한 사슬로 배열되어 있는 반면, 사람은 약 450개의 림프절이 보다 복잡한 사슬로 구성되어 있다. 또한 큰 종일수록 작은 종에 비해 구심성 림프관의 문합(anastomoses)도 더 크다.[144,146]

림프절은 혈액 항원, 미접촉 세포, 기억 세포의 진입을 용이하게 하는 고내피 세정맥(high endothelial venule, HEV)을 통해 혈액을 공급받는다. 항원 제시 세포(antigen-presenting cell, APC), 조직 유래 항원, 면역 세포들을 운반하는 림프는 구심성 림프관을 통해 림프절로 들어간다(그림 1.4B 참고). 림프절은 항원, 항원 제시 세포, 림프구가 모이는 통로를 제공함으로써, 효과적인 면역 감시와 적응형 면역의 활성화를 촉진한다.[1] 항원 제시 세포와 림프구는 림프절로 들어가면, 실질 내 별도의 하위 구획으로 이동한다. T 림프구와 수지상 세포는 피질주변부(paracortical) T 세포 영역으로 이동하는 반면, B 림프구는 피질

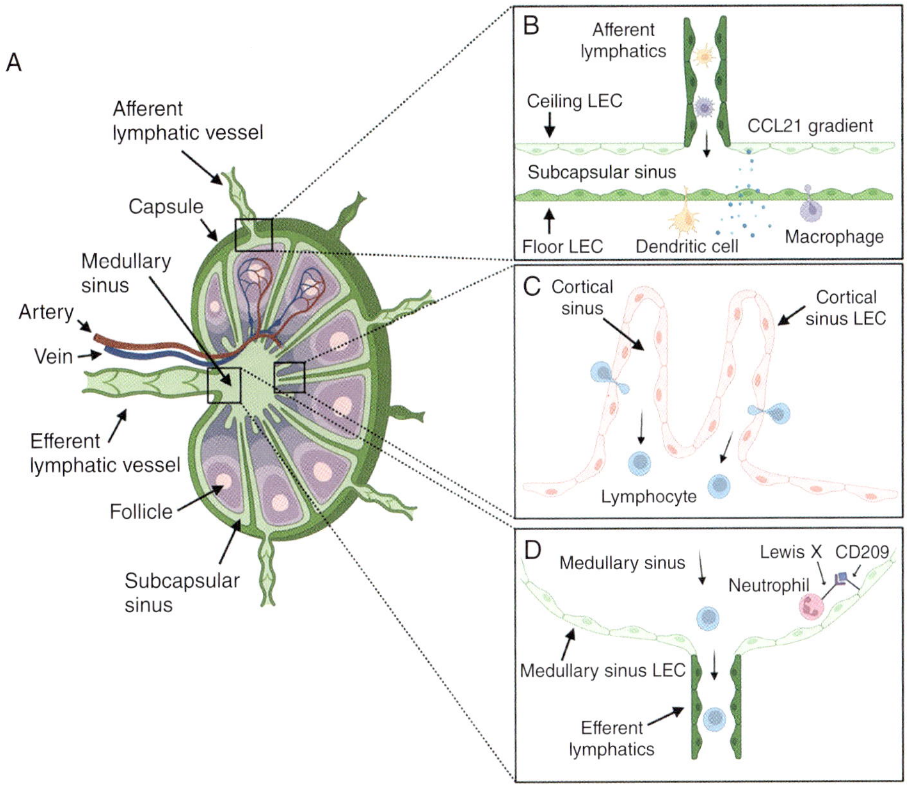

그림 1.4 림프절의 구조와 림프 내피세포 이질성 모식도. **(A)** 림프절의 전체 단면 구조. **(B)** 구심성 림프관은 피막하 동(subcapsular sinus, SCS)으로 배출된다. 외층(천장 림프 내피세포)과 내층(바닥 림프 내피세포)은 분자적, 기능적으로 구별된다. 케모카인 CCL21 구배는 백혈구가 실질로 이동하는 것을 유도한다. **(C)** 림프절에서 림프구 배출은 말단이 보이지 않는 피질 동을 통해 일어나고 수질 동으로 이동한다. **(D)** 림프절의 부피질에서 나오는 피질 동은 림프를 수질 동으로 배출한 다음 원심성 림프관을 통해 림프절을 빠져나간다. 호중구는 호중구의 루이스 X(CD15)와 수질 동 림프 내피세포 CD209의 상호작용에 의해 수질 동에 부착된다.(BioRender.com으로 제작).

내 여포로 이동한다(그림 1.4C 참고). 이는 면역 세포를 각 구획으로 유도하는 데 중요한 역할을 하는 기질 세포 네트워크와 기질 세포 유래 케모카인(CCL21, CCL19, CXCL13)에 의해 조절된다.[147] 망상 그물망 내에서 항원 제시 세포는 림프구에 항원을 제시하고 림프구는 활성화되어서 클론 확장을 거쳐, 새로운 항원 특이적 림프구와 형질 세포를 생성하여 면역반응을 개시한다.

림프절로 들어간 후, 구심성 림프관은 분지형 동 시스템을 형성한다. 림프절 동 시스템의 기본 구조는 포유류 종에 걸쳐 보존되어 있다.[144,148] 동 시스템에 대한 현재 지식의 대부분은 설치류 모델 연구들에서 얻은 것이었다. 그러나, 인체 림프절 동은 설치류에는 없는 섬유주(trabeculae) 및 섬유주 림프동이 존재하기 때문에 구조가 크게 다르다.[149] 일반적으로, 구심성 림프관은 림프절 캡슐을 관통하여 여러 개의 구심성 림프관이 다른 위치에서 들어가는 피막하 동(subcapsular sinus, SCS)으로 열린다(그림 1.4A 참고).

피막하 동은 전체 피질을 덮는 림프 내피세포가 양쪽에 늘어서 있다. 캡슐을 향하는 림프 내피세포를 **천장 림프 내피세포**(*ceiling LECs*)라고 하고, 림프절 실질과 경계를 이루는 림프 내피세포를 **바다 림프 내피세포**(*floor LECs*)라고 한다(그림 1.4B 참고). 동 내강에는 구심성 림프관의 이동성 백혈구와 조직 상주 백혈구가 모두 존재한다. 피막하 동 대식세포와 동 상주 수지상 세포들은 바닥 림프 내피세포와 관련이 있으며 동 내강의 감시를 유지하는 세포 돌기를 가지고 있다.[14] 피막하 동 대식세포는 림프에서 크기가 큰 입자, 분자, 미생물을 포획하고 각각 여포와 T 세포 영역으로 이동하는 미접촉/기억 B 세포와 T 세포에 항원을 제시한다.[150,151] 감염 또는 염증 동안, 피막하 동 대식세포는 기억 B 세포를 재활성화하여 형질 세포가 빠르게 분화하는 부위인 피막하 증식 초점(subcapsular proliferative foci, SPF)에서 형질 세포로 분화할 수 있다.[151] 그러나, 저분자(<70 kDa)는 림프절 도관을 통해 직접 침투하여 B 세포 여포와 T 세포 영역에 도달할 수 있다.[152]

피막하 동은 림프절 가장자리에서 수질 동(medullary sinus)에 직접 연결된다. 두개 주요 동 사이에는 명확한 경계 지점이 없지만, 수질의 천장 림프 내피세포는 뚜렷한 표현형을 가지고 있다.[153] 모든 포유류에서 수질 동은 림프절 밖으로 림프를 운반하는 단일 원심성 림프관으로 수렴한다(그림 1.4D 참고). 수질 동은 림프절에서 나오는 느린 흐름의 림프구와 미접촉 내강 수질 동 대식세포를 포함한다. 다른 동 시스템으로는 가로 동(transverse sinus)과 피질 동(cortical sinus)이 있다. 가로 동은 림프절 섬유성 격막에 위치한 피질하 동의 깊은 방사형 함입이다. 가로 동은 사람, 랫드 및 기타 대형 종에는 존재하지만 마우스에는 존재하지 않는다. 가로 동은 피질하 동에서 수질 동으로 가는 지름길을 형성하여 림프절의 소구획화(subcompartmentalization)를 증가시킨다. 반면, 피질 동은 부피질 영역에 나타나며 수질 동으로 배출되는 말단이 막힌 주머니이다. 그들은 림프절 실질을 빠져나가는 림프구가 나가는 림프관의 조밀한 네트워크를 형성한다.[14]

림프절 기관 형성은 대규모 림프 내피세포 리모델링으로 발생하며, 마우스 배아 12일(E12) 유전 소질(anlage; 미래 림프절 영역) 주변에 컵 모양의 돌출부로 시작된다.[154-156] 배아 림프 내피세포는 일차 림프 조직 조직자(lymphoid tissue organizer, LTo) 역할을 하며, 조혈모 림프 조직 유도자(lymphoid tissue-inducer, LTi)를 유전 소질로 끌어들인다.[156-158] 배아 E15.6-E16.5에서 림프절 유전 소질 아래의 집합 림프관에서 나온 림프 내피세포들은 리모델링되어 디스크 유사 구조를 형성하고, 이후 E20.5에서 컵 모양의 림프 내피세포 시트에 의해 완전히 뒤덮여진다. E16.5 즈음에는 림프 내피세포 시트의 외층과 내층이 형성되고 동혈관 끈(sinusoidal cord)이 형성된다. 이 단계에서 외층(천장 림프 내피세포)과 내층(바닥 림프 내피세포)은 성인 림프절에서 고유한 유전자 발현을 나타내며, 이는 배아 발달 과정 중에 이미 림프 내피세포의 이질성이 거의 확립되었음을 시사한다. 또한, 림프절의 림프 내피세포는 PDGF와 같은 성장 인자를 분비하여 캡슐 형성에 필요한 평활근 세포(SMC)를 모집한다.[154]

여러 연구들은 림프절에는 이질적인 림프 내피세포 집단들이 존재한다는 것을 시사하였다.[14,153,159] 마우스에서 피막하 동을 감싸고 있는 림프 내피세포는 대식세포 청소 수용체 1(macrophage scavenger receptor 1, MSR1)을 발현하는 반면, 피질 동 림프 내피세포는 엔도뮤신(endomucin)을 발현한다.[160] 또한, 천장 림프 내피세포는 비정형 케모카인 수용체 CCRL1을 차등적으로 발현하여 마우스 피막하 동에서 CCL21 케모카인 농도 차이(gradient)를 유지하는 것으로 보고되었다.[161] 그러나, 인체 림프 내피세포는 피막하 동에서 일반적인 림프관 표지자인 LYVE1 발현이 부족하다.[149]

림프 내피세포의 이질성을 특징짓는 단일 세포 조사를 통해, 인간 림프절에서 서로 다른 해부학적 부위에 위치하며 전사적으로 뚜렷하게 구별되는 6개의 림프 내피세포 하위 유형이 확인되었다.[153,159] 피막하 동과 수질 동에 있는 바닥 림프 내피세포는 구성적으로 호중구 화학 유인물질을 발현한다. 흥미롭게도 수질 동 림프 내피세포에서 C형 렉틴 CD209의 선택적 발현은 CD209-루이스 X 결합을 통해 호중구 부착을 촉진하여, 수질 동으로 호중구 모집을 매개한다.[153] 전반적으로, 림프절에서 림프 내피세포의 이질성은 고유한 케모카인 농도 차를 만들고 면역학적 현상에 중요한 틈새를 제공한다.

림프계와 암

종양 혈관계는 새기 쉬운 혈관으로 구성되며 암 세포가 혈류로 침입하는 비계층적 방식으로 네트워크가 형성된다(그림 1.5A).[162] 새는 혈관 외에도, 종양미세환경에 존재하는 림프관이 종양 진행과 전이 확산에 적극적인 역할을 한다(그림 1.5A 참고).[1,2,163-166] 순환 또는 림프관을 통해 원발 종양에서 먼 장기로 종양 세포가 전파되는 것은 암 진행의 주요 특징이다.[167] 여러 연구에 따르면 림프관 침범이 증가하면

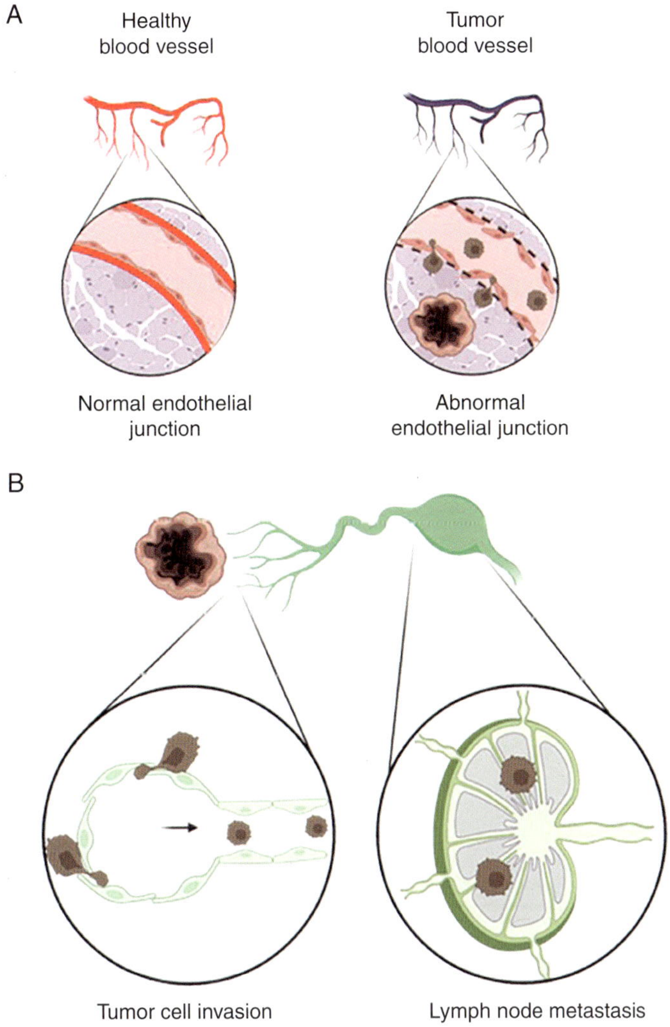

그림 1.5 전이 경로. **(A)** 건강한 혈관에는 단단하게 조절되는 내피 접합부가 있어 체액 누출을 방지한다. 종양 혈관의 내피 접합부는 비정상적이며 새기 쉬운 곳이 있어 종양 세포가 순환계로 들어갈 수 있다. **(B)** 종양 세포는 림프관을 이용하여 멀리 떨어진 림프절로 이동하여 전이한다.(BioRender.com으로 제작.)

림프절과 원격 전이의 위험이 증가하고 환자의 불량한 예후와 관련이 있는 것으로 나타났다.[168-171] 종양 주위 림프관은 종양으로부터 세포와 거대 분자를 흡수하여 감시 림프절로 운반한다. 그 결과, 종양 관련 림프관은 전이성 암 세포가 원발 종양으로부터 확산되어 국소 림프절로 이동하는 중요한 경로로서 역할을 한다(그림 1.5B 참고).

종양 관련 림프관 형성은 종양 세포와 종양미세환경(tumor microenvironment, TME) 내 기질 세포, 종양 침윤 대식세포, 섬유아세포 및 활성화된 혈소판을 포함하는 기타 세포들에 의해 생성되는 림프관 형성 성장 인자들에 의해 촉진된다.[172-175] VEGFC와 VEGFD는 VEGFR3를 발현하는 림프 내피세포를 유인하고 종양 림프관 형성을 촉진하는 주요 성장 인자들로 생각된다.[176-178] 실험 모델들은 종양에서 VEGFC 또는 VEGFD가 과발현되면 종양 관련 림프관 성장을 자극하고 림프절 전이를 증가시킨다는 사실을 시사한다.[177-180] 반면, VEGFR3 신호 전달을 억제하는 가용성 형태의 VEGFC와 VEGFD 유인(decoy) 펩타이드[180-182] 또는 VEGFR3를 표적으로 하는 중화 항체[183-187]를 사용하여 VEGFR3 매개 신호를 차단하면 종양 림프관 형성과 전이가 억제된다.

또한, 인간 조직 및 동물 모델에서 진행된 연구는 종양에서 분비되는 VEGFC와 VEGFD는 림프 내피세포 증식의 잘못된 조절과 림프관 관련 평활근 세포의 변화를 통해 종양 림프관의 확대 또는 축소를 조절한다는 것을 보여주고 있다.[188-190] VEGFR2는 새로운 림프관 발아에는 관여하지 않지만 림프관 확장을 촉진한다.[191] 확장된 림프관은 림프 흐름을 증가시키고 림프절로 전이성 종양 세포의 전파를 촉진한다.[192] 여러 다른 성장 인자들과 신호 경로들도 종양 림프관 형성과 관련이 있다; VEGFA, NRP2, 안지오포이에틴(angiopoietin), PDGFB, 섬유아세포 성장 인자 2(fibroblast growth factor 2, FGF2), 간세포 성장 인자(hepatocyte growth factor, HGF), 상피세포 성장 인자(epidermal growth factor, EGF), 인슐린 유사 성장 인자(insulin-like growth factor, IGF), Ephrin-B2, 성장 호르몬(growth hormone, GH), 아드레노메듈린(adrenomedullin, AM)(심층적인 검토는 문헌[163,193,194] 참고).

종양 관련 림프관은 정상 림프관과 유사한 분자 프로파일을 공유하지만 상당한 차이가 있다.[120] 정상 조직과 전이성이 높은 섬유육종에서 분리한 1차 림프 내피세포를 비교한 결과, 종양 림프관에서는 밀접 접합 조절 단백인 내피세포 선택적 부착 분자(endothelial cell-selective adhesion molecule, ESAM), TGF-β 공동수용체인 엔도글린(endoglin; CD105), 혈관 신생 관련 렙틴(leptin) 수용체, 면역 억제 수용체인 CD200의 발현이 증가하며, 콜라겐, 피브릴린(fibrillin), 비글리칸(biglycan) 과 같은 내피 하 기질 단백들의 발현이 감소하는 것으로 나타났다.[120] 이러한 뚜렷한 분자적 차이는 종양 림프관이 잠재적으로 종양의 진행과 확산을 촉진할 수 있음을 시사한다.

림프관은 면역 이동을 제어하고 케모카인 조절 면역 감시에서 중요한 역할을 한다. 림프 내피세포에서 발현되는 케모카인 CCL21은 CCR7 발현 면역 세포를 구심성 림프관을 통해 림프절로 유인하는 데 핵심적인 역할을 한다.[112,195,196] 종양 세포는 이 기전을 이용하여 림프관 침입을 촉진한다.[197] 종양 세포는 VEGFC를 생산하여 림프 내피세포에서 CCL21의 상향 조절을 자극하고, 이는 다시 CCR7을 발현하는 종양 세포의 림프 내피세포로의 이동을 촉진하는 화학 유인물질로 작용한다.[198] 암 세포는 림프관에서 발현되는 케모카인에 반응하는 수용체를 발현하여 림프절로의 전이 속도를 높인다.[199-203] 림프관을 통해 암의 확산을 촉진하는 특정 케모카인과 수용체 세트는 종양 세포의 하위 집합을 표적으로 하는 암 면역 치료에서 사용되고 있다.[204] 종양 관련 림프관은 종양미세환경으로부터 항원과 항원 제시 세포가 포함된 체액을 흡수하여 림프절로 운반한다. 이 과정에서 면역 세포가 모집되고 적응형 항종양 면역반응이 시작된다.[205,206]

교모세포종과 같은 뇌종양에서 림프관 기능이 강화되면 암 제거를 촉진할 수 있다. VEGFC에 의한 림프관 배액 촉진 자극은 심부 경부 림프절에서 CD8⁺ T 세포를 초회항원자극(prime)시켜서 CD8⁺ T 세포가 뇌의 종양으로 이동하고 교모세포종 제거를 증강시키도록 한다.[207] 그러나, 림프관이 항종양 반응을 시작하는 데 중요하지만 종양미세환경에서 림프 내피세포의 면역억제 기능이 손상될 수 있으며, 결과적으로 항종양 면역을 억제하고 종양 세포가 면역 감시를 회피하도록 할 수 있다는 점에 유의해야 한다.[164] 림프관과 림프절의 림프 내피세포는 주요 조직 적합성 복합체(major histocompatibility complex, MHC) 클래스 I 및 클래스 II를 발현하며, 항원 제시 세포와 같은 기능을 하여 일정 수준의 자가 내성을 유도한다.[208,209]

또한, 흑색종 모델에서 면역관용은 VEGFC에 의해 촉진되며 종양 특이적인 CD8⁺ T 세포의 사멸을 유도하여 종양 세포를 항종양 면역으로부터 보호한다.[210] 게다가, 종양 관련 림프관은 CD8⁺ T 세포를 표적으로 하는 면역 억제 분자인 프로그램된 세포 사멸 리간드 1(programmed death-ligand 1, PD-L1)의 발현을 증가시킨다.[211] 종합하면, 이들 연구 결과와 다른 연구 결과들은 림프관이 종양 면역을 촉진하고 억제하는 이중적인 역할을 한다는 사실을 강조하고 있다.[164]

결론

림프계에 대한 연구는 오랜 역사를 가지고 있지만, 살아있는 동물의 림프계를 시각화하고 조작하는 강력한 새 도구와 방법의 개발로 이전에는 수수께끼와 같았던 림프계에 대한 이해가 크게 증가했다. 건강과 질병에서 림프관의 발달과 기능에 대한 많은 중요한 새로운 측면들이 밝혀졌으며, 새로운 림프 표지자, 전사인자, 성장 인자 및 수용체, 그리고 miRNA의 확인으로 림프관의 발달과 기능에 관한 지식이 크게 발전했다. 암 생물학에서의 핵심적인 역할을 포함하여 많은 질병에서 림프계의 중요한 역할에 대한 인식이 향상되면서, 빠르게 발전하는 이 분야에서 많은 새로운 질문들이 등장하고 있다. 현재 암에서 림프관의 기능에 관한 대부분의 지식은 흑색종, 유방암, 교모세포종과 같은 몇몇 암 유형에만 국한되어 있어 아직도 탐구해야 할 것이 많다. 림프관과 종양 사이의 의사소통과 고유한 장기 특이적 상호작용(crosstalk)을 더 잘 이해하면 기존의 암 관리를 개선하고 진단과 치료를 위한 새로운 도구의 개발로 이어질 것이다.

참고자료

1. **Oliver G, Kipnis J, Randolph GJ, Harvey NL. The Lymphatic vasculature in the 21(st) Century: novel functional roles in homeostasis and disease. *Cell.* 2020;182(2):270-296.**
2. **Petrova TV, Koh GY. Biological functions of lymphatic vessels. *Science.* 2020;369(6500):eaax4063.**
3. Potter P. *Hippocrates, on Glands.* Vol 8. Cambridge: Loeb Classic Library, Harvard University Press; 1995:108-125.
4. Crivellato E, Travan L, Ribatti D. The Hippocratic treatise 'On glands': the first document on lymphoid tissue and lymph nodes. *Leukemia.* 2007;21(4):591-592.
5. Natale G, Bocci G, Ribatti D. Scholars and scientists in the history of the lymphatic system. *J Anat.* 2017;231(3):417-429.
6. Suy R, Thomis S, Fourneau I. The discovery of the lymphatics in the seventeenth century. Part III: the dethroning of the liver. *Acta Chir Belg.* 2016;116(6):390-397.
7. **Sabin FR. On the origin of the lymphatic system from the veins and the development of the lymph hearts and thoracic duct in the pig. *Am J Anat.* 1902;1(3):367-389.**
8. Sabin FR. The lymphatic system in human embryos, with a consideration of the morphology of the system as a whole. *Am J Anat.* 1909;9(1):43-91.
9. Huntington GS, McClure CFW. The anatomy and development of the jugular lymph sacs in the domestic cat (Felis domestica). *Am J Anat.* 1910;10(1):177-312.
10. Parsons RJ, McMaster PD. The effect of the pulse upon the formation and flow of lymph. *J Exp Med.* 1938;68(3):353-376.
11. Webb RC, Jr., Starzl TE. The effect of blood vessel pulsations on lymph pressure in large lymphatics. *Bull Johns Hopkins Hosp.* 1953;93(6):401-407.
12. Leak LV, Burke JF. Fine structure of the lymphatic capillary and the adjoining connective tissue area. *Am J Anat.* 1966;118(3):785-809.
13. Rusznyák In, Földi Ml, Szabó Gr. *Lymphatics and Lymph Circulation; Physiology and Pathology.* 2nd English ed. Oxford, New York: Pergamon Press; 1967:971.
14. **Jalkanen S, Salmi M. Lymphatic endothelial cells of the lymph node. *Nat Rev Immunol.* 2020;20(9):566-578.**
15. Bernier-Latmani J, Petrova TV. Intestinal lymphatic vasculature: structure, mechanisms and functions. *Nat Rev Gastroenterol Hepatol.* 2017;14(9):510-526.
16. Aspelund A, Antila S, Proulx ST, et al. A dural lymphatic vascular system that drains brain interstitial fluid and macromolecules. *J Exp Med.* 2015;212(7):991-999.
17. Louveau A, Smirnov I, Keyes TJ, et al. Structural and functional features of central nervous system lymphatic vessels. *Nature.* 2015;523(7560):337-341.
18. **Alitalo K, Tammela T, Petrova TV. Lymphangiogenesis in development and human disease. *Nature.* 2005;438(7070):946-953.**
19. **Baluk P, Fuxe J, Hashizume H, et al. Functionally specialized junctions between endothelial cells of lymphatic vessels. *J Exp Med.* 2007;204(10):2349-2362.**
20. Zawieja DC. Contractile physiology of lymphatics. *Lymphat Res Biol.* 2009;7(2):87-96.
21. Foldi M. *Foldi's Textbook of Lymphology for Physicians and Lymphedema Therapists.* Maryland Heights, MO: Mosby Elsevier; 2006.
22. Greenlee R, Hoyme H, Witte M, Crowe P, Witte C. Developmental disorders of the lymphatic-system. *Lymphology.* 1993;26(4):156-168.
23. Ferrell RE, Levinson KL, Esman JH, et al. Hereditary lymphedema: evidence for linkage and genetic heterogeneity. *Hum Mol Genet.* 1998;7(13):2073-2078.
24. Mortimer P. Arm lymphoedema after breast cancer. *Lancet Oncol.* 2013;14(6):442-443.
25. Sackey H, Magnuson A, Sandelin K, et al. Arm lymphoedema after axillary surgery in women with invasive breast cancer. *Br J Surg.* 2014;101(4):390-397.
26. Nutman TB. Insights into the pathogenesis of disease in human lymphatic filariasis. *Lymphat Res Biol.* 2013;11(3):144-148.
27. DiSipio T, Rye S, Newman B, Hayes S. Incidence of unilateral arm lymphoedema after breast cancer: a systematic review and meta-analysis. *Lancet Oncol.* 2013;14(6):500-515.
28. Ridner SH, Dietrich MS, Niermann K, Cmelak A, Mannion K, Murphy B. A prospective study of the lymphedema and fibrosis continuum in patients with head and neck cancer. *Lymphat Res Biol.* 2016;14(4):198-205.
29. Kuchler AM, Gjini E, Peterson-Maduro J, Cancilla B, Wolburg H, Schulte-Merker S. Development of the zebrafish lymphatic system requires VEGFC signaling. *Curr Biol.* 2006;16(12):1244-1248.
30. **Yaniv K, Isogai S, Castranova D, Dye L, Hitomi J,**

Weinstein BM. Live imaging of lymphatic development in the zebrafish. *Nat Med.* 2006;12(6):711-716.

31. Srinivasan RS, Dillard ME, Lagutin OV, et al. Lineage tracing demonstrates the venous origin of the mammalian lymphatic vasculature. *Genes Dev.* 2007;21(19):2422-2432.
32. Ny A, Koch M, Schneider M, et al. A genetic Xenopus laevis tadpole model to study lymphangiogenesis. *Nat Med.* 2005;11(9):998-1004.
33. Wilting J, Tomarev SI, Christ B, Schweigerer L. Lymphangioblasts in embryonic lymphangiogenesis. *Lymphat Res Biol.* 2003;1(1):33-40.
34. Wilting J, Aref Y, Huang R, et al. Dual origin of avian lymphatics. *Dev Biol.* 2006;292(1):165-173.
35. Jiang S, Bailey AS, Goldman DC, et al. Hematopoietic stem cells contribute to lymphatic endothelium. *PLoS One.* 2008;3(11):e3812.
36. Stanczuk L, Martinez-Corral I, Ulvmar MH, et al. cKit lineage hemogenic endothelium-derived cells contribute to mesenteric lymphatic vessels. *Cell Rep.* 2015;10(10):1708-1721.
37. Martinez-Corral I, Ulvmar MH, Stanczuk L, et al. Nonvenous origin of dermal lymphatic vasculature. *Circ Res.* 2015;116(10):1649-1654.
38. Pichol-Thievend C, Betterman KL, Liu X, et al. A blood capillary plexus-derived population of progenitor cells contributes to genesis of the dermal lymphatic vasculature during embryonic development. *Development.* 2018;145(10):dev160184.
39. Klotz L, Norman S, Vieira JM, et al. Cardiac lymphatics are heterogeneous in origin and respond to injury. *Nature.* 2015;522(7554):62-67.
40. Lioux G, Liu X, Temino S, et al. A second heart field-derived vasculogenic niche contributes to cardiac lymphatics. *Dev Cell.* 2020;52(3):350-363.e6.
41. Gancz D, Raftrey BC, Perlmoter G, et al. Distinct origins and molecular mechanisms contribute to lymphatic formation during cardiac growth and regeneration. *Elife.* 2019;8:e44153.
42. Religa P, Cao R, Bjorndahl M, Zhou Z, Zhu Z, Cao Y. Presence of bone marrow-derived circulating progenitor endothelial cells in the newly formed lymphatic vessels. *Blood.* 2005;106(13):4184-4190.
43. Kerjaschki D, Huttary N, Raab I, et al. Lymphatic endothelial progenitor cells contribute to de novo lymphangiogenesis in human renal transplants. *Nat Med.* 2006;12(2):230-234.
44. **Yang Y, Oliver G. Development of the mammalian lymphatic vasculature. *J Clin Invest.* 2014;124(3):888-897.**
45. Jung HM, Castranova D, Swift MR, et al. Development of the larval lymphatic system in zebrafish. *Development.* 2017;144(11):2070-2081.
46. Okuda KS, Astin JW, Misa JP, Flores MV, Crosier KE, Crosier PS. Lyve1 expression reveals novel lymphatic vessels and new mechanisms for lymphatic vessel development in zebrafish. *Development.* 2012;139(13):2381-2391.
47. Hong YK, Harvey N, Noh YH, et al. Prox1 is a master control gene in the program specifying lymphatic endothelial cell fate. *Dev Dyn.* 2002;225(3):351-357.
48. **Wigle JT, Oliver G. Prox1 function is required for the development of the murine lymphatic system. *Cell.* 1999;98(6):769-778.**
49. Wigle JT, Harvey N, Detmar M, et al. An essential role for Prox1 in the induction of the lymphatic endothelial cell phenotype. *EMBO J.* 2002;21(7):1505-1513.
50. Francois M, Caprini A, Hosking B, et al. Sox18 induces development of the lymphatic vasculature in mice. *Nature.* 2008;456(7222):643-647.
51. Srinivasan RS, Geng X, Yang Y, et al. The nuclear hormone receptor Coup-TFII is required for the initiation and early maintenance of Prox1 expression in lymphatic endothelial cells. *Genes Dev.* 2010;24(7):696-707.
52. Kazenwadel J, Betterman KL, Chong CE, et al. GATA2 is required for lymphatic vessel valve development and maintenance. *J Clin Invest.* 2015;125(8):2979-2994.
53. **Karkkainen MJ, Haiko P, Sainio K, et al. Vascular endothelial growth factor C is required for sprouting of the first lymphatic vessels from embryonic veins. Nat Immunol. 2004;5(1):74-80.**
54. Joukov V, Pajusola K, Kaipainen A, et al. A novel vascular endothelial growth factor, VEGF-C, is a ligand for the Flt4 (VEGFR-3) and KDR (VEGFR-2) receptor tyrosine kinases. *EMBO J.* 1996;15(7):1751.
55. **Jeltsch M, Kaipainen A, Joukov V, et al. Hyperplasia of lymphatic vessels in VEGF-C transgenic mice. *Science.* 1997;276(5317):1423-1425.**
56. Veikkola T, Jussila L, Makinen T, et al. Signalling via vascular endothelial growth factor receptor-3 is sufficient for lymphangiogenesis in transgenic mice. *EMBO J.* 2001;20(6):1223-1231.
57. Shin M, Male I, Beane TJ, et al. Vegfc acts through ERK to induce sprouting and differentiation of trunk lymphatic progenitors. *Development.* 2016;143(20):3785-3795.
58. Choi SY, Bae H, Jeong SH, et al. YAP/TAZ direct commitment and maturation of lymph node fibro-

blastic reticular cells. *Nat Commun.* 2020;11(1):519.

59. Maruyama K, Ii M, Cursiefen C, et al. Inflammation-induced lymphangiogenesis in the cornea arises from CD11b-positive macrophages. *J Clin Invest.* 2005;115(9):2363-2372.

60. Wang G, Muhl L, Padberg Y, et al. Specific fibroblast subpopulations and neuronal structures provide local sources of Vegfc-processing components during zebrafish lymphangiogenesis. *Nat Commun.* 2020;11(1):2724.

61. Makinen T, Jussila L, Veikkola T, et al. Inhibition of lymphangiogenesis with resulting lymphedema in transgenic mice expressing soluble VEGF receptor-3. *Nat Med.* 2001;7(2):199-205.

62. Bos FL, Caunt M, Peterson-Maduro J, et al. CCBE1 is essential for mammalian lymphatic vascular *development* and enhances the lymphangiogenic effect of vascular endothelial growth factor-C in vivo. *Circ Res.* 2011;109(5):486-491.

63. Jeltsch M, Jha SK, Tvorogov D, et al. CCBE1 enhances lymphangiogenesis via A disintegrin and metalloprotease with thrombospondin motifs-3-mediated vascular endothelial growth factor-C activation. *Circulation.* 2014;129(19):1962-1971.

64. Hogan BM, Bos FL, Bussmann J, et al. Ccbe1 is required for embryonic lymphangiogenesis and venous sprouting. *Nat Genet.* 2009;41(4):396-398.

65. Cha YR, Fujita M, Butler M, et al. Chemokine signaling directs trunk lymphatic network formation along the preexisting blood vasculature. *Dev Cell.* 2012;22(4):824-836.

66. Zhuo W, Jia L, Song N, et al. The CXCL12-CXCR4 chemokine pathway: a novel axis regulates lymphangiogenesis. *Clin Cancer Res.* 2012;18(19):5387-5398.

67. Alders M, Hogan BM, Gjini E, et al. Mutations in CCBE1 cause generalized lymph vessel dysplasia in humans. *Nat Genet.* 2009;41(12):1272-1274.

68. Brouillard P, Dupont L, Helaers R, et al. Loss of ADAMTS3 activity causes Hennekam lymphangiectasia-lymphedema syndrome 3. *Hum Mol Genet.* 2017;26(21):4095-4104.

69. Connell FC, Ostergaard P, Carver C, et al. Analysis of the coding regions of VEGFR3 and VEGFC in Milroy disease and other primary lymphoedemas. *Hum Genet.* 2009;124(6):625-631.

70. Karkkainen MJ, Ferrell RE, Lawrence EC, et al. Missense mutations interfere with VEGFR-3 signalling in primary lymphoedema. *Nat Genet.* 2000;25(2):153-159.

71. Kampmeier OF. *Evolution and Comparative Morphology of the Lymphatic System.* Springfield, Ill: Thomas; 1969:xiv, 620.

72. Astin JW, Haggerty MJ, Okuda KS, et al. Vegfd can compensate for loss of Vegfc in zebrafish facial lymphatic sprouting. *Development.* 2014;141(13):2680-2690.

73. Isogai S, Hitomi J, Yaniv K, Weinstein BM. Zebrafish as a new animal model to study lymphangiogenesis. *Anat Sci Int.* 2009;84(3):102-111.

74. Jung HM, Isogai S, Kamei M, Castranova D, Gore AV, Weinstein BM. Imaging blood vessels and lymphatic vessels in the zebrafish. *Methods Cell Biol.* 2016;133:69-103.

75. Castranova D, Samasa B, Venero Galanternik M, Jung HM, Pham VN, Weinstein BM. Live imaging of intracranial lymphatics in the zebrafish. *Circ Res.* 2021;128(1):42-58.

76. Le Guen L, Karpanen T, Schulte D, et al. Ccbe1 regulates Vegfc-mediated induction of Vegfr3 signaling during embryonic lymphangiogenesis. *Development.* 2014;141(6):1239-1249.

77. Villefranc JA, Nicoli S, Bentley K, et al. A truncation allele in vascular endothelial growth factor c reveals distinct modes of signaling during lymphatic and vascular development. *Development.* 2013;140(7):1497-1506.

78. Nicenboim J, Malkinson G, Lupo T, et al. Lymphatic vessels arise from specialized angioblasts within a venous niche. *Nature.* 2015;522(7554):56-61.

79. Koltowska K, Lagendijk AK, Pichol-Thievend C, et al. Vegfc regulates bipotential precursor division and prox1 expression to promote lymphatic identity in zebrafish. *Cell Rep.* 2015;13(9):1828-1841.

80. Muthuchamy M, Zawieja D. Molecular regulation of lymphatic contractility. *Ann N Y Acad Sci.* 2008;1131:89-99.

81. Norrmen C, Ivanov KI, Cheng J, et al. FOXC2 controls formation and maturation of lymphatic collecting vessels through cooperation with NFATc1. *J Cell Biol.* 2009;185(3):439-457.

82. Kulkarni RM, Greenberg JM, Akeson AL. NFATc1 regulates lymphatic endothelial development. *Mech Dev.* 2009;126(5-6):350-365.

83. Petrova TV, Karpanen T, Norrmen C, et al. Defective valves and abnormal mural cell recruitment underlie lymphatic vascular failure in lymphedema distichiasis. *Nat Med.* 2004;10(9):974-981.

84. Norden PR, Sabine A, Wang Y, et al. Shear stimulation of FOXC1 and FOXC2 differentially regulates cytoskeletal activity during lymphatic valve maturation. *Elife.* 2020;9:e53814.

85. Jung HM, Hu CT, Fister AM, et al. MicroRNA-me-

diated control of developmental lymphangiogenesis. *Elife*. 2019;8:e46007.

86. Fatima A, Wang Y, Uchida Y, et al. Foxc1 and Foxc2 deletion causes abnormal lymphangiogenesis and correlates with ERK hyperactivation. *J Clin Invest*. 2016;126(7):2437-2451.

87. Shin M, Nozaki T, Idrizi F, et al. Valves are a conserved feature of the zebrafish lymphatic system. *Dev Cell*. 2019;51(3):374-386.e5.

88. Frye M, Taddei A, Dierkes C, et al. Matrix stiffness controls lymphatic vessel formation through regulation of a GATA2-dependent transcriptional program. *Nat Commun*. 2018;9(1):1511.

89. Lutter S, Xie S, Tatin F, Makinen T. Smooth muscle-endothelial cell communication activates Reelin signaling and regulates lymphatic vessel formation. *J Cell Biol*. 2012;197(6):837-849.

90. Wang Y, Jin Y, Mae MA, et al. Smooth muscle cell recruitment to lymphatic vessels requires PDGFB and impacts vessel size but not identity. *Development*. 2017;144(19):3590-3601.

91. Pedrioli DM, Karpanen T, Dabouras V, et al. miR-31 functions as a negative regulator of lymphatic vascular lineage-specific differentiation in vitro and vascular development in vivo. *Mol Cell Biol*. 2010;30(14):3620-3634.

92. Chakraborty S, Zawieja DC, Davis MJ, Muthuchamy M. MicroRNA signature of inflamed lymphatic endothelium and role of miR-9 in lymphangiogenesis and inflammation. *Am J Physiol Cell Physiol*. 2015;309(10):C680-C692.

93. Kazenwadel J, Michael MZ, Harvey NL. Prox1 expression is negatively regulated by miR-181 in endothelial cells. *Blood*. 2010;116(13):2395-2401.

94. Dunworth WP, Cardona-Costa J, Bozkulak EC, et al. Bone morphogenetic protein 2 signaling negatively modulates lymphatic development in vertebrate embryos. *Circ Res*. 2014;114(1):56-66.

95. Seo M, Choi JS, Rho CR, Joo CK, Lee SK. MicroRNA miR-466 inhibits Lymphangiogenesis by targeting prospero-related homeobox 1 in the alkali burn corneal injury model. *J Biomed Sci*. 2015;22:3.

96. Chen J, Zhu RF, Li FF, et al. MicroRNA-126a directs lymphangiogenesis through interacting with chemokine and Flt4 signaling in zebrafish. *Arterioscler Thromb Vasc Biol*. 2016;36(12):2381-2393.

97. Kontarakis Z, Rossi A, Ramas S, Dellinger MT, Stainier DYR. Mir-126 is a conserved modulator of lymphatic development. *Dev Biol*. 2018;437(2):120-130.

98. Fu J, Gerhardt H, McDaniel JM, et al. Endothelial cell O-glycan deficiency causes blood/lymphatic misconnections and consequent fatty liver disease in mice. *J Clin Invest*. 2008;118(11):3725-3737.

99. Schacht V, Ramirez MI, Hong YK, et al. T1alpha/podoplanin deficiency disrupts normal lymphatic vasculature formation and causes lymphedema. *EMBO J*. 2003;22(14):3546-3556.

100. Wetterwald A, Hoffstetter W, Cecchini MG, et al. Characterization and cloning of the E11 antigen, a marker expressed by rat osteoblasts and osteocytes. *Bone*. 1996;18(2):125-132.

101. Yuan L, Moyon D, Pardanaud L, et al. Abnormal lymphatic vessel development in neuropilin 2 mutant mice. *Development*. 2002;129(20):4797-4806.

102. Xu Y, Yuan L, Mak J, et al. Neuropilin-2 mediates VEGF-C-induced lymphatic sprouting together with VEGFR3. *J Cell Biol*. 2010;188(1):115-130.

103. Banerji S, Ni J, Wang SX, et al. LYVE-1, a new homologue of the CD44 glycoprotein, is a lymph-specific receptor for hyaluronan. *J Cell Biol*. 1999;144(4):789-801.

104. Weber M, Hauschild R, Schwarz J, et al. Interstitial dendritic cell guidance by haptotactic chemokine gradients. ***Science*****. 2013;339(6117):328-332.**

105. Gordon EJ, Gale NW, Harvey NL. Expression of the hyaluronan receptor LYVE-1 is not restricted to the lymphatic vasculature; LYVE-1 is also expressed on embryonic blood vessels. *Dev Dyn*. 2008;237(7):1901-1909.

106. Luong MX, Tam J, Lin Q, et al. Lack of lymphatic vessel phenotype in LYVE-1/CD44 double knockout mice. *J Cell Physiol*. 2009;219(2):430-437.

107. Gale NW, Prevo R, Espinosa J, et al. Normal lymphatic development and function in mice deficient for the lymphatic hyaluronan receptor LYVE-1. *Mol Cell Biol*. 2007;27(2):595-604.

108. Huang SS, Liu IH, Smith T, Shah MR, Johnson FE, Huang JS. CRSBP-1/LYVE-l-null mice exhibit identifiable morphological and functional alterations of lymphatic capillary vessels. *FEBS Lett*. 2006;580(26):6259-6268.

109. Hou WH, Liu IH, Tsai CC, Johnson FE, Huang SS, Huang JS. CRSBP-1/LYVE-1 ligands disrupt lymphatic intercellular adhesion by inducing tyrosine phosphorylation and internalization of VE-cadherin. *J Cell Sci*. 2011;124(Pt 8):1231-1244.

110. Johnson LA, Banerji S, Lawrance W, et al. Dendritic cells enter lymph vessels by hyaluronan-mediated docking to the endothelial receptor LYVE-1. *Nat Immunol*. 2017;18(7):762-770.

111. Bromley SK, Yan S, Tomura M, Kanagawa O, Luster

AD. Recirculating memory T cells are a unique subset of CD4+ T cells with a distinct phenotype and migratory pattern. *J Immunol.* 2013;190(3):970-976.

112. Beauvillain C, Cunin P, Doni A, et al. CCR7 is involved in the migration of neutrophils to lymph nodes. *Blood.* 2011;117(4):1196-1204.

113. Tal O, Lim HY, Gurevich I, et al. DC mobilization from the skin requires docking to immobilized CCL21 on lymphatic endothelium and intralymphatic crawling. *J Exp Med.* 2011;208(10):2141-2153.

114. Sen D, Forrest L, Kepler TB, Parker I, Cahalan MD. Selective and site-specific mobilization of dermal dendritic cells and Langerhans cells by Th1- and Th2-polarizing adjuvants. *Proc Natl Acad Sci U S A.* 2010;107(18):8334-8339.

115. Nitschke M, Aebischer D, Abadier M, et al. Differential requirement for ROCK in dendritic cell migration within lymphatic capillaries in steady-state and inflammation. *Blood.* 2012;120(11):2249-2258.

116. Bazigou E, Xie S, Chen C, et al. Integrin-alpha9 is required for fibronectin matrix assembly during lymphatic valve morphogenesis. *Dev Cell.* 2009;17(2):175-186.

117. Lee KM, McKimmie CS, Gilchrist DS, et al. D6 facilitates cellular migration and fluid flow to lymph nodes by suppressing lymphatic congestion. *Blood.* 2011;118(23):6220-6229.

118. Podgrabinska S, Kamalu O, Mayer L, et al. Inflamed lymphatic endothelium suppresses dendritic cell maturation and function via Mac-1/ICAM-1-dependent mechanism. *J Immunol.* 2009;183(3):1767-1779.

119. Vigl B, Aebischer D, Nitschke M, et al. Tissue inflammation modulates gene expression of lymphatic endothelial cells and dendritic cell migration in a stimulus-dependent manner. *Blood.* 2011;118(1):205-215.

120. Clasper S, Royston D, Baban D, et al. A novel gene expression profile in lymphatics associated with tumor growth and nodal metastasis. *Cancer Res.* 2008;68(18):7293-7303.

121. Miller MJ, McDole JR, Newberry RD. Microanatomy of the intestinal lymphatic system. *Ann N Y Acad Sci.* 2010;1207(suppl 1):E21-E28.

122. Randolph GJ, Miller NE. Lymphatic transport of high-density lipoproteins and chylomicrons. *J Clin Invest.* 2014;124(3):929-935.

123. Bernier-Latmani J, Cisarovsky C, Demir CS, et al. DLL4 promotes continuous adult intestinal lacteal regeneration and dietary fat transport. *J Clin Invest.* 2015;125(12):4572-4586.

124. Nurmi H, Saharinen P, Zarkada G, Zheng W, Robciuc MR, Alitalo K. VEGF-C is required for intestinal lymphatic vessel maintenance and lipid absorption. *EMBO Mol Med.* 2015;7(11):1418-1425.

125. Shimony A, Tidhar D. Lymphedema: a comprehensive review. *Ann Plast Surg.* 2008;60(2):228.

126. Dixon JB. Lymphatic lipid transport: sewer or subway? *Trends Endocrinol Metab.* 2010;21(8):480-487.

127. Stritt S, Koltowska K, Makinen T. Homeostatic maintenance of the lymphatic vasculature. *Trends Mol Med.* 2021;27(10):955-970.

128. Iliff JJ, Wang M, Liao Y, et al. A paravascular pathway facilitates CSF flow through the brain parenchyma and the clearance of interstitial solutes, including amyloid beta. Science translational medicine. 2012;4(147):147ra111.

129. Benveniste H, et al. The glymphatic system and waste clearance with brain aging: a review. *Gerontology.* 2019;65(2):106-119.

130. Plog BA, Nedergaard M. The glymphatic system in central nervous system health and disease: past, present, and future. *Annu Rev Pathol.* 2018;13:379-394.

131. Bucchieri F, Farina F, Zummo G, Cappello F. Lymphatic vessels of the dura mater: a new discovery? *J Anat.* 2015;227(5):702–703.

132. Da Mesquita S, Fu Z, Kipnis J. The meningeal lymphatic system: a new player in neurophysiology. *Neuron.* 2018;100(2):375-388.

133. Antila S, Karaman S, Nurmi H, et al. Development and plasticity of meningeal lymphatic vessels. *J Exp Med.* 2017;214(12):3645-3667.

134. Ahn JH, Cho H, Kim JH, et al. Meningeal lymphatic vessels at the skull base drain cerebrospinal fluid. *Nature.* 2019;572(7767):62-66.

135. Aspelund A, Tammela T, Antila S, et al. The Schlemm's canal is a VEGF-C/VEGFR-3-responsive lymphatic-like vessel. *J Clin Invest.* 2014;124(9):3975-3986.

136. Park DY, Lee J, Park I, et al. Lymphatic regulator PROX1 determines Schlemm's canal integrity and identity. *J Clin Invest.* 2014;124(9):3960-3974.

137. Kizhatil K, Ryan M, Marchant JK, Henrich S, John SW. Schlemm's canal is a unique vessel with a combination of blood vascular and lymphatic phenotypes that forms by a novel developmental process. *PLoS Biol.* 2014;12(7):e1001912.

138. Pawlak JB, Caron KM. Lymphatic programing and specialization in hybrid vessels. *Front Physiol.* 2020;11:114.

139. Kim J, Park DY, Bae H, et al. Impaired angiopoietin/Tie2 signaling compromises Schlemm's canal

integrity and induces glaucoma. *J Clin Invest.* 2017;127(10):3877-3896.

140. Thomson BR, Souma T, Tompson SW, et al. Angiopoietin-1 is required for Schlemm's canal development in mice and humans. *J Clin Invest.* 2017;127(12):4421-4436.

141. Souma T, Tompson SW, Thomson BR, et al. Angiopoietin receptor TEK mutations underlie primary congenital glaucoma with variable expressivity. *J Clin Invest.* 2016;126(7):2575-2587.

142. Kenig-Kozlovsky Y, Scott RP, Onay T, et al. Ascending vasa recta are Angiopoietin/TIE2-Dependent lymphatic-like vessels. *J Am Soc Nephrol.* 2018;29(4):1097-1107.

143. Qi H, Kastenmuller W, Germain RN. Spatiotemporal basis of innate and adaptive immunity in secondary lymphoid tissue. *Annu Rev Cell Dev Biol.* 2014;30:141-167.

144. Willard-Mack CL. Normal structure, function, and histology of lymph nodes. *Toxicol Pathol.* 2006;34(5):409-424.

145. Chang JE, Turley SJ. Stromal infrastructure of the lymph node and coordination of immunity. *Trends Immunol.* 2015;36(1):30-39.

146. Haley PJ. The lymphoid system: a review of species differences. *J Toxicol Pathol.* 2017;30(2):111-123.

147. Girard JP, Moussion C, Forster R. HEVs, lymphatics and homeostatic immune cell trafficking in lymph nodes. *Nat Rev Immunol.* 2012;12(11):762-773.

148. Sainte-Marie G. The lymph node revisited: development, morphology, functioning, and role in triggering primary immune responses. *Anat Rec (Hoboken).* 2010;293(2):320-337.

149. Park SM, Angel CE, McIntosh JD, et al. Mapping the distinctive populations of lymphatic endothelial cells in different zones of human lymph nodes. *PLoS One.* 2014;9(1):e94781.

150. Junt T, Moseman EA, Iannacone M, et al. Subcapsular sinus macrophages in lymph nodes clear lymph-borne viruses and present them to antiviral B cells. *Nature.* 2007;450(7166):110-114.

151. Moran I, Grootveld AK, Nguyen A, Phan TG. Subcapsular sinus macrophages: the seat of innate and adaptive memory in murine lymph nodes. *Trends Immunol.* 2019;40(1):35-48.

152. Roozendaal R, Mempel TR, Pitcher LA, et al. Conduits mediate transport of low-molecular-weight antigen to lymph node follicles. *Immunity.* 2009;30(2):264-276.

153. Takeda A, Hollmen M, Dermadi D, et al. Single-cell survey of human lymphatics unveils marked endothelial cell heterogeneity and mechanisms of homing for neutrophils. *Immunity.* 2019;51(3):561-572.e5.

154. Bovay E, Sabine A, Prat-Luri B, et al. Multiple roles of lymphatic vessels in peripheral lymph node development. *J Exp Med.* 2018;215(11):2760-2777.

155. Eikelenboom P, Nassy JJ, Post J, Versteeg JC, Langevoort HL. The histogenesis of lymph nodes in rat and rabbit. *Anat Rec.* 1978;190(2):201-215.

156. Onder L, Morbe U, Pikor N, et al. Lymphatic endothelial cells control initiation of lymph node organogenesis. *Immunity.* 2017;47(1):80-92.e4.

157. Onder L, Ludewig B. A fresh view on lymph node organogenesis. *Trends Immunol.* 2018;39(10):775-787.

158. van de Pavert SA, Mebius RE. New insights into the development of lymphoid tissues. *Nat Rev Immunol.* 2010;10(9):664-674.

159. Xiang M, Grosso RA, Takeda A, et al. A single-cell transcriptional roadmap of the mouse and human lymph node lymphatic vasculature. *Front Cardiovasc Med.* 2020;7:52.

160. Iftakhar EKI, Fair-Makela R, Kukkonen-Macchi A, et al. Gene-expression profiling of different arms of lymphatic vasculature identifies candidates for manipulation of cell traffic. *Proc Natl Acad Sci U S A.* 2016;113(38):10643-10648.

161. Ulvmar MH, Werth K, Braun A, et al. The atypical chemokine receptor CCRL1 shapes functional CCL21 gradients in lymph nodes. *Nat Immunol.* 2014;15(7):623-630.

162. Folkman J. Tumor angiogenesis: therapeutic implications. *N Engl J Med.* 1971;285(21):1182-1186.

163. Stacker SA, Williams SP, Karnezis T, Shayan R, Fox SB, Achen MG. Lymphangiogenesis and lymphatic vessel remodelling in cancer. *Nat Rev Cancer.* 2014;14(3):159-172.

164. Garnier L, Gkountidi AO, Hugues S. Tumor-associated lymphatic vessel features and immunomodulatory functions. *Front Immunol.* 2019;10:720.

165. Stachura J, Wachowska M, Kilarski WW, Guc E, Golab J, Muchowicz A. The dual role of tumor lymphatic vessels in dissemination of metastases and immune response development. *Oncoimmunology.* 2016;5(7):e1182278.

166. Vaahtomeri K, Alitalo K. Lymphatic vessels in tumor dissemination versus immunotherapy. *Cancer Res.* 2020;80(17):3463-3465.

167. Liotta LA. Cancer cell invasion and metastasis. *Sci Am.* 1992;266(2):54-59, 62-63.

168. Ran S, Volk L, Hall K, Flister MJ. Lymphangiogenesis

and lymphatic metastasis in breast cancer. *Pathophysiology*. 2010;17(4):229-251.

169. Boler DE, Uras C, Ince U, Cabioglu N. Factors predicting the non-sentinel lymph node involvement in breast cancer patients with sentinel lymph node metastases. *Breast*. 2012;21(4):518-523.

170. Schoppmann SF, Bayer G, Aumayr K, et al. Prognostic value of lymphangiogenesis and lymphovascular invasion in invasive breast cancer. *Ann Surg*. 2004;240(2):306-312.

171. Travagli JP, Atallah D, Mathieu MC, et al. Sentinel lymphadenectomy without systematic axillary dissection in breast cancer patients: predictors of non-sentinel lymph node metastasis. *Eur J Surg Oncol*. 2003;29(4):403-406.

172. Kerjaschki D. The crucial role of macrophages in lymphangiogenesis. *J Clin Invest*. 2005;115(9):2316-2319.

173. Olumi AF, Grossfeld GD, Hayward SW, Carroll PR, Tlsty TD, Cunha GR. Carcinoma-associated fibroblasts direct tumor progression of initiated human prostatic epithelium. *Cancer Res*. 1999;59(19):5002-5011.

174. Schoppmann SF, Birner P, Stockl J, et al. Tumor-associated macrophages express lymphatic endothelial growth factors and are related to peritumoral lymphangiogenesis. *Am J Pathol*. 2002;161(3):947-956.

175. Wartiovaara U, Salven P, Mikkola H, et al. Peripheral blood platelets express VEGF-C and VEGF which are released during platelet activation. *Thromb Haemost*. 1998;80(1):171-175.

176. Hirakawa S, Brown LF, Kodama S, Paavonen K, Alitalo K, Detmar M. VEGF-C-induced lymphangiogenesis in sentinel lymph nodes promotes tumor metastasis to distant sites. *Blood*. 2007;109(3):1010-1017.

177. Stacker SA, Caesar C, Baldwin ME, et al. VEGF-D promotes the metastatic spread of tumor cells via the lymphatics. *Nat Med*. 2001;7(2):186-191.

178. Mandriota SJ, Jussila L, Jeltsch M, et al. Vascular endothelial growth factor-C-mediated lymphangiogenesis promotes tumour metastasis. *EMBO J*. 2001;20(4):672-682.

179. Skobe M, Hawighorst T, Jackson DG, et al. Induction of tumor lymphangiogenesis by VEGF-C promotes breast cancer metastasis. *Nat Med*. 2001;7(2):192-198.

180. Karpanen T, Egeblad M, Karkkainen MJ, et al. Vascular endothelial growth factor C promotes tumor lymphangiogenesis and intralymphatic tumor growth. *Cancer Res*. 2001;61(5):1786-1790.

181. He Y, Kozaki K, Karpanen T, et al. Suppression of tumor lymphangiogenesis and lymph node metastasis by blocking vascular endothelial growth factor receptor 3 signaling. *J Natl Cancer Inst*. 2002;94(11):819-825.

182. Lin J, Lalani AS, Harding TC, et al. Inhibition of lymphogenous metastasis using adeno-associated virus-mediated gene transfer of a soluble VEGFR-3 decoy receptor. *Cancer Res*. 2005;65(15):6901-6909.

183. Quagliata L, Klusmeier S, Cremers N, et al. Inhibition of VEGFR-3 activation in tumor-draining lymph nodes suppresses the outgrowth of lymph node metastases in the MT-450 syngeneic rat breast cancer model. *Clin Exp Metastasis*. 2014;31(3):351-365.

184. Roberts N, Kloos B, Cassella M, et al. Inhibition of VEGFR-3 activation with the antagonistic antibody more potently suppresses lymph node and distant metastases than inactivation of VEGFR-2. *Cancer Res*. 2006;66(5):2650-2657.

185. Shimizu K, Kubo H, Yamaguchi K, et al. Suppression of VEGFR-3 signaling inhibits lymph node metastasis in gastric cancer. *Cancer Sci*. 2004;95(4):328-333.

186. Pytowski B, Goldman J, Persaud K, et al. Complete and specific inhibition of adult lymphatic regeneration by a novel VEGFR-3 neutralizing antibody. *J Natl Cancer Inst*. 2005;97(1):14-21.

187. Tvorogov D, Anisimov A, Zheng W, et al. Effective suppression of vascular network formation by combination of antibodies blocking VEGFR ligand binding and receptor dimerization. *Cancer Cell*. 2010;18(6):630-640.

188. He Y, Rajantie I, Pajusola K, et al. Vascular endothelial cell growth factor receptor 3-mediated activation of lymphatic endothelium is crucial for tumor cell entry and spread via lymphatic vessels. *Cancer Res*. 2005;65(11):4739-4746.

189. Leu AJ, Berk DA, Lymboussaki A, Alitalo K, Jain RK. Absence of functional lymphatics within a murine sarcoma: a molecular and functional evaluation. *Cancer Res*. 2000;60(16):4324-4327.

190. Padera TP, Kadambi A, di Tomaso E, et al. Lymphatic metastasis in the absence of functional intratumor lymphatics. *Science*. 2002;296(5574):1883-1886.

191. Wirzenius M, Tammela T, Uutela M, et al. Distinct vascular endothelial growth factor signals for lymphatic vessel enlargement and sprouting. *J Exp Med*. 2007;204(6):1431-1440.

192. Hoshida T, Isaka N, Hagendoorn J, et al. Imaging steps of lymphatic metastasis reveals that vascular endothelial growth factor-C increases metastasis

by increasing delivery of cancer cells to lymph nodes: therapeutic implications. *Cancer Res.* 2006;66(16):8065-8075.

193. Duong T, Koopman P, Francois M. Tumor lymphangiogenesis as a potential therapeutic target. *J Oncol.* 2012;2012:204946.

194. Wang C, Chu M. Advances in drugs targeting lymphangiogenesis for preventing tumor progression and metastasis. *Front Oncol.* 2021;11:783309.

195. Comerford I, Harata-Lee Y, Bunting MD, Gregor C, Kara EE, McColl SR. A myriad of functions and complex regulation of the CCR7/CCL19/CCL21 chemokine axis in the adaptive immune system. *Cytokine Growth Factor Rev.* 2013;24(3):269-283.

196. Johnson LA, Jackson DG. Control of dendritic cell trafficking in lymphatics by chemokines. *Angiogenesis.* 2014;17(2):335-345.

197. Shields JD, Emmett MS, Dunn DB, et al. Chemokine-mediated migration of melanoma cells towards lymphatics-a mechanism contributing to metastasis. *Oncogene.* 2007;26(21):2997-3005.

198. Issa A, Le TX, Shoushtari AN, Shields JD, Swartz MA. Vascular endothelial growth factor-C and C-C chemokine receptor 7 in tumor cell-lymphatic cross-talk promote invasive phenotype. *Cancer Res.* 2009;69(1):349-357.

199. Kawada K, Hosogi H, Sonoshita M, et al. Chemokine receptor CXCR3 promotes colon cancer metastasis to lymph nodes. *Oncogene.* 2007;26(32):4679-4688.

200. Kawada K, Sonoshita M, Sakashita H, et al. Pivotal role of CXCR3 in melanoma cell metastasis to lymph nodes. *Cancer Res.* 2004;64(11):4010-4017.

201. Uchida D, Begum NM, Tomizuka Y, et al. Acquisition of lymph node, but not distant metastatic potentials, by the overexpression of CXCR4 in human oral squamous cell carcinoma. *Lab Invest.* 2004;84(12):1538-1546.

202. Hirakawa S, Detmar M, Kerjaschki D, et al. Nodal lymphangiogenesis and metastasis: role of tumor-induced lymphatic vessel activation in extramammary Paget's disease. *Am J Pathol.* 2009;175(5):2235-2248.

203. Schimanski CC, Bahre R, Gockel I, et al. Dissemination of hepatocellular carcinoma is mediated via chemokine receptor CXCR4. *Br J Cancer.* 2006;95(2):210-217.

204. Nagarsheth N, Wicha MS, Zou W. Chemokines in the cancer microenvironment and their relevance in cancer immunotherapy. *Nat Rev Immunol.* 2017;17(9):559-572.

205. Kimura T, Sugaya M, Oka T, Blauvelt A, Okochi H, Sato S. Lymphatic dysfunction attenuates tumor immunity through impaired antigen presentation. *Oncotarget.* 2015;6(20):18081-18093.

206. Lund AW, Wagner M, Fankhauser M, et al. Lymphatic vessels regulate immune microenvironments in human and murine melanoma. *J Clin Invest.* 2016;126(9):3389-3402.

207. Song E, Mao T, Dong H, et al. VEGF-C-driven lymphatic drainage enables immunosurveillance of brain tumours. *Nature.* 2020;577(7792):689-694.

208. Tewalt EF, Cohen JN, Rouhani SJ, Engelhard VH. Lymphatic endothelial cells - key players in regulation of tolerance and immunity. *Front Immunol.* 2012;3:305.

209. Tewalt EF, Cohen JN, Rouhani SJ, et al. Lymphatic endothelial cells induce tolerance via PD-L1 and lack of costimulation leading to high-level PD-1 expression on CD8 T cells. *Blood.* 2012;120(24):4772-4782.

210. Lund AW, Duraes FV, Hirosue S, et al. VEGF-C promotes immune tolerance in B16 melanomas and cross-presentation of tumor antigen by lymph node lymphatics. *Cell Rep.* 2012;1(3):191-199.

211. Dieterich LC, Ikenberg K, Cetintas T, Kapaklikaya K, Hutmacher C, Detmar M. Tumor-associated lymphatic vessels upregulate PDL1 to inhibit T-cell activation. *Front Immunol.* 2017;8:66.

※ 주요 참고자료는 진하게 표시되어 있다.

2장

면역글로불린의 화학, 구조 및 기능

Maria J. Gutierrez ■ Stephen Desiderio

주요 사실 요약

- 면역글로불린(immunoglobulin, Ig)은 항원 인식의 가용성(soluble) 매개체이다. 항원에 특이적으로 결합할 수 있는 Ig를 **항체**라고 한다.
- 면역글로불린의 분자량은 150kD~900kD이며, 2개의 중쇄(heavy chain, H)와 2개의 경쇄(light chain, L)로 구성된 사면체 단위로 구성되며, 각 사슬에는 한 개의 가변(variable, V) 영역(domain)과 한 개 이상의 불변(constant, C) 영역이 포함되어 있다.
- 인간 면역글로불린에는 5가지 종류(IgM, IgD, IgG, IgA, IgE)가 있으며, H사슬 불변 부위에 의해 구분된다.
- 면역글로불린 클래스는 효과기 기능에 따라 다르다. 면역글로불린의 항원 결합 부위는 쌍을 이루는 중쇄와 경쇄의 V 부위에 위치한다.
- 항체-항원 결합은 KA ≈ 10^5 M^{-1}에서 KA 10^{10} M^{-1}까지 다양한 친화도를 나타낸다.
- 면역글로불린 유전자는 V, D, J 유전자 조각의 배열로부터 V(D)J 재조합에 의해 조립된다.
- V(D)J 재조합이 제한되면 강제적으로 대립유전자가 배제되며, 이 과정을 통해 특정 B 세포가 오로지 1개의 면역글로불린만을 발현하게 된다.
- 항원에 대한 면역글로불린의 친화도는 B 세포 성숙 과정에서 연속적인 체세포 과돌연변이(somatic hypermutation, SHM)와 선택에 의해 증가한다. 체세포 과돌연변이는 효소 활성화 유도 탈아미노화효소(enzyme activation-induced deaminase, AID)에 의해 시작된다.
- 체세포 과돌연변이와 관련된 과정인 클래스 전환 재조합(class switch recombination, CSR)은 정의된 항원 특이성의 IgM과 IgD를 발현하는 B 세포가 동일한 특이성의 다른 면역글로불린 클래스를 발현하도록 한다.
- 클래스 전환 재조합(CSR)은 체세포 과돌연변이(SHM)과 마찬가지로 효소 활성화 유도 탈아미노화효소(AID)에 의해 시작된다.
- V(D)J 재조합, SHM 또는 CSR의 결함은 일차 면역 결핍 장애와 관련이 있다.
- 면역글로불린 불변 영역은 당화(glycosylation)의 대상이 되며 그 결과 생성되는 글리칸(glycan) 변형은 구조적으로 다양하다.
- 당화는 면역글로불린의 반감기, 염증 활성, 세포독성 효과기 기능을 조절한다. 당화는 또한 면역글로불린 가변 부위의 체세포 돌연변이 부위에서도 발생하며 일부 B 세포 림프종의 생존을 촉진할 수 있다.

▶다음 쪽에 계속

주요 사실 요약 –이어서

- 면역글로불린의 효과기 기능에는 항원의 중화, 옵소닌화(opsonization), 보체(complement)와 다른 면역 세포의 모집이 포함된다.
- 면역종양학에서 특히 중요한 것은 항체 의존성 세포독성(antibody-dependent cellular cytotoxicity, ADCC)으로, 면역글로불린 수용체를 가진 효과기 세포가 특정 항체에 의해 코팅된 표적 세포들을 인식하고 용해하는 과정이다.
- 주요 ADCC 효과기는 자연살해(natural killer, NK) 세포이다.
- 단일 클론 항체(monoclonal antibodies, mAbs)는 자연 면역반응의 특징인 다클론 항체와는 달리, 고유한 1차 아미노산 서열을 가지며 단일 항원의 항원결정부(epitope)에 대한 표적 항체이다.
- 미국에서는 100개 이상의 mAb가 치료용으로 승인되었다. 이들은 자연 면역, 세포 복제 또는 보다 직접적인 유전 공학 방법에 의해 제조된다.
- 초기 세대의 mAb는 마우스에서 생성되었고 마우스-인간 키메라 합성에 의해 인체에 해로운 면역반응이 완화되었다; 보다 최근에는 인간화 마우스의 생성과 인간 B 세포로부터 직접 복제를 통해 비인간 출처에서 유래한 mAb의 면역원성 특성이 제거되었다.

면역글로불린의 구조

전체 구조

면역글로불린(Ig)과 T 세포 수용체(T-cell receptor, TCRs)는 각각 B 세포와 T 림프구에서 생성되며, 적응형 면역 체계의 특정 항원 인식 단위들이다. T 세포 수용체는 배타적으로 세포 표면에만 존재하는 반면, 면역글로불린은 막 결합 형태와 분비된 형태 모두로 존재한다. 이 장은 면역글로불린에 초점을 맞추지만, 특히 항원 결합 부위의 구조와 유전적 암호화와 관련하여 면역글로불린과 T 세포 수용체는 많은 유사점을 공유한다는 점을 기억해야 한다.

항체라는 용어는 특정 항원을 인식할 수 있는 면역글로불린를 의미한다. 가용성 형태의 항체는 B 세포 매개 적응형 면역의 주요 효능기이다. 항체는 분자량이 약 150kD(IgG)에서 900kD(IgM)에 이르는 대형 다합체 단백이다.[1-3] 모든 클래스의 항체들은 하나 이상의 이종사량체(heterotetramer), Y자형 단위로 구성되며, 기본 단위는 IgG의 경우 그림 2.1에 나와 있다. 각 이종사량체는 각각 분자량 50-75kD, 23kD인 두 개의 동일한 중쇄(H) 사슬과 두 개의 동일한 경쇄(L) 사슬로 구성된다. H 사슬은 이황화 연결(disulfide linkages)에 의해 공유 결합되어 있으며, 각 L 사슬은 인접한 H 사슬과 공유 결합되어 있다(그림 2.1 참고).[1,2]

오래전부터 부분적인 단백 분해는 면역글로불린 분자의 기능적 영역을 해부하는 데 사용되었다. 이들 단백 분해 단편들 중 일부는 오늘날 치료제로서 여전히 중요한 의미를 지닌다. 파파인(papain)으로 IgG를 소화시키면, 각 H 사슬 사이 이황화 연결의 아미노 말단 쪽에서 각 H 사슬이 절단되어 각각 단일 항원 결합 부위를 포함하는 두 개의 항체 조각, 즉 Fab가 방출된다(그림 2.1 참고). 단백 분해효소 펩신으로 IgG를 소화시키면 H 사슬 사이 이황화 결합의 카르복시 말단 쪽에서 각 H 사슬이 절단된다(그림 2.1

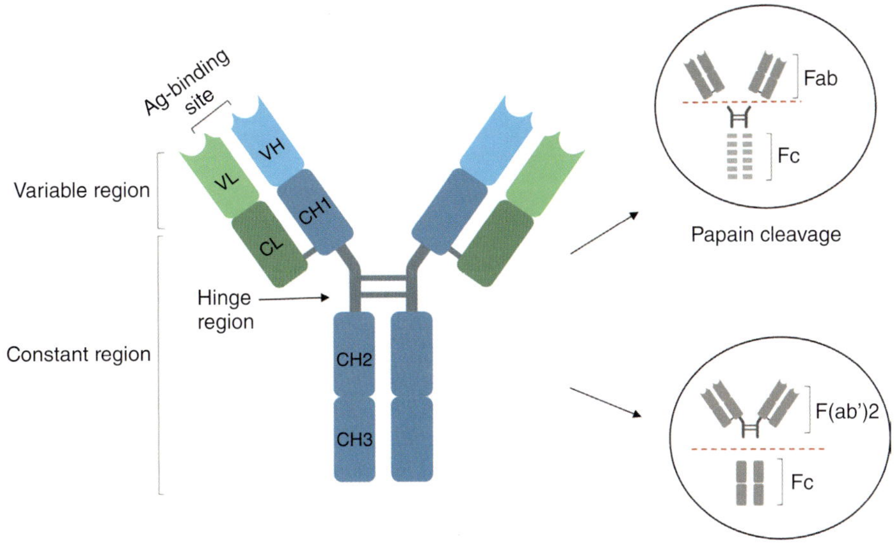

그림 2.1 면역글로불린과 단백 분해 단편. 왼쪽, IgG의 모식도. VL 및 CL, 경쇄 가변 및 불변 영역; VH, CH1, CH2, CH3, 중쇄 가변 및 불변 영역. 항원 결합 부위와 힌지 부위가 표시되어 있다. 오른쪽 상단, 파파인으로 절단하면 두 개의 Fab 단편이 생성된다. 오른쪽 하단, 펩신으로 절단하면 F(ab′)2 단편과 Fc 단편이 생성된다.(BioRender.com으로 생성)

참고).[1,2] 이것은 두개의 항원 결합 부위가 연결된 상태로 유지되는 F(ab′)2 라는 단편과 쌍을 이루는 카르복시 말단 CH 영역으로 구성된 Fc 단편을 생성시킨다. Fc 단편은 항체 의존성 세포독성(ADCC), 옵소닌화, 보체 고정을 포함하는 다양한 효과기 기능을 담당한다.[2,3]

면역글로불린 경쇄와 중쇄의 구조

기능성 항체 경쇄와 중쇄의 합성은 체액성 면역반응의 생성의 기초가 된다. 면역글로불린 H와 L 사슬의 발현은 B 세포 발달 과정에서 순서대로 시작되며, 이러한 순서는 아래에서 자세히 설명하는 바와 같이 면역글로불린 중쇄(IgH)와 경쇄(IgL) 유전자들의 조절된 조립의 결과이다. 면역글로불린 사슬들은 각각 길이가 약 110개의 아미노산 잔기로 이루어진 공 모양의 단백 영역들로 구성된다. 이들 영역은 이황화 결합으로 연결되고 소수성 핵을 둘러싸는 두 개의 β 시트로 구성된, **면역글로불린 접힘**(*immunoglobulin fold*)이라고 하는 공통 구조를 공유한다. 각 경쇄는 각각 가변적인 V_L과 불변인 C_L로 명명된 두 개의 면역글로불린 영역들로 구성되는데 이는 아미노 말단 V_L 영역은 서열이 가변적이고 카르복시 말단 C_L 영역은 주어진 클래스의 경쇄에서는 서열이 일정하기 때문이다(그림 2.1 참고).[2,4] 항체 중쇄는 항체 계열에 따라 4개 또는 5개의 면역글로불린 영역을 포함한다(뒷부분 참고): V_H C_H1~C_H3 또는 C_H4, 여기서 V와 C는 경쇄와 마찬가지로 가변과 불변을 나타낸다. 접힌 상태의 이종사량체 면역글로불린 분자에서, V_H와 V_L 영역은 밀접하게 연관되어 항원 결합 부위를 형성한다; C_H 1과 C_L 영역은 쌍을 이루는 C_H2, C_H3, 그리고 C_H4 영역이 존재하는 경우 마찬가지로 연관되어 있다(그림 2.2).[1,2]

면역글로불린 분자는 항체가 다가(multivalent) 리간드의 결합 부위 배열에 부합할 수 있도록 뻣뻣하

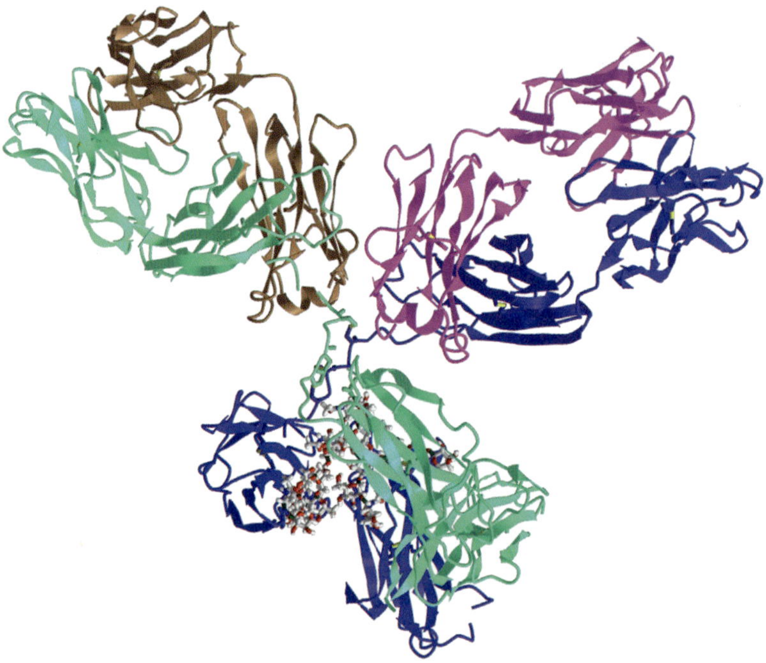

그림 2.2 IgG1 항체의 구조. Ig 중쇄와 경쇄는 리본 형태로 표시되어 있다. 청록색과 파란색, 중쇄; 갈색과 자홍색, kappa 사슬. 탄수화물은 공과 막대 형태로 표시되어 있다.(Reproduced from Wang J, Youkharibache P, Zhang D, et al. iCn3D, a web-based 3D viewer for sharing 1D/2D/3D representations of biomolecular structures. Bioinformatics. 2020;36(1):131–135. doi: 10.1093/bioinformatics/btz502.)

지 않은 유연한 부위를 포함하고 있다. 이들 유연한 부위 중 첫 번째 부위인 팔꿈치(elbow)는 상대적으로 구조화되지 않은 폴리펩타이드 서열에 의해 형성되며, V_L, C_L, V_H와 C_H1을 연결한다(그림 2.1 및 2.2 참고). IgM과 IgE를 제외한 모든 항체 클래스에는 두 번째 유연한 부위인 경첩(hinge)이 포함되어 있어 항체의 Fab 팔(arm)이 Fc에 대해 회전하고 구부러질 수 있도록 한다.[5] 또한, 힌지 부위는 중쇄 간 이황화 결합을 포함하며, 다음 섹션에서 설명하는 바와 같이 H 사슬 클래스 간에 길이가 다르다.

항체-항원 결합

Ig H와 L 사슬의 V 부위는 서열 가변성이 매우 높지만, 이러한 가변성은 V_H와 V_L 부위의 길이를 따라 균등하게 분포되어 있지 않다. 오히려, 각 V 부위에서 서열 가변성은 상보성 결정 부위(complementarity-determining regions, CDR) 1에서 3까지 즉, CDR1-CDR3로 불리우는 3개의 다른 위치에 모여 있다. 이들 초 가변 부위는 인체 V_L 영역에서는 24~34번, 50~56번, 89~97번 잔기와 V_H 영역에서는 31~35번, 50~65번, 95~102번 잔기에 걸쳐 있다.[4,6,7]

나중에 설명하겠지만, Ig 유전자가 부정확하게 조립된 결과로 세 번째 CDRs 길이는 가변적이다. 접힌 상태로 조립된 사면체 항체 분자에서, 각 Ig 사슬의 3개 CDRs은 항원 결합 부위를 구성하는 단일 표면을 형성하기 위해 근접하게 배치된다(그림 2.3). CDRs을 구성하는 아미노산 잔기는 서열이 매우 다양하기 때문에, 이들이 형성하는 표면의 모양도 매우 다양하다. 주어진 Ig 분자 내에서 두 개의 H 사슬은 두

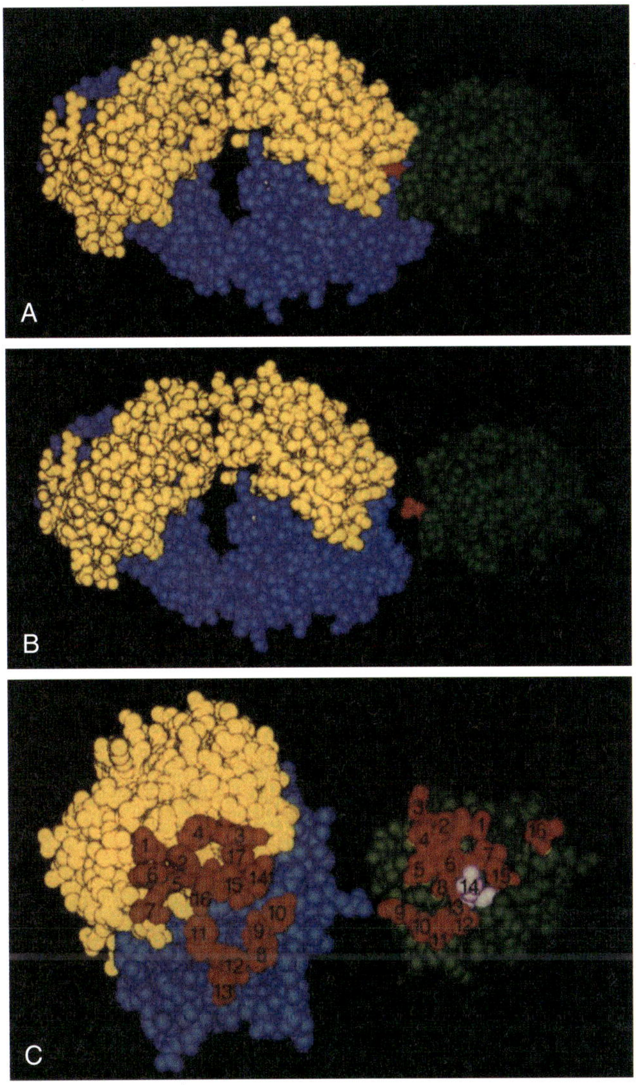

그림 2.3 항체와 단백 항원의 결합 표면. (A) 항체 Fab 단편과 닭고기 달걀 리소자임 사이의 복합체 구조. 파란색, H 사슬; 노란색, L 사슬; 녹색, 리소자임. **(B)** 공간 상보성을 보여주는 Fab과 리소자임 모델의 분리. 리소자임 잔기 Gln121(빨간색)이 Fab 표면 주머니에 삽입되어 있다. **(C)** 항체와 항원 상호작용 표면의 분리도. 접점은 빨간색으로 표시되어 있다. 왼쪽, 1~7번, 항원과 접촉하는 L사슬 잔기; 왼쪽, 8~17번, 항원과 접촉하는 H사슬 잔기. 오른쪽, 1부터 16까지, 항체와 접촉하는 리소자임 잔기들.(Reproduced from Amit AG, Mariuzza RA, Phillips SE, Poljak RJ. Three-dimensional structure of an antigen-antibody complex at 2.8 A resolution. Science. 1986; 233:747-753.)

개의 L 사슬과 마찬가지로 동일하다; 그러므로, 두 개의 항원 결합 부위도 동일하다.

6개 CDRs이 형성하는 표면은 전형적으로 700Å~750Å에 이르는 넓은 면적이다.[2] 단백 항원과 복합체를 이루는 Fab 단편의 결정체 구조에서, **항원결정부**(*epitope*)로 불리는 상호 작용하는 항원의 표면은 비슷한 면적을 갖고 있다.[8] 이들 두 표면 사이의 결합은 소수성 상호작용(hydrophobic interactions), 반데르발스 힘(van der Waals force), 수소 결합(hydrogen bonds), 정전기적 상호작용(electrostatic interactions)에 의해 매개된다. Ig와 동족 유사 항원(cognate antigen)의 결합은 가역적이다; 항체-항원 친화도는 측정이 가능하며 결합 상수(K_A)로 표현할 수 있다. 단백 항원에 대한 항체 결합에서 가장 낮은 친화도 상호 작용($K_A \approx 10^5\ M^{-1}$)에서 매우 높은 친화도 결합($K_A \approx 10^{10}\ M^{-1}$)까지 광범위한 친화도가 관찰된다.

이들 친화도는 단일 항원 결합 부위에 대한 항원의 결합을 의미한다는 점에 유의하는 것이 중요하다. 항체들은 다가(multivalent)이기 때문에, 항체와 다가 항원의 결합은 두 개 이상의 항원 결합 부위가 동시에 결합하는 것을 포함할 수 있다. 이러한 상호작용의 강도를 **항원항체 결합력**(*avidity*)이라고 하며, 1가 결합에 대해 측정된 친화도를 크게 초과할 수 있다.[9,10]

항체 동형(isotype)

인간 항체 동형의 특징

인체에는 5가지 주요 면역글로불린 클래스가 있다: IgM, IgD, IgG, IgA, IgE; 각각의 면역글로불린 계열은 각각 중쇄 동형(isotype) mu(μ), delta(δ), gamma(γ), alpha(α), epsilon(ε) 에 의해 정의된다(그림 2.4). 모든 면역글로불린 클래스는 카파(κ) 또는 람다(λ)인 동일한 경쇄 동형을 사용한다.[1,2] IgG 클래스에는 IgG1, IgG2, IgG3, IgG4 4개의 하위 클래스가 있다. IgA 클래스는 IgA1, IgA2두개의 하위 클래스로 구성된다. IgG와 IgA 하위 클래스는 힌지와 꼬리 부위의 구조에 의해 구분되며, 이는 뚜렷한 기능적 특성을 부여한다(표 2.1).[2,11]

분비형 Ig 외에 모든 Ig 클래스에는 각 클래스에 상응하는 막 결합형이 존재하는데, 막 결합형은 카르복실 말단에서 분비형 중쇄 동형과는 다른 중쇄 동형을 가진다: 막 결합형의 중쇄는 음전하를 띠는 세포 외 접합막 영역, 막 통과 영역, 양전하를 띠는 앵커 서열을 포함하는 확장된 펩타이드 서열을 갖는다. 막 결합 Ig는 Igα/Igβ 이종이량체(heterodimer) CD79와 결합하여 항원 신호를 전달하는 B 세포 수용체(B-cell receptor, BCR) 복합체를 형성한다. 성숙한 미접촉 B 세포와 전환되지 않은 기억 B 세포는 두 가지 막 결합 Ig 클래스, IgD와 IgM을 발현한다. B 세포가 보다 성숙되면 세포 표면에서 IgD와 IgM이 IgG, IgA, 또는 IgE로 대체되는 과정, 즉 클래스 전환(class switching)이 동반된다(**클래스 전환 재조합 및 체세포 과돌연변이** 참고).

Ig을 보유하는 기억 B 세포는 림프 조직[12] 및 말초 혈액에 존재하며, 성인 순환 B 세포 풀의 약 21%~28%를 차지한다.[13] 특히, IgA+, IgG+ 그리고 IgM+IgD+ B 세포는 조직에 걸쳐 다르게 분포한다. 예

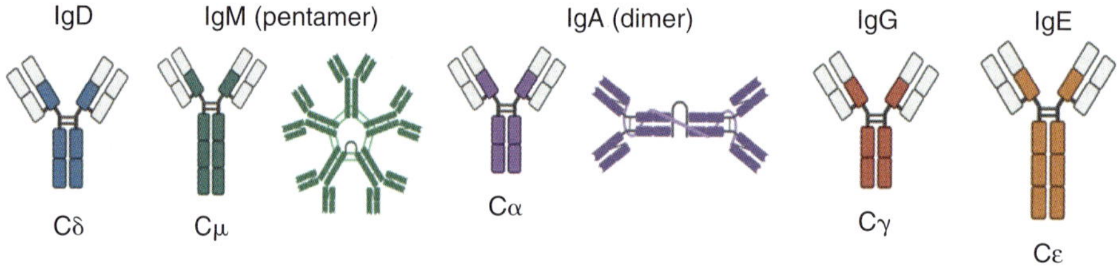

그림 2.4 면역글로불린 클래스. IgD, IgM, IgA, IgG, IgE의 모식도. IgM과 IgA는 각각 단량체와 다합체 형태로 표시되어 있다. 청록색, 녹색, 보라색, 빨간색, 주황색은 상응하는 H 사슬 불변 엑손에 의해 암호화되는 각 항체의 영역을 나타낸다. (Adapted from "Immunoglobulin variations" by BioRender.com(2021). Retrieved from https://app.biorender.com/biorender-templates).

표 2.1 가용성 항체 동형과 하위 클래스의 특성

면역글로불린	혈청 내 %(성인)	분자량(kD)	구조	반감기(일)	힌지 부위 아미노산 잔기	태반 전달	옵소닌화	보체 활성화
IgG	75						+++	
IgG1	67	146	H2L2	23	15	++++		++
IgG2	22	146	H2L2	23	12	++		+
IgG3	7	165	H2L2	7–21	62	++/++++		+++
IgG4	4	146	H2L2	23	12	+++		–
IgA	15						–	
IgA1			(H2L2)2	5.5	22	–		–
IgA2			(H2L2)2	5.5	9	–		–
IgM	10	970	(H2L2)5	5–10	–	–	+	+++
IgE	<0.01	188	H2L2	2	–	–	–	–
IgD	<0.5		H2L2	2.8	58	–	–	–

를 들어, 인체 편도에는 다른 기관에 비해 IgA+ B 세포의 빈도가 더 높고, 말초 혈액, 림프절 및 골수에는 IgM+IgD+를 발현하는 미접촉 B 세포가 우세한 동형이며, 대부분의 조직에 걸쳐 IgG+ B 세포가 고르게 분포하는 것으로 보여진다.[14] 대조적으로, IgE+ B 세포는 일시적으로 나타나며 배아중심(germinal center, GC)에 적은 수로 존재한다.[15]

가용성 항체는 활성화된 B 세포에서 발생하는 항체 분비 세포(antibody-secreting cell, ASC)로 통칭되는 말단 분화 B 세포에 의해 생산된다. 항체 분비 세포에는 항체 반응 초기에 발생하는 수명이 짧은 효능기 세포(형질모세포와 짧은 수명 형질 세포)와 지속적인 항체 반응을 담당하는 수명이 긴 형질 세포가 포함된다. 수명이 짧은 ASC는 T 세포 비의존성 항원에 반응하여 발생하거나 T 세포 의존성 항원에 대한 초기 반응 중에 발생할 수 있다. 반대로, 수명이 긴 항체 분비 세포가 생성되기 위해서는 **배아중심**(*GC*)으로 알려진 특수한 미세환경에서 T 세포와 세포-세포 간 상호 작용이 필요하다.[16]

배아중심은 림프 기관의 여포(follicle)에 위치하며, 장기간 항체 생산을 담당하는 고 친화도 기억 B 세포와 오랫동안 지속되는 형질 세포의 발달을 촉진한다. 수명이 긴 항체 분비 세포는 장 관련 림프 조직(gut-associated lymphoid tissues, GALT)과 골수에 상주하며, 여기서 수명을 연장하기 위해 미세환경 신호를 필요로 한다.[16,17] 수명이 긴 항체 분비세포는 주로 IgA와 IgG를 생산한다. 이와는 대조적으로, 대부분의 IgE+ B 세포는 수명이 짧은 항체 분비 세포로 분화하기 때문에 IgE+ 항체 분비 세포는 거의 발견되지 않는다.[15]

Ig 동형의 생물학적 기능

IgM. IgM은 B 세포 발달 과정에서 생성되는 첫번째 면역글로불린으로, 막 결합형은 처음에 미접촉 B 세포의 표면에서 발견된다. T 세포 비의존 항원에 대한 반응과 T 세포 의존 항원에 대한 반응 초기에, B 세포는 형질 모세포와 수명이 짧은 형질 세포로 분화하여 가용성 IgM을 분비한다. IgM은 일반적으로 이황화 결합에 의해 공유 결합으로 연결된 IgM 단량체(H2L2)들로 구성된 오량체(pentamer; (H2L2)5)로 분비된다. 또한, IgM 오량체에는 점막 표면에서 IgM의 다량체화와 분비를 촉진하는 137개 아미노산 길이의 폴리펩타이드인 **J-사슬**이 포함되어 있다.[3,18] 가용성 IgM의 오량체 구조는 각 IgM 분자가 최대 10개의 기능적 항원 결합 부위를 포함하고 있기 때문에 다가 항원(polyvalent antigens)에 대한 높은 결합력(avidity)을 제공한다. 이러한 다가 상호작용의 상대적으로 높은 결합력은 친화도 성숙이 시작되기 전, 1차 항체 반응 동안 생성되는 IgM의 상대적으로 낮은 친화력을 보상할 수 있다. 중요한 것은, IgM이 두 가지 주요 효과기 기능인 보체 고정과 항원의 옵소닌화를 효율적으로 지원한다는 점이다. 부가적으로, 타고난 것과 유사한 특성을 갖는 자연 항체는 IgM 클래스에 속한다. 특히, 자연 IgM은 외부 항체에 노출되지 않고 태어날 때부터 존재하며 침입하는 병원체에 대한 1차 방어선 역할을 한다. 또한, 자연 IgM은 자연 사멸 세포(apoptotic cell)의 인식 및 제거, 염증 및 자가 관용 조절에 중요한 역할을 하여 조직 항상성 유지에 기여한다.[19]

IgD. 막 결합 형태인 IgD는 후기 과도기 및 성숙한 미접촉 B 세포의 표면에서 발현되며, 종종 IgM과 공동 발현된다(IgD+IgM+ B 세포). IgD와 IgM의 공동 발현은 대체 접합(alternative splicing)을 통해 조절되며, Cμ 및 Cδ의 사용은 B 세포에 걸쳐 광범위하게 다양하다.[20] IgM과 대조적으로, IgD의 발현은 일시적이며 B 세포가 활성화되면 세포 표면에서 IgD가 사라진다. IgD와 IgM의 공동 발현은 B 세포의 짧은 발달 기간 동안에만 발생하기 때문에, 막 결합 IgD는 미접촉 B 세포의 운명에 중요한 조절 역할을 하는 것으로 생각된다.[21] 나아가, IgD BCRs이 IgM BCRs보다 내인성 항원을 덜 효율적으로 감지한다는 관찰은 성숙한 B 세포의 하위 집합(예: 미접촉 여포 B 세포)에서 IgM과 IgD 공동 발현의 균형이 자가 내성(self-tolerance)의 발달에 기여할 수 있음을 시사한다.[21,22] 사람에서 호흡기 점막과 관련된 림프기관들(예: 편도, 경부 림프절), 그리고 분비선(예: 침샘 및 눈물샘)에서 IgD만을 발현하는 B 세포 하위 집합(IgM-IgD+)이 발견된다.[14,23] IgM-IgD+ B 세포는 비정규 형태의 클래스 전환 재조합을 통해 유래하며, 특징적으로 오로지 λ 경쇄만을 사용한다.[12] 게다가 점막 미생물군은 공기로 운반되는 항원과 구강 항원에 대한 반응으로 IgM-to-IgD CSRs을 조절하는데, 이는 호흡기의 항원 구성과 병원체에 대한 반응에서 IgM-IgD+ B 림프구 세포의 중요한 역할을 시사한다.[12,23]

가용성 형태의 IgD는 주로 IgM-IgD+ 형질 세포에 의해 방출되며, 미량의 IgD만 검출되는 장 점막을 제외한 대부분의 혈관 외 체액(눈물, 유즙, 췌장 분비액, 뇌척수액, 비강 및 기관지액)에서 발견된다.[23] 특정 Fc 수용체는 없지만, IgD는 점막 호염기구, 비만세포 그리고 더 작은 정도로 식세포와 결합하여, 항균 펩타이드의 방출을 유발한다. 또한 분비된 IgD는 알레르겐에 반응하는 호염기구와 비만세포의 IgE 매개 탈과립화를 억제할 수 있다. 또한, IgD는 혈청에서 매우 낮은 농도로 발견되며, 전체 면역글로불린의 0.25% 미만을 차지한다(표 2.1 참고).[12,23]

IgA. 인간에게 가장 풍부한 Ig 동형인 IgA는 주로 점막 표면에서 분비된다. 또한 IgA는 혈청에도 존재하며, 순환하는 Ig의 약 15%를 차지한다. 혈청 IgA는 단량체(H2L2)인 반면, 점막과 체액에 있는 분비성 IgA(secretory IgA, sIgA)는 일반적으로 이황화 결합을 통해 두개의 IgA 단량체가 J-사슬과 연결되는 이량체((H2L2)2)이다. IgA에는 힌지 부위에 의해 크게 구별되는 두 가지 하위 클래스가 있다. IgA1은 세린(serine)과 트레오닌(threonine)에 연결된 글리칸(glycans)이 있는 22개의 아미노산 잔기로 이루어진 힌지 영역을 가지고 있다. IgA1의 긴 힌지 부위는 박테리아 단백 분해효소에 의한 분해에 취약하다. 대조적으로, IgA2는 9개의 아미노산 산기로 이루어진 힌지 부위를 가지며, 연결된 글리칸은 없지만 좀 더 안정적이다. 따라서, IgA2는 대장 점막과 같이 박테리아 단백 분해효소가 풍부한 점막 표면에서 우세한 하위 계열이다.[13,23]

인체 B 세포는 T 세포 의존적 또는 T 세포 비의존적 반응 과정에서 IgA로 클래스 전환을 거쳐, 각각 고 친화도 또는 저 친화도의 IgA 항체를 생성할 수 있다. T 세포 의존적 클래스 전환은 형질 전환 성장 인자 베타(transforming growth factor beta, TGF-β)와 B 세포의 CD40과 T 세포 표면의 CD40L의 결합에 의존한다. 대조적으로, T 세포 비의존적 클래스 전환은 Toll 유사 수용체(Toll-like receptors, TLRs)로부터의 선천성 면역 신호와 수지상 세포(dendritic cell, DC) 유래 인자인 BAFF 및 APRIL이 관여하며, 이는 B 세포 활성화와 생존을 촉진한다. 장 상피 세포는 TLRs을 통해 박테리아를 감지하면 APRIL을 생성한다. APRIL은 파이어 반(Peyer's patches)의 B 세포에서 IgA1에서 IgA2로의 순차적인 클래스 전환을 촉발하여, 멀리 떨어진 장관에서 IgA2가 풍부하게 생산되도록 한다.[24] 분비성 IgA(sIgA)는 모유를 통해 유아에게 전달되는 주요 Ig 계열이다. 실제로, 항체가 풍부한 초유(신생아에게 제공되는 단백의 최대

50%)에서 IgA의 농도는 12mg/mL에 이르며, 성숙 모유에서는 평균 약 1mg/mL이다.[25] 모유의 IgA는 모체 점막 관련 림프 조직에서 초회항원자극을 받은(primed) IgA 형질 세포에 의해 생성되어 수유 중인 유방으로 이동한다.[26] 항체는 유관(lactiferous ducts)과 유선포(mammary alveoli)의 상피를 통해 모유로 전달된다. 이 상피는 고분자 Ig 수용체(polymeric Ig receptor, pIgR)를 발현하며, 이 수용체는 고분자 IgA의 J 사슬과 결합하여 복합체를 형성하고 세포 내이입(endocytosis)를 거치게 된다. 그 다음, IgA는 소포체에 담겨 상피 첨단부로 운반되어, pIgR의 막 내 영역이 절단되고, 분비 성분으로 불리는 pIgR의 외부 단편에 결합된 IgA를 방출한다. 분비 성분은 분비된 항체가 점막 표면에서 단백분해효소에 의해 분해되지 않도록 보호한다.[23]

대부분의 포유류 종에서, 모유의 항체는 원위부 장에서 흡수되어 장세포에서 Fc 매개 세포 이동(Fc-mediated transcytosis)을 통해 신생아 순환계로 운반된다. 이와 대조적으로, 인간 영아의 경우 모유 항체는 순환계로 진입하지 않으며 주로 점막 표면에서 숙주 방어를 위해 생산된다. 인간 모유에서 전달되는 IgA는 모체 점막에서 초회항원자극을 받은 형질 세포에서 기원하기 때문에, 주로 공생 미생물, 장, 호흡기 항원에 대해 유도된 것이므로 신생아에게 모체에서 발견되는 점막 항원에 대한 보호 기능을 제공한다. 모유 항체는 또한 생후 초기 동안 유아의 상재 세균총과 면역반응을 형성하는 데 핵심적인 역할을 한다.[27,28]

IgG. 인체에서 IgG는 혈청과 비점막 조직에서 가장 풍부한 Ig이며, 모든 면역글로불린 동형 중 가장 긴 혈청 반감기를 가지고 있다. IgG 항체는 IgG1, IgG2, IgG3, IgG4의 4가지 하위 클래스로 구성된다. 4 가지 하위 클래스는 유사하지만, 주로 불변 영역의 표면 노출 잔기와 힌지 부위의 구조에서 차이가 있다. 이러한 차이점에는 항원 결합, 반감기, 보체 활성화, 태반 전달이 포함되며, 각 하위 클래스에 고유의 특성을 부여한다(표 2.1 참고). 결과적으로 각 IgG 하위 클래스는 기능적 차이를 나타낸다. 효과기 기전으로는 병원체와 독소의 직접 중화, 보체 의존성 세포독성(complement-dependent cytotoxicity, CDC)의 활성화, 항원 의존성 세포 식균 작용(antigen-dependent cellular phagocytosis, ADCP), 항체 의존성 세포 매개 세포독성(antibody-dependent cell-mediated cytotoxicity, ADCC) 등이 있다.[18] IgG 매개 보체 활성화는 보체 성분 C1q가 Fc 부위(CH2 영역)에 결합함으로써 시작되며, 이는 C3b에 의한 병원체 옵소닌화(opsonization)와 막 공격 복합체(C5-C9)의 형성으로 이어진다. 또한, IgG Fc 영역은 만노스 결합 렉틴(mannose-binding lectin)과 상호 작용하여 보체를 활성화할 수 있다. IgG1과 IgG3는 강력한 보체 활성화 항체인 반면, IgG2와 IgG4는 덜 효과적이다.[11]

또한 Fc 부위의 특성은 특정 Fc 수용체인 FcγR에 대한 각 하위 클래스의 친화도를 결정하여, IgG 하위 효능 기전의 조절에 기여한다. 인체 FcγR에는 I, IIa, IIb, IIc, IIIa, IIIb의 6가지 유형이 있다. FcγRs은 Ig 수용체 수퍼패밀리 클래스에 속하며, 항원 제시 세포(antigen-presenting cell, APC)와 선천성 면역 세포에 국한되어 있다. IgG1과 IgG3은 모든 FcγR 하위 클래스에 결합한다; IgG4는 FcγRI에 가장 강하게 결합하지만 친화도가 낮은 IIa, IIb, IIc, IIIa에도 결합하며, IgG2는 주로 FcγR IIa에 주로 결합한다.[3,11]

별개의 IgG Fc 수용체인 신생아 Fc 수용체(neonatal Fc receptor, FcRn)는 Class I MHC와 구조적으로 유사하다. 신생아 Fc 수용체는 조혈모세포들(즉, 골수 유래 선천 면역 세포, 전문 항원 제시 세포, 혈관 내피)에서 발견된다. 또한, FcRn은 간세포와 족세포, 맥락총, 장 및 호흡기 상피 세포를 포함하는 일부 상피 세포에서도 존재한다.[29] FcRn은 산성 조건(pH<6.5)에서 높은 친화력으로 IgG에 결합하지만, 생리적 pH에서는 결합하지 않는다. 이 특성은 IgG가 결합하거나 방출되는 위치를 정의함으로써 IgG 수송에 중요한 역할을 한다. 태아기에 FcRn은 태반 세포융합모세포(placental syncytiotrophoblast)를 거쳐 모체에서 태아로 IgG를 세포 이동시킨다. 일생 동안 FcRn은 Fc 매개 세포 이동을 통해 상피 장벽에서 IgG를 운반한다. 중요한 것은, 항원 제시 세포에서 FcRn은 항원 제시를 위해 처리가 이루어지는 구획으로 IgG 및 IgG 면역 복합체의 세포 내 이동을 관장한다는 것이다. 또한 FcRn은 내피, 조혈 및 상피 조직에서 IgG를 분해로부터 보호하고 항체를 재활용하여, IgG의 반감기를 연장한다.[23,29,30]

IgE. IgE는 즉각적인 과민 반응을 매개한다. 또한, IgE는 바이러스와 독소 뿐만 아니라 기생충에 대한 보호 면역반응에도 참여한다. IgE는 매우 강력하기 때문에 모든 Ig 동형 중에서 가장 엄격한 규제를 받는다. IgE로의 클래스 전환은 주로 T 세포 의존적이며, IL-4와 IL-13과 같은 가용성 신호 외에도 CD40 및 CD40L을 통한 여포 보조 T 세포와의 상호 작용을 필요로 한다. 또는 글루코코르티코이드, B 세포 생존 인자인 BAFF와 APRIL, 보체 C4b 결합 단백 또는 엡스타인-바 바이러스(Epstein-Barr virus, EBV) 감염에서 IL-4에 반응하여 T 세포 비의존적으로 IgE가 생성될 수 있다. 반대로, IgE로의 클래스 전환은 일부 사이토카인(예: IL-10, IL-21, TGF-β)과 세포 표면 수용체(예: BCR, CD45, CTLA-4, FcεRII)에 의해 억제된다.[31,32] IgE+ B 세포와 IgE 분비 세포는 수명이 짧고 건강한 사람의 말초 혈액이나 조직에서는 거의 발견되지 않지만 알레르기와 같은 IgE 과잉 생산과 관련된 병리학적인 조건에서 증가하며, 혈장 IgE 수치와 양의 상관관계가 있다.[15,33] 순환 면역글로불린 중 반감기가 가장 짧은 가용성 IgE(표 2.1 참고)는 일반적으로 혈청 Ig의 0.01% 미만 농도로 혈청에 존재한다. IgE는 표적 세포의 수용체 발현을 상향 조절하며, 이것이 바로 강력한 효과의 이유 중 하나이다.

IgE는 비만세포, 호염기구, 랑게르한스 세포, 호산구의 표면에 존재하는 FcεRI와 높은 친화력으로 결합하여 탈과립화와 염증 매개체의 방출을 자극한다. IgE에 대한 저 친화도 수용체인 FcεRII 또는 CD23은 B 세포에서 구성적으로 발현되며, 세포의 성장을 촉진하고 IgE 합성을 음성적으로 조절한다. 유도 가능한 형태의 CD23은 다양한 조혈모세포와 상피 세포 표면에서 발현되며, 세포 표면에서 기저외막으로 항원을 운반한다.[2]

면역글로불린 다양성의 유전적 기초

면역글로불린 유전자좌의 조직과 조립

인체에는 3개의 Ig 유전자좌가 있다: 14q32번 염색체에 존재하는 중쇄 유전자좌(heavy chain locus, IGH), 2p11번 염색체에 있는 kappa 유전자좌(kappa locus, IGK), 22q11번 염색체에 있는 lambda 유전자좌(lambda locus, IGL). 각 유전자좌에서 해당 Ig 가변 영역은 B 세포 발달 과정에서 V(D)J 재조합이라는 과정에 의해 결합되는 유전자 단편들의 배열에 의해 암호화된다.

IGH 유전자좌는 약 1.3Mb에 걸쳐 있다. 중쇄 가변 영역은 가변(variable, VH), 다양성(diversity, D), 결합(joining, JH)이라고 하는 3개의 유전자 단편 집합들에 의해 암호화된다. 전사 방향에 따라 정의된

IGH 유전자좌의 5′ 말단에는 약 50개의 기능적 VH 단편들과 27개의 D 단편들, 6개의 JH 단편들이 있다(그림 2.5). B 세포 발달의 전구 단계(pro-B stage)에서, D 단편이 JH 단편에 결합된다; 이어서, VH 단편이 DJH 단위에 결합되고, 비로소 온전한 가변 암호화(coding) 서열을 형성한다. JH 클러스터의 3′방향으로 각각의 중쇄 동형을 암호화하는 엑손들이 배열되어 있다: μ, δ, $\gamma 3$, $\gamma 1$, $\alpha 1$, $\gamma 2$, $\gamma 4$, ε, $\alpha 2$.

중쇄 가변 영역은 3개의 개별 DNA 단편인 VH, D, JH로 암호화되는 반면, kappa와 lambda 경쇄의 가변 영역은 두 개의 DNA 단편인 VL과 JL로 암호화된다. IGK 유전자좌는 약 1.7Mb에 걸쳐 있으며, 44개의 기능적 $V\kappa$ 단편 배열에 이어 5개의 $J\kappa$ 단편 클러스터, 불변 영역을 암호화하는 단일 $C\kappa$ 엑손을 포함한다(그림 2.5 참고). 약 1.1Mb에 걸쳐 있는 인체 IGL 유전자좌의 조직은 IGK 보다 더 복잡하며, 약 70개의 $V\lambda$ 단편과 7~11개의 $C\lambda$ 엑손 클러스터로 구성되어 있고, 각각은 $J\lambda$ 단편에 의해 5′ 말단 측면에 배치된다(그림 2.5 참고). 조직적 복잡성의 차이에도 불구하고, kappa와 lambda 경쇄 유전자들은 하나의 VL 단편을 하나의 JL 단편에 결합하는 단일 재조합 현상에 의해 조립된다. B 세포가 발달하는 동안, 경쇄 유전자좌에서 재배열의 활성화는 B 세포 전 단계(pre-B stage)에서 발생하는 중쇄 유전자좌에서의 생산적인 재배열에 뒤이어 일어난다. 일반적으로 kappa 유전자좌의 재배열은 lambda 유전자좌의 재배열보다 먼저 일어난다.

V(D)J 재조합의 기전

V(D)J 재조합은 박테리아 DNA 전위와 레트로바이러스 통합과 기전적으로 관련이 있다. 재조합은 2개의 RAG-1 subunits과 2개의 RAG-2 subunits으로 구성된 재조합 활성화 유전자 단백(recombination activating gene protein, RAG)이라고 하는 특수한 유전자 전위효소(transposase)에 의해 시작된다. 각 V, D 또는 J 유전자 단편은 잘 보존된 칠량체(heptamer)와 구량체(nonamer) 요소로 구성된 재조합 신호 서열(recombination signal sequence, RSS)로 표지되어 있으며, 12bp 또는 23bp의 다소 덜 고도로 보존된 간격자(spacer)에 의해 분리되어 있다. 이들 RSSs는 박테리아 전위에서 유전자 전위효소 결합 부위와 레트로바이러스 통합에서 긴 말단 반복의 기능적 유사체이다.

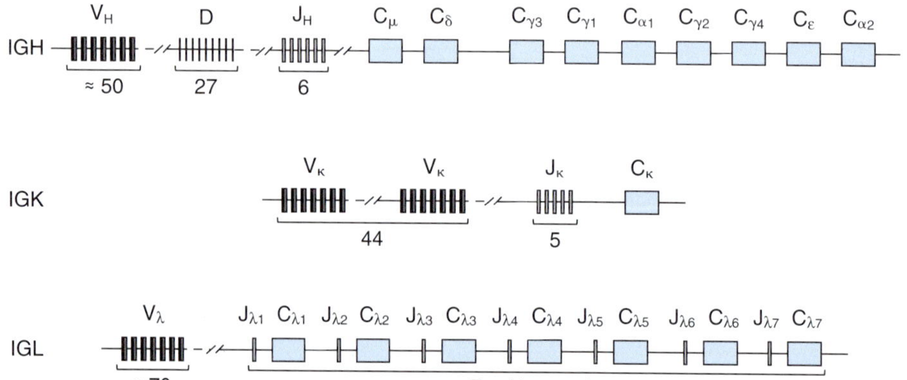

그림 2.5 Ig 중쇄와 경쇄 유전자좌의 구성. 각각 IGH, IGK, 그리고 IGL, H, κ, κ유전자좌. 가변(V), 다양성(D), 결합(J) 단편들이 표시되어 있다. 불변 엑손은 밝은 하늘색으로 표시되어 있다. 각 유전자좌에서 기능적인 유전자 단편의 수는 각 도표 아래에 나와 있다.

RAG 사량체(tetramer)는 RSSs에 결합하여 한 쌍의 참여 유전자 단편을 결합한다; 이 과정은 RAG의 기하학적 구조에 의해 제한되어, 서로 다른 간격자 길이를 가진 RSSs 사이에서만 접합이 일어날 수 있다. 따라서, RSSs는 RAG 복합체의 결합 부위를 나타낼 뿐만 아니라 어떤 단편들이 서로 결합할 수 있는지 결정하는 데 필수적인 역할을 한다. 접합(synapsis) 시, RAG는 재조합 신호 서열과 유전자 단편의 암호화 부분 사이의 접합부에서 각 유전자 단편의 염기서열 말단을 절단(nicking)한다. 그 이후에는 에스테르 교환 반응(transesterification)이 이어져 머리핀(hairpin)으로 끝나는 암호화 말단과 5′-인산화된 무감각 신호 말단이 만들어진다(그림 2.6).

DNA 절단에 의해 생성된 두 개의 암호화 말단은 이후 서로 결합하여 암호화 연결부위(coding joint)를 생성한다; 신호 말단도 마찬가지로 결합하여 신호 연결부위를 형성한다(그림 2.6 참고). 결합은 포유류 동물 세포에서 활성 상태인 이중 가닥 DNA 절단 복구(double-strand DNA break repair)의 여러 경로 중 하나인 비 동일 말단 결합(nonhomologous end joining, NHEJ)에 의해 수행된다.

RAG에 의해 생성된 DNA 말단은 Ku70, Ku80와 DNA 의존성 단백 키나아제 촉매 하위 단위(DNA-dependent protein kinase catalytic subunit, DNA-PKcs)의 복합체에 의해 결합된다; DNA-PKcs가 활성화되면 ATP 의존성 핵산 분해효소(nuclease)인 Artemis를 인산화하여 암호화 말단에서 머리핀을 개방한다. 결합 과정에서, 양쪽 암호화 말단으로부터 다양한 수의 염기쌍이 제거될 수 있으며, 말단 데옥시뉴클레오티딜 전이효소(terminal deoxynucleotidyl transferase, TdT)에 의해 원형화 되지 않은 염기들(untemplated nucleotides)이 무작위로 도입될 수 있다. DNA 말단은 전이 DNA 중합효소 Pol μ 및 Pol λ의 작용에 의해 무감각 말단(blunt end)으로 만들어진 다음 XLF/Cernunnos와 XRCC4, DNA 연결효소

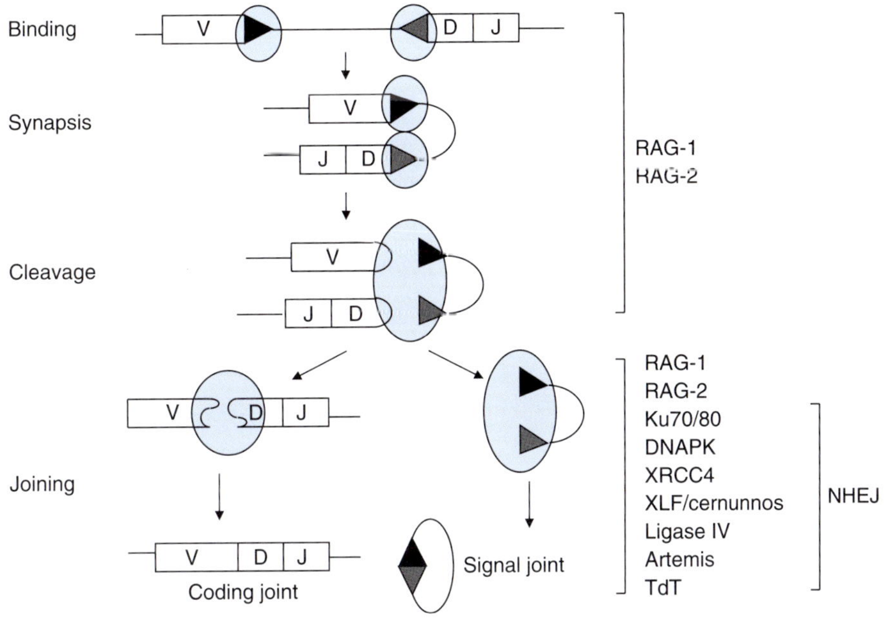

그림 2.6 V(D)J 재조합. V 단편과 DJ 단위의 결합이 표시되어 있다. 검은색과 회색 삼각형, 재조합 신호 서열(recombination signal sequences, RSSs). RAG의 위치는 파란색으로 표시되어 있다. 반응의 각 단계에 대한 참여자는 오른쪽에 나열되어 있다. 재조합은 RAG가 두 개의 참여 RSSs에 결합하는 것으로 시작하여 각 RSS와 그에 수반되는 암호화 단편(coding segment)의 접합부에서 DNA의 접합과 절단으로 이어진다. 이어지는 NHEJ에 의한 복구로 암호 및 신호 연결부위가 형성된다. 자세한 내용은 본문을 참조하기 바란다.

IV의 작용을 통해 결합된다(그림 2.6 참고).

V(D)J 재조합은 결합 다양성과 접합 다양성의 두 가지 일반적인 방법으로 항체 다양성을 도입한다. 조합 다양성은 여러 개의 V, D, J 단편들이 존재하며, 결합을 위해 각 클래스의 한 구성원이 선택된다는 특성에서 발생한다. 알려진 유전자 단편들의 수로부터, IGH 유전자좌에는 8,100개의 VH, D, JH 단편 조합이 가능하다; IGK 유전자좌에서는 220개의 Vκ와 Jκ 단편 조합이 가능하다; 그리고, IGL 유전자좌에는 490개의 Vλ와 Jλ 단편 조합이 가능하다고 추정할 수 있다. 어떤 중쇄가 어떤 경쇄와 짝을 이룰 수 있다면, V(D)J 재조합으로 생성될 수 있는 조합의 수는 $8100 \times (220+490)$ = 약 5.8×10^6이다.

접합부 다양성은 VH-D-JH, Vκ-Jκ 및 Vλ-Jλ 암호화 연결부위에서 발생하며, Ig H 및 L 사슬의 세 번째 CDRs을 암호화하는 DNA 서열로 제한된다. 접합부 다양성에는 세 가지 원천이 있다: NHEJ와 관련된 핵산 분해효소의 작용을 통한 암호화 연결부위의 염기 손실, 머리핀 개방 부위에 원형화된 염기(templated nucleotides) 추가, TdT의 작용을 통한 원형화 되지 않은 염기(nontemplated nucleotides) 추가. 접합부 다양성은 전체 항체 다양성에 커다란 기여를 한다. 암호화 접합부는 판독 프레임 측면에서 부정확하기 때문에 모든 VH-D-JH와 VL-JL 접합부의 3분의 2는 비생산적이다; 아래에서 살펴보겠지만, 발달 과정에서 프레임 내 재배열(in-frame rearrangements)을 위한 선택이 이루어진다.[34-37]

대립유전자 배제, 동형 배제, 그리고 수용체 편집

새로 형성된 각각의 B 세포는 Ig 발현과 관련하여 단일 특이성(monospecific)을 가진다. 즉, 단 하나의 항체 특이성을 발현하여 면역반응에 대한 항원의 명확한 지도 제작을 보장한다. 단일 특이성은 대립유전자 배제(allelic exclusion)와 동형 배제(isotypic exclusion), 두 가지 관련 기전의 결과이다. 대립유전자 배제는 Ig 중쇄와 경쇄 유전자의 발현이 단일 대립유전자로 제한되는 현상이다. 이 제한은 주로 V(D)J 재조합 수준에서 진행된다: 새로 형성된 각 B 세포는 중쇄 유전자좌와 두개의 경쇄 유전자좌 중 하나에서 단일 생산적 재배열을 수행한다. IGH, IGK, IGL 유전자좌에서 이러한 제한이 발생하는 기전은 다르지만 두 가지 공통된 특징을 가진다; 비 동기 재배열(asynchronous rearrangement)과 생산적 재배열(productive rearrangement)을 감지하는 피드백 기전(feedback mechanism).

동형 배제는 초기 B 세포에서 Ig μ와 Ig δ가 공동 발현되는 것을 제외하고, 각 B 세포가 하나의 중쇄와 경쇄 동형만을 발현한다는 사실을 설명한다. 경쇄 동형 배제는 V(D)J 재조합 수준에서 진행되며 대립유전자 배제와 기전적으로 관련이 있다. 중쇄 동형 배제는 주로 클래스 전환 재조합의 결과이며, 이 과정은 **클래스 전환 재조합(class switch recombination)과 체세포 과돌연변이(somatic hypermutation)** 섹션에서 설명될 것이다.

전구B 세포에서 D-to-JH 결합은 두 대립유전자 모두의 IGH 유전자좌에서 일어난다. 그 다음으로 비동기적 VH-DJH 결합이 이어진다; 만약 재배열이 생산적인 경우 – 즉, V 부위 암호화 서열에 관한 프레임에서 – 대리 경쇄 단백 VpreB와 λ5와 관련된 세포 표면에서 Ig μ 사슬이 발현된다. 경쇄 유전자 재배열 이전에 Ig 중쇄 발현의 획득은 B 세포 발달의 B 세포 전 단계를 정의한다. μ 사슬, VpreB, λ5의 조립은 세포 표면에서 신호 변환기 단백인 Ig α와 Ig β를 동반한다; 이 복합체를 전구B 세포 수용체(pre-B cell receptor)또는 전구BCR이라고 부른다.

전구BCR에서 나오는 신호는 IGH 유전자좌에서 추가적인 VH-to-DJH 결합과 세포 사멸을 억제하며, 전구B 세포의 증식성 확장을 유도하고, IGK 유전자좌에서 재배열이 시작되는 단계로 분화를 촉진한다. 만약 초기 VH-to-DJH 재배열이 생산적이지 않다면, 전구BCR은 발현되지 않고 두 번째 대립유전자에서 재배열이 허용된다. 추가 발달을 위해서는 기능적인 전구BCR이 필요하기 때문에 IGH 대립유전자 중 하나 또는 다른 하나를 생산적으로 재배열한 B 세포 선조세포(B-cell progenitor)만 생존한다.

IGK 대립유전자의 재배열은 발달적으로 IGH 대립유전자의 재배열을 따르며 또한 비 동기적으로도 발생한다; 생산적인 재배열은 μ 중쇄와 짝을 이루어 표면 결합 Ig(surface-bound Ig, sIg)를 형성하는 κ 경쇄의 발현을 초래한다; sIg와 Ig α, Ig β의 복합체를 B 세포 수용체(B-cell receptor, BCR)라고 부른다. BCR에서 나오는 신호는 IGK 유전자좌에서 추가 재배열을 억제한다. 만약 IGK 대립 유전자 중 어느 쪽도 생산적인 재배열을 일으키지 않으면, V(D)J 재조합은 IGL 유전자좌에서 활성화된다; IGK와 마찬가지로, IGL 대립유전자에서 재배열은 비 동기적이며, 생산적 재배열은 유전자좌에서의 추가 재배열을 차단하는 피드백 신호를 개시한다. 인체 B 세포 발달의 초기 파동에서 생산되는 대부분의 항체들은 자가 반응성이며, 수용체 편집으로 불리는 V(D)J 재조합 과정을 포함한 여러 기전들에 의해 제거된다. 수용체 편집은 이미 기능적인 BCR을 발현하는 초기 B 세포에서 계속되는 V(D)J 재조합의 결과이다. 미성숙 B 세포에서 자가 반응성 BCR이 자가 항원을 인식하면 수용체 내재화와 V(D)J 재조합을 억제하는 신호의 소멸을 초래한다. 따라서 새로 생성된 자가 반응성 B 세포에서 RAG는 활성 상태를 유지한다; 경쇄 유전자좌에서 추가적인 V(D)J 재조합이 이루어지면 자가 반응성 경쇄가 다른 특이성을 가진 경쇄로 대체된다.[34-38]

V(D)J 재조합 결함의 임상적 중요성

V(D)J 재조합과 DNA 복구 기전의 결함은 여러 유형의 인간 선천성 면역 오류(inborn errors of immunity, IEI)의 기초가 된다. *RAG1*, *RAG2* 또는 NHEJ의 구성 요소를 암호화하는 유전자(Artemis, DNA-PKcs, Cernunnos, or DNA ligase IV)의 기능 소실 돌연변이는 중증 복합 면역 결핍증(severe combined immunodeficiency, SCID)과 관련이 있다.[39] 이들 환자에서 T 세포 또는 B 세포가 부재한 것은 기능적인 B 세포 또는 T 세포 수용체를 생성할 수 없고, 동시에 림프구 발달이 조기 성시되기 때문이다. 특징적으로 NHEJ에 결함이 있는 환자는 방사선 민감성도 나타낸다.

적응형 림프 세포와 대조적으로 자연살해(NK) 세포는 이 질환군에서 영향을 받지 않는다. *RAG1* 또는 *RAG2*의 모든 약화성 돌연변이가 SCID를 초래하는 것은 아니라는 점에는 유의해야 한다. 잔여 단백 기능을 허용하는 *RAG*의 저차형 돌연변이(hypomorphic mutations)는 비정형 SCID와 오멘 증후군(Omenn syndrome), 육아종 및/또는 자가 면역을 동반한 복합 면역 결핍증(combined immunodeficiency with granulomas and/or autoimmunity, CID-G/AI)과 같은 면역 조절 장애 표현형과 관련이 있다.[40]

클래스 전환 재조합과 체세포 과돌연변이

미접촉 B 세포는 IgM과 IgD를 발현한다. 이러한 세포에서 μ 및 δ 중쇄의 이중 발현은 조립된 Cμ 유전자의 상위에서 기원한 1차 전사체의 대체 접합에 의해 발생한다. 면역반응 과정에서 항원의 특성과 면역 방식에 따라 다른 동형이 발현된다. 주로 배아중심(GC)에서 발생하는 다른 Ig 동형에 의한 IgM 과 IgD의 대체를 클래스 전환이라고 하며, 이 과정은 클래스 전환 재조합(class switch recombination, CSR)이라는 DNA 재배열 형태에 기초를 두고 있다.[41-43] 인간 IGH 유전자좌에는 다음과 같은 순서로 발생하는 CH 엑손 클러스터의 배열이 포함되어 있다: Cμ, Cδ, Cγ, Cε, Cα. 클래스 전환 재조합은 Cμ와 Cδ 엑손 클러스터 상류의 초기 위치에서 하류 CH 엑손 클러스터 중 하나의 상류 위치로 가변 영역 암호화 서열을 전위하고, 개입된 DNA를 삭제하는 것이다. 그 결과 재조합된 중쇄 유전자는 원래의 μ 및 δ 사슬과 동일한 가변 영역 암호화 서열을 유지하지만 γ, ε 또는 α 중쇄를 암호화하는 CH 엑손을 포함한다(그림 2.7).

클래스 전환 재조합은 전환(switch, S) 부위라고 불리는 한 쌍의 부위 사이에서 발생하며, 이 부위는 Cμ 와 Cδ를 인코딩하는 엑손의 상류와 나머지 CH 엑손 클러스터 각각에 위치한다. 각 전환 부위에는 RNA 중합효소 II 촉진유전자(promoter)를 포함하는 IGH 개입 부위(I_H)가 선행한다. 모든 클래스 전환 재조합 현상은 2개의 S 부위를 포함한다; 예를 들어, μ에서 γ4로의 클래스 전환은 Cμ 엑손에 선행하는 Sμ 부위와 Cγ4 엑손 앞에 있는 Sγ4 부위 사이의 재조합을 포함한다. 클래스 전환 재조합은 I_H 촉진유전자로부터 해당 S 부위와 하류의 CH 엑손을 통한 전사를 필요로 한다. 전사를 위해 필요한 요건은 외부 신호가 특정 Ig 클래스의 전환을 지시할 수 있는 방법을 제공한다; 예를 들어, IL-4는 IgM에서 IgG4와 IgE로 전환을 지시한다. 그 결과 생성된 RNA 전사체는 참여하는 S 부위의 주형 DNA 가닥과 혼성화되어 단일 가닥 DNA의 고리를 대체한다(그림 2.8). 클래스 전환 재조합은 효소 활성화 유도 사이티딘 탈아미노화효소(enzyme activation-induced cytidine deaminase, AID)에 의해 R-고리라고 불리는 구조에서 시작되며, 이 효소는 치환된 DNA 가닥의 시토신(cytosine, C)을 탈아미노화하고 단일 가닥에서 이중 가닥으로 전환하여 우라실(uracil, U)을 생성한다. 우라실은 염기 절제 복구(base excision repair, BER) 기구의 한 구성 요소인 uracil N-glycosidase(UNG)에 의해 제거되고, 그 결과 무염기 부위는 apurinic/apyrimidinic endonuclease(APE)에 의해 절단되어 관련된 S 부위에 엇갈린 이중 가닥 단절이 생성된다(그림 2.8 참고). 이 단절은 그런 다음 가변 부위 엑손이 Cμ 엑손의 상류에서 Cγ, Cε 또는 Cα 엑손 클러스터의 상류 위치로 이동하는 방식으로 NHEJ 기구에 의해 복구된다.[41]

전형적인 T 세포 의존성 항체 반응 과정에서, 항원에 대한 면역글로불린의 평균 친화도는 1,000배 이상 증가한다. **친화도 성숙**(*affinity maturation*)으로 불리는 이러한 친화도 증가는 항원 결합 부위의 돌연변

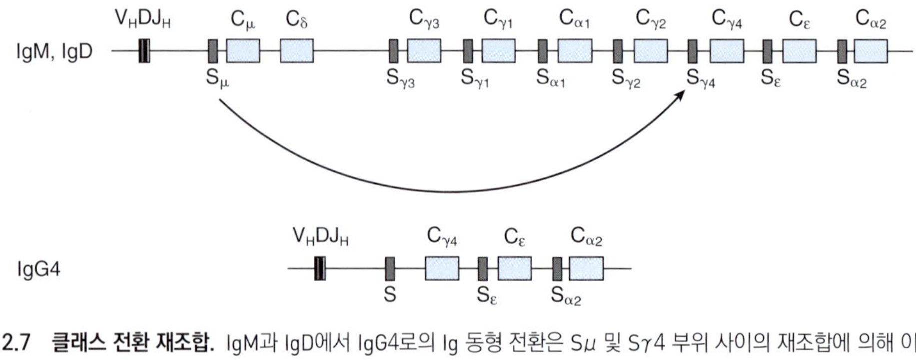

그림 2.7 클래스 전환 재조합. IgM과 IgD에서 IgG4로의 Ig 동형 전환은 Sμ 및 Sγ4 부위 사이의 재조합에 의해 이루어진다. 이로 인해 V_HDJ_H 엑손을 Cμ 엑손의 상류 위치에서 Cγ4 엑손의 상류 위치로 전위시키는 결과를 가져온다.

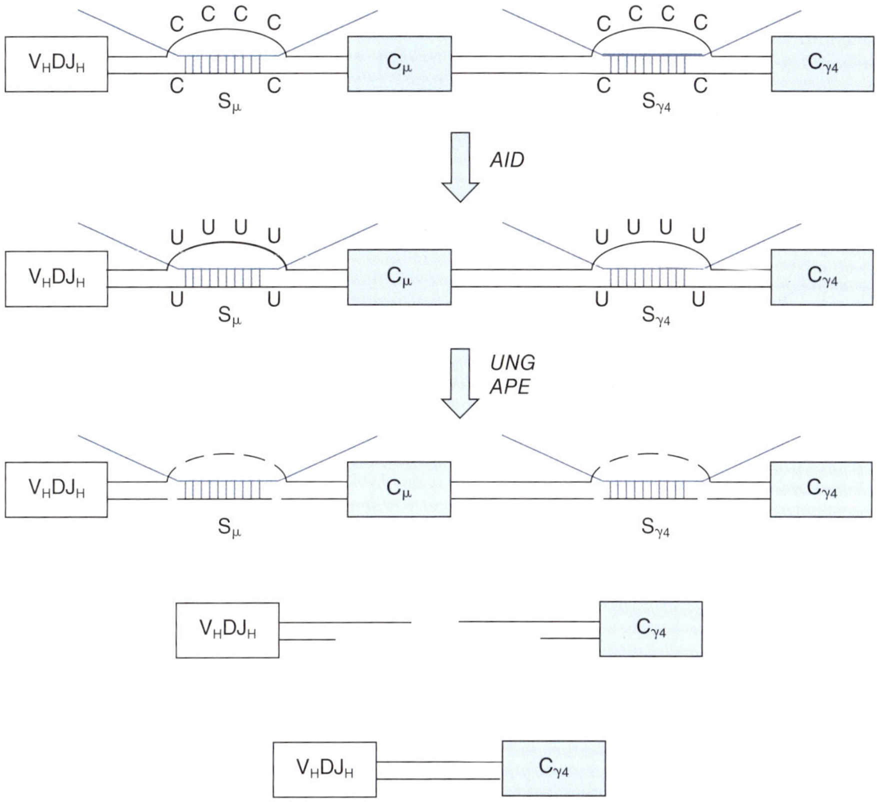

그림 2.8 클래스 변환 재조합 동안 S 부위에서 표적 DNA 절단 기전. 그림 2.7에 묘사된 재조합 사건에 해당하는 Sμ와 Sγ4에서 DNA 절단이 표시되어 있다. Sμ와 Sγ4 영역을 가로지르는 비암호화 전사체는 주형 DNA 가닥에 이어 붙여져서 R-고리를 형성한다. AID는 변위된 단일 가닥과 단일 가닥에서 이중 가닥으로 전환되는 주형 가닥의 C 잔기를 탈아미노산화 한다. UNG는 탈아미노산화로 생겨난 우라실 잔기를 제거하고 APE는 기초 부위에 절단부(nick)들을 도입한다. 절단(nicking)의 밀도는 엇갈린 이중 가닥을 절단하기에 충분하다.

이로 인해 발생하며, 이어 항원에 대한 친화도가 증가한 Ig를 발현하는 B 세포의 선택이 일어난다. 활성화된 배아중심 B 세포에서는, Ig 유전자들이 세포분열당 염기쌍당 약 10^{-3}개의 돌연변이 비율로 돌연변이를 일으키며, 이는 배경 비율(background rate)인 10^{-9}개보다 백만 배 더 높은 비율이다. **체세포 과돌연변이**(*somatic hypermutation, SHM*)라는 용어는 높은 빈도로 일어나는 돌연변이가 Ig 유전자에 도입되는 과정을 설명하는 데 사용된다. 체세포 과돌연변이(SHM)는 CSR과 마찬가지로 전사적으로 활성상태인 Ig 유전자에서 AID에 의해 시작되며, 여기서 AID는 RNA 중합효소 II와 전사 연장 인자(transcription elongation factor) SPT5에 결합한다. AID는 전사 중에 일시적으로 형성되는 단일 가닥 DNA의 C 잔기를 우선적으로 탈아미노화하고, WRC 서열 모티프에 대한 편향성을 보이는데 여기서 W는 A 또는 T이고 R은 A 또는 G이다. 따라서 AID에 의한 C의 탈아미노화는 전사된 Ig 유전자 내 특정 돌연변이 다발점(hotspot)에서 우선적으로 발생한다.[44] 그러나, AID의 작용이 전적으로 Ig 유전자좌에만 국한되는 것은 아니며, AID의 표적 외 활동(off-target activity)은 B 림프 악성 종양의 발생을 촉진할 수 있다.

AID에 의한 C에서 U로의 탈아미노화는 전이(피리미딘에서 피리미딘 또는 퓨린에서 퓨린)와 전환(피리미딘에서 퓨린 또는 퓨린에서 피리미딘) 돌연변이의 도입이라는 몇 가지 잠재적 결과를 초래하는데, 이는 체세포 과돌연변이(SHM)에 전반적인 영향을 끼친다.[45,46] C의 탈아미노화로 인한 U 잔기가 BER에 의해 제거되지 않으면, U 전반에 걸친 복제는 궁극적으로 C/G > T/A 전이 돌연변이를 초래한다. APE에 의한 DNA 절단이 없는 상태에서 U 잔기가 UNG에 의해 제거되면, 오류가 발생하기 쉬운 전이 DNA 중합 효소에 의해 결과적인 무염기 부위를 가로지르는 복제가 이루어지며, 그 결과로 C/G > T/A, C/G > A/T 또는 C/G > G/C가 발생한다. 게다가 C 탈아미노화 부위 근처의 DNA 불일치 복구 활동은 A/T 염기쌍의 돌연변이를 유발할 수 있다.

SHM은 항원 결합 부위에 주로 존재하지만, 독점적이지 않은 구조적 변화를 일으켜 항원에 대한 Ig의 친화도를 증가시킨다. 이러한 변화들 중 일부는 항체와 항원 사이의 수소 결합 또는 반데르발스(van der Walls) 접촉 수를 증가시키며, 몇 개의 수소 결합만 추가되어도 친화도가 3배 정도 증가한다. 항체-단백 복합체에서는 매몰된 소수성 표면의 증가, 항원-항체 계면(interface)에서 보다 가까운 형태의 상보성 등 다른 구조적 변화들도 분명하게 나타난다. 일부 경우, 항원의 모양을 최적화하기 위해 항원과의 계면에서 구조적 강직성이 보다 증가함으로써 친화도가 증가한다.[43,47]

CSR과 SHM의 결함으로 인해 발생하는 주요 면역 결함

CSR 및 SHM의 결함은 인간의 여러 일차 면역 결핍 증후군과 관련이 있다.[39] 구체적으로, CSR에 필요한 T 세포-B 세포 상호작용을 매개하는 단백(예: CD40 및 CD40 리간드), AID를 암호화하는 유전자, *AICDA* 또는 염기 절제 복구 기구의 구성 요소(예: UNG)의 결함은 고 IgM 증후군(hyper IgM syndrome)과 관련이 있다. 이러한 증후군은 IgM 수치 상승, 혈청 IgG와 IgA의 심각한 감소(UNG 결핍에서는 잔류 IgG 생산이 나타날 수 있음), 전환 기억(IgD- CD27+) B 세포가 없는 상태에서 정상 전체 B 세포 수를 특징으로 하는 임상적으로는 이질적인 일차 면역 결핍군이다. 일반적으로, *AICDA* 및 *UNG*의 기능 소실 돌연변이는 주로 반복적인 세균성 부비동 폐 감염, 림프 과형성 및 자가 면역을 동반하는 항체 결핍으로 나타난다. 유사한 표현형은 CSR 동안 S-부위 접합과 DNA 복구에 필요한 염색질 리모델링 복합체의 촉매 ATPase 하위 단위인 INO80의 상염색체 열성 결함과 관련이 있다. 이와 대조적으로, CD40 및 CD40 리간드(CD40L)의 결함은 CSR 결함 외에도 항원 특이적 T 세포 반응이 감소하고 임상적으로 중증 및 기회 감염을 나타내는 복합 면역 결핍과 관련이 있다. 특징적으로, CD40 및 CD40L 결함이 있는 환자는 말초 림프 조직에 배아중심(GC)의 결핍이 관찰된다. 특징적으로, 종종 CD40L 결핍 환자에서는 호중구 감소증과 악성 종양, 특히 위장관, 간담도계, 췌장의 종양 및 림프종의 위험도가 증가한다.[48] 마찬가지로 SHM에 결함이 있는 선천성 면역 오류도 발생한다. 예를 들어, 상염색체 열성 MSH6 결핍은 CSR의 부분적인 손상과 SHM의 이상을 유발하는 것으로 알려져 있다.[49] 임상적으로 MSH6 결핍 환자는 혈청 IgM 수치는 높지만 IgG는 약간 감소할 수 있다. 특히 심각한 감염은 나타나지 않지만, MSH6 결함이 있는 환자는 DNA 복구 결함과 악성 종양 위험도가 높으며 방사선 민감성을 나타낸다.[39]

Ig 중쇄의 당화(glycosylation)

Ig는 각 중쇄에 글리칸을 추가함으로써 번역 후 변형(posttranslational modification)된다. 글리칸은 최대 15개의 단당류 잔기를 포함하는 복합 올리고당이다. Ig에서 일어나는 당화(glycosylation)의 유형은 그림 2.5에 나와 있다. 글리칸은 각 Fc 부위의 구조적 구성 요소이며, 항체 형태, 용해도, 반감기, 수용체와의 상호작용, 항원성에 영향을 미친다. 특히, 항체 당화는 고도로 보존되어 있으며, 특정 패턴(예: 시알릴화[sialylation])의 유전성은 일부 글리칸들이 엄격한 유전적 조절을 받고 있음을 시사한다.[18,50] 반대로, Ig의 당화는 유전적 조절을 받지만 발달과 노화 과정에서 변화할 수 있다. 예를 들면, IgG는 나이가 많은 어린이보다 영유아에서 더 높은 당화 와 더 낮은 이분화(bisection) 수준을 보인다. 게다가, 노화에 따라 IgG의 갈락토실화(galactosylation)가 감소하는 것으로 나타났다. 항체 당화는 성별, 임신과 같은 생물학적 과정, 식이 및 환경과 같은 비유전적 요인, 질병에 의해서도 영향을 받을 수 있다.[51,52]

IgG 당화는 Ig Fc 부위에 조합적 다양성을 부여한다

IgG 분자에서 글리칸은 조립되어 γ 사슬에서 Asn297의 아미드 그룹에 부착된다. 이 번역 후 변형은 IgG 합성 동안 소포체와 골지(Golgi)에서 발생한다. 당화는 Asn297에 부착된 두 개의 순차적인 N-아세틸글루코사민(N-acetylglucosamine, GlcNAc) 모이어티와 만노스(mannose) 잔기로 구성된 글리칸 전구체를 통해 진행되며, 이후 각각 추가 GlcNAc 잔기로 덮인 분지형 만노스 안테나가 이어진다(그림 2.5 참고).[18] 이 핵심 구조에 푸코스(fucose), 갈락토스(galactose), 시알산(sialic acid) 및 이분화 GlcNAc(b-GlcNAc)가 추가될 수 있으며, 초기 항체가 골지 기관(Golgi apparatus)을 통과할 때, 항체 글리칸은 글리코실전달효소(glycosyltransferases), 글리코시다제(glycosidases), 기타 효소들에 의해 변형된다(그림 2.9). 이 과정에서 분비된 IgG에 추가될 수 있는 36개의 고유한 글리칸의 알려진 레퍼토리가 생성된다. 당화에 의해 추가된 다양성과 인간이 4개의 IgG 하위 클래스를 가지고 있다는 사실을 고려하면, 적어도 144개 별개의 Fc 부위가 IgG와 연관되어 있음을 알 수 있다. 더욱이 두 개의 중쇄는 비대칭적으로 당화될 수 있기 때문에, IgG Fc 부위의 조합적 다양성은 훨씬 더 클 수 있다. 단일 항체 분자에서 한쪽 중쇄의 글리칸은 반대쪽의 글리칸과 일치하거나(동종 쌍) 또는 서로 다를 수 있다(이종 쌍). 인체에서는 IgG 분자의

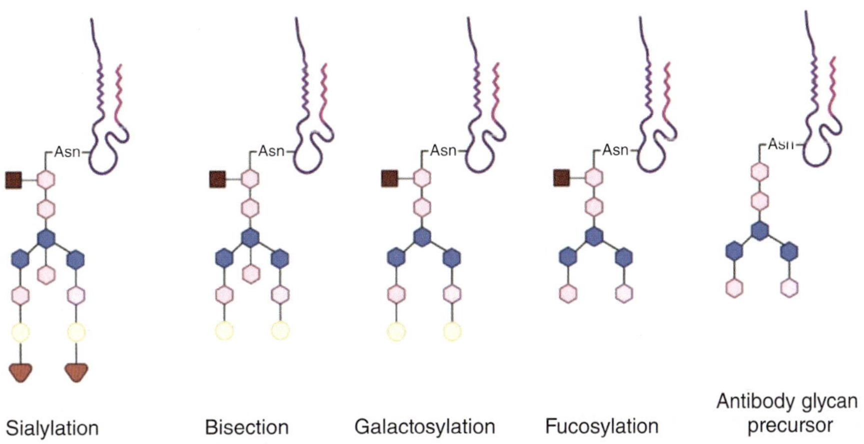

그림 2.9 IgG 당화의 유형. 골지 기관에서 항체 글리칸 전구체(오른쪽)는 시알산(ST6GAL1), 이분화 N-아세틸글루코사민(MGAT3), 갈락토스(B4GALT1), 또는 푸코스(FUT8)를 추가하는 4가지 다른 글리코실전달효소에 의해 변형될 수 있다. (Adapted from "Protein Glycosylation in the ER" by Biorender.com (2021) Retrieved from. https://app.biorender.com/biorender-templates).

약 70%가 비대칭적으로 당화되어 있어, 항체의 구조적 형태와 Fc 결합에 다양한 영향을 미치는 많은 글리칸 조합을 허용한다.[18] 선천성 면역 오류와 관련된 항체 당화의 단일 유전자 결함은 개별 당화 경로의 구성 요소들의 역할을 밝히는 데 도움이 되었다. 예를 들어, *MOGS* 유전자는 만노실 올리고당 포도당화물분해효소(mannosyl-oligosaccharide glucosidase)를 암호화하여, 소포체에서 IgG를 처리하는 동안 글리칸 다듬기(glycan trimming)의 초기 단계를 촉매한다. *MOGS*가 결핍된 환자는 신경학적 합병증(예: 전신 발달 지연, 발작)과 IgG 반감기 감소로 인한 중증 저감마글로불린혈증(severe hypogammaglobulinemia)을 특징으로 하는 복잡한 1차 면역결핍 증후군을 나타낸다.[53]

비 단일 유전자성 당화 이상은 인간의 질병과도 관련이 있다. 당화는 IgG의 염증 활성을 조절하며, 당화의 결함은 여러 유형의 만성 면역 질환들과 관련이 있다. 특히, 비정상적인 IgG 갈락토실화(galactosylation)는 말단 갈락토오스와 시알산 잔기가 없고, 대신 푸코스 잔기인 소위 IgG-G0F 동형을 가진 IgG 항체들의 풍부한 생산을 초래할 수 있다. 이 동형은 류마티스 관절염(rheumatoid arthritis, RA), 전신성 홍반성 루푸스(systemic lupus erythematosus, SLE), 전신 혈관염(systemic vasculitis)과 같은 자가 항체 의존성 질환과 관련이 있다.[54] 갈락토실화된 IgG 글리코폼(galactosylated IgG glycoforms)의 혈중 감소는 고형암(예: 위암, 폐암, 전립선암, 난소암)과 혈액암(예: 다발성 골수종)을 포함한 다양한 암에서 보고되고 있으며, 풍부한 양의 갈락토실화되지 않은 IgG 글리코폼(agalactosylated IgG glycoforms)은 암 진행, 전이성 질환과 양의 상관관계가 있는 것으로 보고되고 있다.[51]

반대로, IgG 시알릴화(sialylation)는 항염증 특성과 관련이 있다. 예를 들어, 자가 면역 질환에서 높은 수준의 IgG 갈락토실화(galactosylation), 시알릴화(sialylation), 푸코실화(fucosylation)의 증가는 질병 관련 자가 항체의 염증 효과 감소와 관련이 있으며, 이는 알려진 병원성 자가 항체의 혈청 수준만으로는 질병 중증도와 반드시 상관관계가 없는 이유를 적어도 부분적으로 설명하고 있다.[54] 일부 악성 종양에서는 시알릴화 IgG 수치가 높을수록 생존율이 더 좋은 것으로 나타났다. 생리적 조건에서, 고도로 시알릴화된 IgG는 항염증 효과를 가지며, 자가면역 질환과 염증성 질환으로부터 보호할 수 있다.[51]

IgG의 약 85%가 푸코실화되어 있고, 핵심 글리칸에 부착된 푸코스 잔기는 IgG와 FcγRIIIa의 상호작용을 방해하여 항체 의존성 세포 매개 세포독성(ADCC; **항체 의존성 세포독성** 섹션 참고) 조절을 억제한다. 이 특성은 치료적으로 활용되어, FcγRIIIa에 대한 결합 친화도를 증가시키고 ADCC 활성을 강화시킨 푸코실화되지 않은 IgG 글리코폼(afucosylated IgG glycoforms)이 현재 암 치료에 임상적으로 사용되도록 설계되고 있다.[55,56]

Fc 부위의 당화 외에, 인간 IgG의 약 20%는 SHM에 의해 도입된 가변 부위 내에 추가적인 당화 부위를 가진다.[18,57] 가변 영역의 당화는 Ig 안정성, 반감기, 결합 특성에 영향을 미칠 수 있다. 더욱이, 가변 영역 글리칸은 정맥 내 면역글로불린의 항염증 활성을 조절할 수 있으며 생리적 및 병리적인 조건에서 변형될 수 있다.[57] 중요한 것은 일부 미만성 거대 B 세포 림프종 세포의 표면 Ig 가변 부위에서 당화가 나타난다는 점이다. 이들 세포는 상보성 결정 부위(complementarity-determining region, CDR)에 영향을 미치는 체세포 돌연변이를 통해 N-당화(N-glycosylation) 부위를 획득한다. 일반적으로 이러한 부위들은 종양미세환경에서 대식세포 및 수지상 세포의 C형 렉틴 DC-SIGN(dendritic cell-specific intercellular adhesion molecule-3 grabbing non-integrin)과 상호 작용하는 올리고만노스(oligomannose) 구조에 의해 점유된다. 이러한 상호 작용은 림프종 세포에서 BCR 신호를 활성화하여 세포의 생존에 기여한다; 임상적으로, 획득된 BCR N-당화 부위의 존재는 더 빠른 질병 진행과 관련이 있다. 여포성 림프종에서도 유사한 특징이 설명되어 있어, 이 두 림프종 하위군 사이에 밀접한 관계가 있음을 시사한다. BCR 활성화는 이들 림프종의 생존에 기여하기 때문에, DC-SIGN과 N-당화된 BCR 사이의 상호작용을 단절시키는 것이 치료 전략으로서 가치가 있을 수 있다.[58]

IgM, IgA, IgD, IgE의 당화

IgG와 대조적으로, 다른 Ig 클래스(IgM, IgA, IgD 및 IgE)에는 각 중쇄에 하나 이상의 당화 부위가 있으며 더 많이 당화 되어 있다. IgM의 경우, 각 μ 사슬은 5개의 잠재적 당화 부위를 가진다. IgM 오량체에는 51개의 잠재적 당화 부위가 있다: 10개의 μ 사슬에 존재하는 50개 부위와 관련 J 사슬에 있는 추가 부위. J 사슬이 없는 IgM 육량체에는 60개의 잠재적 당화 부위들이 있다. 특히 인간 IgM의 당화는 부위 특이적이어서, 5개 μ 사슬의 당화 부위 각각에서 별개의 당화 패턴을 보인다. 1~3번 부위는 주로 푸코실화(fucosylated) 및 시알릴화(sialylated)된 반면, 4번과 5번 부위는 올리고만노시드화(oligomannosidic)되어 있다.[59] 이러한 특성들은 항원과 보체에 대한 IgM의 결합에 영향을 미칠 수 있다. 또한 IgA는 개인 간 변동성은 낮지만, IgA 하위 계열과 분비 부위에 따라 당화의 패턴과 정도가 다르다.[60] IgA1과 IgA2의 $\alpha1$ 및 $\alpha2$ 사슬은 각각 2개와 4개의 N-당화(glycosylation) 부위들을 포함한다. 흥미롭게도, IgA2는 IgA1보다 시알산이 적으며, 이는 염증을 더 촉진하는 IgA2 성향에 기여할 수 있다. 다른 모든 Ig와 달리, IgA1은 힌지 부위에 여러 개의 O-연결 당화 부위들(o-linked glycosylation sites)를 가지고 있으며, 주로 갈락토실화(galactosylated) 또는 시알릴화 되어 있다. O-글리칸은 생리적 조건에서 박테리아와 상호작용하는 부위로서 역할을 하는 것으로 보이며, IgA 신증과 같은 질환에서 자가 항체들에 의해 비정상적으로 인식될 수 있다.[60] O-연결 당화 부위는 IgD Fc 부위의 Asn354, Asn445, Asn496 위치에서 발견되는 3개의 N-연결 당화 부위 외에 IgD 힌지 부위(인간의 경우 최대 7개의 O-연결 글리칸)에서도 볼 수 있다.[61] 또한, 인간 IgE 분자는 각 ε 사슬에 걸쳐 7개의 잠재적 N-연결 당화 부위가 분포되어 있어 매우 많이 당화되어 있다. N394위치에 있는 단일 N-연결 올리고만노스 글리칸(N-linked oligomannose glycan)은 IgE 주름과 FcεRI과의 결합에 기여한다. 부가적으로, 복잡한 안테나 글리칸이 점유하는 5개 부위가 있으며 나머지 부위인 N383은 대개 비어 있다.

비교적 특성화가 잘 되어 있지 않지만, IgE 당화 패턴은 알레르기 반응을 조절하는 것으로 보인다. 예를 들어, 땅콩 알레르기가 있는 사람에서 건강한 대조군에 비해 IgE 시알릴화가 증가되어 있다; 반대로, 여러 알레르기 모델에서 IgE로부터 시알산의 제거는 효과기 세포 탈과립과 아나필락시스의 약화와 관련이 있었다.[62] 요약하면, IgG와 마찬가지로 인간 IgM, IgA, IgD 및 IgE의 당화 패턴은 항체 기능의 중요한 결정 요인들이다.

항체 의존성 세포독성

항체 의존성 세포독성(antibody-dependent cellular cytotoxicity, ADCC)은 Fc 수용체를 가진 면역 효능기 세포가 표면에 발현된 항원과 결합한 항체들에 의해 코팅된 표적 세포를 인식하고 용해하는 적응형 면역 방어 기전이다. ADCC는 항종양 및 항바이러스 면역에 중요한 역할을 하며, 암 치료에 사용되는 치료용 항체의 작용 기전을 나타낸다.

ADCC에서 Fc 수용체의 역할

ADCC의 가장 중요한 촉발인자는 Fcγ 수용체(Fcγ receptor, FcγR)를 통해 작용하는 IgG 항체들이다. 세포 내 영역이 면역 수용체 티로신 기반 활성화 모티프(immunoreceptor tyrosine-based activating motif, ITAM) 또는 면역 수용체 티로신 기반 억제 모티프(immunoreceptor tyrosine-based inhibitory motif, ITIM)를 가지고 있는지에 따라, ADCC 반응에 관여하는 FcγR은 자극성(FcγRI, FcγRIIa, FcγRIIc, FcγRIIIa) 또는 억제성(FcγRIIb)으로 분류된다.[5,6] 주요 ADCC 효과기는 자연살해(NK) 세포이며 다양한 방식으로 표적 세포 사멸을 유도한다. 먼저 NK 세포는 표적 세포에서 IgG를 인식하는 FcγRIIIa(CD16)를 높은 수준으로 발현한다.[3] 다음으로, NK 세포에서 FcγRIIIa의 가교 결합(cross-linking)은 ITAMs의 인산화와 하위 신호를 촉발하여 세포 골격 재편성, 세포 양극화(polarization) 및 세포독성 과립의 방출을 유도한다. 이 경로가 활성화될 때 NK 유래 퍼포린과 그랜자임 함유 과립(perforin and granzyme-containing granules)의 흡수를 통해 표적 세포의 직접적인 사멸이 일어난다. 특히 CD16 매개 ADCC는 주로 NK 세포에 의해 실행되지만, 항원 경험 세포의 작은 하위 집단에서도 FcγRIIIa와 퍼포린이 발현된다(예: αβ 효과기 기억 T 세포).[63] 또한, NK 세포는 Fas와 TRAIL과 같은 종양 괴사 수용체 수퍼패밀리 사멸 수용체(tumor necrosis receptor superfamily death receptors)를 통해 표적 세포의 세포 사멸을 촉발할 수 있다. 표적 세포에서 사멸 수용체의 표면 발현은 IFN-γ와 같은 NK 세포 유래 인자들에 의해 유도되며, 주변 면역 세포의 항원 제시와 적응형 면역반응을 강화한다.[64] CD16을 발현하는 단핵구와 대식세포의 하위 집단도 ADCC 기능을 가지고 있으며, TNF-α 매개 세포 사멸을 통해 암과 바이러스에 감염된 세포를 죽일 수 있다.[65]

다른 FcγR 보유 선천 면역 세포로는 과립구 및 수지상 세포가 있다(표 2.2).[3,44,45] 호중구 및 기타 과립구에서 FcγRIIa(CD32a)는 염증 매개체(예: 프로스타글란딘, 활성 산소종, 리소좀종)와 사이토카인(예, IFN-γ, TNF-α, IL-1 및 IL-6)의 방출을 통해 IgG로 코팅된 표적 세포의 직접 사멸을 활성화한다. 이와 대조적으로, FcγRIIb(CD32b)는 자극성 FcγR에 대응하여 음성적인 조절 역할을 한다. IgG 외에, IgA와 IgE가 ADCC를 매개할 수 있다. 실제로, 호중구에서 FcαRI(CD89)에 대해 단량체 IgA로 옵소닌 처리된 세포의 결합은 강력한 항종양 ADCC 반응을 유발한다.[46] 효과기 세포, 특히 호산구에서 고친화성 IgE 수용체인 FcεRI의 활성화는 항기생충 반응에서 세포 활성화를 촉발한다.

당화가 ADCC에 미치는 영향

당화의 변화는 Ig Fc 영역에 구조적 변화를 일으켜 Fc 수용체에 대한 친화도를 변화시키고 ADCC를 포함한 Ig 효과기 기능에 변화를 일으킬 수 있다. 예를 들어, IgG 항체에서 과갈락토실화(hypergalactosylation)와 비 퓨코실화(afucosylation)는 FcγRIIIa 결합을 강화한다. 특히, b-GlcNAc는 푸코실화에 대한 간접적인 효과를 통해 ADCC를 향상시킨다. 특이하게 이분화와 푸코실화는 상호 배타적이기 때문에, b-GlcNAc는 비 퓨코실화를 촉진하여 항체와 FcγRIIIa의 결합을 강화하는 것으로 보인다. 반대로, 푸코실화는 항체와 FcγRIIIa의 글리칸 사이의 상호작용을 불안정하게 하여 Ig 결합을 손상시킨다.[18] 이에 더

표 2.2 ADCC 효과기 선천성 면역 세포 표면에서 FcγR의 발현

FcR	호중구	호산구	호염기구	단핵구	대식세포	수지상 세포	자연살해 세포
FcγRI	I	I	I	+	+/−	I	−
FcγRIIa	+	+	+	+	+	+	−
FcγRIIb	+	+	+	+	+	+	−
FcγRIIc	+/−	−	−	−	−	−	−
FcγRIIIa	−	−	−	+/−	+/−	−/I	+/−
FcγRIIIb	+	I	+/−	−	−	−	−
FcαRI	+	+	−	+	+	+/−	−
FcεRI	−	+	+			+	−

약어: +, ε 구성적 발현(constitutive expression); −, 발현 없음; I, 유도성 발현(inducible expression).
Adapted from Bournazos S, Gupta A, Ravetch JV. The role of IgG Fc receptors in antibody-dependent enhancement. *Nat Rev Immunol*. 2020;20(10):633-643. doi:10.1038/s41577-020-00410-0; Bakema JE, van Egmond M. The human immunoglobulin A Fc receptor FcaRI: a multifaceted regulator of mucosal immunity. *Mucosal Immunol*. 2011;4(6):612-624. doi:10.1038/mi.2011.36; Prussin C, Metcalfe D. 5. IgE, mast cells, basophils, and eosinophils. *J Allergy Clin Immunol*. 2006;117(2):S450-S456. doi:10.1016/j.jaci.2005.11.016.

해 시알릴화는 고전적인 Fc 수용체에 대한 항체 친화도를 감소시키지만, 비정규 Fc 수용체인 DC-SIGN에 대한 친화도는 향상시킨다. Ig와 DC-SIGN의 결합은 대식세포에서 항염증 효과를 발휘하는 억제적 FcγRIIb의 상향 조절로 절정의 단계에 도달한다.[49,66]

ADCC와 다른 Ig 효과기 기능에 대한 당화의 효과는 치료용 단일 클론 항체(monoclonal antibodies, mAbs)의 엔지니어링에 활용되었다. 특히, Ig 당화 패턴은 mAb 효능을 향상시키기 위해 조작되었다. 일례로, 몇개의 치료용 IgG mAbs는 비푸코실화되어 FcγRIIIa에 대한 결합을 증가시키도록 설계되었다. 또한 당화는 mAb의 약동학적 특성을 변경하기 위해 사용될 수 있다. 예를 들어, 말단에 시알산 잔기를 가진 IgG은 비시알릴화(nonsialylated) 항제보나 반감기가 더 길고, 말단 만노스(mannose) 함량이 높은 항체는 혈액에서 더 빨리 제거된다. 추가로, Ig 당화는 mAb의 안전성 프로파일에 기여할 수 있다. 예를 들어, 비인체 세포에서 생산된 항체들은 인체에서 면역원성 글리코폼(glycoforms)를 가질 수 있으며, 이는 항약물 항체의 생성과 알레르기 반응을 일으킬 수 있다.

치료용 단일 클론 항체

단일 클론 항체의 생산

자연 면역반응 동안 생산되는 항체들은 일반적으로 다클론 항체들이다. 이들은 여러 B 세포 클론들의 산물로서 다양한 CDR 구조를 가지고 있으며, 여러 항원 결정부를 인식하고, 면역원에 대해 서로 다른 친화력을 나타내며, 단일 계열 또는 하위 계열로 제한되지 않는다. 대조적으로, 단일 클론 항체들은 역사적으로 단일 항체를 생산하는 B 세포 클론으로부터 분리되었기 때문에 그렇게 명명되었다; 단일 클론 항체들은 단일 정의된 단백 서열 각각의 중쇄와 경쇄로 구성되므로, 그들의 항원 결합 부위들은 동일하며 같은 항원결정부를 인식한다.

단일 클론 항체의 생산은 보통 변형되지 않은 동물, 변형된 Ig 유전자좌를 보유한 동물 또는 인간 등 수용 숙주에서 다클론 반응을 유도하는 항원 노출로 시작된다(그림 2.10). 이러한 모든 경우에서, 면역 접종 후 단일 Ig를 발현하는 세포의 클론을 분리하거나 관심 있는 단일 Ig를 암호화하는 DNA 서열을 확인한다. 어떤 경우에는 원하는 항원 결합 영역을 암호화하는 DNA 서열을 조합 라이브러리에서 분리하여, 전적으로 면역접종(immunization)을 우회하기도 한다. 단일 클론 항체는 마우스를 표적 항원에 면역시킴으로써 생성될 수 있다. 다클론 반응이 있는지 혈청을 검사한 후, 비장 세포를 채집하여 자체 항체 합성 능력을 상실한 골수종 세포주에 융합하여 불멸화한다; 이렇게 생성된 하이브리드 세포를 **하이브리도마**(*hybridoma*)라고 한다.[67] 골수종 세포주는 일반적으로 비장 B 세포와의 융합 생성물을 선택할 수 있도록 유전적으로 표시된다. 가장 일반적인 골수종 융합 파트너는 hypoxanthine-guanine phosphoribosyltransferase(HGPRT) 효소에 결함이 있어, 신생 염기 합성 억제제인 아미노프테린(aminopterin) 존재 하에서 성장할 수 없게 된다. 반면, 하이브리도마 세포는 B 세포 융합 파트너에 의해 HGPRT가 공급되기 때문에 적절한 배지에서 성장할 수 있다.[67] 보다 최근에는 하이브리도마 생성 필요성을 우회하는 것도 가능해졌다: 원하는 특이성의 BCR을 발현하는 B 세포는 형광 표지 항원을 사용하여 형광 활성화 세포 분류(fluorescence-activated cell sorting, FACS)로 농축할 수 있으며, 해당 Ig 사슬을 암호화하는 DNA는 중합효소사슬반응(polymerase chain reaction, PCR)과 같은 재조합 방법으로 제작할 수 있다.

마우스 단일 클론 항체는 외부 단백으로서, 대상자에게 병인성 면역반응을 유발하기 때문에 인간에서 치료제로서 유용성은 매우 제한적이다. 이러한 반응들은 키메라 또는 인간화 단일 클론 항체를 사용

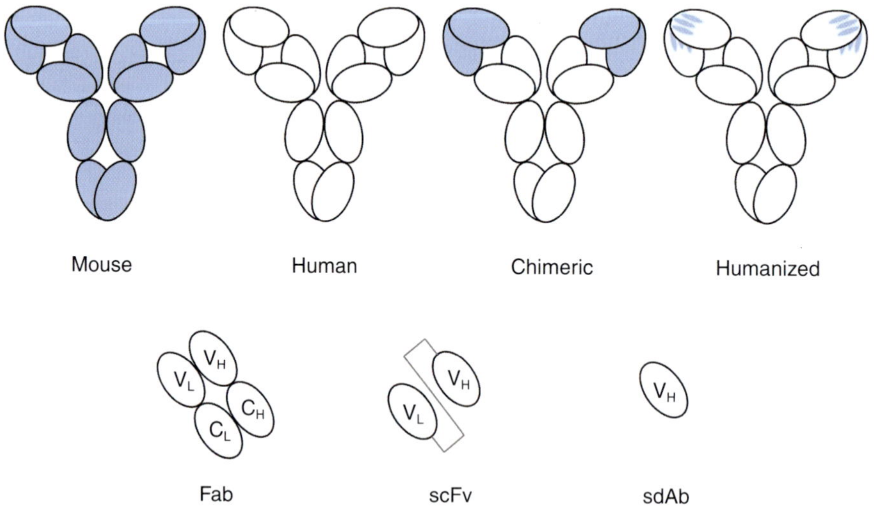

그림 2.10 단일 클론 항체들과 일부 유도체들. 왼쪽 상단에는 온전한 마우스 및 인간 mAb가 각각 파란색과 흰색으로 표시되어 있다. 키메라 항체는 마우스(파란색)와 인간(흰색) 전구체 사이의 영역 교환에 의해 생산된다. 인간화 항체는 역사적으로 마우스 mAb의 보다 작은 부분(예: CDRs)을 인간 기본 골격에 이식함으로써 만들어졌다. 한개의 Fab 단편, 하나의 단일 사슬 가변 단편(scFv), 하나의 단일 영역 항체(sdAb)가 아래에 도식화되어 있다.

하면 완화된다(**주요 단일 클론 항체 변이체** 섹션 참고). 보다 최근에는 완전한 인간 단일 클론 항체를 생성할 수 있게 되면서 이질성에 대한 문제를 상당 부분 우회할 수 있게 되었다. 인간 단일 클론 항체를 생성하는 한 가지 경로는 면역된 또는 회복 중인 환자로부터 반응성 B 세포를 분리하고 농축하는 것이다: 표면 Ig가 관심있는 항원 또는 항원결정부에 대해 유도되는 B 세포를 FACS로 분리하고, 원하는 Ig 영역을 암호화하는 염기 서열을 분리하는 것이다. 인간 단일 클론 항체를 생성할 수 있는 또 다른 경로는 마우스 Ig 유전자좌의 일부가 상응하는 인간 게놈(genome; 유전체) 서열로 대체된 형질전환(transgenic) 또는 녹인(knock-in) 마우스의 생산에 의한 것이다. 이 접근법을 1번 반복하면 마우스 IGH와 IGK V 클러스터는 해당 인간 V 단편을 암호화하는 유전체 DNA로 대체된다. 이들 인간화 마우스의 면역화는 V 영역이 인간 DNA로 지정된 항원 특이적 B 세포를 유도한다; 세포 분류(cell sorting)와 후속 유전공학을 통해 원하는 특이성을 가진 인간 단일 클론 항체를 암호화하는 DNA를 얻을 수 있다. 인간 항원 결합 영역을 추가로 확보하면 면역접종을 완전히 피할 수 있다. 인간 단일 사슬 가변 단편(single-chain variable fragment, scFv; **주요 단일 클론 항체 변이체** 섹션 참고) 또는 Fab 라이브러리는 항원 결합 부위가 바이러스 외피 단백에 융합됨으로써 발현되는 실 모양 박테리오파지(filamentous bacteriophage)에서 구축된다; 원하는 가변 영역을 암호화하는 파지 보유 DNA 염기 서열은 항원 결합을 위한 순차적 농축 과정들을 통해 분리된다. 위에서 설명한 경로를 통해 얻은 단일 클론 항체는 이후 다양한 방법으로 생산할 수 있다. 하이브리도마 생성 또는 엡스타인-바 바이러스 감염을 통해 항체 분비 세포를 불멸화시키는 것은 기능성 단일 클론 항체를 얻는 한 가지 방법이다. 다른 방법으로는 중국 햄스터 난소(Chinese hamster ovary, CHO) 포유류 세포주와 같은 대상 숙주에 형질주입(transfection) 또는 형질도입(transduction)에 의해 유전자 조작된 Ig 암호화 DNA 서열로부터 단일 클론 항체를 발현할 수 있다.[68]

주요 단일 클론 항체 변이체

최초로 단일 클론 항체의 임상 사용이 승인된 지 35년이 지난 지금, 미국에서는 100개 이상의 치료용 mAbs가 사용가능하다. 이들은 몇 가지 주요 유형으로 분류된다. 최초의 mAbs는 마우스에서 생성되어 하이브리도마에서 생산되었다. 최초로 허가된 치료용 mAb는 1986년에 승인된 신장 이식 거부 반응을 억제하기 위한 마우스 항CD3 항체인 Orthoclone OKT3(muromomab-CD3)였다.[69] 그러니 인간에서 마우스 mAbs의 유용성은 비인간 단백의 면역원성으로 인해 제한적이었다. 이러한 한계를 극복하기 위해 키메라와 인간화 mAbs가 개발되었다(그림 2.10 참고). 이들의 생산에는 재조합 DNA 기술을 사용되며, 인간 아미노산 서열에 설치류와 다른 비인간 종에서 유래한 mAbs를 결합한다. 최초의 키메라 mAbs는 마우스 가변 영역을 인간 Ig 불변 부위에 융합하여 설계되었다. 키메라 mAbs의 예로는 혈소판 응집 억제제로 승인된 항GPIIb/IIa 항체인 압식시맙(abciximab)[70]과 처음에는 비호지킨 림프종 치료제로 승인되었으나 현재는 여러 종양 및 염증성 질환 치료에 사용되는 항CD20 mAb인 리툭시맙(rituximab)이 있다. 인간화된 mAbs의 생성에는 비인간 상보성 결정 부위(CDR) 서열을 인간 항체에 삽입하는 CDR 이식이 포함된다. 최초의 인간화 mAb는 1997년 이식 거부 반응을 예방하기 위해 승인된 항 IL-2 수용체 항체인 다클리주맙(daclizumab) 이었다.[71] 인간화 mAbs의 가용성으로 인해 장기 치료가 요구되는 만성 질환의 치료가 가능해졌다. 이전 섹션에서 설명한 것처럼, 보다 최근에는 파지 디스플레이 기술이나 유전자 변형 마우스를 사용하여 완전한 인간 항체의 개발이 가능하게 되었다. 최초의 완전한 인간 항체 치료제인 아달리무맙(adalimumab)은 종양괴사인자 TNF-α를 표적으로 하며, 2002년 류마티스 관절염 치료제로 승인되었다.[72]

현재 미국에서는 감염 치료에 사용되는 mAbs를 포함하여 30개 이상의 인간 항체들이 승인되었다(예: 그람 음성 패혈증, 탄저균, Clostridium difficile, 에볼라, 중증 급성 호흡기 증후군 코로나바이러스 2[SARS-CoV-2]), 자가 면역 및 자가 염증 질환(예: 염증성 관절염, 전신성 홍반성 루푸스, 건선, NLRP3 관련 자가 염증성 질환, 원발성 혈구포식성 림프조직구증식증), 대사 질환(예: 가족성 고콜레스테롤혈증, X-염색체 연관 저인산혈증), 알츠하이머병, 아토피 피부염, 천식, 그리고 다수의 혈액 및 고형 악성 종양).[73]

치료용 항체는 이중 기능 항체, 항체-약물 접합체, Fc 융합 단백, 특정 Fc 기능을 강화하기 위해 조작된 Fc 부위를 가진 항체들을 생산하도록 변형될 수 있다. 이중 특이적(bispecific) 또는 이중 기능(bifunctional) 항체는 항원 특이성이 다른 두 쌍의 면역글로불린 사슬들이 단일 항체 분자에 통합되어, 두 개의 서로 다른 항원에 결합하여 추가 기능을 제공할 수 있는 mAb이다. 이중 기능 mAbs의 예로는 세포독성 T 세포가 CD19 양성 급성 림프구성 백혈병(acute lymphocytic leukemia, ALL) 세포를 죽이는 데 도움을 주는 항 CD3 및 항 CD19 mAb인 블리나투모맙(blinatumomab)이 있다. 항체-약물 접합체(antibody-drug conjugate, ADC)는 약물이나 독소를 운반하며, 특정 세포나 부위에 표적 전달을 위해 사용된다.

Fc 융합 항체는 유익한 면역학적 기능을 가진 다른 단백에 직접 부착된 Ig Fc 부위로 구성되어, 융합 파트너에게 자연 Fc 수용체와 결합하는 능력을 부여한다. 항체 Fc 부위는 기능을 변경하기 위해 변형될 수 있다. 예를 들어, Fc 수용체 결합 영역을 변형하여 항체 반감기를 늘리고(FcRn에 대한 결합을 촉진하여), ADCC와 보체 활성화를 강화 또는 방지할 수 있다(예: FcR 활성시키는 능력이 다른 IgG1, IgG2, IgG3 및 IgG4의 기본골격을 상호 교환하여 사용). 대부분의 치료용 항체들은 IgG 계열이기 때문에, Fc 부위의 당화를 조작하여 Fc 효과기 기능을 강화하거나 침묵시킨 항체를 생산할 수 있다.[74]

항체 엔지니어링 방법을 사용하면 전장 항체에 비해 크기가 작고 약리학적 특성을 변경시킨 항체 조각을 대량 생산할 수 있다. 치료용으로 사용되는 가장 일반적인 유형의 항체 단편에는 가변 영역과 중쇄 및 경쇄의 첫 번째 불변 영역으로 구성된 Fab(fragment antigen binding; 단편 항원 결합) 단편과 연결자(linker)로 연결된 경쇄와 중쇄의 가변 영역으로 구성된 단일 사슬 가변 단편(scFvs)[74](그림 2.10 참고)이 있다. 일반적으로 항체 단편은 본래 크기의 항체에 비해 조직 침투가 더 잘 이루어진다. 작은 scFvs는 세포 내 소기관(cell organelles) 대상으로 제작할 수도 있으며, 일부 제한 사항(예: 세포질 내 이황화 결합 형성 감소로 인한 안정성 저하)이 있지만, 세포 내 단백을 표적으로 사용할 수 있다. 게다가, 항체 단편들은 크기가 작기 때문에 원핵생물 시스템을 생산에 사용할 수 있고, Fc 부분이 없는 경우 당화 과정이 필요하지 않기 때문에 더 쉽게 제조할 수 있다. 그럼에도 불구하고, Fc 영역이 없는 항체 단편은 빠르게 분해되어 순환 수명이 짧고, 더 중요한 것은 Fc 매개 기능들을 유도할 수 없다.[74]

단일 영역 항체(*single-domain antibodies, sdAb*)라고 하는 또 다른 작은 항체군은 항체 중쇄 또는 경쇄에서 파생된 단일 가변 영역으로 구성된다. 최초의 sdAb는 낙타과 동물(예: 라마, 알파카, 비쿠냐, 낙타)에서 발견되는 중쇄만으로 이루어진 항체에서 설계되었으며, 연골 어류에서도 확인된다. 이 새로운 계열의 작은 항체는 온전한 인간 항체의 약 1/10 크기이며 쉽게 변형할 수 있다. 또한, sdAb는 몇 가지 유리한 생물물리학적 특성을 가지고 있다. 예를 들어, 많은 경우에서 항원 결합 특성을 유지하기 위해 이황화 결합 형성이나 당화가 필요하지 않으며, 용해도가 높고 온도나 화학적 변성에 매우 안정적이다. sdAb의 이러한 특성으로 인해 결정화 샤프론(crystallization chaperones)으로 사용, 세포 내 신호 조작, 면역 특권 부위(예: 혈액-뇌-장벽)로 항체 전달, 생체 내 이미징, 키메라 항원 수용체(chimeric antigen receptor, CAR) T 세포 엔지니어링 등 수많은 생명공학, 진단, 치료 분야에 매력적으로 활용되고 있다.[74]

명명법

치료용 단일 클론 항체들은 세계보건기구(World Health Organization, WHO)의 국제일반명칭(International Nonproprietary Names, INN) 명명법에 따라 확인된다.[75] INN 체계에서 mAbs는 어간 -*mab*로 끝나고, 단어의 하위 어간은 mAb 표적(종양, 장기 시스템, 박테리아, 바이러스)을 지정하는 데 사용되며, 접합된 mAbs에는 두 번째 물질이 부착되어 있음을 나타내는 두 단어 이름이 지정된다(예: 알라시주맙 페골[alacizumab pegol]). 2017년까지 접미사도 mAb 원천을 확인하기 위해 사용되었다(예: 동물, 키메라, 인간화, 인간; 표 2.3). 2021년 11월에 발표된 개정된 명명 체계는 접미사 -mab를 어간으로 대체해 mAb를 네 그룹으로 나눈다: 그룹 1은 전체 길이가 변형되지 않은 면역글로불린에 -*tug*, 그룹 2는 전체 길이의 인공 항체에 -*bart*, 그룹 3은 임의의 길이(예: 이중 특이 항체들)를 가진 다중 면역글로불린에 -*mig*, 그룹 4는 단일 특이 항체 단편에 -*ment*의 어간을 지정한다.[75]

작용 방식

mAbs의 치료 효과는 두 가지 일반적인 방식으로 발휘된다: 첫째, 관련 항원결정부에 대한 CDR 부위의 친화도에 의해 결정되는 항원의 직접적인 표적화. 둘째, 항체가 다른 면역 세포(예: NK 세포, 식세포)를 모집하거나 면역 인자(예: 보체)를 활성화하여 표적 세포를 죽이는 능력. 따라서, 감염병 치료에서 mAb는 특정 바이러스 항원을 표적으로 삼아 바이러스 증식을 방해할 수 있다. 예를 들면, 바이러스의 스파이크 단백에 대한 항 SARS-CoV-2 mAb 또는 호흡기 세포융합 바이러스(respiratory syncytial virus, RSV) 융합 당단백(fusion(F) glycoprotein)에 대한 팔리비주맙(palivizumab) 등이 있다. 게다가, 일부 mAb는 박테리아 표면에 주요 단백과 독소(예: *Bacillus anthracis*[탄저균]의 보호 항원)를 표적으로 히여 병원체의 생존을 저해하거나 병원성을 완화시킬 수 있다. 비감염성 질환의 치료에서 치료용 mAb는 세포 표면 수용체 차단 또는 리간드 제거를 통해 수용체-리간드 상호작용을 방해하여 세포-세포 간 상호작용 또는 세포 신호 전달을 방해할 수 있다. 다른 작용 기전에는 mAb의 효과기 기능이 포함되며 표적의 사멸을 촉진한다; 이들 기전에는 항체 의존성 세포독성(antibody-dependent cytotoxicity, ADCC), 보체 의존성 세포독성(complement-dependent cytotoxicity, CDC), 항체 의존성 식세포 작용(**옵소닌화**로 알려짐) 등이 있으며, 이러한 효과들은 항체의 Fc 부분(IgG에서 중쇄 두 번째 및 세 번째 불변 부위)에 의해 매개되며, 특히 Fc 부위 없이 조작된 mAb 단편에는 이러한 효과가 존재하지 않는다.

표 2.3 세계보건기구(WHO) 국제일반명칭(INN) 단일 클론 항체 명명법

원천 하위 줄기[a]		표적 하위 줄기		접미사	
-a	Rat	-ami	혈청 아밀로이드 단백	-mab	모든 mAbs (2021년까지)
-e	Hamster	-ba	박테리아	-tug	변형되지 않은 Ig
-i	Primate	-ci	심혈관	-bart	인공 항체
-o	Mouse	-de	대사 또는 내분비 경로	-mig	다중 면역글로불린
-u	Human	-eni	효소 억제	-ment	Ig 단편
-xi	Chimeric	-fung	곰팡이		
-zu	Humanized	-gro	골격근량은 성장 인자 및 수용체와 관계가 있다		
		-ki	사이토카인 및 사이토카인 수용체		
		-ler	알레르겐		
		-pru	면역 억제		
		-sto	면역 자극		
		-ne	신경		
		-os	뼈		
		-ta	종양		
		-toxa	독소		
		-vi	바이러스성		
		-vet	수의학적 사용		

[a]2017년까지 사용됨.

참고자료

1. **Cohen S, Milstein C. Structure of antibody molecules. *Nature*. 1967;214(5087):449-452. doi:10.1038/214449a0.**
2. Schroeder HW, Cavacini L. Structure and function of immunoglobulins. *J Allergy Clin Immunol.* 2010;125(2):S41-S52. doi:10.1016/j.jaci.2009.09.046.
3. **Bournazos S, Gupta A, Ravetch JV. The role of IgG Fc receptors in antibody-dependent enhancement. *Nat Rev Immunol.* 2020;20(10):633-643. doi:10.1038/s41577-020-00410-0.**
4. Ofran Y, Schlessinger A, Rost B. Automated identification of Complementarity Determining Regions (CDRs) Reveals Peculiar Characteristics of CDRs and B Cell Epitopes. *J Immunol.* 2008;181(9):6230-6235. doi:10.4049/jimmunol.181.9.6230.
5. Nezlin R. Dynamic aspects of the immunoglobulin structure. *Immunol Invest.* 2019;48(8):771-780. doi:10.1080/08820139.2019.1597110.
6. Chothia C, Lesk AM, Tramontano A, et al. Conformations of immunoglobulin hypervariable regions. *Nature.* 1989;342(6252):877-883. doi:10.1038/342877a0.
7. Kabat EA, Wu TT. Construction of a three-dimensional model of the polypeptide backbone of the variable region of kappa immunoglobulin light chains. *Proc Natl Acad Sci U S A.* 1972;69(4):960-964.
8. Colman PM, Laver WG, Varghese JN, et al. Three-dimensional structure of a complex of antibody with influenza virus neuraminidase. *Nature.* 1987;326(6111):358 363. doi:10 1038/326358a0.
9. Yuhasz SC, Parry C, Strand M, Amzel LM. Structural analysis of affinity maturation: the three-dimensional structures of complexes of an anti-nitrophenol antibody. *Mol Immunol.* 1995;32(14):1143-1155. doi:10.1016/0161-5890(95)00063-1
10. **Wedemayer GJ, Patten PA, Wang LH, Schultz PG, Stevens RC. Structural insights into the evolution of an antibody combining site. *Science.* 1997;276(5319):1665-1669. doi:10.1126/science.276.5319.1665.**
11. Vidarsson G, Dekkers G, Rispens T. IgG subclasses and allotypes: from structure to effector functions. *Front Immunol.* 2014;5:520. doi:10.3389/fimmu.2014.00520.
12. Chen K, Cerutti A. The function and regulation of immunoglobulin D. *Curr Opin Immunol.* 2011,23(3):345 352. doi:10 1016/j,coi.2011.01.006.
13. Chintalacharuvu KR, Chuang PD, Dragoman A, et al. Cleavage of the human immunoglobulin A1 (IgA1) hinge region by IgA1 proteases requires structures in the Fc region of IgA. *Infect Immun.* 2003;71(5):2563-2570. doi:10.1128/IAI.71.5.2563-2570.2003.
14. **Glass DR, Tsai AG, Oliveria JP, et al. An integrated multi-omic single-cell atlas of human B cell identity. *Immunity.* 2020;53(1):217-232.e5. doi:10.1016/j.immuni.2020.06.013.**
15. Yang Z, Wu CAM, Targ S, Allen CDC. IL-21 is a broad negative regulator of IgE class switch recombination in mouse and human B cells. *J Exp Med.* 2020;217(5):e20190472. doi:10.1084/jem.20190472.
16. **Halliley JL, Tipton CM, Liesveld J, et al. Long-lived plasma cells are contained within the CD19-CD38hiCD138+ subset in human bone marrow. *Immunity.* 2015;43(1):132-145. doi:10.1016/j.immuni.2015.06.016.**
17. **Landsverk OJB, Snir O, Casado RB, et al. Antibody-secreting plasma cells persist for decades in human intestine. *J Exp Med.* 2017;214(2):309-317. doi:10.1084/jem.20161590.**
18. **Jennewein MF, Alter G. The immunoregulatory roles of antibody glycosylation. *Trends Immunol.* 2017;38(5):358-372. doi:10.1016/j.it.2017.02.004.**
19. Nguyen TTT, Elsner RA, Baumgarth N. Natural IgM prevents autoimmunity by enforcing B cell central tolerance induction. *J Immunol.* 2015;194(4):1489-1502. doi:10.4049/jimmunol.1401880.
20. Kerr WG, Hendershot LM, Burrows PD. Regulation of IgM and IgD expression in human B-lineage cells. *J Immunol.* 1991;146(10):3314-3321.
21. Enders A, Short A, Miosge LA, et al. Zinc-finger protein ZFP318 is essential for expression of IgD, the alternatively spliced IgH product made by mature B lymphocytes. *Proc Natl Acad Sci U S A.* 2014;111(12):4513-4518. doi:10.1073/pnas.1402739111.
22. Noviski M, Mueller JL, Satterthwaite A, Garrett-Sinha LA, Brombacher F, Zikherman J. IgM and IgD B cell receptors differentially respond to endogenous antigens and control B cell fate. *Elife.* 2018;7:e35074. doi:10.7554/eLife.35074.
23. **Chen K, Magri G, Grasset EK, Cerutti A. Rethinking mucosal antibody responses: IgM, IgG and IgD join IgA. *Nat Rev Immunol.* 2020;20(7):427-441. doi:10.1038/s41577-019-0261-1.**
24. Cerutti A. The regulation of IgA class switching. *Nat Rev Immunol.* 2008;8(6):421-434. doi:10.1038/nri2322.
25. Van de Perre P. Transfer of antibody via mother's milk. *Vaccine.* 2003;21(24):3374-3376. doi:10.1016/

S0264-410X(03)00336-0.

26. Usami K, Niimi K, Matsuo A, et al. The gut microbiota induces Peyer's-patch-dependent secretion of maternal IgA into milk. *Cell Rep.* 2021;36(10):109655. doi:10.1016/j.celrep.2021.109655.

27. Nakajima A, Vogelzang A, Maruya M, et al. IgA regulates the composition and metabolic function of gut microbiota by promoting symbiosis between bacteria. *J Exp Med.* 2018;215(8):2019-2034. doi:10.1084/jem.20180427.

28. Koch MA, Reiner GL, Lugo KA, et al. Maternal IgG and IgA antibodies dampen mucosal T helper cell responses in early life. *Cell.* 2016;165(4):827-841. doi:10.1016/j.cell.2016.04.055.

29. Borghi S, Bournazos S, Thulin NK, et al. FcRn, but not FcγRs, drives maternal-fetal transplacental transport of human IgG antibodies. *Proc Natl Acad Sci USA.* 2020;117(23):12943-12951. doi:10.1073/pnas.2004325117.

30. Baker K, Rath T, Pyzik M, Blumberg RS. The role of FcRn in antigen presentation. *Front Immunol.* 2014;5:408. doi:10.3389/fimmu.2014.00408.

31. Tong P, Wesemann DR. Molecular mechanisms of IgE class switch recombination. In: Lafaille JJ, Curotto de Lafaille MA, eds. IgE Antibodies: Generation and Function. Vol 388. Current Topics in Microbiology and Immunology. Switzerland: Springer International Publishing; 2015:21-37. doi:10.1007/978-3-319-13725-4_2.

32. Geha RS, Jabara HH, Brodeur SR. The regulation of immunoglobulin E class-switch recombination. *Nat Rev Immunol.* 2003;3(9):721-732. doi:10.1038/nri1181.

33. Schmitt MER, Lutz J, Haase P, et al. The B-cell antigen receptor of IgE-switched plasma cells regulates memory IgE responses. *J Allergy Clin Immunol.* 2020;146(3):642-651.e5. doi:10.1016/j.jaci.2020.02.015.

34. Schatz DG, Swanson PC. V(D)J recombination: mechanisms of initiation. *Annu Rev Genet.* 2011;45:167-202. doi:10.1146/annurev-genet-110410-132552.

35. Gellert M. V(D)J recombination: RAG proteins, repair factors, and regulation. Annu Rev Biochem. 2002;71:101-132. doi:10.1146/annurev.biochem.71.090501.150203.

36. Zhang L, Reynolds TL, Shan X, Desiderio S. Coupling of V(D)J recombination to the cell cycle suppresses genomic instability and lymphoid tumorigenesis. *Immunity.* 2011;34(2):163-174. doi:10.1016/j.immuni.2011.02.003.

37. Ru H, Chambers MG, Fu TM, et al. Molecular mechanism of V(D)J recombination from synaptic RAG1-RAG2 complex structures. *Cell.* 2015;163(5):1138-1152. doi:10.1016/j.cell.2015.10.055.

38. Yan CT, Boboila C, Souza EK, et al. IgH class switching and translocations use a robust non-classical end-joining pathway. *Nature.* 2007;449(7161):478-482. doi:10.1038/nature06020.

39. Bousfiha A, Jeddane L, Picard C, et al. Human inborn errors of immunity: 2019 update of the IUIS phenotypical classification. *J Clin Immunol.* 2020;40(1):66-81. doi:10.1007/s10875-020-00758-x.

40. Delmonte OM, Schuetz C, Notarangelo LD. RAG deficiency: two genes, many diseases. *J Clin Immunol.* 2018;38(6):646-655. doi:10.1007/s10875-018-0537-4.

41. Xu Z, Zan H, Pone EJ, et al. Immunoglobulin class-switch DNA recombination: induction, targeting and beyond. *Nat Rev Immunol.* 2012;12(7):517-531. doi:10.1038/nri3216.

42. Alt FW, Yancopoulos GD, Blackwell TK, et al. Ordered rearrangement of immunoglobulin heavy chain variable region segments. *EMBO J.* 1984;3(6):1209-1219.

43. Muramatsu M, Kinoshita K, Fagarasan S, et al. Class switch recombination and hypermutation require Activation-Induced Cytidine Deaminase (AID), a potential RNA editing enzyme. *Cell.* 2000;102(5):553-563. doi:10.1016/S0092-8674(00)00078-7.

44. Bakema JE, van Egmond M. The human immunoglobulin A Fc receptor FcαRI: a multifaceted regulator of mucosal immunity. *Mucosal Immunol.* 2011;4(6):612-624. doi:10.1038/mi.2011.36.

45. Prussin C, Metcalfe D. 5. IgE, mast cells, basophils, and eosinophils. *J Allergy Clin Immunol.* 2006;117(2):S450-S456. doi:10.1016/j.jaci.2005.11.016.

46. Brandsma AM, Bondza S, Evers M, et al. Potent Fc receptor signaling by IgA leads to superior killing of cancer cells by neutrophils compared to IgG. *Front Immunol.* 2019;10:704. doi:10.3389/fimmu.2019.00704.

47. Methot SP, Di Noia JM. Molecular mechanisms of somatic hypermutation and class switch recombination. *Adv Immunol.* 2017;133:37-87. doi: 10.1016/bs.ai.2016.11.002. Epub 2016 Dec 22.

48. de la Morena MT. Clinical phenotypes of Hyper-IgM syndromes. *J Allergy Clin Immunol Pract.* 2016;4(6):1023-1036. doi:10.1016/j.jaip.2016.09.013.

49. Gardès P, Forveille M, Alyanakian M, Aucouturier P Human MSH6 deficiency is associated with impaired antibody maturation. J Immuno. 2012;184(4):2023–2029. doi:10.4049/jimmunol.1102984.

50. Klaric´ L, Tsepilov YA, Stanton CM, et al. Glycosylation of immunoglobulin G is regulated by a large network of genes pleiotropic with inflammatory diseases. *Sci Adv*. 2020;6(8):eaax0301. doi:10.1126/sciadv.aax0301.

51. Gudelj I, Lauc G, Pezer M. Immunoglobulin G glycosylation in aging and diseases. *Cell Immunol*. 2018;333:65-79. doi:10.1016/j.cellimm.2018.07.009.

52. Jansen BC, Bondt A, Reiding KR, et al. Pregnancy-associated serum N-glycome changes studied by high-throughput MALDI-TOF-MS. *Sci Rep*. 2016;6:23296. doi:10.1038/srep23296.

53. Sadat MA, Moir S, Chun TW, et al. Glycosylation, hypogammaglobulinemia, and resistance to viral infections. *N Engl J Med*. 2014;370(17):1615-1625. doi:10.1056/NEJMoa1302846.

54. Seeling M, Brückner C, Nimmerjahn F. Differential antibody glycosylation in autoimmunity: sweet biomarker or modulator of disease activity? *Nat Rev Rheumatol*. 2017;13(10):621-630. doi:10.1038/nrrheum.2017.146.

55. Pereira NA, Chan KF, Lin PC, et al. The "less-is-more" in therapeutic antibodies: Afucosylated anti-cancer antibodies with enhanced antibody-dependent cellular cytotoxicity. *MAbs*. 2018;10(5):693-711. doi:10.1080/19420862.2018.1466767.

56. Sjögren J, Lood R, Nägeli A. On enzymatic remodeling of IgG glycosylation; unique tools with broad applications. *Glycobiology*. 2020;30(4):254-267. doi:10.1093/glycob/cwz085.

57. van de Bovenkamp FS, Hafkenscheid L, Rispens T, Rombouts Y. The emerging importance of IgG fab glycosylation in immunity *J Immunol*. 2016;196(4):1435-1441. doi:10.4049/jimmunol.1502136.

58. Chiodin G, Allen JD, Bryant DJ, et al. Insertion of atypical glycans into the tumor antigen-binding site identifies DLBCLs with distinct origin and behavior. *Blood*. 2021;138(17):1570-1582. doi:10.1182/blood.2021012052.

59. Hiatt A. Designed IgM from glycoengineering. *Proc Natl Acad Sci U S A*. 2014;111(17):6124-6125. doi:10.1073/pnas.1404904111.

60. Steffen U, Koeleman CA, Sokolova MV, Bang H, Kleyer A, Rech J, Unterweger H, Schicht M, Garreis F, Hahn J, Andes FT, Hartmann F, Hahn M, Mahajan A, Paulsen F, Hoffmann M, Lochnit G, Muñoz LE, Wuhrer M, Falck D, Herrmann M, Schett G. IgA subclasses have different effector functions associated with distinct glycosylation profiles. *Nat Commun*. 2020 Jan 8;11(1):120. doi: 10.1038/s41467-019-13992-8. PMID: 31913287; PMCID: PMC6949214.

61. Arnold JN, Radcliffe CM, Wormald MR, et al. The glycosylation of human serum IgD and IgE and the accessibility of identified oligomannose structures for interaction with mannan-binding lectin. *J Immunol*. 2004;173(11):6831-6840. doi:10.4049/jimmunol.173.11.6831.

62. Shade KTC, Conroy ME, Washburn N, et al. Sialylation of immunoglobulin E is a determinant of allergic pathogenicity. *Nature*. 2020;582(7811):265-270. doi:10.1038/s41586-020-2311-z.

63. Clémenceau B, Vivien R, Berthomé M, et al. Effector memory αβ T lymphocytes can express FcγRIIIa and mediate antibody-dependent cellular cytotoxicity. *J Immunol*. 2008;180(8):5327-5334. doi:10.4049/jimmunol.180.8.5327.

64. Abel AM, Yang C, Thakar MS, Malarkannan S. Natural killer cells: development, maturation, and clinical utilization. *Front Immunol*. 2018;9:1869. doi:10.3389/fimmu.2018.01869.

65. Yeap WH, Wong KL, Shimasaki N, et al. CD16 is indispensable for antibody-dependent cellular cytotoxicity by human monocytes. *Sci Rep*. 2016;6(1):34310. doi:10.1038/srep34310.

66. Sondermann P, Pincetic A, Maamary J, et al. General mechanism for modulating immunoglobulin effector function. *Proc Natl Acad Sci*. 2013;110(24):9868-9872. doi:10.1073/pnas.1307864110.

67. Taggart RT, Samloff IM. Stable antibody-producing murine hybridomas. *Science*. 1983;219(4589):1228-1230. doi:10.1126/science.6402815.

68. Lu, RM., Hwang, YC., Liu, IJ. et al. Development of therapeutic antibodies for the treatment of diseases. *J Biomed Sci 27*, 1 (2020). https://doi.org/10.1186/s12929-019-0592-z

69. Ortho Multicenter Transplant Study Group. A randomized clinical trial of OKT3 monoclonal antibody for acute rejection of cadaveric renal transplants. *N Engl J Med*. 1985;313(6):337-342. doi:10.1056/NEJM198508083130601.

70. Kastrati A, Mehilli J, Schühlen H, et al. A clinical trial of abciximab in elective percutaneous coronary intervention after pretreatment with clopidogrel. *N Engl J Med*. 2004;350(3):232-238. doi:10.1056/NEJMoa031859.

71. Vincenti F, Kirkman R, Light S, et al. Interleu-

kin-2-Receptor blockade with daclizumab to prevent acute rejection in renal transplantation. *N Engl J Med*. 1998;338(3):161-165. doi:10.1056/NEJM199801153380304.

72. Weinblatt ME, Keystone EC, Furst DE, et al. Adalimumab, a fully human anti-tumor necrosis factor α monoclonal antibody, for the treatment of rheumatoid arthritis in patients taking concomitant methotrexate: the ARMADA trial. *Arthritis Rheum*. 2003;48(1):35-45. doi:10.1002/art.10697.

73. *Antibody Therapeutics Approved or in Regulatory Review in the EU or US*. The Antibody Society. Available at: https://www.antibodysociety.org/resources/approved-antibodies/. Accessed January 4, 2022.

74. Ingram JR, Schmidt FI, Ploegh HL. Exploiting nanobodies' singular traits. *Annu Rev Immunol*. 2018;36(1):695-715. doi:10.1146/annurev-immunol-042617-053327.

75. Balocco R, De Sousa Guimaraes Koch S, Thorpe R, Weisser K, Malan S. New INN nomenclature for monoclonal antibodies. Lancet. 2022 Jan 1;399(10319):24. doi: 10.1016/S0140-6736(21)02732-X. PMID: 34973717.

※ 주요 참고자료는 진하게 표시되어 있다.

3장

암 발병 원인과 관리에서 보체 시스템의 역할

Stefan E. Sonderegger ■ Silvia Manzanero ■ Trent M. Woodruff ■
Jad Farouqa ■ Jamileh Nabizadeh ■ Nadya Panagides ■ Barbara E. Rolfe

주요 사실 요약

- 보체 시스템은 선천 면역 체계의 핵심 구성 요소로, 면역 방어 기전을 촉진하고 염증을 조절하며 조직 항상성을 유지하는 역할을 한다.
- 보체 시스템은 고도로 조절되는 50개 이상의 가용성 단백과 막 결합 수용체로 구성된 단백 분해 연쇄반응(proteolytic cascade)이다. 이 연쇄반응은 병원체 관련 분자 패턴(pathogen-associated molecular pattern, PAMP), 손상 관련 분자 패턴(damage-associated molecular pattern, DAMP), 면역 복합체와의 결합을 인식하여 시작되며 고전적 경로, 렉틴 경로, 대체 경로의 3가지 다른 경로를 통해 진행된다.
- 보체 활성화는 C3a, C3b, C5a 및 C5b-9를 포함한 중요한 면역 매개체를 생성하여, 외부 침입자에 대한 선천 면역반응, 면역 효과기 세포의 유인, 식균 작용, 세포 용해를 초래하는 막 공격 복합체(membrane attack complex, MAC)의 형성을 매개한다. 이 과정은 다양한 가용성 막 결합 조절 단백에 의해 엄격하게 제어된다.
- 면역 기능에 필수적이지만 조절되지 않는 보체 활성화는 비정형 용혈성 요독 증후군, C3 사구체병증, 연령 관련 황반변성, 류마티스 관절염, 패혈증, 죽상 동맥 경화증, 허혈 재관류 손상 그리고 암 등을 포함하는 다양한 질병 병리에 기여한다.
- 보체 표적 치료제는 발작성 야간 혈색소뇨증과 같은 대부분 희귀 질환에 대해 FDA 승인을 받았지만, 아직 임상시험 중이거나 개발 중인 치료제가 몇 가지 더 있다.
- 보체는 암 세포에 반응하여 활성화되고 보체 활성화 산물은 종양 조직 내에 침착된다. 생물정보학 분석은 많은 암 유형에서 보체 신호 전달 경로와 예후 사이에 음의 상관관계가 있음을 보여준다.
- 종양의 성장과 전이를 촉진하는 역할과 관련이 있는 것으로 알려진 보체 매개체에는 C3a, C5b, 하위 용해성 C5b-9 등이 있다.
- 전임상 모델에서의 연구는 단독 요법 또는 현재 사용 중인 암 치료제들과의 병용요법으로서 보체 표적 약물의 치료적 잠재성을 시사한다.

개요

보체 시스템은 적절한 면역 기능에 매우 중요하지만, 부적절하거나 과도한 보체 활성화는 암을 비롯한 많은 병적 염증 상태에 기여한다. 전통적으로 보체 시스템은 보체 의존성 세포독성(complement-dependent cytotoxicity, CDC)을 통해 항종양 반응에 기여하는 것으로 여겨졌지만, C3a, C5a, C5b-9를 포함하는 보체 활성화 산물이 종양 성장을 촉진할 수 있다는 증거가 점점 더 늘어나고 있다. 실제로 보체 단백은 간접적으로는 종양 면역반응, 혈관 신생, 그리고 전이가 발생할 부위 형성을 통해, 직접적으로는 종양 세포의 증식과 이동을 촉진함으로써, 원발 암의 성장과 전이를 조절하는 것으로 밝혀졌다. 현재 개발 중인 여러 약물을 포함해 보체를 표적으로 하는 약물의 가용성은 선천성 면역과 후천성 면역을 모두 표적으로 하고 항종양 반응을 강화하는 새로운 면역 치료 전략의 잠재성을 시사한다.

보체 활성화 경로들

선천 면역의 핵심 구성 요소인 보체 시스템은 1차 방어선을 형성하여 병원균과 손상된 세포의 제거를 돕는다. 보체 시스템은 50개 이상의 고도로 조절되는 가용성 단백과 막 결합 수용체로 구성된 단백 분해 연쇄반응이다.[1] 보체 활성화는 혈관 투과성 증가, 사이토카인 방출 조절, 호중구 및 대식세포와 같은 선천 면역 세포들의 손상된 조직으로의 모집, 식세포 식균작용 강화, 병원균 및 손상된 세포의 용해를 포함한 다양한 염증 효과를 유도한다.[1,2] 전통적으로 보체 시스템은 선천성 면역 활동의 매개체로 여겨져 왔지만, 효율적인 적응형 면역반응에도 기여한다.[3-5]

보체 연쇄반응은 자극에 따라 세 가지 경로(그림 3.1)를 통해 위험 신호(손상 또는 병원체 관련 분자 패턴; DAMPs, PAMPs)에 반응하여 활성화된다.[6] 고전적 경로는 항원-항체 복합체와 다합체 컬렉틴(multimeric collectin) C1q7 의 상호작용을 통해 활성화되어 C1q 분자의 구조적 변화와 세린 단백분해효소(serine protease) C1r, C1s와의 복합체 형성을 유도한다. 렉틴 경로는 만난 결합 렉틴(mannan-binding lectin, MBL), 피콜린(ficolin), 그리고 병원체 표면의 비정상적인 탄수화물과[8] 손상되거나 괴사된 세포를[9] 인식하는 다른 패턴의 인식 분자들의 결합에 의해 시작되어, MBL 관련 세린 단백분해효소(MBL-associated serine protease, MASP)-1, -2의 모집을 허용한다.

대체 경로는 병원체 표면의 외래 항원과의 상호 작용에 의해 촉발된다.[6] 고전적 경로와 렉틴 경로의 활성화는 각각 C1qrs 복합체 형성과 MASP-2의 활성화로 이어지며, C4가 C4a 및 C4b로, C2가 C2a 및 C2b로 단백 분해 절단된다. 그런 다음, C4b는 C2b에 결합하여 고전적/렉틴 C3 전환효소(C4b2b 복합체)를 생성한다.[8,10] 그러나, 대체 경로는 불안정한 티오에스테르 결합(thioester bond)의 자연적인 가수분해가 유체 상태에서 C3를 생체 활성 형태 C3(H_2O)로 전환시키는 낮은 수준의 지속적인 활성화 상태(공전, tickover)에 있다.[9] 이 경로는 C3 절단을 통해 직접 진행되어 대체 경로 C3 전환효소(C3bBb)를 생성하여 미생물 감염에 대한 즉각적인 반응을 허용한다. 일단 생성된 C3 전환효소는 C3를 절단하여 중요한 효과기 분자인 아나필라톡신(anaphylatoxin) C3a와 옵소닌(opsonin) C3b를 생성한다. C3b의 형성은 또한 단백분해효소 인자 B(factor B, FB)의 결합을 가능하게 한다. 이 결과로 생성된 프로전환효소(proconvertase) C3bB는 인자 D(factor D, FD)에 의해 활성 C3 전환효소(convertase)인 C3bBb로 빠르게 변환되어, 자체적으로 더 많은 C3를 C3b로 절단할 수 있으며, 이로써 C3b 침착을 위한 증폭 고리(amplification

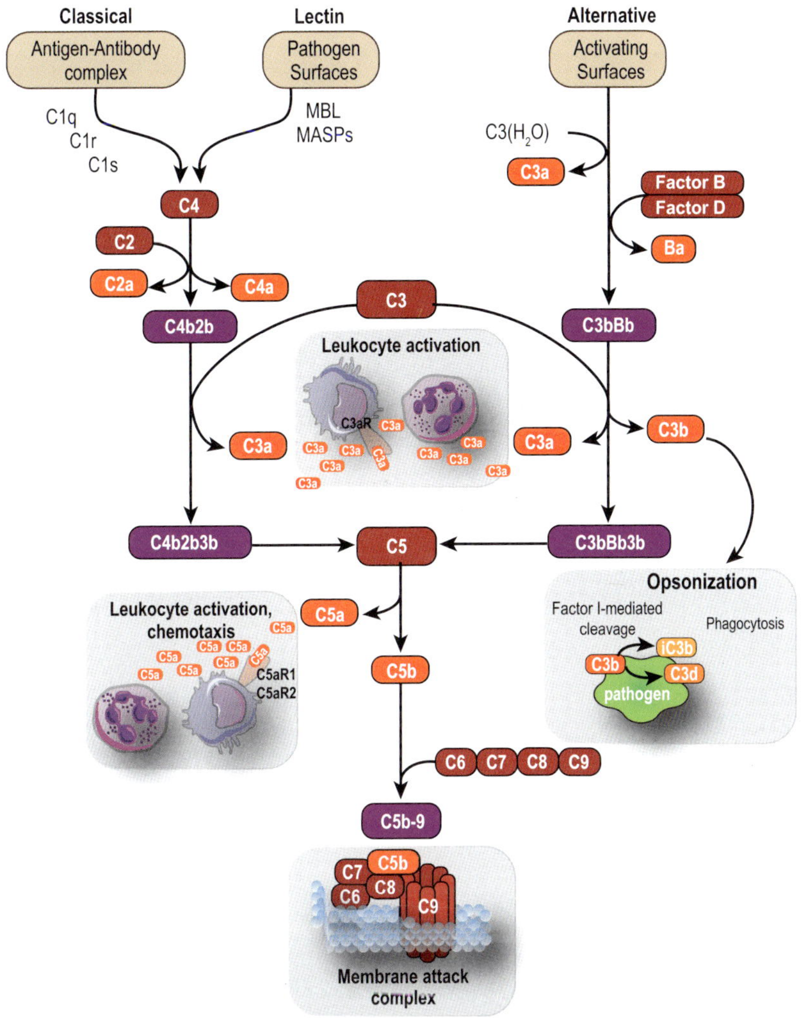

그림 3.1 보체 연쇄반응은 자극에 따라, 세 가지 경로를 통해 활성화된다. **(1)** 면역 복합체에 의해 활성화되는 고전적 경로, **(2)** 병원체의 탄수화물 구조와 손상 및 죽은 세포들에 의해 활성화되는 렉틴 경로, **(3)** 외부 표면에 의해 활성화되는 대체 경로가 있다. 모든 경로들은 중앙 단백 C3에서 수렴하여 활성 단편을 생성하기 위해 절단된다; 대식세포의 이물질 인식과 제거(옵소닌화)를 돕는 옵소닌 **C3b**와 아나필라톡신 **C3a**. 하위 성분 C5는 C5 전환효소에 의해 절단되어 아나필라톡신 **C5a**와 **C5b**를 생성한다; **C5b**는 C6, C7, C8, 그리고 C9의 여러 단위들과 결합하여 막 공격 복합체(MAC; **C5b-9**)를 형성하여 침입한 병원체를 파괴한다. 네 번째 외인성 경로는 혈액 응고 연쇄반응의 세린 단백분해효소에 의해 촉발되어, C3와 C5를 절단하고 각각 C3a와 C5a를 생성한다.

loop)가 만들어 진다.[11] 고전적 경로 또는 대체 경로에서 생성된 C3 전환효소도 C3b에 결합하여 C5 전환효소(각각 C4b2b3b와 C3bBb3b)를 생성한다. 이들은 차례로 하위 구성 성분인 C5를 절단하여 아나필라톡신 C5a와 C5b를 생성하며 막 공격 복합체(membrane attack complex, MAC)의 형성을 시작한다. 이들 보체 경로 활성화의 산물들(즉, C3a, C3b, C5a, C5b)은 보체 시스템의 많은 효과기 기능을 매개하는 역할을 한다(**보체 효과기 분자**에 설명되어 있음).

마지막으로, 인간의 생리 상태와 병리 상태에서 보체의 역할은 아직 명확하게 밝혀지지 않았지만, 보체 활성화는 C3와 C5를 절단하여 각각 C3a와 C5a를 형성하는 단백 분해 효소에 의해 직접 촉발될 수 있다.[12] 이 네 번째 외인성 경로는 손상된 세포나 백혈구에서 분비되는 카텝신 D(cathepsin D), 그랜자임 B(granzyme B), β-트립신분해효소(β-tryptase)를 포함한 다른 효소들 뿐만 아니라 응고인자 IX, X, XI/XIa, 플라스민(plasmin), 트롬빈(thrombin)과 같은 혈액 응고 연쇄반응(coagulation cascade) 효소에 의해서 시작될 수 있다.[13,14] 특히, 보체 활성화 단편들의 세포 내 생성과 기능에 대한 증거도 있다.[15]

병원체의 효율적인 파괴와 숙주 조직에 대한 원치 않는 손상 방지 사이의 균형을 유지하기 위해, 보체 활성화는 가용성(soluble) 및 막 결합 조절 단백에 의해 엄격하게 제어된다.[16] 여기에는 펩타이드카복시말단분해효소(carboxypeptidases)와 같은 가용성 인자; 보체 인자(complement factor, CF) H, CFB, CFD, CFI; C4b 결합 단백(C4b-binding protein, C4BP), C1 억제제(C1 inhibitor, C1inh); CD35(보체 수용체 유형1[complement receptor type-1, CR1]), CD46(막 공통인자 단백[membrane cofactor protein, MCP]), CD55(붕괴 촉진 인자[decay-accelerating factor, DAF]; 그림 3.2) 와 같은 막 보체 조절 단백(membrane complement regulatory protein, mCRP)이 포함된다.

이러한 CRPs는 전환효소의 붕괴를 촉진하거나 활성화 단편을 비활성 형태로 절단하여 정상 세포와 종양 세포 모두를 손상으로부터 보호한다. 또 다른 막 결합 단백인 CD59(프로텍틴, protectin)는 C8과 C9에 결합하여 막 공격 복합체의 조립을 방지한다.[9,17]

보체 효과기 분자

보체 연쇄반응의 활성화는 C3a, C3b, C5a 및 C5b를 포함한 강력한 효과기 분자들의 생성으로 이어진다.[10]

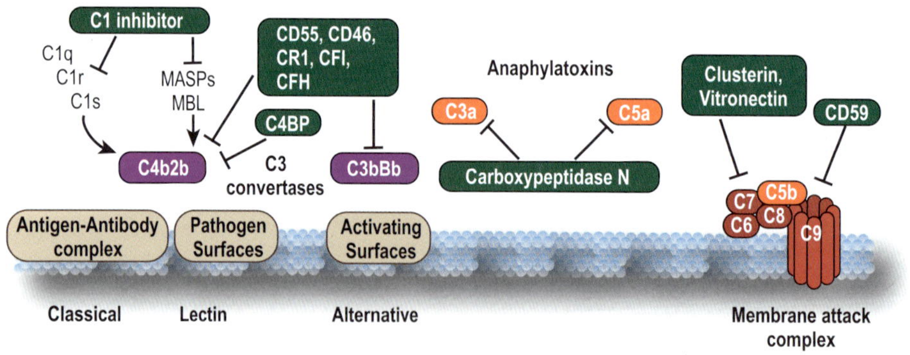

그림 3.2 보체 경로의 조절 인자. 보체 활성화는 막 결합, 가용성 보체 조절 분자들(녹색 상자)에 의해 엄격하게 제어된다. C1 억제제는 고전적 경로 C1 복합체를 억제하고 렉틴 경로 MASP-1, -2를 비활성화함으로써 고전적 경로와 렉틴 경로 모두의 과도한 활성화를 방지한다. C3 전환효소, C4b2b와 C3bBb는 보체 수용체 1(CR1), C4 결합 단백(C4BP), CD55(붕괴 촉진 인자[decay-accelerating factor, DAF]), CD46(막 공동인자 단백[membrane cofactor protein, MCP]), 보체 인자 I(complement factor I, CFI)에 의해 조절된다; C3bBb는 또한 보체 인자 H(complement factor H, CFH)에 의해 조절된다. 아나필라톡신 C3a와 C5a는 카르복시펩티드분해효소 N에 의해 분해된다. C5b-8 복합체의 형성은 비트로넥틴(vitronectin)과 클러스테린(clusterin)에 의해 억제되고 CD59(프로텍틴, protectin)는 막 공격 복합체(MAC)로 C9가 삽입되는 것을 억제한다.

옵소닌(Opsonin) c3b

*C3b*는 전환효소 형성을 통해 보체 반응을 증폭시킬 뿐만 아니라(**보체 활성화 경로** 참고) 선천성, 적응형 면역의 매개자 역할도 한다. C3의 절단은 C3b 단편의 구조적 변화를 유도하여 세포막과 외부 구조에 존재하는 단백이나 탄수화물에 결합할 수 있도록 하는 '**옵소닌화**(*opsonization*)'라는 과정을 거친다. 면역 세포에 CR1과 결합하는 C3b는 옵소닌화 된 세포를 비장 및 간[18]으로 이동시키고, 여기서 쿠퍼 세포(Kupffer cell)와 같은 조직 상주 대식세포에서 발현되는 면역글로불린 패밀리의 보체 수용체(complement receptor of the immunoglobulin family, CRIg)에 결합하여 식세포 작용을 유도한다.[19] 옵소닌으로서의 역할 외에도 C3b는 적응형 면역 기능을 매개하여, 효과기 세포와 표적 세포 사이의 접촉을 향상시키고 항체 의존성 세포 매개 세포독성(antibody-dependent cell-mediated cytotoxicity, ADCC)[20]과 CDC[21]를 강화한다. 추가로, 항원 제시 세포에 침착된 C3b는 항원 특이적 T 세포에서 발현되는 CR1/CR2와 상호작용하여 이들 세포의 증식을 촉진한다.[22]

아나필라톡신(Anaphylatoxins) C3a와 C5a

C3a와 C5a는 보체 시스템이 많은 효과를 발휘하는 강력한 면역 매개체이다. 각각 77개와 74개의 아미노산으로 구성된 작은 폴리펩타이드[23]인 아나필라톡신은 전체 상동성(homology)이 ~36%이지만 분자의 C 말단 "활성" 부위에서 더 높은 상동성을 갖는다.[24] C5a는 두 개의 특정 수용체, C5a 수용체(R)1(CD88)과 C5aR2(C5a 유사 수용체 2; C5L2)에 결합하고[8], C3a는 단일 수용체인 C3aR에 결합한다.[25,26]

세 가지 수용체 모두(C5aR1, C5aR2, C3aR) 7개의 막횡단 G단백 결합 수용체의 수퍼패밀리에 속하며 단핵구, 대식세포, 호산구, 호염기구, 호중구를 포함한 골수 세포에 의해 주로 발현된다.[27-30] 특히 폐와 간에서 비골수 세포에 의한 발현도 보고되었다.[31-33] C5a는 C5aR1과 C5aR2 모두에 높은 친화력으로 결합하지만, C5aR1를 통해 대부분의 생물학적 활성을 발휘하는 것으로 생각된다.[34]

C5a는 C5aR1에 결합해 cyclic adenosine monophosphate(cAMP)/protein kinase A(PKA) 신호를 하향조절하고 phosphatidylinositol-3-kinase(PI3K)/Akt, mitogen-activated protein kinase(MAPK)[35] 같은 신호경로를 활성화하여 다양한 염증 반응을 유도한다. 여기에는 대식세포, 호중구, 호염기구, 비만 세포의 화학적 유인[8,36]; 식세포 작용 강화[23]; 사이토카인 방출 조절 등[35] 이 포함된다. C5a는 호염기구와 비만세포에서 히스타민 방출을 유발하여[37] 혈관 확장 및 혈관 투과성 증가를 자극한다.[38] 또한, IFN-γ로 초회항원자극(priming) 후 호중구 탈과립화와 활성 산소종(reactive oxygen species. ROS)[39], 호중구 세포 외 트랩(neutrophil extracellular trap, NET) 형성과 같은 독성 매개체의 방출을 자극한다.[40] 추가로, C5a는 미세 혈관 내피세포의 이동을 촉진하여 혈관 신생을 자극하는 것으로 보고되었다.[41] 또한, 적응형 면역 체계와 연결되어 B 세포 집단의 수송과 이동에 영향을 미치고[42,43] T 세포 반응을 조절한다; 미접촉 CD4$^+$ 세포에 생존 신호를 제공하고,[44] 조절 T 세포(regulatory T cells, Tregs)의 유도와 기능을 억제하며,[45] 시험관 및 생체 내에서 항원 제시 세포(antigen-presenting cells, APCs)와 상호 작용하는 동안 T 세포 활성화를 촉신한나.[46] 대체 수용체 C5aR2는 G 단백 결합이 없어서, 처음에는 '미끼(decoy)' 또는 청소 수용체(scavenger receptor)로 직접적인 생리적 효과를 발휘하지 않고 과도한 C5a와 결합하는 것으로 생각되

었다.[34] 그러나 C5aR2가 β-arrestin과 p90RSK 활성화를 통해 C5a의 생물학적 기능을 독립적으로 유도하고 조절할 수 있음을 시사하는 새로운 증거가 있다.[47-50]

C3a는 비만세포, 대식세포/단핵구, T 세포, APCs에서 효과를 발휘하는 것으로 보고되었다. 세포 내 저장소로부터 칼슘 이동,[51,52] 세포 외 신호 조절 키나아제(extracellular signal-regulated kinase, ERK)1/2의 활성화, 단핵구와 대식세포에서 세포 외 ATP 방출을 유도한다.[53] T 세포에 의한 C3aR 발현에 대한 증거가 없음에도 불구하고,[28] C3a/C3aR은 PI3K-γ를 활성화하고 Akt의 인산화를 유도하여, 항세포사멸 단백 Bcl-2를 상향 조절하고 세포사멸 촉진 분자 Fas를 하향 조절하여 T 세포의 세포사멸을 줄이고 증식을 촉진하는 것으로 보고되었다.[54] 그러나, C3a의 활성은 C-말단 아르기닌에서 빠르게 절단되어 C3a des-Arg를 형성하여 더 이상 C3aR에 결합할 수 없기 때문에 수명이 짧다.[55]

C5a에 비해, C3a는 훨씬 약한 화학 유인물질이지만[56] 호산구, 호염기구, 비만세포의 탈과립화를 포함한 다양한 면역 조절 기능을 발휘하는 것으로 보고되었다.[23,57] C3aR은 골수에서 조혈 줄기세포와 전구 세포의 동원을 음성적으로 조절하는 것으로 생각되며[58,59] 또한 호중구가 순환계로 빠져나가는 것을 방지하여 허혈[60] 또는 신경 외상 후[61] 급성 조직 손상을 감소시키는 것으로 나타났다. C5a와 마찬가지로 C3a 신호는 적응형 면역의 조절에 기여할 수 있으며,[62] 자연적인(n) Treg 기능을 억제하고[54] 효과기 Th1 및 Th17 세포의 생존과 기능을 향상시킨다.[44] 반대로, $CD4^+$ T 세포에 C3aR 신호가 없으면 IL-10, 형질 전환 성장 인자(transforming growth factor, TGF)-β 발현, 그리고 $Foxp3^+$유도 Treg 매개 면역 억제와 관련이 있는 것으로 보고되었다.[45]

C3aR과 C5aR 모두 Toll 유사 수용체(Toll-like receptor, TLR) 유도 사이토카인 생성을 조절하는 것으로 나타났는데, C5aR1은 TLR-2, TLR-4와 상승 작용을 발휘하여 더 강력한 염증 반응을 유도하고 C3aR은 TLR9 신호를 조절한다.[63,64] 게다가 IL-6와 같은 TLR에 의해 유도된 염증성 사이토카인은 C3aR 및 C5aR의 발현을 상향 조절할 수 있다.[65]

효과적인 면역반응의 발달에 중요한 역할을 함에도 불구하고, C5a와 C3a의 과도한 생산은 병원성 염증 반응에 기여하여 조직 손상을 초래하고, 결국 다기관 부전을 일으킬 수 있다.[34] 실제로, 아나필라톡신은 관절염,[66] 허혈 재관류 손상,[67] 패혈증,[68] 신경 퇴행성 질환,[69] 그리고 암을 포함한 다양한 염증성 질환들과 관련이 있다.[70]

막 공격 복합체(MAC; C5b-9)

막 공격 복합체(membrane attack complex, MAC)는 일반적으로 병원체의 막 표면에 형성된다. 그람음성 박테리아, 외피 바이러스, 기생충의 세포막에 MAC를 삽입하면 칼슘 이온 유입과 용해 신호의 활성화를 유도하여 궁극적으로 세포 사멸로 이어진다.[71] 유핵 숙주 세포에 MAC을 삽입하면 세포막 파괴와 세포 사멸[72] 또는 세포 용해로 이어질 수 있지만,[73] 포유류 세포는 일반적으로 이에 대한 내성을 가진다.[74] 이는 세포 표면에 침착된 MAC 복합체의 배출[75] 또는 초기 보체 활성화 및 증폭을 억제하여 MAC 기공 조립을 방지하는 CD46, CD55, CD59와 같은 조절 인자들의 발현 때문이다.[76]

용해되지 않은 MAC, 소위 아용해(sublytic; 용해를 일으키기 충분치 않은) MAC은 PI3K, Akt, ERK를 포함한 여러 경로를 통해 신호를 전달하며, 세포 유형에 따라 다른 효과를 발휘하는 것으로 보고되었다.

여기에는 세포 주기와 증식, 세포 사멸, 단백 합성, 그리고 막 지질 구성에 대한 영향이 포함된다(심층 검토는 Morgan[77] 참고). 또한 아용해 MAC은 염증성 사이토카인 생성을 유도하고 호중구 및 대식세포의 탈과립화를 촉발하며[78] 혈소판 활성화를 유도하는 것으로 보고되었다.[79]

보체 치료제

보체 표적 약물들은 연구자들에게 건강과 질병에서 보체 시스템의 역할을 자세하게 연구할 수 있는 중요한 도구를 제공했으며 또한 강력하고 새로운 치료 전략들의 개발로 이어졌다(심층 검토는 Mastellos 등,[80] Ricklin 등[81] 및 Zelek 등[82] 참고). 현재까지 다수의 보체 치료제가 발작성 야간 혈색소뇨증(paroxysmal nocturnal hemoglobinuria, PNH)과 같은 주로 희귀 질환에 대한 임상 적용을 위해 승인되었다. 여기에는 세린 단백분해효소 C1r, C1s와 MASPs를 표적으로 하는 약물(Cinryze, Cetor, Berinert, Ruconest), C3(pegcetacoplan과 같은 콤스타틴 유사체[compstatin analog]), C5(예, eculizumab), C5aR1(avacopan; 표 3.1) 등이 포함된다.

콤스타틴(compstatin)은 인간 및 영장류 형태의 C3 및 C3b에 선택적으로 결합하는 13개 잔기의 고리형 펩타이드로,[83] 세 가지 모든 경로를 통해 보체 활성화와 효과기 생성의 전파 및 증폭을 방지한다.[84] 오리지널 약물의 효능은 짧은 생체 내 반감기와 C3의 높은 혈장 농도(0.75-1.35mg/mL)로 인해 제한적이었지만,[85] AMY-101(Amyndas Pharmaceuticals)와 APL2(Apellis Pharmaceuticals)를 비롯한 더 강력하고 안정적인 유사체들이 개발되어 치주, 신장, 신경, 안과 질환에 대한 임상시험이 진행 중이다.[86,87] 실제로, APL2(pegcetacoplan 또는 Empaveli; Apellis)는 최근 미국 식품의약국(FDA)으로부터 희귀 혈액 질환인 PNH 치료제로 승인받았다.[88]

에쿨리주맙(Eculizumab[Soliris, 솔리리스])[89]과 라불리주맙(ravulizumab[Ultomiris, 울토미리스])[90]은 C5를 표적으로 하는 인간화 단일 클론 항체(mAb)로, C5가 C5a 및 C5b로 절단되는 것을 차단하여 하위 단계 MAC 복합체가 형성되는 것을 방지한다. FDA 승인을 받은 최초의 보체 치료제인 에쿨리주맙은 2007년 PNH, 2011년 비정형 용혈성 요독 증후군(atypical hemolytic uremic syndrome, AHUS),[81] 그리고 최근에는 진신성 중증 근무력증(generalized myasthenia gravis)[91]과 시신경척수염 스펙트럼 장애(neuromyelitis optica spectrum disorder) 치료제로 승인받았다.[92]

C3, C5 억제제는 보체 시스템의 많은 주요 기능을 억제하기 때문에(그림 3.1 참고), 감염 위험도 증가와 관련이 있다.[93] 예를 들어, 에쿨리주맙 치료를 받은 환자의 약 50%가 수막구균 질환의 위험 증가를 포함하여 심각한 이상반응을 경험한다.[94] 또한, 에쿨리주맙은 외인성 단백분해효소 경로에 의해 매개되는 C5 분해 또는 제한적 장벽 뒤에 존재하는 조직에서 매개되는 C5 분해를 차단할 수 없기 때문에, 특정 질환에 대해서는 C5a를 표적하는 접근 방식이 더 바람직할 수 있다.[95] PMX 계열 약물은 호주 퀸즐랜드 대학교에서 개발한 강력하고 높은 선택성을 가진 C5aR1 길항제이다.[36,96] 이들 고리형 헥사펩타이드는 작은 분자량(<1,000 Da), 나노몰(nM) 수준의 효능, 혈장 안정성, 경구 생체 이용률, 높은 수용체 선택성 등 임상 개발에 유리한 특성들을 가지고 있다.[97]

오리지널 약물인 PMX53(초기에는 3D53으로 불림)은 허혈 재관류 손상,[98] 뇌졸중,[99] 염증성 장 질환,[100] 죽상경화증,[101] 관절염[36] 및 간질[102]을 포함한 수많은 질병 동물 모델에서 C5a 매개 염증 반응을 효

표 3.1 보체 경로 표적 약물 중 승인되었거나 개발 중인 치료제들

표적	계열	약제	중개 연구 현황 - 암	중개 연구 현황 - 다른 질환
C1r, C1s, MASPs	세린 단백 분해 효소 저해제	C1-INH (Cinryze)	아직 임상시험이 진행되지 않음	유전성 혈관부종에 대해 미국 FDA 및 유럽 EMA 승인
C5	단일 클론 항체	Eculizumab (Soliris), Ravulizumab (Ultomiris)	아직 임상시험이 진행되지 않음	PNH, aHUS, 중증 근무력증, 시신경척수염 스펙트럼 장애에 대해 미국 FDA 및 EU EMA 승인
C5	올리고 뉴클레오티드	Aptamer - ARC1905	아직 임상시험이 진행되지 않음	임상시험 중단
C5aR1	저분자 길항제	PMX53(3D53, JPE1375), PMX205	전임상 단계	Ia, Ib/IIa 단계 성공
C5aR1	저분자 길항제	CCX168 (avacopan)	아직 임상시험이 진행되지 않음	항호중구 세포질 자가항체 (ANCA) 관련 혈관염에 대해 미국 FDA 및 유럽 EMA 승인
C5aR1	단일 클론 항체	IPH5401 (avdoralimab)	STELLAR-001, 진행 고형암에서 IPH5401과 durvalumab 병용요법의 I상 연구	중증 COVID-19 관련 폐렴에 대한 II상 임상시험 실패
C5a	단일 클론 항체	IFX-1 (vilobelimab)	아직 임상시험이 진행되지 않음	패혈증, 화농성 한선염, COVID-19 II상 임상시험 완료
C5a and c5a desArg	단일 클론 항체	MEDI7814	아직 임상시험이 진행되지 않음	전임상
C3 and C3b	Compstatin 유사체	Pegcetacoplan, AMY-101, APL2	아직 임상시험이 진행되지 않음	PNH에 대해 미국 FDA 및 유럽 EMA 승인
C3a	경쟁적 작용제	SB290157	전임상 단계	전임상 단계

antineutrophil cytoplasmic antibody(*ANCA*), 항호중구 세포질 자가항체; Food and Drug Administration(*FDA*), 미국 식품의약국; European Medicines Agency(*EMA*), 유럽 의약품청

과적으로 감소시키는 것으로 나타났다. Ia, Ib/IIa 안전성/유효성 임상시험에서 PMX53은 독성 징후 없이 안전한 것으로 나타났지만,[103] 경구 생체 이용률이 낮고 순환 반감기가 짧아(인체 내에서 약 20분) 임상 개발에 한계가 있었다. 의약화학적 구조 개선을 통해 모 분자(parent molecule)에 비해 효능과 생체 내 안정성이 향상된 친유성 유사체(lipophilic analog) PMX205가 개발되었다.[104,105] PMX53의 선형 유사체 JPE1375는 시험관 내 효능은 PMX53과 비슷하지만, 수용체 특이성, 미세소체(microsome) 안정성, 인간 세포가 아닌 마우스 세포에서 길항 효능 등이 향상되었다[106]; 하지만 생체 내 반감기와 약력학적 효

과가 감소했다.[107] 문헌에 보고된 CCX168(아바코판, avacopan)을 포함한 다른 C5aR1 길항제들은[35] 경구 생체이용이 가능하고, 안전성 프로파일이 우수하며, 최근에 항호중구 세포질 항체 관련 혈관염(anti-neutrophil cytoplasmic antibody-associated vasculitis) 치료제로 FDA 승인을 받았다.[108] 저분자 약물 외에도 C5aR1을 표적으로 하는 단일 클론 항체는 마우스 모델에서 염증성 관절염을 역전시키는 것으로 나타났으며[109], Innate Pharma는 이들 항체 중 하나인 IPH5401(avdoralimab)을 암을 포함한 염증성 질환 치료를 위해 개발 중이다. 그러나, 심각한 코로나19 관련 폐렴 치료제로 이 약물을 투여한 II상 임상시험이 1차 평가변수를 충족하지 못해 중단된 바 있다.[110] 최근 패혈증[111], 화농성 한선염(hidradenitis suppurativa)(NCT03001622) 및 코로나19 치료[112]를 위한 II상 임상시험을 완료한 IFX-1(vilobelimab)을 포함하여 C5a를 표적으로 하는 항체들도 개발 중이다. 또 다른 항체 MEDI7814는 C5a와 활성도가 낮은 탈아르기닌 대사산물(desarginated metabolite, C5a des-Arg[25])이 C5aR1와 C5aR2 수용체 모두와 결합하는 것을 억제한다.[95] 이 항체는 원래 급성 염증 질환에 대한 잠재적 치료제로 제안되었지만, 임상 I상 시험을 넘어서지 못했다. 그러나, C5a와 C5aR2 수용체 사이의 상호 작용을 이해하는 데 유용한 도구가 될 수 있다. 마지막으로, Mehta와 동료들은 마우스 관절염 모델을 사용하여 C5와 C5aR1을 동시에 표적하는 것이 두 성분을 개별적으로 표적하는 것보다 더 효과적일 수 있음을 보여주었다.[113] 많은 C3a 작용제가 보고되었지만,[114] 효과적인 C3a 억제제의 개발은 더 어려운 것으로 밝혀졌다. SB290157은 비펩타이드 아르기닌 유사체(arginine analog)로 C3a 수용체에 대해 높은 친화력을 가진 경쟁적 길항제로 작용한다.[115] 항염증 활성 역시 동물 모델에서 호중구 수의 감소로 입증되었다.[116] 그러나, PMX53과 마찬가지로 SB290157은 순환 반감기가 짧다.[117] 또한, 수용체 발현 수준에 따라 많은 세포 시스템들에서 작용제의 특성과 다른 표적 외 효과(off-target effects)가 있는 것으로 보고되었다.[118]

분자 개발에 대한 새로운 접근 방식이 진행 중이며 잠재적으로 효과적이고 안전한 치료제로 이어질 것이다. 특히, Lohman 등은 핵심 구조의 구조적 변화를 유도하여 저분자 C3a 작용제를 길항제로 전환시키는 방법(heterocyclic "hinge")을 보고한 바 있다.[119] 그러나, 아직까지는 이들 약물의 생체 내 특이성, 안정성, 안전성이 확인되지 않아 이들의 치료적 잠재성 또한 알려지지 않은 상태이다.[120]

암에 대한 보체 반응

생물정보학 분석을 통해 보체 연쇄반응이 폐암,[121] 신경교종,[122] 간세포[123], 투명세포 신장암[124]과 같은 암 질환의 시작과 진행에 관련된 주요 경로 중 하나임이 확인됐다. 이러한 발견은 치료 표적 뿐만 아니라 선별, 진단, 예후 및 치료 반응 모니터링에 사용할 수 있는 잠재적 생체표지자로 사용될 수 있어 임상적으로 큰 관심을 받고 있다. 암 생체표지자로서의 보체 구성 요소의 임상적 잠재성은 33개 인간 암 유형의 임상 데이터를 분석한 Lawal 등에 의해 강조되었다. C3, C5, C3AR1, C5AR1 발현은 T 세포 표현형의 기능 장애 또는 소실을 통한 종양 면역 회피(tumor immune evasion)와 관련이 있으며,[125] 높은 C3 발현은 여러 암 유형에서 짧은 무진행 생존기간(progression-free survival, PFS)과도 관련이 있다는 사실이 밝혀졌다.[126] 종양에 대한 보체 활성화의 증거는 인간 유방,[128,129] 갑상선,[130] 폐,[131,132] 구인두,[133] 식도,[134] 위,[135] 대장[136] 및 간[137] 종양의 암 조직과 혈장에서 C3a, C4d, C5a, C5b-9[127]를 포함한 활성화 산물의 검출에서 찾을 수 있다. 보체 단백은 난소암 환자의 복수에서 검출되었으며, 복수로부터 분리된 암

세포 표면에 침착된 C1q, C3 절단 산물이 검출되었다.[138]

종양 세포는 종양 유형과 발현되는 항원의 특성에 따라, 보체 시스템의 세 가지 경로를 모두 활성화하는 것으로 보고되었다.[139] 자연 IgM은 번역 후 변형(posttranslational modifications)으로 인한 종양 특이 항원(tumor-specific antigen, TSA)의 인식을 통해 고전적 경로를 활성화 시킨다. 예를 들어, 흑색종과 신경모세포종 세포 표면에서 강글리오시드(gangliosides) GD3 와 GD2의 발현은 체외에서 이 경로를 통해 보체 매개 세포 용해로 이어진다.[140] 고전적인 경로를 통한 국소 보체 활성화는 마우스 폐암 모델에서도 입증되었다.[141] 신경교종 세포주에서 높은 만노스 발현은 렉틴 경로를 활성화하는 것으로 보고되었으며[142], 마우스 육종 모델에서 비정상적인 당화 패턴은 고전적 경로 또는 렉틴 경로를 활성화하는 것으로 보고되었다.[143] 반대로, 대체 경로는 버킷 림프종(Burkitt lymphoma)[144] 또는 사람 면역결핍바이러스(human immunodeficiency virus, HIV)에 감염된 세포와 같이 바이러스로 형질 전환된 종양의 표면에서 비정상적으로 발현된 바이러스 탄수화물에 의해 활성화될 수 있다.[145] 지금까지의 연구는 암 진행에서 보체의 핵심적이나 복잡한 역할을 뒷받침하며, 종양 성장에 변화를 줄 수 있는 수많은 치료적 접근법을 강조하고 있다.

보체 의존성 세포독성과 암

보체 시스템은 전통적으로 종양에 대한 면역 감시에서 유익한 역할을 하는 것으로 여겨져 왔으며, 보체 의존성 세포독성(CDC)[146]과 항체 의존성 세포독성(ADCC)[147]을 통해 항종양 방어기전에 기여한다.

ADCC는 자연살해(NK) 세포 표면 Fc 수용체와 결합을 통해 매개되는 항체 매개 식세포 작용이다.[148] CDC는 세포 결합 항체의 Fc 부위가 C1q에 결합함으로써 시작되며, 고전적 경로의 활성화, MAC 조립, 직접 세포 용해를 촉발한다; 동시에 종양 세포에 침착된 옵소닌 단편들(예, C3b, iC3b, C3dg)은 식세포 표면 보체 수용체들(CR1, CR3, CR4, 또는 CRIg)에 의해 인식되어,[149] 식세포 작용을 유도하고 항원 제시 세포의 기능을 조절한다.[10] 또한 C5a와 같은 염증 매개체의 방출은 종양으로 식세포들의 모집을 촉진하고[8] 백혈구 표면 Fc 수용체의 발현을 상향 조절하여,항체 의존성 세포독성을 강화함으로써 항종양 반응에 기여한다.[150]

안타깝게도, 종양 관련 항원에 대해 자연 발생하는 항체들은 상대적으로 약해서 효율적인 보체 매개 세포독성을 유도할 수 없다.[151] 또한, 종양 항원에 대한 고친화성 항체 생산을 유도하기 위한 백신 접종 시도는 암 환자에서 제한적인 성공을 거두었다.[152] 그러나, 암 치료를 위한 재조합 항체의 도입으로 인해 항종양 방어를 촉진하는 보체에 대한 관심이 다시 높아졌다(그림 3.3).

C5a 작용제는 약한 항원에 대한 항원 특이적 항체[153]와 세포독성 T 림프구(cytotoxic T-lymphocyte, CTL)[154] 반응을 유도하는 증강제 분자(molecular adjuvant)로 사용되어 왔다. 예를 들어, 마우스B16 흑색종 모델에서 수지상 세포(dendritic cells, DCs)에 존재하는 C5aRs을 표적으로 C5a 작용제(YSFKD-MP(MeL)aR)를 사용했다. 이를 통해 면역원성이 낮은 종양 관련 항원의 T 세포 제시를 향상시켜 세포독성 T 세포 매개 사멸을 유도하고 종양 성장을 감소시켰다.[155] 또 다른 연구[156] 에서는 인간 상피세포 성장 인자 수용체 2(human epidermal growth factor receptor 2, HER2/neu)에 대한 단일 클론 항체의 종양 살상 효과가 ADCC를 촉진하는 주요 면역 효과기 세포인 인간 과립구 모집의 강화를 통한 C5a와의 융합

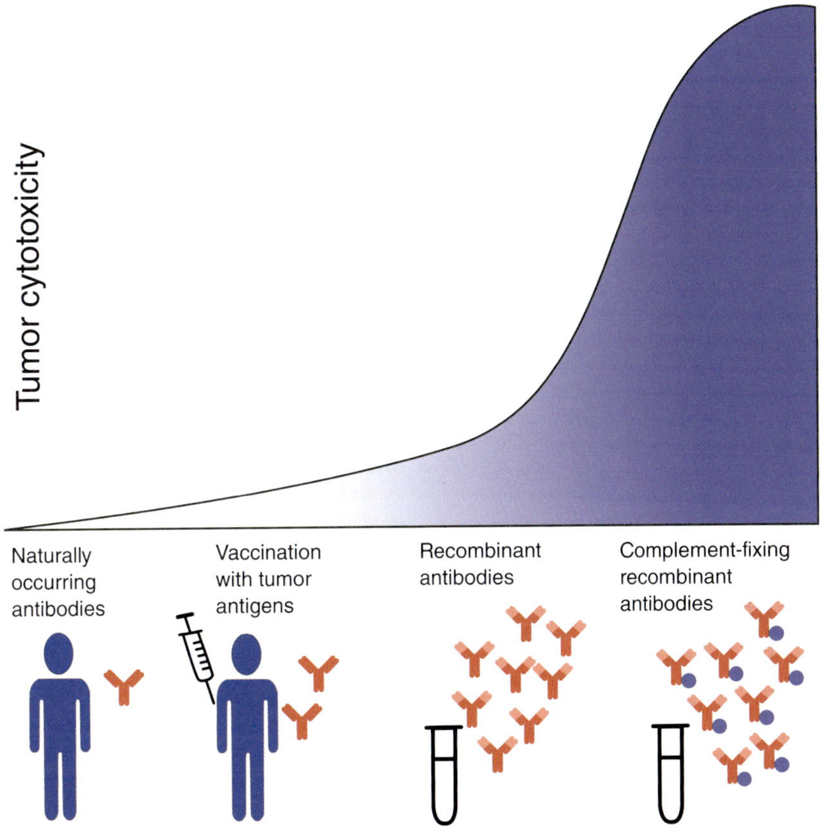

그림 3.3 종양 관련 항원에 대한 항체 반응의 다양한 전략에 대한 잠재적 세포독성을 개략적으로 나타낸 도식.

에 의해 증강된다는 것을 입증했다.

mAb 기반 면역요법의 치료 효능을 최적화하기 위한 성공적인 전략은 종양 세포를 죽이는 효과기로서 보체 활성화와 MAC 생성을 향상시키기 위한 구조적 변형을 이용하는 것이다.[151,157] 예를 들어, 리툭시맙(rituximab)을 포함한 항CD20 mAbs가 만성 림프구성 백혈병(chronic lymphocytic leukemia, CLL) 환자에서 악성 B 세포를 제거하는 능력은 잘 확립되어 있다.[148,158] 그럼에도 불구하고, FDA가 항암 치료제로 승인한 35개 이상의 mAbs 중 소수만이[159] 보체 고정 기능을 가지고 있으며, 이는 현재 면역요법의 항암 효능을 높일 수 있는 절호의 기회가 존재함을 강조한다(그림 3.3 참고). 그러나, 종양을 표적하는 mAbs의 CDC 효과는 암 세포에 의한 보체 조절 단백(complement regulatory proteins, CRPs) 생성으로 인해 제한될 수 있다.[151]

보체 조절 단백과 암

종양 세포는 CRP를 상향 조절하여 면역 공격을 회피하는 것으로 생각된다(심층 검토는 Fishelson과 Kirschfink[160] 참고). 이러한 단백들은 보체 활성화를 억제하고, MAC 조립 또는 세포막 내로 삽입을 차단하거나, 세포 표면으로부터 MAC의 제거를 촉진하여 보체 매개성 종양 세포의 용해를 방지하는 등 나양한 방식으로 작용한다.[161-163] 종양 세포에서 CD46,[164-166] CD55[164,167] 및 CD59[164,165,168]와 같은 막 조절 단백의 높은 발현은 많은 암에서 잠재적 전이 가능성 증가, 불량한 예후와 관련이 있다(심층 검토는 Geller와 Yan[139] 참고). 또한 난소암,[169] 방광암,[170] 폐암,[171] 간암[137]과 같은 암 질환에서 생물학적 체액 내 가용성 조절 인자, 보체 인자 H(complement factor H, CFH), 인자 H-유사 단백-1(factor H-like protein-1, FHL protein-1)의 발현 증가는 불량한 임상 결과와 관련이 있다. 클러스터린(clusterin),[172] 인자 I[173] 및 C4b 결합 단백(C4b-binding protein, C4BP)[174]과 같은 기타 가용성 조절 인자들은 종양 세포에 의해 분비된다(표 3.2).

CRP는 또한 치료용 mAbs의 효능을 제한할 수 있다.[17] 예를 들어, Golay와 동료들은 갓 분리한 환자의 세포에서 항CD20 mAb 리툭시맙에 의한 세포 사멸의 효능이 CD20과 CD55, CD59와 같은 CRPs 수준 사이의 균형에 따라 달라짐을 보여주었다.[175] 따라서, 리툭시맙과 같은 항체의 치료적 효능을 개선하기 위한 수단으로서 단일 클론 항체, RNA 간섭 또는 소형 펩타이드를 사용하여 CRP 발현을 차단하거나 침묵시키는 치료 전략들이 평가되어 왔다.[176] 이러한 전략에 따라 CD55와 CD59를 중화하면, 백혈병[177] 및 비호지킨 림프종 세포에 대한 리툭시맙의 항종양 효능이 향상되는 것으로 나타났다.[178] 또한, 동일한 CRPs의 중화는 폐암 세포에 대한 허셉틴(Herceptin) 매개 보체 세포독성을 증가시키고,[179] 보체 매개 기전에 의해 유방암 및 난소 기형암 세포주에서 미세 전이와 작은 고형암을 제거하는 것으로 보고되었다.[180] 이 접근법은 종양 세포 뿐만 아니라 정상 세포에 의해 CRPs 어디에나 나타나는 편재적 발현으로 제한적이지만, Macor와 동료 연구자들은 CD20, CD55, 또는 CD59에 대한 이중 특이적 항체(bispecific Abs)가 Burkitt림프종 세포의 막 CRPs를 특이적으로 중화시켜 시험관 내 보체 매개 용해에 대한 감수성을 높이고 마우스 모델에서는 종양 성장을 방지한다는 사실을 보여주었다.[181]

표 3.2 암 회피에서의 역할과 관련된 가용성 및 막 결합 보체 조절 단백들

조절 단백	기능	위치	참고자료
CD46(MCP)	C3b, C4b의 CFI 매개 절단에 대한 보조 인자	막 결합	164-166
CD55(DAF)	고전적 경로와 대체 경로의 C3/C5 전환효소의 불안정화	막 결합	164,167
CD59(protectin)	C8과 C9 결합에 의해 MAC 형성 억제	막 결합	164,165,168
CFH	대체 경로에서 붕괴 촉진 활성과 CFI 보조 인자	혈장	137,169-171
Clusterin	C5b-7에 결합해서 C5b-9의 생성 억제	혈장	173
CFI	C3b, C4b의 보조 인자 의존적 분해	혈장	174
C4BP	고전적 경로와 렉틴 경로의 C3 전환효소 억제제	혈장	172

C4 binding protein(*C4BP*), C4 결합 단백; complement factor H(*CFH*), 보체 인자 H; complement factor I(*CFI*), 보체 인자 I, decay accelerating factor(*DAF*), 붕괴 촉진 인자; membrane attack complex(*MAC*), 막 공격 복합체; membrane cofactor protein(*MCP*), 막 보조 인자 단백.

종양미세환경에서 보체 활성화가 종양 성장을 촉진한다.

보체 시스템은 원래 암 면역감시에 중요한 역할을 하는 것으로 여겨졌지만, 지난 15년 동안 연구를 통해 종양미세환경(tumor microenvironment, TME) 내에서 보체 활성화가 효과적인 항종양 면역반응을 억제하고 종양 성장을 촉진한다는 사실이 밝혀졌다. 2006년 Nozaki와 동료들은 보체 활성화 산물이 종양 성장에 기여할 수 있다는 간접적인 증거를 제시했는데, 이들은 C3aR와 C5aR1 결핍 마우스 모두에서 종양 관류와 침습에 중요한 모든 인자들인 신생 혈관 형성, 혈관 내피 성장 인자(vascular endothelial growth factor, VEGF) 생성, 혈관 형성 수준이 감소하였음을 보여주었다.[182] 그러나, 보체 단백이 종양 성장을 촉진한다는 최초의 직접적인 증거는 2008년 Markiewski와 동료들이 수행한 중요한 연구에서 나왔다.[183]

종양 성장 조절에서 C5a의 역할

Markiewski 등은 마우스 자궁경부암 모델을 사용하여 C5a가 골수 유래 억제 세포(myeloid-derived suppressor cell, MDSCs)의 모집을 통해 종양 성장을 촉진하여, 활성 산소종(ROS)과 활성 질소종(reactive nitrogen species, RNS)의 생산을 증가시키고 CD8$^+$ T 세포 매개 반응을 억제한다는 것을 보여주었다.[183] 그 이후 C5a-C5aR 신호의 종양 촉진 효과는 폐암,[131] 유방암,[184] 난소암,[185] 림프종,[186] 흑색종[187]을 포함한 많은 다른 마우스 암 모델에서 입증되었다. 대부분의 연구는 종양 유형 사이에 세부적인 기전이 다를 수 있지만 C5a가 면역 억제성 골수 세포를 촉진하여 작용한다는 사실을 시사한다. 예를 들어, Corrales 등은 PMX53를 사용한 C5aR1 길항 작용이 종양미세환경 내에서 ARG1, CTLA-4, IL-6, IL-10, LAG3, PD-L1(arginase 1, CTLA 단백 4, IL-6, IL-10, LAG3, PD-L1유전자들)을 포함한 면역 억제 분자들과 MDSCs를 감소시킴으로써 폐암 성장을 억제한다는 사실을 입증했다.

연구팀은 C5a가 시험관 내에서 내피세포 화학 주성과 혈관 형성을 유도한다는 것을 보여주었지만, PMX53을 처리한 마우스에서 종양 혈관 밀도에 차이가 없음을 발견했다.[131] 반면, Nunez-Cruz와 동료들은 C5a가 내피세포의 혈관 신생 활동을 자극하고, 보체 신호의 부재는 주로 종양 혈관 생성을 감소시켜 난소암의 성장을 저해한다는 사실을 발견했다.[185] 이전 보고서와 마찬가지로, 우리 실험실에서는 C5aR1 신호의 억제가 종양 침윤성 면역 억제 백혈구 집단(MDSCs, 대식세포, Tregs)을 감소시키고 CD4$^+$ T 림프구를 증가시켜 B16 흑색종 종양의 성장을 늦춘다는 것을 보여주었다.[187] 또한 우리는 종양 성장에 관한 C5a의 영향을 조절하는 데 있어 대체 수용체인 C5aR2의 경미한 보호 역할에 대한 증거를 제공했는데, 이는 Ding과 동료 연구자들이 C5aR1 결핍 마우스에서 대장 종양 형성이 감소했지만 C5aR2가 없을 경우 악화되었다는 연구 결과를 뒷받침한다.[188]

종양 성장 조절 인자로서 C3a

C3a가 종양 성장에 기여한다는 최초의 직접적인 증거는 우리 연구실[189]에서 C3aR 결핍 마우스에서 원발성 B16 흑색종의 성장이 현저히 감소했다는 사실을 입증함으로써 제시됐다. 또한 이미 확립된 흑색종에 C3aR 길항제인 SB290157을 매일 투여했을 때 종양 성장이 둔화되어, 치료 표적으로서 C3aR의 잠재성을 시사했다. 항종양 반응을 담당하는 세포들에 대한 조사에 따르면, C3aR 신호가 없을 때 호중

구와 $CD4^+$ T 림프구 하위 집단은 증가한 반면 대식세포는 감소했다. 항종양 반응에서 호중구의 중심적 역할은 C3aR 결핍 마우스에서 관찰된 종양 억제 효과를 역전시키는 항체 고갈 실험을 통해 확인되었다; 종양 침윤 $CD4^+$ T 세포를 대조군 수준으로 되돌렸다는 사실은 C3aR 억제에 반응하여 동원된 호중구가 종양의 T 세포 침윤을 촉진할 수 있음을 시사한다.[189] 세포 기전은 다를 수 있지만, 유방암, 결장암,[189,190] 폐암,[141] 육종[143] 등 다른 마우스 암 모델에서도 C3aR 결핍/억제의 유사한 보호 효과가 관찰되었다. 종양 발생에서 호중구와 C3aR 신호 사이의 연관성은 Guglietta 등[191]에 의해 확인되었는데, 이들은 자연적 장 종양 발생 마우스 모델에서 순환하는 지질 다당류(lipopolysaccharide, LPS)가 보체 활성화와 응고 증가, 호중구 분극, 호중구 세포 밖 트랩(NET) 형성을 유도한다는 사실을 보여주었다.[192] 이 연구팀은 또한 소장암 환자에서 호중구 증가(neutrophilia)와 과응고 사이의 상관관계를 입증하여 이 연구의 임상적 잠재성을 제시했다.[191] 또한 C3aR 신호의 종양 촉진 효과에 대식세포가 기여한다는 사실이 육종과 대장암 마우스 모델에서 확실하게 증명되었으며, C3aR 결핍은 대식세포 축적 감소, M1 유사 표현형으로 기능 편향, IFN-γ 관련 유전자들의 상향 조절, T 세포 반응 강화 등을 통해 육종과 대장암의 성장에 대해 저항성을 전달하는 것으로 나타났다.[143,193]

C5aR에 대해 보고된 바와 같이, C3aR 억제에 대한 세포 반응은 종양 유형에 따라 다를 수 있다. 예를 들어, 정위(orthotopic) 마우스 폐암 모델에서, C3aR 억제는 골수 세포에는 영향을 미치지 않지만, IFN-γ+ /TNF-α+/IL-10+ $CD4^+$ T 세포와 $CD8^+$ T 세포는 증가한 것으로 나타났다.[141] 이와 대조적으로, 마우스의 유선 종양과 결장 종양의 퇴행은 세포독성 NK 세포의 증가에 기인했다.[190] 종양미세환경 내 세포 집단의 역할에 대해 그 이상의 통찰력을 얻기 위해, Davidson과 동료들은 단일 세포 RNA염기서열 분석을 사용하여 기질 세포가 C3를 생산하고 C3aR 신호를 통해 면역 억제 대식세포의 모집과 유도를 촉진하는 핵심 지원 역할을 한다는 사실을 입증했다.[126] 그들은 C3a 신호가 T 세포에 미치는 직접적인 영향은 발견하지 못했지만, 기질 세포와 침윤하는 골수성 세포 집단 사이의 신호 전달이 중단되면 선천성 구획과 적응형 구획 사이의 후속 상호 작용에 영향을 주어 항종양 면역반응을 개선시킬 수 있는 잠재성이 있다고 제안했다. 대부분의 연구에서 C3a/C5a 신호의 전구 종양(protumor) 효과가 입증되었지만, 일부 종양 유형, 특히 유방암 모델에서는 항종양 효과가 보고되었다. 예를 들어, Kim과 동료들은 C5a의 과발현이 마우스에서 EMT6 유방 종양의 성장을 방지한다는 사실을 입증했다.[194] 보체 단백의 종양 억제 효과는 C3 결핍이 발암을 촉진하는 또 다른(HER2/neu 기반) 유방암 모델에서 확인되었다.[195] 우리 실험실은 보체 단백이 유방 종양의 성장을 억제한다는 추가 증거를 제시했다; C3aR/C5aR1 작용제는 EMT6 및 4T1 유방 종양의 성장을 늦춘 반면, C5aR1 억제는 성장을 촉진했다.[196,197]

이러한 결과들은 보체 단백들이 암 유형, 종양의 위치, 숙주의 면역 표현형에 따라 다른 영향을 미칠 수 있음을 시사한다. 다른 일반적인 종양 모델에 비해, 4T1과 EMT6 종양은 돌연변이 부하가 낮고 면역 세포의 침윤 수준이 높아서 상대적으로 면역원성이 있다.[198,199] 종양미세환경의 특성과 면역 세포의 침윤 능력의 차이 때문에 종양 세포 주입 부위도 반응에 영향을 미칠 수 있다. 4T1과 EMT6 세포는 마우스 유선 지방 패드에 정위적으로 주입되는 반면, 일반적으로 사용되는 다른 많은 종양 모델에서는 피하로 주입된다. 숙주의 배경 면역 표현형도 면역요법에 대한 반응의 중요한 결정 요인일 가능성이 높다.[200]

많은 종양 모델이 전 염증성 보조 T 림프구(pro-inflammatory T helper lymphocyte)1/M1 대식세포 중심의 C57Bl/6를 대상으로 했던 반면, 4T1, EMT6 유방 종양 모델과 함께 Bandini 그룹[195]에서 사용한

HER2/neu 형질전환 모델은 항염증성 Th2/M2 중심의 BALB/c를 대상으로 한다.[201] C57Bl/6와 BALB/c 마우스는 정상적인 보체 기능을 가지고 있지만[202], 종양미세환경 내에서 보체 활성화 수준에서 차이가 있을 수 있다. Gunn과 동료들이 마우스 림프종 모델에서 입증한 바와 같이, 낮은 C5a 수치는 Th1 세포 분화를 촉진하고 종양 부담을 감소시킨 반면, 높은 C5a 수치는 Treg 분화를 촉진하고 종양 진행을 가속시켰다.[186]

암에서 보체 단백의 복잡한 역할은 30가지 다른 암종에서 보체 유전자 발현에 대한 생물정보학 분석을 수행한 Roumenina 등에 의해 강조되었다. 이 분석에서 암은 예후적 효과에 근거하여 4가지 군으로 분류되었다: (1) 보호적 보체(양호한 예후는 높은 보체 유전자 발현과 관련이 있음), (2) 보호적 C3(양호한 예후는 높은 C3 발현과 다른 유전자가 없을 때 관련이 있음), (3) 공격적 보체(보체 유전자들의 높은 발현은 불량한 예후와 관련이 있음), (4) 보체의 불확실한 중요성(보체 유전자와의 명백한 연관성 없음).[203]

따라서, 다양한 종양과 그 미세환경이 보체 표적(및 기타) 면역 치료 전략들에 대한 반응에 어떻게 영향을 미치는지 이해하는 것은 향후 임상 적용과 관련된 매우 중요한 통찰력을 제공할 수 있다. 여기에는 환자 개개인의 필요에 맞는 보체 표적 치료를 위해 환자를 계층화할 수 있는 진단 테스트를 개발하기 위한 생체표지자 발굴이 포함된다.

암에서 아용해 막 공격 복합체(MAC)

MAC(C5b-9)은 원래 CDC를 통해 항종양 역할을 하는 것으로 생각되었다.[148] 그러나, **보체 조절 단백과 암**에 설명된 대로, 종양 세포는 MAC 매개 용해로부터 자신을 보호하기 위한 여러 가지 전략들을 가지고 있다. 여기에는 보체 활성화를 제한하고 MAC의 조립을 방지하는 작용을 하는 높은 수준의 CRPs CD46, CD55, CD59의 발현이 포함된다. MAC은 또한 유핵 세포로부터 떨어져 나오거나(세포외 배출, ectocytosis) 포획되어(세포내 섭취, endocytosis) 제거될 수 있다.[78,204] 이러한 보호 기전들은 표적 종양 세포를 죽이기에 충분하지 않지만 여러 가지 방식으로 세포에 영향을 미칠 수 있는 낮은 수준의 아용해(sublytic) MAC 침착으로 이어질 수 있다. 세포막에서 아용해 수준의 C5b-9가 조립되면 세포질 칼슘이 증가하고 단백 키나아제 C(protein kinase C, PKC),[205] PI3K-Akt, ERK[127] 등의 신호 전달 경로가 활성화되어, 세포 생존과 증식을 증가시키고[206] 세포 사멸을 억제한다.[207] 또한 ROS와 RNS, 류코트리엔(leu-kotrienes), 프로스타글란딘(prostaglandins),[208] 염증성 사이토카인,[78] 접착 분자, 성장 인자, 기질 금속단백분해효소(matrix metalloproteinase, MMP)[209]와 같은 염증 매개체들의 방출을 유도하고 시험관 내 세포의 인플라마좀(inflammasome) 활성화[210]를 자극하는 것으로 보고되었다.

암과 관련하여, 아용해 MAC은 전립선암 세포주를 TNF 매개 사멸로부터 보호하고[211] 골육종 세포주에 의한 혈관 신생 성장 인자의 생성을 유도하는 것으로 나타났다.[212] Vlaicu와 동료들은 종양 성장의 잠재적 조절 인자 중 하나로 보체-32에 대한 반응 유전자인 RGC-32(response gene to complement-32)라는 하위 신호 유전자 산물을 확인했다. RGC-32는 Akt 및 CDC2 키나아제를 활성화하여 세포 주기 조절에 기여하며 대장암과 췌장암을 포함한 많은 암에서 상향 조절된다.[127,213] 상피-중간엽 전이(epithelial-mesenchymal transition, EMT)를 유도하고 폐 선암 세포에서 기질 금속단백분해 효소의 활성 감소를 통해 암 세포 이동과 침습을 촉진하는 것으로 나타났다. 제한된 생체 내 연구들에서 RGC-32는 변역 능력이 있는 마우스에서 종양 억제 효과가 있지만,[214] 이 효과는 TP53 돌연변이를 가진 종양에서는 역전될 수 있음을 시사한다.[215] Towner와 동료 연구자[209]는 생물정보학 접근법을 사용하여 MC38 대장암과 B16 흑색종 세포의 유전자 발현 패턴에 관한 아용해 MAC의 영향을 분석한 결과 아용해 MAC이 종양 세포 활성화에 기여한다는 추가 증거를 제공하였다. 그 결과 증식, 이동, 생존 경로를 유도하여 종양의 행동을 변화시킬 수 있는 하위 신호 유전자 발현 반응이 밝혀졌으며, 여기에는 상피세포 성장 인자 수용체(epidermal growth factor receptor, EGFR) 신호 전달에서 중심적 역할이 포함된다.

암에서 다른 보체 구성 요소의 역할

다른 보체 단백도 종양 성장에 기여할 수 있다. 예를 들어, 종양미세환경 내에서 C1q의 침착은 혈관신생을 촉진하고 종양 세포 운동성과 증식을 조절하여 종양 성장을 가속화하는 것으로 나타났다.[216] 또 다른 연구에서 C3는 종양 침윤 골수 세포에서 iC3b/C3b에 의해 매개되는 경로를 통해, C3aR, C5aR1, C5aR2, C5 또는 말단 MAC과 무관하게 종양 형성을 촉진하는 것으로 나타났다.[217] 실제로 iC3b는 IL-10과 TGF-β2[218]의 발현을 유도하고 마우스 골수 유래 수지상 세포 배양에서 MDSCs의 생성을 촉진하는 것으로 나타났다.[219]

보체 조절 단백과 암에서 설명한 것처럼, 보체 조절 단백(CRP)은 보체 활성화와 보체 매개 종양 세포 사멸을 억제하여 종양 성장을 촉진할 수 있다. 그러나, 음성 보체 조절 인자(negative complement regulator)가 종양 발생을 방지할 수 있다는 증거도 있다. 예를 들어, 음성 보체 조절 인자인 CFH는 간에서 자연적인 보체 활성화를 조절하는 데 매우 중요한 역할을 하는 것으로 밝혀졌으며, CFH가 없으면 마우스에서 만성 염증과 간암 발암 위험의 증가로 이어진다; CFH 발현 증가는 간세포암 환자의 생존율 향상과도 관련이 있다.[137] 이러한 결과는 C1q와 CFH가 상호 작용하여 보체 연쇄반응을 활성화하고 조절하는 패턴 인식 분자인 펜트라신 연관 단백 3(pentraxin-related protein 3, PTX3)의 역할을 조사한 이전 연구와 일치한다. 마우스에서 PTX3 결핍은 과도한 보체 활성화를 통한 중간엽(3-methylcholanthrene, MCA)과 상피(7, 12-dimethylbenzanthracene, DMBA)/12-O-tetradecanoylphorbol-13-acetate; TPA)의 발암에 대한 감수성을 증가시키는 것으로 나타났으며, C-C 모티프 케모카인 리간드 2/단핵구 화학유인 단백1(C-C motif chemokine ligand 2/monocyte chemoattractant protein-1, CCL2/MCP-1)의 생산과 종양 촉진 대식세포의 모집을 강화한다. 이러한 결과들을 바탕으로 Bonavita와 동료들은 PTX3가 종양 촉진 염증을 제한하는 외인성 종양 억제자로 작용한다고 주장했다.[220]

보체 단백의 자가분비 효과

대부분의 연구는 보체 단백이 면역반응을 조절하여 종양 성장에 간접적으로 영향을 미친다는 사실을 시사한다. 그러나 종양 내인성 영향도 있을 수 있다. Nitta와 동료들은 암 세포 침습에서 C5a-C5aR 신호의 역할에 대한 증거를 제공하였으며, 인체 종양 조직과 인체 암 세포주에서의 C5aR 발현과 C5aR 신호가 MMP 방출을 자극함으로써 시험관 내에서 암 세포 침습을 강화한다는 사실을 입증했다.[221] Cho 등의 후속 연구[222]는 난소암 세포에서 C3aR과 C5aR이 모두 발현되며 이들 수용체가 PI3K/Akt 경로를 통해 자가분비 신호 전달을 일으켜 세포 증식, 이동, 침습을 증가시킨다는 사실을 보여주었다. 이 그룹은 또한 C3 발현을 조절하는 데 있어 트위스트 패밀리 BHLH 전사인자(Twist Family BHLH Transcription Factor, TWIST)1의 역할을 확인했으며 C3a-C3aR 신호가 상피-중간엽 전이(EMT)를 매개한다고 제안했다.[223]

Hu와 동료들의 연구[224]는 EMT에서 C5a의 역할을 추가로 뒷받침하였는데, 그들은 C5aR1 신호가 간세포암 세포에서 상피 표지자인 E-cadherin과 Claudin-1의 발현을 하향 조절하고 EMT의 핵심 유도 인자인 전사인자 Snail의 발현을 상향 조절한다는 것을 보여주었다. C3a와 C5a 수용체는 인체 악성 조혈모세포주 및 환자 모세포에서도 검출되었다; 이들 세포의 C3a, C5a 자극은 p38 MAPK의 활성화와 헴산소화효소1(heme oxygenase 1, HO-1)의 하향 조절을 통해 세포 운동성을 강화시킨다.[225]

C3a 수용체를 통한 자가분비 신호는 아마도 Wnt β-catenin 경로의 활성화를 통해, 일부 폐암[141]과 피부 편평상피세포암의 성장에 관여한다.[226] 또 다른 연구에서는 암 세포, 암 관련 섬유아세포(cancer-associated fibroblast, CAFs), (아마도) 골수 세포 사이 상호간 C3a 매개 주변 분비(paracrine) 신호가 종양 진행을 촉진하고 화학요법 저항성을 강화한다는 사실을 제시했다.[227] 대부분의 연구들이 C3, C5 및 그들의 활성화 생성물에 초점을 맞추었지만, 다른 보체 단백들도 자가분비 효과를 발휘할 수 있다. 예를 들어, 피부 편평상피세포암 세포에 의한 C1r의 내인성 발현은 MMP-13의 유도를 통해 종양 세포 침습을 촉진하는 것으로 나타났다.[228]

암 진행에서 보체 활성화의 역할

종양 전이는 암 사망의 주요 원인이다.[229] 보체 활성화는 원발 종양 성장에 미치는 영향 외에도 여러 단계에서 전이에 관여할 수 있다: (a) EMT의 유도를 통해 원발 종양 세포의 행동을 변경하여 세포-세포 간 접착력 소실 및 운동성을 증가시키고[223,224]; (b) 종양 세포가 혈관 또는 림프관으로 침습하여 순환계로 들어가서 먼 부위로 이동할 수 있게 한다; (c) 혈관 투과성을 증가시켜 폐, 간, 뇌와 같은 장기로 종양 세포의 혈관 외 누출(extravasation)을 촉진하고, (d) 도착한 종양 세포에 의한 파종을 용이하게 하기 위해 면역억제 세포를 활성화하고 모집하여 표적 장기에 '전이가 발생할 부위(premetastatic niche)'를 만드는 데 기여한다[230,231] (그림 3.4).

C5a가 종양 전이를 촉진한다는 최초의 직접적인 증거는 Vadrevu와 동료들에 의해 제공되었다.[184] C5aR1 차단제가 원발성 마우스 유방암의 성장에 영향을 미치지는 않았지만, 폐 전이가 발생할 부위에서 MDSCs, Treg 세포, 그리고 TGF-β, IL-10과 같은 면역 억제 사이토카인을 하향 조절하고, $CD4^+$, $CD8^+$ T 세포를 증가시켜 폐 전이를 감소시켰다. 이어서 이 연구팀은 동일한 모델을 사용하여 전이가 발생할 부위에 상주하는 폐포 대식세포의 축적은 C5aR1 매개 증식에 의한 것이라는 사실과 모집된 MDSC와 함께 폐포 대식세포가 폐에서 항종양 T 세포 면역을 억제하고 폐 전이를 촉진한다는 사실을 보여주었다.[232]

후속 연구에서는 C5a-C5aR1 신호가 다른 암 모델에서 전이성 표현형을 부여한다는 것을 보여주었다. 예를 들어, Piao와 동료들은 C5a가 케모카인과 항염증 사이토카인의 발현을 증가시키고 대식세포, 호중구, 수지상 세포들의 침윤을 촉진함으로써 대장암의 간 전이에 기여한다는 사실을 보여주었다.[233] 마찬가지로, 폐암 모델에서, C5aR1 활성화는 IL-8, CCL2, VEGF, C-X-C 모티브 케모카인 리간

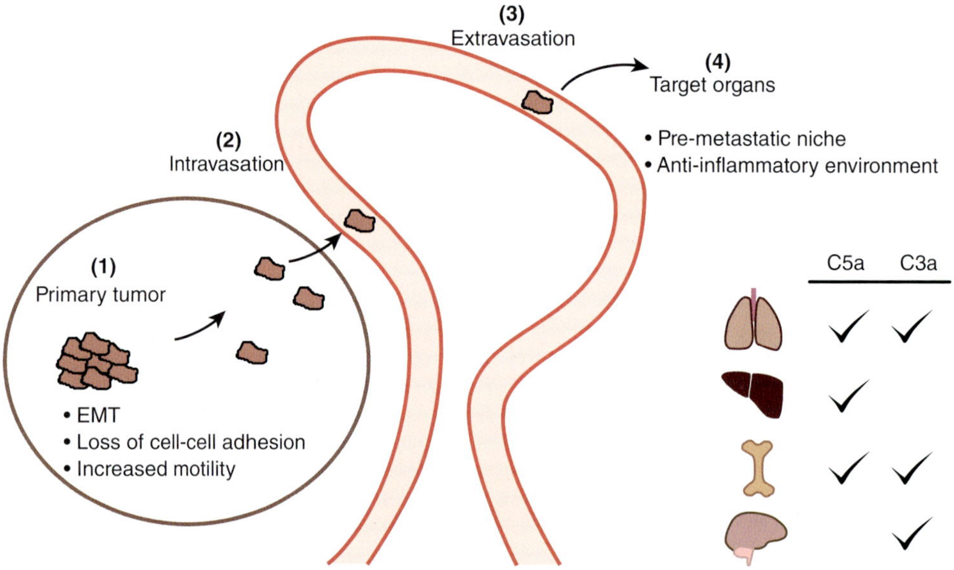

그림 3.4 보체 활성화는 종양 전이를 촉진한다. (1) 원발 종양에서 EMT, 세포-세포 접착력 소실, 운동성 증가를 유도하고; (2) 종양 세포가 순환계로 들어가 먼 부위로 이동할 수 있도록 하며; (3) 혈관 투과성을 증가시켜 종양 세포가 표적 장기로 쉽게 유출될 수 있도록 하고; (4) 표적 장기에서 "전이가 발생할 부위" 생성에 기여하고 도착한 종양 세포의 파종을 촉진함으로써 종양이 전이될 수 있는 기회를 열어준다. 이러한 효과들은 폐, 간, 뼈, 뇌 등 다양한 장기에서 C5a와 C3a 모두에 해당된다.

드(C-X-C motif chemokine ligand, CXCL)16과 같은 파골세포 생성 인자와 혈관 생성 인자의 유도를 통해 종양 세포 침습, 이동, 골 용해를 증가시켜 뼈 전이를 촉진한다.[234]

C5a와 마찬가지로, C3a도 육종[143], 유방암과 폐암[141]의 전이에 관여하는 것으로 보고되었다; 예를 들면, CAF에 의해 TGF-β와 같은 전이성 사이토카인의 발현을 조절함으로써 암 전이에 관여한다.[235] 연수막 전이 모델에서 진행된 또 다른 흥미로운 연구는 암 세포에서 유래한 C3/C3a와 맥락막 신경총의 C3aR간 상호작용이 혈액-뇌척수액 장벽을 파괴하여, 전이성 암 세포가 성장할 수 있도록 하는 영양분에 뇌척수액(cerebrospinal fluid, CSF)이 접근할 수 있게 한다는 것을 보여주었다.[236] 원발성 암 환자의 CSF에서 높은 C3 수치는 연수막 전이와 관련이 있는 것으로 밝혀져, 이러한 결과의 임상적 중요성을 시사한다. 이 연구는 현재의 치료법에 불응하는 연수막 전이를 억제하기 위한 하나의 치료 전략으로서 C3 표적의 문을 열었다.

종양 전이를 촉진하는 역할과 관련된 또 다른 보체 조절 단백은 PTX3이다. PTX3가 종양 억제자로서 작용한다고[220] 제안한 Bonavita와 동료들의 연구(**보체 조절 단백과 암**에서 설명)와는 상반되게, Rathore 등은 PTX3가 인간 전이성 및 화학요법 저항성 흑색종에서 상향 조절된다는 사실을 보여주었다. 더 나아가 그들은 흑색종 세포에 의한 PTX3의 자가분비 생산이 염증 관련 경로를 통해 이동, 침습, EMT 인자 TWIST1의 발현을 촉진한다는 사실을 보여주었다.[237]

항보체 암 치료제의 잠재적 적용 가능성(C3aR/C5aR/IL-10 경로)

면역관문 억제제, 항 CTLA-4와 항 PD-1/PD-L1의 개발은 림프종, 흑색종, 폐암, 신장암 등의 암 치료에 혁명을 일으켰다.[238] 암종마다 반응률은 매우 다양하지만, 약 12%의 환자만이 면역관문 억제제에 반응하는 것으로 추정된다.[239] 나머지 환자에서 반응이 없는 것은 적어도 부분적으로는 종양 조직 내에 억제성 골수 세포 집단이 많고[240] 면역관문 억제에 반응할 수 있는 T 세포 집단이 없기 때문인 것으로 생각된다.[241] 따라서, 소위 차가운(T 세포가 부족한) 종양을 뜨거운(T 세포가 풍부한) 종양으로 전환하여[242] 면역 치료의 반응률을 향상시키는 전략들이 모색되고 있다.

이전 섹션에서 설명한 바와 같이, 전임상 연구들은 암 치료를 위한 보체 표적 약물의 잠재력을 제시하고 있다. 면역 억제 세포 집단(MDSC, 대식세포, Treg)을 감소시키고 종양미세환경 내에서 효능기($CD4^+$ 또는 $CD8^+$) T 세포 수를 증가시키는 능력을 감안할 때, 이러한 약물들은 기존 면역 치료 접근법의 효능을 향상시킬 수도 있다. 실제로 C5aR1 신호의 억제는 종양미세환경 내 세포에 의한 CTLA-4, PD-L1, PD-1을 포함한 면역관문 억제 물질들의 발현을 감소시키는 것으로 보고되었다.[131,243] 병용 치료 접근법의 잠재력은 흑색종, 대장암, 폐암 모델에서 입증되었으며, PD-1/C5aR1 차단제 병용은 MDSC 감소, $CD8^+$ T 세포 증가, 탈진 표지자의 발현 감소를 통해 종양 성장과 전이를 현저히 감소시켰다.[244,245] 또한, 종양 세포 유래 C3의 억제는 항 PD-L1의 효능을 향상시켜 IFN-γ 관련 유전자들의 발현을 상향 조절하고 장기적인 종양 특이적 면역을 초래했다.[193] C3aR과 C5aR1은 서로 다른 기전으로 종양 성장을 촉진하는 것으로 보이기 때문에, C3aR/C5aR1 신호의 조합 차단이 훨씬 더 효과적일 수 있다. 실제로, C3aR/C5aR 조합 억제는 $CD8^+$ T 세포에 의한 IL-10 생산의 상향 조절을 통해 항 PD-1 mAb 치료의 임상 효능을 향상시키는 것으로 보고되었다.[246] 이러한 전임상 연구들에 이어, 2018년 9월에는 진행 고형암 환자를 대상으로 항 C5aR 단일 클론 항체(IPH5401)와 항 PD-L1 항체인 더발루맙(durvalumab) 병용 투여의 효능을 조사하기 위한 I상 임상시험(STELLAR-001)이 시작되었다. 예비 결과에서는 관리 가능한 독성 프로파일[247]을 보였지만, 최소한의 항종양 활성으로 임상시험은 2021년에 종료되었다.[248]

보체 표적 치료법은 화학요법, 방사선요법과 같은 기존 치료법에 대한 종양 반응에도 영향을 미칠 수 있다. 마우스 전립선암 모델에서 C3a 신호 선날을 억제하면 도세닥셀(docetaxel)에 대한 종양 민감도가 회복되는 것으로 나타났다.[227] 또 다른 연구에서는 편평상피암 발생의 형질전환 모델을 사용하여 C5aR1 억제가 대식세포를 재프로그래밍하여 세포독성 $CD8^+$ T 세포를 모집함으로써 파클리탁셀(paclitaxel)의 효능을 향상시킨다는 것을 보여주었다.[249] 반대로, 흑색종 마우스 모델에서 C3a와 C5a의 국소 생산은 방사선 치료로 인한 종양 특이적 면역과 치료 효능에 중요하다는 사실이 입증되었다.[250] 흥미롭게도, 방사선 치료와 함께 흔히 투여되는 덱사메타손(dexamethasone)은 보체 활성화를 제한하고 항종양 효능을 감소시키는 것으로 나타났다.

결론

보체 시스템은 염증을 조절하고 면역 방어 기전을 촉진하며 조직 항상성을 유지하는 선천성 면역 체계의 필수적인 부분이다. 염증의 암 촉진 역할에 상응하여, 보체 단백은 암 성장과 전이의 주요 기여 인자로 부상했다(그림 3.5). 보체는 종양 조직 내에서 활성화되며, 생물정보학 분석을 통해 다양한 암 질환에서 보체 신호와 예후 사이의 관계가 확인되었다. 대부분의 증거는 보체 조절 단백과 아나필라톡신

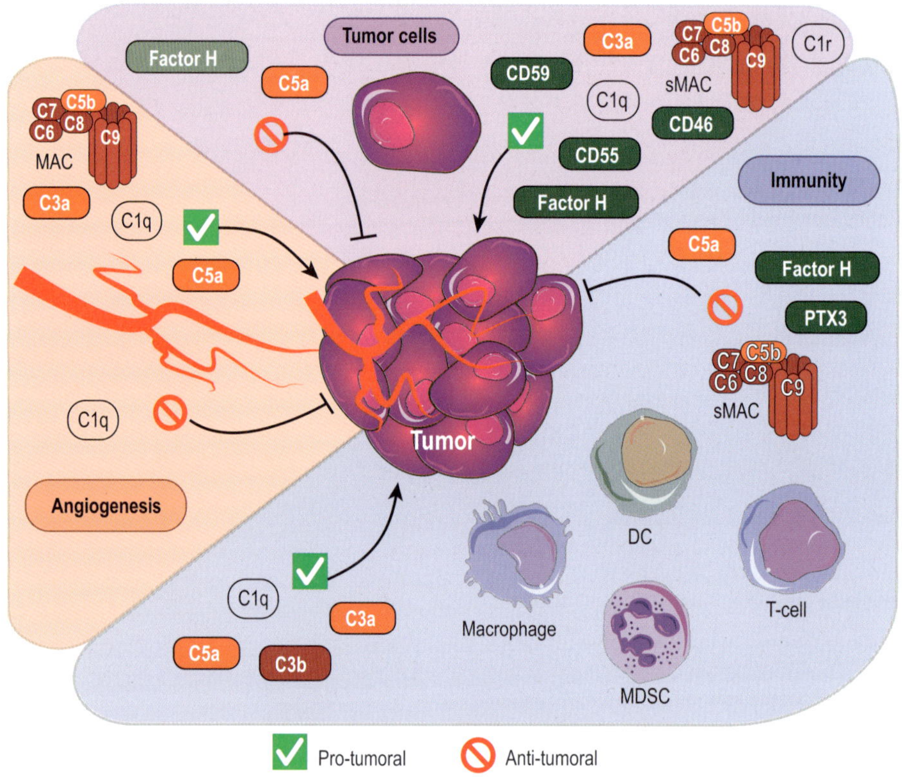

그림 3.5 종양 성장에서 보체 단백의 역할. 항종양: C3는 면역감시에서 중요한 역할을 한다[195] ; C5a는 직접적인 종양 세포 사멸과 항종양 면역반응을 촉진한다[194,196] ; **MAC(C5b-9)**은 CDC를 통해 종양 세포 용해를 매개한다[151] ; **PTX3**는 보체 활성화를 조절하고 종양을 촉진하는 염증을 제한한다.[220] **전구종양**: 종양 세포(예: **CD46**, **CD55**, **CD59**) 또는 생물학적 체액(예: **보체 인자 H**, **CFH**)에서 발현되는 **CRPs**는 MAC 매개 종양 세포 용해를 제한한다[160] ; **C1q**는 혈관 신생, 종양 세포 운동성 및 증식을 촉진한다[216] ; **C3b/iC3b**는 IL-10과 TGF-β2를 유도하고 MDSC 생성을 촉진한다[217] ; **C3a**는 대식세포와 호중구의 M2/N2 양극화를 촉진하여 효과기 T 세포와 NK 세포 반응의 억제로 이어진다[141,143,187,190] ; **C5a**는 면역 억제 골수 세포들(MDSC, 대식세포, Treg)을 모집하고, 세포독성 T 세포 반응을 억제하며,[131,183] 혈관 신생을 자극하고,[185] 전이가 발생할 부위(premetastatic niche) 형성[184]을 지원한다; 아용해 **(s)-MAC**는 염증 매개체의 방출과 혈관 신생 성장 인자의 생성을 통해 증식, 이동 및 생존 경로를 유도한다[127] ; 종양 세포에 의한 **C1r**, **C3a**, **C5a**, **PTX3**의 자가분비 생산은 EMT, 증식, 이동 및 침습을 촉진한다.[223,228,237]

C5a, C3a의 기여를 지적하고 있지만, 아용해 MAC과 C3b와 같은 다른 구성 요소들도 종양 성장을 조절하는 데 중요한 역할을 할 수 있다.

대부분의 연구들은 보체 단백이 종양 성장에 미치는 영향이 면역 조절과 혈관 신생 촉진을 통해 간접적으로 나타난다는 것을 시사하지만, 종양 자체에 대한 영향도 있을 수 있다. 게다가 동물 모델에서의 경험은 종양 유형, 종양 부위, 숙주 면역 표현형, 보체 활성화 기준 수준에 따라 반응이 다를 수 있음을 시사한다. 작용하는 보체 효능기에 대한 이해와 함께 종양 유형과 질병의 단계를 고려한다면, 환자의 전반적인 임상 관리 범위 내에서 보체 표적 접근법의 세심한 조정이 가능할 것이다.

보체 단백이 종양 성장에 영향을 미치는 기전, 이들 단백들에 대한 표적화의 결과, 보체 표적 약물들이 다른 암 치료제와 어떻게 상호 작용하는지를 완전히 이해하기 위해서는 더 많은 연구가 필요하다는 것은 분명하다. 그럼에도 불구하고, 전임상 연구들은 단독 요법 또는 현재 암 치료제와 병용하여 암 치료 표적으로써 보체 단백의 잠재성을 강조하고 있다. 개발 파이프라인에 보체 표적 약물들이 더 많이 포함되면 이런 연구들을 임상시험으로 발전시키는 것을 용이하게 할 것이다. Demaria와 동료들의 말을 인용하자면,[250] "(항종양) 면역에서 선천 면역반응의 중요한 역할을 감안할 때, 이러한 반응을 활용하면 오래 동안 지속되는 다층적인 종양 제어의 새로운 가능성을 열 수 있다."

참고자료

1. Merle NS, Noe R, Halbwachs-Mecarelli L, Fremeaux-Bacchi V, Roumenina LT. Complement System Part II: Role in Immunity. *Frontiers in immunology*. 2015;6:257.
2. Reis ES, Mastellos DC, Hajishengallis G, Lambris JD. New insights into the immune functions of complement. *Nat Rev Immunol*. 2019;19(8):503-516.
3. Cutler AJ, Botto M, van Essen D, et al. T cell-dependent immune response in C1q-deficient mice: defective interferon gamma production by antigen-specific T cells. *J Exp Med*. 1998;187(11):1789-1797.
4. Baruah P, Dumitriu IE, Malik TH, et al. C1q enhances IFN-gamma production by antigen-specific T cells via the CD40 costimulatory pathway on dendritic cells. *Blood*. 2009;113(15):3485-3493.
5. Baudino L, Sardini A, Ruseva MM, et al. C3 opsonization regulates endocytic handling of apoptotic cells resulting in enhanced T-cell responses to cargo-derived antigens. *Proc Natl Acad Sci U S A*. 2014;111(4):1503-1508.
6. Ricklin D, Lambris JD. Complement-targeted therapeutics. *Nat Biotechnol*. 2007;25(11):1265-1275.
7. Loveland BE, Cebon J. Cancer exploiting complement: a clue or an exception? *Nat Immunol*. 2008;9(11):1205-1206.
8. Guo RF, Ward PA. Role of C5a in inflammatory responses. *Annu Rev Immunol*. 2005;23:821-852.
9. Merle NS, Church SE, Fremeaux-Bacchi V, Roumenina LT. Complement System Part I - Molecular Mechanisms of Activation and Regulation. *Frontiers in immunology*. 2015;6:262.
10. Ricklin D, Hajishengallis G, Yang K, Lambris JD. Complement: a key system for immune surveillance and homeostasis. *Nat Immunol*. 2010;11(9):785-797.
11. Harboe M, Ulvund G, Vien L, Fung M, Mollnes TE. The quantitative role of alternative pathway amplification in classical pathway induced terminal complement activation. *Clin Exp Immunol*. 2004;138(3):439-446.
12. Huber-Lang M, Younkin EM, Sarma JV, et al. Generation of C5a by phagocytic cells. *American Journal of Pathology*. 2002;161(5):1849-1859.
13. Kenawy HI, Boral I, Bevington A. Complement-Coagulation Cross-Talk: A Potential Mediator of the Physiological Activation of Complement by Low pH. *Frontiers in immunology*. 2015;6:215.
14. Oikonomopoulou K, Ricklin D, Ward PA, Lambris JD. Interactions between coagulation and complement--their role in inflammation. *Seminars in immunopathology*. 2012;34(1):151-165.
15. Niyonzima N, Rahman J, Kunz N, et al. Mitochondrial C5aR1 activity in macrophages controls IL-1beta production underlying sterile inflammation. *Sci Immunol*. 2021;6(66):eabf2489.
16. Hovingh ES, van den Broek B, Jongerius I. Hijacking Complement Regulatory Proteins for Bacterial Immune Evasion. *Front Microbiol*. 2016;7:2004.
17. Fishelson Z, Donin N, Zell S, Schultz S, Kirschfink M. Obstacles to cancer immunotherapy: expression of membrane complement regulatory proteins (mCRPs) in tumors. *Mol Immunol*. 2003;40(2-4):109-123.
18. Erdei A, Sandor N, Macsik-Valent B, Lukacsi S, Kremlitzka M, Bajtay Z. The versatile functions of complement C3-derived ligands. *Immunol Rev*. 2016;274(1):127-140.
19. Ricklin D, Reis ES, Mastellos DC, Gros P, Lambris JD. Complement component C3 - The "Swiss Army Knife" of innate immunity and host defense. *Immunol Rev*. 2016;274(1):33-58.
20. Wahlin B, Perlmann H, Perlmann P, Schreiber RD, Muller-Eberhard HJ. C3 receptors on human lymphocyte subsets and recruitment of ADCC effector cells by C3 fragments. *J Immunol*. 1983;130(6):2831-2836.
21. Ramos OF, Sarmay G, Klein E, Yefenof E, Gergely J. Complement-dependent cellular cytotoxicity: lymphoblastoid lines that activate complement component 3 (C3) and express C3 receptors have increased sensitivity to lymphocyte-mediated lysis in the presence of fresh human serum. *Proc Natl Acad Sci U S A*. 1985;82(16):5470-5474.
22. Kerekes K, Prechl J, Bajtay Z, Jozsi M, Erdei A. A further link between innate and adaptive immunity: C3 deposition on antigen-presenting cells enhances the proliferation of antigen-specific T cells. *Int Immunol*. 1998;10(12):1923-1930.
23. el-Lati SG, Dahinden CA, Church MK. Complement peptides C3a- and C5a-induced mediator release from dissociated human skin mast cells. *J Invest Dermatol*. 1994;102(5):803-806.
24. Takabayashi T, Vannier E, Clark BD, et al. A new biologic role for C3a and C3a desArg: regulation of TNF-alpha and IL-1 beta synthesis. *J Immunol*. 1996;156(9):3455-3460.
25. Klos A, Wende E, Wareham KJ, Monk PN. International Union of Pharmacology. LXXXVII. Complement peptide C5a, C4a, and C3a receptors. *Pharmacological reviews*. 2013;65(1):500-543.
26. Coulthard LG, Woodruff TM. Is the complement ac-

tivation product C3a a proinflammatory molecule? Re-evaluating the evidence and the myth. *J Immunol.* 2015;194(8):3542-3548.

27. Gerard NP, Hodges MK, Drazen JM, Weller PF, Gerard C. Characterization of a receptor for C5a anaphylatoxin on human eosinophils. *J Biol Chem.* 1989;264(3):1760-1766.
28. Quell KM, Karsten CM, Kordowski A, et al. Monitoring C3aR Expression Using a Floxed tdTomato-C3aR Reporter Knock-in Mouse. *J Immunol.* 2017;199(2):688-706.
29. Karsten CM, Laumonnier Y, Eurich B, et al. Monitoring and cell-specific deletion of C5aR1 using a novel floxed GFP-C5aR1 reporter knock-in mouse. *J Immunol.* 2015;194(4):1841-1855.
30. Karsten CM, Wiese AV, Mey F, et al. Monitoring C5aR2 Expression Using a Floxed tdTomato-C5aR2 Knock-In Mouse. *J Immunol.* 2017;199(9):3234-3248.
31. Haviland DL, McCoy RL, Whitehead WT, et al. Cellular expression of the C5a anaphylatoxin receptor (C5aR): demonstration of C5aR on nonmyeloid cells of the liver and lung. *J Immunol.* 1995;154(4):1861-1869.
32. Schieferdecker HL, Schlaf G, Jungermann K, Gotze O. Functions of anaphylatoxin C5a in rat liver: direct and indirect actions on nonparenchymal and parenchymal cells. *Int Immunopharmacol.* 2001;1(3):469-481.
33. Klos A, Tenner AJ, Johswich KO, Ager RR, Reis ES, Kohl J. The role of the anaphylatoxins in health and disease. *Molecular Immunology.* 2009;46(14):2753-2766.
34. Gao H, Neff TA, Guo RF, et al. Evidence for a functional role of the second C5a receptor C5L2. *FASEB J.* 2005;19(8):1003-1005.
35. Li XX, Lee JD, Massey NL, et al. Pharmacological characterisation of small molecule C5aR1 inhibitors in human cells reveals biased activities for signalling and function. *Biochem Pharmacol.* 2020;180:114156.
36. Woodruff TM, Nandakumar KS, Tedesco F. Inhibiting the C5-C5a receptor axis. *Mol Immunol.* 2011;48:1631-1642.
37. Kretzschmar T, Jeromin A, Gietz C, et al. Chronic myelogenous leukemia-derived basophilic granulocytes express a functional active receptor for the anaphylatoxin C3a. *Eur J Immunol.* 1993;23(2):558-561.
38. Ember I, Kiss I, Malovics I. Oncogene and tumour suppressor gene expression changes in persons exposed to ethylene oxide. *Eur J Cancer Prev.* 1998;7(2):167-168.
39. Schreiber A, Xiao H, Jennette JC, Schneider W, Luft FC, Kettritz R. C5a receptor mediates neutrophil activation and ANCA-induced glomerulonephritis. *J Am Soc Nephrol.* 2009;20(2):289-298.
40. Martinelli S, Urosevic M, Daryadel A, et al. Induction of genes mediating interferon-dependent extracellular trap formation during neutrophil differentiation. *J Biol Chem.* 2004;279(42):44123-44132.
41. Kurihara R, Yamaoka K, Sawamukai N, et al. C5a promotes migration, proliferation, and vessel formation in endothelial cells. *Inflammation research: official journal of the European Histamine Research Society [et al].* 2010;59(8):659-666.
42. Kupp LI, Kosco MH, Schenkein HA, Tew JG. Chemotaxis of germinal center B cells in response to C5a. *Eur J Immunol.* 1991;21(11):2697-2701.
43. Ottonello L, Corcione A, Tortolina G, et al. rC5a directs the in vitro migration of human memory and naive tonsillar B lymphocytes: implications for B cell trafficking in secondary lymphoid tissues. *J Immunol.* 1999;162(11):6510-6517.
44. Strainic MG, Liu J, Huang D, et al. Locally produced complement fragments C5a and C3a provide both costimulatory and survival signals to naive CD4+ T cells. *Immunity.* 2008;28(3):425-435.
45. Strainic MG, Shevach EM, An F, Lin F, Medof ME. Absence of signaling into CD4(+) cells via C3aR and C5aR enables autoinductive TGF-beta1 signaling and induction of Foxp3(+) regulatory T cells. *Nat Immunol.* 2013;14(2):162-171.
46. Cravedi P, Leventhal J, Lakhani P, Ward SC, Donovan MJ, Heeger PS. Immune cell-derived C3a and C5a costimulate human T cell alloimmunity. *Am J Transplant.* 2013;13(10):2530-2539.
47. Li XX, Lee JD, Kemper C, Woodruff TM. The complement receptor C5aR2: A powerful modulator of innate and adaptive immunity. *J Immunol.* 2019;202:3339-3348.
48. Croker DE, Halai R, Kaeslin G, et al. C5a2 can modulate ERK1/2 signaling in macrophages via heteromer formation with C5a1 and beta-arrestin recruitment. *Immunol Cell Biol.* 2014;92(7):631-639.
49. Bamberg CE, Mackay CR, Lee H, et al. The C5a receptor (C5aR) C5L2 is a modulator of C5aR-mediated signal transduction. *J Biol Chem.* 2010;285(10):7633-7644.
50. Pandey S, Kumari P, Baidya M, et al. Intrinsic bias at non-canonical, beta-arrestin-coupled seven transmembrane receptors. *Molecular cell.* 2021;81(22):4605-4621 e4611.

51. Norgauer J, Dobos G, Kownatzki E, et al. Complement fragment C3a stimulates Ca2+ influx in neutrophils via a pertussis-toxin-sensitive G protein. *Eur J Biochem.* 1993;217(1):289-294.

52. Sayah S, Jauneau AC, Patte C, Tonon MC, Vaudry H, Fontaine M. Two different transduction pathways are activated by C3a and C5a anaphylatoxins on astrocytes. *Brain Res Mol Brain Res.* 2003;112(1-2):53-60.

53. Asgari E, Le Friec G, Yamamoto H, et al. C3a modulates IL-1beta secretion in human monocytes by regulating ATP efflux and subsequent NLRP3 inflammasome activation. *Blood.* 2013;122(20):3473-3481.

54. Kwan WH, van der Touw W, Paz-Artal E, Li MO, Heeger PS. Signaling through C5a receptor and C3a receptor diminishes function of murine natural regulatory T cells. *J Exp Med.* 2013;210(2):257-268.

55. Wilken HC, Gotze O, Werfel T, Zwirner J. C3a(desArg) does not bind to and signal through the human C3a receptor. *Immunol Lett.* 1999;67(2):141-145.

56. Fernandez HN, Henson PM, Otani A, Hugli TE. Chemotactic response to human C3a and C5a anaphylatoxins. I. Evaluation of C3a and C5a leukotaxis in vitro and under stimulated in vivo conditions. *J Immunol.* 1978;120(1):109-115.

57. Takafuji S, Tadokoro K, Ito K, Dahinden CA. Degranulation from human eosinophils stimulated with C3a and C5a. *Int Arch Allergy Immunol.* 1994;104 Suppl 1(1):27-29.

58. Ratajczak J, Reca R, Kucia M, et al. Mobilization studies in mice deficient in either C3 or C3a receptor (C3aR) reveal a novel role for complement in retention of hematopoietic stem/progenitor cells in bone marrow. *Blood.* 2004;103(6):2071-2078.

59. Reca R, Mastellos D, Majka M, et al. Functional receptor for C3a anaphylatoxin is expressed by normal hematopoietic stem/progenitor cells, and C3a enhances their homing-related responses to SDF-1. *Blood.* 2003;101(10):3784-3793.

60. Wu MC, Brennan FH, Lynch JP, et al. The receptor for complement component C3a mediates protection from intestinal ischemia-reperfusion injuries by inhibiting neutrophil mobilization. *Proc Natl Acad Sci U S A.* 2013;110(23):9439-9444.

61. Brennan FH, Jogia T, Gillespie ER, et al. Complement receptor C3aR1 controls neutrophil mobilization following spinal cord injury through physiological antagonism of CXCR2. *JCI Insight.* 2019;4(9).

62. Dutow P, Fehlhaber B, Bode J, et al. The complement C3a receptor is critical in defense against Chlamydia psittaci in mouse lung infection and required for antibody and optimal T cell response. *J Infect Dis.* 2014;209(8):1269-1278.

63. Abe T, Hosur KB, Hajishengallis E, et al. Local complement-targeted intervention in periodontitis: proof-of-concept using a C5a receptor (CD88) antagonist. *J Immunol.* 2012;189(11):5442-5448.

64. Zhang X, Kimura Y, Fang C, et al. Regulation of Toll-like receptor-mediated inflammatory response by complement in vivo. *Blood.* 2007;110(1):228-236.

65. Koleva M, Schlaf G, Landmann R, Gotze O, Jungermann K, Schieferdecker HL. Induction of anaphylatoxin C5a receptors in rat hepatocytes by lipopolysaccharide in vivo: mediation by interleukin-6 from Kupffer cells. *Gastroenterology.* 2002;122(3):697-708.

66. Banda NK, Hyatt S, Antonioli AH, et al. Role of C3a receptors, C5a receptors, and complement protein C6 deficiency in collagen antibody-induced arthritis in mice. *J Immunol.* 2012;188(3):1469-1478.

67. Peng Q, Li K, Smyth LA, et al. C3a and C5a promote renal ischemia-reperfusion injury. *J Am Soc Nephrol.* 2012;23(9):1474-1485.

68. Mollnes TE, Huber-Lang M. Complement in sepsis-when science meets clinics. *Febs Letters.* 2020;594(16):2621-2632.

69. Dalakas MC, Alexopoulos H, Spaeth PJ. Complement in neurological disorders and emerging complement-targeted therapeutics. *Nat Rev Neurol.* 2020;16(11):601-617.

70. Ajona D, Ortiz-Espinosa S, Pio R. Complement anaphylatoxins C3a and C5a: Emerging roles in cancer progression and treatment. *Semin Cell Dev Biol.* 2019;85:153-163.

71. Bayly-Jones C, Bubeck D, Dunstone MA. The mystery behind membrane insertion: a review of the complement membrane attack complex. *Philos Trans R Soc Lond B Biol Sci.* 2017;372(1726).

72. Nauta AJ, Daha MR, Tijsma O, van de Water B, Tedesco F, Roos A. The membrane attack complex of complement induces caspase activation and apoptosis. *Eur J Immunol.* 2002;32(3):783-792.

73. Koski CL, Ramm LE, Hammer CH, Mayer MM, Shin ML. Cytolysis of nucleated cells by complement: cell death displays multi-hit characteristics. *Proc Natl Acad Sci U S A.* 1983;80(12):3816-3820.

74. Xie CB, Jane-Wit D, Pober JS. Complement Membrane Attack Complex: New Roles, Mechanisms of Action, and Therapeutic Targets. *Am J Pathol.* 2020;190(6):1138-1150.

75. Pilzer D, Fishelson Z. Mortalin/GRP75 promotes release of membrane vesicles from immune attacked cells and protection from complement-mediated lysis. *Int Immunol.* 2005;17(9):1239-1248.

76. Farkas I, Baranyi L, Ishikawa Y, et al. CD59 blocks not only the insertion of C9 into MAC but inhibits ion channel formation by homologous C5b-8 as well as C5b-9. *J Physiol.* 2002;539(Pt 2):537-545.

77. Morgan BP. The membrane attack complex as an inflammatory trigger. *Immunobiology.* 2016;221(6):747-751.

78. Morgan BP. Effects of the membrane attack complex of complement on nucleated cells. *Current topics in microbiology and immunology.* 1992;178:115-140.

79. Martel C, Cointe S, Maurice P, et al. Requirements for membrane attack complex formation and anaphylatoxins binding to collagen-activated platelets. *PLoS One.* 2011;6(4):e18812.

80. Mastellos DC, Ricklin D, Lambris JD. Clinical promise of next-generation complement therapeutics. *Nature reviews Drug discovery.* 2019;18(9):707-729.

81. Ricklin D, Mastellos DC, Reis ES, Lambris JD. The renaissance of complement therapeutics. *Nat Rev Nephrol.* 2018;14(1):26-47.

82. Zelek WM, Xie L, Morgan BP, Harris CL. Compendium of current complement therapeutics. *Mol Immunol.* 2019;114:341-352.

83. Sahu A, Kay BK, Lambris JD. Inhibition of human complement by a C3-binding peptide isolated from a phage-displayed random peptide library. *J Immunol.* 1996;157(2):884-891.

84. Mastellos DC, Yancopoulou D, Kokkinos P, et al. Compstatin: a C3-targeted complement inhibitor reaching its prime for bedside intervention. *European journal of clinical investigation.* 2015;45(4):423-440.

85. Soulika AM, Khan MM, Hattori T, et al. Inhibition of heparin/protamine complex-induced complement activation by Compstatin in baboons. *Clin Immunol.* 2000;96(3):212-221.

86. Hasturk H, Hajishengallis G, Forsyth Institute Center for C, et al. Phase IIa clinical trial of complement C3 inhibitor AMY-101 in adults with periodontal inflammation. *J Clin Invest.* 2021;131(23).

87. Mastellos DC, Ricklin D, Sfyroera G, Sahu A. From discovery to approval: A brief history of the compstatin family of complement C3 inhibitors. *Clin Immunol.* 2021:108785.

88. Mullard A. First approval of a complement C3 inhibitor opens up autoimmune and inflammatory opportunities. *Nature reviews Drug discovery.* 2021;20(7):496.

89. Rother RP, Rollins SA, Mojcik CF, Brodsky RA, Bell L. Discovery and development of the complement inhibitor eculizumab for the treatment of paroxysmal nocturnal hemoglobinuria. *Nat Biotechnol.* 2007;25(11):1256-1264.

90. Kulasekararaj AG, Hill A, Rottinghaus ST, et al. Ravulizumab (ALXN1210) vs eculizumab in C5-inhibitor-experienced adult patients with PNH: the 302 study. *Blood.* 2019;133(6):540-549.

91. Mantegazza R, Wolfe GI, Muppidi S, et al. Post-intervention Status in Patients With Refractory Myasthenia Gravis Treated With Eculizumab During REGAIN and Its Open-Label Extension. *Neurology.* 2021;96(4):e610-e618.

92. Pittock SJ, Fujihara K, Palace J, et al. Eculizumab monotherapy for NMOSD: Data from PREVENT and its open-label extension. *Multiple sclerosis.* 2022;28(3):480-486.

93. Garred P, Tenner AJ, Mollnes TE. Therapeutic Targeting of the Complement System: From Rare Diseases to Pandemics. *Pharmacological reviews.* 2021;73(2):792-827.

94. Socie G, Caby-Tosi MP, Marantz JL, et al. Eculizumab in paroxysmal nocturnal haemoglobinuria and atypical haemolytic uraemic syndrome: 10-year pharmacovigilance analysis. *Br J Haematol.* 2019;185(2):297-310.

95. Colley CS, Popovic B, Sridharan S, et al. Structure and characterization of a high affinity C5a monoclonal antibody that blocks binding to C5aR1 and C5aR2 receptors. *MAbs.* 2018;10(1):104-117.

96. Finch AM, Wong AK, Paczkowski NJ, et al. Low-molecular-weight peptidic and cyclic antagonists of the receptor for the complement factor C5a. *J Med Chem.* 1999;42(11):1965-1974.

97. Woodruff TM, Crane JW, Proctor LM, et al. Therapeutic activity of C5a receptor antagonists in a rat model of neurodegeneration. *FASEB J.* 2006;20(9):1407-1417.

98. Woodruff TM, Arumugam TV, Shiels IA, Reid RC, Fairlie DP, Taylor SM. Protective effects of a potent C5a receptor antagonist on experimental acute limb ischemia-reperfusion in rats. *J Surg Res.* 2004;116(1):81-90.

99. Arumugam TV, Shiels IA, Woodruff TM, Granger DN, Taylor SM. The role of the complement system in ischemia-reperfusion injury. *Shock.* 2004;21(5):401-409.

100. Woodruff TM, Arumugam TV, Shiels IA, Reid RC, Fairlie DP, Taylor SM. A potent human C5a receptor

antagonist protects against disease pathology in a rat model of inflammatory bowel disease. *J Immunol.* 2003;171(10):5514-5520.

101. Manthey HD, Thomas AC, Shiels IA, et al. Complement C5a inhibition reduces atherosclerosis in ApoE-/- mice. *FASEB J.* 2011;25(7):2447-2455.

102. Benson MJ, Thomas NK, Talwar S, et al. A novel anticonvulsant mechanism via inhibition of complement receptor C5ar1 in murine epilepsy models. *Neurobiology of disease.* 2015;76:87-97.

103. Vergunst CE, Gerlag DM, Dinant H, et al. Blocking the receptor for C5a in patients with rheumatoid arthritis does not reduce synovial inflammation. *Rheumatology.* 2007;46(12):1773-1778.

104. Kumar V, Lee JD, Clark RJ, Woodruff TM. Development and validation of a LC-MS/MS assay for pharmacokinetic studies of complement C5a receptor antagonists PMX53 and PMX205 in mice. *Sci Rep.* 2018;8(1):8101.

105. Lee JD, Kumar V, Fung JN, Ruitenberg MJ, Noakes PG, Woodruff TM. Pharmacological inhibition of complement C5a-C5a1 receptor signalling ameliorates disease pathology in the hSOD1G93A mouse model of amyotrophic lateral sclerosis. *Br J Pharmacol.* 2017;174(8):689-699.

106. Schnatbaum K, Locardi E, Scharn D, et al. Peptidomimetic C5a receptor antagonists with hydrophobic substitutions at the C-terminus: increased receptor specificity and in vivo activity. *Bioorg Med Chem Lett.* 2006;16(19):5088-5092.

107. Cui CS, Kumar V, Gorman DM, Clark RJ, Lee JD, Woodruff TM. In Vivo Pharmacodynamic Method to Assess Complement C5a Receptor Antagonist Efficacy. *ACS Pharmacol Transl Sci.* 2022;5(1):41-51.

108. Lee A. Avacopan: First Approval. *Drugs.* 2022;82(1):79-85.

109. Lee H, Zahra D, Vogelzang A, et al. Human C5aR knock-in mice facilitate the production and assessment of anti-inflammatory monoclonal antibodies. *Nat Biotechnol.* 2006;24(10):1279-1284.

110. Chouaki Benmansour N, Carvelli J, Vivier E. Complement cascade in severe forms of COVID-19: Recent advances in therapy. *Eur J Immunol.* 2021;51(7):1652-1659.

111. Bauer M, Weyland A, Marx G, et al. Efficacy and Safety of Vilobelimab (IFX-1), a Novel Monoclonal Anti-C5a Antibody, in Patients With Early Severe Sepsis or Septic Shock-A Randomized, Placebo-Controlled, Double-Blind, Multicenter, Phase IIa Trial (SCIENS Study). *Crit Care Explor.* 2021;3(11):e0577.

112. Vlaar APJ, de Bruin S, Busch M, et al. Anti-C5a antibody IFX-1 (vilobelimab) treatment versus best supportive care for patients with severe COVID-19 (PANAMO): an exploratory, open-label, phase 2 randomised controlled trial. *Lancet Rheumatol.* 2020;2(12):e764-e773.

113. Mehta G, Scheinman RI, Holers VM, Banda NK. A New Approach for the Treatment of Arthritis in Mice with a Novel Conjugate of an Anti-C5aR1 Antibody and C5 Small Interfering RNA. *J Immunol.* 2015;194(11):5446-5454.

114. Bellows-Peterson ML, Fung HK, Floudas CA, et al. De novo peptide design with C3a receptor agonist and antagonist activities: theoretical predictions and experimental validation. *J Med Chem.* 2012;55(9):4159-4168.

115. Ames RS, Lee D, Foley JJ, et al. Identification of a selective nonpeptide antagonist of the anaphylatoxin C3a receptor that demonstrates antiinflammatory activity in animal models. *J Immunol.* 2001;166(10):6341-6348.

116. Proctor LM, Arumugam TV, Shiels I, Reid RC, Fairlie DP, Taylor SM. Comparative anti-inflammatory activities of antagonists to C3a and C5a receptors in a rat model of intestinal ischaemia/reperfusion injury. *Br J Pharmacol.* 2004;142(4):756-764.

117. Denonne F, Binet S, Burton M, et al. Discovery of new C3aR ligands. Part 1: arginine derivatives. *Bioorg Med Chem Lett.* 2007;17(12):3258-3261.

118. Li XX, Kumar V, Clark RJ, Lee JD, Woodruff TM. The "C3aR Antagonist" SB290157 is a Partial C5aR2 Agonist. *Front Pharmacol.* 2020;11:591398.

119. Lohman RJ, Hamidon JK, Reid RC, et al. Exploiting a novel conformational switch to control innate immunity mediated by complement protein C3a. *Nature communications.* 2017;8(1):351.

120. Woodruff TM, Tenner AJ. A Commentary On: "NFkappaB-Activated Astroglial Release of Complement C3 Compromises Neuronal Morphology and Function Associated with Alzheimer's Disease". A cautionary note regarding C3aR. *Frontiers in immunology.* 2015;6:220.

121. Long T, Liu Z, Zhou X, Yu S, Tian H, Bao Y. Identification of differentially expressed genes and enriched pathways in lung cancer using bioinformatics analysis. *Molecular medicine reports.* 2019;19(3):2029-2040.

122. Shi T, Chen J, Li J, Yang BY, Zhang QL. Identification of key gene modules and pathways of human glioma through coexpression network. *J Cell Physiol.* 2019;234(2):1862-1870.

123. Zhang C, Peng L, Zhang Y, et al. The identification of

key genes and pathways in hepatocellular carcinoma by bioinformatics analysis of high-throughput data. *Med Oncol.* 2017;34(6):101.

124. Tian ZH, Yuan C, Yang K, Gao XL. Systematic identification of key genes and pathways in clear cell renal cell carcinoma on bioinformatics analysis. *Ann Transl Med.* 2019;7(5):89.

125. Lawal B, Tseng SH, Olugbodi JO, et al. Pan-Cancer Analysis of Immune Complement Signature C3/C5/C3AR1/C5AR1 in Association with Tumor Immune Evasion and Therapy Resistance. *Cancers (Basel).* 2021;13(16).

126. Davidson S, Efremova M, Riedel A, et al. Single-Cell RNA Sequencing Reveals a Dynamic Stromal Niche That Supports Tumor Growth. *Cell reports.* 2020;31(7):107628.

127. Vlaicu SI, Tatomir A, Rus V, Rus H. Role of C5b-9 and RGC-32 in Cancer. *Frontiers in immunology.* 2019;10:1054.

128. Niculescu F, Rus HG, Retegan M, Vlaicu R. Persistent complement activation on tumor cells in breast cancer. *Am J Pathol.* 1992;140(5):1039-1043.

129. Fan Y, Wang J, Yang Y, et al. Detection and identification of potential biomarkers of breast cancer. *J Cancer Res Clin Oncol.* 2010;136(8):1243-1254.

130. Yamakawa M, Yamada K, Tsuge T, et al. Protection of thyroid cancer cells by complement-regulatory factors. *Cancer.* 1994;73(11):2808-2817.

131. Corrales L, Ajona D, Rafail S, et al. Anaphylatoxin C5a creates a favorable microenvironment for lung cancer progression. *J Immunol.* 2012;189(9):4674-4683.

132. Ajona D, Pajares MJ, Corrales L, et al. Investigation of complement activation product c4d as a diagnostic and prognostic biomarker for lung cancer. *J Natl Cancer Inst.* 2013;105(18):1385-1393.

133. Ajona D, Pajares MJ, Chiara MD, et al. Complement activation product C4d in oral and oropharyngeal squamous cell carcinoma. *Oral diseases.* 2015;21(7):899-904.

134. Maher SG, McDowell DT, Collins BC, Muldoon C, Gallagher WM, Reynolds JV. Serum proteomic profiling reveals that pretreatment complement protein levels are predictive of esophageal cancer patient response to neoadjuvant chemoradiation. *Ann Surg.* 2011;254(5):809-816; discussion 816-807.

135. Chen J, Yang WJ, Sun HJ, Yang X, Wu YZ. C5b-9 Staining Correlates With Clinical and Tumor Stage in Gastric Adenocarcinoma. *Appl Immunohistochem Mol Morphol.* 2016;24(7):470-475.

136. Ward DG, Suggett N, Cheng Y, et al. Identification of serum biomarkers for colon cancer by proteomic analysis. *Br J Cancer.* 2006;94(12):1898-1905.

137. Laskowski J, Renner B, Pickering MC, et al. Complement factor H-deficient mice develop spontaneous hepatic tumors. *J Clin Invest.* 2020;130(8):4039-4054.

138. Bjorge L, Hakulinen J, Vintermyr OK, et al. Ascitic complement system in ovarian cancer. *Br J Cancer.* 2005;92(5):895-905.

139. Geller A, Yan J. The Role of Membrane Bound Complement Regulatory Proteins in Tumor Development and Cancer Immunotherapy. *Frontiers in immunology.* 2019;10:1074.

140. Devarapu SK, Mamidi S, Ploger F, et al. Cytotoxic activity against human neuroblastoma and melanoma cells mediated by IgM antibodies derived from peripheral blood of healthy donors. *Int J Cancer.* 2016;138(12):2963-2973.

141. Kwak JW, Laskowski J, Li HY, et al. Complement Activation via a C3a Receptor Pathway Alters CD4(+) T Lymphocytes and Mediates Lung Cancer Progression. *Cancer Res.* 2018;78(1):143-156.

142. Fujita T, Taira S, Kodama N, Matsushita M, Fujita T. Mannose-binding protein recognizes glioma cells: in vitro analysis of complement activation on glioma cells via the lectin pathway. *Jpn J Cancer Res.* 1995;86(2):187-192.

143. Magrini E, Di Marco S, Mapelli SN, et al. Complement activation promoted by the lectin pathway mediates C3aR-dependent sarcoma progression and immunosuppression. *Nat Cancer.* 2021;2(2):218-232.

144. Budzko DB, Lachmann PJ, McConnell I. Activation of the alternative complement pathway by lymphoblastoid cell lines derived from patients with Burkitt's lymphoma and infectious mononucleosis. *Cell Immunol.* 1976;22(1):98-109.

145. Yefenof E, Asjo B, Klein E. Alternative complement pathway activation by HIV infected cells: C3 fixation does not lead to complement lysis but enhances NK sensitivity. *Int Immunol.* 1991;3(4):395-401.

146. Ostrand-Rosenberg S. Cancer and complement. *Nat Biotechnol.* 2008;26(12):1348-1349.

147. Gelderman KA, Tomlinson S, Ross GD, Gorter A. Complement function in mAb-mediated cancer immunotherapy. *Trends Immunol.* 2004;25(3):158-164.

148. Taylor RP, Lindorfer MA. Cytotoxic mechanisms of immunotherapy: Harnessing complement in the action of anti-tumor monoclonal antibodies. *Seminars in immunology.* 2016;28(3):309-316.

149. Vandendriessche S, Cambier S, Proost P, Marques PE. Complement Receptors and Their Role in Leu-

kocyte Recruitment and Phagocytosis. *Front Cell Dev Biol.* 2021;9:624025.

150. Schmidt RE, Gessner JE. Fc receptors and their interaction with complement in autoimmunity. *Immunol Lett.* 2005;100(1):56-67.

151. Macor P, Capolla S, Tedesco F. Complement as a Biological Tool to Control Tumor Growth. *Frontiers in immunology.* 2018;9:2203.

152. Vermaelen K. Vaccine Strategies to Improve Anti-cancer Cellular Immune Responses. *Frontiers in immunology.* 2019;10:8.

153. Tempero RM, Hollingsworth MA, Burdick MD, et al. Molecular adjuvant effects of a conformationally biased agonist of human C5a anaphylatoxin. *J Immunol.* 1997;158(3):1377-1382.

154. Ulrich JT, Cieplak W, Paczkowski NJ, Taylor SM, Sanderson SD. Induction of an antigen-specific CTL response by a conformationally biased agonist of human C5a anaphylatoxin as a molecular adjuvant. *J Immunol.* 2000;164(10):5492-5498.

155. Floreani AA, Gunselman SJ, Heires AJ, Hauke RJ, Tarantolo S, Jackson JD. Novel C5a agonist-based dendritic cell vaccine in a murine model of melanoma. *Cell Cycle.* 2007;6(22):2835-2839.

156. Fuenmayor J, Perez-Vazquez K, Perez-Witzke D, Penichet ML, Montano RF. Decreased survival of human breast cancer cells expressing HER2/neu on in vitro incubation with an anti-HER2/neu antibody fused to C5a or C5a desArg. *Mol Cancer Ther.* 2010;9(8):2175-2185.

157. Taylor RP, Lindorfer MA. The role of complement in mAb-based therapies of cancer. *Methods.* 2014;65(1):18-27.

158. Boross P, Jansen JH, de Haij S, et al. The in vivo mechanism of action of CD20 monoclonal antibodies depends on local tumor burden. *Haematologica.* 2011;96(12):1822-1830.

159. Zahavi D, Weiner L. Monoclonal Antibodies in Cancer Therapy. *Antibodies (Basel).* 2020;9(3).

160. Fishelson Z, Kirschfink M. Complement C5b-9 and Cancer: Mechanisms of Cell Damage, Cancer Counteractions, and Approaches for Intervention. *Frontiers in immunology.* 2019;10:752.

161. Gorter A, Meri S. Immune evasion of tumor cells using membrane-bound complement regulatory proteins. *Immunol Today.* 1999;20(12):576-582.

162. Jurianz K, Ziegler S, Garcia-Schuler H, et al. Complement resistance of tumor cells: basal and induced mechanisms. *Mol Immunol.* 1999;36(13-14):929-939.

163. Varsano S, Rashkovsky L, Shapiro H, Ophir D, Mark-Bentankur T. Human lung cancer cell lines express cell membrane complement inhibitory proteins and are extremely resistant to complement-mediated lysis; a comparison with normal human respiratory epithelium in vitro, and an insight into mechanism(s) of resistance. *Clin Exp Immunol.* 1998;113(2):173-182.

164. Niehans GA, Cherwitz DL, Staley NA, Knapp DJ, Dalmasso AP. Human carcinomas variably express the complement inhibitory proteins CD46 (membrane cofactor protein), CD55 (decay-accelerating factor), and CD59 (protectin). *Am J Pathol.* 1996;149(1):129-142.

165. Ravindranath NM, Shuler C. Expression of complement restriction factors (CD46, CD55 & CD59) in head and neck squamous cell carcinomas. *Journal of oral pathology & medicine: official publication of the International Association of Oral Pathologists and the American Academy of Oral Pathology.* 2006;35(9):560-567.

166. Elvington M, Liszewski MK, Atkinson JP. CD46 and Oncologic Interactions: Friendly Fire against Cancer. *Antibodies (Basel).* 2020;9(4).

167. Meng ZW, Liu MC, Hong HJ, Du Q, Chen YL. Expression and prognostic value of soluble CD97 and its ligand CD55 in intrahepatic cholangiocarcinoma. *Tumour Biol.* 2017;39(3):1010428317694319.

168. Ouyang Q, Zhang L, Jiang Y, et al. The membrane complement regulatory protein CD59 promotes tumor growth and predicts poor prognosis in breast cancer. *Int J Oncol.* 2016;48(5):2015-2024.

169. Junnikkala S, Hakulinen J, Jarva H, et al. Secretion of soluble complement inhibitors factor H and factor H-like protein (FHL-1) by ovarian tumour cells. *Br J Cancer.* 2002;87(10):1119-1127.

170. Cheng ZZ, Corey MJ, Parepalo M, et al. Complement factor H as a marker for detection of bladder cancer. *Clin Chem.* 2005;51(5):856-863.

171. Pio R, Garcia J, Corrales L, et al. Complement factor H is elevated in bronchoalveolar lavage fluid and sputum from patients with lung cancer. *Cancer Epidemiol Biomarkers Prev.* 2010;19(10):2665-2672.

172. Peng M, Deng J, Zhou S, et al. The role of Clusterin in cancer metastasis. *Cancer management and research.* 2019;11:2405-2414.

173. Riihila P, Nissinen L, Farshchian M, et al. Complement factor I promotes progression of cutaneous squamous cell carcinoma. *J Invest Dermatol.* 2015;135(2):579-588.

174. Feng G, Li J, Zheng M, et al. Hepatitis B virus X protein up-regulates C4b-binding protein alpha through activating transcription factor Sp1 in protection of

hepatoma cells from complement attack. *Oncotarget.* 2016;7(19):28013-28026.

175. Golay J, Lazzari M, Facchinetti V, et al. CD20 levels determine the in vitro susceptibility to rituximab and complement of B-cell chronic lymphocytic leukemia: further regulation by CD55 and CD59. *Blood.* 2001;98(12):3383-3389.

176. Kolev M, Towner L, Donev R. Complement in cancer and cancer immunotherapy. *Arch Immunol Ther Exp (Warsz).* 2011;59(6):407-419.

177. Hu W, Ge X, You T, et al. Human CD59 inhibitor sensitizes rituximab-resistant lymphoma cells to complement-mediated cytolysis. *Cancer Res.* 2011;71(6):2298-2307.

178. Ziller F, Macor P, Bulla R, Sblattero D, Marzari R, Tedesco F. Controlling complement resistance in cancer by using human monoclonal antibodies that neutralize complement-regulatory proteins CD55 and CD59. *Eur J Immunol.* 2005;35(7):2175-2183.

179. Zhao WP, Zhu B, Duan YZ, Chen ZT. Neutralization of complement regulatory proteins CD55 and CD59 augments therapeutic effect of herceptin against lung carcinoma cells. *Oncology reports.* 2009;21(6):1405-1411.

180. Hakulinen J, Meri S. Complement-mediated killing of microtumors in vitro. *Am J Pathol.* 1998;153(3):845-855.

181. Macor P, Secco E, Mezzaroba N, et al. Bispecific antibodies targeting tumor-associated antigens and neutralizing complement regulators increase the efficacy of antibody-based immunotherapy in mice. *Leukemia.* 2015;29(2):406-414.

182. Nozaki M, Raisler BJ, Sakurai E, et al. Drusen complement components C3a and C5a promote choroidal neovascularization. *Proc Natl Acad Sci U S A.* 2006;103(7):2328-2333.

183. Markiewski MM, DeAngelis RA, Benencia F, et al. Modulation of the antitumor immune response by complement. *Nat Immunol.* 2008;9(11):1225-1235.

184. Vadrevu SK, Chintala NK, Sharma SK, et al. Complement c5a receptor facilitates cancer metastasis by altering T-cell responses in the metastatic niche. *Cancer Res.* 2014;74(13):3454-3465.

185. Nunez-Cruz S, Gimotty PA, Guerra MW, et al. Genetic and pharmacologic inhibition of complement impairs endothelial cell function and ablates ovarian cancer neovascularization. *Neoplasia.* 2012;14(11):994-1004.

186. Gunn L, Ding C, Liu M, et al. Opposing roles for complement component C5a in tumor progression and the tumor microenvironment. *J Immunol.* 2012;189(6):2985-2994.

187. Nabizadeh JA, Manthey HD, Panagides N, et al. C5a receptors C5aR1 and C5aR2 mediate opposing pathologies in a mouse model of melanoma. *FASEB J.* 2019;33(10):11060-11071.

188. Ding P, Li L, Li L, et al. C5aR1 is a master regulator in Colorectal Tumorigenesis via Immune modulation. *Theranostics.* 2020;10(19):8619-8632.

189. Nabizadeh JA, Manthey HD, Steyn FJ, et al. The Complement C3a Receptor Contributes to Melanoma Tumorigenesis by Inhibiting Neutrophil and CD4+ T Cell Responses. *J Immunol.* 2016;196(11):4783-4792.

190. Nandagopal S, Li CG, Xu Y, Sodji QH, Graves EE, Giaccia AJ. C3aR Signaling Inhibits NK-cell Infiltration into the Tumor Microenvironment in Mouse Models. *Cancer immunology research.* 2021.

191. Guglietta S, Chiavelli A, Zagato E, et al. Coagulation induced by C3aR-dependent NETosis drives protumorigenic neutrophils during small intestinal tumorigenesis. *Nature communications.* 2016;7:11037.

192. Kaplan MJ, Radic M. Neutrophil extracellular traps: double-edged swords of innate immunity. *J Immunol.* 2012;189(6):2689-2695.

193. Zha H, Wang X, Zhu Y, et al. Intracellular Activation of Complement C3 Leads to PD-L1 Antibody Treatment Resistance by Modulating Tumor-Associated Macrophages. *Cancer immunology research.* 2019;7(2):193-207.

194. Kim DY, Martin CB, Lee SN, Martin BK. Expression of complement protein C5a in a murine mammary cancer model: tumor regression by interference with the cell cycle. *Cancer Immunol Immunother.* 2005;54(10):1026-1037.

195. Bandini S, Curcio C, Macagno M, et al. Early onset and enhanced growth of autochthonous mammary carcinomas in C3-deficient Her2/neu transgenic mice. *Oncoimmunology.* 2013;2(9):e26137.

196. Akhir FNM, Noor MHM, Leong KWK, et al. An Immunoregulatory Role for Complement Receptors in Murine Models of Breast Cancer. *Antibodies (Basel).* 2021;10(1).

197. Gorman DM, Li XX, Lee JD, et al. Development of Potent and Selective Agonists for Complement C5a Receptor 1 with In Vivo Activity. *J Med Chem.* 2021;64(22):16598-16608.

198. Mosely SI, Prime JE, Sainson RC, et al. Rational Selection of Syngeneic Preclinical Tumor Models for Immunotherapeutic Drug Discovery. *Cancer immunology research.* 2017;5(1):29-41.

199. Zhong W, Myers JS, Wang F, et al. Comparison of

the molecular and cellular phenotypes of common mouse syngeneic models with human tumors. *BMC genomics*. 2020;21(1):2.

200. Scherer A, Stephens VR, McGivney GR, et al. Distinct Tumor Microenvironments Are a Defining Feature of Strain-Specific CRISPR/Cas9-Induced MPNSTs. *Genes (Basel)*. 2020;11(5).

201. Mills CD, Kincaid K, Alt JM, Heilman MJ, Hill AM. M-1/M-2 macrophages and the Th1/Th2 paradigm. *J Immunol*. 2000;164(12):6166-6173.

202. Sellers RS, Clifford CB, Treuting PM, Brayton C. Immunological variation between inbred laboratory mouse strains: points to consider in phenotyping genetically immunomodified mice. *Veterinary pathology*. 2012;49(1):32-43.

203. Roumenina LT, Daugan MV, Petitprez F, Sautes-Fridman C, Fridman WH. Context-dependent roles of complement in cancer. *Nat Rev Cancer*. 2019;19(12):698-715.

204. Morgan BP, Dankert JR, Esser AF. Recovery of human neutrophils from complement attack: removal of the membrane attack complex by endocytosis and exocytosis. *J Immunol*. 1987;138(1):246-253.

205. Carney DF, Lang TJ, Shin ML. Multiple signal messengers generated by terminal complement complexes and their role in terminal complement complex elimination. *J Immunol*. 1990;145(2):623-629.

206. Niculescu F, Rus H. Mechanisms of signal transduction activated by sublytic assembly of terminal complement complexes on nucleated cells. *Immunol Res*. 2001;24(2):191-199.

207. Tegla CA, Cudrici C, Patel S, et al. Membrane attack by complement: the assembly and biology of terminal complement complexes. *Immunol Res*. 2011;51(1):45-60.

208. Morgan BP. Complement membrane attack on nucleated cells: resistance, recovery and non-lethal effects. *Biochem J*. 1989;264(1):1-14.

209. Towner LD, Wheat RA, Hughes TR, Morgan BP. Complement Membrane Attack and Tumorigenesis: A SYSTEMS BIOLOGY APPROACH. *J Biol Chem*. 2016;291(29):14927-14938.

210. Triantafilou K, Hughes TR, Triantafilou M, Morgan BP. The complement membrane attack complex triggers intracellular Ca2+ fluxes leading to NLRP3 inflammasome activation. *J Cell Sci*. 2013;126(Pt 13):2903-2913.

211. Liu L, Li W, Li Z, Kirschfink M. Sublytic complement protects prostate cancer cells from tumour necrosis factor-alpha-induced cell death. *Clin Exp Immunol*. 2012;169(2):100-108.

212. Jeon H, Han SR, Lee S, et al. Activation of the complement system in an osteosarcoma cell line promotes angiogenesis through enhanced production of growth factors. *Sci Rep*. 2018;8(1):5415.

213. Vlaicu SI, Tegla CA, Cudrici CD, et al. Epigenetic modifications induced by RGC-32 in colon cancer. *Exp Mol Pathol*. 2010;88(1):67-76.

214. An X, Jin Y, Guo H, et al. Response gene to complement 32, a novel hypoxia-regulated angiogenic inhibitor. *Circulation*. 2009;120(7):617-627.

215. Kim DS, Lee JY, Lee SM, Choi JE, Cho S, Park JY. Promoter methylation of the RGC32 gene in nonsmall cell lung cancer. *Cancer*. 2011;117(3):590-596.

216. Bulla R, Tripodo C, Rami D, et al. C1q acts in the tumour microenvironment as a cancer-promoting factor independently of complement activation. *Nature communications*. 2016;7:10346.

217. Jackson WD, Gulino A, Fossati-Jimack L, et al. C3 Drives Inflammatory Skin Carcinogenesis Independently of C5. *J Invest Dermatol*. 2021;141(2):404-414 e406.

218. Sohn JH, Bora PS, Suk HJ, Molina H, Kaplan HJ, Bora NS. Tolerance is dependent on complement C3 fragment iC3b binding to antigen-presenting cells. *Nat Med*. 2003;9(2):206-212.

219. Hsieh CC, Chou HS, Yang HR, et al. The role of complement component 3 (C3) in differentiation of myeloid-derived suppressor cells. *Blood*. 2013;121(10):1760-1768.

220. Bonavita E, Gentile S, Rubino M, et al. PTX3 is an extrinsic oncosuppressor regulating complement-dependent inflammation in cancer. *Cell*. 2015;160(4):700-714.

221. Nitta H, Wada Y, Kawano Y, et al. Enhancement of human cancer cell motility and invasiveness by anaphylatoxin C5a via aberrantly expressed C5a receptor (CD88). *Clin Cancer Res*. 2013;19(8):2004-2013.

222. Cho MS, Vasquez HG, Rupaimoole R, et al. Autocrine effects of tumor-derived complement. *Cell reports*. 2014;6(6):1085-1095.

223. Cho MS, Rupaimoole R, Choi HJ, et al. Complement Component 3 Is Regulated by TWIST1 and Mediates Epithelial-Mesenchymal Transition. *J Immunol*. 2016;196(3):1412-1418.

224. Hu WH, Hu Z, Shen X, Dong LY, Zhou WZ, Yu XX. C5a receptor enhances hepatocellular carcinoma cell invasiveness via activating ERK1/2-mediated epithelial-mesenchymal transition. *Exp Mol Pathol*. 2016;100(1):101-108.

225. Abdelbaset-Ismail A, Borkowska-Rzeszotek S, Kubis E, et al. Activation of the complement cascade en-

hances motility of leukemic cells by downregulating expression of HO-1. *Leukemia.* 2017;31(2):446-458.

226. Fan Z, Qin J, Wang D, Geng S. Complement C3a promotes proliferation, migration and stemness in cutaneous squamous cell carcinoma. *J Cell Mol Med.* 2019;23(5):3097-3107.

227. Haldar S, Mishra R, Billet S, et al. Cancer epithelia-derived mitochondrial DNA is a targetable initiator of a paracrine signaling loop that confers taxane resistance. *Proc Natl Acad Sci U S A.* 2020;117(15):8515-8523.

228. Viiklepp K, Nissinen L, Ojalill M, et al. C1r Upregulates Production of Matrix Metalloproteinase-13 and Promotes Invasion of Cutaneous Squamous Cell Carcinoma. *J Invest Dermatol.* 2022;142(5):1478-1488 e1479.

229. Dillekas H, Rogers MS, Straume O. Are 90% of deaths from cancer caused by metastases? *Cancer Med.* 2019;8(12):5574-5576.

230. Kochanek DM, Ghouse SM, Karbowniczek MM, Markiewski MM. Complementing Cancer Metastasis. *Frontiers in immunology.* 2018;9:1629.

231. Ajona D, Ortiz-Espinosa S, Pio R, Lecanda F. Complement in Metastasis: A Comp in the Camp. *Frontiers in immunology.* 2019;10:669.

232. Sharma SK, Chintala NK, Vadrevu SK, Patel J, Karbowniczek M, Markiewski MM. Pulmonary alveolar macrophages contribute to the premetastatic niche by suppressing antitumor T cell responses in the lungs. *J Immunol.* 2015;194(11):5529-5538.

233. Piao C, Cai L, Qiu S, Jia L, Song W, Du J. Complement 5a Enhances Hepatic Metastases of Colon Cancer via Monocyte Chemoattractant Protein-1-mediated Inflammatory Cell Infiltration. *J Biol Chem.* 2015;290(17):10667-10676.

234. Ajona D, Zandueta C, Corrales L, et al. Blockade of the Complement C5a/C5aR1 Axis Impairs Lung Cancer Bone Metastasis by CXCL16-mediated Effects. *Am J Respir Crit Care Med.* 2018;197(9):1164-1176.

235. Shu C, Zha H, Long H, et al. C3a-C3aR signaling promotes breast cancer lung metastasis via modulating carcinoma associated fibroblasts. *J Exp Clin Cancer Res.* 2020;39(1):11.

236. Boire A, Zou Y, Shieh J, Macalinao DG, Pentsova E, Massague J. Complement Component 3 Adapts the Cerebrospinal Fluid for Leptomeningeal Metastasis. *Cell.* 2017;168(6):1101-1113.e1113.

237. Rathore M, Girard C, Ohanna M, et al. Cancer cell-derived long pentraxin 3 (PTX3) promotes melanoma migration through a toll-like receptor 4 (TLR4)/NF-kappaB signaling pathway. *Oncogene.* 2019;38(30):5873-5889.

238. Robert C. A decade of immune-checkpoint inhibitors in cancer therapy. *Nature communications.* 2020;11(1):3801.

239. Haslam A, Gill J, Prasad V. Estimation of the Percentage of US Patients With Cancer Who Are Eligible for Immune Checkpoint Inhibitor Drugs. *JAMA Netw Open.* 2020;3(3):e200423.

240. Bjoern J, Juul Nitschke N, Zeeberg Iversen T, Schmidt H, Fode K, Svane IM. Immunological correlates of treatment and response in stage IV malignant melanoma patients treated with Ipilimumab. *Oncoimmunology.* 2016;5(4):e1100788.

241. Tumeh PC, Harview CL, Yearley JH, et al. PD-1 blockade induces responses by inhibiting adaptive immune resistance. *Nature.* 2014;515(7528):568-571.

242. Binnewies M, Roberts EW, Kersten K, et al. Understanding the tumor immune microenvironment (TIME) for effective therapy. *Nat Med.* 2018;24(5):541-550.

243. An LL, Gorman JV, Stephens G, et al. Complement C5a induces PD-L1 expression and acts in synergy with LPS through Erk1/2 and JNK signaling pathways. *Sci Rep.* 2016;6:33346.

244. Ajona D, Ortiz-Espinosa S, Moreno H, et al. A Combined PD-1/C5a Blockade Synergistically Protects against Lung Cancer Growth and Metastasis. *Cancer discovery.* 2017;7(7):694-703.

245. Zha H, Han X, Zhu Y, et al. Blocking C5aR signaling promotes the anti-tumor efficacy of PD-1/PD-L1 blockade. *Oncoimmunology.* 2017;6(10):e1349587.

246. Wang Y, Sun SN, Liu Q, et al. Autocrine Complement Inhibits IL10-Dependent T-cell-Mediated Antitumor Immunity to Promote Tumor Progression. *Cancer discovery.* 2016;6(9):1022-1035.

247. Massard C, Cassier, P., Bendell, J.C., Marie, D.B., Blery, M.,Morehouse, C., Ascierto, M., Zerbib, R., Mitry, E., Tolcher, A.W. Preliminary results of STELLAR-001, a dose escalation phase I study of the anti-C5aR, IPH5401, in combination with durvalumab in advanced solid tumours. *Annals of Oncology.* 2019;30:492.

248. Bennouna J, Touchefeu Y, Ghiringhelli F, et al. STELLAR-001: A phase I study of the anti-C5aR avdoralimab in combination with the anti-PD-L1 durvalumab in advanced solid tumors. *Ann Oncol.* 2022;33;S9.

249. Medler TR, Murugan D, Horton W, et al. Complement C5a Fosters Squamous Carcinogenesis and

Limits T Cell Response to Chemotherapy. *Cancer Cell.* 2018;34(4):561-578 e566.

250. Surace L, Lysenko V, Fontana AO, et al. Complement is a central mediator of radiotherapy-induced tumor-specific immunity and clinical response. *Immunity.* 2015;42(4):767-777.

251. Demaria O, Cornen S, Daeron M, Morel Y, Medzhitov R, Vivier E. Harnessing innate immunity in cancer therapy. *Nature.* 2019;574(7776):45-56.

※ 주요 참고자료는 진하게 표시되어 있다.

4장

암과 선천성 면역의 과학

Melanie Rutkowski

주요 사실 요약

- 선천성 면역 체계는 환경의 도전에 대한 숙주의 1차 면역 방어선이다.
- 선천성 면역 체계의 반응은 제한되지 않으며 빠르다.
- 선천성 면역은 적응형 면역 또는 면역 기억을 형성하는 데 필요하다.
- 선천성 면역 시스템을 구성하는 세포 구성 요소에는 단핵구, 대식세포, 수지상 세포 및 호중구, 비만세포, 호산구, 호염기구와 같은 과립구 세포 유형이 있다.
- 골수 세포는 표현형적으로 가소성을 나타내며, 염증과 관련된 여러 전신적 신호에 의해 조절된다.
- 암 환경에서 골수 세포는 종양 성장을 촉진하거나 항종양 기능을 가질 수 있다.
- 암과 관련된 만성 염증은 골수 및 기타 골수 외 부위로부터 응급 골수 생성과 골수성 전구 물질의 출현을 초래한다.
- 종양, 종양 생성 사이토카인, 케모카인, 종양 관련 백혈구는 영양 공급을 제한하며, 지질의 산화는 종양미세환경으로 유입되는 골수 세포의 표현형과 기능을 변화시킨다.
- 생체 또는 시험관 내에서 골수 세포를 유전적 또는 후성유전적으로 재프로그래밍하는 것을 목표로 하는 치료법들은 새로운 면역 치료의 가능성을 보여주고 있다.

개요

선천성 면역 세포들은 그들이 상주하는 조직의 환경에 매우 민감하여 케모카인과 사이토카인 환경, 조직 대사의 변화, 조직 구조의 변화에 따라 표현형과 기능이 조정된다. 이러한 기능적 적응력 때문에 선천성 면역 세포들은 염증, 감염성 질환, 암에 반응하여 조직 항상성을 보호하고 유지하는 데 핵심적이다. 이 장에서는 선천성 면역 체계의 중요한 발달적, 전사적, 기능적 측면과 이들의 개별 경로가 암의 시작, 성장, 전이, 항종양 면역, 그리고 치료 반응에 어떻게 이용되거나 기여할 수 있는지에 대해 집중적으로 설명할 것이다. 마지막으로, 이 장에서는 암 치료법으로서 가능성을 보인 선천성 면역 체계 내의 치료 표적들에 대해 강조할 것이다.

선천성 면역반응의 세포 구성 요소들

면역 체계는 선천성 면역 체계(비제한적 신속 반응)와 적응형 면역 체계(후천적 세포 및 체액 반응)의 두 가지로 나뉜다. 선천성 면역 세포들은 대식세포, 단핵구, 수지상 세포와 기타 골수성 및 림프구 유래 하위 집합으로 구성되며, 숙주 면역반응을 시작 그리고/또는 조절하여 결국 면역 체계의 적응형 면역이 촉발될 수 있도록 한다. 선천성 면역 세포들은 항원에 의해 제한되지 않으며, 세포 표면이나 세포질에 위치한 면역 수용체에서 시작되는 신호 전달을 통해 기능적으로 약화된다.

이들 수용체는 케모카인과 사이토카인 신호, 지질 및 기타 신호 분자들, 병원체 관련 분자 패턴(PAMPs), 죽거나 죽어가는 세포들(손상 관련 분자 패턴[damage-associated molecular patterns, DAMPs])을 인식한다. 선천성 면역 체계가 암에 대응하여 어떻게 기능하는지를 이해하기 위해 종양의 시작, 성장, 면역 회피, 전이에 중요한 기여를 하는 골수성 하위 집합에 중점을 두고, 먼저 암과 관련된 선천성 면역의 요소들을 정의할 것이다. 항상성 또는 급성 염증 상태의 맥락에서 골수 세포의 기원과 기능적 잠재력을 이해하는 것은 암이 진행되는 동안 골수 세포들의 역할에 대한 통찰력을 제공할 것이다.

단핵구

단핵구(monocyte)는 골수 내에 상주하는 단핵 유래 세포 하위 집합(mononuclear-derived cell subsets)으로, 혈액과 조직에서 병원균이나 비정상 세포를 감시한다. 단핵구는 원래 조직 대식세포로 이행하는 짧은 생명을 가진 전구세포로 생각되었지만[1], 보다 강력한 단일 세포 분석 기술, 운명 지도(fate mapping), 골수의 개체 발생과 기능 연구를 위한 새로운 연구 모델 시스템의 등장으로 조직 염증과 항상성에 대한 단핵구의 기원과 기여는 더 미묘하게 달라졌다. 실제로 단핵구는 특정 염증 상황에서 대식세포를 생성한다. 그러나, 배아 전구체에서 유래해서 성인이 되어서도 유지되는 조직 대식세포와 달리, 단핵구는 자가 재생 능력이 없으며 수명이 길지도 않다. 연구에 따르면 단핵구는 수지상 세포를 생성할 수 있으며[2,3], 단핵구가 개별적이고 일시적인 효과기 집단으로써 기능을 할 수 있다는 것이 입증되었다. 예를 들어, 전구 혈관 신생 인자(proangiogenic factor)인 혈관 내피 성장 인자(vascular endothelial growth factor, VEGF)에 의해 간으로 모집된 단핵구는 대식세포로 분화하지 않고 조직 혈관을 리모델링하도록 교육된다.[4] 피부와 폐로 모집된 단핵구들은 최종적으로 대식세포나 수지상 세포로 분화하지 않고 대신 정상 상태의 조직을 감시하고 림프관을 통해 항원을 배액 림프절(draining lymphnodes)로 운반하는 데 참여한다.[5] 또 다른 연구는 갈색 지방 조직의 확장에 단핵구가 중요한 역할을 한다고 강조했다.[6] 이러한 연구들은 단핵구가 대식세포와 수지상 세포 풀(pool)을 다시 채우는 기능만 한다는 도그마에 도전했지만, 대신 여러 염증 상황에서 단핵구가 혈관 신생, 조직 리모델링, 림프절로의 항원 수송에 기여하며, 이 모든 것들이 암의 시작과 진행에 관여하는 경로라는 사실을 입증했다. 다음 섹션에서는 암 진행에 대한 단핵구의 관련성과 기여에 대해 중점적으로 설명하게 될 것이다.

단핵구 개체발생론

마우스에서 단핵구들은 기능적으로나 표현형적으로 뚜렷한 두 가지 이상의 하위 집합으로 구성된다. 전형적 단핵구 또는 염증성 단핵구들은 염증성 특성을 가진 Ly6C^{high}(GR-1^{+})로, 케모카인 수용체 CCR2를 통한 신호를 통해 혈액 또는 골수에서 손상된[7,8] 또는 감염된[9] 조직으로 이동한다.[10] 비전형적 Ly6C-^{neg}(GR-1^{neg}) 또는 순찰 단핵구들은 혈관계에 상주하며 내피세포의 내강 혈관 표면을 따라 기어 다니며 염증이 해결되는 동안 조직을 감시한다.[8] Ly6C^{neg} 단핵구들은 감염 후기에 CX3CR1 신호[11]를 통해 조직으로 들어가 조직 복구 면역 조절 프로그램을 수행한다. 단핵구는 마우스 골수에서 발견되는 골수 전구체 집단인 공통 단핵구 전구체(common monocyte progenitor, cMoP)에서 유래한 것으로 생각되며[13], 인체에서 표현형으로는 CLEC12A^{hi}CD64^{hi} 하위 집합으로 정의된다. Ly6C^{hi} 단핵구들은 반감기가 20시간으로 짧지만[12] 혈액에 존재하는 Ly6C^{neg} 이동 풀(migratory pool)[12]에 대한 항정 상태 전구체들(steady-state precursors)을 구성하므로, Ly6C^{hi} 단핵구의 양이 많고 적음에 따라 Ly6C^{neg} 자손 풀(progeny pool)이 결정된다.[12] 전구세포 집단은 원래 공통 골수 전구세포(common myeloid progenitor, CMP) → 과립구-단핵구 전구세포(granulocyte-monocyte progenitor, GMP) → 단핵구-대식세포 수지상 세포 전구세포(monocyte-macrophage dendritic cell progenitor, MDP) → cMoP → 단핵구에서 계층적 진행으로 파생되는 것으로 생각되었다. 그러나, 특정 염증 상황에서 경로의 분기가 발생하여 CMP가 MDP와는 독립적으로 GMP 유래 호중구 유사 단핵구로 생성되는 반면, MDP는 단핵구 유래 수지상 세포(DC)로 분화된다는 사실이 입증되었다.[14] 따라서 단핵구 집단에서 관찰된 기능적 이질성의 기저에는 뚜렷한 개체 발생(ontogeny)이 있는 것으로 보인다. 골수에서 유래하는 것 외에도, 대규모의 단핵구 풀은 비장[15] 과 폐[16]에 존재하며 염증, 손상 또는 기타 전신적 공격에 반응하여 대량으로 모집되고 유지된다.

단핵구의 기원과 체내 배치를 조사한 대부분의 연구들은 마우스 모델을 사용했다. 이에 대응하는 인체 단핵구도 존재하며, 표 4.1에 요약된 바와 같이 마우스와 유사하면서도 구별되는 기능적 특성을 가지고 있다. 인체에서 단핵구는 혈액 내 유핵 세포들의 10%를 차지하는 반면, 마우스의 단핵구는 유핵 혈액 세포의 4%를 차지한다.[16] 인체 단핵구는 CD14 및 CD16 발현을 기준으로 정의된다.[17]

CD14^{++} CD16^{-} 단핵구는 마우스의 Ly6C^{hi} 단핵구와 기능 및 표현형이 보다 유사하며, CCR2 및 CD115의 발현이 높은 반면, CD16의 발현 수준은 낮다. 반면에, CD14^{+} CD16^{+} 단핵구도 CX3CR1 발현이 높은 것을 포함하여 Ly6C^{neg} 단핵구와 유사한 특성을 가진 것으로 보인다.[18] 이러한 유사성에도 불구하고 마우스와 인체 단핵구 사이에 중요한 차이점들이 밝혀졌다. 예를 들어, 마우스 단핵구와 인체 단핵구의 포괄적인 전사 및 유세포 분석 프로파일링 결과, 마우스 단핵구는 높은 PPARγ 발현 신호를 보이는 반면, 인체 단핵구는 사멸세포의 인식과 섭취, 식세포 작용을 담당하는 표면 수용체들이 상반된 유형을 나타내는 것으로 밝혀졌다.[19]

단핵구 기능: 항상성과 염증 반응 동안의 분화

단핵구는 파동으로 모집되며, 수명이 짧은 Ly6C^{hi} 단핵구는 초기 염증에 기여하고 Ly6C^{neg} 단핵구는 조직 복구와 면역 조절에 특화되어 있다. Ly6C^{neg} 단핵구는 반감기가 최대 2주로 보다 긴 수명을 가진다.[12] 조직에 들어가면 주어진 조직 환경에 존재하는 신호에 따라 단핵구는 앞서 설명한 대로 말단 분화 효과기 세포로 작용하거나 조직 대식세포와 수지상 세포 집단으로 분화한다. 정상 상태에서는 전형

표 4.1 마우스와 인간의 단핵구 하위 집합

단핵구 하위 집합	종	전형적인 표지자	모집	표현형	참고자료
전형적 단핵구 (염증성)	마우스	$CD115^{+}$ $CD11b^{+}$ $Ly6C^{hi}$ $CCR2^{+}$ $CX3CR1^{lo}$	염증 동안 조기 모집 골수에서 CCL2로 빠져나감	짧은 수명 염증성 비전형적 단핵구의 정상 상태 전구체	7–10, 12, 17, 18, 19
	인간	$CD14^{++}$ $CD16^{-}$ $CD115^{+}$ $CCR2^{+}$ $CX3CR1^{lo}$		염증성	17, 18, 19
비전형적 단핵구 (순찰)	마우스	$CD11b^{+}$ $Ly6C^{lo}$ $CCR2^{-}$ $CX3CR^{hi}$	순찰선 조직에 CXCR3 리간드 입력	긴 수명 조직 항상성/복구 면역 조절 PPARγ 시그니처	8, 11, 17, 18, 19
	인간	$CD14^{+}$ $CD16^{+}$ $CD115^{+}$ $CCR2^{-}$ $CX3CR1^{hi}$		면역 조절 조직 항상성/복구	17,18 , 19

적인 Ly6C^hi 단핵구들이 조직 상주 대식세포 풀에 크게 기여한다는 증거는 거의 없다.[5,12,20] 병적 염증의 맥락에서, Ly6C^hi 단핵구는 조직 상주 대식세포와 수지상 세포 풀[21] 모두를 다시 채운다(자세한 내용은 Wynn 등 참고[21]).

이 패러다임의 한 가지 흥미로운 예외는 장에 존재하는 점막 고유층(lamina propria) 골수 세포이다. Varol 등과 Bogunovic 등 모두는 대식세포를 고갈시킨 조건에서 단핵구 운명 지도, 단핵구의 입양 전달, 개체결합(parabiosis) 실험들을 진행하여 순환하는 염증성 Ly6C^hi 단핵구가 면역 조절 CX3CR1$^+$ 대식세포 풀을 보충하지만, CD103$^+$ 점막 고유층 이동 수지상 세포 하위 집합은 보충하지 않는다는 것을 증명했다.[22,23]

이 과정은 항상성 동안 발생하며, 공생 미생물군에 의한 낮은 수준의 강장 신호 때문에 다른 항정 상태 대식세포 풀과는 다른 것으로 생각된다. 후속 연구들에서 항생제 치료는 장으로의 단핵구 모집을 현저하게 고갈시킨 반면, 무균 마우스는 내강 대식세포 수준이 현저히 감소했기 때문에 공생 미생물군의 신호가 단핵구 주도 내강 대식세포의 재충원에 필수적이라는 것이 입증되었다.[24] 따라서 장내 미생물군에 의해 유도된 만성 신호들은 Ly6C^hi 단핵구를 점막 고유층으로 지속적으로 모집하는 데 핵심적인 역할을 한다. 대장염과 같은 급성 염증 동안 Ly6C^hi 단핵구는 세균 생성물에 반응하여 전구염증 효과기 세포가 생성되며, 결국 이동성 항원 제시 수지상 세포 하위 집합으로 분화한다.[25] 반면, 마우스[2]와 인간[26] 모두에서 비염증성 순찰 단핵구들은 항상성 환경에서 이동성 수지상 세포 하위 집합을 직접 생성한다. 이는 급성 염증이 없을 때 발생하며, 이때 Ly6C^hi 단핵구는 골수로 재순환하여 비장, 조직이 아닌 점막에서 고갈된 수지상 세포 집단을 보충하는 Ly6C^neg 집단으로 전환된다.[2]

단핵구는 다목적 세포 유형이며, 다른 골수 유래 세포와 유사하게 그들이 거주하는 환경에 민감하게 반응한다. 기능적으로 단핵구는 가소성을 나타내며 모집되는 조직에 존재하는 신호에 따라 광범위한 기능적 레퍼토리와 분화 잠재력을 가지고 있다. 이러한 특성들로 인해 단핵구는 강력한 염증 반응을 유도하거나 조직 리모델링과 복구에 참여할 수 있는 잠재력을 갖게 된다. 특정 염증 상황에서 단핵구의 운명과 기능에 대한 기초를 이해하는 것은 암을 포함한 다양한 질병의 치료를 위해 이러한 기능적으로 다양한 하위 집합을 표적하는데 중요하다.

대식세포

그리스어로 '대식가'라는 뜻을 가진 대식세포(macrophages)는 원래 골수 계통의 대형 식세포로 확인되었으며, 무균 염증이나 질병 기간 동안 조직의 항상성을 유지하고 보호하는 데 중요한 역할을 한다. 대식세포는 미세환경 내 신호에 매우 민감하게 반응하는 가소성 높은 식세포로서 사이토카인, 케모카인 및 기타 효과기 분자들 측면에서 광범위한 기능적 다양성을 가진다. 대식세포는 신체의 모든 조직에 존재하며, 그 중 대부분은 배아 발생(embryogenesis) 기간에 난황낭(yolk sac)과 태아의 간에서 조직으로 파종된다. 대부분의 상황에서 조직 대식세포들은 수명이 길고 자가 재생하여 성인이 된 후에는 조직 내 거주를 유지한다. 이러한 특성 때문에, 종양 관련 조직들과 종양 자체 내에서 대식세포의 모집과 기능에 관련된 신호 경로를 정의하기 위해 많은 노력을 기울이고 있다. 종양 시작, 전이, 항종양 면역, 치료 반응의 맥락에서 대식세포들이 어떻게 기능하는지 이해하기 위해 우리는 먼저 그림 4.1에 요약된 항상성과 급성 염

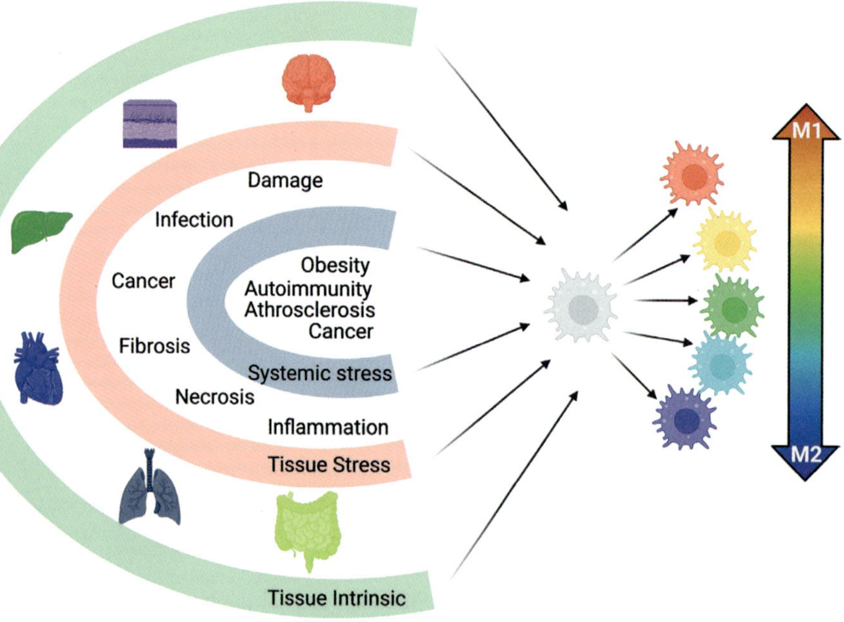

그림 4.1 대식세포 활성화의 다중 스펙트럼 모델. 대식세포 활성화의 다중 스펙트럼 모델은 항상성 조건 또는 스트레스 동안 조직 개체 발생과 국소 조직 환경 내에 존재하는 신호를 모두 설명한다. 전신적 신호 외에도 이런 신호들은 대식세포 발달 프로그램에 통합되어 표현형적, 기능적으로 구별되는 대식세포 집단들을 생성한다. 대식세포들이 좀 더 복잡한 신호를 수신함에 따라, 기능적 궤적이 덜 선형적이고 다중 스펙트럼이 되며, 표현형은 이중모드 M1과 M2 구분보다 좀 더 다양해진다.(출처: Biorender에서 생성된 그림).

증 동안 대식세포의 계통 발생과 기능을 검토할 것이다.

대식세포 개체발생론

뇌 미세아교세포(brain microglia)는 난황낭 배아 전구세포에 의해서만 배타적으로 파종되는 유일한 조직 대식세포 집단이며,[28-31] 심장 대식세포, 간 쿠퍼 세포(liver Kupfer cells), 피부 랑게르한스 세포(skin Langerhans cells)들은 난황낭과 태아의 간 모두에서 파종된다.[28,29] 폐포 대식세포,[32] 신장 대식세포, 비장의 적색 속질(red pulp) 대식세포들은 태아 간 단핵구들에 의해서만 파종된다.[28,29]

대식세포의 세포 기능: 조직 특이적 기능과 활성화 스펙트럼 모델

대식세포는 포식 작용을 전문으로 하는 세포로,[33] 그리스어 *phago*(삼키다)와 *cytos*(세포)에서 유래하였으며 전문적인 포식세포로 간주된다. **식균 작용**(*phagocytosis*)은 선천성 면역 세포들이 죽거나 죽어가는 세포, 병원균 또는 기타 입자 물질과 같은 큰 물질(>0.5μm)들을 포집해서 섭취하는 세포 과정이다. 대식세포와 기타 전문 식세포에 의한 식균 작용은 면역 항상성과 숙주 방어에 필수적이며, 이 과정은 1908년 노벨상을 수상한 Elie Metchnikoff가 처음으로 설명한 것이다[34] (자세한 내용은 Gordon[34] 참고). 식균 작용은 세포 표면의 수용체를 통해 섭취할 입자를 감지하는 것부터 시작하여,[35,36] 입자가 원형질막을 통과하여 파고솜(phagosome)[37]이라고 하는 별도의 세포 구획으로 내재화(internalization) 되고,[37] 파고솜은 식균된 거대 분자의 분해를 담당하는 세포내 소기관인 리소좀(lysosomes)과 융합되는 등 여러 단계로 진행된다.[38]

조직에 상주하는 대식세포들은 명확히 구분되는 조직 구획에 따라 여러 가지 특수한 기능들을 나타내며, 조직 미세환경에 반응하여 유도되는 특정 전사인자들에 의해 식별된다. 비장에는 기능적으로 중복되지 않는 여러 대식세포 집단들이 존재한다. 비장의 적색 속질에 존재하는 대식세포들은 전사인자 PU.1에 의해 조절되며, 적색 속질에 국한되어 철 항상성을 유지하기 위해 방출된 철을 청소하며 손상 받고 죽어가는 적혈구들을 포식할 수 있게 한다.[39] 반면, 변연부 비장 대식세포들은 LXRa 신호 전달[40]에 의존하며, 세포사멸이 진행되는 세포들을 전문적으로 제거하는 동시에 자가 항원들에 대한 자가 반응성을 조절하는 비장 내 하위 집합인 CD8a^{+} 수지상 세포에 의한 세포 사멸된 세포의 선택적 섭취도 조절한다.[41] 폐포 대식세포는 폐의 폐포 공간에서 지질을 처리하고 계면활성제를 제거할 수 있는 전사인자 Bach2(B lymphoid transcription repressor BTB and CNC homology 2)를 발현한다.[42] 또한, 가스 교환을 촉진하고 감염 중 저산소증을 예방한다.[43] 대식세포에 대한 조직 특이성의 예는 여러 가지가 더 있지만, 이러한 연구들은 대식세포의 기능과 표현형이 대식세포가 상주하는 조직 내에 존재하는 신호에 의해 결정된다는 점을 강조한다. 유전자 발현, 단백 생산, 염색질 조절에서 차이를 측정하는 단일 세포 기술의 등장으로 건강하거나 질병이 있는 동안 대식세포 이질성에 기여하는 특정 신호 전달 경로를 발견할 수 있게 되었다. 이 개념은 암과 같은 질병 환경에서 관찰되는 대식세포의 이질성의 핵심이다. Lavin 등은 조직에 상주하는 대식세포의 전사와 후성유전학적 프로파일링을 통해 계통 특이적 전사인자들 외에도 조직 특이적 미세환경 신호들이 핵심 전사인자들과 특정 염색질 변형을 유도하여 대식세포의 정체성과 기능을 조절한다는 사실을 확인했다.[44] 조직 신호는 매우 강력해서 이식된 대식세포 전구체 또는 성숙한 대식세포가 새로운 조직 환경으로 옮겨질 때 효과적으로 후성유전학적 **"재프로그램"**되었고, 이는 대식세포의 기능적, 전사적 가소성의 예시[44]를 보여주는 것이다. 대식세포의 가소성과 미세환경의 변화에 반응하여 재프로그래밍되는 능력은 다음에 설명하는 바와 같이, 항암 치료법을 개발할 때 핵심적으로 고려해야 할 사항이다.

대식세포 활성화의 개념적 틀은 대식세포가 두 가지 상반된 상태로 양극화될 수 있다는 주장을 오랫동안 유지해 왔다: 여기에서 두 가지 상반된 상태는 M1 또는 진형적으로 활성화된 염증성 대식세포와 M2 또는 그 대신에 활성화된 면역 조절 대식세포이다.[45] 급성 감염, 알레르기, 비만, 천식에 대한 대식세포의 반응을 평가한 연구들은 대식세포가 양극화된 두 가지 상태 중 하나로 존재한다는 패러다임을 뒷받침했다. 그러나, 이 모델은 조직 대식세포의 특화된 기능들, 무균 염증, 조직 복구 동안의 대식세포, 염증 해소 등을 설명하지 못했고, 자가 면역, 만성 감염, 암 등 만성적이고 복잡한 질병 상태에서 대식세포의 기능 변화를 포함하지 못했다.

이 패러다임은 대식세포 개체 발생과 관련된 연구와 함께 진화해 왔으며, 대식세포가 여러 가지 뚜렷한 활성화 프로그램들과 함께 광범위한 기능적 레퍼토리를 가지고 있음을 입증하는 수준 높은 연구 결과들이 발표되었다. Xue 등은 생체 외 유래 인체 대식세포들을 사용하여 M1 및 M2 활성화 축과 관련된 자극부터 유리 지방산, 고밀도 지질단백(high-density lipoprotein, HDL) 또는 이들과 만성 염증 관련 조합 등과 연관된 자극들에 이르기까지 29가지 다른 조건에서 대식세포를 분화시켰다. 진사체학과 네트워크 분석을 사용하여 고전적인 M1 및 M2 패러다임에서 벗어난 조건에서 대식세포는 광범위한 활성화 시그니처를 갖는다는 사실이 밝혀졌다.[46] 이런 연구들은 대식세포 활성화가 다차원적이라는 체계를 뒷받침하며, 대식세포는 조직 환경과 무균 염증, 병원체 또는 암과 같은 외부 자극으로부터 입력을 받아 광범위한 활성화 표현형이라는 정점에 도달한다. 다중 스펙트럼 모델은 그림 4.1에 강조되어 표현되어 있다.

수지상 세포

수지상 세포(dendritic cell, DC)는 1973년 Ralph Steinman과 Zanvil Cohn에 의해 처음 발견되었으며, Ralph Steinman은 2011년 이 발견으로 노벨 생리의학상을 수상했다. 수지상 세포는 광범위하게 분지된 수상돌기들, 여러 개의 미토콘드리아, 운동성, 대식세포에 비해 강력한 식세포 활성 부족, T 세포를 활성화하는 강력한 능력 등을 바탕으로 대식세포와는 구별되는 고유한 세포 하위 집합으로 처음 확인되었다.[47,48]

수년간 수지상 세포의 역할은 의심을 받았지만, 이제는 수지상 세포들이 자가 항원과 외부 항원들에 대한 적응형 면역반응을 유도하는 데 결정적이며, 면역 관용과 방어적 면역을 개시하는 데 중요한 역할을 한다는 사실이 잘 받아들여지고 있다. 대식세포는 전문 식세포이며, 수지상 세포는 면역 활성화와 숙주 기억 반응의 파수꾼인 전문적인 항원 제시 세포로 여겨진다. 이러한 특성을 감안할 때, 병원체와 종양에 대한 적응형 면역반응을 치료적으로 향상시키고 자가 면역 동안 반응을 억제하기 위해 수지상 세포를 이해하려는 방향으로 많은 연구가 진행되어 왔다.

랑게르한스 세포(Langerhans cells)를 제외한 수지상 세포의 대부분 하위 집합은 골수의 조혈모 전구세포들로부터 지속적으로 보충된다. 수지상 세포들은 계통 전구세포, 핵심 전사인자의 발현 및 기능적 특성에 따라 세 가지 하위 집합으로 세분된다(그림 4.2에 요약). 수지상 세포들의 하위 집합은 다음과 같다: 전형적 수지상 세포(classic dendritic cell, cDC), 형질세포양 수지상 세포(plasmacytoid DC, pDC), 그리고 단핵구 수지상 세포(monocytic DC, moDC).

cDCs는 $CD4^+$ 및 $CD8^+$ T 세포를 활성화하는 능력을 고려할 때 가장 잘 특성화된 하위 집합이다. cDCs는 공통 수지상 세포 전구체(common dendritic cell progenitor, CDP)[49-51]에서 유래하며 전구체가 림프절로 들어가 고 내피 세정맥(high endothelial venule, HEV)을 통해 분산되어 수지상 세포들의 통합 네트워크를 형성한다.[51] cDCs는 뚜렷이 다른 발달 경로, 핵심 전사인자들의 발현, 기능적 특성에 따라 보다 세분화된다. cDC는 이질적인 집단으로 간주되지만, 가장 특징이 잘 드러나는 두 가지 하위 집합은 cDC1과 cDC2이다. cDC1은 XCR1과 CLEC9A를 발현하고 $CD8^+$ T 세포에 항원을 교차 제시할 수 있으며, 나중에 자세히 설명하겠지만 마우스와 인체 모두의 항종양 면역 과정에서 중요한 역할을 한다. cDC2는 보다 이질적이며 여러 개의 뚜렷하고 이질적인 전사 프로그램들을 나타내는 것으로 확인되었다[52](자세한 검토는 Chen 등[52] 참고). cDC2는 전형적으로 $CD4^+$ T 세포를 활성화하며 하위 집합에 따라 염증 전구 또는 면역 조절 역할을 할 수 있다. 인체에서 cDC3라고 하는 세 번째 cDC 하위 집합이 확인되었는데, 이 하위 집합은 CD103을 발현하며 조직으로 귀소하는 $CD8^+$ T 세포의 하위 집합을 초회항원자극시킨다.[53,54]

pDCs는 바이러스 감염이나 염증에 반응하여 다량의 제1형 인터페론을 생성한다.[55] pDCs의 기원은

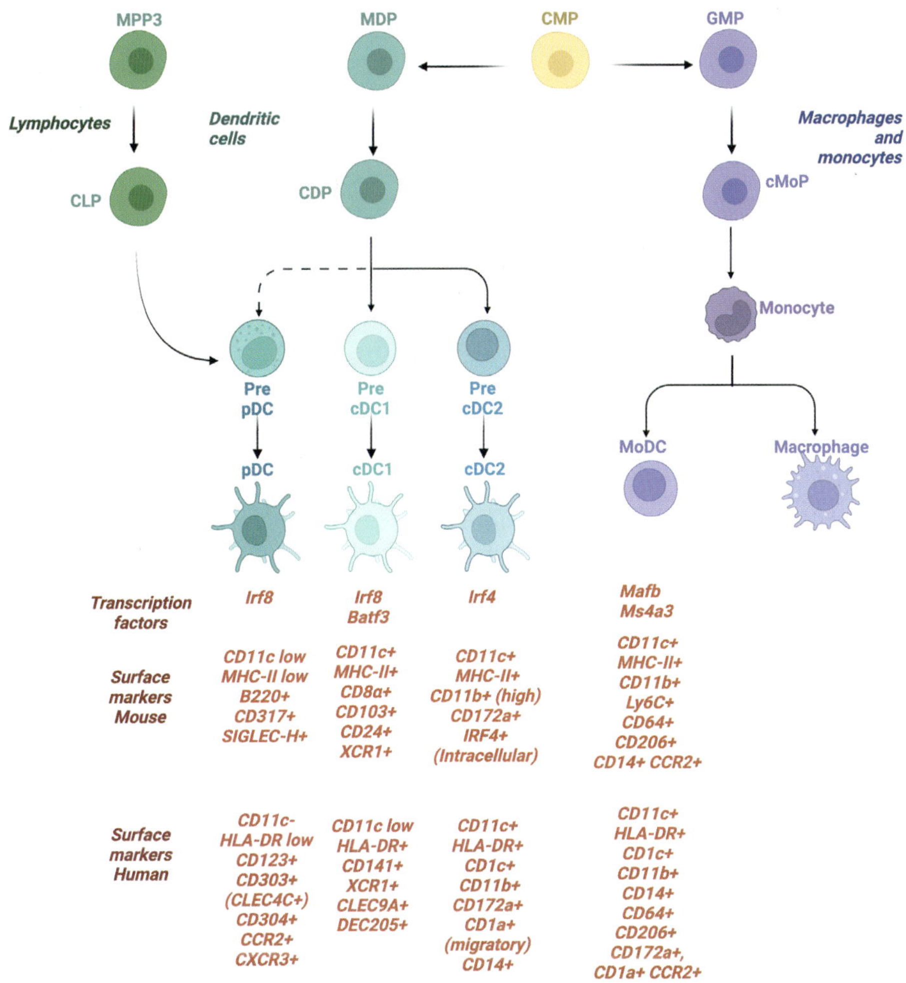

그림 4.2 인간과 마우스 수지상 세포의 발달과 분류. 수지상 세포 하위 집합들의 분화 계층 구조. 전형적인 수지상 세포들은 공통 골수성 전구세포(common myeloid progenitor)에서 시작하여 단핵구 수지상 세포 전구체(monocyte dendritic cell precursor, MDP)에서 파생된다. 공통 수지상 세포 전구체(common dendritic cell precursors, CDP)는 cDC1 또는 cDC2가 될 수 있는 잠재력을 가지고 있다. pDC의 기원에는 논란의 여지가 있으며, 점선으로 표시된 CDPs가 아닌 공통 백혈구 전구세포(common leukocyte progenitors, CLPs)에서 pDC가 발생한다는 연구 결과가 있다. 단핵구 수지상 세포(monocytic dendritic cell, MoDC)는 과립구 대식세포 전구세포(granulocyte-macrophage progenitor, GMP)에서 발생한 다음 공통 단핵구 전구세포(common monocyte progenitor, cMoP)에서 발생한다. 나열된 전사인자들은 각 수지상 세포 하위 집합의 분화와 관련이 있으며 나열된 표면 표지자(세포 내/핵 염색인 IRF4 제외) 외에도 각 집단을 다른 골수 세포들과 구별하는 계통 표지자로 사용할 수 있다.(출처: Biorender에서 생성된 그림).

기존의 다른 세포들에 비해 잘 정의되어 있지 않다. 기존 연구들은 pDC가 CDP에서 파생될 수 있음을 보여주었다.[49-51] 그러나, 노란색 형광 단백(yellow fluorescent protein, YFP) 발현을 이용하여 림프구 계통의 전구세포 하위 집합을 추적한 연구에서 흉선과 비장에 존재하는 대부분의 pDCs가 YFP 발현으로 표지되어 YFP 발현 pDCs는 림프구 전구세포에서 유래한 것임을 시사하였다.[51] Dress 등은 단일 세포 mRNA 염기서열 분석(single-cell mRNA sequencing), 생체 운명 지도(in vivo fate mapping), 시험관 내 단일 세포 기반 클론 분석(in vitro single cell-based clonal assays)을 결합해서 이 패러다임을 보다 심층적으로 탐구하였고, pDCs가 공통 림프구 유사 전구세포들(common lymphoid-like progenitors)의 하위 집합에서 발생함을 증명하였으며, 이는 pDC가 명확히 림프구 유래 수지상 세포 하위 집합임을 시사한다.[56] 또한, 단핵구 유래 DCs는 CDP에서 발생하는 것이 아니라 염증 환경에서 단핵구 전구체로부터 형성된다.[14]

기타 선천성 면역 세포 하위 집합

자연살해 세포들

자연살해(natural killer, NK) 세포들은 바이러스에 감염되거나 변형된 세포에 대한 숙주 방어의 핵심이다. NK 세포는 폐, 자궁, 간과 같은 조직 외에도 림프절, 비장, 점막 관련 림프 조직과 같은 2차 림프 조직 내에 존재하며 신체 전반에 광범위하게 분포한다.[57] 혈액과 림프절에서 NK 세포는 전체 림프구의 약 5~15%를 차지하는 데 반해,[58] 간, 폐, 자궁에서는 보다 높은 빈도로 나타난다.[57] NK 세포는 골수에 있는 공통 림프구 전구세포(common lymphocyte progenitors)에서 유래한다. 그러나, B 세포, T 세포 림프구와 달리, NK 세포는 항원 특이적 수용체들이 발현되지 않기 때문에 표적 세포들을 죽이기 위해 감작이 필요하지 않다. 대신 NK 세포는 일련의 생식세포 암호화 활성 및 억제 수용체들을 발현하여 자기(self)와 비자기(non-self)를 구별할 수 있게 되며, 이 과정을 **교육** 또는 **라이선싱**(*licensing*)이라고 한다.

NK 세포는 일반적으로 선천성 림프구 하위 집합으로 간주되지만, 세포를 포식하는 능력이 없기 때문에 선천성 골수 세포와 구별된다. 대신 NK 세포는 퍼포린(perforin), 그랜자임(granzymes), IFN-γ 분비를 포함하여 T 세포와 유사한 효과기 기능을 가지고 있다. 또한, NK 세포는 세포 표면에 FasL과 TRAIL을 발현하는데 이들은 수용 세포(recipient cells)의 사멸 수용체들과 결합하여 세포사멸을 유도한다. 또한, NK 세포는 TNF-α, IL-10, GM-CSF, G-CSF, IL-3, CCL2, CCL3, CCL4, CCL5, XCL1 및 CXCL8을 포함한 다양한 효과기 사이토카인과 케모카인들을 생성한다.[59]

NK 세포는 말초 림프 조직과 비림프 조직을 채우기 전에 골수의 공통 림프구 전구체(common lymphoid precursors)에서 유래한다.[60] NK 계통으로의 확장은 IL-15의 수용체인 CD122의 발현과 일치하며, 이후 STAT5, EOMES, Nfil3, Ets, T-bet, Id2, Tox 및 Tcf1과 같은 전사인자들의 유도가 뒤따른다. NK 세포가 성숙함에 따라 NKp46 및 CD49b와 같은 수용체의 발현이 상향 조절되는데, 세포독성 기능을 발휘할 수 있는 잠재력 때문에 이 시점이 성숙한 상태로 간주된다.[61] NK 세포는 전사와 기능적 변화들로 구성된 4단계 성숙 과정을 계속 진행하는데, 마우스에서는 이 과정이 CD11b의 상향 조절과 CD27의 점진적 소실로 정의되고 최종 분화된 $CD11b^+$ $CD27^-$ 효과기 세포는 강력한 세포 용해 능력을 가지며 확장 잠재성이 감소한다.[62]

인간의 경우, NK 세포 성숙은 표면 CD56 발현 수준의 감소와 관련이 있는 것으로 생각된다. 단일 세포 RNA 염기서열 분석을을 사용하여 $CD56^{bright}$ 집단은 덜 분화된 $CD11b^-$ $CD27^+$ 하위 집합과 유사한 유전자 발현을 보이는 반면, $CD56^{dim}$ 집단은 $CD11b^+$ $CD27^-$ 집단과 유사한 것으로 밝혀졌다.[63] 그러나, CD56 발현이 진정으로 동일한 계통으로부터 분화된 인간 NK 하위 집단을 식별하여 뚜렷한 성숙 상태를 거쳐 진행되는지, 아니면 그 발현이 고유한 발달 궤적을 가진 하위 집단을 정의하는지 여부는 아직 밝혀지지 않았다.

NK 세포 기능의 핵심은 NK 세포와 다른 세포들 간의 상호작용을 미세하게 조정하여 세포독성을 억제하거나 유도하는 광범위한 막 단백의 발현이다. NK 수용체들은 폭 넓게 활성화 수용체, 억제 수용체, 공동 자극 수용체로 분류된다.[64]

자기 MHC 분자에 의해 기능을 부여 받은(licensed) NK 세포들은 세포질 영역(domain)에서 면역 수용체 티로신 기반 억제 모티프(immunoreceptor tyrosine-based inhibitory motifs, ITIMs)를 포함하는 억제 수용체들을 발현한다. 자기 MHC I을 인식한 ITIM 영역은 SH2 영역을 포함하는 단백 티로신 인산분해 효소 1(SH2 domain-containing protein tyrosine phosphatase 1, SHP1)에 의해 인산화되어[64] NK 세포 활성화를 제어하는 세포 내 신호 전달 경로를 효과적으로 억제한다. 많은 NK 활성화 수용체는 면역 수용체 티로신 기반 활성화 모티프(immunoreceptor tyrosine-based activation motif, ITAM) - 신호 분자들을 포함하고 있으며, 수용체 교차결합 시 ITAM 모티프의 활성화와 NK 세포독성 및 효과기 기능과 관련된 하위 신호 전달의 활성화를 유도한다[64](자세한 내용은 Yokoyama와 Plougastel[64] 참고).

비만세포

비만세포(mast cell)은 혈관 주위, 뇌, 평활근, 복강, 위장관, 호흡기 등 신체 곳곳의 결합 조직에서 발견되는, 진화적으로 보존된 선천성 면역 세포이다.[65] 비만세포들은 알레르기 질환에서 염증 반응을 일으키는 것으로 알려져 있다. 암 조직과 종양미세환경에서는 비만세포의 농도가 낮아서 암 연구에서 종종 소홀히 취급되는 경우가 많지만, 암과 암이 아닌 다른 질환에서 비만세포가 면역 기능의 중추적인 조절자라는 것이 분명해졌다. 조직에 상주하지 않는 비만세포는 골수의 조혈 전구세포(hematopoietic progenitor) 집단에서 발생하며[66], 전구세포 집단은 조직 내로 케모카인 농도 기울기에 따라 원위 부위로 모집되고[67] 분열을 거친 후[66,68] 조직 미세환경 인자들에 의해 성숙 및 활성화된다. 반면에, 조직 상주 비만세포들은 난황낭 전구세포에서 유래한다.[69-71] 조직 비만세포는 수명이 길며[72-74] 조직에 상주하는 전구세포로들부터 보충될 수 있다.[75,76] 그러나, 조직 상주 전구 비만세포가 어떻게 성숙되는지에 대해서는 알려진 바가 거의 없다. 골수 유래 비만세포의 경우, 전구세포는 공통 골수 전구세포(CMP)로부터 분화하며, 이 과정은 CCAAT/증강사 결합 단백 α(CCAAT/enhancer binding protein α, C/EBPα), GATA 결합 인자 2(GATA-binding factor 2, GATA-2), GATA 결합 인자 3(GATA-binding factor 3, GATA-3), Hes-1, 그리고 멜라닌세포 유도 전사인자(melanocyte-inducing transcription factor, MITF)에 의해 엄격하게 제어된다.[66]

과립구-단핵구 전구세포(GMP)에서 C/EBPα의 하향 조절과 GATA-2, GATA-3, Hes-1의 상향 조절은 GMP가 비만세포와 호염기구가 될 가능성이 있는 이능성(bipotent) 전구세포로 분화할 수 있게 한다. 이어서 MITF의 상향 조절과 추가적인 C/EBPα의 하향 조절은 전구세포가 비만세포로 분화하도록 유도한다.

동물과 인간에서 비만세포의 하위 유형을 식별하기 위해 엄청난 양의 연구가 이루어졌으며, 해부학적 위치 그리고/또는 분비 과립의 단백 함량을 기준으로 비만세포 하위집합을 분류한다. 마우스에서 가장 잘 특징지어지는 비만세포의 하위 유형은 결합 조직 비만세포(connective tissue mast cells, CTMC)와 점막 비만세포(mucosal mast cell, MMC)이다. CTMC는 피부, 복강, 위장관 등에서 발견되는 반면, MMC는 보통 점막 부위에 많이 분포한다. CTMCs는 헤파린(heparin), 히스타민(histamine), 트립디제(tryptase), 키마제(chymase)를 포함하는 과립을 가지고 있는 반면, MMC의 과립 성분은 주로 키마제로 구성되어 있으며, 히스타민은 낮은 수준이고 헤파린은 검출 불가능한 수준이다.[77] 인간의 비만세포는 MC_T(주로 트립타아제를 포함하는 비만세포)와 MC_{TC}(트립타아제와 키마제를 모두 포함하는 비만세포)로 분류된다.[77] MC_T는 위장관 및 호흡기의 외부 점막에 존재하는 반면, MC_{TC}는 일반적으로 점막하 및 혈관 주위 조직에서 발견된다.[78,79] MC_T는 면역반응을 결정적으로 조절하고 MC_{TC}는 조직 복구에 관여하는 등 명확한 **조직 친화성**(*tissue tropism*)으로 인해 기능적 특성이 달라진다.[78,79] 인간과 마우스의 비만세포들은 여러 단백 시그니처들을 공유하지만,[80] 각 종들에서 비만세포 또한 뚜렷하게 다른 단백분해효소의 레퍼토리(repertoire of proteases)[77]를 생성하며 비만세포 안정물질 크로몰린(cromolyn)[81]의 존재에 따라 다르게 반응한다.[81] 숙주 내재적 그리고/또는 조직 미세환경에 의한 변이들도 비만세포의 표현형 차이에 기여할 수 있다.[81,82]

호중구

호중구(neutrophil) 또는 다형핵 백혈구(polymorphonuclear leukocyte)는 말초 혈액에서 가장 풍부한 세포 유형으로, 인체 혈액 세포의 약 50~70%, 마우스 혈액 세포의 약 10~25%에 해당한다.[83] 호중구들은 병원균에 대한 1차 방어선 중 하나로 간주되는 식세포 기능을 가진 과립구 세포이다. 한편, 호중구는 면역 항상성과 조직 복구 과정에서도 중심적인 역할을 한다. 생체 내에서 호중구의 분화, 순환, 조직 파종, 그리고 최종 사멸의 경로를 정확하게 추적하는 신뢰할 수 있는 기술이 부족하기 때문에 호중구의 생명주기는 여전히 치열한 논쟁의 대상이다. 다른 선천 면역 세포 집단과 비교할 때 호중구는 수명이 짧아 말초에서 단 몇 시간에서 며칠만 생존하는 것으로 일반적으로 알려져 있다. 선천성 면역 방어에 중요한 역할, 말초에서 순환하는 호중구의 수, 짧은 반감기를 고려할 때 매일 골수에서 전구세포를 새로 생산해야 할 필요성이 상당히 높다. 골수에서 매일 생성되는 전체 백혈구의 약 60%가 과립구 전구세포로,[84] 사람의 골수에서 생성되어 방출되는 호중구는 매일 10^9개, 마우스에서 매일 생성되는 호중구는 10^7개로 추정된다.[85] 염증이 진행되는 동안, 인체 내에서는 100억 개에 달하는 호중구가 생성될 수 있다.[86] 호중구는 골수의 다능성(multipotent) 전구세포에서 유래하여 혈액으로 들어가기 전에 사전 준비 과정을 거친다. Evrard 등의 연구 이전에는 말초 호중구의 표현형 및 기능적 이질성에 어떤 요인들이 기여하는지는 알려지지 않았었다. Evrard 등은 호중구가 공통 골수 전구세포(CMP)에서 발생하여 GMP로 전환되고, 결국에는 이전에 인식되지 않았던 전구체 집단인 **전호중구**(*preneutrophils*)로 변한다는 사실을 입증했다.[87] 항상성 조건에서 GMP가 전호중구로 전환되는 것은 전사인자 C/EBPε의 발현과 cKit 및 CXCR4의 발현에 의해 주도된다.[87] 전호중구는 증식력이 뛰어나며 골수 및 비장에 상주한다. 패혈증, 암과 같은 염증성 스트레스 동안 전호중구는 증가된 수요를 충족하기 위해 빠르게 확장되어 혈액 내에서 비증식성 미성숙 Ly6G$^{lo/+}$ CXCR2$^-$ CD101$^-$ 호중구와 Ly6G$^+$ CXCR2$^+$ CD101$^+$ 성숙 호중구의 명확한 차이를 가진 두 가지 호중구 하위 집합을 생성한다.[87] 다른 연구에서는 다능성 전구세포들이 조혈 요구에 반응하여 호중구의 공급원으로 작용할 수 있음을 확인하였으며,[88] Cugurra 등은 두개골과 척추 골수가 척수 손상, 신경염증과 같은 병리학적인 조건에서 뇌수막에 호중구를 공급할 수 있음을 확인했다.[89] 이러한 연구들은 호중구 이질성의 근본적인 기전을 규명하기 시작했으며, 호중구의 표현형과 기능이 기원 조직 외에도 전신 염증 요인들에 따라 달라진다는 점을 강조하고 있다.

혈액에서 성숙한 호중구의 생산, 이동, 배출은 일주기적 유형으로 일어나는 것으로 알려졌는데,

CD62L^low CXCR4^high "노화된" 호중구가 혈액으로부터 골수와 기타 조직으로 다시 배출되는 것은 휴식기에 정점을 이루며, 깨어 있는 시간 동안에는 "신선한" 호중구가 출현하는 것으로 밝혀졌다.[90] Casanova-Acebes 등은 **일주기 시계 유전자** Artnl1(BMAL1)이 호중구 이동의 일주기 조절을 담당한다는 사실을 입증했다.[90]

BMAL1은 CXCL2 생산과 리간드 CXCR2를 통한 후속 신호 전달의 세포 내재적 조절자로 노화 진행을 촉발하는 호중구의 전사 및 이동 변화를 개시하는 것으로 밝혀졌다. 반면, 케모카인 수용체 CXCR4는 CXCR2 신호를 통해 노화에 길항 작용을 한다. 미성숙 호중구는 골수에 머무는 동안 높은 수준의 CXCR4를 발현하며 노화된 호중구에서는 역설적으로 높은 수준으로 발현하는데, 이 과정은 조직 면역을 강화하기 위해 골수와 기타 무균 조직으로 복귀하는 것을 의미한다고 가정할 수 있다.[91]

기능적으로 호중구는 이동하는 조직 환경, 노출되는 조직 또는 전신 환경의 신호, 호중구의 기능적 반응을 다르게 촉진하는 생리적 요인들의 정점에 의해 결정되는 광범위한 능력을 나타낸다.[92] 예를 들어, 비만 상태의 호중구는 지질을 대사하고 에너지 소비에 영향을 미칠 수 있는 반면[93], 비장의 호중구는 B 세포에 도움을 제공한다.[94]

염증이 발생해서 호중구가 활성화되면 호중구의 수명이 증가하는데,[95] 이는 여러 선천적 신호 수용체의 발현을 통해 조직 손상을 인식하여 발생할 수 있다. 호중구는 식균 능력이 뛰어난 세포로 과립 성분에서 강력한 양의 활성 산소종(radical oxygen species, ROS)과 단백분해효소(protease)를 방출할 수 있으며, 호중구 세포 외 트랩(neutrophil extracellular traps, NETs)을 방출할 수 있다. NETs는 호중구 DNA가 그물과 같은 구조로 세포 밖으로 방출되는 것으로, 미생물을 효과적으로 포획한다. NETs에는 고농도의 항균 분자와 포획된 미생물에 대해 독성이 있는 기타 분자들이 포함되어 있다.[96] 아래에서 설명하는 바와 같이 호중구 효과기 기능의 이질성과 전신 신호에 대한 민감성은 암 환자의 호중구 표현형과 기능에 상당한 이질성을 초래한다.

종양 성장, 면역 억세, 그리고 전이를 촉진하는 선천성 면역 네트워크들

이전 섹션에서는 선천성 골수 세포의 기원, 분화 경로 및 다양한 기능에 대해 설명했다. 암이 진행하는 동안 골수 세포는 종양 성장에 대한 감시자 역할을 하면서 강력하고 방어적인 항종양 면역 소설을 세공할 수 있는 잠재력을 가진다. 이번 섹션에서는 염증과 선천성 면역 신호가 암 위험을 증가시키거나 암 성장을 촉진하는 기전에 초점을 맞출 것이다. 강화된 종양의 진행은 선천 면역 세포들에 의해 조정되어 면역 회피, 혈관 신생 증가 및 전이로 이어진다. 종양과 종양미세환경은 최종 분화된 골수 세포 또는 종양미세환경으로 모집된 새로운 미성숙 전구세포에 작용하며, 이 두 가지 모두 골수 세포를 강력한 면역 억제 및 전구 종양 선천성 면역 하위 집합(protumorigenic innate immune subsets)으로 전환시킨다. 여기에서는 암 형성을 시작하거나 암 진행 및 전이에 기여하는 주요 선천성 면역 경로들을 정의할 것이다.

염증, 종양 시작의 핵심 조절 인자

전형적인 면역 기능의 맥락에서 염증은 종종 병원균 또는 무균 염증에 대한 숙주 반응과 관련이 있다. 반면에, 종양 촉진은 비특이적이고 완화되지 않는 염증을 나타낸다. 이런 맥락에서 염증 자체가 암의 발생과 진행을 초래할 수 있다. 염증은 암의 특징이며[97,98], 종양을 촉진하는 염증은 종양 형성의 모든 측면에 영향을 미친다; 발암성 변형 유도, 전암 세포의 증식과 생존 촉진, 면역 체계로부터 종양 회피 촉진, 치료 실패 그리고/또는 내성 유발, 혈관 신생 촉진, 전이 촉진. 염증이 암의 시작과 진행에 어떻게 관여하는 지 그림 4.3에 요약되어 있다.

염증과 암 사이의 연관성은 비스테로이드성 항염증제(nonsteroidal anti-inflammatory drugs, NSAIDs) 사용과 여러 유형의 암 발생률 그리고/또는 암 관련 사망률 감소 사이의 강력한 연관성을 확인한 대규모 역학 연구들과 더불어 전임상 동물 모델에서 얻은 실험적 증거에 의해 처음으로 밝혀졌다.[99,100] 그러나, 특정 암의 예방 또는 치료를 위해 NSAID를 처방할 때 약의 용량과 암 유형이 부정적인 영향을 미칠 수 있으므로 주의해야한다. 예를 들어, 무작위 임상시험 ASPREE에 따르면 70세 이상의 경우 저용량 아스

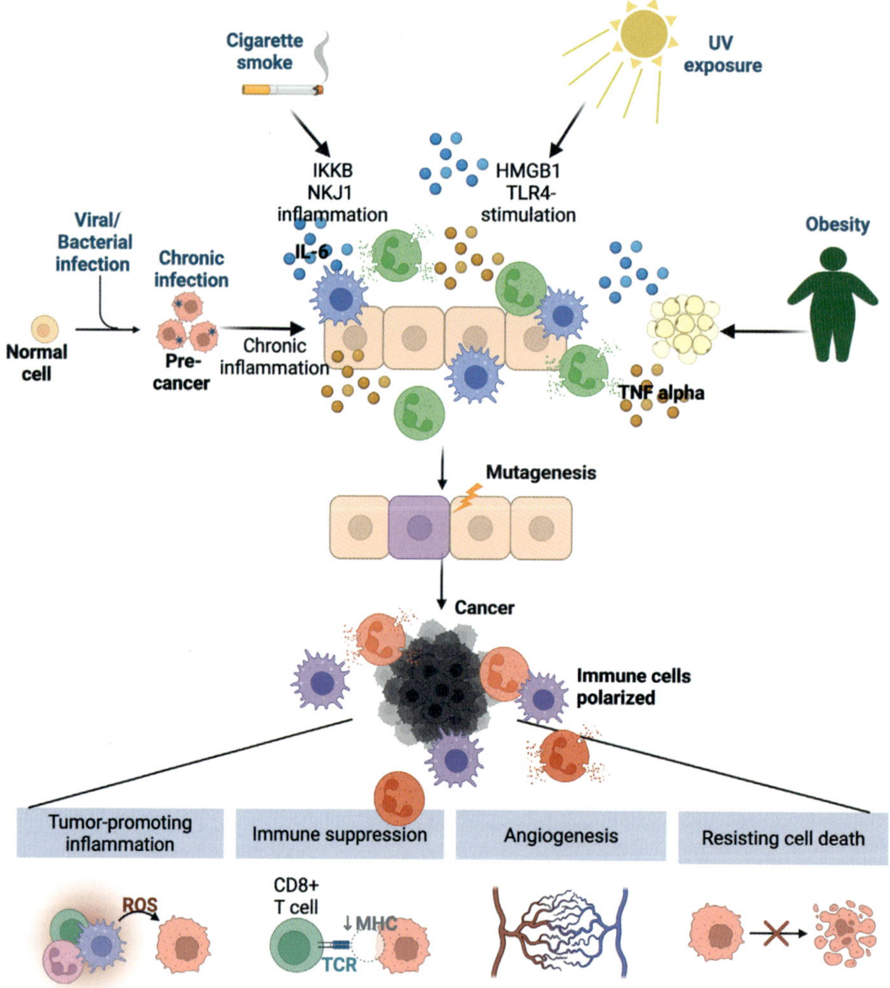

그림 4.3 염증에 의한 종양의 시작과 진행. 염증에 의한 세포 변형과 종양 성장의 잠재적 기전에는 감염, 흡연, 자외선 노출, 그리고 비만 등이 포함된다. 이러한 초기 사건들은 만성적인 낮은 수준의 염증으로 이어지고, 세포 변형, 골수 세포 양극화, 종양 촉진 염증, 면역 파괴의 회피, 혈관 신생, 그리고 세포 사멸 저항 등을 일으킨다. 염증은 이들 각 단계와 연관되어 있으며 종양 성장을 촉진한다.(출처: Biorender에서 생성된 그림).

피린은 위약 대비 진행성 전이암의 위험 증가와 관련이 있는 것으로 나타났다.[101] 한편, 염증성 장 질환[102]과 전신성 홍반성 루푸스[103]와 같은 만성 염증성 질환이 각각 대장암과 위암의 위험을 높인다는 증거가 있다.

대부분의 암은 환경적 요인에 의해 발생하며, 그 중 많은 부분이 염증과 관련이 있다. 암을 유발하는 염증은 만성적인 햇빛 노출[104,105] 흡연[106], 비만[107-109]의 결과로 발생할 수 있으며, 알려진 염증 기전은 표 4.2에 요약되어 있다. 만성 감염 또한 암으로 이어질 수 있다. 2018년부터 전 세계적으로 감염병으로 인한 암 부담을 추정한 결과, 확인된 모든 암의 13%가 감염병으로 인해 발생했으며, 저개발국과 개발도상국에서 발병률이 증가했다.[110]

놀랍게도 전 세계 감염 관련 사례의 90%가 헬리코박터 파일로리(*Helicobacter pylori, H. pylori*), 인유두종 바이러스(human papillomavirus, HPV), B형 간염 바이러스(hepatitis B virus, HBV), C형 간염 바이러스(hepatitis C virus, HCV) 등 4가지 병원체에 감염된 결과였으며, 이들은 모두 백신으로 예방이 가능(HPV, HBV)하거나 치료가 가능(*H. pylori*, HCV)하다.[110] 주혈흡충(*Schistosoma*) 감염은 방광암과 관련이 있으며[111], 특정 박테로이데스 종(*Bacteroides species*)은 대장암과 관련이 있다.[112] 강력한 염증 반응으로 각 병원체가 제거되는 급성 감염과 달리, 이러한 시나리오에서는 미생물이 면역 체계를 회피하는 능력으로 인해 낮은 수준의 만성 염증이 발생한다.

조직 상황에 따라 만성 염증은 세포 변형으로 이어질 수 있는데, 이는 활성 산소종(ROS)과 반응성 질소 중간체(reactive nitrogen intermediates, RNI)들을 생성하는 골수 세포의 모집 또는 증식 인자와 성장 인자들의 생산 증가로 인해 발생한다. 예를 들어, 사이토카인들은 STAT3 신호를 활성화하여, 경우에 따라서는 분화된 세포가 정체성을 잃고 자가 재생이 가능한 비분화 줄기세포 표현형을 획득하게 할 수 있다.[113] 활성화된 B 세포의 핵 인자 카파-경쇄 강화 인자(nuclear factor kappa-light-chain-enhancer of activated B cells, NF-κB)의 만성 신호는 세포 사멸을 억제하고 세포 증식과 관련된 유전자들을 활성화하며 조직 환경에서 성장 인자와 전구 종양 사이토카인(protumorigenic cytokines)의 발현을 증가시킬 수 있

표 4.2 암 발병과 진행의 염증 매개 기전들

자극	암의 종류	염증 기전	참고자료
흡연	폐암	IKKB와 JNK1 유도 염증에 의한 특징적인 폐 염증. IL-6과 TNF-α 증가, 대식세포와 호중구 축적	106
간헐적인 강렬한 자외선 노출	전이성 흑색종	자외선에 의해 손상된 각질 세포 HMGB1 방출, TLR4 의존적 호중구 모집. 혈관 신생의 자극	104, 105
비만	췌장	미토콘드리아 지방산 B 산화 증가, TNF-α 신호 전달 증가, 지방 유래 IL-6와 TNF	107
	대장암	장내 세균총 이상 증식, DC 매개 조직 항상성 감소. 비만과 발암 화학 물질은 IL-6를 증가시키고 조직 대식세포를 재분극시킴	108
	간암	빌효 식품과 결합된 고지방 식이는 이상 생물 증식, 담즙 정체, 간세포 사멸, 호중구 유입을 증가시킴	109

다.[114] TNF-α, IL-1α, IL-1β, IL-6, IL-11, IL-23, IL-17과 같은 종양 촉진 사이토카인과 성장 인자들은 염증성 신호 네트워크를 시작하여 세포 증식과 세포 생존을 증가시킨다.[115] 암에서 가장 많이 돌연변이가 발생하는 경로들 중 하나는 세포 항상성의 중요한 조절자인 p53 단백을 암호화하는 Tp53 소실 또는 돌연변이다. p53의 또 다른 중요한 역할은 NF-κB 매개 염증을 제어하는 것이다. 여러 맥락에서, p53 소실은 NF-κB 발현의 조절 장애로 이어져 돌연변이 세포에서 염증성 사이토카인과 케모카인들의 생산을 증가시킨다.[116,117] 이 신호 경로는 종양의 성장과 궁극적인 전이를 가능하게 하는 면역학적 지원 장소(supportive immunologic niche)를 만들어 종양 성장에 더욱 기여한다.

암 진행 동안 골수성 세포의 염증 매개 재프로그래밍

여러 사이토카인과 케모카인 네트워크 역시 혈관 신생을 촉진하고 전이 확산을 용이하게 하는 면역 억제 환경의 구축을 통해 종양 진행을 조율하는 데 필수적인 것으로 알려져 있다. 여기에 설명된 기전들은 결코 포괄적이지는 않지만, 관련 염증 경로들과 개별 면역 세포에 미치는 영향 및 이러한 신호 경로가 종양 진행에 미치는 영향에 대한 일반적인 기전적 통찰력을 제공하기 위한 것이다. 골수 세포는 종양미세환경 내의 다양한 염증 신호에 정교하게 반응하며[118-120], 종양이 진행함에 따라 계통 지정 골수 전구체[121,122]와 미성숙 골수 전구체[123,124]는 모두 전구 종양(protumorigenic)과 억제 표현형으로 양극화된다.

단핵구

단핵구가 암에 미치는 영향을 정의하는 데 있어 가장 큰 걸림돌 중 하나는 단핵구 유래 대식세포와 수지상 세포를 단핵구와 구별하는 표지자들이 부족하다는 점이다. 단핵구가 조직에 들어가면 F4/80, MHC II, CD11c와 같은 대식세포와 수지상 세포 표지자들을 상향 조절하기 때문이다. 이러한 특성은 염증 상태에서 다른 골수 하위 집합과 구별되는 전구 세포 경로들[14]과 함께 단핵구가 골수에서 종양 환경으로 이동하는 궤적을 추적하는 것을 더욱 어렵게 만든다. 이러한 어려움에도 불구하고 계통 추적, 특수 형질전환 마우스, 단일 세포 분석 기술은 암 진행 동안 단핵구의 전구종양 및 항종양 활성에 대한 통찰력을 제공했다.

종양 및 기질에 관련된 케모카인 CCL2 발현은 염증성 단핵구들을 종양미세환경으로 모집하는데 데 관여하는 주요 신호 경로 중 하나이다. 일단 단핵구가 종양미세환경에 들어가면 종양 성장을 촉진하고 면역 회피를 가능하게 하거나 전이 전파를 촉진하기 위해 주위 상황과 협력한다. Qian 등은 CCL2 신호가 Ly6C^{hi} CCR2 발현 단핵구를 전이 부위로 모집하여 폐에서 혈관 밖 누출, 종양 파종, 성장을 증가시킨다는 사실을 증명했다.[125] 종양미세환경에 들어가면, 염증성 CCR2 발현 단핵구는 종양 관련 대식세포 풀에 기여한다.[126] 종양 관련 대식세포 기능을 획득하기 위한 단핵구의 양극화와 관련된 다른 관련 신호 전달 경로로는 CSF1 신호가 있다. 종양 환경에서 CSF1은 단핵구의 모집과 대식세포로 양극화를 증가시킨다.[127] 그러나, 단핵구가 종양 관련 대식세포 풀의 일부가 되기 위해 양극화될 수 있는 다양한 조직 및 미세환경적 특성들이 있음을 시사하는 다른 경로들이 발견되었다.

예를 들어, IL-4 및 IL-13(IL-4R) 수용체의 발현은 골수에서 모집된 단핵구의 양극화 및 종양 촉진 기능을 강화하여 골수에서 유방암 세포의 모집과 성장을 촉진시킨다.[128] 또 다른 연구에서는 암 관련 섬유아세포에서 생성되는 IL-6와 GM-CSF가 단핵구를 종양 관련 대식세포로 양극화하도록 유도한다는 사실이 확인되었다.[129] 염증성 단핵구들은 또한 전이를 직접적으로 촉진할 수 있다. 특정 종양 모델에서 염증성 단핵구는 섬유소와 공유 교차결합하는 트랜스글루타미나제(transglutaminase)인 CCL2 발현 인자 XIIIA를 통해 종양미세환경으로 모집되어, 종양 세포가 침습하고 전이할 수 있는 발판을 마련한다.[130] 단핵구는 또한 IL-1β, IL-6, TNF-α 및 CCL3의 생성을 통해 종양미세환경을 조절하여 면역 억제와 혈관 신생을 강화한다(Olingy 등의 검토[127] 참고).

비전형적 또는 순찰 단핵구들은 전형적 또는 염증성 단핵구들보다 수명이 길며 조직을 지속적으로 감시하고 항원을 배액 림프절로 운반한다. 이러한 특성들으로 인해 순찰 단핵구들은 항종양 면역 기능에 매우 적합하게 된다. 비전형적 단핵구들은 폐 환경에서 종양 세포 파편을 순찰하고 NK 세포를 활성화하여 조직의 전이성 파종을 방지할 수 있다.[131] 기전적으로, 순찰 단핵구들은 종양에서 생성된 엑소좀(exosome)에 의해 확장되고[132] IL-15를 생성하기 위해 활성화되어 폐의 전이성 집락 형성을 방지하는 IFN-γ 생성 NK 세포들의 후속 활성화로 이어진다는 사실이 그후에 밝혀졌다.[133] 순찰 단핵구의 종양 보호 기능에도 불구하고, 그들은 여전히 종양미세환경 내의 신호에 민감하며 종양 성장을 지원하기 위해 조절되거나 양극화될 수 있다. 예를 들면, 항VEGFR2 요법으로 치료받은 종양은 내성을 획득한다. 내성 기전 중 하나는 CX3CR1의 상향 조절과 종양미세환경으로 순찰 단핵구의 모집을 포함한다. 일단 모집된 단핵구들은 종양미세환경으로 면역 억제성 호중구를 모집하는 케모카인들을 생성하여 혈관 신생과 면역 억제를 강화한다.[127]

수지상 세포

수지상 세포는 적응형 종양 면역반응의 시작에 매우 중요하다. 그러나 종양이 진행됨에 따라 전형적 수지상 세포들(conventional dendritic cells, cDCs)은 관용원성 기능을 획득하는 종양에 의해 마음대로 이용된다. 이들 수지상 세포를 **종양 유도 조절 수지상 세포**(*tumor-induced regulatory dendritic cells*)라고 한다. **응급 골수 생성**(*emergency myelopoiesis*) 조건에서 수지상 세포를 대식세포, 기타 골수 세포들과 구별하는 것은 더 어려운 일이지만, 진정한 수지상 세포는 전사인자 *Zbtb46*[134,135] 발현과 DNGR1[136]의 존재로 식별할 수 있다. Scarlett 등은 난소암 지기 모델에서 수지상 세포를 선택적으로 고갈시키는 접근 방식을 사용하여 종양 진행 초기 단계에서 수지상 세포가 항종양 $CD8^+$ T 세포 면역반응을 조율하는 데 중요한 역할을 한다는 것을 입증했다. 그러나, 종양이 계속 진화하고 종양미세환경이 보다 억제적으로 변함에 따라, 종양에서 생성되는 TGF-β와 PGE2가 수지상 세포를 양극화하여 T 세포 반응을 억제한다.[121] 기전적으로, 수지상 세포들은 염색질 조절 인자 Satb1의 지속적이고 높은 발현에 반응하여 억제된다.

Satb1 발현은 전형적 수지상 세포들의 분화에 필요하지만, 끊임없는 Satb1 발현은 전형적 수지상 세포의 표현형 전환을 유도하여, 면역 억제성 갈렉틴 1과 종양 촉진성 IL-6의 분비를 증가시킨다.[122] 전형적 수지상 세포는 MDSC, 조절 T 세포, 대사 스트레스와의 상호작용을 포함한 추가적인 억제 경로를 통해 양극화될 수 있다. 수지상 세포 양극화 및 억제와 관련된 기전에 관한 광범위한 검토에서 Veglia와 Gabilovich,[137] Wculek 등,[138] Conejo-Garcia 등,[139] Herber 등은 암 환자와 마우스 모델에서 수지상 세포들이 **이상지질혈증**(*dyslipidemia*) 상태 즉, 산화된 지질이 비정상적으로 가득 차 있었으며, 그 결과 나중에 설명하게 될 소포체(ER) 스트레스와 수지상 세포의 T 세포 활성화 능력이 저하되는 것을 관찰했다.[140] 기전적으로, 지질 축적은 청소부 수용체 A(scavenger receptor A)의 발현에 의해 주도되며, 여기서는 산화적으로 절단된 지질들이 샤프론 HSP70에 결합하고, 외인성 펩타이드-MHC 클래스 I 복합체가 세포 표면으로 운반되는 것을 효과적으로 방지하여 수지상 세포가 $CD8^+$ T 세포를 자극하는 능력이 제한된다.[141] 형질세포양 수지상 세포(pDC)는 종양미세환경 내에서 드물게 존재하는 집단이다. 따라서, 암 진행에 관한 pDC의 영향을 평가하는 것은 어려운 과제이며, pDC가 결정적으로 전구종양 또는 항종양 기능을 가지고 있는지 여부는 아직 불분명하다. 그러나, 수지상 세포 계통의 가소성을 고려할 때, 종양미세환경에 존재하는 신호에 따라 pDC는 다양한 기능을 가질 가능성이 높다. pDC는 종양미세환경 내에서 유도성 T 세포 공동 자극 리간드(inducible T-cell costimulatory ligand, ICOSL)에 의존하는 방식으로 조절 T 세포들을 확장하여 면역 억제를 강화하는 동시에[142] 조절 T 세포에서 IL-10을 유도하거나[143] $CD4^+$ T 세포에서 제2형 면역반응을 개시하여[144] 면역 억제와 종양 원성을 유발하는 것으로 나타났다. 하지만, pDC들이 IFN-α를 생성하여 세포독성 T 세포 반응을 유도한다는 증거도 존재한다.[145] 부가적으로, TLR7에 대한 리간드로 활성화되면 pDC는 상당한 항종양 면역반응을 시작한다.[137]

골수 세포의 비정상적인 분화와 미성숙 수지상 세포의 종양 침윤은 종양미세환경 내에서 골수 세포 기능 장애의 주요 매개체로 간주된다.[146] 골수 유래 수지상 세포는 종종 진정한 수지상 세포라기 보다 가소성 또는 비전형적 단핵구(plastic or nonclassical monocytes)로 불리며, 일단 종양 환경에 들어가면 수지상 세포와 유사한 특성을 획득하는 것으로 생각된다.[147] 골수 유래 수지상 세포는 부정적인 예후와 관련이 있다. 단핵구 유래 수지상 세포는 종양미세환경 내에서 발견되는 것과 같은 염증에 반응하여 CCR2를 발현하는 단핵구가 분화하여 발생한다.[147] 골수 유래 수지상 세포는 난소암 종양미세환경 내에서 면역 억제를 촉진하며[148] 다른 암 모델에서 불량한 예후와 관련이 있다.[149]

cDC1 수지상 세포는 종양미세환경 내에서 드문 하위 집단이지만, CD103을 발현하며 IRF8와 Batf3 신호에 의존한다. 중요한 것은 cDC1이 종양 제어를 위해 $CD8^+$ T 세포를 자극하는 가장 유능한 세포 하위 집합 중 하나라는 점이다.[150] 이를 뒷받침하듯 종양에서 cDC1이 풍부할수록 긍정적인 암 치료 결과가 나타난다.[150] cDC1은 또한 IL-12를 생성하여 적응형 항종양 면역반응을 강화할 수 있다. FLT3L의 전신 투여와 폴리 I:C의 종양 내 투여를 통해 종양 내 cDC1을 확장하면, PD-L1 저해제와 병용한 BRAF 저해에 대한 활성화와 반응이 향상되었다.[151] 이 반응은 매우 강력하여 이후 마우스가 종양 공격으로부터 보호되었으며,[151] 방어적 항종양 면역을 달성하는 데 있어 cDC1의 강력한 효능을 보여주었다. NK 세포는 CCL5와 XCL1 발현을 통해 종양미세환경으로 cDC1을 모집하며,[152] 현재 잠재적 암 치료제로 연구 중인 핵심적인 NK 세포-수지상 세포-케모카인 조절 축을 구축한다. 종양에 의해 유도되는 수지상 세포 기능 장애의 기전은 그림 4.4에 요약되어 있다.

대식세포

종양 환경에서 대식세포들은 종양의 악성 성장, 침습, 전이 및 먼 장기에서의 성장을 촉진하기 위해 마치 종양에 의해 납치되듯이 종양으로 배치된다. 일반적으로, 대식세포의 존재는 대부분의 암 유형에서 불량한 임상 결과와 관련이 있다.[153,154] 표현형 측면에서, 종양 관련 대식세포는 M2 유사 대식세포와 비슷하며, CD206을 상향 조절하고 전이, 혈관신생, 면역억제 및 치료로부터 종양 회피를 촉진할 수 있는 다양한 효과기 기능을 획득한다.

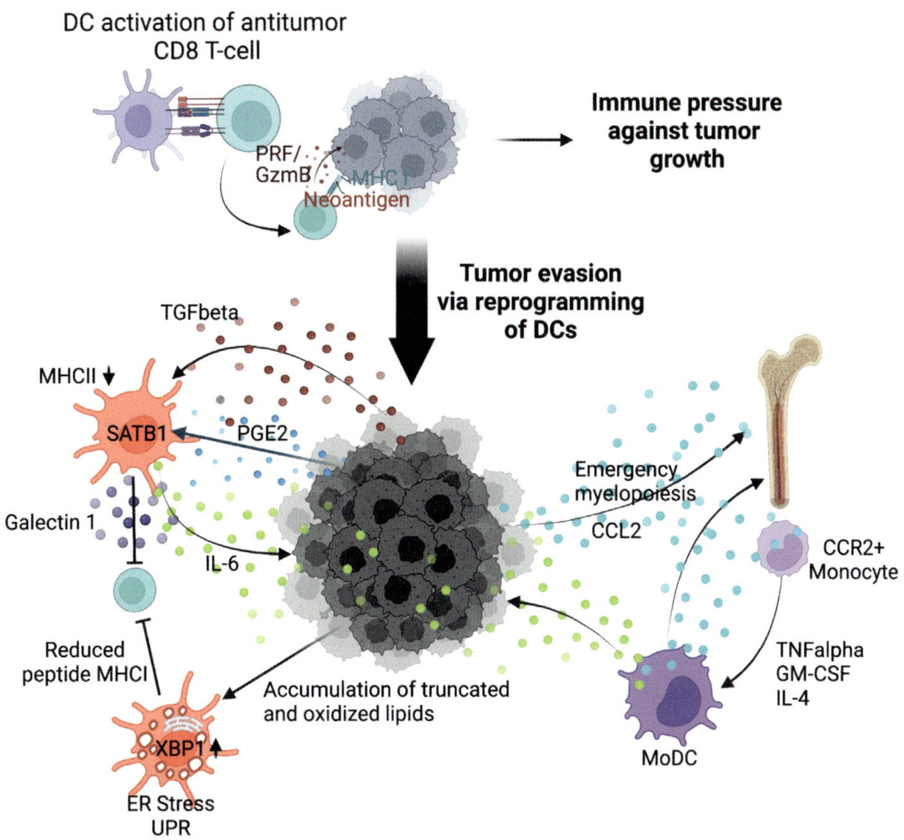

그림 4.4 종양미세환경에서 수지상 세포 양극화. 종양 진행 초기에는 수지상 세포들이 세포독성 $CD8^+$ T 세포의 활성화를 통해 성장하는 종양에 대해 압력을 가한다. 종양이 진행함에 따라, PGE2와 TGF-β와 같은 종양에서 유도된 사이토카인들은 마스터 조절자인 Satb1을 상향 조절하고, MHC II를 하향 조절하며, 변형된 수지상 세포들로부터 갈렉틴 1과 IL-6 생산을 증가시킨다. 수지상 세포는 절단된 산화 지질의 축적에 대한 반응으로 ER 스트레스를 겪으며, $CD8^+$ T 세포로 항원 처리와 교차 제시가 감소한다. 종양에 의한 응급 골수 생성은 골수에서 단핵구의 축적을 증가시키고, 일부는 전구 종양 단핵구 수지상 세포(protumorigenic monocytic dendritic cells, MoDC)로 분화한다.(출처: Biorender에서 생성된 그림).

CD206의 세포 표면 발현 외에도, 종양 관련 대식세포들은 기능적으로 다양하고 이질적인 특성을 가지고 있다. 종양미세환경 내에서 대식세포의 양극화를 제어하는 여러 신호 전달경로들이 확인되었다. 대식세포의 양극화와 관련된 주요 기전 중 하나는 종양 저산소증이다. 종양 저산소증은 종양 세포의 비정상적인 성장과 비정상적인 종양혈관 구조로 인해 발생하며, 제한된 산소와 영양 공급을 초과하게 된다. 저산소증은 종양이 새로운 대사 요구에 적응하도록 강요하여, 포스포이노시타이드 3-키나아제(phosphoinositide 3-kinase, PI3K)/단백 키나아제 b(protein kinase b, Akt)/라파마이신의 포유류 표적(the mammalian target of rapamycin, mTOR), 미토겐 활성화 단백 키나아제(mitogen activated protein kinase, MAPK), NF-κB 신호 전달의 상향 조절을 통해 생존, 침습 및 염증 프로그램을 시작하게 한다.[155]

단핵구 유래 대식세포들의 이질성은 마우스 모델과 단일 세포 표현형 분석을 통해 입증되었다. 예를 들어, 유방암 마우스 모델에서, Ly6C 및 MHC II 발현 수준에 따라 7개의 기능적 및 분자적으로 구별되는 대식세포 하위 집합들이 확인되었다.[156] 가장 억제력이 높은 대식세포 집단은 저산소성 종양 부위에 인접하여 존재했으며, 혈관신생 및 면역억제 활동이 증가했다.[156] 종양 유래 젖산도 대식세포의 양극화에 유사한 영향을 미치는 것으로 입증되었다.[157] 대식세포 이질성의 또 다른 원인은 대식세포가 생성되는 골수 전구체들의 특성이다. M-MDSC에서 분화하는 대식세포들은 단핵구 유래 종양 대식세포에 비해 전사적으로 구별되며, 면역 억제력이 상대적으로 높다.[158]

M-MDSC 유래 종양 대식세포는 종양미세환경 내에서 S100A9 활성에 의존하며, 이는 M-MDSC의 강력한 면역 억제 활성과 관련이 있는 전사인자 C/EBPβ를 유도하는 신호 전달 경로이다.[159] 한편, COX-1 또는 COX-2 활성의 산물인 프로스타글란딘 E2(prostaglandin E2, PGE2)는 M2 대식세포의 억제 기능을 강화하며,[160,161] 특정 종양 모델에서 COX-2 저해제를 사용하여 PGE2를 억제하였을 때 PD-L1 차단제의 효능이 회복되었다.[162]

조직 상주 대식세포 풀에서 유래한 종양 관련 대식세포들은 그들을 표적하려는 노력을 어렵게 만든다. 조직 상주 대식세포는 골수로부터의 유입이 없는 상태에서 국소적으로 자가 재생된다. 이를 통해 조직에 상주하는 대식세포가 종양의 성장, 침습, 면역 파괴로부터 회피를 강화하기 위해 종양 발생 초기에 지원 신호를 제공할 수 있는 시나리오를 수립한다. 비소세포폐암에서, 조직 상주 대식세포는 상피에서 중간엽으로 전이(transition)를 촉진하는 동시에 적응형 면역 압력으로부터 종양을 보호하여 종양 발달을 위한 틈새를 마련한다.[163] 췌장암의 경우, CSF1-양극화 단핵구 유래 대식세포[164]는 면역 억제력이 더 강하고, 양극화 조직 상주 대식세포는 친피브로겐성 표현형(profibrogenic phenotype)을 갖는다.[165] 종양미세환경 내에 존재하는 신호에 따라, 다양한 추가적인 전사 및 조절 경로가 종양 관련 대식세포들의 양극화에 영향을 미친다. 아릴 탄화수소 수용체(aryl hydrocarbon receptor, AhR)를 통한 신호 전달은 종양미세환경의 수지상 세포와 대식세포들을 포함한 여러 면역 세포 하위 집합들을 양극화시킬 수 있다. AhR은 세포질에 존재하며, AhR 리간드들이 수동적 확산을 통해 세포질로 들어가면 AhR 수용체 복합체가 핵으로 이동하여 염증 및 암 활동과 관련된 여러 유전자들의 촉진자(promoter) 부위에 위치한 표적 DNA 염기서열과 결합한다.

AhR 리간드에는 키누레닌 경로(kynurenine pathway) 대사산물과 아라키돈산(arachidonic acid) 대사산물이 포함되며, 두개의 대사산물 모두 종양미세환경 내 면역 세포에 관용 유발 효과를 가지고 있다. 종양미세환경 내 대식세포와 수지상 세포에서 AhR 신호 전달은 IL-1β, IL-6, TNF-α, IL-10 및 NF-κB의 발현을 증가시킨다.[166] Hezaveh 등은 식이에서 분해된 트립토판으로부터 특정 *Lactobacilli* 종에 의해 생성된 인돌(indole)이 췌장암에서 AhR 리간드를 과발현하는 종양 관련 대식세포를 양극화한다는 사실을 입증하여 관련 문헌에 이 내용이 추가됐다.[167] 장내 미생물군집(microbiome)이 암 진행과 치료 반응에 미치는 영향은 11장에서 다루어진다. 이러한 연구들은 암과 암에 영향을 받는 장내 미생물군집이 선천성 면역 세포에 미치는 전신적 영향을 강조한다. 따라서 잠재적인 치료법에는 저트립토판 식이 섭취와 같은 식이 수정이 포함될 수 있다. 실제로 췌장암의 경우 트립토판이 낮은 식단을 제공하면 대식세포 매개 면역 억제가 역전된다.[167]

대식세포 양극화가 억제성 혈관신생 표현형으로 분화되는 것과 관련된 전사인자에는 주몬지 영역 함유 단백 3(jumonji domain-containing protein 3, JMJD3), IRF4[168,169]; STAT1, 3, 6 신호[154]; 그리고 C/EBPβ[159]가 포함되지만 이에 국한되지 않는다. 대식세포의 근본적인 표현형 가소성으로 인해 여러 염증성 사이토카인과 케모카인들, PAMPs와 DAMPs, 대사 변화들, 혈관 및 주변 기질들의 변화에 반응하여 종양 전사 변화들이 촉발될 수 있다. 종양미세환경 내에 존재하는 다른 면역 세포들도 대식세포를 양극화할 수 있다. 예를 들어, B 세포의 IL-10 생산은 대식세포에서 TRIF/STAT1 신호 전달의 후속 활성화로 이어져 염증 기능이 감소하고 IL-10, IFN-β, CCL2가 생성되며 M2 유사 마커, Ym1와 Fizz1의 상향 조절이 일어난다.[170] 다른 연구들은 자가항체들이 대식세포의 Fc 수용체와 결합하여 대식세포를 양극화시킨다는 사실을 발견했다.[171] Gabrilovich 등이 보고한대로, 조절 T 세포와 Th2 CD4^{+} T 세포들도 IL-4, IL-13, IL-10의 생산을 통해 대식세포를 양극화할 수 있다.[154] 여러 검토 문헌들에서 대식세포 양극화와 관련된 신호 경로들을 광범위하게 다루고 있다.[154,172-174]

비만세포

비만세포들은 염증에서 알레르기와 과민 반응을 넘어서 그 이상의 역할을 하는 강력한 선천성 면역 세포들이다. 앞서 설명한 것처럼, 비만세포들은 종양미세환경을 조절할 수 있는 여러가지 효과기 기능들을 가지고 있다. 비만세포들이 암에 미치는 영향은 다양하며 암의 종류에 따라 다르다. 난소암[175] 과 식도암[175]의 경우 비만세포가 긍정적인 예후와 관련이 있는 것으로 나타난 반면, 흑색종[176], 유방암[177], 폐암[178] 및 위암[179]의 경우 연관성은 혼재되어 있거나 불량한 예후와 관련이 있는 것으로 나타났다. Somasundaram 등은 인간화된 흑색종 모델을 사용하여 비만세포가 면역 억제 및 PD-1저해제 치료 실패와 관련이 있음을 입증했다.[180]

비만세포들은 강력한 면역 효과기 세포들이며 그들이 상주하는 조직에 존재하는 미세환경 신호에도 매우 민감하다. 이와 같이, 비만세포들은 종양 관련 신호에 의해 기능적, 표현형적으로 조절되는 동시에 종양미세환경의 염증 환경에 상호 영향을 미친다. 비만세포들은 혈관 신생과 기저막의 리모델링을 촉진하는 금속단백분해효소(metalloproteinases), 세린 단백분해효소(serine proteases) 및 기타 인자들의 방출을 통해 종양 환경을 재배열할 수 있다. IL-6, CCL2, VEGF와 같은 사이토카인들은 혈관 신생을 강화하고 종양 환경으로 세포를 모집하는 반면, PDGF와 같은 전구섬유화 매개자(profibrogenic mediators)는 섬유아세포를 활성화한다. 비만세포에서 생성되는 IL-6와 CCL2는 또한, 다른 골수 하위 집합들의 세포 증식과 양극화를 증진시킬 수 있다. 케모카인 IL-8(마우스에서 제안된 동종 유사체, CXCL1)과 히스타민은 종양 세포들을 화학적으로 유인하고 증식을 유도할 수 있다.[181] 또한, 비만세포들은 IL-13과 IL-4를 생성할 수 있다. 전형적으로 알레르기 반응과 관련이 있는 이 두가지 사이토카인들은 섬유화 반응, 면역 억제, 종양 성장과 관련이 있다.[182] 위암 세포에서도 생산되는 알라민 IL-33(alamin IL-33)은 비만세포에서 IL-13, CSF-2, CCL3, IL-6를 유도하는 것으로 나타났다.

비만세포는 SCF, CCL2, VEGF, angiopoietin 1, IL-8, CXCL1, 오스테오폰틴(osteopontin)및 CXCL10과 같은 여러 화학주성 인자들(chemotactic factors)을 통해 종양과 종양미세환경에 축적될 수 있다.[183] 활성화와 탈과립화는 종양 환경의 신호에 의해서도 영향을 받는다. 예를 들어, 대식세포, 기타 골수 세포, 종양 세포에서 생성되는 PGE2는 PGE2 수용체 EP3를 통한 신호 전달로 비만세포를 활성화하여 탈과립화가 진행될 수 있다.[184,185] 반면, PGE2에 의해 EP2[184] 및 EP4[186]를 자극하면 비만세포의 활성화가 감소한다. 비만세포들은 또한 PAMPs와 DAMPs의 인식에 의해 활성화되고 표현형이 조절된다. TLR4가 매개하는 LPS의 인식은 탈과립화 없이 GM-CSF, IL-8, IL-10 방출을 유도할 수 있는 반면, TLR2 신호 전달을 통한 펩티도글리칸(peptidoglycan)의 인식은 탈과립화를 유발할 수 있다.[187]

호중구

호중구는 종종 항균 방어와 동의어로 사용된다; 하지만, 무균 조직으로 호중구의 모집은 호중구가 조직 방어 또는 손상에도 역할을 한다는 것을 시사하며,[188] 이 과정은 암과 높은 관련성을 가지고 있다. 암 환자의 경우, 암과 관련된 호중구들은 나중에 설명할 골수 유래 억제 세포들[189]과 함께 혈액의 저밀도 구배 분획에 침전된다. 저밀도 호중구들은 TGF-β 신호 전달에서 파생되며 면역 억제, 종양 원성[190] 및 전이성이 높은 것으로 나타났다.[191] GM-CSF는 또한 종양에서 생성되는 강력한 케모카인으로 골수 및 기타 골수 밖 부위에서 미성숙 호중구들의 응급 골수 생성(emergency myelopoiesis)과 병리적인 확장을 촉발한다.[192]

TGF-β에 의해 유도되고 종양 세포에서 생성되는 호중구의 리간드인 CXCR1 및 CXCR2 신호는 호중구가 골수로부터 종양에 영향을 받은 조직으로 빠져나가는 데도 관여한다. 이들 2가지 경로의 리간드들은 형질 전환된 세포에서 대량으로 생성되어 골수에서 종양미세환경으로 호중구의 방출이 시작된다. CXCR2를 통한 신호 전달은 호중구가 있는 클러스터(NET)를 종양미세환경으로 방출시켜 효과를 극대화 할 수 있다.[193] 감염성 질환 동안 숙주를 보호하는 역할과는 달리, 종양미세환경의 NET는 T 세포 매개 세포독성과 NK 세포 매개 세포독성으로부터 종양을 보호한다.[193] 또한 NET는 종양 전이에도 영향을 미치는데, 연구에 따르면 NET는 원발 종양 부위에서 혈관 밖 누출(extravasation)을 촉진하고,[194,195] 전이 전 틈새로 종양을 모집하여 전이성 집락형성(colonization)을 용이하게 하는 것으로 나타났다.[196] 따라서, 골수로부터 NET 형성 또는 호중구 이탈을 제한하는 억제제들은 적응형 면역반응을 향상시키고 종양의 성장과 침습을 줄일 수 있는 잠재력을 가지고 있다. 여러 연구들에 따르면 암을 가진 개개인에서 여러 이질적인 호중구 집단이 확인되어 숙주 내재적 요인들이 호중구의 표현형과 양적 풍부함에도 영향을 미친다는 사실을 시사한다. 실제로, Quail 등은 종양 생물학에서 호중구에 대한 포괄적인 전망을 하면서 나이, 성별, 일주기 시계(circadian clocks), 비만, 마이크로바이옴, 흡연을 포함하는 여러 가지 요인들을 설명했지만 이에 국한되지 않는다.[92]

염증과 종양 혈관 구조

빠른 성장과 증가된 신진대사 요구를 유지하기 위해 종양은 혈액 공급을 확보해야 한다. 암 세포들은 기존 혈관으로부터 종양을 지지하는 혈관의 형성을 시작할 수 있으며, 이를 **신생 혈관 형성**(*sprouting angiogenesis*)이라고 한다. 혈관 신생은 여러 혈관 신생 인자들의 조정을 통해 촉진된다. 선천성 면역 체계는 이 과정에 필수적이지만, 혈관 신생의 결과로 이후 염증이 증가하며,[197] 혈관 신생과 종양 발달 사이의 상호 관계를 강조한다.

IL-1 계열 사이토카인, IL-6, IL-17, TGF-β, TNF-α, 및 VEGF와 같은 염증성 사이토카인들이 진화하는 종양미세환경에서 상향 조절되어, 혈관 내피세포와 혈관 주위 세포에서 NF-κB와 STAT3 신호 전달을 활성화한다. 내피세포에서 STAT3 상향 조절은 ICAM-1과 VCAM-1과 같은 혈관 내피세포 부착 분자들의 발현을 상향 조절하여, 면역 세포들이 종양미세환경으로 축적되는 것을 용이하게 한다. STAT3는 두 가지 강력한 혈관 신생 인자들인 HIF1과 VEGF의 상위에서 작용하는 동시에 FGF와 Ang-2와 같은 부가적인 혈관 신생 인자들의 발현도 증가시킨다. STAT3 신호 전달은 또한, 혈관 신생 경로의 일부인 기저막과 세포외 기질을 리모델링하고 기하급수적인 종양 성장을 지원하는 금속 단백분해효소(matrix metalloproteinases)의 합성을 증가시킨다.[198]

NF-κB 활성화는 또한, VEGF의 상향 조절을 통해 여러 종양 유형의 혈관 신생에 기여하며, 혈관 부착 분자의 발현을 강화하고, 이어서 여러 혈관 신생 및 염증성 사이토카인과 케모카인들의 발현을 증폭시킨다.[198] 종양이 혈관 신생 신호 전달 경로에 의존하는 것으로 알려져 있음에도 불구하고, 항혈관 신생제들은 췌장 선암, 전립선암, 유방암 또는 흑색종의 무진행 생존과 전체 생존을 유의미하게 개선하지 못했으며 비소세포폐암과 교모세포종에서는 보다 혼재된 결과들이 확인되었다.[199] 항혈관 신생 요법이 실패하는 이유들은 다양하지만, 종양이 비혈관 신생 기전을 이용하여 혈관을 획득하거나 **혈관 공동선택**(vessel co-option)으로부터 발생할 수 있다. 혈관 공동선택(vessel co-option)은 종양 세포가 대사 및 성장 요구를 충족하기 위해 기존 조직 혈관을 사용하는 과정이다. 혈관 공동선택의 기전은 혈관 신생처럼 잘 알려져 있지 않다. 그러나, VEGF 수용체 차단제가 항혈관 신생 치료로부터 종양이 회피하는 기전으로 혈관 공동선택을 유발할 수 있다는 증거가 제시되었다.[199,200] VEGF 차단제로 유도한 혈관 공동선택 실험 모델에서 단일 세포 RNA 염기서열 분석 결과, 혈관 신생 과정에서 발생하는 비정상적인 종양 혈관을 정상화할 수 있는 IL-1β, IL-6, TNF-α, IFN-γ의 높은 발현 수준을 특징으로 하는 염증성 M1 유사 표현형과 염증성 잠재력을 가진 대식세포 집단에서 공동선택된 혈관들이 풍부하다는 사실이 확인되었다.[201,202] 일단 종양 세포가 혈관을 공동선택하면 이것이 혈관을 정상화하려는 시도인지, 아니면 염증성 대식세포가 이 과정을 주도하기에 충분한지에 대한 의문이 제기된다. 아직도 몇 가지 의문들이 남아 있으며, 혈관 공동선택의 근본적인 과정과 이 과정 동안에 염증이 어떤 역할을 하는지를 기전적으로 이해할 수 있는 종양 혈관 공동선택 모델을 개발하기 위해 더 많은 연구가 필요하다.

염증 매개 응급 골수 생성: 골수 유래 억제 세포들

조혈 시스템은 전신적인 염증에 반응하여 골수에서 면역 세포들을 신속하게 배치할 수 있으며, 이를 **수요 적응 조혈**(*demand-adapted hematopoiesis*)이라고 한다.[203] 이는 조식 제한 감염에 대한 반응 또는 전신적 염증 신호에 대한 반응으로 국소적으로 발생할 수 있다. 응급 골수 생성은 만성 염증과 관련된 사이토카인, 성장 인자들의 방출과 기타 종양 관련 기전들을 통한 장기간의 자극을 특징으로 하는 병리적인 면역 활성화 상태이다. 응급 골수 생성은 골수에서 미성숙 호중구와 골수 단핵구 세포들이 전신적으로 출현하며, 이 들은 병리학적으로 활성화되어 골수 유래 억제 세포(myeloid-derived suppressor cells, MDSCs. 이에 대해서는 이 장 후반부에서 다루게 된다)가 된다. MDSCs는 종양 확산의 먼 부위에 축적되며 종양 관련 염증 인자들이 있는 경우 억제 세포로 프로그래밍 된다.[204] 종양미세환경으로 들어가는 골수 세포들은 종양에 의해 조절되어 혈관 신생을 용이하게 하고 전이를 촉진하며 면역 체계로부터 종양이 회피하는 데 도움을 주는데, 이 모든 것이 암의 특징이다.[97,98] 따라서, 종양과 조혈 구획 사이의 조정은 종양의 성장과 침습을 지원하기 위한 숙주 선천성 면역 세포들의 암 매개 협력이라는 핵심적인 과정의 기초가 된다. 응급 골수 생성은 이 과정의 주요한 교점이며, 종양 관련 골수 생성에 관여하는 관련 경로를 정의하려는 광범위한 노력들의 정점이다.

MDSCs가 두 단계에 걸쳐 병리적으로 활성화된다는 것은 이제 잘 알려져 있다(그림 4.5)(사세한 내용

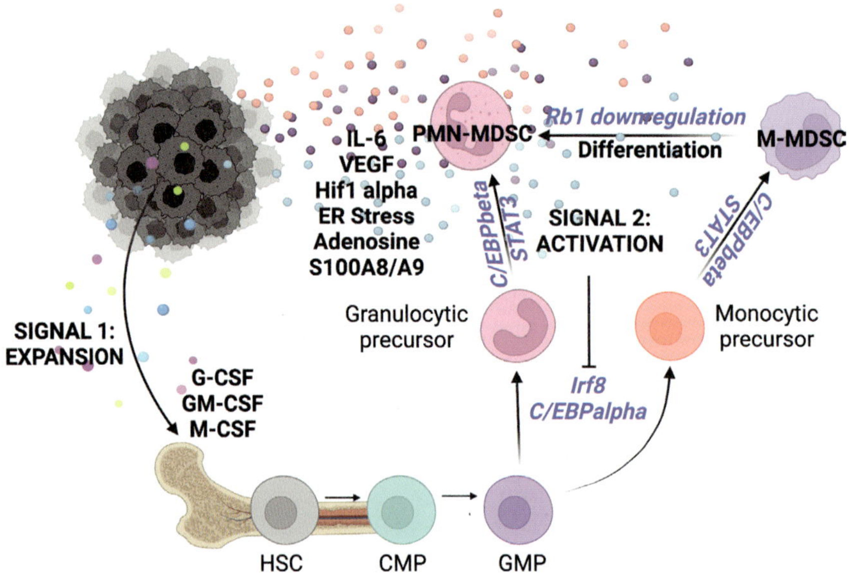

그림 4.5 MDSCs 생성을 위한 2단계 모델. MDSCs는 두 단계로 생성된다. 첫 번째 단계는 G-CSF, GM-CSF, M-CSF와 같은 성장 인자들에 대한 만성적이고 전신적인 노출에 대한 반응으로 발생한다. 이들 성장 인자는 골수에서 과립구 및 단핵구 전구체의 확장을 유도한다. 일단 미성숙 전구세포들이 종양미세환경으로 모집되면 IL-6, VEGFα, 저산소증과 HIF1α, ER 스트레스, 아데노신 신호, S100A8/A9 생산을 포함한 다양한 인자들이 전사인자 IRF8과 C/EBPα를 억제하는데, 이 두 인자 모두 골수 전구세포가 수지상 세포와 대식세포로 정상 분화되는 데 관여한다. 대신, 다른 경로 중에서 C/EBPβ와 STAT3는 전구 세포들에서 유도되며 이들 세포를 미성숙하고 면역 억제적 상태로 유지시킨다. M-MDSCs 또한 Rb1의 하향 조절을 통해 PMN-MDSCs 풀에 기여할 수 있다.(출처: Biorender에서 생성된 그림).

은 Condamine 등[205] 참고). 1단계 동안, 골수와 비장은 사이토카인들과 GM-CSF, G-CSF, M-CSF와 같은 성장 인자들의 만성적인 저수준 자극에 의해 조절되어 과립구와 단핵구 전구세포들이 확장된다. 2단계 동안, 병리적으로 확장된 골수 전구세포들이 말초에서 IL-6, IL-1β, VEGF, ER 스트레스, 아데노신 신호, HIF1α와 같은 염증 신호에 노출된다. 이러한 조건에서 파생된 골수 세포는 분화할 수 없게 되고, 식세포 활성이 감소하며, 항염증 사이토카인들과 신호 분자들을 생성하고, ROS, NOS, 골수세포형 과산화효소(myeloperoxidase, MPO), 기타 억제 인자들을 생산하여, 종양미세환경에서 $CD4^+$와 $CD8^+$ T 세포 효과기 활성을 유의하게 저해한다.

MDSCs는 인간과 마우스 모두에서 두 가지 주요 집단으로 구성된다. 한 집단은 과립구/다형핵 MDSCs(PMN-MDSCs)으로 구성되고, 두 번째 집단은 단핵 MDSCs(mMDSCs)으로 구성된다. 표현형으로 마우스에서 PMN-MDSCs, mMDSCs는 각각 호중구, 단핵구와 유사한데 이러한 하위 집합을 구별하는 표지자가 없기 때문이다. 사람의 경우 말초 조직에서 이들 하위 집합을 식별하는 데 사용되는 표지자가 겹치지만, 혈액 내 PMN-MDSC는 호중구(1.1-1.2g/mL)보다 낮은 밀도 기울기(1.077g/mL)에서 정제된다.[206,207] 렉틴형 산화 LDL 수용체 1(lectin-type oxidized LDL receptor 1, LOX1)은 PMN-MDSCs에 대한 부가적인 특이적 표지자이다.[208]

mMDSCs는 독점적인 표지자는 아니지만 종종 MHC II 발현[207] 또는 CD14, CD66b, 그리고 CXCR1 또는 CD84의 조합을 사용하여 단핵구와 구별되는데, 여기서 mMDSCs는 $CD14^+$ $CD66b^-$, $CXCR1^+$ 이

다.(Veglia 등[207] 및 Bronte 등[209]에서 검토됨). 기능적으로도 MDSCs는 호중구, 단핵구와 구별된다. 호중구의 항균 활성은 탈과립과 강렬한 **호흡 폭발**(*respiratory burst*)에 의존한다. 이러한 기능들은 PMN-MDSCs와 종양 관련 호중구에서는 상실된다. 반면, 항원 제시와 염증성 사이토카인 생산과 관련된 유전자들은 PMN-MDSCs에서 상향 조절될 수 있다.[210] 두경부암 또는 비소세포폐암 환자의 PMN-MDSCs와 호중구의 RNA 염기서열 분석에서 ER 스트레스, 주름이 펼쳐진 단백 반응(unfolded protein response, UPR), MAPK 신호와 관련된 유전자들의 상향 조절, PMN-MDSCs에서 M-CSF, IL-6, NF-κB, OLR1, TGF-β의 동시 상향 조절을 포함하는 부수적인 기능적 차이들이 확인됐다.[208] 유사한 접근법을 사용하여 암 환자의 mMDSC와 단핵구를 비교한 결과, STAT3 신호 전달이 단핵구를 mMDSC로 재프로그래밍하는 데 관여한다는 사실이 확인됐으며,[211] 이는 종양 조절 배양액을 사용한 시험관내 연구 결과[124]를 뒷받침한다. mMDSCs와 단핵구 사이의 다른 주목할 만한 차이점들로는 CXCR1, IL-10, CD14 및 VEGFA의 발현이 있다. PMN-MDSC 특이 면역 억제 기전에는 주로 ROS, 과산화질산염(peroxynitrite), 아르기나아제 1(arginase 1), PGE2의 사용이 포함된다. mMDSC가 주도하는 면역 억제에는 산화질소(nitric oxide)와 IL-10, TGF-β 같은 면역 억제 사이토카인들, PD-L1 발현 증가가 포함된다.

응급 골수 생성과 종양 환경으로 MDSC 출현을 유도하는 신호 전달 연쇄반응들을 규명하는 것은 이 분야의 주요 관심사이며, 신뢰할 수 있는 MDSC 표지자가 부족하기 때문에 복잡한 상황이다. 사이토카인과 GM-CSF, G-CSF, IL-6, IL-1β, PGE2, TNF-α, VEGF, S100A8/9와 같은 성장 인자들은 MDSC의 축적과 분화를 촉진하는 것으로 나타났다. 선행 연구들에 따르면 GM-CSF + IL-6는 STAT3 신호 유도를 통해 골수 유래 배양물을 MDSCs로 양극화시킨다는 것을 확인했다.[124,212] 또한, 신진대사의 변화는 MDSC 억제 기능을 향상시킨다. 종양 침윤 MDSCs는 청소부 수용체 CD36의 상향 조절을 통해 지방산 흡수를 증가시켜 지방산 산화의 활성화, 미토콘드리아 질량, 산소 소비, 면역 억제 활성을 증가시킨다.[213] 지방산 섭취는 청소부 수용체 CD36에 의해 매개된다. Mohamed 등은 PKR 유사 소포체 키나아제(PKR-like endoplasmic reticulum kinase, PERK) 신호 전달이 MDSCs에게 면역 억제 기능을 부여한다는 사실을 확인했다. 종양 MDSCs에서 PERK를 억제하면 MDSCs가 항종양 CD8$^+$ T-세포 면역을 활성화할 수 있는 골수 세포로 변형되었다.[214] 기전적으로, PERK 활성화는 핵인자 적혈구 2 관련 인자 2(nuclear factor erythroid 2-related factor 2, NRF2)의 인산화와 미토콘드리아 기능 손상을 초래하여 MDSCs의 면역 억제 기능으로 이어졌다.[214] 반면에 PERK를 억제하였을 때 세포질 미토콘드리아 DNA의 축적이 증가하여 종양 세포를 감지하는 주요 선천성 면역 감지 경로인 인터페론 유전자 자극인자(stimulator of interferon genes, STING)와 제1형 IFN 신호 전달[214]을 촉발했다.[215] PMN-MDSCs에 의한 지방산 산화 또한 면역 억제의 간접적인 기전을 초래한다. 예를 들어, PMN-MDSCs는 산화된 지질을 수지상 세포로 전달하여 수지상 세포가 T 세포의 초회항원자극 능력이나 항원을 회수하는 능력을 감소시킨다.[216] 지방산 수송 단백 2(fatty acid transport protein 2, FATP2)는 PMN-MDSC의 면역 억제 기능을 제어하는 것으로 밝혀진 추가적인 기전이며, FATP2 발현은 아라키돈산(arachidonic acid)의 섭취를 증가시켜 PGE2의 합성을 증가시킨다.[217] 또한 AMPKα1은 mMDSCs의 억제 활성을 조절하는 것으로 밝혀졌으며, 골수세포에서 AMPKα1 암호화 유전자인 Prkaa1의 조건부 결손은 mMDSCs의 억제 활성을 감소시키고 mMDSCs의 대식세포 분화를 둔화시켰다.[218] 종양 신행에 중요한 역할을 하는 에스트로겐 신호는 응급 골수 생성, 종양미세환경으로 MDSCs 축적, 억제 표현형을 증가시키는 것으로 밝혀졌다. 종양미세환경에 존재하는 많은 골수세포 하위 집합들이 에스트로겐 수용체 ERα를 발현하여 에스트로겐 신호 전달의 영향을 받을 수 있으며, Svoronos 등은 난소암에서 에스트로겐 신호 전달이 병리적 골수 생성(pathologic myelopoiesis)의 근본 기전이라는 것을 입증했다.[212] 에스트로겐 신호 전달은 종양 환경에서 MDSCs의 동원과 축적을 촉진시켰으며, 에스트로겐은 종양미세환경에서 골수 세포들의 면역 억제 활성도 증가시켰다.[212]

암 진행 중 선천성 면역 감지

Toll 유사 수용체(TLR), NOD 유사 수용체(nucleotide oligomerization domain [NOD]-like receptor), AIM2 유사 수용체, RIG-I 유사 수용체(retinoic acid-inducible gene I (RIG-I)-like receptor)들과 같은 선천 면역 감지 경로들은 일반적으로 손상되거나 죽어가는 세포들 외에도 병원균을 감지하는 기능을 한다. 암과 관련하여 이들 신호 경로는 종양에 대한 선천성 면역 방어를 조율하는 데 핵심적인 역할을 한다. 그러나, 선천성 면역 감지가 만성화되면, 세포 변형, 종양 촉진 염증, 종양미세환경에서 억제성 골수세포의 모집 및 양극화에 기여하는 만성 염증으로 이어질 수 있다. 암 진행과 관련하여 선천성 면역 신호의 긍정적 및 부정적 특성을 요약한 상당한 수의 연구들이 있다. 여기에서는 이 분야의 주요 연구 결과를 요약해 보겠다.

골수 세포의 TLR 신호는 일반적으로 적응형 면역의 유도와 관련이 있다.[219] TLR 자극이 치료적 이득을 가져올 수 있다는 사실은 1900년대 초 암 치료제로 박테리아 독소를 사용한 Coley의 선구적인 연구에 의해 확립되었다.[220] 그 결과 항암 백신[221]과 항암 치료에 사용할 TLR 작용제와 기타 면역 보조제의 조합을 결정하는 데 상당한 노력이 진행되었다.[120,222] 예를 들어, STING 신호 전달 외에 RIG-1, TLR3, TLR4/TRAF endosome 신호, TLR7, TLR8 및 TLR9와 같은 DNA/RNA 센서들은 I형 IFN 신호를 활성화한다. I형 IFN 신호 전달은 수지상 세포를 강력하게 활성화하여 CD40, CD80, CD86 및 MHC 클래스 II 복합체와 같은 공동 자극 분자들을 상향 조절하여 $CD8^+$ T 세포에 대한 교차 제시 강화로 이어진다(Fuertes 등[223] 참고).

항종양 면역을 강화하기 위한 다른 전략들로는 백신 보조제 또는 항암요법으로서 병용 요법을 사용하는 것이 포함된다. Ahonen 등은 CD40과 TLR 작용제를 백신 플랫폼으로 사용하면 종양 축소와 함께 $CD8^+$ T 세포가 크게 활성화된다는 사실을 입증하여, 암 치료와 백신에 병용된 선천성 감지 경로를 촉발하는 보조제 사용에 대한 이론적 근거를 제공했다.[221] TLR3 작용제인 polyI:C의 사용을 평가한 다른 연구에서는 polyI:C이 수지상 세포를 활성화하고 염증성 TH1형 사이토카인, NK 세포 활성화, 수지상 세포의 $CD8^+$ T 세포 교차 제시를 증가시키는 데 유망한 효능이 있는 것으로 나타났다.[224] 이미퀴모드(imiquimod)를 사용한 TLR7/8 신호 표적 치료는 비흑색종 피부암 치료제로 승인되었으며, 다양한 암종에 걸쳐 이 치료 조합을 평가하기 위한 많은 임상시험들이 진행 중이다.[225] 만성적인 TLR 관여가 과도한 염증을 통해 종양 진행에 유리한 쪽으로 환경의 균형을 무너뜨릴 수 있다는 증거가 점점 더 많아지고 있다.[226,227] 난소암과 연조직 육종 모두에서 숙주 공생체의 TLR5 인식은 사이토카인 IL-6의 증폭을 통해 면역 기능 장애와 종양 성장을 촉진시키는 것으로 밝혀졌다.[228] 기전적으로 TLR5는 전신적인 사이토카인 IL-6 수치를 증가시킴으로써 종양미세환경 내에 억제성 골수 세포들의 축적을 강화하여 결국 지속적인 T 세포 기능 장애를 초래한다. TLR5 신호는 TLR4 신호경로[229,230], p53 신호 경로[231,232]와 상승 작용하여 종양 촉진 사이토카인 IL-6의 생산을 증폭시키는 것으로 나타났다. TLR 신호가 항종양 면역 기능에 미치는 부정적인 영향이 오로지 TLR5에만 국한된 것인지 아니면 일반적인 세포와 상황에 따라 진행되는 과정인지 여부에 관계없이, 다른 연구들에서는 TLR5 신호 전달과 종양 성장 및 면역 억제 사이에 유사한 부정적인 연관성이 확인되었다.

피부암과 췌장암에서 진행된 연구들은 면역 억제와 종양 성장 유도에 있어 TLR5 신호 전달의 역할을 뒷받침하고 있다.[233,234] TLR5 신호의 임상적 관련성을 더해주는 연구 결과에 따르면, 일반 인구의 약 7.5%가 TLR5의 편모(flagellin) 결합 영역 내 코돈 392번에서 아르기닌 대신 전사 종결 부위를 암호화하는 단일 염기 다형성(single nucleotide polymorphism)(1174 C>T 아미노산 치환)을 가지고 있다(*TLR-5R392X*로 표현). 이 다형성은 **지배적 음성 방식**(dominant-negative fashion)으로 작용하여 TLR5 신호를 50%~80%까지 감소시킨다.[235] 이형 접합 보인자(heterozygous carriers)는 TLR5 신호 전달이 기능적으로 결핍된 것으로 간주된다. 난소암의 경우, 이러한 기능 소실 다형성을 가진 것으로 확인된 환자들은 장기(6년 이상) 생존이 유의하게 증가했으며, 종양 내 IL-6 수준과 면역 억제가 감소했다.[228] 대장암에서도 TLR5 다형성이 있는 환자들에서 유사한 결과가 확인되었다.[236] 반면, 유방암 환자에서 TLR5 염기 다형성은 생존기간 감소[228]와 유방암 발병에 대한 감수성 증가와 관련이 있었다.[237] 자가포식 및 세포사멸 방지와 관련된 손상 관련 분자 패턴(DAMPs) 분자인 고이동성 그룹 박스 단백 1(high-mobility group box protein-1, HMGB1)은 종양 환경에서 MDSCs의 축적과 생존을 증가시킨다.[238] HMGB1 신호는 NF-κB와 PI3K 신호와 같은 염증 경로들을 활성화하여 종양미세환경 내에서 염증을 증가시킨다. 다른 연구들도 HMGB1 신호와 암 관련 대사 변화들 사이의 연관성을 입증했다. 괴사 세포에서 외인성 또는 내인성 HMGB1 발현은 ATP의 생산을 증가시켜, 시험관 내 및 생체 내에서 빠르게 분열하는 암 세포주들의 에너지로 사용된다.[239] TLR5 신호와 유사하게 HMGB1 신호의 효과는 상황에 따라 다르며, 수지상 세포의 성숙, 항종양 면역 증가, 항암화학요법의 효능 증가와도 관련이 있을 수 있다(Kang 등의 검토[240] 참고).

선천성 면역을 표적하는 암 치료법들

지난 수십 년간의 연구에 따르면 골수세포들이 암 진행, 면역 억제, 암 전이에 미치는 역할이 매우 큰 것으로 나타났다. **선천성 면역반응의 세포 구성 요소**에서 설명한 것처럼, 역설적이게도 골수세포는 적응형 면역 기능을 시작하는데 필수적이다. 항종양 면역과 암 진행에 대한 골수세포들의 다양한 역할을 감안해, 골수세포를 표적하고 재프로그래밍함으로써 종양 면역 환경을 조절하려는 상당한 노력이 진행되고 있다. 여기서 다루는 치료법들이 결코 포괄적이지 않지만, 종양 환경에서 골수 세포의 기능과 활동의 중심이 되는 경로에 초점을 맞추고, 억제 세포들을 재프로그래밍하여 항종양 면역을 촉진시키거나 억제 세포 하위 집합을 고갈시켜 종양 기저부(tumor bed)에서 면역 억제를 완화시키는 전략들을 중점적으로 다룬다. 가장 중요한 목표는 항종양 면역 기능과 그에 따른 종양 제거를 향상시키는 것이다.

골수 세포 재프로그래밍

집중 초음파(focused ultrasound)는 면역이 억제된 환경에서 항종양 면역 형성에 유리한 환경으로 종양미세환경을 재프로그래밍하기 위한 표적 요법으로써 그 가능성을 보여주었다. 집중 초음파는 집중된 고에너지 음파를 표적 종양 부위에 전달하는 비침습적 수단이다. 이 비이온화 기술은 종양을 열 절제(thermal ablation)하는 결과를 초래한다. 여러 연구들에 따르면 이 방법은 열 스트레스 유도, 기계적 교란, 항원과 손상 관련 분자 유형의 방출, 종양 기질 분해, 종양 혈관 구조의 변형을 유도하여 종양미세환경을 재프로그래밍하는 것으로 밝혀졌다.[241] 그러나, 방사선과 마찬가지로 집중 초음파의 효능은 종양미세환경에 침윤하는 MDSCs의 풍부한 양을 포함하는 다양한 요인들로 인해 상황에 따라 달라질 수 있다. 삼중 음성 유방암(TNBC) 전임상 모델에서 많은 수의 골수 침윤이 집중 초음파 치료의 효능을 방해했다. 이를 극복하기 위해, 항암화학치료제인 젬시타빈(gemcitabine)을 사용하여 MDSC를 고갈시켰다. 젬시타빈 단독 또는 PD-1 차단제와 병용 모두에서 집중 초음파의 효능을 향상시켜 종양이 축소되었다.[242] 염증, 골수 형성 또는 골수 세포의 억제 기능 조절과 관련된 중요한 신호 경로를 조절하는 표적 저해제들은 전임상 및 임상 연구에서 큰 가능성을 보였으며, 그 결과 항종양 면역 기능을 높이고 종양 성장 및 전이를 줄이는 것으로 나타났다. 전사인자 CCAAT/증강제 결합 단백 알파(CCAAT/enhancer-binding protein alpha, C/EBPα)는 골수 생성, 신진대사, 증식, 골수 세포의 적응형 면역반응을 개시하는 능력을 조절한다.[243] 종양과 종양 조절 배지에 노출된 MDSC는 C/EBPα를 유의하게 하향 조절하는 것으로 알려졌으며[244], 이는 이 전사 조절자의 소실이 억제 기능의 획득과 일치함을 시사한다. 이 경로를 표적하기 위해 Voutila 등은 리포솜 나노입자로 포장된 C/EBPα의 전사를 선택적으로 증가시키는 작은 활성화 RNA[245]를 설계하여, 전임상 마우스 모델과 간세포암(hepatocellular carcinoma, HCC) 환자를 대상으로 진행한 I상 시험에서 높은 효능과 안전성을 보인 새로운 치료법을 개발했다. C/EBPα 나노입자 혼합물인 MTL-CEBPA를 소라페닙(sorafenib)과 함께 전달했을 때, M-MDSCs와 종양 관련 대식세포의 면역 억제 활성은 저해되었지만, PMN-MDSCs의 억제 활성은 저해되지 않았다.[246]

PMN-MDSCs를 표적하는 FATP2 억제제인 리포페마타(lipofermata) 또는 PGE2 합성 저해제인 셀레콕시브(celecoxib)와 면역관문 억제제인 MTL-CEBPA를 병용하였을 때 폐암 전임상 모델에서 상당한 효능을 보였다.[246] CD40 활성화는 또한 골수 세포의 억제 잠재성을 역전시켜 항종양 T 세포 반응을 회복시킬 수 있다. 난치성 췌관 선암종 환자에서 젬시타빈과 함께 CD40에 대한 작용성 항체를 병용한 결과 일부 환자들에서 종양이 퇴행되었다.[247] 흥미롭게도 작용성 CD40의 유익한 효과는 대식세포에 따라 달랐다.[247] CD40 작용제의 면역 효과가 여러 종양 유형에 걸쳐 대식세포를 필요로 하는지, 아니면 CD40 작용제와 화학요법을 병용했을 때 나타나는 효과인지에 대해서 추가 연구가 필요하다.

골수 세포를 후성유전학적으로 재프로그래밍하는 것은 항암 치료제 개발의 또 다른 전략이다. 염색질 구성체(chromatin organizer)인 특수 AT-풍부 서열 결합 단백 1(special AT-rich sequence binding protein 1, Satb1)은 억제성 종양 관련 수지상 세포의 마스터 조절자이다.[122] Satb1에 대한 siRNA를 캡슐화한 나노입자를 전달하면 항종양 면역 기능을 회복시켜, 난소암의 진행성 정위이식(orthotopic) 모델에서 종양 관련 수지상 세포의 면역 억제성 IL-6와 갈렉틴-1 분비를 효과적으로 감소시켰다.[122] 여러 종양 유형의 골수 세포에서 높게 발현되는 또 다른 마스터 조절자인 PI3Kγ에 대한 약리학적 표적 치료제 또한 면역

관문 억제제와 상승적 효능을 보이며, 현재 I상 임상 시험 중인 치료 전략이다.[248]

히스톤 탈아세틸화 효소(histone deacetylase, HDAC) 저해제들은 종양 면역 회피와 면역 억제와 관련된 후성 유전학적 변화들을 방지하는 능력으로 인해 임상과 전임상 모델에서도 가능성을 보였다. 시험관 내에서 HDAC 억제제인 ITF-2357, MGCD-0103, MS-275를 사용하면 비소세포폐암에서 T 세포 화학유인 물질(chemoattractant)인 CCL5의 종양 발현이 증가했다. 생체 내에서 이러한 억제제들을 사용하면 T 세포 탈진을 줄이고 종양 세포에 대한 효과적인 항종양 T 세포 반응을 증진시킬 수 있었다.[249] PD-1 차단제에 내성이 생겼거나 불응하는 비소세포폐암 환자를 대상으로 한 II상 임상시험 확장 코호트에서 HDAC 억제제 엔티노스타트(entinostat)를 항 PD-L1 치료제와 병용한 결과, 순환 단핵구 수치가 높은 환자에서 약간이지만 향상된 임상적 이득을 제공한 것으로 나타났다.[250] 이 임상연구 결과는 특정 HDAC 저해제의 광범위한 임상 효능이 여러가지 면역학적 맥락에 따라 달라진다는 것을 보여주며, 양성 및 음성 반응과 관련된 기전을 추가로 조사하는 동시에 광범위한 임상 효능과 관련된 치료제 조합을 찾기 위해 노력해야 할 필요성을 강조하고 있다. 기전 연구들은 엔티노스타트의 효능에 대한 더 많은 맥락을 제공했다. 특히, 엔티노스타트는 PMN-MDSCs의 면역 억제 활성만 감소시킨데 반해, M-MDSC 또는 대식세포의 기능에는 영향을 미치지 않았다. HDAC 저해제들이 M-MDSCs에 효과적이지 않았던 한 가지 가능한 이유는 엔티노스타트 투여후 증폭된 HDAC6의 높은 발현 때문이다. 연구팀은 엔티노스타트와 HDAC6에 대한 클래스 IIb 저해제인 리콜리노스타트(ricolinostat)로 모든 MDSCs를 표적하면 두가지 MDSCs 집단 모두를 억제하여 종양 성장을 상당히 지연시킨다는 사실을 입증했다.[251] HDAC7에 대한 클래스 IIa 저해제 TMP195를 유방 종양에 투여하면 종양 관련 대식세포들이 재프로그래밍되어 전이가 감소하고 항종양 T 세포 기능이 향상된다.[251] 이들 연구는 종양미세환경에서 골수 세포 양극화와 억제 기능에 관여하는 명확히 구분되는 경로들을 강조하고 있다. 이들 경로가 동일한 세포와 여러 종양 유형에 걸쳐 공유되는지 여부는 추가 연구가 필요한 분야이다.

세포 대사 및 저산소증에서 종양 매개 변화들에 대한 표적

종양미세환경은 대사적으로 도전적인 환경이라는 것은 잘 알려져 있다. 종양 대사의 변화들은 발암성 변형에 대한 반응으로 발생하며, 종양 세포들이 제한된 영양 공급과 증가한 생체 에너지 수요에 빠르게 적응할 수 있도록 한다. 종양미세환경에서 대사적 제약은 침윤하는 면역 세포들에 대해 관용화 효과를 갖는다. 침윤 면역 세포들에서 이러한 대사적 적응들은 치료적으로 문제를 야기하여, 항암화학요법, 면역요법, 기타 표적 치료의 효능을 자주 저하시킨다. 이런 이유로, 백혈구 대사의 변화들이 세포 기능과 종양 조절에 미치는 영향을 이해하고, 관용성 대사 경로들을 역전시키는 치료제를 찾는 데 관심이 집중되고 있다.

종양 저산소증, 영양 결핍, 활성산소 수준 증가, 낮은 pH와 같은 대사 변화들은 침윤하는 골수 세포에서 소포체(*ER*) 스트레스를 유발할 수 있다. ER 스트레스에 반응하여 주름이 펼쳐진 단백들이 골수 세포에 축적되어 주름이 펼쳐진 **단백 반응**(*unfolded protein response, UPR*)을 활성화한다. 이는 대사적으로 적대적인 종양미세환경 내에서 골수 세포의 적응과 생존을 가능하게 한다. 그러나, ER 스트레스는 아르기나아제 I, PGE2, 그리고 IL-6, IL-8, TNF-α와 같은 종양 사이토카인과 같은 골수 세포에서 억제 인자들의 발현을 증가시킬 수 있다.[252] IRE1α-XBP1 경로를 통한 ER 스트레스는 수지상 세포가 $CD8^+$ T 세포를 활성화하고, 호중구를 억제성 PMN-MDSCs로 전환하며, 대식세포를 양극화하여 침습과 전이를 촉진하는 능력을 손상시키는 것으로 나타났다.[253] XBP1에 대한 siRNA를 캡슐화하는 나노 입자를 사용하여 생체 내에서 수지상 세포 XBP1을 표적하면 항종양 면역이 효과적으로 회복되고, 공격적인 난소 종양을 가진 마우스의 생존이 연장된다.[254] CEB/P 상동 단백(CHOP)과 PERK 모두 MDSC 억제 기능을 조절하는 데 관여한다.[214,255] 이러한 연구들은 새로운 면역 치료 전략으로서 골수 세포의 ER 스트레스를 역전시키거나 저해하는 것에 대한 근거를 뒷받침한다.

골수 세포가 일단 종양미세환경에 들어가면 추가적인 대사적 적응들이 일어난다는 것이 확인되었다. 수지상 세포들은 HIF1α에 의해 조절되는 해당 작용(glycolysis)을 사용하는 반면, 억제성 종양 관련 대식세포들은 트리카르복실산(tricarboxylic acid, TCA) 회로와 지방산 산화를 사용하고, M1 유사 대식세포는 해당 작용과 아미노산 대사를 사용한다.[256] 골수 세포 기능의 이런 차이는 골수 세포 구획 내 이질성을 반영하며, 특정 골수 세포 또는 기능적 특성을 표적으로 하는 맞춤형 대사 치료법을 설계할 수 있음을 시사한다. 종양미세환경 내에서 면역 세포의 표현형을 변화시키기 위해 젖산염(lactate)을 표적하는 것이 또 다른 치료 전략으로 등장했다. 저산소 상태에서 암 세포의 해당 활성이 증가하면 젖산염의 축적이 증가한다. 젖산염은 수지상 세포의 분화[257]를 손상시키는 동시에 종양 관련 대식세포들의 양극화를 촉진한다.[157]

세포 기반 치료

NK 세포

Imai 등은 일본에서 11년간 개인을 추적 관찰하는 전향적 연구를 시작했다. 이 연구의 목표는 자연적으로 세포독성을 가진 말초 혈액 단핵 세포의 풍부함이 암 발생 위험에 영향을 미치는지 여부를 확인하는 것이었다. 이 연구의 후속 단계에서, 연구팀은 혈액 백혈구에서 "자연적인" 세포독성이 높은 사람들은 암 발생 위험이 감소한다는 사실을 확인했다.[258] 반대로 말초 NK 세포가 감소한 사람은 재발 빈도가 증가하고 생존기간이 감소했다.[258] 마우스[258,259]와 사람[260]을 대상으로 한 후속 연구에서는 NK 세포가 없거나 NK 세포가 발현하는 자극 수용체인 NKG2D[261]가 결핍된 마우스에서 자연적인 종양 형성에 대한 감수성이 증가한다는 사실을 확인했다. 이는 NK 세포들이 종양의 진행이나 전이에 대해 강력하고 자연적인 면역 방어 기능을 제공한다는 사실을 입증한 최초의 연구들 중 일부이다.[262] 종양에 대한 NK 세포의 세포독성 강도와 비특이성을 고려해, 암 치료를 위한 NK 세포 기반 치료제들을 개발하기 위해 많은 연구가 진행되었다. 초기 I상 임상시험들에서는 CAR- T 세포와 달리 NK 세포 주입은 내약성이 우수하고 안전하며 동종 환경에서 투여하더라도 암을 가지고 있는 성인[263,264]과 소아[265]에서 우수한 생착을 달성한다는 사실이 입증되었다.[266] Miller 등은 사이클로포스파마이드로 전처치를 하여 림프절이 고갈된 환경을 조성하였을 때 NK 세포의 생착이 보다 증강되는 반면, IL-2 피하 투여는 생착된 NK 세포들의 확장을 강화한다는 사실을 확인했다.[264] NK 세포 기반 치료의 전반적인 효능을 향상시키기 위해 생체 밖에서 NK 세포를 생성하고 확장하는 대체 방법론을 평가하는 다른 연구 그룹들이 있다. 예를 들어, IL-2, IL-15 또는 IL-15/IL-15Ra 융합 복합체 ALT-803의 조합으로 NK 세포들을 확장하면 시험관 및 생체 내에서 NK 기능이 향상되었다.[264,267] 다른 연구에서는 IL-12/IL-15/IL-18로 구성된 칵테일로 NK 세포들을 사전 활성화하면 주입 후 방사선 조사를 받은 종양에서 항종양 효과기 활성과 지속성이 향상된다는 사실이 밝혀졌다.[268] NK 세포의 엔지니어링 또한 임상적으로 개발되고 있으며 CAR-T 세포에 비해 다음과 같은 많은 이점을 가지고 있다. (1) 이식편대숙주질환(graft-versus-host disease, GVHD)의 우려가 없는 무제한 동종 NK 공급원; (2) 엔지니어링된 NK 세포 또는 유도 만능 줄기세포(induced pluripotent stem cell, iPSC)-NK는 내약성이 우수하고, 사이토카인 방출 증후군 발생이 드물며(1건의 사례만 보고됨[269]); (3) 생산 시간이 짧고 "출시형" 세포 치료제, NK 또는 iPSC 제품에 대한 잠재적 가능성을 가지며; (4) 종양 인식은 항원이 아닌 NK 수용체를 통해 이루어져, CAR-T 세포에서 보고된 것처럼 종양 살상 잠재력을 높이면서 지배적 항원들에 대해 지시 받은 T 세포들로부터 종양 회피를 최소화할 수 있다.[270] NK 세포 기반 치료법에 대한 훌륭한 검토 문헌은 Liu 등[271]을 참고하기 바란다.

수지상 세포

수지상 세포는 전문적인 항원 제시 세포로, 종양에 대해 강력한 T 세포 반응을 유도하는 세포이다. 세포독성 T 세포 반응을 자극하여 암 환자에서 치료 반응을 유도하는 수지상 세포의 잠재력을 감안할 때 세포 기반 수지상 세포 치료법 개발에 대한 관심이 매우 높다. 수지상 세포 기반 백신을 중심으로 약 41건의 I-III상 임상시험이 진행 중이며 2022년 2월까지 참가자를 모집하고 있다.[272]

미국 식품의약국(FDA)의 승인을 받은 유일한 수지상 세포 백신은 거세 저항성 전립선암 치료를 위한 시플루셀-T(sipuleucel-T; 제품명:프로벤지[Provenge])이다. 수지상 세포 백신은 자가 수지상 세포들을 분리하거나 시험관 내 증폭을 이용하여 생체 밖에서 조작(종양 항원 또는 GM-CSF와 융합된 항원을 고농도로 주입[pulsing])하여 만들어진 후 환자에게 재주입된다. 하지만, 수지상 세포 기반 백신의 치료 효과를 약화시킬 수 있는 여러 요인들이 있다. 예를 들어, 분리 또는 확장된 수지상 세포의 유형은 체외 시험관에서 분화되었는지 또는 환자로부터 정제되었는지 여부[273], 종양미세환경으로부터 수지상 세포의 기능성 부족, 혈액 내 cDC1의 낮은 빈도 등에[138] 따라 효능의 강도가 달라질 수 있다. 이러한 문제들을 극복하기 위해, 생체 외 또는 현장에서 수지상 세포들을 확장하는 접근법과 병용하는 것 외에도 분리된 수지상 세포들을 재활성화하기 위해 종양 항원에 보조제(예: 조작된 바이러스)를 결합하는 전략을 고안하려는 노력들이 진행 중이다. 다른 전략들로는 수지상 세포 백신과 면역관문 억제제제를 병용하는 방법이 제안되고 있다.[272] 내인성 수지상 세포의 활성화와 동원은 기성 치료제를 사용하여 수지상 세포들의 기능을 향상시키거나 복원하는 한 가지 전략이다. 이러한 전략 중 하나는 수지상 세포의 분화, 활성화 및 종양미세환경으로 이동을 자극하는 전신적 또는 종양 내인적 GM-CSF 수준을 향상시키는 것이다. GM-CSF를 종양미세환경으로 전달하는 방법은 몇 가지 접근 방식을 사용해서 추진되고 있다. 인간 GM-CSF를 발현하는 약독화된 단순 포진 바이러스의 종양 용해성 균주인 talimogene laherparepvec(T-VEC; 제품명:임리직[Imlygic])은 진행성 흑색종 환자에게 사용이 승인되었다.[274] 다른 접근법으로는 GM-CSF를 과발현하는 동종 또는 자가 종양 세포(GVAX 백신)에 방사선 조사 후 투여하는 방법이 있으며, 암 치료제로서 GVAX의 효능을 평가하기 위한 임상시험(전립선암에서 III상 임상시험 포함)이 진행 중이다.[275]

참고자료

1. van Furth R, Cohn ZA. The origin and kinetics of mononuclear phagocytes. *J Exp Med.* 1968;128(3):415-435.
2. Varol C, Landsman L, Fogg DK, et al. Monocytes give rise to mucosal, but not splenic, conventional dendritic cells. *J Exp Med.* 2007;204(1):171-180.
3. Wacleche VS, Cattin A, Goulet JP, et al. CD16(+) monocytes give rise to CD103(+)RALDH2(+) TCF4(+) dendritic cells with unique transcriptional and immunological features. *Blood Adv.* 2018;2(21):2862-2878.
4. Avraham-Davidi I, Yona S, Grunewald M, et al. On-site education of VEGF-recruited monocytes improves their performance as angiogenic and arteriogenic accessory cells. *J Exp Med.* 2013;210(12):2611-2625.
5. Jakubzick C, Gautier EL, Gibbings SL, et al. Minimal differentiation of classical monocytes as they survey steady-state tissues and transport antigen to lymph nodes. *Immunity.* 2013;39(3):599-610.
6. Gallerand A, Stunault MI, Merlin J, et al. Brown adipose tissue monocytes support tissue expansion. *Nat Commun.* 2021;12(1):5255.
7. Arnold L, Henry A, Poron F, et al. Inflammatory monocytes recruited after skeletal muscle injury switch into antiinflammatory macrophages to support myogenesis. *J Exp Med.* 2007;204(5):1057-1069.
8. Nahrendorf M, Swirski FK, Aikawa E, et al. The healing myocardium sequentially mobilizes two monocyte subsets with divergent and complementary functions. *J Exp Med.* 2007;204(12):3037-3047.
9. Dunay IR, Damatta RA, Fux B, et al. Gr1(+) inflammatory monocytes are required for mucosal resistance to the pathogen Toxoplasma gondii. *Immunity.* 2008;29(2):306-317.
10. Serbina NV, Pamer EG. Monocyte emigration from bone marrow during bacterial infection requires signals mediated by chemokine receptor CCR2. *Nat Immunol.* 2006;7(3):311-317.
11. Landsman L, Bar-On L, Zernecke A, et al. CX-3CR1 is required for monocyte homeostasis and atherogenesis by promoting cell survival. *Blood.* 2009;113(4):963-972.
12. Yona S, Kim KW, Wolf Y, et al. Fate mapping reveals origins and dynamics of monocytes and tissue macrophages under homeostasis. *Immunity.* 2013;38(1):79-91.
13. Hettinger J, Richards DM, Hansson J, et al. Origin of monocytes and macrophages in a committed progenitor. *Nat Immunol.* 2013;14(8):821-830.
14. Yanez A, Coetzee SG, Olsson A, et al. Granulocyte-monocyte progenitors and monocyte-dendritic cell progenitors independently produce functionally distinct monocytes. *Immunity.* 2017;47(5):890-902.e4.
15. Swirski FK, Nahrendorf M, Etzrodt M, et al. Identification of splenic reservoir monocytes and their deployment to inflammatory sites. *Science.* 2009;325(5940):612-616.
16. van Furth R, Sluiter W. Distribution of blood monocytes between a marginating and a circulating pool. *J Exp Med.* 1986;163(2):474-479.
17. Ziegler-Heitbrock L. The CD14+ CD16+ blood monocytes: their role in infection and inflammation. *J Leukoc Biol.* 2007;81(3):584-592.
18. Geissmann F, Jung S, Littman DR. Blood monocytes consist of two principal subsets with distinct migratory properties. *Immunity.* 2003;19(1):71-82.
19. Ingersoll MA, Spanbroek R, Lottaz C, et al. Comparison of gene expression profiles between human and mouse monocyte subsets. *Blood.* 2010;115(3):e10-e19.
20. Hashimoto D, Chow A, Noizat C, et al. Tissue-resident macrophages self-maintain locally throughout adult life with minimal contribution from circulating monocytes. *Immunity.* 2013;38(4):792-804.
21. **Wynn TA, Chawla A, Pollard JW. Macrophage biology in development, homeostasis and disease. *Nature.* 2013;496(7446):445-455.**
22. Varol C, Vallon-Eberhard A, Elinav E, et al. Intestinal lamina propria dendritic cell subsets have different origin and functions. *Immunity.* 2009;31(3):502-512.
23. Bogunovic M, Ginhoux F, Helft J, et al. Origin of the lamina propria dendritic cell network. *Immunity.* 2009;31(3):513-525.
24. Bain CC, Bravo-Blas A, Scott CL, et al. Constant replenishment from circulating monocytes maintains the macrophage pool in the intestine of adult mice. *Nat Immunol.* 2014;15(10):929-937.
25. Zigmond E, Varol C, Farache J, et al. Ly6C hi monocytes in the inflamed colon give rise to proinflammatory effector cells and migratory antigen-presenting cells. *Immunity.* 2012;37(6):1076-1090.
26. Randolph GJ, Sanchez-Schmitz G, Liebman RM, et al. The CD16(+) (FcgammaRIII(+)) subset of human monocytes preferentially becomes migratory dendritic cells in a model tissue setting. *J Exp Med.* 2002;196(4):517-527.
27. Epelman S, Lavine KJ, Beaudin AE, et al. Embryonic and adult-derived resident cardiac macrophages

are maintained through distinct mechanisms at steady state and during inflammation. *Immunity*. 2014;40(1):91-104.

28. Hoeffel G, Chen J, Lavin Y, et al. C-Myb(+) erythro-myeloid progenitor-derived fetal monocytes give rise to adult tissue-resident macrophages. *Immunity*. 2015;42(4):665-678.

29. Gomez Perdiguero E, Klapproth K, Schulz C, et al. Tissue-resident macrophages originate from yolk-sac-derived erythro-myeloid progenitors. *Nature*. 2015;518(7540):547-551.

30. Ginhoux F, Greter M, Leboeuf M, et al. Fate mapping analysis reveals that adult microglia derive from primitive macrophages. *Science*. 2010;330(6005):841-845.

31. Kierdorf K, Erny D, Goldmann T, et al. Microglia emerge from erythromyeloid precursors via Pu.1- and Irf8-dependent pathways. *Nat Neurosci*. 2013;16(3):273-280.

32. Guilliams M, De Kleer I, Henri S, et al. Alveolar macrophages develop from fetal monocytes that differentiate into long-lived cells in the first week of life via GM-CSF. *J Exp Med*. 2013;210(10):1977-1992.

33. Rabinovitch M. Professional and non-professional phagocytes: an introduction. Trends Cell Biol. 1995;5(3):85-87.

34. Gordon S. Phagocytosis: the legacy of Metchnikoff. *Cell*. 2016;166(5):1065-1068.

35. Arandjelovic S, Ravichandran KS. Phagocytosis of apoptotic cells in homeostasis. Nat Immunol. 2015;16(9):907-917.

36. Uribe Querol E, Rosales C. Phagocytosis: our current understanding of a universal biological process. *Front Immunol*. 2020;11:1066.

37. Mazumdar S, Chitkara D, Mittal A. Exploration and insights into the cellular internalization and intracellular fate of amphiphilic polymeric nanocarriers. *Acta Pharm Sin B*. 2021;11(4):903-924.

38. Luzio JP, Pryor PR, Bright NA. Lysosomes: fusion and function. *Nat Rev Mol Cell Biol*. 2007;8(8):622-632.

39. Kohyama M, Ise W, Edelson BT, et al. Role for Spi-C in the development of red pulp macrophages and splenic iron homeostasis. *Nature*. 2009;457(7227):318-321.

40. A-Gonzalez N, Guillen JA, Gallardo G, et al. The nuclear receptor LXRα controls the functional specialization of splenic macrophages. *Nat Immunol*. 2013;14(8):831-839.

41. Miyake Y, Asano K, Kaise H, et al. Critical role of macrophages in the marginal zone in the suppression of immune responses to apoptotic cell-associated antigens. *J Clin Invest*. 2007;117(8):2268-2278.

42. Nakamura A, Ebina-Shibuya R, Itoh-Nakadai A, et al. Transcription repressor Bach2 is required for pulmonary surfactant homeostasis and alveolar macrophage function. *J Exp Med*. 2013;210(11):2191-2204.

43. Schneider C, Nobs SP, Heer AK, et al. Alveolar macrophages are essential for protection from respiratory failure and associated morbidity following influenza virus infection. *PLoS Pathog*. 2014;10(4):e1004053.

44. Lavin Y, Winter D, Blecher-Gonen R, et al. Tissue-resident macrophage enhancer landscapes are shaped by the local microenvironment. *Cell*. 2014;159(6):1312-1326.

45. Mills CD, Kincaid K, Alt JM, et al. M-1/M-2 macrophages and the Th1/Th2 paradigm. *J Immunol*. 2000;164(12):6166-6173.

46. Xue J, Schmidt SV, Sander J, et al. Transcriptome-based network analysis reveals a spectrum model of human macrophage activation. *Immunity*. 2014;40(2):274-288.

47. Steinman RM, Cohn ZA. Identification of a novel cell type in peripheral lymphoid organs of mice. II. Functional properties in vitro. *J Exp Med*. 1974;139(2):380-397.

48. Steinman RM, Cohn ZA. Identification of a novel cell type in peripheral lymphoid organs of mice. I. Morphology, quantitation, tissue distribution. *J Exp Med*. 1973;137(5):1142-1162.

49. Naik SH, Sathe P, Park HY, et al. Development of plasmacytoid and conventional dendritic cell subtypes from single precursor cells derived in vitro and in vivo. *Nat Immunol*. 2007;8(11):1217-1226.

50. Onai N, Obata-Onai A, Schmid MA, et al. Identification of clonogenic common Flt3+M-CSFR+ plasmacytoid and conventional dendritic cell progenitors in mouse bone marrow. *Nat Immunol*. 2007;8(11):1207-1216.

51. Liu K, Victora GD, Schwickert TA, et al. In vivo analysis of dendritic cell development and homeostasis. *Science*. 2009;324(5925):392-327.

52. Chen B, Zhu L, Yang S, et al. Unraveling the heterogeneity and ontogeny of dendritic cells using Single-Cell RNA sequencing. *Front Immunol*. 2021;12:711329.

53. Bourdely P, Anselmi G, Vaivode K, et al. Transcriptional and functional analysis of CD1c(+) human dendritic Cells Identifies a CD163(+) subset priming CD8(+)CD103(+) T cells. *Immunity*. 2020;53(2):335-352.e8.

54. Cytlak U, Resteu A, Pagan S, et al. Differential IRF8

transcription factor requirement defines two pathways of dendritic cell development in humans. *Immunity.* 2020;53(2):353-370.e8.

55. Cella M, Jarrossay D, Facchetti F, et al. Plasmacytoid monocytes migrate to inflamed lymph nodes and produce large amounts of type I interferon. *Nat Med.* 1999;5(8):919-923.

56. Dress RJ, Dutertre CA, Giladi A, et al. Plasmacytoid dendritic cells develop from Ly6D(+) lymphoid progenitors distinct from the myeloid lineage. *Nat Immunol.* 2019;20(7):852-864.

57. Bjorkstrom NK, Ljunggren HG, Michaelsson J. Emerging insights into natural killer cells in human peripheral tissues. *Nat Rev Immunol.* 2016;16(5):310-320.

58. Freud AG, Mundy-Bosse BL, Yu J, et al. The broad spectrum of human natural killer cell diversity. *Immunity.* 2017;47(5):820-833.

59. Pallmer K, Oxenius A. Recognition and regulation of T cells by NK cells. *Front Immunol.* 2016;7:251.

60. Kondo M, Weissman IL, Akashi K. Identification of clonogenic common lymphoid progenitors in mouse bone marrow. *Cell.* 1997;91(5):661-672.

61. Kee BL, Morman RE, Sun M. Transcriptional regulation of natural killer cell development and maturation. *Adv Immunol.* 2020;146:1-28.

62. Chiossone L, Chaix J, Fuseri N, et al. Maturation of mouse NK cells is a 4-stage developmental program. *Blood.* 2009;113(22):5488-5496.

63. Crinier A, Milpied P, Escalière B, et al. High-dimensional single-cell analysis identifies organ-specific signatures and conserved NK cell subsets in humans and mice. *Immunity.* 2018;49(5):971-986.e5.

64. **Yokoyama WM, Plougastel BF. Immune functions encoded by the natural killer gene complex. *Nat Rev Immunol.* 2003;3(4):304-316.**

65. Krystel-Whittemore M, Dileepan KN, Wood JG. Mast cell: a multi-functional master cell. *Front Immunol.* 2015;6:620.

66. Dahlin JS, Hallgren J. Mast cell progenitors: origin, development and migration to tissues. *Mol Immunol.* 2015;63(1):9-17.

67. Collington SJ, Hallgren J, Pease JE, et al. The role of the CCL2/CCR2 axis in mouse mast cell migration in vitro and in vivo. *J Immunol.* 2010;184(11):6114-6123.

68. Arinobu Y, Iwasaki H, Gurish MF, et al. Developmental checkpoints of the basophil/mast cell lineages in adult murine hematopoiesis. *Proc Natl Acad Sci U S A.* 2005;102(50):18105-18110.

69. Sonoda T, Hayashi C, Kitamura Y. Presence of mast cell precursors in the yolk sac of mice. *Dev Biol.* 1983;97(1):89-94.

70. Li Z, Liu S, Xu J, et al. Adult connective tissue-resident mast cells originate from late erythro-myeloid progenitors. *Immunity.* 2018;49(4):640-653.e5.

71. Gentek R, Ghigo C, Hoeffel G, et al. Hemogenic endothelial fate mapping reveals dual developmental origin of mast cells. *Immunity.* 2018;48(6):1160-1171.e5.

72. Walker BE. Mast cell turn-over in adult mice. *Nature.* 1961;192:980-981.

73. Kobayasi T, Asboe-Hansen G. Degranulation and regranulation of human mast cells. An electron microscopic study of the whealing reaction in urticaria pigmentosa. *Acta Derm Venereol.* 1969;49(4):369-381.

74. Xiang Z, Block M, Löfman C, et al. IgE-mediated mast cell degranulation and recovery monitored by time-lapse photography. *J Allergy Clin Immunol.* 2001;108(1):116-121.

75. Li Z, Liu S, Xu J, et al. Adult connective tissue-resident mast cells originate from late erythro-myeloid progenitors. *Immunity.* 2018;49(4):640-653.e5.

76. Dwyer DF, Barrett NA, Austen KF, et al. Expression profiling of constitutive mast cells reveals a unique identity within the immune system. *Nat Immunol.* 2016;17(7):878-887.

77. Galli SJ, Borregaard N, Wynn TA. Phenotypic and functional plasticity of cells of innate immunity: macrophages, mast cells and neutrophils. *Nat Immunol.* 2011;12(11):1035-1044.

78. Galli SJ, Tsai M. Mast cells in allergy and infection: versatile effector and regulatory cells in innate and adaptive immunity. *Eur J Immunol.* 2010;40(7):1843-1851.

79. McNeil HP, Gotis-Graham I. Human mast cell subsets-distinct functions in inflammation? *Inflamm Res.* 2000;49(1):3-7.

80. Plum T, Wang X, Rettel M, et al. Human mast cell proteome reveals unique lineage, putative functions, and structural basis for cell ablation. *Immunity.* 2020;52(2):404-416.e5.

81. Oka T, Kalesnikoff J, Starkl P, et al. Evidence questioning cromolyn's effectiveness and selectivity as a 'mast cell stabilizer' in mice. *Lab Invest.* 2012;92(10):1472-1482.

82. Galli SJ, Gaudenzio N, Tsai M. Mast cells in inflammation and disease: recent progress and ongoing concerns. *Annu Rev Immunol.* 2020;38:49-77.

83. Hidalgo A, Chilvers ER, Summers C, et al. The neu-

trophil life cycle. *Trends Immunol.* 2019;40(7):584-597.

84. Lawrence SM, Corriden R, Nizet V. The ontogeny of a neutrophil: mechanisms of granulopoiesis and homeostasis. *Microbiol Mol Biol Rev.* 2018;82(1):e00057-17.

85. Hidalgo A, Casanova-Acebes M. Dimensions of neutrophil life and fate. *Semin Immunol.* 2021:101506.

86. Ley K, Hoffman HM, Kubes P, et al. Neutrophils: new insights and open questions. *Sci Immunol.* 2018;3(30):eaat4579.

87. Evrard M, Kwok IWH, Chong SZ, et al. Developmental analysis of bone marrow neutrophils reveals populations specialized in expansion, trafficking, and effector functions. *Immunity.* 2018;48(2):364-379.e8.

88. Pietras EM, Reynaud D, Kang YA, et al. Functionally distinct subsets of lineage-biased multipotent progenitors control blood production in normal and regenerative conditions. *Cell Stem Cell.* 2015;17(1):35-46.

89. Cugurra A, Mamuladze T, Rustenhoven J, et al. Skull and vertebral bone marrow are myeloid cell reservoirs for the meninges and CNS parenchyma. *Science.* 2021;373(6553):eabf7844.

90. Casanova-Acebes M, Pitaval C, Weiss LA, et al. Rhythmic modulation of the hematopoietic niche through neutrophil clearance. *Cell.* 2013;153(5):1025-1035.

91. Adrover JM, Del Fresno C, Crainiciuc G, et al. A neutrophil timer coordinates immune defense and vascular protection. *Immunity.* 2019;50(2):390-402.e10.

92. Quail DF, Amulic B, Aziz M, et al. Neutrophil phenotypes and functions in cancer: a consensus statement. *J Exp Med.* 2022;219(6):e20220011.

93. Mansuy-Aubert V, Zhou QL, Xie X, et al. Imbalance between neutrophil elastase and its inhibitor α1-antitrypsin in obesity alters insulin sensitivity, inflammation, and energy expenditure. *Cell Metab.* 2013;17(4):534-548.

94. Puga I, Cols M, Barra CM, et al. B cell-helper neutrophils stimulate the diversification and production of immunoglobulin in the marginal zone of the spleen. *Nat Immunol.* 2011;13(2):170-180.

95. Summers C, Rankin SM, Condliffe AM, et al. Neutrophil kinetics in health and disease. *Trends Immunol.* 2010;31(8):318-324.

96. Kolaczkowska E, Jenne CN, Surewaard BG, et al. Molecular mechanisms of NET formation and degradation revealed by intravital imaging in the liver vasculature. *Nat Commun.* 2015;6:6673.

97. Hanahan D, Weinberg RA. Hallmarks of cancer: the next generation. *Cell.* 2011;144(5):646-674.

98. Hanahan D. Hallmarks of cancer: new dimensions. *Cancer Discov.* 2022;12(1):31-46.

99. Zhao X, Xu Z, Li H. NSAIDs use and reduced metastasis in cancer patients: results from a meta-analysis. *Sci Rep.* 2017;7(1):1875.

100. Rothwell PM, Fowkes FG, Belch JF, et al. Effect of daily aspirin on long-term risk of death due to cancer: analysis of individual patient data from randomised trials. *Lancet.* 2011;377(9759):31-41.

101. McNeil JJ, Gibbs P, Orchard SG, et al. Effect of aspirin on cancer incidence and mortality in older adults. *J Natl Cancer Inst.* 2021;113(3):258-265.

102. Waldner MJ, Neurath MF. Colitis-associated cancer: the role of T cells in tumor development. *Semin Immunopathol.* 2009;31(2):249-256.

103. Zadori N, Szakó L, Váncsa S, et al. Six autoimmune disorders are associated with increased incidence of gastric cancer: a systematic review and meta-analysis of half a million patients. *Front Immunol.* 2021;12:750533.

104. Bald T, Quast T, Landsberg J, et al. Ultraviolet-radiation-induced inflammation promotes angiotropism and metastasis in melanoma. *Nature.* 2014;507(7490):109-113.

105. Kim HS, Kim YJ, Kim SJ, et al. Transcriptomic analysis of human dermal fibroblast cells reveals potential mechanisms underlying the protective effects of visible red light against damage from ultraviolet B light. *J Dermatol Sci.* 2019;94(2):276-283.

106. Takahashi H, Ogata H, Nishigaki R, et al. Tobacco smoke promotes lung tumorigenesis by triggering IKKbeta- and JNK1-dependent inflammation. *Cancer Cell.* 2010;17(1):89-97.

107. Khasawneh J, Schulz MD, Walch A, et al. Inflammation and mitochondrial fatty acid beta-oxidation link obesity to early tumor promotion. *Proc Natl Acad Sci U S A.* 2009;106(9):3354-3359.

108. Schulz MD, Atay C, Heringer J, et al. High-fat-diet-mediated dysbiosis promotes intestinal carcinogenesis independently of obesity. *Nature.* 2014;514(7523):508-512.

109. Singh V, Yeoh BS, Chassaing B, et al. Dysregulated microbial fermentation of soluble fiber induces cholestatic liver cancer. *Cell.* 2018;175(3):679-694.e22.

110. de Martel C, Georges D, Bray F, et al. Global burden of cancer attributable to infections in 2018: a worldwide incidence analysis. *Lancet Glob Health.* 2020;8(2):e180-e190.

111. IARC Working Group on the Evaluation of Carcinogenic Risks to Humans. Biological agents. Volume 100 B. A review of human carcinogens. *IARC Monogr Eval Carcinog Risks Hum.* 2012;100(Pt B):1-441.

112. Wu S, Rhee KJ, Albesiano E, et al. A human colonic commensal promotes colon tumorigenesis via activation of T helper type 17 T cell responses. *Nat Med.* 2009;15(9):1016-1022.

113. Chen X, Xu H, Yuan P, et al. Integration of external signaling pathways with the core transcriptional network in embryonic stem cells. *Cell.* 2008;133(6):1106-1117.

114. Naugler WE, Karin M. NF-kappaB and cancer-identifying targets and mechanisms. *Curr Opin Genet Dev.* 2008;18(1):19-26.

115. Grivennikov SI, Greten FR, Karin M. Immunity, inflammation, and cancer. *Cell.* 2010;140(6):883-899.

116. Komarova EA, Krivokrysenko V, Wang K, et al. p53 is a suppressor of inflammatory response in mice. *FASEB J.* 2005;19(8):1030-1032.

117. Schwitalla S, Ziegler PK, Horst D, et al. Loss of p53 in enterocytes generates an inflammatory microenvironment enabling invasion and lymph node metastasis of carcinogen-induced colorectal tumors. *Cancer Cell.* 2013;23(1):93-106.

118. Fazio C, Ricciardiello L. Inflammation and notch signaling: a crosstalk with opposite effects on tumorigenesis. *Cell Death Dis.* 2016;7(12):e2515.

119. Ostrand-Rosenberg S, Sinha P. Myeloid-derived suppressor cells: linking inflammation and cancer. *J Immunol.* 2009;182(8):4499-4506.

120. Jahchan NS, Mujal AM, Pollack JL, et al. Tuning the tumor myeloid microenvironment to fight cancer. *Front Immunol.* 2019;10:1611.

121. Scarlett U, Rutkowski MR, Rauwerdink AM, et al. Ovarian cancer progression is controlled by phenotypic changes in dendritic cells. *J Exp Med.* 2012;209(3):495-506.

122. Tesone AJ, Rutkowski MR, Brencicova E, et al. Satb1 Overexpression drives tumor-promoting activities in cancer-associated dendritic cells. *Cell Rep.* 2016;14(7):1774-1786.

123. Liu Y, Xiang X, Zhuang X, et al. Contribution of MyD88 to the tumor exosome-mediated induction of myeloid derived suppressor cells. *Am J Pathol.* 2010;176(5):2490-2499.

124. Nefedova Y, Huang M, Kusmartsev S, et al. Hyperactivation of STAT3 is involved in abnormal differentiation of dendritic cells in cancer. *J Immunol.* 2004;172(1):464-474.

125. Qian B-Z, Li J, Zhang H, et al. CCL2 recruits inflammatory monocytes to facilitate breast-tumour metastasis. *Nature.* 2011;475(7355):222-225.

126. Franklin RA, Liao W, Sarkar A, et al. The cellular and molecular origin of tumor-associated macrophages. *Science.* 2014;344(6186):921-925.

127. Olingy CE, Dinh HQ, Hedrick CC. Monocyte heterogeneity and functions in cancer. *J Leukoc Biol.* 2019;106(2):309-322.

128. Ma RY, Zhang H, Li XF, et al. Monocyte-derived macrophages promote breast cancer bone metastasis outgrowth. *J Exp Med.* 2020;217(11):e20191820.

129. Cho H, Seo Y, Loke KM, et al. Cancer-Stimulated CAFs enhance monocyte differentiation and protumoral TAM activation via IL6 and GM-CSF secretion. *Clin Cancer Res.* 2018;24(21):5407-5421.

130. Porrello A, Leslie PL, Harrison EB, et al. Factor XIIIA-expressing inflammatory monocytes promote lung squamous cancer through fibrin cross-linking. *Nat Commun.* 2018;9(1):1988.

131. Hanna RN, Cekic C, Sag D, et al. Patrolling monocytes control tumor metastasis to the lung. *Science.* 2015;350(6263):985-990.

132. Plebanek MP, Angeloni NL, Vinokour E, et al. Pre-metastatic cancer exosomes induce immune surveillance by patrolling monocytes at the metastatic niche. *Nat Commun.* 2017;8(1):1319.

133. Kubo H, Mensurado S, Gonçalves-Sousa N, et al. Primary tumors limit metastasis formation through induction of IL15-mediated cross-talk between patrolling monocytes and NK cells. *Cancer Immunol Res.* 2017;5(9):812-820.

134. Meredith MM, Liu K, Darrasse-Jeze G, et al. Expression of the zinc finger transcription factor zDC (Zbtb46, Btbd4) defines the classical dendritic cell lineage. *J Exp Med.* 2012;209(6):1153-1165.

135. Satpathy AT, KC W, Albring JC, et al. Zbtb46 expression distinguishes classical dendritic cells and their committed progenitors from other immune lineages. *J Exp Med.* 2012;209(6):1135-1152.

136. Schraml BU, van Blijswijk J, Zelenay S, et al. Genetic tracing via DNGR-1 expression history defines dendritic cells as a hematopoietic lineage. *Cell.* 2013;154(4):843-858.

137. Veglia F, Gabrilovich DI. Dendritic cells in cancer: the role revisited. *Curr Opin Immunol.* 2017;45:43-51.

138. Wculek SK, Cueto FJ, Mujal AM, et al. Dendritic cells in cancer immunology and immunotherapy. *Nat Rev Immunol.* 2020;20(1):7-24.

139. Conejo-Garcia JR, Rutkowski MR, Cubillos-Ruiz JR. State-of-the-art of regulatory dendritic cells in

cancer. *Pharmacol Ther.* 2016;164:97-104.

140. Herber DL, Cao W, Nefedova Y, et al. Lipid accumulation and dendritic cell dysfunction in cancer. *Nat Med.* 2010;16(8):880-886.

141. Veglia F, Tyurin VA, Mohammadyani D, et al. Lipid bodies containing oxidatively truncated lipids block antigen cross-presentation by dendritic cells in cancer. *Nat Commun.* 2017;8(1):2122.

142. Aspord C, Leccia MT, Charles J, et al. Plasmacytoid dendritic cells support melanoma progression by promoting Th2 and regulatory immunity through OX40L and ICOSL. *Cancer Immunol Res.* 2013;1(6):402-415.

143. Pedroza-Gonzalez A, Zhou G, Vargas-Mendez E, et al. Tumor-infiltrating plasmacytoid dendritic cells promote immunosuppression by Tr1 cells in human liver tumors. *Oncoimmunology.* 2015;4(6):e1008355.

144. Ghirelli C, Reyal F, Jeanmougin M, et al. Breast cancer cell-derived GM-CSF licenses regulatory Th2 induction by plasmacytoid predendritic cells in aggressive disease subtypes. *Cancer Res.* 2015;75(14):2775-2787.

145. Wenzel J, Bekisch B, Uerlich M, et al. Type I interferon-associated recruitment of cytotoxic lymphocytes: a common mechanism in regressive melanocytic lesions. *Am J Clin Pathol.* 2005;124(1):37-48.

146. Gabrilovich D. Mechanisms and functional significance of tumour-induced dendritic-cell defects. *Nat Rev Immunol.* 2004;4(12):941-952.

147. Schlitzer A, McGovern N, Ginhoux F. Dendritic cells and monocyte-derived cells: two complementary and integrated functional systems. *Semin Cell Dev Biol.* 2015;41:9-22.

148. Krempski J, Karyampudi L, Behrens MD, et al. Tumor-infiltrating programmed death receptor-1+ dendritic cells mediate immune suppression in ovarian cancer. *J Immunol.* 2011;186(12):6905-6913.

149. Kenkel JA, Tseng WW, Davidson MG, et al. An immunosuppressive dendritic cell subset accumulates at secondary sites and promotes metastasis in pancreatic cancer. *Cancer Res.* 2017;77(15):4158-4170.

150. Broz ML, Binnewies M, Boldajipour B, et al. Dissecting the tumor myeloid compartment reveals rare activating antigen-presenting cells critical for T cell immunity. *Cancer Cell.* 2014;26(5):638-652.

151. Salmon H, Idoyaga J, Rahman A, et al. Expansion and activation of CD103(+) dendritic cell progenitors at the tumor site enhances tumor responses to therapeutic PD-L1 and BRAF inhibition. *Immunity.* 2016;44(4):924-938.

152. Bottcher JP, Bonavita E, Chakravarty P, et al. NK Cells stimulate recruitment of cDC1 into the tumor microenvironment promoting cancer immune control. *Cell.* 2018;172(5):1022-1037.e14.

153. Ruffell B, Coussens LM. Macrophages and therapeutic resistance in cancer. *Cancer Cell.* 2015;27(4):462-472.

154. Gabrilovich DI, Ostrand-Rosenberg S, Bronte V. Coordinated regulation of myeloid cells by tumours. *Nat Rev Immunol.* 2012;12(4):253-268.

155. Muz B, de la Puente P, Azab F, et al. The role of hypoxia in cancer progression, angiogenesis, metastasis, and resistance to therapy. *Hypoxia (Auckl).* 2015;3:83-92.

156. Movahedi K, Laoui D, Gysemans C, et al. Different tumor microenvironments contain functionally distinct subsets of macrophages derived from Ly6C (high) monocytes. *Cancer Res.* 2010;70(14):5728-5739.

157. Colegio OR, Chu NQ, Szabo AL, et al. Functional polarization of tumour-associated macrophages by tumour-derived lactic acid. *Nature.* 2014;513(7519):559-563.

158. Kwak T, Wang F, Deng H, et al. Distinct populations of immune-suppressive macrophages differentiate from monocytic myeloid-derived suppressor cells in cancer. *Cell Rep.* 2020;33(13):108571.

159. Marigo I, Bosio E, Solito S, et al. Tumor-induced tolerance and immune suppression depend on the C/EBPbeta transcription factor. *Immunity.* 2010;32(6):790-802.

160. Vasandan A, Jahnavi S, Shashank C, et al. Human Mesenchymal stem cells program macrophage plasticity by altering their metabolic status via a PGE2-dependent mechanism. *Sci Rep.* 2016;6(1):38308.

161. Fernando MR, Giembycz MA. Bidirectional crosstalk via IL-6, PGE2 and PGD2 between murine myofibroblasts and alternatively activated macrophages enhances anti-inflammatory. *Br J Pharmacol.* 2016;173(5):899-912.

162. Zelenay S, van der Veen AG, Böttcher JP, et al. Cyclooxygenase-dependent tumor growth through evasion of immunity. *Cell.* 2015;162(6):1257-1270.

163. Casanova-Acebes M, Dalla E, Leader AM, et al. Tissue-resident macrophages provide a pro-tumorigenic niche to early NSCLC cells. *Nature.* 2021;595(7868):578-584.

164. Zhu Y, Knolhoff BL, Meyer MA, et al. CSF1/CSF1R blockade reprograms tumor-infiltrating macrophages and improves response to T-cell checkpoint immunotherapy in pancreatic cancer models. *Cancer*

Res. 2014;74(18):5057-5069.

165. Zhu Y, Herndon JM, Sojka DK, et al. Tissue-resident macrophages in pancreatic ductal adenocarcinoma originate from embryonic hematopoiesis and promote tumor progression. *Immunity.* 2017;47(2):323-338.e6.

166. Xue P, Fu J, Zhou Y. The Aryl hydrocarbon receptor and tumor immunity. *Front Immunol.* 2018;9:286.

167. Hezaveh K, Shinde RS, Klötgen A, et al. Tryptophan-derived microbial metabolites activate the aryl hydrocarbon receptor in tumor-associated macrophages to suppress anti-tumor immunity. *Immunity.* 2022;55(2):324-340.e8.

168. Ishii M, Wen H, Corsa CA, et al. Epigenetic regulation of the alternatively activated macrophage phenotype. *Blood.* 2009;114(15):3244-3254.

169. Wang N, Liang H, Zen K. Molecular mechanisms that influence the macrophage m1-m2 polarization balance. *Front Immunol.* 2014;5:614.

170. Wong SC, Puaux AL, Chittezhath M, et al. Macrophage polarization to a unique phenotype driven by B cells. *Eur J Immunol.* 2010;40(8):2296-2307.

171. Andreu P, Johansson M, Affara NI, et al. FcRgamma activation regulates inflammation-associated squamous carcinogenesis. *Cancer Cell.* 2010;17(2):121-134.

172. Larionova I, Kazakova E, Patysheva M, et al. Transcriptional, epigenetic and metabolic programming of tumor-associated macrophages. *Cancers (Basel).* 2020;12(6):1411.

173. Niu Y, Chen J, Qiao Y. Epigenetic modifications in tumor-associated macrophages: a new perspective for an old foe. *Front Immunol.* 2022;13:836223.

174. Noy R, Pollard JW. Tumor-associated macrophages: from mechanisms to therapy. *Immunity.* 2014;41(1):49-61.

175. Chan JK, Magistris A, Loizzi V, et al. Mast cell density, angiogenesis, blood clotting, and prognosis in women with advanced ovarian cancer. *Gynecol Oncol.* 2005;99(1):20-25.

176. Ribatti D, Vacca A, Ria R, et al. Neovascularisation, expression of fibroblast growth factor-2, and mast cells with tryptase activity increase simultaneously with pathological progression in human malignant melanoma. *Eur J Cancer.* 2003;39(5):666-674.

177. Reddy SM, Reuben A, Barua S, et al. Poor response to neoadjuvant chemotherapy correlates with mast cell infiltration in inflammatory breast cancer. *Cancer Immunol Res.* 2019;7(6):1025-1035.

178. Takanami I, Takeuchi K, Naruke M. Mast cell density is associated with angiogenesis and poor prognosis in pulmonary adenocarcinoma. *Cancer.* 2000;88(12):2686-2692.

179. Yano H, Kinuta M, Tateishi H, et al. Mast cell infiltration around gastric cancer cells correlates with tumor angiogenesis and metastasis. *Gastric Cancer.* 1999;2(1):26-32.

180. Somasundaram R, Connelly T, Choi R, et al. Tumor-infiltrating mast cells are associated with resistance to anti-PD-1 therapy. *Nat Commun.* 2021;12(1):346.

181. Theoharides TC, Conti P. Mast cells: the Jekyll and Hyde of tumor growth. *Trends Immunol.* 2004;25(5):235-241.

182. Mirlekar B. Tumor promoting roles of IL-10, TGF-beta, IL-4, and IL-35: its implications in cancer immunotherapy. *SAGE Open Med.* 2022;10:20503121211069012.

183. Aponte-López A, Fuentes-Panana EM, Cortes-Muñoz D, et al. Mast cell, the neglected member of the tumor microenvironment: role in breast cancer. *J Immunol Res.* 2018;2018:1-11.

184. Nguyen M, Solle M, Audoly LP, et al. Receptors and signaling mechanisms required for prostaglandin E2-mediated regulation of mast cell degranulation and IL-6 production. *J Immunol.* 2002;169(8):4586-4593.

185. Morimoto K, Shirata N, Taketomi Y, et al. Prostaglandin E2-EP3 signaling induces inflammatory swelling by mast cell activation. *J Immunol.* 2014;192(3):1130-1137.

186. Rastogi S, Willmes DM, Nassiri M, et al. PGE2 deficiency predisposes to anaphylaxis by causing mast cell hyperresponsiveness. *J Allergy Clin Immunol.* 2020;146(6):1387-1396.e13.

187. Varadaradjalou S, Féger F, Thieblemont N, et al. Toll-like receptor 2 (TLR2) and TLR4 differentially activate human mast cells. *Eur J Immunol.* 2003;33(4):899-906.

188. Peiseler M, Kubes P. More friend than foe: the emerging role of neutrophils in tissue repair. *J Clin Invest.* 2019;129(7):2629-2639.

189. Sagiv JY, Michaeli J, Assi S, et al. Phenotypic diversity and plasticity in circulating neutrophil subpopulations in cancer. *Cell Rep.* 2015;10(4):562-573.

190. Fridlender ZG, Sun J, Kim S, et al. Polarization of tumor-associated neutrophil phenotype by TGF-beta: "N1" versus "N2" TAN. *Cancer Cell.* 2009;16(3):183-194.

191. Hsu BE, Tabariès S, Johnson RM, et al. Immature low-density neutrophils exhibit metabolic flexibility that facilitates breast cancer liver metastasis. *Cell Rep.*

2019;27(13):3902-3915.e6.

192. Bayne LJ, Beatty GL, Jhala N, et al. Tumor-derived granulocyte-macrophage colony-stimulating factor regulates myeloid inflammation and T cell immunity in pancreatic cancer. *Cancer Cell.* 2012;21(6):822-835.

193. Teijeira A, Garasa S, Gato M, et al. CXCR1 and CXCR2 chemokine receptor agonists produced by tumors induce neutrophil extracellular traps that interfere with immune cytotoxicity. *Immunity.* 2020;52(5):856-871.e8.

194. Park J, Wysocki RW, Amoozgar Z, et al. Cancer cells induce metastasis-supporting neutrophil extracellular DNA traps. *Sci Transl Med.* 2016;8(361):361ra138.

195. Rayes RF, Mouhanna JG, Nicolau I, et al. Primary tumors induce neutrophil extracellular traps with targetable metastasis promoting effects. *JCI Insight.* 2019;5:e128008.

196. Yang L, Liu Q, Zhang X, et al. DNA of neutrophil extracellular traps promotes cancer metastasis via CCDC25. *Nature.* 2020;583(7814):133-138.

197. Arroyo AG, Iruela-Arispe ML. Extracellular matrix, inflammation, and the angiogenic response. *Cardiovasc Res.* 2010;86(2):226-235.

198. Zhou W, Yang L, Nie L, et al. Unraveling the molecular mechanisms between inflammation and tumor angiogenesis. *Am J Cancer Res.* 2021;11(2):301-317.

199. Kuczynski EA, Vermeulen PB, Pezzella F, et al. Vessel co-option in cancer. *Nat Rev Clin Oncol.* 2019;16(8):469-493.

200. Frentzas S, Simoneau E, Bridgeman VL, et al. Vessel co-option mediates resistance to anti angiogenic therapy in liver metastases. *Nat Med.* 2016;22(11):1294-1302.

201. Teuwen LA, De Rooij LPMH, Cuypers A, et al. Tumor vessel co-option probed by single-cell analysis. *Cell Rep.* 2021;35(11):109253.

202. He B, Ganss R. Modulation of the vascular-immune environment in metastatic cancer. *Cancers (Basel).* 2021;13(4):810.

203. Takizawa H, Boettcher S, Manz MG. Demand-adapted regulation of early hematopoiesis in infection and inflammation. *Blood.* 2012;119(13):2991-3002.

204. Veglia F, Perego M, Gabrilovich D. Myeloid-derived suppressor cells coming of age. *Nat Immunol.* 2018;19(2):108-119.

205. Condamine T, Mastio J, Gabrilovich DI. Transcriptional regulation of myeloid-derived suppressor cells. *J Leukoc Biol.* 2015;98(6):913-922.

206. Bronte V, Brandau S, Chen SH, et al. Recommendations for myeloid-derived suppressor cell nomenclature and characterization standards. *Nat Commun.* 2016;7:12150.

207. Veglia F, Sanseviero E, Gabrilovich DI. Myeloid-derived suppressor cells in the era of increasing myeloid cell diversity. *Nat Rev Immunol.* 2021;21(8):485-498.

208. Condamine T, Dominguez GA, Youn JI, et al. Lectin-type oxidized LDL receptor-1 distinguishes population of human polymorphonuclear myeloid-derived suppressor cells in cancer patients. *Sci Immunol.* 2016;1(2):aaf8943.

209. Bronte V, Brandau S, Chen SH, et al. Recommendations for myeloid-derived suppressor cell nomenclature and characterization standards. *Nat Commun.* 2016;7:12150.

210. Fridlender ZG, Sun J, Mishalian I, et al. Transcriptomic analysis comparing tumor-associated neutrophils with granulocytic myeloid-derived suppressor cells and normal neutrophils. *PLoS One.* 2012;7(2):e31524.

211. Trovato R, Fiore A, Sartori S, et al. Immunosuppression by monocytic myeloid-derived suppressor cells in patients with pancreatic ductal carcinoma is orchestrated by STAT3. *J Immunother Cancer.* 2019;7(1):255.

212. Svoronos N, Perales-Puchalt A, Allegrezza MJ, et al. Tumor cell-independent estrogen signaling drives disease progression through mobilization of myeloid-derived suppressor cells. *Cancer Discov.* 2017;7(1):72-85.

213. Hossain F, Al-Khami AA, Wyczechowska D, et al. Inhibition of fatty acid oxidation modulates immunosuppressive functions of myeloid-derived suppressor cells and enhances cancer therapies. *Cancer Immunol Res.* 2015;3(11):1236-1247.

214. Mohamed E, Sierra RA, Trillo-Tinoco J, et al. The unfolded protein response mediator PERK governs myeloid cell-driven immunosuppression in tumors through inhibition of STING signaling. *Immunity.* 2020;52(4):668-682.e7.

215. Woo SR, Fuertes MB, Corrales L, et al. STING-dependent cytosolic DNA sensing mediates innate immune recognition of immunogenic tumors. *Immunity.* 2014;41(5):830-842.

216. Ugolini A, Tyurin VA, Tyurina YY, et al. Polymorphonuclear myeloid-derived suppressor cells limit antigen cross-presentation by dendritic cells in cancer. *JCI Insight.* 2020;5(15):e138581.

217. Veglia F, Tyurin VA, Blasi M, et al. Fatty acid transport protein 2 reprograms neutrophils in cancer.

Nature. 2019;569(7754):73-78.

218. Trillo-Tinoco J, Sierra RA, Mohamed E, et al. AMPK Alpha-1 intrinsically regulates the function and differentiation of tumor myeloid-derived suppressor cells. *Cancer Res*. 2019;79(19):5034-5047.

219. Iwasaki A, Medzhitov R. Toll-like receptor control of the adaptive immune responses. *Nat Immunol*. 2004;5(10):987-995.

220. Coley WB. The Treatment of inoperable sarcoma by bacterial toxins (the mixed toxins of the streptococcus erysipelas and the bacillus prodigiosus). *Proc R Soc Med*. 1910;3(Surg Sect):1-48.

221. Ahonen CL, Wasiuk A, Fuse S, et al. Enhanced efficacy and reduced toxicity of multifactorial adjuvants compared with unitary adjuvants as cancer vaccines. *Blood*. 2008;111(6):3116-3125.

222. Cheever MA. Twelve immunotherapy drugs that could cure cancers. *Immunol Rev*. 2008;222:357-368.

223. Fuertes MB, Woo SR, Burnett B, et al. Type I interferon response and innate immune sensing of cancer. *Trends Immunol*. 2013;34(2):67-73.

224. Martins KA, Bavari S, Salazar AM. Vaccine adjuvant uses of poly-IC and derivatives. *Expert Rev Vaccines*. 2015;14(3):447-459.

225. Sechi LA, Marigliano A, Tedde R. Venous thrombosis and acute renal failure in paroxysmal nocturnal haemoglobinuria. Nephrol Dial Transplant. 1988;3(5):708-709.

226. Cen X, Liu S, Cheng K. The role of toll-like receptor in inflammation and tumor immunity. *Front Pharmacol*. 2018;9:878.

227. Kaczanowska S, Joseph AM, Davila E. TLR agonists: our best frenemy in cancer immunotherapy. *J Leukoc Biol*. 2013;93(6):847-863.

228. Rutkowski MR, Stephen TL, Svoronos N, et al. Microbially driven TLR5-dependent signaling governs distal malignant progression through tumor-promoting inflammation. *Cancer Cell*. 2015;27(1):27-40.

229. Mizel SB, Stephen TL, Svoronos N, et al. Induction of macrophage nitric oxide production by Gram-negative flagellin involves signaling via heteromeric Toll-like receptor 5/Toll-like receptor 4 complexes. *J Immunol*. 2003;170(12):6217-6223.

230. Hussain S, Johnson CG, Sciurba J, et al. TLR5 participates in the TLR4 receptor complex and promotes MyD88-dependent signaling in environmental lung injury. *Elife*. 2020;9:e50458.

231. Shatz M, Shats I, Menendez D, et al. p53 amplifies Toll-like receptor 5 response in human primary and cancer cells through interaction with multiple signal transduction pathways. *Oncotarget*. 2015;6(19):16963-16980.

232. Lowe JM, Menendez D, Bushel PR, et al. p53 and NF-kappaB coregulate proinflammatory gene responses in human macrophages. *Cancer Res*. 2014;74(8):2182-2192.

233. Pushalkar S, Hundeyin M, Daley D, et al. The pancreatic cancer microbiome promotes oncogenesis by induction of innate and adaptive immune suppression. *Cancer Discov*. 2018;8(4):403-416.

234. Hoste E, Arwert EN, Lal R, et al. Innate sensing of microbial products promotes wound-induced skin cancer. *Nat Commun*. 2015;6:5932.

235. Hawn TR, Verbon A, Lettinga KD, et al. A common dominant TLR5 stop codon polymorphism abolishes flagellin signaling and is associated with susceptibility to legionnaires' disease. *J Exp Med*. 2003;198(10):1563-1572.

236. Weber AN, Forsti A. Toll-like receptor genetic variants and colorectal cancer. *Oncoimmunology*. 2014;3(1):e27763.

237. Shuang C, Weiguang Y, Zhenkun F, et al. Toll-like receptor 5 gene polymorphism is associated with breast cancer susceptibility. *Oncotarget*. 2017;8(51):88622-88629.

238. Ostrand-Rosenberg S, Beury DW, Parker KH, et al. Survival of the fittest: how myeloid-derived suppressor cells survive in the inhospitable tumor microenvironment. *Cancer Immunol Immunother*. 2020;69(2):215-221.

239. Kang R, Tang D, Schapiro NE, et al. The HMGB1/RAGE inflammatory pathway promotes pancreatic tumor growth by regulating mitochondrial bioenergetics. *Oncogene*. 2014;33(5):567-577.

240. Kang R, Zhang Q, Zeh HJ III, et al. HMGB1 in cancer: good, bad, or both? *Clin Cancer Res*. 2013;19(15):4046-4057.

241. Joiner JB, Pylayeva-Gupta Y, Dayton PA. Focused ultrasound for immunomodulation of the tumor microenvironment. *J Immunol*. 2020;205(9):2327-2341.

242. Sheybani ND, Witter AR, Thim EA, et al. Combination of thermally ablative focused ultrasound with gemcitabine controls breast cancer via adaptive immunity. *J Immunother Cancer*. 2020;8(2):e001008.

243. Avellino R, Delwel R. Expression and regulation of C/EBPalpha in normal myelopoiesis and in malignant transformation. *Blood*. 2017;129(15):2083-2091.

244. Mackert JR, Qu P, Min Y, et al. Dual negative roles of C/EBPalpha in the expansion and pro-tumor functions of MDSCs. *Sci Rep*. 2017;7(1):14048.

245. Voutila J, Reebye V, Roberts TC, et al. Development and mechanism of small activating RNA targeting

CEBPA, a novel therapeutic in clinical trials for liver cancer. *Mol Ther*. 2017;25(12):2705-2714.

246. Hashimoto A, Sarker D, Reebye V, et al. Upregulation of C/EBPalpha inhibits suppressive activity of myeloid cells and potentiates antitumor response in mice and patients with cancer. *Clin Cancer Res*. 2021;27(21):5961-5978.

247. Beatty GL, Chiorean EG, Fishman MP, et al. CD40 agonists alter tumor stroma and show efficacy against pancreatic carcinoma in mice and humans. *Science*. 2011;331(6024):1612-1616.

248. De Henau O, Rausch M, Winkler D, et al. Overcoming resistance to checkpoint blockade therapy by targeting PI3Kgamma in myeloid cells. *Nature*. 2016;539(7629):443-447.

249. Topper MJ, Vaz M, Chiappinelli KB, et al. Epigenetic therapy ties MYC depletion to reversing immune evasion and treating lung cancer. *Cell*. 2017;171(6):1284-1300.e21.

250. Hellmann MD, Jänne PA, Opyrchal M, et al. Entinostat plus pembrolizumab in patients with metastatic NSCLC previously treated with Anti-PD-(L)1 therapy. *Clin Cancer Res*. 2021;27(4):1019-1028.

251. Hashimoto A, Fukumoto T, Zhang R, et al. Selective targeting of different populations of myeloid-derived suppressor cells by histone deacetylase inhibitors. *Cancer Immunol Immunother*. 2020;69(9):1929-1936.

252. Mahadevan NR, Anufreichik V, Rodvold JJ, et al. Cell-extrinsic effects of tumor ER stress imprint myeloid dendritic cells and impair CD8(+) T cell priming. *PLoS One*. 2012;7(12):e51845.

253. Cubillos-Ruiz JR, Mohamed E, Rodriguez PC. Unfolding anti-tumor immunity: ER stress responses sculpt tolerogenic myeloid cells in cancer. *J Immunother Cancer*. 2017;5:5.

254. Cubillos-Ruiz JR, Silberman PC, Rutkowski MR, et al. ER Stress Sensor XBP1 controls anti-tumor immunity by disrupting dendritic cell homeostasis. *Cell*. 2015;161(7):1527-1538.

255. Thevenot PT, Sierra RA, Raber PL, et al. The stress-response sensor chop regulates the function and accumulation of myeloid-derived suppressor cells in tumors. *Immunity*. 2014;41(3):389-401.

256. Bader JE, Voss K, Rathmell JC. Targeting metabolism to improve the tumor microenvironment for cancer immunotherapy. *Mol Cell*. 2020;78(6):1019-1033.

257. Nasi A, Fekete T, Krishnamurthy A, et al. Dendritic cell reprogramming by endogenously produced lactic acid. *J Immunol*. 2013;191(6):3090-3099.

258. Imai K, Matsuyama S, Miyake S, et al. Natural cytotoxic activity of peripheral-blood lymphocytes and cancer incidence: an 11-year follow-up study of a general population. *Lancet*. 2000;356(9244):1795-1799.

259. Street SE, Hayakawa Y, Zhan Y, et al. Innate immune surveillance of spontaneous B cell lymphomas by natural killer cells and gammadelta T cells. *J Exp Med*. 2004;199(6):879-884.

260. Smyth MJ, Thia KY, Street SE, et al. Perforin-mediated cytotoxicity is critical for surveillance of spontaneous lymphoma. *J Exp Med*. 2000;192(5):755-760.

261. Guerra N, Tan YX, Joncker NT, et al. NKG2D-deficient mice are defective in tumor surveillance in models of spontaneous malignancy. *Immunity*. 2008;28(4):571-580.

262. Lopez-Soto A, Gonzalez S, Smyth MJ, et al. Control of metastasis by NK cells. *Cancer Cell*. 2017;32(2):135-154.

263. Sakamoto N, Ishikawa T, Kokura S, et al. Phase I clinical trial of autologous NK cell therapy using novel expansion method in patients with advanced digestive cancer. *J Transl Med*. 2015;13:277.

264. Miller JS, Soignier Y, Panoskaltsis-Mortari A, et al. Successful adoptive transfer and in vivo expansion of human haploidentical NK cells in patients with cancer. *Blood*. 2005;105(8):3051-3057.

265. Rubnitz JE, Inaba H, Ribeiro RC, et al. NKAML: a pilot study to determine the safety and feasibility of haploidentical natural killer cell transplantation in childhood acute myeloid leukemia. *J Clin Oncol*. 2010;28(6):955-959.

266. Iliopoulou EG, Kountourakis P, Karamouzis MV, et al. A phase I trial of adoptive transfer of allogeneic natural killer cells in patients with advanced non-small cell lung cancer. *Cancer Immunol Immunother*. 2010;59(12):1781-1789.

267. Rosario M, Liu B, Kong L, et al. The IL-15-Based ALT-803 complex enhances FcgammaRIIIa-Triggered NK cell responses and in vivo clearance of B Cell lymphomas. *Clin Cancer Res*. 2016;22(3):596-608.

268. Ni J, Miller M, Stojanovic A, et al. Sustained effector function of IL-12/15/18-preactivated NK cells against established tumors. *J Exp Med*. 2012;209(13):2351-2365.

269. Zhang X, Guo Y, Ji Y, et al. Cytokine release syndrome after modified CAR-NK therapy in an advanced non-small cell lung cancer patient: a case report. *Cell Transplant*. 2022;31:9636897221094244.

270. Rezvani K, Rouce R, Liu E, et al. Engineering natural killer cells for cancer immunotherapy. *Mol Ther*.

2017;25(8):1769-1781.

271. Liu S, Galat V, Galat Y, et al. NK cell-based cancer immunotherapy: from basic biology to clinical development. *J Hematol Oncol.* 2021;14(1):7.

272. Ghorbaninezhad F, Asadzadeh Z, Masoumi J, et al. Dendritic cell-based cancer immunotherapy in the era of immune checkpoint inhibitors: from bench to bedside. *Life Sci.* 2022;297:120466.

273. Garg AD, Coulie PG, Van den Eynde BJ, et al. Integrating next-generation dendritic cell vaccines into the current cancer immunotherapy landscape. *Trends Immunol.* 2017;38(8):577-593.

274. Bommareddy PK, Patel A, Hossain S, et al. Talimogene Laherparepvec (T-VEC) and other oncolytic viruses for the treatment of melanoma. *Am J Clin Dermatol.* 2017;18(1):1-15.

275. Yan WL, Shen KY, Tien CY, et al. Recent progress in GM-CSF-based cancer immunotherapy. *Immunotherapy.* 2017;9(4):347-360.

※ 주요 참고자료는 진하게 표시되어 있다.

5장

종양 항원성과 비 자기로서의 암

John E. Niederhuber

주요 사실 요약

- Paul Ehrlich 교수는 1909년에 암이 자기가 아닌 존재라는 개념을 도입하고 종양 면역 감시라는 개념을 제안한 인물이다.
- 종양 면역에 대한 증거는 비균질 마우스 종들에서 수행된 초기 동물 종양 이식 실험에서 제시되었다.
- 선천적 근친 교배 마우스 종의 개발은 인간 종양 면역원성 연구를 가능하게 한 핵심적인 공헌이었다.
- 종양 이식 항원(tumor transplantation antigen, TSTA)은 종양 항원을 정의하는 초기 용어였다. 이 용어는 나중에 종양 특이항원(tumor-specific antigen, TSA)으로 세분화되었다.
- 마찬가지로, 종양 관련 이식 항원(tumor-associated transplantation antigen, TATA)은 현재 종양 관련 항원(tumor-associated antigen, TAA)으로 불린다.
- 인체 면역 체계는 B 세포, T 세포, 항원 제시 세포들로 구성된다. B 세포는 T 세포, 항원 제시 세포들과 상호 작용하여 항원에 대한 매우 특이적인 항체들을 생산하는 역할을 하는 세포이다.
- T 세포에는 예를 들면, 세포독성 $CD8^+$ T 세포(cytotoxic T lymphocyte, CTL)와 $CD4^+$ T 세포와 같은 하위 집합들이 있다.
- 1973년 Steinman과 Cohen은 **수지상 세포**(*dendritic cells*)라는 항원 제시 세포 계열을 발견했는데, 이 세포는 MHC 클래스 II 분자들과 관련된 항원을 CTL, 다른 T 세포, B 세포에 제시하는 기능을 한다.
- 종양 세포는 유전적으로 불안정하며 숙주의 면역계에 의해 비 자기 TSA로 인식될 수 있는 변이된 유전자와 변형된 단백의 원천이다.
- 단일 염기 변이(single nucleotide variant, SNV)는 종양 세포에서 가장 흔하게 발생하는 변이지만, 신생 항원의 매우 좋은 공급원이라는 것은 입증되지 않았다. 삽입과 결손(insertions and deletions, indels)은 종양 세포에서 두 번째로 흔하게 발생하는 변이 유형이다.
- 연구에 따르면 종양 유전체의 비 암호화 부위에서 발생하는 유전체 변이들(alternative reading frames, antisense coding segments, variants altering splicing in formation of mRNA, 5′ untranslated regions, long noncoding RNAs)에서 유래한 TSA는 작용 가능한 TSAs(actionable TSAs) 보다 중요한 원천임이 입증되고 있다.
- TAA는 실제로 야생형(wild type, wt) 펩타이드의 한 형태를 나타내지만, 종양 세포 DNA 메틸화의 후성 유전적 변화 및/또는 유전자 발현의 변화를 가져오는 염색질 구조 변화의 결과로 훨씬 더 많이 발견된다(과발현). TAA에는 암 생식세포 항원들도 포함된다.

▶ *다음 쪽에 계속*

주요 사실 요약 — 이어서

- 세포질에 위치한 프로테아좀(proteasome)과 그 공간(chamber)은 단백 분해 부위로 기능하여 제한된 MHC 클래스 I 제시에 적합한 변형된 단백들로부터 짧은 항원성 펩타이드를 생성한다. 프로테아좀은 말단 펩타이드들을 서로 연결할 수 있다(펩타이드 전이[transpeptidation]).
- 펩타이드들은 소포체로 보내진 뒤, 펩타이드 탑재 복합체(peptide loading complex; 여러 단백들을 포함)에 의해 MHC 결합 홈에 비공유 결합된다.
- MHC 이종이량체(heterodimer)는 유전적으로 다형성 α 및 β 사슬로 구성되며, MHC 클래스 I의 펩타이드 홈(groove)은 일반적으로 양쪽 끝이 닫혀 있어서 짧은 펩타이드들만 받아들인다.
- 신생 항원 펩타이드 결합은 펩타이드의 아미노산 측쇄가 선택적으로 결합하는 일련의 4~5개의 주머니에 의해 제어된다.
- 생물정보학 도구, 컴퓨팅 능력의 향상, 머신러닝을 지원하는 중요한 데이터 세트의 증가 등 이들 모두는 항원 식별을 가능하게 하는 미래를 예견할 수 있게 하는데, 여기에는 최적의 항원 처리에 대한 예측, 선택적 MHC 결합, 성공적인 TCR 제시, 적응형 면역반응과 가장 중요한 치료 표적으로서의 적합성이 포함된다.

개요

내 경력에서 가장 멋진 경험 중 하나는 스웨덴 스톡홀름의 유명한 카롤린스카(Karolinska) 연구소에서 보낸 시간이었다. 나는 1970년 외과 수련 기간 중 휴식기 동안에 면역학 전공 학생으로는 경험이 거의 없는 상태에서 그곳에 도착했다. Karolinska 캠퍼스 Möller 연구실에 합류하면서 얻은 특별한 혜택 중 하나는 카롤린스카 연구소의 종양 생물학과를 이끌었던 유명한 면역학자이자 암 연구자인 George Klein 교수의 연구실과 가깝다는 것이었다. 나의 멘토인 Erna와 Göran Möller 모두 Klein 교수 밑에서 교육을 받았기 때문에 연구실 사이에 교류할 기회가 많았다. 이 시기는 종양 면역학의 초창기였으며, 면역 체계가 기능적으로 독특한 두 가지 주요 면역 세포인 T 세포와 B 세포를 포함한다는 인식이 막 시작되던 시기였다. 물론 종양 유도 세포독성 T 림프구($CD8^+$ CTLs)와 같은 T 세포 아형이 확인되고, 적응형 항종양 면역반응에서 이러한 세포들의 고유한 기능이 정의되기 훨씬 전의 일이었다. 오늘날 면역종양학의 흥미진진한 이야기는 인체 면역 체계의 복잡성과 외부 "항원"에 대한 반응에 대해 우리의 이해가 진화해 온 생생한 역사이다.

암에 대항하는 최신 무기인 면역 치료의 개발을 뒷받침하는 가장 기본적인 개념은 정상 세포들이 암 표현형으로 유전적 변형을 겪고 통제되지 않은 분열, 정상 조직 침범, 그리고 먼 곳으로 퍼지는 고유한 능력을 획득할 때 그들 또한 비 자기 항원들을 획득했다는 것을 이해하는 것이다. 종양 세포는 본질적인 특성상 유전적으로 매우 불안정하며, 50~1,000개의 과오 돌연변이(missense mutations)를 발현하는 것으로 나타났다. 이론적으로 이러한 일련의 유전적 변이들은 자기 자신과 구분되는 수많은 항원성 차이를 초래해야 하며, 숙주의 면역 체계 내에서 반응을 촉발하여 이들 비정상적인 암 세포를 매우 초기 발생 상태에서 파괴하기에 충분해야 한다. 이러한 과정을 흔히 '**면역 감시**(*immunosurveillance*)'라고 한다. 최초로 면역 감시 가설이 도입된 데는 독일 Paul Ehrlich 교수의 공로가 가장 크다. 1909년 초, Ehrlich 교수는 숙주의 면역 체계가 비정상적인 암 세포의 발생을 감시하지 않으면 “so konnte man vermuten, dass das Karzinom in einer geradezu ungeheurlichen Frequenz aufteten wurde(따라서, 암이 거의 믿을 수 없을 정도로 빈번하게 발생할 것이라고 의심할 수 있다)”고 추론했다.[1,2] 그러나, 당시에는 면역 체계의 복잡성에 대한 지식의 수준과 사용 가능한 과학 도구의 한계로 인해 그의 가설을 검증하기가 어려웠다. 따라서 수년 동안 ‘숙주 면역 감시’라는 개념은 논란의 여지가 있었고 실제로 오늘날에도 여전히 논란이 되고 있다.(6장, **종양 면역 감시** 참고).

초기 실험들은 동물의 신선 종양 조직의 조각을 마우스나 랫트에 단순 이식하여 이후 종양 공격에 대해 면역반응을 일으키게 하기 위한 것들이었다. 20세기 초부터 과학자들은 종양 조직과 정상 조직 사이의 면역학적 차이를 반복적으로 관찰했다. 이 초기 연구의 대부분은 메틸콜란트렌(methylcholanthrene)과 같은 화학 물질에 의해 유도된 종양, DNA 및 RNA 발암성 바이러스에 의해 생성된 종양 뿐만 아니라 자연적으로 발생하는 실험적 종양을 사용했다. 다양한 연구 결과에도 불구하고, 종양 항원은 종양 세포에만 존재하고 정상 세포에는 존재하지 않아야 정의할 수 있다는 인식이 일반적이었다. 또한, 이 종양 항원에 대한 면역은 종양 세포를 파괴할 수 있는 능력을 갖게 된다.

Lumsden은 종양 조직에 대한 면역반응을 연구하기 위한 실험에서 근친 교배 마우스 종을 최초로 개발했다는 점에서 가장 자주 인정받는다. 그는 미국 버팔로에 위치한 Lashoploeb의 실험실에서 얻은 32세대가 넘는 ‘근친’ 마우스 종을 사용했다. Lumsden은 실험을 위해 자연적으로 발생한 마우스 종양을 사용했다. 안타깝게도, 실험에 사용된 170마리의 마우스 중 단 3마리만이 종양에 내성이 있는 것으로 나타났다.[3] 1935년, Besredka와 Gross는 소량의 종양 세포 현탁액을 피내 주입하는 일련의 마우스 실험 결과를 보고했다. 그 결과 종양 성장은 곧 퇴행하여 이후 종양 접종에 대한 내성이 생긴 것으로 나타났다.[4] Gross는 나중에 비슷한 일련의 실험을 보고했지만, 20년이 넘는 형제-자매 교배를 통해 개발한 근친 교배 마우스 종 C3H를 사용했다. Gross는 원래 C3H 마우스에서 유도된 메틸콜란트렌 종양을 사용했다. 이 실험에서 면역이 된 그룹은 종양 공격에 내성을 보였지만, 흥미롭게도 Gross는 종양 공격에 대한 내성은 더 많은 용량의 종양 세포를 사용함으로써 극복할 수 있다는 점에 주목했다.[5,6]

Sjögren은 종양 세포에 고유한 항원을 종양 특이적 이식 항원(tumor-specific transplantation antigens, TSTAs)으로 지정할 것을 제안한 것으로 가장 잘 알려져 있다.[7,8] 이는 작은 DNA 바이러스에 의해 유도된 마우스의 종양에 공통 면역반응을 유도하는 항원이 포함되어 있다는 관찰에 근거한 것이다. TSTAs는 숙주에서 유도된 항체에 의해 종양 세포의 표면에서 확인될 수 있었다. 그들은 시험관 내에서 보체 의존적 방식으로 종양 세포를 죽일 수 있었지만, 곧 상피암과 육종의 표면 TSTAs를 겨냥한 항체들이 종양 공격으로부터 숙주 동물을 보호하지 못한다는 것이 명백해졌다. 세기 전환기부터 1940년대, 1950년대 초까지 종양 면역원성 또는 TSTAs의 존재를 입증하기 위해 보고된 대부분의 연구들은 유전적으로 균질하지 않은 마우스 종들에서 수행되었다. 따라서, 거의 모든 경우에 그들은 어떤 독특한 종양 항원보다는 종양 세포에도 존재하는 정상 조직 이식 항원의 결과가 가장 많았다. 이러한 초기 “면역학의 거장들”- R. T. Prehn, G. Klein, H. O. Sjögren, K. E. Hellström과 다른 연구자들- 의 관찰은 암이 자기 고유의 항원이 아닌 항원들을 가지고 있다는 다양한 수준의 증거들을 보여주었다. 그러나, 당시 초파리(*Drosophila*) 유전학자들의 영향을 받은 면역학자들이 포유류 유전학과 면역학을 연구하기 위해 신성한 근친 교배 마우스를 개발할 필요성을 인식하면서, TSTA를 입증하기 위한 초기 연구의 대부분은 다시 쓰여졌다.[9]

1970년대 초 카롤린스카 연구소에서 돌아온 후, 나는 면역유전학자이자 미시간 대학교 인간 유전학과 교수인 Donald C. Shreffler의 멘토링을 받을 수 있는 특권도 누리게 됐다. Shreffler는 마우스의 주요 조직 적합성(major histocompatibility)과 인간 백혈구 항원(human leukocyte antigen, HLA) 시스템을 구성하는 유전자들과 그 기능적 역할들을 연구하는 선구자로 인정받았다. Shreffler와 그의 연구실은 특히, H2 유전자좌의 단백에 대한 종 특이적 항혈청 뿐만 아니라 매우 귀중한 수많은 근친 교배 선천성 및 재조합 H2 복합체 마우스 종을 개발한 공로를 인정받았다.[9-13] 이 시기에 진정한 동종 마우스 종 개발에 투자한 시간이 결실을 맺기 시작했고, 조직 이식을 지배하는 결정적 우세 유전자들 즉, **주요 조직 적합성 복합체**(*major histocompatibility complex*, MHC)와 항원 인식 과정을 정의하기 시작했다. 항원 제시에서 MHC의 역할을 이해하는 것은 진정한 종양 특이 항원(tumor-specific antigens, TSAs)을 정의하고 특성화하기 시작하는 데 중요한 단계였다. 이 기간 동안 면역학은 항체를 생산하는 B 림프구와 흉선 유래 림프구인 T 세포라는 두 가지 주요 면역 기능을 가진 세포 유형이 존재한다는 것이 분명해질 정도로 발전했다.[13,14] 그 결과, 실험을 통해 T 세포가 TSTA에 감작될 수 있으며, 시험관 내 또는 생체 내 실험 모델에서 단독으로 **세포 매개 사멸**(*cell-mediated killing*)이라는 과정을 통해 표적한 종양 세포를 파괴할 수 있다는 사실이 입증되었다.[15-17] 따라서 동물 모델에서 TSTA의 존재를 뒷받침하는 충분한 증거가 나오기 시작했지만, 인간 종양에서 그 존재를 입증하는 것이 남아 있었다. 종양 이식 실험은 동물에 국한되었기 때문에, 인체에서 유사 항원성 단백은 **종양 특이 항원**(*TSAs*)이라고 부르는 것이 더 적절했다. 종양 특이 항원은 종양에 특이적으로 존재하는 것으로 정의되며, 따라서 신체의 비 종양 조직에서 정상적으로 존재하는 단백이나 올리고펩타이드가 아니다. TSAs는 종양이 진화하는 동안 발생하는 체세포 돌연변이 유전자와 구조적 유전체 변이들로 인해 발생할 수 있으며, 따라서 구조적으로 새로운 종양 단백을 생산한다. 또한, 그들은 세포의 DNA가 바이러스 유전체와 발암 물질에 노출된 후 이차적으로 발생할 수 있다. 두 번째 계열의 종양 항원들은 종양 관련 이식 항원(tumor-associated transplantation antigens, TATAs)으로 분류되었다. 이후 단순히 종양 관련 항원(tumor-associated antigens, TAAs)으로 불리게 된 TATAs는 정상 세포 단백이지만, 성장하는 종양에 의해 과발현될 때 면역 인식 측면에서 항원이 되어 환자에서 더 이상 완전한 면역학적 관용을 이끌어내지 못하게 된다.[18] 인체 TAA의 존재를 보여주는 몇 가지 예는 피부 멜라닌 세포에서 정상적으로 낮은 수준으로 존재하는 단백들 뿐만 아니라 유방암, 난소암, 전립선암에서 찾을 수 있다. 흑색종은 자연적으로 관해될 수 있는 인간 악성 종양의 한 예이기 때문에 TSA와 TAA 측면에서 가장 집중적으로 연구되어 왔다(**종양 관련 항원** 참고).

인간 종양 항원의 인식

나는 종종 병든 인간의 장기를 이식된 이종 조직으로 성공적으로 대체하려는 외과 의사들의 열정적인 노력이 여러 면에서 새로운 세대의 젊은 과학자들을 면역학 분야로 진입하도록 이끌었다고 생각한다. 신장 이식은 면역 억제에 필요한 방법을 개발하기 위한 인간 모델을 제시했고, 따라서 조직 거부 반응의 복잡한 과정의 기본 기전을 이해해야 할 필요성을 제시했다. 나는 과거 젊은 외과 의사로서 요관을 방광에 이식하기도 전에 새로 이식한 신장이 소변을 생산하고, 그 결과로 수혜자의 삶이 크게 변화하는 것을 보면서 느꼈던 흥분을 아직도 기억한다. 장기 이식과 면역 억제에 대한 도전은 실제로 면역학 분야를 열었고 많은 젊은 과학자들이 면역학을 연구하도록 이끌었다. 그 결과, 장기 이식에 의해 주도된 면역학 분야의 발전은 진행 암과 면역 체계와의 상호작용 연구에 엄청난 영향을 미쳤다. 오늘날, 암 면역 치료의 새로운 시대의 중심적인 노력은 원치 않는 심각한 면역 기반 독성들을 피하면서, 세포용해 T 림프구(CTLs)에 의해 암 세포를 집중적으로 파괴하는 강화된 적응형 면역반응을 생성하는 데 목표가 맞춰져 있다. 이러한 적응형 반응에는, CTL 기반, 항체 지향성 면역관문 억제, 백신, 종양용해 바이러스 또는 이들의 조합 등 어떤 방법이 적용되더라도, 고유한 TSAs/TAAs를 인식하고 암에 대한 적응형 면역반응을 자극하는 항원 제시 과정이 필요하다.

TSAs와 TAAs에 관련된 중요한 역사적 사건들에 관한 간략한 고찰

잠시 멈추고 감염 기원, 진화하는 종양, 이식된 장기 등 외부 항원에 대한 면역반응의 현장 도구들과 우리의 역사에 관한 이해를 되돌아보는 것이 중요하다. 앞서 언급했듯이, 1960년대 중반에 면역 체계의 중요한 세포 구성 요소로서 T 림프구의 존재를 입증한 것은 획기적인 진전이었다.[19] 나는 Möller 실험실에서 연구하던 시절 항원 제시 체외 실험에 사용할 목적으로 마우스 T 세포를 B 림프구로부터 분리하기 위해 "antitheta" 항체를 사용할 수 있었던 것과 토끼 항 B 세포 항체 정제에 도전했던 일들을 매우 생생하게 기억한다.[20-22] TSA가 종양 자체와 종양 배액 림프절들에서 종종 발견되는 T 세포에 의해 인식된다는 것이 곧 분명해졌다. T 세포가 종양 세포의 항원 결정 인자들과 상호 작용하고 그 결과로 종양 세포가 파괴된다는 인식은 $CD8^+$ 세포 용해 T 세포(CTLs)와 최종적으로 $CD4^+$ T 세포들을 포함한 T 림프구의 하위 그룹을 특성화하는 시작을 알렸다.[23]

1973년 Ralph Steinman과 Zanvil Cohn은 피부와 말초 림프 조직에서 **수지상 세포**(*dendritic cells*, DCs)라는 새로운 "유리와 플라스틱" 부착 세포를 발견했다고 보고했다.[24] 이 세포들은 곧 외부 항원에 대한 면역 체계 반응의 중요한 세포 구성 요소로 인식되기 시작했다. 오늘날, 형태학적으로 유사한 여러 세포들이 다양한 기능을 가진 DCs로 정의되고 있다. 전형적 DC는 특정 자극에 반응하여 면역 자극 세포가 될 수 있는 능력을 가지며, 높은 분화 상태에서 T 세포와 직접 상호 작용할 수 있는 높은 수준의 펩타이드 결합 MHC 클래스 II 분자를 발현할 수 있다. DCs는 박테리아, 바이러스, 독소, TSA(종양 유래 펩타이드 및 지질)와 같은 외부 항원 물질들을 인식하고, 자체 프로테오좀(proteosome)을 통해 그들을 작은 펩디이드 조각들로 변환하고 MHC 클래스 II 분자와 함께 제시하여 적응형 면역반응을 나타낸다. 현재 우리가 알고 있는 전형적인 DC는 $CD4^+$ T 세포과 자연살해(NK) 세포와 같은 다른 면역계 세포 뿐만 아니라 B 세포와도 상호 작용하고 정보를 전달할 수 있는 것으로 밝혀졌다(자세한 내용은 Cabeza-Cabrerizo 등[25] 참고). 또 다른 중요한 발전은 1975년 Kohler와 Milstein이 불멸화된 B 세포를 만들고, 특정 단일 클론 항체를 풍부하게 생산하는 하이브리도마(hybridoma) 세포주를 만드는 능력을 개발한 것이다.[26] 이 마우스 단일 클론 항체들은 초기에 마우스 종양과 일부 인간 암에서 TSA를 확인하는 데 사용되었다. 이 발견의 진화는 오늘날 면역종양학의 핵심적인 특징이 되었다.

1989년, Lurquin과 동료들은 암 세포에서 돌연변이가 된 정상 자기 단백에서 추출한 펩타이드가 CTLs에 의해 인식될 수 있음을 보여주는 일련의 실험을 보고했다.[27] 이 관찰은 수년에 걸쳐 실험적으로 확장되어 항원 제시와 T 세포 수용체 인식 과정을 정의했다. 항원 펩타이드의 인식은 종양 세포의 암 진행 일부로서 유전적으로 변형된 자기 단백이 발생하는 종양 세포의 세포질에서 시작된다. 이러한 변형된 단백들은 작은 펩타이드들로 절단되어 종양 세포 표면에 제시되고, MHC 클래스 I 분자들의 결합 틈새에서 복합체를 형성하여 제시되며 T 세포 수용체들(TCRs)에 의해 인식될 수 있다.[28]

이들 MHC 클래스 I 관련 펩타이드들(MHC class I–associated peptides, MAPs)은 $CD8^+$ T 세포 성숙 과정의 핵심이며 정상 세포(자기)와 감염된 세포 또는 암 세포(비 자기)를 기능적으로 구별하는 능력의 핵심이다. 따라서, 대부분의 TSAs는 종양이 시작되어 진행되는 동안 유전적으로 변형된 정상 세포 단백의 산물이며, 이후 비 자기 MAPs로 처리된다. 세포 표면에 MAPs가 제시되는 세포 내 과정은 신체의 거의 모든 세포에서 발생할 수 있으며 종종 **면역 펩티돔**(*immunopeptidome*) 처리 기전이라고도 한다.[29,30] MHC 클래스 I 대립 유전자들은 매우 다형성이어서 각 대립 유전자형에는 고유한 MAP 펩타이드 결합 모티프가 있다는 것을 기억해야 한다.[31] MAPs와 대조적으로 MHC 클래스 II 결정 인자들에 의한 항원 제시 과정은 전형적인 항원 제시 세포들인 대식세포, 수지상 세포, B 세포들의 특별한 활동이라는 점에 유의하는 것이 중요하다.

주목할 만한 두 가지 주의 사항이 있다. 첫째, TSA에 대한 연구의 대부분은 자연스럽게 유전자의 엑솜에서 발생하는 유전적 변이들에 초점을 맞추었지만, 암 특이적 후성유전적 변이와 접합(splicing) 변이들에 의한, 즉 구조적 돌연변이가 없는 펩타이드들에서 파생된 MAPs가 훨씬 더 흔하게 발생한다는 것이 점점 더 분명해지고 있다.[32,33] 유전체의 비 암호화 부위에서 파생된 MAPs의 존재는 $CD8^+$ T 세포가 잠재적으로 인식할 수 있는 TSAs의 수를 약 2%에서 최대 75%까지 크게 증가시킨다.[34] 둘째, 암 세포는 항원 제시 능력이 다소 떨어지는 세포로 입증되어 TSAs에 대한 반응은 DCs에 의한 교차 제시에 크게 의존한다. 이 DC 제시가 충분히 강하게 일어나지 않으면, 많은 잠재적 TSAs가 면역학적으로 활성화되지 않는다.[35,36] 이 장의 앞부분에서 언급했듯이, 종양(또는 흑색종과 같은 종양 계열)에 고유한 TSA와 같은 항원성 신생 항원결정부(neoepitopes)는 T 세포 표면 수용체(T-cell surface receptor, TCR)를 통해 T 세포에 의해 인식되어야 한다. 이 MHC 클래스 I 펩타이드 복합체를 암 면역 치료에서 중요한 치료 도구로 만드는 것은 B 세포 생산 항체들과 유사한 이들 T 세포 수용체의 엄청난 항원성 항원결정부의 결합 다양성이다. 면역원성 신생 항원결정부의 생성은 세포질에서 시작되며, 암 세포의 경우 변형된 자기 단백들이 프로테아좀과 아미노펩티다아제(aminopeptidases)에 의해 펩타이드 조각들로 절단된다.[34] 그런 다음 펩타이드들은 항원 처리와 관련된 수송체를 통해 소포체(ER)로 이동하고 효소(소포체 아미노펩티다아제[ER aminopeptidases])들에 의해 ~8~10개 크기의 아미노산으로 추가로 분해된다. 이들 신생 항원결정부 펩타이드는 MHC 클래스 I 분자의 특정 펩타이드 틈새에 적재되고, 복합체가 안정하면 MAP 복합체 형태로 종양세포 표면으로 내보내져서 T 세포의 TCR에 의해 인식될 수 있다.[37] MHC 클래스 I 결합을 위한 짧은 신생 항원 펩타이드를 생성하는데 작동하는 세포 내 과정에 대한 자세한 설명은 이 장 뒷부분 **종양 항원들-세포 내 처리와 MHC 제시** 섹션에 소개되어 있다.

표적가능한 종양 특이적 항원들의 기원 - 오늘날의 과학

적절한 가격의 고처리량 염기서열 분석의 급속한 발전과 질량 분석학의 발전, 미국립암연구소의 TCGA 프로젝트, 수많은 중요 데이터베이스의 축적, 컴퓨터 생물학의 발전으로 종양 생물학 분야에서 흥미로운 발전이 이루어지고 있다. 이런 과학적 도구들은 종양 특이적 항원성에 대한 새로운 통찰력과 새로운 면역 치료법 개발의 잠재력을 제공하고 있다. 2005년 이후의 이런 급속한 발전으로 인해 종양 항원의 진정한 정의와 유용한 표적으로서 실제 잠재력에 대해 현장에서는 약간의 혼란이 발생했다. 이 섹션은 유전적으로 불안정한 암 세포에서 발생하는 종양 항원들의 다양한 출처에 대한 이해와 관련하여 약간의 정의와 명확성을 추가하기 위해 마련되었다. TSA는 크게 두 그룹으로 나눌 수 있다: 엑손 또는 비 엑손 돌연변이/변형된 DNA 유전자 염기서열에서 유래한 것(mTSA)과 항원 관용의 원천을 제공하는 수질 흉선 상피 세포를 포함하는 비 악성 조직에서 발현되지 않는 전사체의 비정상적인 발현에서 파생된 것(aeTSA)이다. 두 번째 TSAs 그룹은 인간 유전체의 약 42%를 구성하는 **인간 내인성 후성요소**(*human endogenous retroelements, EREs*)에서 유래한다. 인간 유전체 DNA의 대부분은 수백만 년 전 유전적 진화를 통해 발현 능력을 잃은 형질 전환 가능 요소들(레트로바이러스[retrovirus])이 유전체에 통합된 결과이다. 그러나, 비정상적으로 발현된 EREs는 H3K27me3 소실과 같은 암 유전체의 후성유전학적 조절 장애를 통해 유전적으로 불안정한 암 세포에서 발생할 수 있다. 여러분들은 종종 aeTSA로 표기되는 후자의 TSAs를 보게 될 것이다.[37,38]

단일 염기 변이 신항원들

스스로 변형된 종양 세포는 본질적으로 유전적으로 매우 불안정하며 종양의 성장과 전이 동안 일련의 유전적 및 후성유전적 변화를 겪는다. 단일 염기 변이(single nucleotide variants, SNVs)는 정상 세포에서도 가장 흔한 유전적 변화이므로 오랫동안 새로운 종양 TSAs의 뛰어난 개시자로 여겨져 왔다. 이들 신생 항원과 그 결과물인 MAPs는 잠재적인 항종양 T 세포 표적의 원천으로 여겨져 왔다. 비동일 SNVs(non-synonymous SNVs)는 비정상적인 종양 세포 분열 중 단순 DNA 복제 오류의 결과인 경우가 가장 흔하며, 때때로 양성적으로 선택된다. 또한, SNVs는 종양 세포의 유전적 변화로 인해 충실한 DNA 손상 복구에 필수적인 핵심 효소들이 손상되어 발생할 수 있다. 물론, SNVs는 암 치료 동안 외부 돌연변이 유발 물질에 지속적으로 노출되어 발생할 수 있다. SNV에 의해 생성된 TSAs가 치료적으로 유망한 것처럼 보일 수 있지만, 새로운 면역요법 개발에 적합한 표적을 발굴하는것이 훨씬 더 어렵다는 것이 입증되었다. 캐나다 몬트리올 대학의 Minati와 동료들이 그들의 뛰어난 검토 문헌[37]에서 지적한 것처럼, 흑색종이나 폐와 같이 고도의 돌연변이가 일어난 종양들을 제외하고 "전체 엑솜 또는 리보핵산 염기서열 분석(WES 또는 RNAseq)에 기반한 모든 연구들은 질량 분석(mass spectrometry, MS)과 결합하던 그렇지 않던 매우 제한된 수의 SNV 유래 MAPs만을 확인할 수 있었다".[37,39] 따라서, 향후 면역요법 설계에는 엑솜 SNV에서 유래한 것 이외의 신생 항원 공급원들이 보다 중요할 것으로 보인다.[37] 실제로 Laumont와 동료들의 질량 분석 연구들에서 두 개의 마우스 암 세포주와 7개의 인간 원발 종양에서 확인된 TSAs의 약 90%가 예상과는 달리 유전체의 비 암호화 부위에서 유래한 것으로 밝혀졌다. 이 장의 뒷부분에서 실행 가능한 TSAs의 잠재적으로 보다 중요한 원천에 대해 설명한다.[40,41]

삽입과 결손(indels)

작은 염기(nucleotide, nt) 삽입(insertions) 또는 결손(deletions), 즉 삽입과 결손(indels)은 암 세포에서 두 번째로 흔하게 발견되는 유전체 변이 유형이지만, 앞으로 설명할 것처럼 그 특성상 보다 빈번하게 발생하는 SNVs에 비해 면역원성을 입증할 가능성이 더 높다. 단일 nt 삽입 또는 결손이 가장 흔하며, indels의 ~68%를 차지하는 것으로 추정된다. nt 삽입 또는 결손이 프레임 내 indels(in-frame indels)로 발생하면, 예상대로 면역원성이 나타날 가능성은 상당히 낮다. 대조적으로, 프레임시프트 변이(frameshift variants)를 일으키는 것들은 생성된 단백이 잘리거나 그렇지 않으면 상당한 변형을 초래한다. 이로 인해 면역원성이 높은 펩타이드 단편들과 최종적으로 MAPs를 생성할 수 있다. 프레임시프트 삽입과 결손(indels)은 자신과 크게 구별되는, 따라서 잠재적으로 매력적인 종양 신생 항원이 될 수 있는 많은 수의 펩타이드 단편들을 생산할 잠재성을 가진 새로운 open reading frame(열린 해독틀)을 생성한다.[41-43]

Turajlic과 동료들의 연구는 19개 암 장기에 걸쳐 5,777개 고형암의 전체 엑손 염기 서열 데이터를 TCGA에서 검색했다. 예를 들어, 그들은 신장암의 다양한 하위 그룹에 걸쳐 확인된 indel 돌연변이 유형이 indel 돌연변이의 가장 높은 범 종양(pan-cancer) 부하를 가지고 있으며, 프레임시프트 기반 돌연변이 특이적 신생 항원들이 풍부하다는 것을 발견했다. 또한, 그들은 피부 흑색종의 indel 돌연변이 수가 면역관문 억제제에 대한 효과적인 반응과 유의미한 관련이 있다고 보고했다.[42] 흥미롭게도, 신세포암과 흑색종은 역사적으로 면역학적 반응성이 있으며 자연적인 퇴행이 유의미하게 발생하는 것으로 알려져 있으며, 종양 침윤 림프구(tumor-infiltrating lymphocytes, TILs)들이 더 풍부하게 존재하는 것으로 알려져 있다. TILs은 종종 종양 면역반응성을 예측하는 지표로 간주된다. 또한 프레임시프트 기반 돌연변이는 상동 재조합과 DNA 불일치 복구 기능이 손상된 종양에서 더 풍부한 것으로 보고되었다.[44-48]

변형된 mRNA 접합에서 파생된 TSAs

세포 단백 생성과 관련된 정상적인 과정에 대한 종양 세포의 조절 장애를 논의할 때, mRNA 접합(splicing)과 같은 복잡한 세포 내 과정의 불안정성이 어떻게 TSAs의 중요한 공급원이 될 수 있는지는 비교적 쉽게 이해할 수 있다. 어떤 유전자가 단백으로 정확하게 번역되기 위해서는 먼저 RNA 중합 효소에 의해 전사된 mRNA를 처리하고 함께 접합하여 모든 비 암호화 영역인 인트론을 제거해야 한다. 이 다단계 핵내 과정에서 엑손들을 서로 연결하려면 고도로 조절되는 많은 효소 단백들과 작은 RNA 분자들이 필요하다. 종합하면, 이 과정을 위한 시스템을 **이어 맞추기 복합체**(*spliceosome*)라고 한다. 따라서, mRNA 접합 과정은 매우 역동적이고 복잡한 *spliceosome*의 형성과 필요한 서열 재배열을 달성하기 위한 촉매 과정을 포함한다. 변형된 종양 세포 내에서 이들 복잡한 기전들의 어떠한 조절 장애도 TSAs의 잠재적 기원이 된다.

전사와 번역의 복잡함이 점점 더 밝혀지면서, 암 세포에서 *spliceosome*의 핵심 구성 요소들을 교정하거나 저해하는 것을 목표로 하는 항암치료 노력이 시작되었다. 향후 악성 종양에서 mRNA 접합 기전의 조절 장애에 관한 연구는 잠재적인 새로운 TSAs뿐만 아니라 미래 항암치료제 개발의 기회를 제공할 것이라는 커다란 가능성을 가지고 있다[49](심도있는 검토는 Blijlevens 등[49] 참고). *Spliceosome*의 이상을 표적하는 것 외에도, 종양 세포에서 접합 과정의 변화는 환자의 정상 세포에서는 발견되지 않는 새로운 전사체를 생성할 잠재성을 가진다. 이들 암 특이적 전사체들은 종양 세포에 의해 단백의 새로운 이소형(isoform)으로 번역되어 면역원성 TSAs를 생성할 수 있다. cis 작용 접합부 돌연변이로 인해 발생하든 *spliceosome* 조절 장애로 인해 발생하든 비정상적으로 접합된 mRNAs는 암 특이적 신접합(neojunction)을 초래할 가능성이 있다.[37,50-52] 암 특이적 mRNA 신접합의 특성은 결과물 단백의 기능과 구조적 형성, 적합한 TSA로서의 잠재적 면역원성에 상당한 영향을 미칠 수 있다. cis 작용 또는 trans작용 여부에 상관없이, 변경된 접합 현상은 SNVs로 인한 TSAs에 비해 항원 제시를 위해 MHC 클래스 I 분자에 결합할 수 있는 항원 펩타이드를 생성할 가능성이 더 높다고 믿어진다. 비정상적인 접합의 결과로 생성된 잠재적으로 새로운 TSA를 넘어서, 기능이 변화된 단백 동형체(isoform)도 다양한 방식으로 종양에 영향을 미칠 수 있다. 예를 들어, 결과물 단백들은 면역요법과 항암화학요법 모두에 대해 종양의 저항성을 높일 수 있다.

비정상 전사 TSAs (pre-mRNA 대체 접합)

우리는 유전적으로 불안정한 종양 세포에서 변형된 접합 현상의 결과로 작용 가능한 종양 특이 항원(TSAs)이 생성되는 것에 대해 어느 정도 논의했다. 우리의 논의는 T 세포가 인식할 잠재성을 가진 변형된 종양 특이적 항원 펩타이드를 생성하는 원천으로서, spliceosome의 효소 단백과 작은 RNA 인자들을 표적으로 하는 trans-작용 접합 돌연변이에 주로 초점을 맞췄다. 핵내 pre-mRNA 단계도 TSAs 형성의 원천이 될 수 있다. pre-mRNA 단계는 돌연변이된 접합 부위에 이차적으로 엑손 조립의 대체적 선택을 포함하며, 그 결과 단일 유전자로부터 여러 mRNA 동형(isoform)을 생성한다. 정상 세포에서 대체 접합(*alternative splicing*) 과정은 단일 유전자가 단백 다양성을 만들 수 있는 주요 방법이다. 일반적으로, 대체 접합은 다음 5개 기본 활동 중 1개의 결과로 발생한다. (1) 엑손 건너뛰기(exon skipping), (2) 5′ 접합 부위에서 다른 옵션 사용, (3) 3′ 접합 부위에서 대체, (4) 상호 배타적인 엑손의 결과, (5) 인트론 서열 유지의 결과. 추가로, 특정 유전자의 mRNA 동형 클래스는 **RNA 편집**(*RNA editing*)이라는 과정에 의해 보다 확장될 수 있다. RNA 편집은 RNA 전사체가 부위 특이적 염기서열 변화를 겪을 수 있는 기전이다. 가장 흔한 mRNA 편집의 한 예는 아데노신 탈아미노효소(adenosine deaminase)가 아데노신(adenosine)을 이노신(inosine)으로의 전환(A에서 I로)을 촉매하는 것이다.[53-56] A에서 I로 RNA 편집은 암 진행과 환자 생존 감소와 관련이 있다(그림 5.1).

앞서 설명한 바와 같이, 암 세포의 전사체(transcriptome)는 조절 장애에 매우 취약하며, 이는 유전자 전사와 최종 단백 생산 경로에서 pre-mRNA 단계에서 발생할 수도 있다. 종양 세포내 pre-mRNA 단계에서 조절 장애는 엑손의 실제 접합을 표적으로 하는 cis 작용 돌연변이를 통해 발생한다. pre-mRNA 단계에서 고도로 조절되는 mRNA 접합 과정은 많은 RNA 처리 단백들 뿐만 아니라 pre-mRNA 템플릿에 존재하는 특정 요소 서열의 기능이다. 이를 종종 **초이어 맞추기 복합체**(*suprasplicеosome*)라고 하며, mRNA 접합에 관여하는 많은 인자들의 유전적 변이들은 암 고유의 면역원성 단백/펩타이드의 풍부하고 확장된 원천을 제공할 수도 있다. Seiler와 동료들이 보고한 연구에 따르면, 33개 서로 다른 종양 유형으로 구성된 그룹에서 119개의 접합 인자 유전자들은 비동일성 돌연변이(nonsynonymous mutations) 비율이 상당히 높은 것으로 나타났다.[52] 동물 모델에서 강력한 T 세포 매개 항종양 반응을 유도할 수 있는 고항원성 항원결정부의 풍부한 원천으로서, 비정상 접합 인자 유전자에 대한 검증 결과가 늘어나고 있다. 이러한 관찰은 면역관문 억제를 강화하기 위한 새로운 치료 접근법으로 고도로 선택된 접합 인자 유전자들의 "강제적인" 비정상적인 유전자 변이를 유도하는 것에 대한 관심을 불러일으키고 있다. 이러한 새로운 암 특이적 유전자 변형 접합 인자 유전자들의 검색과 특성 분석은 대량 종양 조직과 단일 세포 모두

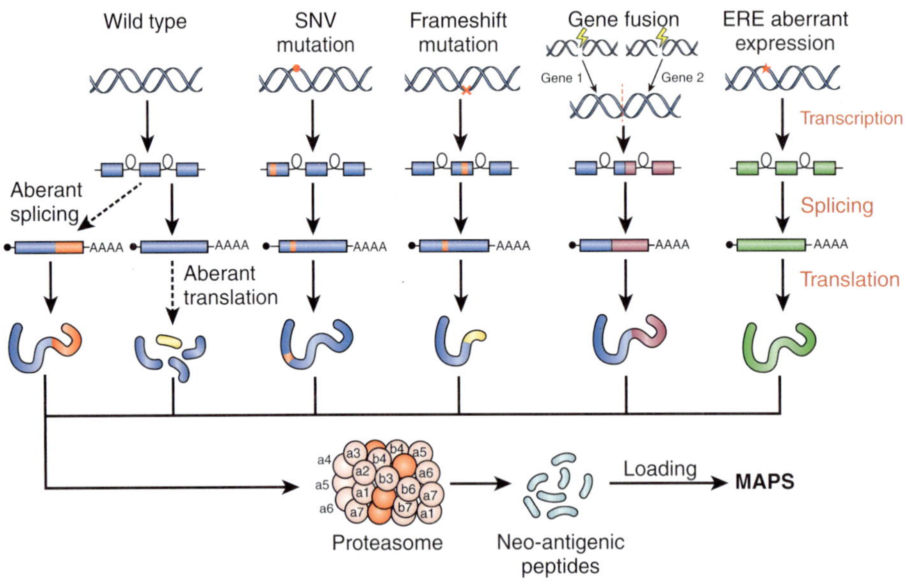

그림 5.1 유전적으로 불안정한 암 세포에서 TSA가 발달하는 잠재적 기전들에 대한 개요. 과거에는 SNVs와 indels이 신생항원 발견의 주요 원천이었지만, 유전자의 비 암호화 부위와 유전자 접합, 프로테아좀 처리, 소포체 내와 같은 세포질의 다른 단계에서 작용하는 인자들을 암호화하는 유전자들에서 발생하는 변이체가 미래에 치료 표적으로서 더 가치가 있는 TSAs와 TSAs의 원천이 될 수 있다는 증거가 점점 더 많아지고 있다. 이 그림에서 프로테아좀은 "표준" 20S 하위 유형으로 표시되어 있다. 이 모델에는 다양한 기능적 요구를 충족시키기 위해 다른 하위 유형을 형성하는 변형들이 있다. 기본적으로, 프로테아좀은 4개의 칠량체 고리로 구성되어 내부 공간이 있는 원통형 구조를 형성한다. 양쪽 끝에 있는 외부 고리들은 단백이 MHC 분자의 홈에 배치하기에 적합한 크기의 펩타이드로 촉매 분해되는 공간으로 단백이 들어가는 것을 제어한다.[37,94]

에서 고처리량 스크리닝, 전체 유전체 염기서열 분석(whole genome sequencing, WGS), RNAseq, 그리고 공개적으로 이용 가능한 멀티오믹스 암 데이터베이스 발굴에 적용 가능한 컴퓨터 장비과 같은 새로운 기술들에 의해 크게 향상되었다.

RNA 조절 장애

진행성 암의 유전적 불안정성과 높은 돌연변이율은 표적 TSA가 될 수 있는 신생 항원의 공급원으로서 RNA 스크리닝 조절 장애라는 이상적인 기회를 제공한다. 이는 다음과 같이 크게 다섯 가지 범주로 세분화되었다:

(1) 흔한 **RNA 발현의 변화** 중 과발현이 가장 흔히 발생한다. 과발현의 경우, 종양 세포내 mRNA 변화로 인해 비 암 세포 비해 암 세포 내 정상 단백의 지속적인 과잉 생산을 유발한다. 예를 들면, CD19와 GPC2가 이렇게 과잉 생산되는 정상 단백에 해당한다.[56-58]

(2) **대체 접합**(*alternative splicing*)은 정상 세포들이 단일 유전자의 단백 계열에서 다양성을 만들기 위해 일반적으로 사용하는 과정이다. 유전적으로 불안정한 암 세포에서는 대체 접합을 조절하는 기전이 상당히 강화되고, 접합 부위에서는 실제 돌연변이 발생을 포함하여 돌연변이에 보다 개방적이다. 그 결과 생성된 단백 동형체는 종종 종양 세포의 증식과 전이를 통한 침습 과정을 촉진시키는 기능을 한다. 이러한 단백 동형체는 또한, 치료에 대한 종양의 반응도 변화시킬 수 있다. 물론,

일부 대체 접합된 엑손과 변경된 접합부 또한 고도의 암 특이적인 항원성 펩타이드의 공급원이 될 수 있다.[50,56,59] 숙주에게는 이러한 펩타이드의 공급원이 SNVs에서 발생하는 TSAs보다 더 항원적으로 이질적인 것으로 느껴진다. 비감각 매개 mRNA 붕괴(non-sense-mediated mRNA decay)는 조기 정지 코돈을 포함하는 mRNA 전사체를 분해하는 정상적인 세포 과정이다.[56,60] 그러나, 비감각 매개 mRNA 붕괴 경로의 돌연변이는 이 과정을 변경하여 결과적으로 신생 항원이 형성될 수 있다.[56,61]

(3) **비정규 접합**(*noncanonical splicing*)은 종양 세포에서 비정상적인 키메라 mRNA 선사체를 생성할 수 있으며, 따라서 숙주에게는 이질적인 새로운 잠재적 종양 특이 단백을 생성할 수 있다.[56] 이들 융합 전사체는 멀리 떨어진 유전자의 조각들 사이 또는 인접한 유전자 조각들의 접합을 통해 발생할 수 있다. 키메라 RNAs는 배아 줄기세포와 기타 비 암 조직에서도 발견된다는 점을 유의해야 한다.[62] 키메라 RNAs의 산물이 암의 생체표지자와 잠재적인 항원 표적이 될 가능성이 존재하지만, 이는 매우 예비적인 연구 결과이며 검증을 위해서는 향후 상당한 연구들이 필요할 것이다. 정상 세포에서도 발견되는 또 다른 계열의 RNAs는 공유 결합으로 연결된 폐쇄 루프를 형성하는 RNAs이다. 이러한 폐쇄 루프 RNAs는 pre-mRNA 접합때도 발생하는 것으로 나타났다. 원형(circular) RNAs는 5' 캡(5' cap)이 없지만, 실제로 번역을 위해 다른 방법을 사용할 수 있다.[56,63] 이 때문에, 이러한 암 특이적 원형 RNAs가 항원성 펩타이드의 공급원이 될 수 있을 만큼 충분히 유전적으로 변형될 수 있다는 가능성이 확실하게 제기된다. 이러한 연구를 지원하기 위해 연구자들은 암에서 발견되는 원형 RNAs에 대한 데이터베이스(MiOncoCirc)를 개발하고 있다.[63,64]

(4) **RNA 편집**은 정상 세포에서 전사 후 편집 과정으로 앞서 언급되었으며, 단백 다양성에 기여하는 또 다른 중요한 요소이다. 유전적으로 불안정한 암 세포에서는 편집 과정에서 작동하는 효소 수준에서 유전적 변화가 일어날 많은 가능성이 존재한다.[65] RNA 편집 유래 펩타이드들은 MHC 클래스 I 분자와 결합하여 종양 침윤 T 세포들에 의해 인식될 수 있는 항원성 펩타이드를 생성하는 것으로 밝혀졌다.[66] 흥미로운 가능성이 있기는 하지만, 이러한 항원 펩타이드들을 치료 표적으로 개발하기에 적합하다는 것을 입증하기 위해서는 앞으로 많은 연구가 필요하다.

(5) 비정상 전사에 대해 발현된 **전위 가능 요소들**(*transposable elements*, TEs)에 대한 논의는 이 섹션에서 적절해 보인다.[56] TEs는 유전체의 한 위치에서 다른 위치로 이동할 수 있는 능력을 가진 DNA 서열이다.[67] TEs는 인간 게놈의 절반 정도를 차지하며 50여 년 전 Cold Spring Harbor 연구소의 Barbara McClintock이 처음 발견했다.[68] TEs는 전위(transposition)에 사용되는 방법에 따라 크게 두 가지 계열로 나눌 수 있다(각 계열에는 많은 하위 그룹들이 있음). 클래스 I TEs는 전위(transposition)를 위해 RNA 중간체를 cDNA 사본으로 역전사해야 한다. 클래스 II TEs는 단백 전위 효소를 암호화하여 이동을 허용하고 RNA 중간체를 전혀 사용하지 않는다는 점에서 완전하다. DNA 메틸화 손실로 인한 이차적인 TEs의 조절 장애는 악성 종양에서 흔하게 발생하며, 이전에 침묵했던 TEs의 재발현을 허용한다. 따라서, 암에서 명확하게 발현된 TEs는 숙주 면역계에 대해 항원성이 있는 단백과 그로부터 파생된 펩타이드들을 생성할 수 있다.[37,53,69,70]

암호화 서열 재배열로부터 발생한 신생 항원들(유전자 융합 TSAs)

이러한 잠재적 TSAs는 암에서 상대적으로 흔하지 않으며, 염색체 재배열과 두 개의 독립적인 DNA 암호화 부위의 **병치**(*juxtaposition*)로 인해 발생한다. 이들 유전자 융합은 비 종양 세포들에서도 발생할 수 있지만, 백혈병, 육종, 유방암, 대장암 등 다양한 암에서 많이 발견되고 있다. 물론, 가장 유명한 것은 만성 골수성 백혈병(chronic myelogenous leukemia, CML) 및 기타 백혈병에서 **필라델피아 염색체**(*Philadelphia chromosome*)로 알려진 22번 염색체에 BCR-ABL 유전자가 형성되는 전좌(translocation)이다.[71] 유전자 융합은 (1) 염색체 전위, (2) 인접 유전자의 전사 판독, 또는 (3) pre-mRNA의 *trans-* 및 *cis-* 접합에 의해 발생한다. 그 결과 생성된 융합 전사체는 새로운 융합 단백으로 번역될 수 있다. 이러한 융합 단백 또는 키메라 단백은 임상적으로 진단, 치료 반응 및 예후에 대한 생체표지자로 자주 사용된다.[37,72-76]

최근에 제시된 증거는 효과적인 종양 퇴행 항원(tumor regression antigen)으로서 융합 펩타이드의 중요성을 강조하는 것으로 보인다. Memorial Sloan Kettering Cancer Center(MSKCC)의 연구자들은 상대적으로 돌연변이 부하가 낮고 최소한의 종양 침윤 T 세포를 가진 종양임에도 불구하고 면역관문 억제제 치료에 완전 반응을 보인 전이성 두경부암 환자를 확인했다. 연구진은 전체 유전체 염기서열 분석과 RNA 염기서열 분석을 사용하여 새로운 유전자 융합을 확인하고 결과물인 펩타이드 신생 항원이 숙주 T 세포 반응을 이끌어낼 수 있음을 보여주었다. 연구진은 이 접근법을 사용하여 CTL 반응을 일으키는 일련의 유전자 융합 유래 신생 항원들을 확인했다.[77]

유전자 융합이 주도하는 다른 암종으로는 유잉육종 *EWS-FLI1*, 폐 선암 *EML4-ALK*, 전립선암 *TMPRSS2-ERG*, *ETV6-RUNX1*, *FGFR3-TACC3*, *TEL-AML1* 등이 있으며, 이 외에도 암 유발 융합을 포함한 다른 유전자 융합이 보고되었다.[78] 발암 인자로 기능을 하는 융합 단백들은 높은 클론성을 보이며, 따라서 발현을 줄이는 것이 종양에 유리하지 않을 것이다. 그러나, 클론성은 종양 과정의 초기 시작 단계에만 발생할 수 있으며, 후기 단계 동안, 특히 전이 진행 동안에는 보다 이질적이 된다. 발암성 융합들을 발굴하기 위한 미래의 연구를 생각해보면, 여러 종양 유형이나 다양한 환자에서 공유되는 중단점(breakpoint)을 가진 융합은 백신과 CAR-T 세포 치료제 개발과 높은 관련이 있을 것이다. 이들 발암성 융합은 비교적 낮은 종양 체세포 돌연변이 부하와 최소한의 면역 세포 침윤을 가진 종양과 보다 관련이 있을 것 이라는 증거가 있다.

내인성 비 변이 항원들

내인성 레트로바이러스(endogenous retroviruses, ERVs)는 인간 유전체의 상당 부분을 차지한다. 참조 유전체는 약 450,000개의 ERV 유래 염기서열을 포함하는 것으로 보고되고 있다. ERVs는 3,000만년 이전에 전위 가능한 요소들이 유전체에 통합된 결과로 만들어졌다. 이 오랜 진화 과정의 결과로, 인간 유전체에 있는 대부분의 **내인성 후성요소**(endogenous retroelements, EREs)는 길이가 줄어들거나 변이되어 더 이상 전위할 수 없게 되었다. ERVs는 초기 배아 발생의 만능 세포에서 볼 수 있는 수백만 개의 유전자 조절 요소들의 주 원천이라는 점에 주목해야 한다.[79]

이전 연구들에 따르면, 암의 진행과 유전체 불안정성이 동반되는 동안 특정 EREs의 조절 장애가 비정상적으로 발현된 EREs(aberrantly expressed EREs, aeEREs)의 전사와 번역으로 이어져 바이러스 유사 신생 항원 펩타이드를 생성한다는 사실이 밝혀졌다. 이러한 비 변이 신생 항원들은 종양 유형과 숙주 전반에 걸쳐 공유되는 TSAs일 수 있다.[37] 암 발병 및 진행 초기 단계 동안 바이러스 모방 반응이 유도되어 반복 유래 RNAs에서 번역된 펩타이드가 생성될 수 있다. 이들 펩타이드는 면역 인식을 위해 처리되고 제시되는 ERE 유래 신생 항원들의 대부분을 구성하는 것으로 밝혀졌다.[80]

종양 HLA의 돌연변이에서 발생한 신생 항원

종양 MHC 분자를 암호화하는 유전자에서 실제로 발생하는 돌연변이들은 비교적 드물지만 보다 쉽게 확인할 수 있게 되었다. 이러한 체세포 돌연변이가 있는 MHC 분자가 그 자체로 인식 가능한 TSA가 될 수 있다는 가능성을 받아들이는 것은 무리가 아니다. 1996년 Brandel 등이 처음으로 이러한 발생을 설명했다.[81] 흑색종에서도 비슷한 연구결과가 보고되었는데, 종양 특이적 T 세포들이 체세포 돌연변이가 발생한 종양 HLA-A11과 관련되어 제시된 항원(잠재적 종양 항원의 폴리펩타이드 조각)을 인식할 수 있다는 증거를 보여주었다.[82]

높은 민감도(민감도 94.1%, 특이도 53.3%)로 HLA 체세포 돌연변이들을 식별할 수 있는 새로운 소프트웨어 도구들이 다수 등장했기 때문에, 이러한 형태의 TSA 신생 항원이 처음에 생각했던 것보다 더 흔할 가능성이 있다. 이제 NetMHCpan과 같은 소프트웨어 도구를 사용하면, 돌연변이된 MHC 클래스 I 분자에 실제로 결합하고 T 세포 항원 수용체에 의해 인식되는 종양 항원성 펩타이드 세트를 예측할 수 있을 것으로 보인다.[83]

번역 후 TSA

세포질 내 단백의 번역 후 변형(posttranslational modifications)은 특정 단백 잔기에 특정 생화학적 부분(moiety)을 추가하는 생화학적인 과정이다. 가장 일반적인 생화학적 번역 후 변형은 인산화(phosphorylation)이다. 그 외에는 스모일화(sumoylation), 아세틸화(acetylation), 유비퀴틴화(ubiquitination) 등이 있다. 연구에 따르면 이들 단백 변형은 세포 신호 전달, 세포 사멸, 전사 조절의 변화를 포함하여 악성 표현형에 기여하는 것으로 나타났다.[84] 이와 같은 번역 후 변형된 단백들이 외부 항원으로 인식되어 결과적으로 MHC 클래스 I 분자들의 틈새에 결합하기에 적합한 펩타이드를 생성할 수 있다고 가정하는 것은 논리적이지만, 이를 자신있게 확인하고 이들을 실행 가능한 치료적 항원 표적으로 확립하는 것은 도전적인 일이 되고 있다(박스 5.1).

종양 관련 항원들

종양 관련 항원들(TAAs)은 종양 신생 항원 MHC 클래스 I 관련 펩타이드(MAPs)의 한 형태를 나타낸다. 중요한 특징은 TAAs가 실제로 야생형(wild type, wt) 서열을 나타내며 따라서 비 악성 세포의 표면보다 종양 세포의 표면에 훨씬 더 풍부하게 많은 양으로(과발현) 발견되는 정상 펩타이드라는 점이다. 종양내 다양한 정도의 유전적 불안정성 또한 종양 세포 DNA 메틸화의 변화와 염색질 구조의 변화로 나타나며, 이 두 가지 모두 유전자 발현에 상당한 변화를 초래할 수 있어, 그 결과로 TAAs의 잠재적 원인이 된다.[85,86] 과발현된 유전자의 펩타이드 생성물은 항체 기반 치료와 세포 기반 면역 치료의 매력적인

박스 5.1 표적가능한 종양 특이적 항원의 기원들

SNP: 단일 염기 변이; 즉, 비 자기 TSA를 유발하는 돌연변이 펩타이드
Indels: 삽입 및 결손
변경된 mRNA 접합
Pre-mRNA대체 접합- 이상 전사
- 변경된 RNA 발현
- 대체 접합
- 비표준 접합
- RNA 편집
- 전위 가능한 요소들

암호화 서열 재배열(유전자 융합)
내인성 비 변이 펩타이드
종양 HLA 분자들의 돌연변이
번역 후 변경

TAA 표적이 될 수 있다. 한 예가 MUC-1 항원이다.[87] 일반적으로 특정 종양의 암 세포 전사체를 정상 세포의 전사체와 비교하는 능력을 기반으로 그들을 발굴한다. 예를 들어, 메소텔린(mesothelin)은 거의 모든 췌장암, 중피종, 난소 종양에서 높게 발현된다. 이러한 장기들의 정상 조직에서는 발현되지 않으며 흉막 중피에서만 낮은 발현을 보인다.[88] 전사체를 비교하는 것 외에도, 질량 분석법은 TAA MAPs를 식별하고 악성 대 비 악성 세포에 대한 특이성을 정량화하는 데 중요한 역할을 한다. 물론 정상 세포에 아주 미량이라도 존재하면 중추적인 면역 관용을 유도하기 때문에, TAA는 면역요법에서 사용하기 더 어려운 표적이 될 수 있다. 예를 들어, 생식 조직이나 B 세포와 같이 숙주 생존에 덜 필수적인 것으로 간주되는 세포의 표면에 TAA가 존재하는 경우에는 예외가 발생할 수 있다. 결국 면역 치료 잠재력이 있는 진정한 wt-기반 TAA를 정확하게 발굴하려면, 제안된 TAA MAP가 사용할 수 있을 만큼 상당한 종양 배타성을 가지고 있다는 확신을 얻을 수 있도록 실험실에서의 부단한 연구가 필요하다.[35,38,89-91]

아마도 TAAs에 가장 적합한 또 다른 종양 항원 그룹이 있다. 이는 암 생식세포(고환) 항원(cancer germline antigens, CGAs)이다. 이러한 항원들과 그들의 MAPs는 정상적으로 생식세포에서만 발현되는 단백 암호 엑손에 의해 암호화되므로 정상 조직에는 전혀 존재하지 않는다. 암 세포에 그들이 비정상적으로 존재하는 것은 후성유전학적 변이의 결과이다.[92] CGAs의 예들은 흑색종 관련 항원 A-1, A-3(melanoma-associated antigens A-1, A-3[MAGE A family]); 활막 육종 X-2(synovial sarcoma X-2[SSX-2]); 뉴욕 식도 편평상피세포암-1(New York esophageal squamous cell carcinoma-1[NY-ESO-1]) 등이다.[93]

종양 항원들: 세포 내 처리와 MHC 제시

이 장에서 앞서 설명했듯이, 유전적으로 변형된 비정상적인 악성 세포들은 MHC 클래스 I 분자들과 복합체를 이루는 항원성 비 자기 펩타이드들(소위 MAPs)이라는 측면에서 $CD8^+$ T 세포들의 TCR에 의해서만 탐지될 수 있다. 항원성 펩타이드를 생성하는 세포 내 과정은 진행 중인 악성 종양과 숙주의 적응형 면역반응 시스템 사이에 궁극적이고 직접적인 상호 작용을 뒷받침한다. MAP 복합체는 살아있는 암

세포의 세포 표면에 제시되지만, 숙주의 전형적인 항원 제시 세포(classic antigen-presenting cell, APC)에 의해서도 제시될 수 있다.

인식 가능한 종양 거부 항원을 생성하는 과정은 형질전환된 악성 세포의 유전적 다양성과 비 동일성 체세포 유전체 변이들(예: 과오 돌연변이 [missense mutations], 잠재성 돌연변이 [silent mutations], 삽입과 결손 형성 [formation of indels], 접합 변이 [splice variants], 복제수 변이 [copy number variants])의 축적으로 시작된다. 종양 돌연변이 부하(tumor mutation burden, TMB)로 정의되는 종양 내 변이들은 엄격하게 조절되는 새로운 종양 특이적 펩타이드 서열(신생 항원)의 생성 가능성과 상관관계가 있다. 이들 잠재적 신생 항원의 처리와 생성은 세포질에서 시작하여, 악성 세포 고유의 세포 내 구조적 이상 또는 주름이 잘못 접힌 단백들이 프로테아좀에 의해 유비퀴틴화되고 작은 펩타이드로 분절되는 다단계 경로를 거친다.

프로테아좀은 세포질 내에 있는 20S 원통형 구조이다. 이 입자는 단백이 작은 펩타이드 조각들로 분해되는 공간을 만드는 4개의 적층된 칠량체(heptamer) 고리로 구성되어 있다. 원통의 2개 내부 고리들은 7개의 소단위로 구성되어 있으며, 3가지 유형의 β 소단위($\beta 1$, $\beta 2$, $\beta 5$)들은 촉매 활성(키모트립신, 트립신, 카스파제 유사 활성)으로 프로테아좀 공간 내에서 포획된 단백의 펩타이드 결합을 절단한다. 외부 고리를 통한 프로테아좀 공간 내로의 진입은, 예상대로 정상적이며 적절하게 주름이 접힌 단백들의 진입을 금지하여 세포에 해로울 수 있는 단백 분해로부터 그들을 보호하기 위해 엄격하게 조절된다는 점에 유의해야 한다. 단백 진입을 조절하는 2개의 외부 α 고리에 있는 진입공(entry pore)들은 19S 조절 캡 입자와 연결되어 실질적인 26S 프로테아좀을 생성한다. 악성 세포에서 형성된 유비퀴틴 태그가 부착된 비정상 단백들은 진입공에 있는 19S 조절 입자로 모집된다. 19S 복합체는 유비퀴틴 태그를 인식하고 태그를 제거한 후 종양 세포에서 생성된 비정상 단백을 펼쳐서 주 촉매 챔버로 이동시킨다[94,95](자세한 내용은 Mpakali와 Stratikos[95] 참고). 암 세포의 프로테아좀 내에서 일어나는 단계에 관한 연구에 따르면, 새로운 촉매 소단위들은 단백이 탑재된 프로테아좀을 **면역프로테아좀**(*immunoproteasome*)으로 전환하여 절단 특이성을 향상시키고 펩타이드 조각을 최적화하여 최종 MHC 클래스 I 리간드 생성의 효율성을 높이는 역할을 하는 것으로 나타났다. 면역프로테아좀 내에서의 절단은 MHC 클래스 I 분자의 결합 홈과 호환되는 C-말단 잔기 앵커를 가진 2~26개의 잔기로 구성된 펩타이드를 생성한다. 그런 다음, 펩타이드는 면역프로테아좀에서 암 세포의 세포질로 방출된다. 세포질에 존재하는 동안, 그들은 이종이합체 수송체(heterodimer transporter) 분자의 도움을 받기 전에 펩티다제(peptidase)에 의해 추가 분해될 위험이 있다. 이 수송체는 세포의 소포체 막에 막횡단 통과 기공을 형성하는 기능을 한다. 이 기공은 긴 펩타이드와는 대조적으로 9~16개의 짧은 잔기를 전달하는 데 보다 효율적이다. 일단 소포체 내부에 들어가면, 다중 소단위 복합체의 일종인 **펩타이드 탑재 복합체**(*peptide loading complex*)가 초기 MHC 클래스 I 분자의 결합 홈에 펩타이드를 최종 배치하는데 관여한다. 소포체 아미노펩티다제(aminopeptidases)인 ERAP1과 ERAP2는 종양 특이적인 발현 수준을 가지며, 종종 하향 조절되거나 상향 조절되고, 때때로 기능을 변화시키는 돌연변이가 발생한다는 사실에 주목해야 한다. 이러한 아미노펩티다제는 때때로 펩타이드를 변형시켜, MHC I 결합 능력을 파괴하는 것으로 나타났다.

일단 소포체 내 펩타이드가 MHC 클래스 I 분자의 특수 결합 홈에 위치하면, 또 다른 수송체 결합 단백인 TAPBPR은 펩타이드가 적합한 구조로 되어 있고 홈에서 펩타이드 결합이 안정적인지를 확인하는 기능을 한다. 그런 다음 탑재된 MHC 클래스 I 분자는 소포체를 빠져나와 세포의 세포질 골지(Golgi) 네트워크를 통해 이동하여, 암 세포 표면에 숙주의 적응형 면역계, 특히 CD8⁺ T 세포에 대해 제시할 수 있는 TSA로 표시된다. MAP에 의해 자극을 받은 CTLs을 사용한 실험들에 따르면, 제시된 신생 항원성 펩타이드들 중 일부가 실제로 펩타이드 접합의 증거를 나타낸다는 것을 시사했다. 이러한 과정이 프로테아좀에서만 발생하는지 아니면 프로테아좀 이후에서 발생하는지를 이해하려면 더 많은 연구가 필요하다(그림 5.2).[96,97]

MHC 클래스 I, II 항원 제시 단백의 구조

MHC 클래스 I과 클래스 II는 인체 적응형 면역 체계의 필수 단백 구성 요소이다. 두 분자는 모두 T 세포 인식을 위해 세포 표면에 항원성 펩타이드(MAPs)를 제시하는 역할을 한다. MHC 클래스 I 항원성 MAPs는 유핵 세포들의 표면에, 암의 경우, 악성 세포의 표면에 제시된다. 종양 세포로부터 유래한 신생 항원성 펩타이드들은 수지상 세포, 대식세포, 또는 B 세포와 같은 전문적인 항원 제시 세포(APCs)의 표면에 MHC 클래스 II 분자를 사용하여 교차 제시될 수도 있다. 2가지 클래스의 MHC 분자들에 의한 항

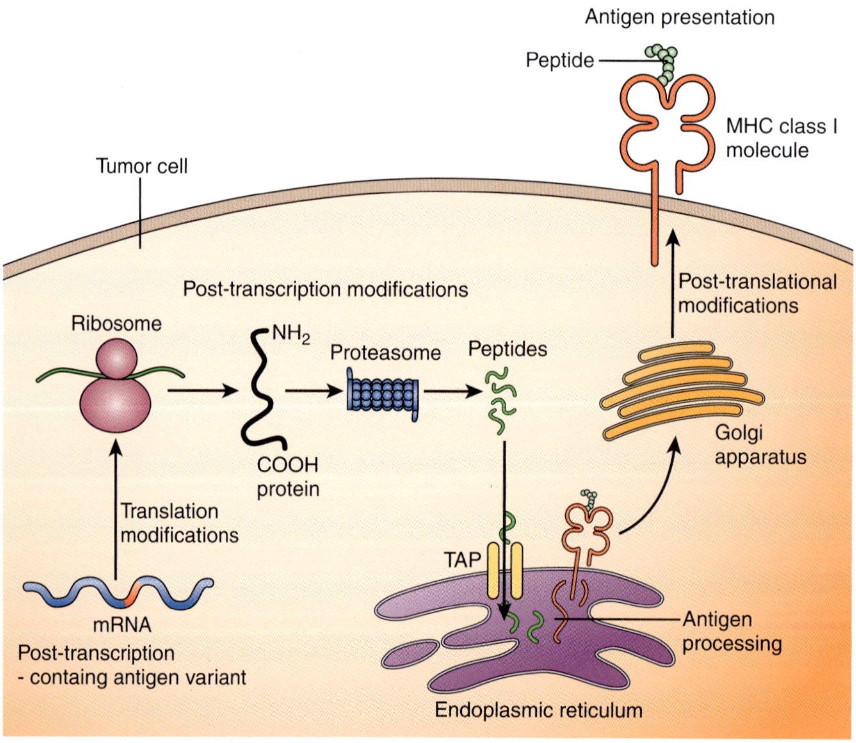

그림 5.2 종양 세포에서 MHC 클래스 I 결합 홈에 위치해서 T 세포의 TCR에 제시되는 신생 항원 펩타이드가 생성되어 처리되는 일련의 과정에서 발생하는 전사후 변형과 번역후 변형들. 이 도식에는 MHC 제시를 위해 적합한 TSA 펩타이드를 개발하는 데 필요한 여러 단계들이 설명되어 있다. 이 그림은 이 과정의 각 단계에 관여하는 많은 단백 인자들과 신생 항원 펩타이드를 암호화하는 원래의 종양 세포에서 유전자 변이의 전사 후 및 번역 후 변형 가능성이 증가함을 보여준다. 프로테아좀에는 더 짧은 펩타이드를 선택하는 인자들이 있다.

펩타이드들이 들어가는 프로테아좀 공동(cavity)에는 카스파제 유사 활성, 키모트립신 유사 활성, 트립신 유사 활성 등 세 가지 주요 촉매 활성이 있다. 따라서, 원래의 펩타이드는 프로테아좀의 공동에서 짧은 펩타이드 형태로 빠져나온다. 항원 처리 수송체(transporter for antigen processing, TAP)는 추가 처리를 위해 펩타이드의 소포체 진입에도 관여하며, 이후 골지 기관으로 들어가 최종적으로 MHC 클래스 I 분자의 홈에 탑재된다[35].

원 제시의 모든 경우에서, T 세포의 인식/활성화는 클론형 TCR을 통해 발생한다. 핵심적인 효소들과 수송체 분자들의 합성, MAP의 분자 조립과 세포 표면 발현과 같은 이 복잡한 과정의 어떤 단계에서든 유전적 변이들이 일어날 수 있는 충분한 기회가 있다. "시스템 구성 요소들(machinery components)"을 처리하는 과정에서 이러한 변이들은 숙주의 적응형 면역반응을 자극할 수 있는 신생 항원 MHC 클래스 I 복합체를 생성할 기회에 영향을 미칠 뿐만 아니라, 다른 면역요법과 화학요법들을 사용하는 다른 치료적 접근들에 대한 숙주의 반응을 더욱 손상시킬 수 있다. 물론 암 세포의 단백 생성과 처리 시스템의 이러한 변화들은 종양의 안정성, 종양미세환경의 기능, 치료에 대한 종양의 감수성, 그리고 그로 인한 암의 전반적인 진행에 직접적인 영향을 미칠 수 있다. 최초의 MHC 클래스 I 분자들의 결정화(crystallization) 실험은 1989년에 이루어졌다.[98] 이를 통해 MHC 클래스 I 분자들은 MHC 유전자 좌위에서 암호화된 다형성 α 소단위 중쇄(α-subunit heavy chain)와 다른 염색체의 MHC 유전자 좌위 외부에서 암호화된 불변 $\beta2$ 마이크로글로불린 소단위($\beta2$ microglobulin subunit)를 갖는 이종이형체(heterodimer)라는 것이 밝혀졌다. MHC 클래스 I 분자의 중쇄는 $\alpha1$, $\alpha2$, $\alpha3$ 영역(domain)이 있는 N-말단 세포외 부위(N-terminal extracellular region), 막횡단 나선(transmembrane helix), 그리고 세포질 꼬리(cytoplasmic tail)를 포함한다. $\alpha1$, $\alpha2$ 영역은 펩타이드 보유 홈을 형성한다. 이 홈의 바닥은 8개의 β 가닥들로 구성된다. 면역글로불린 유사 $\alpha3$ 영역은 $CD8^+$ T 세포의 TCR과의 상호 작용에 관여한다.

항원 펩타이드는 MHC 분자 홈에 비공유적으로 결합되어 있다는 것을 기억하자. MHC 클래스 I 구조적인 펩타이드 결합 홈은 티로신 잔기에 의해 양쪽 끝이 닫혀 있어서, 결합되는 펩타이드의 크기를 일반적으로 8~10개 잔기들(아미노산들)로 제한한다. **인간 백혈구 항원**(human leukemia antigen, HLA)으로 알려진 MHC 클래스 I, II 단백 구조들은 염색체 6p에 위치한 주요 조직 적합성 복합체(major histo-compatibility complex, MHC)의 3개 유전자 부위(region)에 의해 암호화된다. MHC 클래스 I은 HLA 부위 A, B, C에서 파생되고 MHC 클래스 II는 HLA 부위 DR, DP, DQ에서 파생되며, 이들 모두 고도로 다형성이기 때문에 홈의 결합력 특성에 영향을 미치고 제시될 수 있는 잠재적 펩타이드 레퍼토리를 조절한다. MHC 클래스 I 펩타이드 탑재는 촉매 타파신(tapasin)에 의해 촉진되며, MHC 클래스 II의 경우 촉매 HLA-DM에 의해 촉진된다. 인간 백혈구 항원 DM(HLA-DM)은 APC에서 작용하는 세포 내 샤프론 단백으로, MHC 클래스 II 분자의 무결성을 보호하고 어떤 항원 펩타이드가 결합과 후속 T 세포 제시에 적합한지를 결정한다. 종양 세포에 의한 직접적인 신생 항원 T 세포 제시는 일반적으로 pMHC 클래스 II 분자들의 APC 제시와 비교하여 불량하거나 약한 것으로 알려져 있다. pMHC 클래스 I 분자들은 불안정한 펩타이드 단편을 제시하는 경향이 있으며, 따라서 수명이 짧다(그림 5.3).

항원 제시 세포들(APCs)에서 MHC 클래스 II 분자에 의한 외인성 항원 펩타이드들의 교차 제시는 암세포에서 생성된 유전적으로 변형된 단백을 실제로 획득하는 APC의 능력에 달려 있다. 이 과정은 더 오래 지속되고 보다 안정적인 종양 세포 항원성 단백을 선호한다. 이들 항원성 단백들은 세포내 이입(endocytosis)를 통해 APC로 전달된다. 이들의 이동을 위한 가장 효율적인 세포내 이입 과정은 단순히 식세포작용(phagocytosis)이다. 내재화된 항원성 단백은 종양 세포에서 일어나는 것과 유사한 분해 과정을 거쳐 APC 프로테아좀에 의해 MHC 클래스 II 분자와 결합하기 위한 작은 펩타이드로 분해된다. 따라서 APCs는 종양 내에서 생성된 신생 항원 펩타이드의 작은 분획만 T 세포에 제시할 수 있기 때문에, APC에 의한 교차 제시는 TSA T 세포 제시에서 약간의 편향을 불러일으킨다(박스 5.2).[99,100] 이론적으로 펩

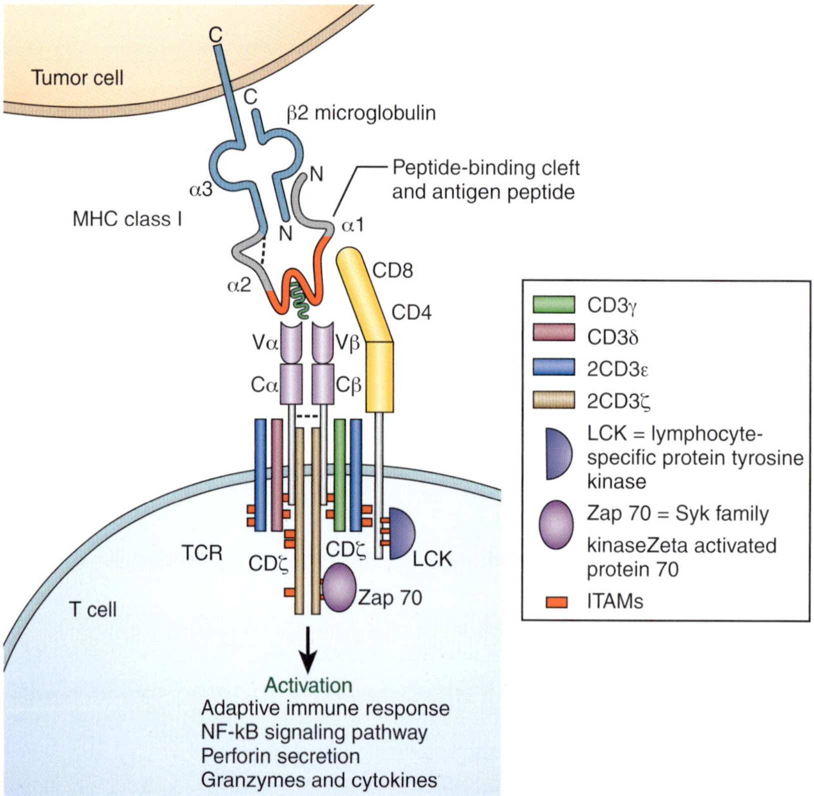

그림 5.3 종양 세포 표면에 표시된 신생 항원-펩타이드 MHC 클래스 I 복합체와 상호작용하는 T 세포(CD8⁺)와 T 세포 수용체(TCR). TCR-신생 항원-펩타이드 상호작용은 T 세포 적응형 면역반응을 촉발한다. T 세포의 약 95%는 α와 β 사슬과 6개 CD3 사슬이 결합된 TCR을 발현한다(그림 참고). 각 CD3 사슬에는 1~3개의 면역 수용체 티로신 기반 활성화 모티프(immunoreceptor tyrosine-based activation motifs, ITAMS)가 포함되어 있다. 이 모식도는 종양 세포 표면의 MHC 결합 홈에 신생 항원 펩타이드가 포함된 MHC 클래스 I 분자가 T 세포의 TCR에 제시되는 모습을 보여준다. MHC 클래스 I 분자는 비 다형성 $\beta 2$ -마이크로글로불린에 비공유결합으로 부착된 다형성 α 사슬을 가지고 있다.

박스 5.2 신생 항원 제시에 관한 중요한 관찰 사항들

$CD8^+$ T 세포 인식을 위해 보다 면역원성인 종양 유래 항원 펩타이드들이 비 암호화 서열, 대체 해독틀, 안티센스 암호화 분절에서 유래한다는 증거가 증가하고 있다.
$CD4^+$ T 세포 반응은 MHC 클래스 II 분자들에 대해 친화도 높은 결합을 하는 항원 펩타이드들에 주로 초점을 맞춘다는 관찰을 뒷받침하는 증거가 있다.
항암 백신 전략에는 B 세포와 $CD4^+$ T 세포 항원 항원결정부의 연계 인식이 필요하다.

타이드가 탑재된 MHC 클래스 II 분자들은 모든 세포 유형에서 제시될 수 있지만, 일반적으로 전형적인 항원 제시 세포들, 특히 수지상 세포의 표면에만 현저하게 존재한다. 항원 제시 세포 표면에 제시된 항원은 TCRs을 통해 보조 $CD4^+$ T 세포의 수용체들에 의해 인식될 수 있다[101-103](자세한 내용은 Sant[103] 참고).

신생 항원 발굴과 검증을 위한 생물정보학적 전략들

T 세포 인식과 적응형 면역반응 자극 능력을 가진 암 세포 유래 종양 특이적 신생 항원 항원결정부는 오늘날 다양한 생물정보학적 옵션들을 사용하여 확인하고 특성화 할 수 있다. 사실 현재의 TSA 발견 과정과 새로운 종양 항원들을 검증하는 데 사용할 수 있는 흥미로운 새로운 도구들은 매우 빠르게 확장하고 있는 암 생물학 분야를 구성하고 있으며, 새로운 면역요법 개발의 핵심이다. 면역종양학 분야에서 커다란 과학적 기회의 시기인 것은 분명하다. 이 장의 목표는 악성 세포 TSAs의 모든 잠재적 원천들을 포괄적으로 정의하기 위해 노력했던 이전 섹션들을 기반으로 한다. 이 섹션에서는 백신 개발과 같은 잠재적 임상 적용을 위한 신생 항원 발굴, 검증, 그리고 우선순위 지정에 사용할 수 있는 새로운 데이터베이스와 생물정보학적 접근법들을 강조한다. 독자들이 염기서열 분석과 오늘날의 연구를 지원하는 발굴 파이프라인을 구성하는 컴퓨터 도구들에 대해 합리적으로 이해할 수 있기를 바란다.

무엇보다도 노동 집약적인 cDNA 라이브러리 스크리닝 기술을 대체한 대량 병렬 차세대 염기서열 분석(massively parallel next generation sequencing)의 출현은 신생 항원/신생 항원결정부 발견, 면역 프로테아좀 처리와 검증 경로의 모든 단계에서 혁신적임이 입증되었다. 전체 유전체 염기서열 분석(WGS)과 전체 엑솜 염기서열 분석(WES)의 고처리량 기술들은 SNV와 같은 체세포 돌연변이를 발굴할 뿐만 아니라 잠재적 신생 항원 발굴에 보다 중요한 커다란 구조적 유전체 변이를 발굴한다. 유전적으로 불안정한 암 세포에서 구조적 변이들이 변형된 암 세포 단백과 잠재적으로 매우 효과적인 항원성 펩타이드의 출현으로 이어진다는 점에서 SNV보다 훨씬 더 흔하고 더 가치가 있을 수 있다.[104] 심층 WGS 또는 WES와 함께 사용되는 RNA 염기서열 분석(RNA sequencing, RNAseq)은 임상적으로 유용한 항원성 항원결정부를 생성할 가능성이 가장 높은 변형된 종양 세포의 단백 또는 단백 동형체들을 발굴하기 위한 중요한 유전자 발현 정보를 추가한다. RNAseq은 크기가 작은 변이들을 넘어서 좀더 일반적인 구조적 변이(유전자 융합, 복제수 변이, 대체 접합 동형체 변이, 전위, mRNA 편집)로부터 파생된 항원성 펩타이드들을 포함하는 잠재적인 신생 항원들을 발굴할 수 있는 능력을 확장한다.

물론 생산된 모든 mRNA가 실제로 동일한 효율로 단백으로 번역되는 것은 아니며, 일부 mRNA 동형체는 전혀 번역되지 않는다는 사실은 잘 알려져 있다. 이러한 잠재적인 정보 격차는 리보솜으로 보호되는 mRNA 조각들에 고처리량 염기서열 분석을 적용하여 해결할 수 있다. 이 염기서열 데이터를 단백체 데이터에 추가하면 번역된 모든 메시지에 대한 완전한 프로파일을 얻을 수 있다.[105] 심층 DNA 염기서열 분석과 RNAseq으로부터 생성된 데이터는 궁극적으로 프로테아좀 과정을 성공적으로 통과해 MHC 분자에 성공적으로 결합할 가능성이 가장 높은 종양 신생 항원성 펩타이드들을 발굴하고 그 순위를 매기는 데 생물정보학 도구들을 적용하기 위한 기초를 제공한다(그림 5.4).[106,107]

항원 펩타이드와 MHC 클래스 I 분자의 성공적인 결합 가능성을 예측하고 순위를 매기는 능력은 HLA 동종이형(allotype)을 식별하기 위한 HLA 타이핑과 잠재적인 HLA 펩타이드-T 세포 결합 친화도를 특성화하는 알고리즘 사용에 크게 의존한다. 최종 결과는 여전히 본질적으로 예측에 머물러 있다. 그러나, 진정한 검증을 위해서는 실제 종양 세포 표면에서 MHC 클래스 I 펩타이드 복합체 발현의 존재, 제시되는 신생 항원을 효과적으로 인식하고 결합하는 $CD8^+$ T 세포 TCR의 능력, 그리고 최종적으로 이 반응이 적응형 면역반응을 일으킨다는 증거를 입증하기 위한 추가 연구가 필요하다. 고처리량 액체 크로마토그래피-텐덤 질량 분석법(liquid chromatography–tandem mass spectroscopy, LC-MS/MS)은 심층 염

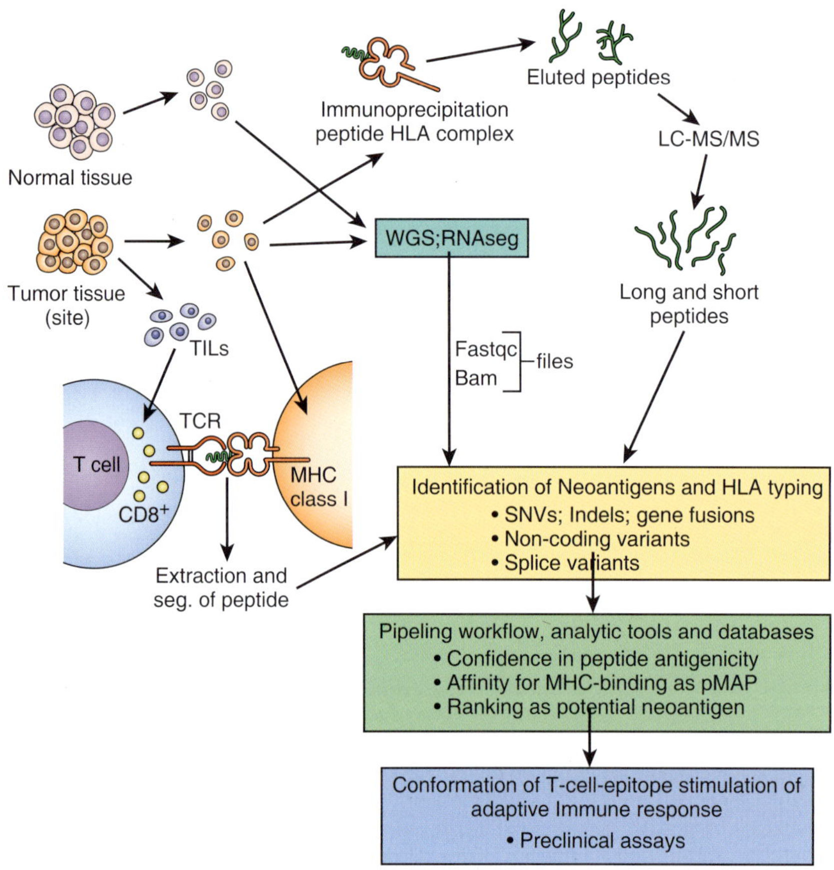

그림 5.4 종양 생성 신생 항원들의 확인과 순위를 최적화하도록 설계된 유전체학 기반 분석 파이프라인의 모든 잠재적 정보 원천을 보여주는 모식도. 예시와 같이, 종양과 정상 조직에서 DNA와 RNA를 추출하여 생식세포와 종양의 염기서열을 비교하는 고처리량 염기서열 분석을 통해 고품질의 체세포 변이 검출을 확인한다. 초기 분석은 고품질의 선별된 염기서열 파일을 생성한다. 종양 세포와 종양 침윤 T 세포에서 MHC에 결합된 신생 항원 펩타이드를 면역 침전으로 용출시킨 후, LC-MS/MS와 추가 염기서열 분석을 사용하여 추가 데이터를 생성할 수 있다. 이들 데이터는 사용 가능한 경우 종양과 생식세포 염기서열 데이터와 통합된다. 생물정보학 분석은 다양한 분석 파이프라인과 공개된 데이터 세트에서 확인된 잠재적 신생 항원들을 사용하여 세포 내 프로테아좀 처리에 대한 변경된 펩타이드 적합성, 추가 항원 변형 가능성, 치료적 잠재력을 가진 항원성 측면의 순위, MHC 결합/안정성에 대한 친화력, TCR 친화력/인식, 중요한 적응형 면역반응을 유발하는 능력 등을 예측한다.

기서열분석 데이터와 함께 사용하여 세포 표면에서 MHC 펩타이드 복합체들의 실제 존재를 직접 확인할 때 중요한 도구가 되었다. LC-MS/MS는 MHC와 결합된 전체 펩티돔(peptidome)을 밝혀낼 수 있다. 결과적으로, LC-MS/MS는 종양 특이적 신생 항원의 번역 후 변형 뿐만 아니라 면역프로테아좀에 의해 생성된 신생 펩타이드(neopeptide) 변형들에 대한 추가적인 통찰력을 제공한다(박스 5.3).[108,109]

심층 DNA 염기서열 분석, WGS와 WES, mRNAseq과 같은 도구들은 매우 큰 용량의 원시 데이터 파일들을 생성한다. 이들 데이터의 해석은 품질 검사, 필터링, 참조 유전체에 대한 염기서열 지도 작성을 수행하기 위한 원시 염기서열 분석 데이터의 처리에 사용되는 컴퓨터 도구들과 특정 생물정보학 분석 파이프라인들의 점진적인 개발로 인해 가능해졌다. 그 해석의 결과물인 BAM 파일(BAM 파일은 정렬된 염기서열 데이터를 저장하는 데 사용되는 SAM 파일의 압축된 2진 형식)은 잠재적인 종양 특이적 신생

박스 5.3 이상적인 암 항원의 특징들

정의된 치료적 기능
면역원성 입증
발암성에서 역할
입증된 종양 특이성
종양 세포에 높은 비율로 다수가 존재함
암 줄기세포에서 발현
상당수의 암 환자에서 발현됨
상당수의 항원 항원결정부 수
중요한 세포내 위치에서의 표현

항원들에 대해 모든 암 세포에서 그 원천들을 발굴하기 위한 목적으로, SNV, indels, 구조적 변이를 포함한 체세포 돌연변이의 변이 검색(variant calling)에 대한 기초를 제공한다. 또한, 염기서열 판독값은 HLA 타이핑을 수행하기 위한 정보를 제공한다. 가장 중요한 것은 종양 유전체 변이체에 대한 모든 추가적인 생물정보학 분석과 해석을 위해 고품질의 BAM 파일 생성이 필수적이라는 점이다. BAM 파일을 사용해 우선 순위가 높은 유전적으로 변형된 종양 단백/펩타이드 서열을 선택하고 추가 생물정보학 파이프라인 분석을 수행하여, 이들 펩타이드를 작용 가능한 종양 신생 항원으로서의 잠재력에 따라 순위를 매길 수 있다. 컴퓨터 분석을 사용하여 펩타이드 생성을 위한 잠재적 면역프로테아좀 특이성 한계를 확인/예측하고, 펩타이드-MHC 친화도을 예측하며, 심지어 pMHC와 TCR의 친화도까지 예측할 수 있다. 이 과정에는 특별히 설계된 생물정보학 소프트웨어의 구현이 필요하다. 사용 가능한 모든 공개되고 검증된 도구들에 대한 심층 논의는 이 장의 범위를 벗어난다. 그러나, 요약 형식의 개요를 통해 독자들에게 분석 과정과 다양한 분석 작업을 지원하여 구축된 핵심적인 데이터베이스들의 중요성에 대한 이해를 제공할 것이다.[110]

이 장의 이전 섹션에서는 유전적으로 불안정한 악성 세포가 세포 표면에 제시하기에 적합한 유전적으로 변형된 항원성 펩타이드를 생산할 수 있는 모든 잠재적 방법들을 검토했다. 신생 항원성 펩타이드들의 원천이 되는 잠재적 돌연변이 기원들이 매우 다양하기 때문에, 항원성 항원결정부, 종양 특이성, 잠재적 암 치료 표적으로서의 관련성을 명확하게 정의하기 위해서는 다양한 컴퓨터 도구들과 데이터베이스들이 필요하다. 오늘날의 컴퓨터 도구들은 기계학습의 추가와 통합, 그리고 분석 파이프라인에 인공 신경망의 적용을 통해 확장되고 있다. 항원결정부 예측 도구 개발에 사용되는 기계 학습 소프트웨어의 예로는 NetMHCpan, NetMHCIIpan, MHCflurry, ConvMHC, PLAtEAU, NetCTLpan 등이 있다.[108,111-115] 이들과 다른 항원결정부 예측 알고리즘들은 HLA 동종이형과 리간드-MHC 친화도에 대한 기존 지식에 상당히 의존한다. 기계학습 도구들은 학습과 도구 검증에 사용할 수 있는 데이터 세트의 품질과 크기/규모에 따라 성능이 달라진다. 이 경우, 실제 생화학적 물리적 측정에서 얻은 MHC 클래스 I 펩타이드 결합 친화도 데이터와 상당수의 연구 대상자로부터 얻은 고처리량 질량 분광법에서 용출된 리간드 데이터가 데이터세트에 기여했다. 예상할 수 있듯이, 사용 경험에 따르면 HLA 유형과 결합된 펩타이드의 길이에 따라 다양한 소프트웨어들의 성능에는 차이가 있는 것으로 나타났다. 예를 들어, O'Donnell 등은 LC-

MS/MS로 확인한 MHC 리간드를 기반으로 하는 항원 처리 예측 도구인 MHCflurry 2.0를 추가하여 보다 향상된 항원결정부 예측을 달성했다고 보고했다. 뿐만 아니라 잠재적인 종양 항원성 펩타이드의 가치를 예측하고 점수를 매기는 도전적인 과제를 해결할 때, 한 개 이상의 MHC 결합 예측 도구를 사용하면 이점이 있다.[116] 공개된 다른 도구들은 Epitope Discovery in cancer Genomics(EDGE), MuPeXI, Epitope-Hunter, Neopepsee이다. 이들 각각은 검색 및 우선순위 평가 과정에 고유한 가치값 세트를 제공한다.[117-122]

물론 변형된 종양 단백이 프로테아좀 처리와 MHC-펩타이드 결합을 탐색하는 능력을 확인하는 것뿐만 아니라, TCR과 최적으로 상호작용하고 T 세포 매개 적응형 면역을 자극하는 항원성 펩타이드를 발굴하는 것도 매우 중요하다. $CD8^+$ TCRs에 대한 MHC-항원 펩타이드 항원결정부 결합 효율을 예측하기 위해 설계된 도구의 개발은 아직 개발 초기 단계이며, 적절한 훈련 데이터 세트의 필요성을 강조하고 있다. 이러한 도구로는 TCRex, NetTCR, Repitope, ERGO, Deepwalk 등이 있다.[123-129]

흥미로운 것은 종양 신생 항원, 실험적으로 정의된 항원성 항원결정부, HLA 유형 정보, MHC 결합 데이터에 관한 정보를 중심으로 구축된 여러 데이터베이스들이다. 일부 경우에서는, 이러한 도구를 구축할 때 TCGA 및 암 면역 아틀라스(The Cancer Immune Atlas, TCIA)의 기존 자원들도 사용했다. 이러한 데이터베이스에는 TSNAdb(http://biopharm.zju.edu.cn/tsnadb/),[130,142] NeoPeptide(https://github.com/lyotvincent/NeoPeptide),[131,143] 및 dbPepNeo(http://www.biostatistics.online/dbPepNeo/)가 있다.[132,133,144] 실험적으로 도출된 데이터에서 생성된 도구는 이제 연구자들이 잠재적인 신생 항원성 펩타이드와 그들의 중요한 항원결정부를 발굴하는데 핵심이 되고 있다. 이러한 도구들은 MHC 클래스 I 분자 결합 홈에 결합할 가능성이 있는 펩타이드의 순위, 제한된 pMHC를 개발하는 데 가장 적합한 HLA 분자 유형, pMHC 분자 복합체의 안정성, 그리고 마지막으로 pMHC-TCR 결합을 예측하는 데 사용된다.[130-138] 이들 각 데이터베이스 원천에는 항원 서열, 발현 수준, pMHC 제시 수준, 해당 TCR 서열, 실제 임상 활성에 대한 증거 등이 포함되는데, 특정 영역의 정보가 희박하거나 중요한 신생 항원 관련 정보가 실제로 부재하는 등 약점이 있다. 이러한 데이터베이스 차이를 해결하기 위해, Xia와 동료들은 광범위한 문헌 검색을 통해서 NeoEPitope(NEPdp) 데이터베이스 구축에 착수했다. NEPdb는 실제 보고되고, 실험적으로 검증된 면역원성 신생 항원결정부(neoepitope), 비효과적인 신생 펩타이드(neopeptides), 그리고 컴퓨터로 예측되고 임상적 관련성이 검증된 HLA 항원성 펩타이드 등에 대해 공개적으로 이용 가능한 참고 데이터베이스이다.[135-139] NEPdb는 사용자 친화적인 온라인 인터페이스에서 지원된다. 데이터베이스의 상위 유전자들에는 *MUC4*, *KRAS*, *PABPC3*, *MUC16*, *MAGEC1*, *MUC12*, *ZNF737*, *FGFR1*, *CRCP*, *MUC2*가 내림차순으로 포함된다. HLA 대립유전자 분포와 관련하여 공개 발표되고, 검증된 데이터를 검색한 결과, 각 대립유전자 빈도는 HLA-A 25.67%, HLA-B 22.37%, HLA-C 21.7%, HLA-DRB 10.11%, HLA-DQB 10.06%, HLA-DQA 10.05%로 확인되었다.[135-139] 신생 항원 발굴 전략들에 대한 Gopanenko와 동료들의 심층 검토는 종양 신생 항원 예측에 적합한 현재 사용 가능한 컴퓨터를 사용한 파이프라인을 포함하는 매우 포괄적인 표(표 I)를 제공한다.[140]

암 유전체 아틀라스(The Cancer Genome Atlas, TCGA)

나는 부시 대통령의 국가암자문위원회(National Cancer Advisory Board) 위원장으로서 이 획기적인 국립암연구소(National Cancer Institute, NCI)와 국립인간유전체연구소(National Human Genome Research Institute, NHGRI) 프로젝트에 대한 연방정부의 투자 결정에 특별한 자부심을 갖고 있다. 처음에는 NCI가 NHGRI와 파트너로 협력하도록 투표하여 종양 WGS 시범 연구를 구축하였다. TCGA는 내가 국립암연구소 국장으로 재직하던 2005~2006년에 NCI가 NHGRI와 협력하여 시작되었다. NCI는 초기 시범 연구를 구축하기 위해, 과학자들로 구성된 프로젝트 리더십 팀을 발족시켰다. TCGA의 성공에 대한 많은 공로는 뛰어난 과학자 팀을 모집하고 NHGRI와의 협력을 주도한 국립암연구소 부소장 Anna Barker 박사에게 있으며, NHGRI는 당시 소장이었던 Francis Collins 박사가 이끌었다. 초기 시범 연구는 2006년에 시작되었고 3년 동안 계획되었다. 시범 연구는 다형성 교모세포종, 폐암, 난소암의 3가지 종양 유형에 초점을 맞추었다. 시범 프로그램에는 고품질 종양 표본, 염기서열 분석센터들, 생물정보학 분석 센터들을 제공하기 위해 많은 외부 학술 센터를 설립하고 조정하는 역할이 포함되었다. 시범 프로그램은 매우 성공적이었고, 그 결과로 2009년 TCGA는 크게 확장되어 최종적으로 33개 암종에 대한 데이터를 선별하게 되었다. 오늘날 TCGA는 다양한 암 유형의 분자적 특징들의 발견을 목표로 하는 암 생물학 분야의 최대 자원이다(https://cancergenome.nih.gov/).[141,145] TCGA는 11,000개 이상의 개별 종양 표본들로 대표되는 33개 인간 암 유형(10개 희귀암 포함)에 대한 유전체, 전사체, 후성유전체 데이터를 포함하며, TCGA 전체 암 데이터 포털(http://tcga-data.nci.nih.gov/tcga)을 지원한다.[137-143] 이들 고처리량 마이크로어레이(high-throughput microarray), 염기서열 분석 기술(sequencing technologies), LC-MS/MS 애플리케이션(LC-MS/MS applications)의 개발에서 발전은 TCGA와 유전자 발현 옴니버스(Gene Expression Omnibus)를 포함한 공공 암 전사체 데이터베이스들이 만들어지는 기회들을 제공했으며, 그 결과 향후 TSA 및 TAA 발견의 기회와 면역 기반 암 치료제 개발에 엄청난 영향을 미치고 있다.

잠재적 치료 표적의 평가와 선정에 어느 정도의 지침을 제공하기 위해, 2019년 NCI는 중개 연구 실무 그룹(Translational Research Working Group)에세 치료 표적이 될 수 있는 적질하게 특싱화된 특징 TSA의 적합성을 평가하는 데 사용될 일련의 기준을 설정해줄 것을 요청했다. 실무 그룹은 잠재적 치료 적용을 위한 "이상적인 암 항원"을 (1) 치료적 기능, (2) 면역원성, (3) 발암성에서 항원의 역할, (4) 특이성, (5) 항원 양성 세포의 발현 수준과 비율, (6) 줄기세포 발현, (7) 항원 양성인 암 환자 수, (8) 항원성 항원 결정부의 수, (9) 항원 발현의 세포 위치로 정의했다(박스 5.3). 검토된 75개의 TSAs 중 46개는 임상시험에서 면역원성이 있는 것으로 간주되었고, 20개는 첫 번째 기준인 "치료적 기능"에서 효과적인 것으로 나타났다.[143,144]

미래의 과제-면역반응과 네트워크 생물학의 통합

앞서 언급했듯이, TCGA는 수천 개의 인간 암에서 발생하는 유전적 변이들에 대한 통찰력을 제공했다. TCGA를 통해 암은 동일한 장기 부위에 발생한 종양이라도 매우 이질적인 질병이며, 더 나아가 암은 매우 복잡하고, 종종 어떤 형태의 유전적 변이를 보이는 1,000개 이상의 유전자를 가지고 있다는 사실을 확인했다. 이런 유전적 변이체들의 대부분은 드물지만 종양미세환경(TME) 내 염증 환경 및 환자 면역 체계와 종양 간의 관계를 포함하여, 특정 신호 경로의 변화들이 궁극적으로 개별 환자의 암을 정의한다는 사실이 점점 더 분명해지고 있다. 이러한 유전적 변이들을 확인하고 분류하는 능력에도 불구하고, 이 정보를 분자 경로들과 관련된 단백-단백 상호작용 수준의 변화와 치료적 임상 기회들로 변환하는 것은 여전히 매우 어려운 과제이다. 암의 유전적 변이들을 자세히 설명하는 축적된 데이터를 기반으로, 연구자들은 유전적 변이를 단백-단백 상호작용과 변화된 분자 통신 경로들에 연결하기 위해 네트워크 생물학 접근법을 적용하기 시작했다. 연구자들은 유전자 변이 정보를 질량 분광법의 정보와 통합하여 필요한 다차원 단백-단백 상호작용 지도들과 특정 암의 변화된 신호 경로들의 내부 시스템을 구축할 수 있게 되었다. 암에서 작동하는 중요한 분자 경로의 지도를 구축함으로써, 새로운 치료 표적을 발굴하고 잠재적인 치료 독성들을 보다 명확히 파악할 수 있게 될 것이다.[145,146] 이러한 모든 노력을 고려해보면, 면역 종양학 분야의 미래 발전은 다중 원천 데이터 통합 및 분석을 위한 강력한 컴퓨터를 사용한 방법론에 더욱 의존하게 될 것이 분명해 보인다. 컴퓨터의 사용과 컴퓨터 생물학의 힘은 염기서열 분석, 특히 RNAseq의 검증 능력과 질량 분광법을 통한 단백 특성화의 검증 능력에 의해 더욱 강화될 것이다. 진화하는 컴퓨터 생물학의 응용, 고도로 선별된 데이터베이스의 정보 저장소 증가, 기계학습의 잠재력, 인공지능의 응용은 환자 특이적 치료법들을 찾아낼 수 있는 풍요로운 미래를 제공한다. 이것은 우선하는 치료 표적이 될 가능성이 가장 높은 신생 항원들과 그들의 실제 항원결정부들을 예측하는 능력을 크게 확장 시킬 것이다. 또한, 이들 컴퓨터 도구는 특정 종양 또는 여러 종양 유형에 대해 인구 전체에서 흔하게 공유되는 TSAs를 확장하여 '상용화된' 항암 면역요법들을 가능하게 하는 역량을 강화할 것이다. 아마도 더 중요한 것은 항종양 적응형 면역반응의 강화를 지향하는 치료법과 종양 및 TME의 변화된 분자 세포 신호 경로를 표적하는 새로운 치료법을 결합하는 것이 기회가 될 것이다.

참고자료

1. Ehrlich P. Ueber den jetzigen Stand der Karzinomforsechung. *Ned Tijdschr Geneeskd*. 1909;5:273-290, 550.
2. **Klein G. Tumor immunology. In: Bach FH, Good RA, eds. *Clinical Immunology*. Vol 1. New York, London: Academic Press; 1972:219-240.**
3. Lumsden T. Tumor immunity. *Am J Cancer*. 1931;15:563.
4. Besredka A, Gross L. Annals Institute Pasteur 55491 as sighted in the book "Tumor Specific Transplantation Antigens" by Pavel Koldovsky of Wistar Institute. Philadelphia, PA: Springer-Verlag; 1969:3. Berlin, Heidelberg, New York.
5. Intradermal immunization of C3H mice against a sarcoma that originated in animals of the same line. Cancer Res. 1943;3:326–333.
6. Gross L. The importance of dosage in the intradermal immunization against transplantable neoplasms. *Cancer Res*. 1943;3:770–778.
7. **Sjögren HO, Helstrom I, Klein G. Resistance of polyoma virus immunized mice against transplantation of established polyoma tumors. *Exp Cell Res*. 1961;23:204–208.**
8. **Hellsröm KE, Hellström I, Sjögren HO, Warner GA. Cell-mediated immunity to human tumor antigens. In: Amos B, ed. *Progress in Immunology*. Cambridge, Massachusetts: Academic Press, Elsevier; 1971:939-949. doi:10.1016/B978-0-12-057550-3.50075-2.**
9. Shreffler DC. A serologically detected variant in mouse serum: further evidence for genetic control by the histocompatibility locus. *Genetics*. 1964;49:629-634.
10. **Klein J, Shreffler DC. Evidence supporting a two-gene model for the H-2 major histocompatibility system of the mouse. *J Exp Med*. 1972;135:929-937.**
11. Shreffler DC, David CS. Studies on recombination within the mouse H-2 complex. I. Three recombinants which position the Ss locus within the complex. *Tissue Antigens*. 1972;2:232-240.
12. Shreffler DC, Frelinger JA, Niederhuber JE. Inhibition of immune responses in-vitro by specific antiserums to Ia-antigens. *Science*. 1975;188:268-270.
13. Parott DMV, de Sousa MAB, East J. Thymus-dependent areas in the lymphoid organs of neonatally thymectomized mice. *J Exp Med*. 1966;123:191-204.
14. Miller JF, Mitchell GF. Cell to cell interaction in the immune response. I. Hemolysin-forming cells in neonatally thymectomized mice reconstituted with thymus or thoracic duct lymphocytes. *J Exp Med*. 1968;128:801-820.
15. Cerottini JC, Nordin AA, Brunner KT. Specific in-vitro cytotoxicity of thymus-derived lymphocytes sensitized to alloantigens. *Nature*. 1970;228(5278):1308-1309.
16. Golstein P, Wigzell H, Blomgren H, Svedmyr EA. Cells mediating specific in vitro cytotoxicity. II. Probable autonomy of thymus-processing lymphocytes (T cells) for killing of allogeneic target cells. *J Exp Med*. 1972;135(4):890-906.
17. Zingernagel RM, Doherty PC. Immunological surveillance against altered self components by sensitized T lymphocytes in lymphocytic choriomeningitis. *Nature*. 1974;251(5475):547-548.
18. Zhan JY, Looi KS, Tan EM. Identification of tumor-associated antigens as diagnostic and predictive biomarkers in cancer. *Methods Mol Biol*. 2009;520:1-10.
19. Miller JF, Mitchell GF, Weiss NS. Cellular basis of the immunological defects in thymectomized mice. *Nature*. 1967;214:992-997.
20. Schlesinger M. Anti-theta antibodies for detecting thymus-dependent lymphocytes in the immune response of mice to SRBC. *Nature*. 1970;226(5252):1254-1256. doi:10.1038/2261254a0.
21. Raff MC. T and B lymphocytes in mice studied by using antisera against surface antigenic markers. *Am J Pathol*. 1971;65(2):467-478.
22. Niederhuber JE. An improved method for preparing Anti-B lymphocyte serum. *Nat New Biol*. 1971;233:86-87.
23. **Waldman AD, Fritz JM, Lenardo MJ. A guide to cancer immunotherapy: from T cell basic science to clinical practice. *Nat Rev Immunol*. 2020;20:651-668. doi:10.1058/s41577-020-0306-5.**
24. Steinman RM, Cohn ZA. Identification of a novel cell type in peripheral lymphoid organs of mice. *J Exp Med*. 1973;137:1142-1162.
25. **Cabeza-Cabrerizo M, Cardoso A, Minutti CM, Pereira da Costa M, Reis e Sousa C. Dendritic cells revisited. *Annu Rev Immunol*. 2021;39:131-166.**
26. Kohler G, Milstein C. Continuous cultures of fused cells secreting antibody of predefined specificity. *Nature*. 1975;256:495-497.
27. Lurquin C, Van Pel A, Meriamé B, et al. Structure of tumor transplantation antigen P91A: the mutated exon encodes a peptide recognized with Ld by cytolytic T cells. *Cell*. 1989;58(2):293-303.
28. Chakraborty AK, Weiss A. Insights into the initiation

of TCR signaling. *Nat Immunol.* 2014;15(9):798-807.

29. Caron E, Vincent K, Fortier MH, et al. The MHC I immunopeptidome conveys to the cell surface an integrative view of cellular regulation. *Mol Syst Biol.* 2011;7:533. doi:10.1038/msb.2011.68.

30. de Verteuil D, Granados DP, Thibault P, Perreault C. Origin and plasticity of MHC I-associated self-peptides. *Autoimmun Rev.* 2011;11(9):627-635. doi:10.1016/j.autrev.2011.11.003.

31. Hammer GE, Kanaseki T, Shastri N. The final touches make perfect the peptide-MHC class I repertoire. *Immunity.* 2007;26(4):397-406.

32. Laumont CM, Daouda T, Laverdure J-P, et al. Global proteogenomic analysis of human MHC class I-associated peptides derived from non-canonical reading frames. *Nat Commun.* 2016;7:10238. doi:10.1038/ncomms10238.

33. Wei LH, Guo JU. Coding functions of "non-coding" RNAs. *Science.* 2020;367:1074-1075.

34. Laumont CM, Perreault C. Exploiting non-conical translation to identify new targets for T cell-based cancer immunotherapy. *Cell Mol Life Sci.* 2018;75(4):607-621. doi:10.1007/s00018-017-2628-4.

35. Haen SP, Löffler MW, Rammensee H-G, Brossart P. Towards new horizons: characterization, classification and implications of the tumour antigenic repertoire. *Nat Rev Clin Oncol.* 2020;17:595-610. doi:10.1038/s41571-020-0387-x.

36. Apavaloaei A, Hardy M-P, Thibault P, Perreault C. The origin and Immune recognition of tumor-specific antigens. *Cancers.* 2020;12:2607. doi:10.3390/cancers12092607.

37. Minati R, Perreault C, Thibault P. A roadmap toward the definition of actionable tumor- specific antigens. *Front Immunol.* 2020;11:583287. doi:10.3389/fimmu.2020.583287.

38. Ehx G, Perrealt C. Discovery and characterization of actionable tumor antigens. *Genome Med.* 2019;11:29-31. doi:101186/s13073-019-0642-x.

39. Pearson H, Daouda T, Granados DP, et al. MHC class I- associated peptides derive from selective regions of the human genome. *J Clin Invest.* 2016;126(12):4690-4701.

40. Laumont CM, Vincent K, Hesnard L, et al. Noncoding regions are the main source of targetable tumor-specific antigens. *Sci Transl Med.* 2018;10(470):eaau5516. doi:10.1126/scitranlmed.aau5516.

41. Shumacher TN, Scheper W, Kvistborg P. Cancer neoantigens. *Annu Rev Immunol.* 2018;37:173-200. doi:10.1146/annurev-immunol-042617-053402.

42. Turajlic S, Litchfield K, Xu H, et al. Insertion-and-deletion tumor-specific neoantigens and the immunogenic phenotype: a pan-cancer analysis. *Lancet Oncol.* 2017;18:1009-1021. doi:10.1016/S1470-2045(17)30516-8.

43. Linnebacher M, Gebert J, Rudy W, et al. Frameshift peptide-derived T-cell epitopes: a source of novel tumor-specific antigens. *Int J Cancer.* 2001;93:6-11. doi:10.1002/ijc.1298.

44. Hansen UK, Ramskov S, Bjerregaard A-M, et al. Tumor-Infiltrating T Cells from clear cell renal cell carcinoma patients recognize neoepitopes derived from point and frameshift mutations. *Front Immunol.* 2020;11:373. doi:10.3389/fimmun.2020.00373.

45. Chapman JR, Taylor MRG, Boulton SJ. Playing the end game: DNA double-strand break repair pathway choice. *Mol Cell.* 2012;47:497-510. doi:10.1016/j.molcel.2012.07.029.

46. Pannunzio NR, Watanabe G, Lieber MR. Nonhomologous DNA end-joining for repair of DNA double-strand breaks. *J Biol Chem.* 2018;293:10512-10523. doi:10.1074/jbc.TM117.000374.

47. Strickland KC, Howitt BE, Shukla SA, et al. Association and programmatic significance of BRCA1/2-mutation status with neoantigen load, number of tumor-infiltrating lymphocytes and expression of PD-1/PD-L1 in high grade serous ovarian cancer. *Oncotarget.* 2016;7:13587-13598. doi:10.18632/oncotarget.7277.

48. Yue Z, Chu X, Xia J. PredCID: Predictions of driver frameshift indels in human cancer. *Brief Bioinform.* 2021;22(3):bbaa119. doi:10.1093/bib/bbaa119.

49. Blijlevens M, Li J, van Beusechem VW. Biology of the mRNA splicing machinery and its dysregulation in cancer providing therapeutic opportunities. *Int J Mol Sci.* 2021;22:5110. doi:10.3390/ijms22105110.

50. Jayasinghe RG, Cao S, Gao Q, et al. Systematic analysis of splice-site-creating mutations in cancer. *Cell Rep.* 2018;23(1):270-281. doi:10.1016/j.celrep.2018.03.052.

51. Kahles A, Lehmann K-V, Toussaint NC, et al. Comprehensive analysis of alternative splicing across tumors from 8705 patients. *Cancer Cell.* 2018;34(2):211-224.e6. doi:10.1016/j.ccell.2018.07.001.

52. Seiler M, Peng S, Agrawal AA, et al. Somatic mutational landscape of splicing factor genes and their functional consequences across 33 cancer types. *Cell Rep.* 2018;23(1):282-296.e4. doi:10.1016/j.celrep.2018.01.088.

53. Obeng EA, Stewart C, Abdel-Nahebo O. Altered RNA processing in cancer pathogenesis and therapy. Cancer Discov. 2019;9:1493-1510. doi:10.1158/2159-8290.CD-19-0399.

54. Licatalosi DD, Darnell RB. RNA processing and its regulation: global insights into biological networks. *Nat Rev Genet*. 2010;11:75-87.

55. Cherry S, Lynch KW. Alternative Splicing and cancer insights, opportunities, and challenges from an expanding view of the transcriptome. *Genes Dev*. 2020;34:1005-1016.

56. Pan Y, Kadash-Edmonson KE, Wang R, et al. RNA dysregulation: an expanding source of cancer immunotherapy targets. *Trends Pharmacol Sci*. 2021;42(4):268-282.

57. Grupp SA, Kalos M, Barrett D, et al. Chimeric antigen receptor- modified T cells for acute lymphoid leukemia. *N Eng J Med*. 2013;368:1509-1518. doi:10.1056/NEJMoa1215134.

58. Bosse KR, Raman P, Zhu Z, et al. Identification of GPC2 as an Oncoprotein and candidate immunotherapeutic target in high-risk neuroblastoma. *Cancer Cell*. 2017;32(3):295-309. doi:10.1016/jccell.2017.08.003.

59. Frankiw L, Baltimore D, Li G. Alternative mRNA splicing in cancer immunotherapy. *Nat Rev Immunol*. 2019;19(11):675-687. doi:10.1038/s41577-019-0195-7.

60. Lindeboom RGH, Vermeulen M, Lehner B, Supek P. The impact of nonsense-mediated mRNA decay on genetic disease, gene editing and cancer immunotherapy. *Nat Genet*. 2019;51(11):1645-1651. doi:10.1038/s41588-019-0577-5.

61. Apcher S, Daskalogianni C, Lejeune F. Major source of antigenic peptides for the MHC class I pathway is produced during the pioneer round of mRNA translation. *Proc Natl Acad Sci U S A*. 2011;108(28):11572-11577. doi:10.1073/pnas.1104104108.

62. Babiceanu M, Qin F, Xie Z, et al. Recurrent chimeric fusion RNAs in non- cancer tissues and cells. *Nucleic Acids Res*. 2016;44(6):2859-2872. doi:10.1093/nar/gkw032.

63. Vo JN, Cieslik M, Zhang Y, et al. The landscape of circular RNA in cancer. *Cell*. 2019;176(4):869-881.e13. doi:10.1016/j.cell.2018.12.021.

64. Li J, Sun D, Pu W, Wang J, Peng Y. Circular RNAs in cancer: biogenesis, function, and clinical significance. *Trends Cancer*. 2020;6(4):319-336. doi:10.1016/jtrecan.2020.01.012.

65. Nishikura K. A-to-I editing of coding and-noncoding RNAs by ADARs. *Nat Rev Mol Cell Biol*. 2016;17(2):83-96. doi:10.1038/nrm.2015.4.

66. Zhang M, Fritsche J, Roszik J, et al. RNA editing derived epitopes function as cancer antigens to elicit immune responses. *Nat Commun*. 2018;9:3919-3920. doi:10.1038/s41467-018-06405-9.

67. Burns KH. Transposable elements in cancer. *Nat Rev Cancer*. 2017;17:415-424. doi:10.1038/nrc.2017.35.

68. McClintock B. Controlling elements and the gene. *Cold Spring Harb Symp Quant Biol*. 1956;21:197-216. doi:10.1101/SQB.1956.021.01.017.

69. Pray LA. Transposons: the jumping genes. *Nat Educ*. 2008;1(1):204-210.

70. Bourque G, Burns KH, Gehring M, et al. Ten things you should know about transposable elements. *Genome Biol*. 2018;19:199. doi:10.1186/s13059-018-1577-z.

71. Nowell PC, Hungerford DA. Chromosome studies on normal and leukemic human leukocytes. *J Natl Cancer Inst*. 1960;25:85-109.

72. Varley KE, Gertz J, Roberts BS, et al. Recurrent readthrough fusion transcripts in breast cancer. *Breast Cancer Res Treat*. 2014;146:287-297. doi:10.1007/s10549-014-3019-2.

73. Nacu S, Yuan W, Kan Z, et al. Deep RNA sequencing analysis of readthrough gene fusions in human prostate adenocarcinoma and reference samples. *BMC Med Genomics*. 2011;4:11. doi:101186/1755-8794-4-11.

74. Jividen K, Li H. Chimeric RNAs generated by intergenic splicing in normal and cancer cells. *Genes Chromosomes Cancer*. 2014;53:963-971. doi:10.1002/gcc.22207.

75. Zhang Y, Going M, Yuan H, Park HG, Frierson HF, Li H. Chimeric transcript generated by cis-splicing of adjacent genes regulates prostate cancer cell proliferation. *Cancer Discov*. 2012;2:598-607. doi:10.1158/2159-8290.CD-12-0042.

76. Li H, Wang J, Ma X, Sklar J. Gene fusions and RNA trans-splicing in normal and neoplastic human cells. *Cell Cycle*. 2009;8:218-222. doi:10.4161/cc.8.2.7358.

77. Yang W, Lee K-W, Srivastava RM, et al. Immunogenic neoantigens derived from gene fusions stimulate T cell responses. *Nat Med*. 2019;25(5):767-775. doi:10.1038/s41591-019-0434-2.

78. Gao Q, Liang W-W, Foltz SM, et al. Driver fusions and their implications in the development and treatment of human cancers. *Cell Rep*. 2018;2:227-238.e3. doi:10.1016/j.celrep.2018.03.050.

79. Jansz N, Faulkner GJ. Endogenous retroviruses in the origins and treatment of cancer. *Genome Biol*.

2021;22:147. doi:10.1186/s13059-021-02357-4.

80. Ishak CA, De Carvalho DA. Reactivation of endogenous retroelements in cancer development and therapy. *Ann Rev Cancer Biol.* 2020;4:159-176. doi:10.1146/annurev-cancerbio-030419- 033525.

81. Brandel DA, Brasseur F, Weynants P, Boon T, Van den Emde B. A mutated HLA-A2 molecule recognized by autologous cytotoxic T lymphocytes on a human renal cell carcinoma. *J Exp Med.* 1996;183(6):2501-2508. doi:10.1084/jem.183.6.2501.

82. Huang J, El-Gamil M, Dudley ME, Yong FL, Rosenberg SA, Robbins PF. T cells associated with tumor regression recognize frameshifted products of the CDKN2A tumor suppressor gene locus and a mutated HLA class I gene product. *J Immunol.* 2004;172:6057-6064. doi:10.4049/jimmunol.172/10/6057.

83. Smith CC, Selitsky SR, Chai S, Armistead PM, Vincent BG, Serody JS. Alternative tumour-specific antigens. *Nat Rev Cancer.* 2019;19:465-478.

84. Dunphy K, Dowling P, Bazon D, O'Gorman P. Current methods of post-translational modification analysis and their applications in blood cancers. *Cancers.* 2021;13:1930. doi:10.3390/cancers13081930.

85. Licht JD, Bennett RL. Leveraging epigenetics to enhance efficacy of immunotherapy. *Clin Epigenet.* 2021;13:115. doi:10.1186/s13148-021-01100-x.

86. Zhao S, Allis CD, Wang GG. The language of chromatin modification in human cancer. *Nat Rev Cancer.* 2021;21:413-430. doi:10.1038/s41568-021-00357-x.

87. Mukherjee P, Pathangey LB, Bradley JB, et al. MUC1- specific immune therapy generates a strong anti-tumor response in MUC1-tolerant colon cancer model. *Vaccine.* 2007;25(9):1607-1618. doi:10.1016/j.vaccine.2006.11.007.

88. Conte M, Frantellinzzi V, Matto A, DeVincentis G. New insights and future perspective of mesothelin-targeted agents in nuclear medicine. *Clin Transl Imaging.* 2020;8:265-278. doi:10.1007/s40336-020-00379-9.

89. Fritsche J, Rakitsch B, Hoffgaard F, et al. Translating immunopeptidomics to immunotherapy-decision-making for patient and personalized target selection. *Proteomics.* 2018;18(12):e1700284. doi:10.1002/pmic.201700284.

90. Schuster H, Peper JK, Bösmüller H-C, et al. The immunopeptidomic landscape of ovarian carcinomas. *Proc Natl Acad Sci U S A.* 2017;114:e9942-e9951. doi:10.1073/pnas.1707658114.

91. Weinzierl AG, Lemmel C, Schoor O, et al. Distorted relation between mRNA copy number and corresponding major histocompatibility complex ligand density on the cell surface. *Mol Cell Proteomics.* 2007;6(1):102-113. doi:10.1074/mcp.M600310-MCP200.

92. Whitehurst AW. Cause and consequence of cancer/testis antigen activation in cancer. *Annu Rev Pharmacol Toxicol.* 2014;54:251-272. doi:10.1146/annurev-pharmtox-011112-140326.

93. Hamid MA, Peng Y, Dong T. Human cancer germline antigen-specific cytotoxic T cell—what can we learn from the patient. *Cell Mol Immunol.* 2020;17:684-692. doi:10.1038/s41423-020-0468-x.

94. Vigneron N, Ferrari V, Abi Habib J, Van den Eynde BJ. Peptide splicing by the proteasome. *J Biol Chem.* 2017;292(51):21170-21179. doi:10.1074/jbc.R117.807560.

95. Mpakali A, Stratikos E. The role of antigen processing and presentation in cancer and the efficacy of immune checkpoint inhibitor immunotherapy. *Cancers.* 2021;13:134-164. doi:10.3390/cancers13010134.

96. Liepe J, Marino F, Sidney J, et al. A large fraction of HLA class I ligands are proteasome-generated spliced peptides. *Science.* 2016;354:354-358.

97. Berkers CR, DeJong A, Schuurman KG, et al. Peptide splicing in the proteasome creates a novel type of antigen with an isopeptide linkage. *J Immunol.* 2015;195(9):4075-4084. doi:10.4049/jimmunol.1402454.

98. Saper MA, Bjorkman PJ, Wiley DC. Refined structure of the human histocompatibility antigen HLA-A2 at 2.6 A resolution. *J Mol Biol.* 1991;219(2):277-319. doi:10.1016/0022-2836(91)90567-p.

99. Apavaloaei A, Hardy M-P, Thibault P, Perreault C. The origin and immune recognition of tumor-specific antigens. *Cancers.* 2020;12:2607-2620. doi:103390/cancers12092607.

100. Sengupta D, Graham M, Liu X, Cresswell P. Proteasomal degradation within endocytic organelles mediates antigen cross-presentation. *EMBO J.* 2019;38:e99266. doi:10.15252/enbj.201899266.

101. Ferrante A, Templeton M, Hoffman M, Castellini MJ. The thermodynamic mechanism of peptide-MHC class II complex formation is a determinant of susceptibility to HLA-DM. *J Immunol.* 2015;195:1251-1261. doi:10.4049/jimmunol.1402367.

102. Wieczorek M, Abuairous ET, Sticht J, et al. Major histocompatibility complex (MHC) Class I and MHC class II proteins: conformational plasticity in

antigen presentation. *Front Immunol.* 2017;8:292. doi:10.3389/fimmu.2017.00292.

103. Sant AJ. Overview of T-cell recognition: making pathogens visible to the immune system. In: Rich RR, Fleisher TA, Shearer WT, et al., eds. *Clinical Immunology*: Principles and Practice. 5th ed. New York, NY: Elsevier Pub; 2019:93-106.

104. Abel HJ, Larson DE, Regier AA, et al. Mapping and characterization of structural variation in 17,795 human genomes. *Nature.* 2020;583(7814):83-89. doi:10.1038/341585-020-2371-0.

105. Vockley JG, Niederhuber JE. Diagnosis and treatment of cancer using genomics. *BMJ.* 2015;350:h1832. doi:10.1136/bmj.h1832.

106. Ingolia NT, Ghaemmaghami S, Newman JRS, Weissman JS. Genome-wide analysis in vivo of translation with nucleotide resolution using ribosome profiling. *Science.* 2009;324:218.

107. Hutchison S, Pritchard AL. Identifying neoantigens for use in immunotherapy. *Mamm Genome.* 2018;29:714-730.

108. Richters MM, Xia H, Campbell KM, Gillanders WE, Griffith OL, Griffith M. Best practices for bioinformatic characterization of neoantigens for clinical utility. *Genome Med.* 2019;11:56. doi:10.1186/s13073-019-0666-2.

109. Riley TP, Keller GLJ, Smith AR, et al. Structure based prediction of neoantigen immunogenicity. *Front Immunol.* 2019;10:2047. doi:10.3389/fimmu.2019.02047.

110. Bassani-Sternberg M. Mass spectroscopy based immunopeptidomics for the discovery of cancer neoantigens. *Methods Mol Biol.* 2018;1719:209-221.

111. Jurtz V, Paul S, Andreatta M, Marcatili P, Peters B, Nielsen M. NetMHCpan 4.0: improved peptide-MHC Class I interaction predictions integrating eluted ligand and peptide binding affinity data. *J Immunol.* 2017;199:3360-3368.

112. Jensen KK, Andreatta M, Marcatili P, et al. Improved methods for predicting peptide binding affinity to MHC class II molecules. *Immunology.* 2018;154:394-406.

113. O'Donnell TJ, Rubinsteyn A, Bonsack M, Riemer AB, Laserson U, Hammerbacher J. MHCflurry: open-source Class I MHC binding affinity prediction. *Cell Syst.* 2018;7:129-132.e4.

114. Han Y, Kim D. Deep convolutional neural networks for pan-specific peptide-MHC class I binding prediction. *BMC Bioinformatics.* 2017;18:585–594. doi:10.1186/s12859-017-1997-x.

115. Alvaro-Benito M, Morrison E, Abualrous ET, Kuropka B, Freund C. Quantification of HLA-DM-dependent major histocompatibility complex of Class II immunopeptidomes by the peptide landscape antigenic epitope alignment utility. *Front Immunol.* 2018;9:872–890. doi:10.3389/fimmu.2018.00872.

116. Stranzl T, Larsen MV, Lundegaard C, Nielsen M. NetCTLpan: pan-specific MHC class I pathway epitope predictions. *Immunogenetics.* 2010;62:357-368.

117. O'Donnell TJ, Rubinsteyn A, Laserson U. MHCflurry 2.0: Improved pan-allele prediction of MHC Class I-presented peptides by incorporating antigen processing. *Cell Syst.* 2020;11:P42-P48.e7.

118. Bulik-Sullivan B, Busby J, Palmer CD, et al. Deep learning using tumor HLA peptide mass spectrometry datasets improve neoantigen identification. *Nat Biotechnol.* 2018. doi:10.1038/nbt.4313.

119. Bjerregaard AM, Nielsen M, Hadrup SR, Szallasi Z, Eklund AC. MuPeXI: prediction of neo-epitopes from tumor sequencing data. *Cancer Immunol Immunother.* 2017;66:1123-1130.

120. Chowell D, Krishna S, Becker PD, et al. TCR contact residue hydrophobicity is a hallmark of immunogenic CD8+ T cell epitopes. *Proc Natl Acad Sci U S A.* 2015;112:E1754-E1762.

121. Wilson EA, Anderson KS. Lost in the crowd: identifying targetable MHC class I neoepitopes for cancer immunotherapy. *Expert Rev Proteomics.* 2018;15:1065-1077.

122. Kim S, Kim HS, Kim E, et al. Neopepsee: accurate genome-level prediction of neoantigens by harnessing sequence and amino acid immunogenicity information. *Ann Oncol.* 2018;29:1030-1036.

123. Jiang T, Shi T, Zhang H, et al. Tumor neoantigens: from basic research to clinical applications. *J Hematol Oncol.* 2019;12:93. doi:10.1186/s13045-019-0787-5.

124. Gielis S, Moris P, Bittremieux W, et al. Detection of enriched T cell epitope specificity in full T cell receptor sequence repertoires. *Front. Immuno.* 2019;10(2820):1-10. doi: 10.3389/fimmu.2019.02820. PMID: 31849987; PMCID: PMC6896208.

125. Charles T, Moss DL, Bhat P, et al. CD4+ T-cell epitope prediction by combined analysis of antigen confirmational flexibility and peptide-MHCII binding affinity. *Biochemistry.* 2022;61(15):1585–1599. doi:10.1021/acs.biochem.2c00237.

126. Montemurro A, Schuster V, Povlsen HR, et al. NeTCR-2.0 enables accurate prediction of TCR-peptide binding by using paired TCR∝ and βsequence data. Commun. Biol. 2021;46:1060 doi:10.1038/s42003-021-02610-3. PMID: 34508155; PMCID:

PMC8433451.

127. Ogishi M, Yotsuyanagi H. Quantitative prediction of the Landscape of T cell epitope immunogenicity in sequence space. *Front Immunol.* 2019;10:827-847. doi:10.3389/fimmu.2019.00827.

128. Springer I, Besser H, Tickotsky-Moskovitz N, Dvorkin S, Louzoun Y. Prediction of specific TCR-peptide binding from large dictionaries of TCR-peptide pairs. Front. Immunol. 2020;11:1803. doi:10.3389/fimmu.2020.01803. PMID: 32983088; PMCID: PMC7477042.

129. Bi J, Zheng Y, Yan F, Hou S, Li C. Prediction of epitope-associated TCR by using network topological similarity based on deepwalk. *IEEE Access.* 2019;7:151273-151281.

130. Xie L, Wang L, Zhu W, Zhao J, Guo X. Editorial: bioinformatics tools (and web server) for cancer biomarker development. *Front Oncol.* 2020;10:599085. doi:10.3389/onc.2020.599085.

131. Lanzarotti E, Marcatili P, Nielsen M. Identification of the prediction of the cognate peptide-MHC target of T cell receptors using molecular modeling and force field scoring. *Mol Immunol.* 2018;94:91-97.

132. Wu J, Zhao W, Zhou B, et al. TSNAdb: a database for tumor-specific neoantigens from immunogenomics data analysis. *Genomics Proteomics Bioinformatics.* 2018;16:276-282. doi:10.1016/j.gpb.2018.06.003.

133. Zhou WJ, Qu Z, Song CY, et al. NeoPeptide: an immunoinformatic database of T-cell-defined neoantigens. *Database (Oxford).* 2019;2019:baz128. doi:10.1093/database/baz128.

134. Tan X, Li D, Huang P, et al. dbPepNeo: a manually curated database for human tumor neoantigen peptides. *Database.* 2020;2020:baaa004. doi:10.1093/database/baaa004.

135. Xia J, Bai P, Fan W, et al. NEPdb: a database of T-cell experimentally-validated neoantigens and pan-cancer predicted neoepitopes for cancer immunotherapy. *Front Immunol.* 2021;12:644637. doi:10.3389/fimmu.2021.644637.

136. Gopanenko AV, Kosobokova EN, Kosorukov VS. Main strategies for the identification of neoantigens. Cancers(Basel). 2020;12:2879. doi:10.3390/cancers12102879. PMID: 33036391; PMCID: PMC7600129.

137. Weinstein JN, Collisson EA, Mills GB, et al. The cancer genome atlas pan-cancer analysis project. *Nat Genet.* 2013;45(10):1113-1120. doi:10.1038/ng.2764.

138. Cheever MA, Allison JP, Ferris AS, et al. The prioritization of cancer antigens: a National Cancer Institute pilot project for the acceleration of translational research. *Clin Cancer Res.* 2009;15:5323-5337. doi:10.1158/1078-0432.CCR-090737.

139. Swaney DL, Ramms DJ, Wang Z, et al. A protein network map of head and neck cancer reveals PIK3CA mutant drug sensitivity. *Science.* 2021;374:eabf2911. doi:10.1126/science.abf2911.

140. Kim M, Park J, Bouhaddou M, et al. A protein interaction landscape of breast cancer. *Science.* 2021;374:eabf3066. doi:10.1126/science.abf3066.

141. Zheng F, Kelly MR, Ramms DJ, et al. Interpretation of cancer mutations using a multiscale map of protein systems. *Science.* 2021;374:eabf3067. doi:10.1126/science.abf3067.

142. http://biopharm.zju.edu.cn/tsnadb/.

143. http://github.com/lyotvincent/NeoPeptide.

144. http://www.biostatistics.online/dbPepNeo/.

145. https://cancer genome.nih.gov/.

146. http://tcga-data.nci.nih.gov/tcgaDataType.isp.

※ 주요 참고자료는 진하게 표시되어 있다.

6장

종양 면역 감시

Daniel Delitto

주요 사실 요약

- 종양 면역 감시 개념의 기원은 1900년대 초로 거슬러 올라갈 수 있으며, 잠재적으로 압도적 빈도의 암종이 면역 체계에 의해 억제되어야 한다는 관찰과 관련이 있다.
- 암 면역 감시 가설은 1970년 Burnet과 Thomas[6-7]에 의해 공식적으로 제안되었으며, 체세포에서 발생하는 유전적 변화들이 평생 축적되는 것을 고려할 때 종양 제어에 대한 면역의 기여를 '진화적 필요성'으로 설명했다.
- 무흉선 누드 마우스에서 초기 관찰의 실패에도 불구하고, 1990년대 다수의 마우스 모델과 역학 데이터는 암 면역 감시의 개념을 압도적으로 뒷받침했다.
- 암 면역 감시 가설은 면역 편집의 3가지 Es로 발전했다: 제거(elimination), 평형(equilibrium), 회피(escape).
- 종양 관련 항원들은 면역 체계에 의해 인식될 수 있으며 돌연변이 관련 신생 항원들, 면역 특권 조직(immune privileged tissue)과 관련된 항원들의 재발현 또는 과발현, 대체 접합(alternative splicing)과 같은 번역 후 변형 등을 포함하는 여러 다양한 과정들에서 발생한다.
- 손상되지 않은 온전한 상태의 종양 억제 경로에서 종양 유전자에 의한 노화는 종양 면역 감시와 제거에 효과적인 기여를 할 수 있는 항원 특이적 면역반응으로 이어질 수 있다.
- 마이크로바이옴은 선천성 및 적응형 면역 세포들의 기능에 영향을 미칠 수 있다. 또한, 미생물군의 유전적 다양성을 고려할 때, 결과물인 펩타이드들이 종양으로부터 생성된 신생 항원들을 모방할 가능성이 높으며, 이는 종양 면역 감시의 복잡성을 보다 잘 이해할 수 있는 희망적인 수단이라는 것을 보여준다.
- 이식 수혜자와 HIV 감염자 집단의 데이터는 면역력이 저하된 사람의 암 발병률이 더 높다는 것을 보여주며, 이는 암 예방에서 면역 체계의 역할을 뒷받침한다.

암에서 면역 감시의 개념

종양 면역학은 온전한 숙주 면역반응에 의해 암을 제어하고 심지어 제거할 수 있다는 핵심 원리를 기반으로 한다. 따라서, 암의 발달과 진행은 면역 체계가 주요 기능들 중 하나를 수행하는데 어느 정도 실패한 필연적인 결과이다. 이것은 지난 수십 년 동안 과학계에서 큰 변화를 겪으며 역사적으로 뜨거운 논쟁을 불러일으킨 주제이다. 이런 방식으로 종양 면역학의 역사는 기존 확립된 개념들에 새로운 통찰력을 통합하는 것이 중요함을 강조한다.

암 발달에서 면역 조절의 개념의 기원은 1908년 노벨상을 수상한 Elie Metchnikoff와 Paul Ehrlich의 연구로 거슬러 올라갈 수 있다. Metchnikoff는 식세포(phagocytosis) 과정을 설명하여 선천성 면역의 토대를 마련했다. Ehrlich는 체액성 면역(humoral immunity)이라는 개념을 개척했으며, 두 과학자들은 면역 체계가 종양을 제어할 수 있다고 제안했다. Ehrlich는 특히 면역 체계에 의해 억제되어야 하는 암종의 잠재적 빈도가 압도적이라고 주장했다. 그는 착색 특성들을 결정하는 염료의 측쇄와 유사하게 수용성 매개체와 그 수용체를 설명하면서, 측쇄 이론(side-chain theory)의 개요를 서술한 기전을 통해 이러한 현상이 발생한다는 가설을 세웠다.[1,2]

인체 면역 체계에 대한 세포 매개 면역의 기여는 1950년대에 Peter Medawar에 의해 확장되었다. 이러한 발전의 배경에는 이식 시 동종 이식 거부 반응이 있었다. 실제로 근친 교배 마우스들 사이에 이식된 종양들은 면역 매개 항종양 반응에 대항해 전형적인 거부 반응을 일으키지 않았다. 그러나, 특정 종양 관련 항원들이 존재한다는 것이 확인되었는데, 이는 마우스가 이식된 종양에 대해 면역될 수 있으며 이는 암 면역 감시의 개념을 어느 정도 뒷받침하는 결과였다.[3-5] 이후 1970년 Macfarlane Burnet과 Lewis Thomas등이 암 면역 감시 개념을 공식적으로 제안하였으며, 체세포의 유전적 변화들이 평생 축적되는 것을 제어하는 것이 면역 체계의 '진화적 필요성'임을 시사했다.[6-8]

암 면역 감시 가설은 어떤 면역 억제라도 암 발생률을 높일 것이라는 잘못된 가정으로 인해, 이후 20년 동안 큰 좌절을 겪었다. 당시에는 면역 저하 상태를 실험적으로 유도하는 방법이 원시적이었으며, 일반적으로 흉선 절제술이나 항림프구 혈청을 사용했다. 실제로 이들 모델에서 림프종과 바이러스 관련 종양들의 증가가 관찰되었지만, 이는 종양에 대한 면역 감시의 결함보다는 감염에 대한 감수성 때문인 것으로 추정되었다.[9,10] 이 시기에 과학계에 폭발적으로 등장한 무흉선 누드 마우스는 흉선 부재와 성숙한 T 세포의 소실을 초래하는 *Foxn1* 유전자의 자연적인 결손을 가지고 있었다. 이들 마우스는 1966년 영국 글래스고의 알비노 마우스 그룹 내에서 발견된 후 1966년 Flanagan[13]에 의해 처음으로 기술되었다. 누드 마우스는 동종 이식은 물론 이종 이식도 거부 반응 없이 받아들일 수 있는 능력으로 인해 흔히 사용되는 종이 되었다.

당시 자연적인 종양 유도의 일반적인 모델은 3-메틸콜란트렌(3-methylcholanthrene, MCA)에 의해 유도된 육종이었다. 암 면역 감시 가설이 사실이라면, 누드 마우스는 MCA에 노출된 후 보다 일찍 발병하는 종양이 더 많아야 한다고 추론했다. Stutman과 다른 연구자들의 기념비적인 실험들에서는 이러한 가설을 입증하지 못했고, 이로 인해 많은 연구자들은 면역 체계가 암 발생에 영향을 미치지 않는다는 결론을 내렸다.[11-14] Rygaard와 Povlsen은 생후 3~7개월 누드 마우스 10,800마리의 부검을 진행했는데, 면역력이 저하된 마우스와 비교했을 때 종양 형성에 감지할 만한 차이를 발견할 수 없었으며, 다시 한번 면역 체계가 암 발생에 영향을 미치지 않는다는 결론을 내렸다.[15] 여담이지만, 누드 마우스는 유선이 발달하지 않아 새끼에게 젖을 먹일 수 없어 이형 접합 암컷과의 번식이 필요하기 때문에, 이 저자들의 연구 규모를 어느 정도 짐작할 수 있다. 한 걸음 더 나아가, Prehn은 보다 공격적인 종양으로 발전하는 염증 경로들을 밝혀내서, 궁극적으로 종양을 촉진하는 염증을 설명하는 **면역 자극 이론**(immunostimulation theory)을 제안했다.[16] 이러한 연구 결과들을 종합해서, 많은 사람들은 면역 체계가 자연적으로 발생하는 종양을 표적으로 할 수 없으며 심지어 종양 진행을 촉진할 수도 있다고 믿게 되었다.

암 면역 감시의 부활을 촉진한 마우스 모델들

종양면역학에 대한 현재의 이해와 1980년대의 견해 사이의 차이를 이해하려면, 이 시기의 실험적 한계들을 살펴볼 필요가 있다. 이는 아마도 무흉선 누드 마우스의 생물학에 초점을 맞춘 후속 연구들에서 가장 분명하게 드러난다. 이들 마우스는 기능적인 T 세포 집단을 가지고 있을 뿐만 아니라, 당시에는 거의 알려지지 않았던 자연살해(NK) 세포의 완전한 보완체를 생산한다.[17-20] 이후 완전하게 기능하는 선천 면역 체계가 누드 마우스에 존재하는 불완전한 적응형 면역 체계와 함께, 어느 정도의 암 면역 감시를 유지할 수 있다는 사실이 밝혀졌다. 독소 대사도 예상되었던 것과 실제 관찰된 MCA 유발 종양 형성 사이의 불일치에 기여했다는 점에 주목할 필요가 있다. Stutman[14]이 사용한 대조군 마우스 종은 누드 마우스보다 MCA를 발암성 형태로 대사하는 속도가 훨씬 빨랐으며, 이는 이들 마우스에서 종양 형성 속도를 보다 빠르게 만들었다.[21,22] 이러한 한계점들을 알고 있으면, 우리는 누드 마우스에서 얻은 결과와 상충되는 미래의 통찰력이 어떻게 만들어질 지 이해할 수 있다.

실제로 다른 배경 마우스(BALB/c)에서 MCA로 유도된 종양 형성을 결합한 실험들은 무흉선 누드 마우스에서 종양 형성이 증가한다는 것을 보여주었다.[23-25] 중증 복합 면역 결핍(severe combined immunodeficiency, SCID) 마우스의 도입은 암 면역 감시 개념의 부활을 더욱 뒷받침했다. 이들 마우스는 기능적인 DNA 의존성 단백 키나아제(DNA-dependent protein kinase, DNA-PK)가 결핍되어 있고 체세포 재조합(somatic recombination)을 할 수 없어 기능적인 B 세포와 T 세포들이 존재하지 않는다. 당시에는 종양 형성능의 증가가 DNA 복구의 전반적인 결함 때문이라는 비평이 존재했지만, SCID 마우스 또한 MCA에 의한 종양 형성 증가를 보여주었다.[26,27]

종양 면역 감시를 뒷받침하는 결정적인 증거들은 종종 몇 가지 획기적인 종양 이식 결과에 기인한다. 여기서 핵심 개념은 다음과 같이 요약될 수 있다: 종양이 암 면역 감시에 반응해서 진화해야 진행이 가능하다면, 면역력이 저하된 마우스에서는 이러한 면역 회피 적응이 나타나지 않을 수 있다. 따라서, 면역력이 있는 숙주에 이식하면 즉각적인 인식과 거부 반응을 촉발할 수 있다. 암 면역학 분야는 곧 이 효과를 확인하는 연구들로 넘쳐나게 되었다. 인터페론 감마(IFN-γ)가 면역 자극과 종양 면역 감시에 미치는 영향은 곧 확인되었다. IFN-γ 신호 전달에 결함이 있는 마우스는 MCA에 의한 종양 형성 능력이 강화되었으며, 이러한 종양들 중 상당수가 면역 능력이 있는 숙주들에게 이식되었을 때 거부되었다.[28-30] 세포독성 T 세포의 두드러진 역할은 종양 형성에 대한 감수성이 증가된 퍼포린(perforin)$^{-/-}$ 마우스를 통해 확인되었다.[31] 림프구의 중요성은 체세포 재조합에 필요하며 림프 조직에서만 발현되는 유전자들, 즉 **재조합 활성화 유전자**(*recombination activating gene, RAG*)인 *RAG*1 또는 *RAG2*가 기능하지 못하도록 한 녹아웃 마우스의 개발로 추가로 확인되었다.[32] 따라서 전반적인 DNA 복구 결함이 암 발생으로 이어졌다는 반론은 설득력을 잃게 되었다. Schreiber 등은[25] 이러한 개념들을 과학계의 지지를 확보한 획기적인 암 면역 감시 가설에 대한 연구에 통합했다. 이들 실험의 주요 결과는 그림 6.1에 제시되어 있다. 요약하면, *RAG2*, *IFNGR1*, *STAT1* 또는 *RAG2*와 *STAT1* 동시에(RkSk) 결함이 있는 마우스들 전부 MCA 투여에

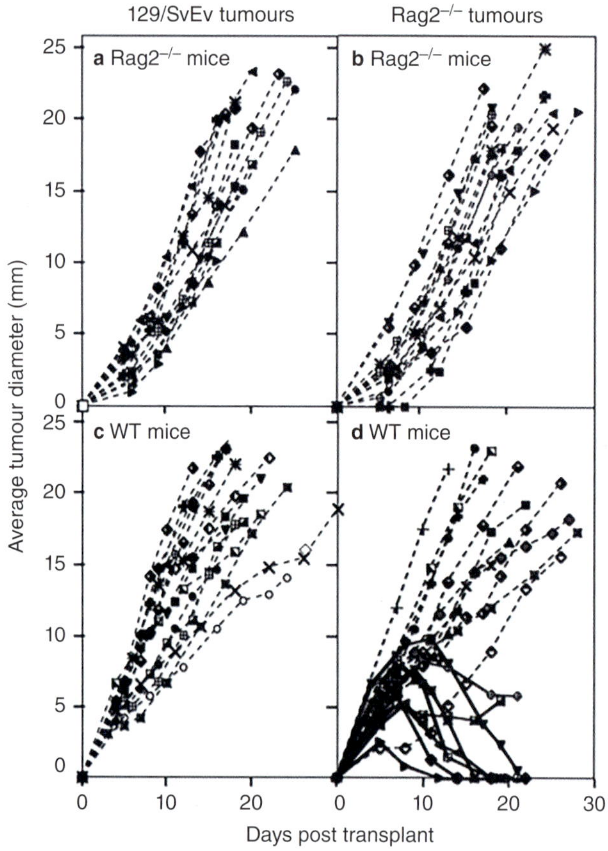

그림 6.1 (a) ***RAG2*** $^{-/-}$ **마우스 또는 (b) 야생형(WT) 마우스의 MCA 유도 종양에서 유래한 세포를** ***RAG2*** $^{-/-}$ **마우스에 접종했다. 마찬가지로, (c) WT 마우스 또는 (d)** ***RAG2*** $^{-/-}$ **마우스의 MCA 유도 종양에서 추출한 세포를 WT 마우스에 접종했다.** 실선은 거부된 종양을 나타낸다.[25] (Adapted from Shankaran V, Ikeda H, Bruce AT, et al. IFNgamma and lymphocytes prevent primary tumour development and shape tumour immunogenicity. *Nature*. 2001;410(6832):1107–1111, figure 3.)

의한 종양 형성에 보다 감수성이 예민했다. 주목할 점은 STAT1 신호 전달은 IFN-γ 경로의 일부라는 것이다. *RAG2* $^{-/-}$ 와 RkSk 마우스들 모두 병원체가 없는 환경에서 대조군보다 더 높은 비율로 자연 종양이 발생했다. 마지막으로, *RAG2* $^{-/-}$ 마우스에서 면역 능력이 있는 대조군에 이식한 MCA 유도 종양의 약 40%가 거부되었다. 대조군에서 이식된 어떤 종양도 *RAG2* $^{-/-}$ 마우스에서는 거부되지 않았다.[25] 종양 면역 감시를 뒷받침하는 유사한 조사들이 이어졌으며, 그 결과들은 표 6.1에 요약되어 있다.[25,30,33-38] 따라서 마우스 모델에 대한 이해의 진전은 종양 면역 감시 가설에 대한 과학적 열정을 효과적으로 되살렸다.

종양 면역 감시를 뒷받침하는 최근의 실험적 증거

장기 이식의 발달로 면역력이 저하된 환자들에서 암 발병 위험이 높다는 것을 확인하는 일련의 임상 관찰들이 시작되었다. 이 집단을 조사한 초기 역학 연구들은 악성림프종, 카포시 육종, 항문생식기 암종과 같은 바이러스 원인의 암들이 증가하는 것을 보여주었다.[39-41] 따라서, 처음에는 면역 감시의 결함보

표 6.1 면역 관련 인자들이 종양 형성에 미치는 영향

표현형	종양 감수성
RAG2$^{-/-}$	MCA 유발 육종(Shankaran 등, *Nature*, 2001) 자연발생 장 신생물(Shankaran 등, *Nature*, 2001)
RkSk	MCA 유발 육종(Shankaran 등, *Nature*, 2001) 자연발생 장 및 유방 종양(Shankaran 등, *Nature*, 2001)
BALB/c SCID	MCA 유발 육종(Smyth 등, *Int Immunol*, 2001)
Perforin$^{-/-}$	MCA 유발 육종(Street 등, *Blood*, 2001; Smyth 등, *J Exp Med*, 2000; van den Broek 등, *J Exp Med*, 1996) 자연발생 파종성 림프종(Street 등, *J Exp Med*, 2002; Smyth 등, *J Exp Med*, 2000)
TCR Jα281$^{-/-}$	MCA 유발 육종(Shankaran 등, *Nature*, 2001; Street 등, *Blood*, 2001; Smyth 등, *J Exp Med*, 2000)
Anti-asialo-GM1 antibody	MCA 유발 육종(Shankaran 등, *Nature*, 2001)
Anti-NK1.1 antibody	MCA 유발 육종(Shankaran 등, *Nature*, 2001; Smyth 등, *J Exp Med*, 2000)
Anti-Thy1 antibody	MCA 유발 육종(Shankaran 등, *Nature*, 2001; *Smyth* 등, *J Exp Med*, 2000)
$\alpha\beta$ T cell$^{-/-}$	MCA 유발 육종(Girardi 등, *Science*, 2001)
$\gamma\delta$ T cell$^{-/-}$	MCA 유발 육종(Girardi 등, *Science*, 2001) DMBA/TPA에 의해 유도된 피부 종양(Girardi 등, *Science*, 2001)
STAT1$^{-/-}$	MCA 유발 육종(Shankaran 등, *Nature*, 2001; Kaplan 등, *PNAS*, 1998)
IFNGR1$^{-/-}$	MCA 유발 육종(Shankaran 등, *Nature*, 2001; Kaplan 등, *PNAS*, 1998)
IFN-$\gamma^{-/-}$	MCA 유발 육종(Street 등, *Blood*, 2001) 자연 발생 파종성 림프종(Street 등, *J Exp Med*, 2002) 자연 발생 폐 선암(Street 등, *J Exp Med*, 2002)
Perforin$^{-/-}$ x IFN-$\gamma^{-/-}$	MCA 유발 육종(Street 등, *Blood*, 2001) 자연 발생 파종성 림프종(Street 등, *J Exp Med*, 2002)
IL-12$^{-/-}$	MCA 유발 육종(Smyth 등, *J Exp Med*, 2000)
Exogenous IL-12	MCA 유도 육종의 발생 빈도 감소(Noguchi등, *PNAS*, 1996)

Adapted from Dunn GP, Bruce AT, Ikeda H, Old LJ, Schreiber RD. Cancer immunoediting: from immunosurveillance to tumor escape. *Nat Immunol*. 2002;3(11):991–998, table I.

다는 바이러스 감수성이 암 발생률의 증가를 주도했는지 여부를 파악하는 것이 어려웠다. 그러나, 장기간에 걸친 후속 연구들은 특히 소아 집단에서 악성 흑색종 발생률이 크게 증가한 것을 확인하였다.[42] 또한 여러 조사들에서 대장암, 췌장암, 폐암, 방광암, 신장암, 요관암, 내분비 종양의 발병률이 증가한 것으로 나타났다.[39,43] 현재 면역력이 저하된 환자들에서 비 바이러스 관련 악성 종양들이 증가하는 것을 뒷받침하는 풍부한 데이터가 존재하며, 이는 암 면역 감시 가설을 더욱 뒷받침한다. 면역력이 약화된 개인에 대한 관찰 외에도, 고형암 내 면역 세포들의 구성은 특히 세포독성 T 세포의 존재와 관련한 예후적 가치를 일관되게 보여주었다.[44-53] 암 면역 감시의 개념은 면역관문 억제제의 개발에 의해 아마도 가장 강력하게 뒷받침되고 있다. 이필리무맙(ipilimumab), 니볼루맙(nivolumab)과 같은 약제들은 장기간 활성화 상태로 축적되는 T 세포 표면에 존재하는 억제 수용체들을 길항한다. 이러한 약제들은 수많은 유형의 종양 치료에서 전례 없는 성공을 거두며, 면역 체계가 종양을 표적할 수 있다는 개념을 확인시켜 주었다.

암에서 면역 편집

암 면역 편집의 개념은 암 발달 후기 단계에서 면역 활동을 설명하기 위해 암 면역 감시의 초기 가설에서 발전했다. 우리는 면역 편집의 증거로 Shankaran 등의 실험들을 다시 한 번 살펴볼 수 있는데, 이들은 면역력이 저하된 마우스에서 형성된 종양들이 면역력이 있는 마우스에서 형성된 종양보다 면역원성이 더 높다는 것을 입증하였다.[25] 일련의 종양 이식 실험들에서 이러한 결과들이 확인되었다. 면역 편집의 개념을 뒷받침하는 임상적 상관관계에는 종양에 항원 제시 구성 요소들 또는 IFN-γ 신호 전달 경로의 매개체들이 부족하다는 것을 보여주는 빈번한 관찰들이 포함된다.[54]

현재 암 면역 편집의 모델은 제거, 평형, 회피의 3가지 과정을 포함한다. **제거**(*elimination*)에는 종양의 존재에 대한 조기 경보 신호, IFN-γ 생성, 선천 면역 세포의 **화학 주성**(*chemotaxis*) 및 활성화, 수지상 세포에 의한 항원 처리를 통한 제한된 종양 세포 사멸과 마지막으로, 남은 종양을 제거하기 위한 T 세포 활성화 및 화학 주성이 포함되는 것으로 생각된다.[55-64] 이 장에서 논의된 많은 실험들과 일치하는 사실은 IFN-γ가 초기 종양 제거 과정의 핵심이라는 것이다. 하지만, 선천성 면역계와 후천성 면역계의 조정 또한 중요하다.

평형(*equilibrium*)은 종양 제거 단계에서 살아남은 종양의 발달 상태를 말한다. 용어 자체에서 알 수 있듯이, 평형은 면역 체계와 종양 사이의 교착 상태에 비유할 수 있다. 림프구와 NK 세포는 계속해서 고착된 종양에 선택 압력(selection pressure)을 가하는 한편, 종양은 계속해서 돌연변이를 축적하고 이러한 압력에 반응하여 진화한다. 면역 체계는 종양을 제거할 수 없지만, 종양은 더 이상 진행하지 않는다. 평형은 3가지 과정 중 가장 긴 과정으로, 수년에 걸쳐 발생하는 것으로 생각된다. 이 단계가 종양이 면역 체계에 의한 탐지 및/또는 사멸을 회피하는 기전을 진화시키기에 완벽한 환경을 어떻게 제공하는지 상상할 수 있다.

면역 회피(*escape*) 과정은 임상적으로 진단된 악성 종양을 말한다. 이 시점까지 종양은 면역 체계의 제약을 피하면서 대부분 통제되지 않은 속도로 진행한다. 2000년대까지만 해도 면역 체계를 자극해서 이 과정에 도전할 수 있는 신뢰할만한 방법이 없었다. 면역관문 억제제는 만성 자극으로 인한 T 세포 탈진과 같은 장기간의 평형 단계에서 관찰된 현상을 다시 균형을 맞추고 확인할 수 있는 방법을 제공했다. 면역 편집은 그림 6.2에 요약되어 있다. 추천할 만한 추가 문헌으로 Dunn 등이 종양 면역 감시의 진화와 면역 편집의 현재 구조체계를 잘 요약하고 있다.[65]

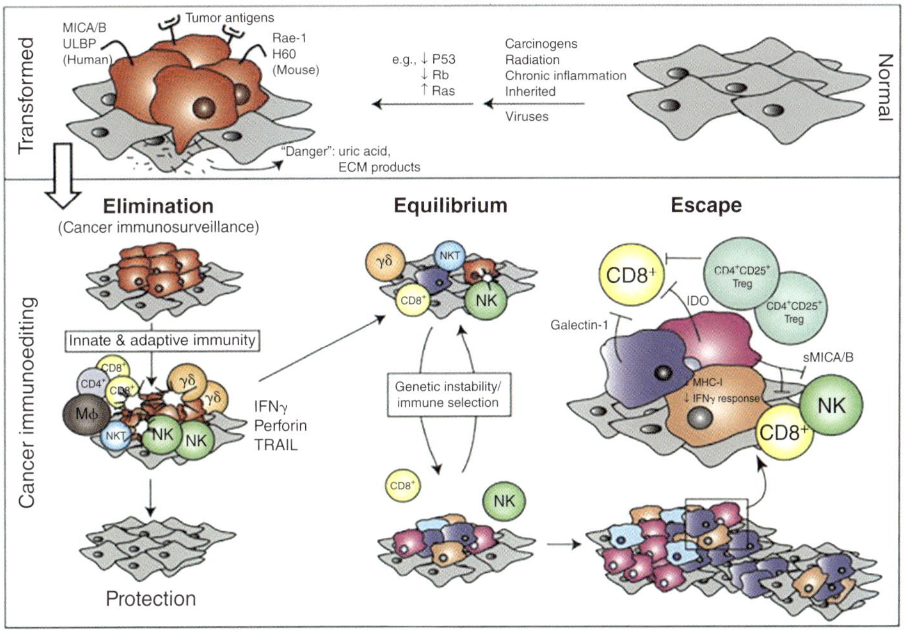

그림 6.2 암 면역 편집의 3가지 단계.[85] (From: Dunn GP, Old LJ, Schreiber RD. The immunobiology of cancer immunosurveillance and immunoediting. *Immunity*. 2004;21(2):137–148, figure 1.)

종양 관련 항원들

보존된 종양 관련 항원들이 항종양 면역반응의 표적을 제공한다는 아이디어가 한동안 제기되었다. 1960년대 초기 실험들은 방사선 조사를 받은 종양 세포가 이후 종양의 도전에 대해 지속적인 면역을 유도할 수 있다는 사실을 입증했다.[66,67] 현대의 접근법들을 통해 분자 수준에서 이들 항원 중 많은 항원들을 확인할 수 있게 되었다. 1970년대에 하이브리도마(hybridoma)가 개발되면서 희귀 클론들을 확장하기 위한 B 세포 불멸화가 가능해졌다. 이 접근법으로 마우스는 종양 세포에 대해 면역이 될 수 있었고, 종양 특이적 표적들이 발굴될 수 있었다(그림 6.3).[68] 1980년대 말과 1990년대 초, 몇몇 연구자들은 상피암 환자로부터 뮤신(mucin) 항원들에 반응하는 T 세포들을 분리할 수 있었다.[69-75] 정상적으로 생식세포에만 발현이 제한되는 암 고환 항원들의 발굴과 함께 커다란 발전이 이루어졌다. 많은 종양들, 특히 흑색종에서 이 유전자들이 발현된다. 암 고환 항원들에는 MAGEA1, NY-ESO-1, SSX 및 기타 항원들이 있다. MAGEA1은 1991년에 처음으로 복제(cloning) 되었으며, HLA 의존적 방식으로 T 세포에 의해 인식되는 것으로 밝혀졌다. 이러한 발견은 길고 힘든 과정이었으며, 많은 경우 매우 우연한 기회에 이루어졌다. HLA 클래스 I 분자들에서 펩타이드를 용출하고 질량 분석법으로 생성물을 특성화하는 능력은 잠재적인 T 세포 표적들을 발굴할 수 있는 높은 처리량 방식을 제공했다.[75] 이 방법론에 기반한 수년간의 실험을 통해 암 HLA 클래스 I 분자들에서 펩타이드를 용출하고 이들 펩타이드에 대한 T 세포 반응성을 검사하여, 궁극적으로 이미 알려진 종양 관련 항원들의 작은 라이브러리가 만들어지게 되었다. 종양 관련 항원들을 발굴하는 현재의 방법들은 주로 전체 엑솜 염기서열 분석(whole exome sequencing, WES)을 중심으로 이루어지며, 이를 통해 개별화된 표적들을 신속하게 발굴할 수 있다. 후보 돌연변이들은 일

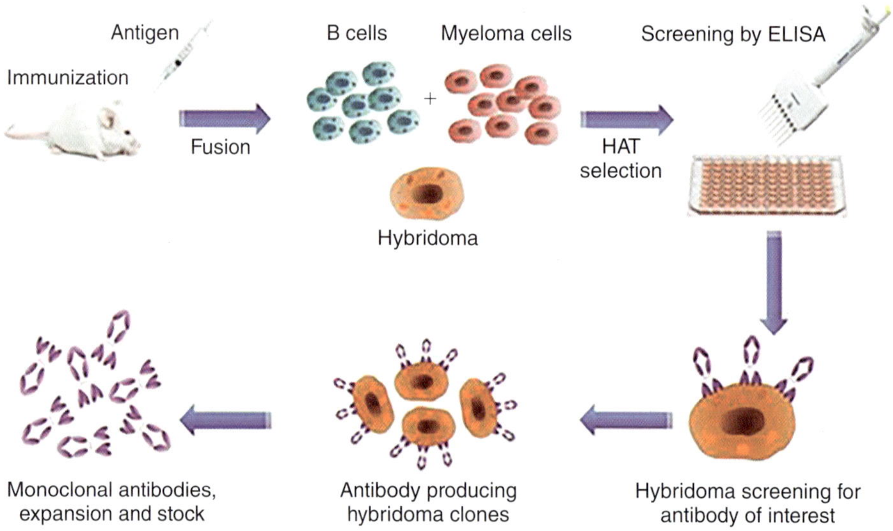

그림 6.3 새로운 표적들에 대한 클론 항체들을 분리하는 하이브리도마 기술. 종양 항원에 대해 면역된 마우스로부터 B 세포들을 분리한후 골수종 세포와 융합하여 하이브리도마를 생성하고, 이를 분석하여 항체 생산에 사용할 수 있다.[86] (From: Saeed AF, Wang R, Ling S, Wang S. Antibody engineering for pursuing a healthier future. *Front Microbiol*. 2017; 8:495, figure 2.)

반적으로 환자의 HLA 분자들에 대한 결합 친화도를 예측하는 알고리즘(즉, NetMHCpan)으로 분석된다. 이는 일반적인 접근 방식이며, 암 면역 아틀라스(The Cancer Immunome Atlas, TCIA, https://tcia.at)로 접근 가능한 The Cancer Genome Atlas(TCGA) 데이터베이스로 부터 종양 신생 항원들의 광범위한 라이브러리를 수집하기 위한 노력이 이루어지고 있다.[76]

그런 다음, 환자의 HLA 분자들과 결합할 것으로 예측되는 항원들은 상응하는 펩타이드 생성과 자가 T 세포에 의한 인식을 검사하여 평가될 수 있다. 어떤 경우에는 일반적인 암 유발 돌연변이로부터 신생 항원들을 발굴하면, 이들 신생 항원 특이적 T 세포를 확장한후 다시 주입할 때 특별한 임상 반응으로 이어진다. 그러나 그림 6.4에서 볼 수 있듯이, 암 유발 돌연변이와 관련된 신생 항원의 분획은 종양 유형에 걸쳐 균일하게 낮다. 게다가 TCIA를 분석한 결과, 911,548개의 고유한 신생 항원들이 확인되었으며 이중 오직 24개만이 최소 5%의 환자에서 공유되어, 현재로서는 "표준화된 형태의 일률적인" 신생 항원 치료가 실현 가능하지 않을 수 있음을 시사한다. 이들 분석에서 얻은 신생 항원 라이브러리 외에도, 종양 관련 항원들은 돌연변이 관련 펩타이드와 암 고환 항원의 발현이 아닌 다른 과정에서 발생할 수 있다는 점에 유의하는 것이 중요하다. RNA 서열들의 대체 접합이 체세포 돌연변이보다 더 많은 종양 관련 항원들을 설명할 수 있는 데이터가 있다.[77] 그 결과로 생성된 단백들은 현재 입양 세포 치료(adoptive cellular therapy)에서 백신과 T 세포 표적으로서 치료적 잠재성에 대해 평가받고 있다. 이 분야는 여전히 새롭고 흥미로운 연구 분야로 남아있다. 종양 관련 항원들에 대한 현재의 이해를 종합하면, 우리는 개인 맞춤형 표적을 발굴하기까지 먼 길을 지나왔다. 그러나, 이러한 방대한 펩타이드 라이브러리의 치료적 적용은 아직 초기 단계에 머물러 있다.

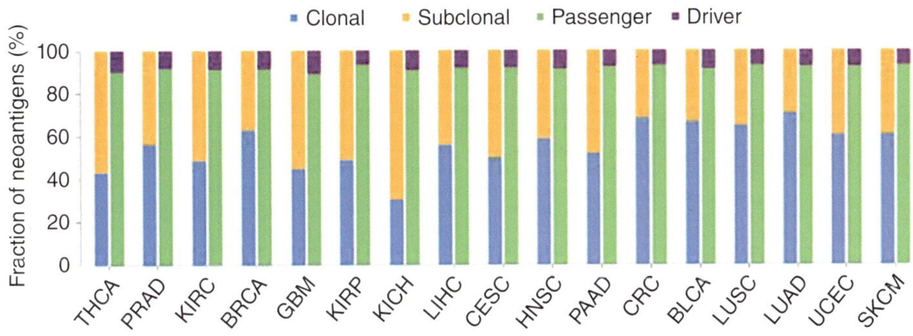

그림 6.4 암 면역 아틀라스(TCIA)에서 수집한 데이터[76]. 고형암 전반에 걸쳐 암 유발 돌연변이를 나타내는 신생 항원의 분획은 보라색으로 표시되어 있으며, 평균 7.6%를 나타낸다. 종양 이질성을 고려하여, 클론 신생 항원들은 파란색으로 표시되고 하위 클론 신생 항원들은 노란색으로 표시된다. 평균적으로 신생 항원의 56%는 클론성 기원이었다.[76] *BLCA*, 방광 요로상피암(bladder urothelial carcinoma); *BRCA*, 유방 침윤성 암(breast invasive carcinoma); *CESC*, 자궁경부 편평상피세포암(cervical squamous cell carcinoma); *CRC*, 대장직장 선암(colorectal adenocarcinoma); *GBM*, 다형성 교모세포종(glioblastoma multiforme); *HNSC*, 두경부 편평상피세포암(head and neck squamous cell carcinoma); KICH, 신장 염색색소종(kidney chromophobe); *KIRC*, 신장 투명세포암(kidney renal clear cell carcinoma); KIRP, 신장 유두세포암(kidney renal papillary cell carcinoma); *LIHC*, 간세포암(liver hepatocellular carcinoma); *LUAD*, 폐 선암(lung adenocarcinoma); *LUSC*, 폐 편평상피세포암(lung squamous cell carcinoma); *PAAD*, 췌장 선암(pancreatic adenocarcinoma); *PRAD*, 전립선 선암(prostate adenocarcinoma); *SKCM*, 피부 흑색종(skin cutaneous melanoma); *THCA*, 갑상선 암(thyroid carcinoma); *UCEC*, 자궁체부 내막암(uterine corpus endometrial carcinoma). (From: Charoentong P, Finotello F, Angelova M, et al. Pan-cancer immunogenomic analyses reveal genotype-immunophenotype relationships and predictors of response to checkpoint blockade. *Cell Rep*. 2017;18(1):248-262, figure 3F.)

종양 유전자에 의해 유도된 전암성 노화 세포들의 항원 특이적 면역 감시

세포 노화는 처음에는 말단 텔로미어가 줄어들어 더 이상 복제 가능성이 없는 세포에만 국한되는 것으로 생각하였지만, 이제 이 유전적 프로그램이 다양한 스트레스 요인을 겪는 세포들에 의해 통합된다는 사실을 알게 되었다. 종양 유전자 활성화는 역설적으로 특정 조건에서 노화를 촉진할 수 있는데, 이를 **종양 유전자 유도 노화**(*oncogene-induced senescence*)라고 하며, 일반적으로 온전한 종양 억제 경로들을 포함한다.[78] 노화와 관련된 분비 프로파일에는 많은 성장 인자들이 관여하기 때문에, 미세환경의 노화 세포들은 자주 종양을 촉진하는 개체로 간주되었다. 그러나, 최근의 분석들은 선천성 면역 세포들을 끌어들이는 케모카인 반응을 반복적으로 보여주고 있다. 이는 **암의 면역 편집** 섹션에 기술된 종양 제거 과정에서 설명된 일련의 연쇄반응으로 연결되어, 지속적인 항종양 면역으로 이어질 수 있다.

노화 세포를 표적으로 하는 항원 특이적 면역 감시의 실험적 증거는 전암성 노화 간세포를 연구한 Kang 등의 실험[79]이 전형적인 예가 된다. $CD4^+$ T 세포의 유전적 제거는 $Nras^{G12V}$ 발현 노화 간세포의 제거에 장애를 일으켜 간세포암 발생에 대한 감수성을 증가시켰다. SCID 마우스에서도 유사한 결과들이 나타났다. 이에 따라, 노화 $Nras^{G12V}$ 돌연변이 간세포에 반응하는 $CD4^+$ T 세포들은 노화 $Nras^{G12V}$ 간세포를 가진 마우스에서 발견되었지만, 종양 억제 경로들이 손상되고 노화 유도가 둔화된 $Nras^{G12V}$ 간세포를 가진 마우스에서는 발견되지 않았다. 저자들은 전암성 세포들의 노화 유도가 항원 특이적 면역반응으로 이어진다는 결론을 내렸다.[78] 따라서, 암 면역 감시는 적어도 부분적으로는 전암성 세포에서 종양 유전자 유도 노화에 의해 촉진될 수 있다. Brenner 등의 후속 데이터는 노화 유도 세포 주기 조절 인자인 CDKN2A 또는 CDKN1A를 삭제하면 이전에 면역관문 억제제에 대해 감수성이 있었던 종양에 저항성이 부여되는 것을 보여주었다. 또한 연구팀은 면역요법에도 빠르게 진행하는 흑색종 병변들이 노화 유도 유전자들의 소실과 관련이 있음을 입증했다.[80] 이러한 연구 결과는 그림 6.5에 요약되어 있으며, 암에서 직접적 노화 억제 요법의 잠재적 역할을 보여준다.

마이크로바이옴과 미생물 단백들

마이크로바이옴(*microbiome*; 장내 미생물군집)은 이 책의 11장에서 자세히 다루겠지만, 미생물 단백과 종양 면역 감시 사이의 특정 관계들에 주목할 필요가 있다. 위장관에는 수조 개의 유기체들이 집락을 이루고 서식하고 있으며, 이 미생물 군집에 어떤 구성과 기능적 변화가 발생했을 때 이를 **미생물 군집 이상증**(*dysbiosis*)이라고 한다. 장내 미생물 이상증으로 인한 만성 염증은 M2 대식세포와 골수 유래 억제 세포(MDSC)와 같은 억제성 골수 표현형들의 축적과 관련이 있다. 세균 단백들은 림프구와 NK 세포의 억제 수용체들을 표적으로 삼을 수 있다. 또는 *Bacteroides fragilis*와 *Bifidobacterium*과 같은 특정 세균 종들은 수지상 세포(DC)의 성숙에 긍정적인 영향을 미치는 것과 관련이 있다. 따라서, 항생제 치료들은 DCs에서 항원 제시와 공동 자극 신호들의 효과를 무디게 할 수 있다.[81] 이 매우 복잡한 관계에 대해 우리의 이해를 돕는 연구 결과들은 고무적이다. 하지만, 박테리아 종들의 밀도와 다양성을 고려할 때, 선천성 면역에 미치는 영향을 규명하기 위해서는 더 많은 연구가 필요하다.

마이크로바이옴이 T 세포 기능에 미치는 영향을 논의하는 것도 중요하지만, 이런 경우들에서 선천성 면역에 미치는 영향들을 배제하기 어려운 경우가 자주 있다. 특정 박테리아 종들은 IFN-γ 관련 보조 T(Th) 1 세포 반응에 T 세포를 취약하게 만드는 것으로 나타났으며, 이런 효과는 항생제 치료로 사라졌다. 마이크로바이옴은 또한 초기 종양들에서 면역 회피에 기여할 수 있는 조절 T 세포 기능과도 관련이 있다. 특정 박테리아 종들은 B 세포에서 IL-10 생산과 관련이 있기 때문에, B 세포 또한 종양 발생

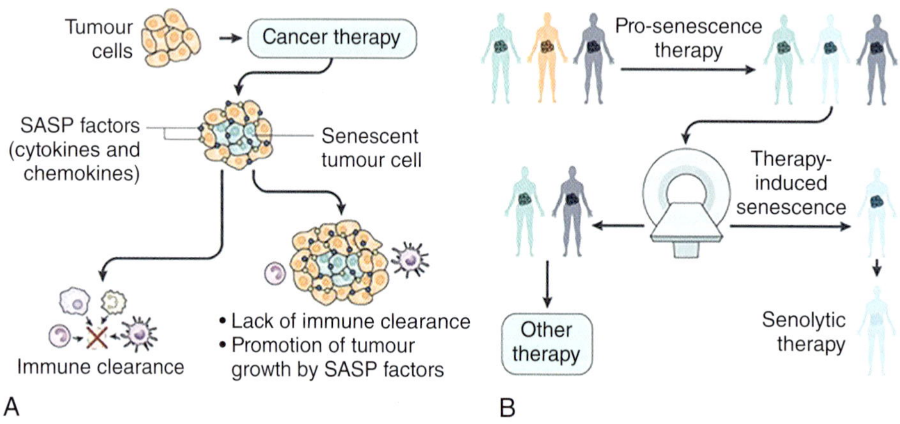

그림 6.5 암에서 치료로 인한 노화(therapy-induced senescence, TIS). **(A)** 노화 관련 분비 표현형(Senescence-associated secretory phenotype, SASP)은 면역 제거를 초래하거나, 일부 경우 종양 성장을 촉진한다. **(B)** 노화를 촉진하는 치료법들은 적절한 TIS를 겪고 있는 암 환자들에게 선택적으로 제공되어야 한다.[87] (From: Wolter K, Zender L. Therapy-induced senescence—an induced synthetic lethality in liver cancer? *Nat Rev Gastroenterol Hepatol*. 2020;17(3):135-136, figure 1.)

에서 마이크로바이옴 효과와 관련이 있다. 종합하면, 종양 면역 감시에 관한 마이크로바이옴의 영향에 대한 우리의 지식은 불완전하게 설명되고 있다. 그러나 그림 6.6에 요약된 바와 같이, 여러 가지 유망한 중개적 연구 방법이 모색되고 있다. 자세한 내용은 암 면역학에서 마이크로바이옴에 관한 최신 데이터를 검토한 Liu 등[81]에 의해 제공되었다. 면역 세포 신호에 대한 직접적인 영향 외에도, **항원 모방**(*antigen mimicry*)이라는 개념이 마이크로바이옴의 맥락에서 연구되어 왔다. 수치상으로 누적된 마이크로바이옴은 인체 DNA 함량의 약 10,000배에 달하는 것으로 추정된다. 통계학적으로, 결과물인 펩타이드들 중 일부가 종양 관련 항원들을 모방할 가능성이 높다.[82] 그러나 이것은 여전히 조사해야할 복잡한 영역으로 남아 있으며, 관찰 결과는 대부분 상관관계 수준에 머물러 있다. 그림 6.7은 암에서 미생물 신생 항원 모방의 관련성을 규명하기 위한 생물정보학적 접근법을 설명하는 모식도를 보여준다. 이는 종양 면역 감시에 대한 이해를 상당히 발전시킬 수 있는 흥미로운 조사 방향으로 남아 있다.

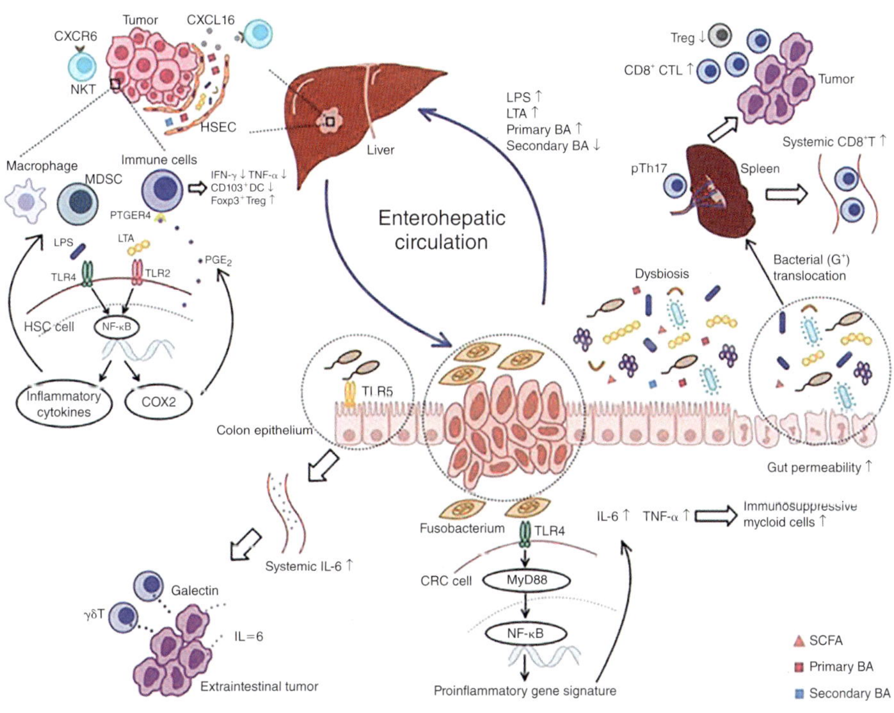

그림 6.6 종양 면역 감시에 대한 마이크로바이옴 변화의 잠재적인 영향. 이런 효과들의 대부분은 선천성 면역 병원체 탐색 경로들에 집중되어 있으며, 이후 사이토카인의 생산과 선천성 면역 세포의 모집에 영향을 미친다.[81] *Bile acid*(*BA*), 담즙산; colorectal cancer(*CRC*), 대장암; hepatocellular carcinoma(*HCC*), 간세포암; hepatic stellate cell(*HSC*), 간성상세포; hepatic sinusoidal endothelial cell(*HSEC*), 간 동형 혈관 내피세포; lipopolysaccharide(*LPS*), 지질 다당류; lipoteichoic acid(*LTA*), 리포테이코익 산; myeloid-derived suppressor cell(*MDSC*), 골수 유래 억제 세포; pathogen-associated molecule pattern(*PAMP*), 병원체 관련 분자 패턴; short-chain fatty acid(*SCFA*), 단쇄 지방산; Toll-like receptor(*TLR*), Toll 유사 수용체; tumor microenvironment(*TME*), 종양미세환경. (From: Liu X, Chen Y, Zhang S, Dong L. Gut microbiota-mediated immunomodulation in tumor. *J Exp Clin Cancer Res*. 2021;40(1):221, figure 2.)

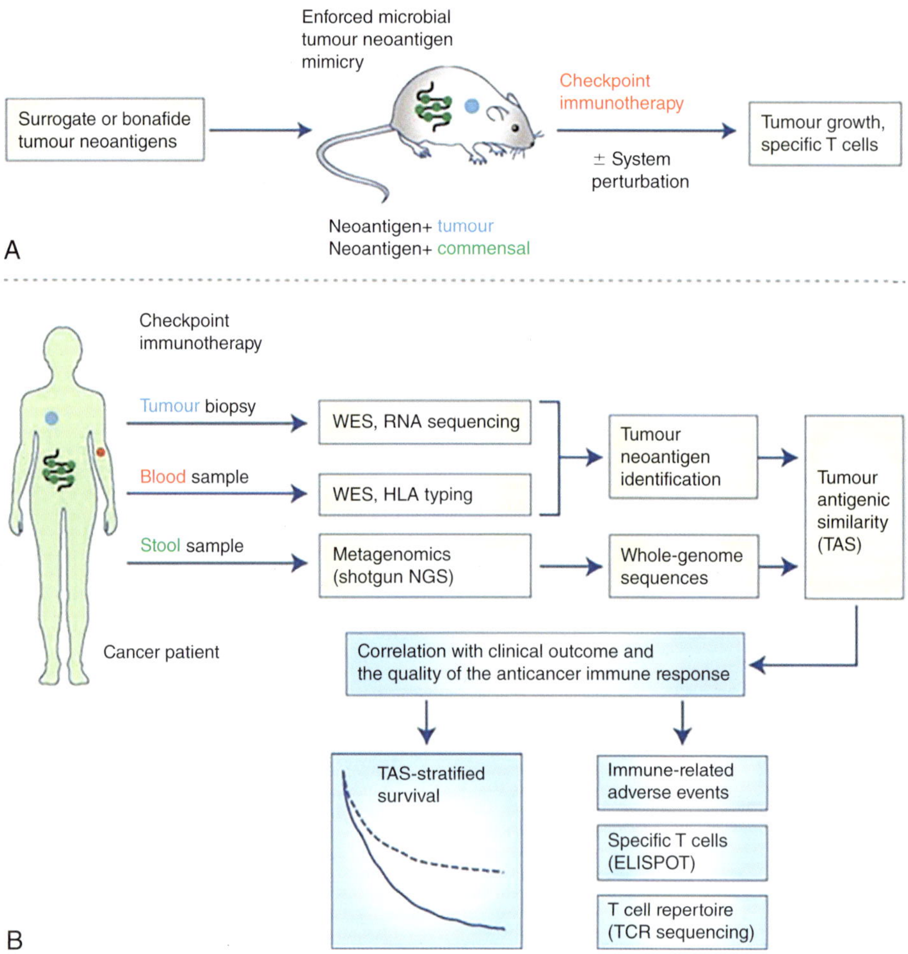

그림 6.7 암에서 미생물 신생 항원 모방의 관련성을 평가하기 위한 전략들. (A) 검증된 신생 항원과 유전자 조작된 미생물의 내용물을 가진 종양은 "강제적" 모방 모델로 평가될 수 있다. **(B)** 미생물 신생 항원 모방의 임상적 상관관계들은 항종양 면역반응과 상관관계가 있을 수 있는 종양 항원 유사성(tumor antigenic similarity, TAS) 점수로 최고 수준에 이른다.[82] *enzyme-linked immunosorbent spot assay*(*ELISPOT assay*), 효소결합면역흡착점 분석법; *NGS*, 차세대 염기서열 분석; *TAS*, 종양 항원 유사성; *TCR*, T 세포 수용체; *WES*, 전체 엑솜 염기서열 분석.(From: Boesch M, Baty F, Rothschild SI, et al. Tumour neoantigen mimicry by microbial species in cancer immunotherapy. *Br J Cancer*. 2021;125(3):313-323, figure 2.)

면역력이 저하된 숙주에서 암

종양 면역 감시를 뒷받침하는 최근의 실험적 증거 섹션에서 간략하게 설명한 바와 같이, 장기 이식이 널리 사용되면서 면역력이 저하된 개인에서 종양 면역 감시와 관련된 넘칠 만큼의 통찰력이 얻어졌다. 사람 면역결핍 바이러스(human immunodeficiency virus, HIV)에 감염된 집단에서 암 발생률이 높아지면서 유사한 통찰력들이 도출되었다. 이 두 집단 모두에서 일관되게 발견되는 사실은 바이러스 매개 암들이 가장 높은 표준화 발생률을 보이는 경향이 있다는 것이다(그림 6.8).[83,84] 그러나 비 바이러스성 고형암의 발생률은 두 집단 모두에서 여전히 높아서, 종양 면역 감시에 결함들이 있음을 시사한다. 면역력이

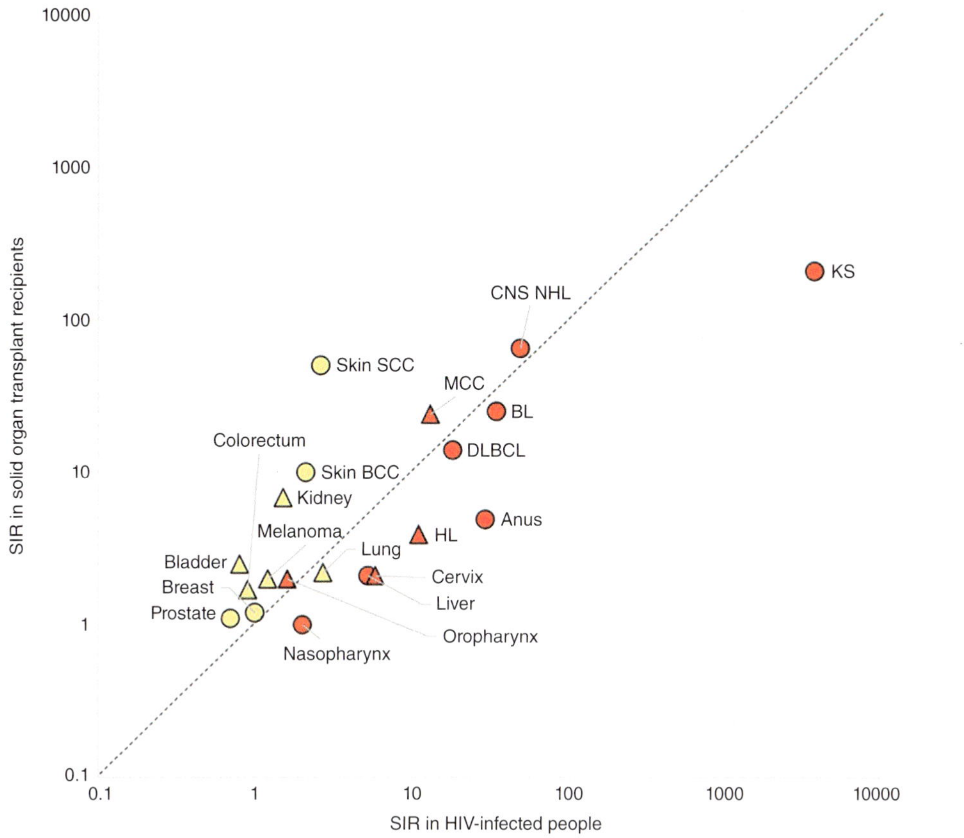

그림 6.8 고형 장기 이식 수혜자 vs HIV 감염자의 암 유형 표준화 발생률(standardized incidence ratios, SIRs). 빨간색으로 표시된 암종은 바이러스 병인과 관련이 있다. 삼각형은 면역관문 억제제에 대한 민감성과 2019년 기준 미국식품의약국(FDA) 승인을 나타낸다.[83] Basal cell carcinoma(*BCC*), 기저세포암; Burkitt lymphoma(*BL*), 버킷 림프종; diffuse large B-cell lymphoma(*DLBCL*), 미만성 거대 B 세포 림프종; Hodgkin lymphoma(*HL*), 호지킨 림프종; Kaposi sarcoma(*KS*), 카포시 육종; Merkel cell carcinoma(*MCC*), 메르켈 세포암; squamous cell carcinoma(*SCC*), 편평상피세포암. (From: Engels EA. Epidemiologic perspectives on immunosuppressed populations and the immunosurveillance and immunocontainment of cancer. *Am J Transplant*. 2019;19(12):3223–3232, figure 1.)

저하된 숙주의 암에 관한 최신 역학 데이터의 종합적인 요약은 Engels의 논문에서 확인할 수 있다.[83] 흥미롭게도 피부 편평상피세포암을 제외하고, 암종 특이적 사망률로 결과를 좁혀보면 면역력이 저하된 환자의 암 예후가 더 나쁘지 않다. 면역력이 저하된 환자들에서 모든 원인에 의한 사망률(all-cause mortality)이 면역력이 저하되지 않은 집단보다 여전히 높다는 사실은 중요한 차이점이다. 또한 면역력이 저하된 환자에서 종양 돌연변이 부하가 높은 암이 더 흔할 것이라고 가정하는 것도 논리적이다. 다시 말하지만, 피부 편평상피세포암을 제외하고 면역력이 저하된 환자들은 일반 인구에 비해 종양 돌연변이 부하(TMB)에서 거의 또는 전혀 차이가 없는 것으로 나타났다.[83] 요약하면, 면역력이 저하된 집단에 대한 역학 연구들은 일반적으로 종양 면역 감시의 개념을 뒷받침하지만, 임상적으로 관련된 면역 저하 환경에서 이 과정을 이해하려면 더 많은 연구가 필요하다.

참고자료

1. Kaufmann SH. Immunology's foundation: the 100-year anniversary of the Nobel Prize to Paul Ehrlich and Elie Metchnikoff. *Nat Immunol.* 2008;9(7):705-712.
2. Ehrlich P. Ueber den jetzigen stand der Karzinomforschung. *Ned Tijdschr Geneeskd.* 1909;5.
3. Golub ES. *A History of Immunology*. Arthur M. Silverstein. Academic Press, San Diego, CA, 1989. xxii, 422 pp., illus. $39.95; Immunology, 1930-1980. Essays on the History of Immunology. Pauline M. H. Mazumdar, Ed. Wall and Thompson, Toronto, 1989. x, 307 pp., illus. $C39.95. Based on a congress, Toronto, July 1986. Science. 1990;247(4940):347.
4. Klein G. Tumor antigens. *Annu Rev Microbiol.* 1966;20:223-252.
5. Old LJ, Boyse EA. Immunology of experimental tumors. *Annu Rev Med.* 1964;15:167-186.
6. **Burnet M. Immunological factors in the process of carcinogenesis. *Br Med Bull.* 1964;20:154-158.**
7. Thomas L. Cellular and Humoral Aspects of the Hypersensitive States. JAMA. 1959;170(7):883.
8. Burnet FM. Cancer—a biological approach. *Br Med J.* 1957;1(5023):841–847.
9. Nishizuka Y, Nakakuki K, Usui M. Enhancing effect of thymectomy on hepatotumorigenesis in swiss mice following neonatal injection of 20-methylcholanthrene. *Nature.* 1965;205(4977):1236–1238.
10. Grant GA, Miller JF. Effect of neonatal thymectomy on the induction of sarcomata in C57BL mice. *Nature.* 1965;205(976):1124–1125.
11. Proceedings of the first International Workshop on Nude Mice, Scanticon, Aarhus, Denmark, October 11th - October 13th, 1973 by International Workshop on Nude Mice. Stuttgart: G. Fischer; 1974.
12. Pantelouris EM. Absence of thymus in a mouse mutant. *Nature.* 1968;217(5126):370-371.
13. Flanagan SP. "Nude", a new hairless gene with pleiotropic effects in the mouse. *Genet Res.* 1966;8(3):295–309.
14. **Stutman O. Tumor development after 3-methylcholanthrene in immunologically deficient athymic-nude mice. *Science.* 1974;183(4124):534-536.**
15. **Rygaard J, Povlsen CO. The mouse mutant nude does not develop spontaneous tumours. An argument against immunological surveillance. *Acta Pathol Microbiol Scand B Microbiol Immunol.* 1974;82(1):99–106.**
16. **Prehn RT. Perspectives on oncogenesis: does immunity stimulate or inhibit neoplasia? *J Reticuloendothel Soc.* 1970;10(1):1–16.**
17. Maleckar JR, Sherman LA. The composition of the T cell receptor repertoire in nude mice. *J Immunol.* 1987;138(11):3873-3876.
18. Ikehara S, Pahwa RN, Fernandes G, Hansen CT, Good RA. Functional T cells in athymic nude mice. *Proc Natl Acad Sci U S A.* 1984;81(3):886-888.
19. Hunig T. T-cell function and specificity in athymic mice. *Immunol Today.* 1983;4(3):84-87.
20. Hayday AC. γδ cells: a right time and a right place for a conserved third way of protection. *Annu Rev Immunol.* 2000;18:975–1026.
21. Kouri RE, Nebert DW, Hiatt HH, Watson JD Winsten JA, eds. Origins of Human Cancer. 4. New York: Cold Spring Harbor Laboratory; 1977:811–835.
22. Heidelberger C. Chemical carcinogenesis. *Annu Rev Biochem.* 1975;44:79-121.
23. Engel AM, Svane IM, Rygaard J, Werdelin O. MCA sarcomas induced in scid mice are more immunogenic than MCA sarcomas induced in congenic, immunocompetent mice. *Scand J Immunol.* 1997;45(5):463-470.
24. Engel AM, Svane IM, Mouritsen S, Rygaard J, Clausen J, Werdelin O. Methylcholanthrene-induced sarcomas in nude mice have short induction times and relatively low levels of surface MHC class I expression. *APMIS.* 1996;104(9):629-639.
25. **Shankaran V, Ikeda H, Bruce AT, et al. IFNgamma and lymphocytes prevent primary tumour development and shape tumour immunogenicity. *Nature.* 2001;410(6832):1107-1111.**
26. Schuler W, Weiler IJ, Schuler A, et al. Rearrangement of antigen receptor genes is defective in mice with severe combined immune-deficiency. *Cell.* 1986;46(7):963-972.
27. Featherstone C, Jackson SP. DNA double-strand break repair. *Curr Biol.* 1999;9(20):R759-R761.
28. **Dighe AS, Richards E, Old LJ, Schreiber RD. Enhanced in vivo growth and resistance to rejection of tumor cells expressing dominant negative IFN gamma receptors. *Immunity.* 1994;1(6):447-456.**
29. Kaplan DH, Shankaran V, Dighe AS, et al. Demonstration of an interferon gamma-dependent tumor surveillance system in immunocompetent mice. *Proc Natl Acad Sci U S A.* 1998;95(13):7556-7561.
30. **Street SE, Trapani JA, MacGregor D, Smyth MJ. Suppression of lymphoma and epithelial malignancies effected by interferon gamma. *J Exp Med.* 2002;196(1):129-134.**

31. **Street SE, Cretney E, Smyth MJ. Perforin and interferon-gamma activities independently control tumor initiation, growth, and metastasis. *Blood.* 2001;97(1):192-197.**

32. **Shinkai Y, Rathbun G, Lam KP, et al. RAG-2-deficient mice lack mature lymphocytes owing to inability to initiate V(D)J rearrangement. *Cell.* 1992;68(5):855-867.**

33. Smyth MJ, Crowe NY, Godfrey DI. NK cells and NKT cells collaborate in host protection from methylcholanthrene-induced fibrosarcoma. *Int Immunol.* 2001;13(4):459-463.

34. **Girardi M, Oppenheim DE, Steele CR, et al. Regulation of cutaneous malignancy by gammadelta T cells. *Science.* 2001;294(5542):605-609.**

35. **Smyth MJ, Thia KY, Street SE, MacGregor D, Godfrey DI, Trapani JA. Perforin-mediated cytotoxicity is critical for surveillance of spontaneous lymphoma. *J Exp Med.* 2000;192(5):755-760.**

36. Smyth MJ, Thia KY, Street SE, et al. Differential tumor surveillance by natural killer (NK) and NKT cells. *J Exp Med.* 2000;191(4):661-668.

37. **van den Broek ME, Kagi D, Ossendorp F, et al. Decreased tumor surveillance in perforin-deficient mice. *J Exp Med.* 1996;184(5):1781-1790.**

38. **Noguchi Y, Jungbluth A, Richards EC, Old LJ. Effect of interleukin 12 on tumor induction by 3-methylcholanthrene. *Proc Natl Acad Sci U S A.* 1996;93(21):11798-11801.**

39. Penn I. Posttransplant malignancies. *Transplant Proc.* 1999;31(1-2):1260-1262.

40. Boshoff C, Weiss R. AIDS-related malignancies. *Nat Rev Cancer.* 2002;2(5):373-382.

41. **Gatti RA, Good RA. Occurrence of malignancy in immunodeficiency diseases. A literature review. *Cancer.* 1971;28(1):89-98.**

42. **Penn I. Malignant melanoma in organ allograft recipients. *Transplantation.* 1996;61(2):274-278.**

43. Pham SM, Kormos RL, Landreneau RJ, et al. Solid tumors after heart transplantation: lethality of lung cancer. *Ann Thorac Surg.* 1995;60(6):1623-1626.

44. **Clemente CG, Mihm MC Jr, Bufalino R, Zurrida S, Collini P, Cascinelli N. Prognostic value of tumor infiltrating lymphocytes in the vertical growth phase of primary cutaneous melanoma. *Cancer.* 1996;77(7):1303-1310.**

45. Deligdisch L, Jacobs AJ, Cohen CJ. Histologic correlates of virulence in ovarian adenocarcinoma. II. Morphologic correlates of host response. *Am J Obstet Gynecol.* 1982;144(8):885-889.

46. Epstein NA, Fatti LP. Prostatic carcinoma—some morphological features affecting prognosis. *Cancer.* 1976;37(5):2455-2465.

47. Jass JR. Lymphocytic infiltration and survival in rectal cancer. *J Clin Pathol.* 1986;39(6):585-589.

48. Lipponen PK, Eskelinen MJ, Jauhiainen K, Harju E, Terho R. Tumour infiltrating lymphocytes as an independent prognostic factor in transitional cell bladder cancer. *Eur J Cancer.* 1992;29A(1):69–75.

49. Mihm MC Jr, Clemente CG, Cascinelli N. Tumor infiltrating lymphocytes in lymph node melanoma metastases: a histopathologic prognostic indicator and an expression of local immune response. *Lab Invest.* 1996;74(1):43-47.

50. Nacopoulou L, Azaris P, Papacharalampous N, Davaris P. Prognostic significance of histologic host response in cancer of the large bowel. *Cancer.* 1981;47(5):930-936.

51. Naito Y, Saito K, Shiiba K, et al. CD8(+) T cells infiltrated within cancer cell nests as a prognostic factor in human colorectal cancer. *Cancer Res.* 1998;58(16):3491-3494.

52. Palma L, Di Lorenzo N, Guidetti B. Lymphocytic infiltrates in primary glioblastomas and recidivous gliomas. Incidence, fate, and relevance to prognosis in 228 operated cases. *J Neurosurg.* 1978;49(6):854-861.

53. Rilke F, Colnaghi MI, Cascinelli N, et al. Prognostic significance of HER-2/neu expression in breast cancer and its relationship to other prognostic factors. *Int J Cancer.* 1991;49(1):44-49.

54. **Khong HT, Restifo NP. Natural selection of tumor variants in the generation of "tumor escape" phenotypes. *Nat Immunol.* 2002;3(11):999-1005.**

55. Hanahan D, Folkman J. Patterns and emerging mechanisms of the angiogenic switch during tumorigenesis. *Cell.* 1996;86(3):353-364.

56. Smyth MJ, Godfrey DI, Trapani JA. A fresh look at tumor immunosurveillance and immunotherapy. *Nat Immunol.* 2001;2(4):293-299.

57. Matzinger P. Tolerance, danger, and the extended family. *Annu Rev Immunol.* 1994;12:991-1045.

58. Yokoyama WM. Now you see it, now you don't! *Nat Immunol.* 2000;1(2):95-97.

59. Cerwenka A, Bakker AB, McClanahan T, et al. Retinoic acid early inducible genes define a ligand family for the activating NKG2D receptor in mice. *Immunity.* 2000;12(6):721-727.

60. Diefenbach A, Jensen ER, Jamieson AM, Raulet DH. Rae1 and H60 ligands of the NKG2D receptor stimulate tumour immunity. *Nature.* 2001;413(6852):165-

171.

61. Luster AD, Leder P. IP-10, a -C-X-C- chemokine, elicits a potent thymus-dependent antitumor response in vivo. *J Exp Med.* 1993;178(3):1057-1065.

62. Cole KE, Strick CA, Paradis TJ, et al. Interferon-inducible T cell alpha chemoattractant (I-TAC): a novel non-ELR CXC chemokine with potent activity on activated T cells through selective high affinity binding to CXCR3. *J Exp Med.* 1998;187(12):2009-2021. doi:10.1084/jem.187.12.2009. PMID: 9625760; PMCID: PMC2212354.

63. Sgadari C, Angiolillo AL, Tosato G. Inhibition of angiogenesis by interleukin-12 is mediated by the interferon-inducible protein 10. *Blood.* 1996;87(9):3877-3882.

64. Coughlin CM, Salhany KE, Gee MS, LaTemple DC, Kotenko S, Ma X, Gri G, Wysocka M, Kim JE, Liu L, Liao F, Farber JM, Pestka S, Trinchieri G, Lee WM. Tumor cell responses to IFNgamma affect tumorigenicity and response to IL-12 therapy and antiangiogenesis. Immunity. 1998 Jul;9(1):25-34. doi: 10.1016/s1074-7613(00)80585-3. PMID: 9697833.

65. Dunn GP, Old LJ, Schreiber RD. The three Es of cancer immunoediting. *Annu Rev Immunol.* 2004;22:329-360.

66. Prehn RT, Main JM. Immunity to methylcholanthrene-induced sarcomas. *J Natl Cancer Inst.* 1957;18(6):769-778.

67. Klein G, Sjogren HO, Klein E, Hellstrom KE. Demonstration of resistance against methylcholanthrene-induced sarcomas in the primary autochthonous host. *Cancer Res.* 1960;20(11):1561-1572.

68. Kohler G, Milstein C. Continuous cultures of fused cells secreting antibody of predefined specificity. *Nature.* 1975;256(5517):495-497.

69. Barnd DL, Lan MS, Metzgar RS, Finn OJ. Specific, major histocompatibility complex-unrestricted recognition of tumor-associated mucins by human cytotoxic T cells. *Proc Natl Acad Sci U S A.* 1989;86(18):7159-7163.

70. Domenech N, Henderson RA, Finn OJ. Identification of an HLA-A11-restricted epitope from the tandem repeat domain of the epithelial tumor antigen mucin. *J Immunol.* 1995;155(10):4766-4774.

71. Jerome KR, Domenech N, Finn OJ. Tumor-specific cytotoxic T cell clones from patients with breast and pancreatic adenocarcinoma recognize EBV-immortalized B cells transfected with polymorphic epithelial mucin complementary DNA. *J Immunol.* 1993;151(3):1654-1662.

72. Jerome KR, Barnd DL, Bendt KM, et al. Cytotoxic Lymphocytes-T derived from patients with breast adenocarcinoma recognize an epitope present on the protein core of a mucin molecule preferentially expressed by malignant-cells. *Cancer Res.* 1991;51(11):2908-2916.

73. van der Bruggen P, Traversari C, Chomez P, et al. A gene encoding an antigen recognized by cytolytic T lymphocytes on a human melanoma. *Science.* 1991;254(5038):1643-1647.

74. Hunt DF, Henderson RA, Shabanowitz J, et al. Characterization of peptides bound to the class I MHC molecule HLA-A2.1 by mass spectrometry. *Science.* 1992;255(5049):1261-1263.

75. Cox AL, Skipper J, Chen Y, et al. Identification of a peptide recognized by five melanoma-specific human cytotoxic T cell lines. Science. 1994;264(5159):716-719.

76. Charoentong P, Finotello F, Angelova M, et al. Pan-cancer immunogenomic analyses reveal genotype-immunophenotype relationships and predictors of response to checkpoint blockade. *Cell Rep.* 2017;18(1):248-262.

77. Lu SX, De Neef E, Thomas JD, et al. Pharmacologic modulation of RNA splicing enhances anti-tumor immunity. *Cell.* 2021;184(15):4032-4047.e31.

78. Hoenicke L, Zender L. Immune surveillance of senescent cells-biological significance in cancer- and non-cancer pathologies. *Carcinogenesis.* 2012;33(6):1123-1126.

79. Kang TW, Yevsa T, Woller N, et al. Senescence surveillance of pre-malignant hepatocytes limits liver cancer development. Nature. 2011;479(7374):547–551.

80. Brenner E, Schörg BF, Ahmetlic´ F, et al. Cancer immune control needs senescence induction by interferon-dependent cell cycle regulator pathways in tumours. *Nat Commun.* 2020;11(1):1335. doi:10.1038/s41467-020-14987-6. PMID: 32165639; PMCID: PMC7067802.

81. Liu X, Chen Y, Zhang S, Dong L. Gut microbiota-mediated immunomodulation in tumor. J Exp Clin Cancer Res. 2021 Jul 3;40(1):221. doi: 10.1186/s13046-021-01983-x. PMID: 34217349; PMCID: PMC8254267.

82. Boesch M, Baty F, Rothschild SI, et al. Tumour neoantigen mimicry by microbial species in cancer immunotherapy. Br J Cancer. 2021;125(3):313-323.

83. Engels EA. Epidemiologic perspectives on immunosuppressed populations and the immunosurveillance and immunocontainment of cancer. *Am J Transplant.* 2019;19(12):3223-3232.

84. Dunn GP, Bruce AT, Ikeda H, Old LJ, Schreiber RD. Cancer immunoediting: from immunosurveillance to tumor escape. *Nat Immunol.* 2002;3(11):991-998.

85. Dunn GP, Old LJ, Schreiber RD. The immunobiology of cancer immunosurveillance and immunoediting. *Immunity.* 2004;21(2):137-148.

86. Saeed AF, Wang R, Ling S, Wang S. Antibody engineering for pursuing a healthier future. *Front Microbiol.* 2017;8:495.

87. Wolter K, Zender L. Therapy-induced senescence—an induced synthetic lethality in liver cancer? *Nat Rev Gastroenterol Hepatol.* 2020;17(3):135-136.

※ 주요 참고자료는 진하게 표시되어 있다.

7장

적응형 면역의 필수 요소와 암 면역학과의 관련성

Timothy N.J. Bullock

주요 사실 요약

- 적응형 면역 세포의 수용체와 이에 연관된 신호 전달 네트워크는 새롭거나 변형된 항원에 대해 정교하며 특이적이고 민감하기 때문에 종양에 대응할 준비가 되어 있다.
- 염증 부위로 이동하는 적응형 면역 세포의 능력은 초기 초회항원자극(priming) 과정에서 프로그래밍 되며 신체의 전이 병소를 찾아내서 파괴하게 된다.
- 신체에서 전략적으로 중요한 위치에 존재할 수 있는 자가 재생 기억 세포(self-renewing memory cells)를 형성하는 능력은 항원에 다시 노출되었을 때 신속한 반응을 촉진할 수 있다.
- 수지상 세포는 선천성 면역계와 적응형 면역계 사이에 항원과 염증 정보를 전달하는 통로 역할을 한다.
- 수지상 세포는 각각 다른 공동 자극 상황에서 항원을 획득하고 제시하는 능력이 다른 몇 가지 성숙 및 분화 상태로 존재한다.
- 수지상 세포가 항원을 제시하는 동안 만들어지는 사이토카인은 T 세포가 효과기(effector) T 세포와 기억(memory) T 세포 집단으로 분화하는 방식에 영향을 미친다.
- T 세포와 B 세포 모두 세포 증식을 위한 구성 요소들을 제공하는 내사적 변화를 겪으며 이후 효과기 T 세포 또는 기억 T 세포 집단으로 분화하게 된다.
- 케모카인(chemokine) 수용체들과 인테그린(integrins)은 T 세포와 B 세포를 이차 림프 기관과 염증이 있는 말초 조직에 모이게 하며 이동을 조절한다.
- 보조(helper) $CD4^+$ T 세포 분화 상태의 다양성은 대식세포와 같은 선천성 면역 집단과 세포독성(cytotoxic) $CD8^+$ T 세포와 항체 생성 B 세포들을 포함하는 적응형 면역 세포들과 상호작용하며 영향을 미치는 능력을 촉진한다.
- 종양 내에 염증이 존재하지 않으면 수지상 세포의 활성화와 그에 따른 면역반응의 질이 제한된다.
- 종양과 종양미세환경은 적응형 면역반응을 제한하도록 설계된 분자들을 포함하고 있어서 면역 매개성 종양 파괴를 제한할 수 있다.
- 적응형 면역 수용체들의 구성과 기능을 이해함으로써 그들을 암 치료를 위한 치료와 진단적 도구로 개발할 수 있게 됐다.
- 나이와 성별과 같은 생물학적 변화는 적응형 면역반응의 양과 질에 중요한 영향을 미칠 수 있다.

개요

실험과 관찰을 통해 밝혀진 여러 근거들은 적응형 면역계의 세포들이 종양의 성장과 전신적인 확산을 제한할 수 있음을 명확하게 제시하고 있다. 적응형 면역반응의 진행 또는 조절에 중요한 분자들에 유전적 결함이 있는 마우스는 야생형 마우스에 비해 종양 형성이 크게 증가하며 종양이 더 많이 진행된다.[1] 종양을 제거한 실험 마우스로부터 채집한 림프구를 종양에 노출되지 않은 실험 마우스에 이식하면 종양 발생에 대한 방어를 제공할 수 있다.[2] 환자의 종양 내에 존재하는 림프구, 특히 T 세포는 일반적으로 긍정적인 예후 지표로 작용한다.[3-6]

이러한 기능들을 충족하기 위해서 적응형 면역계 세포들은 형질전환된 세포가 발현하는 항원의 미묘한 변화를 감지하고 이에 반응하는 기전과 종양이 성장하는 부위로 이동하여 종양의 성장을 제한하는 기능을 수행할 수 있는 능력을 갖춰야 한다. 이는 형질전환 세포로부터 얻은 항원을 전문적인 항원 제시 세포들(antigen-presenting cells, APCs)의 다양한 집단, 주로 수지상 세포들에 전달함으로써 이루어진다.

이 세포들은 말초로부터 항원 제시 세포(APCs)와 림프구 사이에 상호작용의 허브인 림프절로 이동하거나 림프관 이동을 통해 림프절에서 유리 항원을 획득하여 주요 **조직 적합성 복합체**(major histocompatibility complex, MHC) 분자 측면에서 T 세포에 대해 항원을 제시한다. 용해성 항원은 림프관을 따라 피막하 동(subcapsular sinus)으로 확산되어 B 세포에 의해 인식될 수 있다. 보다 큰 항원들은 이동하는 수지상 세포, 대식세포 또는 여포 수지상 세포에 의해 B 세포에 제시된다.

T 세포가 MHC-항원 복합체에 결합할 수 있는 **동족 수용체**를 발현하고 APC가 중요한 공동 자극 분자를 발현하는 경우, T 세포는 증식, 분화하여 항원이 기원한 부위로 다시 이동한다. 조직에 도착한 T 세포는 종양 세포 또는 국소 APCs에 의해 발현된 MHC 분자에 결합한 항원을 다시 만나게 되고 세포용해(cytolysis)와 사이토카인 방출과 같은 효과기 T 세포의 기능을 수행할 수 있도록 자극된다. 이들 효과기 분자들(effector molecules)은 직접 종양 세포를 제거하거나 종양미세환경에서 선천성 면역 세포들이 추가로 효과기 분자를 방출하도록 유도하여 종양의 성장을 제한하는 종양 살상 활성을 유도할 수 있다. 증식된 T 세포들 중 일부는 조직에 머물러 있거나 재순환하거나 또는 림프절에서 장기간 존재할 수 있는 장수 기억 세포(long-lived memory cells)로 분화하여 항원에 대한 추가적인 노출에 반응할 준비를 하게 된다.

B 세포들은 일단 동족 항원에 의해 활성화되면 **형질모세포**(*plasmablasts*)로 불리우는 여포 밖 항체 생산 세포로 분화하거나; 배아 중심부로 이동하여 친화도 성숙에 의해 항체가 변형된 형질 세포가 되거나; 또는 항체 생산 세포로 재확장할 수 있는 능력을 가진 장수 기억 B 세포(long-lived memory B cells)가 된다. 적응형 면역반응에서 종양 항원 특이 항체들의 역할은 잘 알려져 있지 않다. 또한, B 세포들은 '**3차 림프절 구조**(*tertiary lymph node structures*)'로 알려진 면역 세포들의 보금자리를 촉진하는 데 도움을 줄 수 있는데, 이 구조는 종양에 대한 T 세포와 B 세포의 반응을 모두 지원하고 유지하는 국소 허브로써 역할을 할 수 있다.

종양 항원의 인식: T 세포와 B 세포 수용체에 의해 생기는 특이성

표준 항암화학요법이나 방사선요법에 비해 주목할 만한 면역요법의 장점은 T 세포 수용체(T-cell receptor, TCR)와 B 세포 수용체(B-cell receptor, BCR)/항체들이 그들의 동족 리간드에 대해 정교한 특이성을 보인다는 점이다.

이 두개의 항원 수용체가 인식하는 리간드의 특성에는 중요한 차이점이 있다: T 세포 수용체는 독자적인 단백에서 유래한 MHC와 펩타이드의 복합체에 결합하는 반면, 항체, 즉 B 세포 수용체는 다른 분자의 개입 없이 유리 항원들의 여러 부위에 결합한다(그림 7.1).

또한, T 세포 수용체는 일반적으로 세포 내에서 생성된 항원(MHC 클래스 I) 또는 세포 밖 공급원에서 생성된 항원(MHC 클래스 II)으로부터 형성된 리간드들을 인식하는 반면, 항체와 B 세포 수용체는 주로 세포 밖 항원을 인식한다(항체들은 자연적으로 세포막을 투과할 수 없기 때문). 이 장에서는 이런 특이성의 기본을 탐구하고 이러한 수용체에 의해 시작되는 신호 전달 과정들을 설명한다. 그 이유는 이러한 지식이 면역관문 억제치료(checkpoint inhibition therapy)뿐만 아니라 현재 사용 중인 CAR-T 치료제의 세대 간 차이점을 이해하는 데에도 직접적인 영향을 미치기 때문이다.

αβ T 세포 수용체의 구조

T 세포 수용체(TCR)는 *α*와 *β*라는 두 개의 다중 펩타이드 사슬로 구성되며, *α* 사슬(VJ)의 가변(variable, V)과 접합(junction, J) 영역과 *β* 사슬(VDJ)의 부가적인 다양성(diversity, D) 부위로 이루어져 있다(그림 7.2). 이러한 사슬들은 흉선에서 T 세포가 발달하는 동안 생식선 유전자들의 체세포 DNA 재조합으로 인해 생겨난다. 유전자 재배열은 체세포 수준에서 일어나기 때문에 재조합 과정이 완료된 후 각각의 T 세포는 동일한 단일 수용체의 수많은 복사물을 발현하게 된다. 이 유전자 재배열은 재조합 효소 활성화 유전자(*RAG1* 및 *RAG2*)에 의해 주도되며 TCR *α* V 좌위(locus)는 80여개의 유전자 분절들과

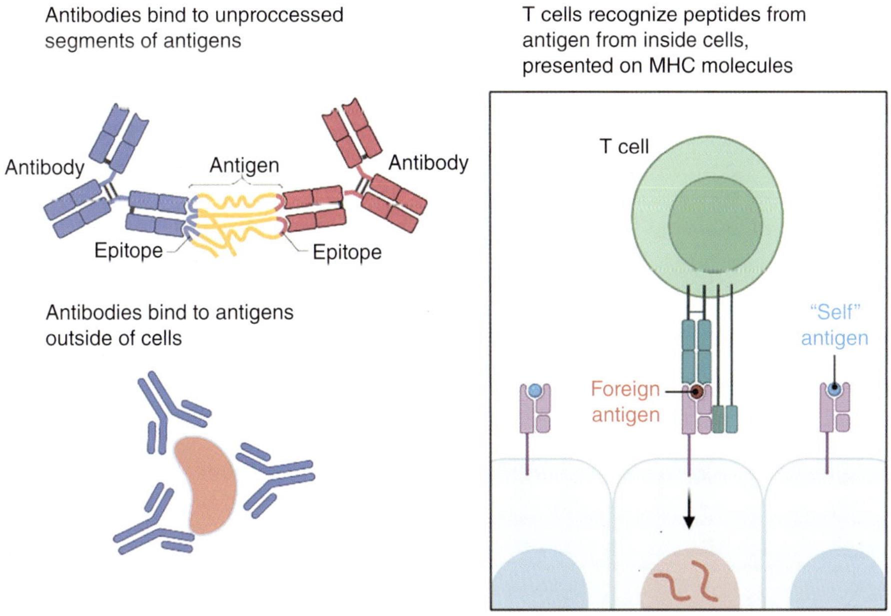

그림 7.1 항체와 T 세포는 서로 다른 형태의 항원을 인식한다 항체는 **항원결정부**(*epitope*)로 알려진 표적 항원의 선형 또는 불연속적인 부위에 결합한다. 이들 항원은 거의 전적으로 세포 밖에 존재한다. T 세포 수용체(TCR)는 세포 내에서 MHC 분자들에 결합한 후 세포 표면으로 운반되는 항원의 작은 단백 분해 조각에 반응한다. (BioRender.com으로 제작).

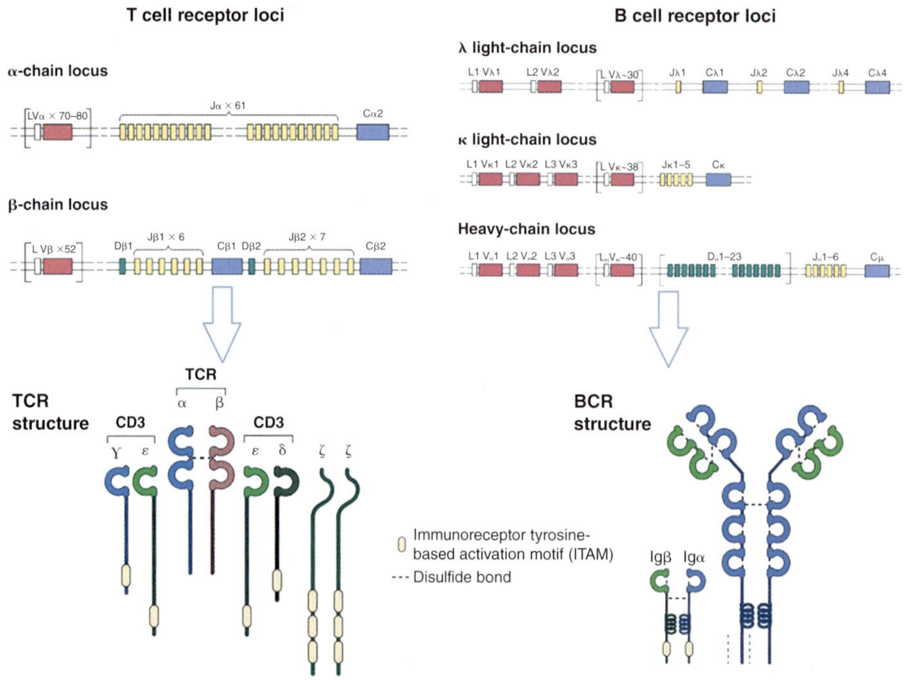

그림 7.2 TCR과 BCR 유전자좌의 구조 및 암호화된 단백들. TCR과 BCR 유전자좌는 모두 α 및 β 사슬 (TCR) 또는 중쇄 및 경쇄 (BCR)를 만들기 위해 재조합된 유전자 단편들로 구성된다. 두 수용체는 모두 수용체 결합에 대한 림프구의 반응을 개시하는 신호 전달 영역을 포함하는 공동수용체 분자(coreceptor molecules)들과 상호 작용한다. 이들 분자의 결합 특이성은 수용체의 막-원위 부위에 있는 초가변 부위들(hypervariable regions)이 대부분을 차지한다. (BioRender.com으로 제작).

60여개의 J 유전자 분절들로 이루어진다.

TCR β 좌위는 52개 V 유전자 분절들, 13개 J 유전자 분절들, 그리고 2개 D 분절들을 포함한다. 단일 불변 영역은 $\alpha\beta$ TCR 사슬을 T 세포 내 신호 전달 연쇄반응을 개시하는데 중요한 CD3 복합체의 신호전달 구성 요소에 연결한다. 유전자 분절들의 재배열은 T 세포가 흉선에서 자기-MHC 펩타이드 복합체로부터 양성 신호를 받거나 성공적인 재배열로 인해 지시 신호가 사라져서 세포가 사멸할 때까지 계속된다.

이처럼 엄청나게 다양한 유전자 분절들로부터 유래한 두 개의 상호 작용 사슬을 가진 결과, 각각 고유하고 매우 특정한 TCR을 가진 T 세포들은 소수의 MHC-펩타이드 복합체와 생산적으로 상호작용할 수 있는 능력을 가지게 된다. 이러한 개념은 TCR의 결정 구조를 평가함으로써 견고해 지는데, 이 구조는 V 부위 유전자 분절들이 α 와 β 사슬들의 N-말단에 군집되어 MHC-펩타이드 복합체와 접촉할 항원 결합 영역을 생성하는 것을 보여준다. 적응형 면역의 핵심 요소는 자기 유래 항원과 외부 또는 변형된 자기 항원들을 구별하는 능력이며 TCR의 놀라운 다양성과 특이성을 통해 이러한 능력을 갖게 된다. 하지만, 과도한 T 세포군은 많은 에너지를 요구하며 자가 항원들에 대한 반응과 자가면역 개시의 가능성을 높인다.

이 수수께끼의 한 부분은 흉선에서의 생존 신호가 숙주 MHC 분자들과 결합할 수 있는 능력이 있는 TCR을 가진 T 세포에만 전달됨으로써 해결된다. TCR이 숙주의 MHC와 "완벽한 조화"를 이루지 못하는 T 세포는 방치되어 사멸하게 된다. 이 과정을 **양성 선택**(*positive selection*)이라고 한다.[7-9] TCR이 MHC-자기 펩타이드 복합체에 대한 친화도가 너무 높으면 T 세포는 **음성 선택**(*negative selection*)으로 알려진 활성화-유도 세포사멸이 진행된다.[10,11]

이 과정은 자가 반응 T 세포들이 말초로 이동하는 것을 제한하는 데 필요하다. 이러한 선택 과정들은 T 세포 레퍼토리를 조각처럼 빚어내 숙주 세포의 단백체 변화들을 식별하는 데 집중하게 된다. 흥미롭게도, 최초로 확인된 종양 항원들 중 일부는 정상 멜라닌 세포 단백들로 알려졌는데,[12-14] 이는 선택 과정이 절대적이지 않나는 것을 시사한다.

B 세포 면역글로불린의 구조

항체와 B 세포 수용체(BCR)의 구성에는 T 세포 수용체(TCR) 구성에서 발생하는 과정과 상당한 유사점이 있다. BCR은 중쇄(heavy chains)와 경쇄(light chains)로 구성되며, 이 두 사슬이 함께 항원 결합 영역을 만들게 된다(그림 7.2). T 세포와 마찬가지로 B 세포의 발달과 선택은 항원 수용체 유전자들의 조합 과정에서 여러 단계들이 성공적으로 이루어졌을 때 보여지는 기능이다.[15] 전구 B 세포들은 V, D, J 유전자 분절들을 포함하는 중쇄 유전자좌를 재배열하면서 시작된다. 먼저 D-J 재조합이 일어나고, 이어서 V 유전자와의 재조합이 일어나며, 마지막으로 불변(constant, C) 부위가 추가된다. 인체에서 중쇄 유전자좌에는 38~46개의 V 유전자 분절들, 23개 D 유전자 분절들, 6개 J 분절들, 9개 C 분절들이 포함된다. 중쇄와 짝을 이루는 두 개의 경쇄인 k와 l은 각각 많은 수(~29-38)의 V 유전자들과 5개 J 유전자를 가지고 있지만 D 유전자는 존재하지 않는다.

TCR과 마찬가지로 이러한 다양성으로 인해 항원 결합 부위에서 유전자 암호 전달이 가능한 서열의 수가 엄청나게 많아져서 결합할 수 있는 항원의 레퍼토리가 다양해지게 된다. 항체 분절들에는 두개의 부가적인 단계를 통해 보다 많은 가변성이 생겨나게 된다: (1) 유전자 분절들의 부정확한 결합으로 인한 접합부 다양성, (2) 활성화된 DNA 복구 효소들과 말단 데옥시뉴클레오티딜 전이 효소(terminal deoxynucleotidyl transferase)가 단일 가닥 끝 부위에서 무작위로 염기(nucleotides)들을 제거하고 추가하는 과정.[16]

항원 결합 단편(Fab)은 항체의 중화 및 흡수 활동을 담당하는 반면, 면역글로불린의 경우 중쇄에 다양한 불변 부위(M, D, G, E, A)을 추가하여 **동종형**(*isotype*)을 만들어 냄으로써 분자는 다양한 기능적 활동을 가지게 된다.[17] 여기에는 보체 활성화, Fc 수용체와의 결합, 태반 통과 능력에 대한 서로 다른 효율성들이 포함된다.

면역글로불린 D와 M(Immunoglogulin D, M)은 동일한 전구-mRNA 전사체에서 번역되어 항원에 노출되지 않은 성숙한 B 세포의 표면에서 공동 발현된다. 이런 중쇄들은 T 세포의 안내에 따라 항원과 처음 결합한 후 교육적인 **클래스 전환**(class-switching)을 거친다. 이러한 면역글로불린들의 막 통과(B 세포 수용체)와 분비된(항체) 형태는 막 앵커의 유전 정보를 제공하는 엑손(exon)들을 분비 서열의 유전 정보를 제공하는 엑손으로 대체하는 mRNA의 **차등화 접합**(differential splicing)에 의해 동일한 mRNA 전사체로부터 만들어진다는 것이 중요하다. 이러한 개념은 2장에 더 자세히 설명되어 있다.

분비된 형태의 항체들은 특히 난일 클론 항체 하이브리도마(*hybridoma*) 기술(불멸화 B 세포가 내량의 단일 항체를 분비하는 기술)의 개발로 균질하며 고도로 정제된 항체 제품을 대량으로 생산할 수 있게 된 이후 치료 환경에서 광범위하게 활용되고 있다.[18] 암 치료에서 단일 클론 항체의 일부 용도는 표 7.1에 설명되어 있다.

항체의 단백체 및 유전적 구성을 이해함으로써 초기 하이브리도마 접근 방식을 넘어 개별 B 세포 클론에서 항체들을 분리하고 발현시키는 접근법과 인체에 주입되는 마우스 단백의 선천적 면역원성을 제한하는 접근법으로 이러한 자원을 더욱 발전시킬 수 있게 됐다. 종양 세포 표면에 존재하는 MHC-펩타이드 복합체를 표적으로 하는 잠재적 치료제로서 합성 TCR[19,20]에 대한 탐색은 현재 연구가 진행 중이며 이 분야는 지속적으로 확장되고 있다.

항원 수용체 신호 전달

T 세포 수용체로부터 신호 전달

미접촉(naïve) T 세포의 TCR이 수지상 세포(DC)가 표면에 제시하는 MHC-펩타이드 복합체와 결합한 후 증식하고 분화하거나 또는 효과기 T 세포들이 동족 유사 항원을 다시 만나게 되어 기능을 수행하려면 일반적으로 효소 활성의 유도를 통해 신호 전달이 T 세포 내부로 전파되어야 한다. 수용체 신호 전달의 대부분의 공통적인 원리들은 T 세포 연구에서 최초로 밝혀졌다. TCR 신호 전달 기전에 관한 기초 지식은 CTLA-4 및 PD-1과 같은 면역관문(checkpoint) 분자들이 어떻게 작동하는지와[21] 보다 효과적인 CAR- T 세포를 만드는 방법을 이해하는 데 매우 중요한 역할을 해왔다.[22] 항원 결합 $\alpha\beta$ T 세포 수용체 사슬은 자체적으로 신호 전달 능력을 가지고 있지 않다. 오히려 세포 표면의 다른 분자, 즉 CD3γ, CD3δ, CD3ε 및 ζ 사슬과 결합하여 CD3 복합체를 형성한다(그림 7.3 참고).[23,24] CD3 분자는 세포 밖

표 7.1 단일 클론 항체의 용도

유형	의도	예
길항제	수용체-리간드 상호작용 차단	면역관문 분자들의 저해; 예: PD-1 또는 CD73, CSF-1
작용제	가교 결합 활성화 수용체	공동 자극 분자들의 자극; 예: CD134(OX40), CD40
항체-약물 접합체(antibody-drug conjugate, ADC)	종양 살상 활성	HER2-neu; ado-trastuzumab emtansine(T-DM1)
영상	전이 탐색	Indium-111 satumomab, 대장암과 난소암
항원 캡처	종양 부하 모니터링	CA-125; PSA
항원 캡처	면역 기능 분석	사이토카인 ELISA; ELISPOT

ELISA(enzyme-linked immunosorbent assay), 효소결합면역흡착 분석법; enzyme-linked immunosorbent spot(*ELIspot*), 효소결합 면역흡착점 분석법; human epidermal growth factor receptor 2(*HER-2*), 인간 상피세포 성장 인자 수용체 2; *programmed cell death-1(PD-1)*, 프로그램된 세포 사멸-1; colony stimulating factor 1(*CSF-1*), 집락 자극 인자 1; *prostate-specific antigen(PSA)*, 전립선 특이 항원

영역을 가진 면역글로불린 유사 구조로 구성되어 있으며, ζ 사슬은 주로 세포막을 통과하는 영역에 추가된 짧은 세포 밖 영역과 긴 세포 내 영역으로 구성되어 있다.

신호 전파 능력에 중요한 역할을 하는 CD3 단백과 ζ 단백의 세포 내 영역에는 면역 수용체 티로신 기반 활성화 모티프(immunoreceptor tyrosine-based activation motifs, ITAM)가 포함되어 있다.[25,26] 이러한 ITAM은 수용체 복합체가 리간드와 결합할 때 단백 티로신 키나아제(protein tyrosine kinases, PTKs)에 의해 인산화된다.

PTK는 수용체의 고유한 구성 요소(수용체 티로신 키나아제[receptor tyrosine kinase, RTK], 예: Fms 유사 티로신 키나아제 3 리간드(Fms-like tyrosine kinase 3 ligand, FLT3L) 수용체)로 존재하거나 비 RTK로 존재하는 두 가지 형태가 있다.[27] 비 RTK의 예로서 사이토카인 수용체와 관련된 야누스 키나아제(Januse Kinase, JAK) 또는 TCR과 관련된 림프구 특이적 단백 티로신 키나아제(lymphocyte-specific protein tyrosine kinase, Lck)를 들 수 있다.[28] 비 RTK는 수용체와 구조적으로 연관되어 있거나 리간드와 결합한 후 모여지게 된다. RTK는 종종 다중화되어 활성화되거나 Lck의 경우처럼 번역 후 변형(post-translational modifications)에 의해 비활성 상태로 유지된다.

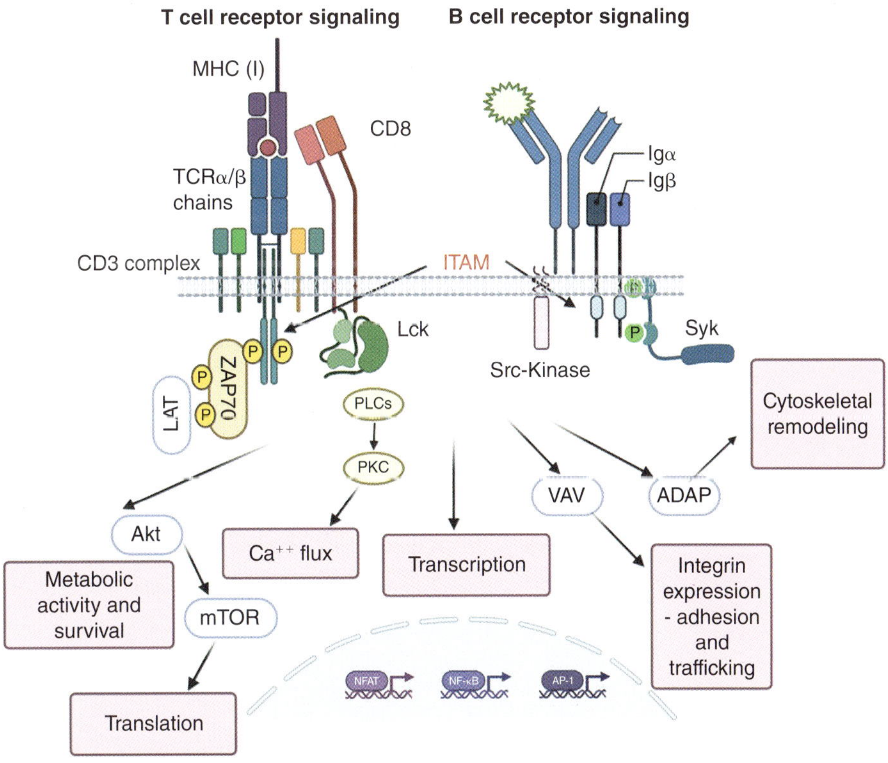

그림 7.3 T 세포와 B 세포 수용체 신호 전달은 많은 공통 요소를 공유한다. TCR의 신호 전달에는 포스포티로신 키나아제(phosphotyrosine kinases)와 SH 함유 스캐폴드 단백들(SH-containing scaffold proteins)의 모집과 축적이 포함되며, 그 결과 다양한 하위조절 효소들의 조율된 활성화로 이어져 추가 결합, 활성화 및 증식에 필요한 세포 변형을 시작한다. BCR 신호 전달에 사용되는 분자들은 약간 다르지만 이들은 서로 높은 연관성을 가지며 유사한 활성화 과정들이 일어난다. (BioRender.com으로 제작됨.)

초기 신호

전하 상호 작용은 소포체에서 TCR 복합체의 조합으로 이어지며 이들을 원형질막으로 내보내는 데 필요한 과정이다. TCR의 불변 사슬에서 발견되는 ITAM은 인산티로신(phosphotyrosine) 신호 전달을 유도한다. TCR의 경우, 이 기능은 CD4⁺ 세포 및 CD8⁺ T 세포 모두에서 Lck에 의해 이루어진다. 미접촉 T 세포에서 Lck는 정상적으로 자가 인산화와 Csk29에 의한 인산화에 의해 비 기능적 상태로 유지되며, CD45 인산분해효소(phosphatase)에 의한 TCR 활성화에 기능을 하기 위해 방출된다.[30] CD3 ITAM의 초기 인산화는 Lck에 의해 이루어지며, 이를 통해 T 세포 활성화 링커(linker for activation of T cells, LAT)와 76kDa 백혈구 단백(SLP76)을 가진 SH2 영역을 포함하는 Src 상동 2(SH2) 함유 스캐폴드 단백이 TCR 복합체로 모이게 된다(그림 7.3 참고).

항원 수용체 ITAM은 두 개의 인산화 모티프를 가지고 있으며, 신호 전달 매개체 ZAP70은 이러한 인산화 위치와 정확히 일치하는 반복되는 SH2 영역을 가지고 있다.[31-34] 이러한 화학량론(stoichiometry)은 TCR ε, ζ 사슬과 ZAP70사이에 특이성과 상호 작용을 향상시킨다. 항원을 인식하는 TCR의 능력은 매우 민감해야 하고(APC에서 MHC-펩타이드의 복제수가 적기 때문), 매우 특이적이어야(유사한 리간드들에는 반응하지 않아야 함) 한다는 사실은 기억할 필요가 있다.[35,36]

TCR 신호 복합체의 배열과 상호 작용은 상대적으로 활성화되기 어렵게 되어 있어 비특이적 활성화를 제한하는 데 기여할 수 있지만, 반면 여러 효소가 존재하기 때문에 일단 활성화가 되면 신호를 강력하게 증가시키게 된다. 현재까지 항원 결합이 TCR 복합체의 화학량론/확증에 어떤 영향을 미쳐서 신호 전달이 시작되는지 불분명하며, 항원 밀도가 낮으면(즉, APC에서 MHC-펩타이드 복합체가 드문 경우) TCR의 클러스터링이 어려워진다. TCR의 미세 클러스터들(microclusters)이 형성되면 TCRs의 농도와 활성화 및 비활성화 효소들의 비율이 변화한다.[37,38]

신호의 강도, 즉 효과는 리간드의 친화도(흥미롭게도, TCR은 항원에 대한 항체/BCR에 비해 MHC-펩타이드 복합체에 대한 친화도가 상대적으로 낮으며, 이는 지속적인 T 세포 활성화를 위해 필요한 것으로 생각됨), 리간드의 농도, 인산분해효소의 활성, 세포 내 신호 성분의 농도와 가용성에 따라 달라진다. 따라서 TCR 신호는 조정 가능하고 동적일 수 있으며, 신호 강도는 하위 신호 전달에 의한 T 세포 활성에 질적인 영향을 미친다. 이 시스템은 재활용 수용체들에 대한 인산분해효소와 유비퀴틴화의 조합, 그리고 분해에 의해 재설정된다.

초기 TCR 결합 후 형성된 신호 복합체는 TCR 하위 신호 전달에서 작용하는 효소들을 활성화하여 T 세포들의 기능적 활성화를 촉진시킨다(그림 7.3). 여기에는 이노시톨트리스인산(inositol trisphosphate, IP3)의 생성과 칼슘 이온(Ca^{++}) 이동이 시작되면서 전사인자들을 활성화하는 포스포리파아제 C 감마(phospholipase C gamma, PLC-γ)가 포함되며, 이는 TCR 이후 신호 전달에 중요한 증폭 역할을 한다.[39]

T 세포가 충분히 활성화되기 위해 필요한 전사인자들로는 활성화된 T 세포의 핵 인자(nuclear factor of activated T cells, NFAT), 활성화 단백 1(activator protein 1, AP-1)(IL-2 생성에 필요함), 핵 인자 kappa B(nuclear factor kappa B, NF-κB)가 있다.[40,41] 단백 키나아제 B(AKT)(a serine/threonine kinase)의 활성화는 대사 변화를 촉진시키고 단백 번역에 중요한 mammalian target of rapamycin(mTOR)의 활성화가 시작된다.[42-44] 다른 활성 경로로는 세포 골격 리모델링을 조절하는 Vav와 세포 부착 및 이동에 필요

한 인테그린(integrins)의 발현을 유도하는 세포 부착 및 탈과립 촉진 어댑터 단백(adhesion and degranulation adaptor protein, ADAP)이 포함된다. 이러한 리모델링은 T 세포와 항원 제시 세포(APC) 사이에 접촉 부위로 적절한 분자들이 축적되어 **초분자 활성화 복합체**(*supramolecular activation complex, SMAC*)가 형성되도록 유도한다. 여러 형태의 중증 복합 면역 결핍증(severe combined immunodeficiency, SCID)은 T 세포 활성 조절에 관여하는 Lck, ZAP70, 그리고 기타 RTK의 결함으로 인해 발생한다.

B 세포 수용체 신호 전달

B 세포 수용체(BCR)는 B 세포 내 기능적 변화들로 이어지는 현상들의 전파를 유도하는 신호 전달 수용체와 항원 처리와 제시를 위한 항원 결합 수용체로서의 역할을 모두 수행한다. 일부 경우, B 세포는 항원과 직접 반응할 수 있지만(T 세포 비의존성 항원), 이러한 항원들은 병원성 감염 및 이와 관련된 보조 효과와 연관되는 경향이 있다. 대부분의 B 세포 반응은 T 세포들의 지원을 필요로 하며, 이러한 반응의 항원성 표적들을 T 세포 의존성이라고 한다. BCR의 항원 결합 영역이 신호를 전달하는 ITAM을 포함하는 성분(Igα, Igβ)과 관련이 있기 때문에 BCR 신호의 많은 측면이 TCR 신호와 유사하다.[45]

B 세포는 Lck 대신 단백 티로신 키나아제인 Fyn, B 림프구 키나아제(B lymphocyte kinase, Blk), 그리고 Lyn을 사용하여 BCR 다중화(multimerization) 후 ITAM을 인산화한다. 비장 티로신 키나아제(spleen tyrosine kinase, Syk)는 B 세포에서 ZAP-70에 해당하는 역할을 하며, 인산화된 BCR로 모여들게 할 수 있는 두 개의 SH2 영역을 포함한다. 각각의 경우, BCR로부터 1차 증식 신호는 phosphatidylinositol 3-kinase(PI3K) 매개 RAS/MAPK(mitogen activated protein kinase) 신호 경로의 활성화를 통해 전달되어 전사인자인 AP-1와 NFAT의 활성화를 유도한다. CD4와 CD8의 공동수용체 기능과 일정 수준의 CD28 공동 자극이 B 세포에서는 CD19-CD21-CD81 복합체에 의해 대체된다. CD21은 보체 CD3dg과 결합한 항원과 결합하고 활성화되어 이후 Src 계열 티로신 키나아제가 활성화된다.

이는 추가적인 Syk 활성화와 스캐폴딩 단백 SLP-65(LAT-SLP76에 해당)가 BCR로 모이도록[33] 촉진하며 CD19의 인산화로 PI3K가 모일수 있게 된다. 이러한 활성화 현상의 결과로 B 세포에서는 phosphatidylinositol(3,4,5)-trisphosphase(PIP3)/ 3-phosphoinositide-dependent kinase 1(PDK1)이 AKT를 활성화하며, Bruton's tyrosine kinase(BtK)가 PLC-γ를 활성화하여 diacylglyceride(DAG)와 IP3를 만들며[46], Vav activating Wiskott-Aldrich Syndrom Protein(WASP)과 액틴(actin) 중합이 선행하면서 보조 T 세포들의 항원 섭취와 이후 결합에 필요한 시냅스를 형성하는 하는 등 T 세포에서 관찰되는 것과 매우 유사한 리모델링 현상이 시작된다.

BtK를 표적하는 것은 일부 B 세포 악성 종양에서 치료적 선택이 되고 있다

공동 자극(Costimulation)

CD28-signal 2

항원 수용체 결합(신호 1)은 미접촉 T 세포와 B 세포를 완전하게 활성화시키기에는 불충분하다. 림프구의 활성화와 순화을 촉진하고 유지시키기 위해서는 두 번째 조절 신호가 필요하다. T 세포의 경우 바이러스에 감염된 수지상 세포와 같은 APC에서 발현되는 항원/MHC 복합체를 TCR이 인식하는 것 외에

도 APC가 이들을 발현하는 경우,[49] 공동 자극 분자 CD28과 B7.1 또는 B7.2(CD80/CD86)사이의 상호 작용을 통해 공동 자극 신호가 발생한다[47,48]. 이는 세포 증식을 위해 충분한 신호를 제공하는 높은 친화력을 가진 IL-2 수용체(IL-2Rα)와 IL-2 를 유도하고[50] 세포 용해 과립을 생성하는 등 효과기 기능(세포독성)의 발전으로 이어진다. T 세포가 항원-MHC 복합체를 인식하게 되면 세포주기 G0 단계에서 G1 단계로 이행하는 데 충분하지만 S 단계(DNA 복제)를 거치지 않는다.

따라서 IL-2의 생성은 거의 T 세포에 대한 진행-진행 금지 신호(go–no go signal)로 간주할 수 있다. Lck는(SMAC에 있을 경우) CD28도 인산화 할 수 있기 때문에[51,52] 성장 인자 수용체 결합 단백 2(growth factor receptor-bound protein 2, Grb2)를 모이도록 유도하여 궁극적으로 더 많은 PIP3 를 생성할 수 있다. 이는 앞서 설명한 PLC-γ 및 하위전사인자, AKT와 Vav, 그리고 IL-2 mRNA의 안정화와 같은 신호 전달 모듈을 지원하는 효과가 있다. CD28 자극은 T 세포 활성화에서 신호 2로 간주된다.

신호 2가 없으면 T 세포들은 무반응 상태(anergy)에 들어간다. 무반응 상태는 수동적인 상태가 아니며 림프구의 무반응 상태 관련 유전자(GRAIL)와 c-Casitas B 계통(c-Casitas B-lineage, c-CBL)과 같은 유비퀴틴 라이게이스(ubiquitin ligase)의 발현에 의해 유지되고 이들은 TCR 신호 전달의 구성 성분들을 적극적으로 분해하여 T 세포 활성화를 제한한다.[53,54]

예상할 수 있듯이 고용량 IL-2는 친화력이 낮은 IL-2$\beta\gamma$ 사슬 수용체와 결합하여 무반응 상태 유도를 극복할 수 있다. T 세포에서 무반응 상태가 유발되는 것은 APC가 (제한된 염증반응으로 인해) CD80 그리고/또는 CD86을 상향 조절하기에 불충분하게 활성화되지만 MHC-펩타이드 복합체는 제시하기 때문이다. 이는 말초 내성(사춘기와 같은 발달 단계에 따라 새로운 항원이 나타날 때) 또는 서서히 성장하는 종양의 경우에 발생할 수 있다. 중요한 사실은 T 세포에서 CD80/CD86과 결합하기 위해 CD28과 경쟁하는 CTLA-4 발현[55,56]이 강력한 공동 자극 없이 항원을 만났을 때의 효과를 모방한다는 점이다. CTLA-4를 저해하는 접근법은 몇 가지 암종에서 일부 유익한 효과를 보였다.[57] 다른 공동 자극 분자들은 유도성 공동 자극 물질(inducible costimulator, ICOS)와 같은 IgSF 구성원과 CD27, OX40, 41BB과 같은 종양 괴사인자 수용체 수퍼패밀리(tumor necrosis factor receptor superfamily, TNFRSF)를 포함한다. TNF 수퍼패밀리 분자들이 자극되면 종양 괴사인자 수용체 관련 인자(tumor necrosis factor receptor-associated factor, TRAF) 분자들의 조절을 통해 c-Jun N-말단 키나아제(c-Jun N-terminal kinase, JNK)의 발현과 활성을 촉진하여 NF-κB를 활성화한다.[58] 대사 활성과 기억 세포의 분화와 같은 일부 측면은 이들 공동 자극 분자들로부터 기인하지만, TNFRSF 자극은 주로 T 세포 생존과 관련이 있다. TNFRSF 수용체는 종종 수지상 세포(DC)가 처음으로 활성화된 후 2~3일째에 발현되어 활성화된 T 세포들에게 지속적인 신호를 제공한다.

B 세포의 경우, 두 가지 유형의 항원은 공동 자극의 원천이 다르다. T 세포 독립적인 BCR 신호는 보체 결합 항원들과 결합하는 CD91-CD21-CD81 복합체의 지원을 필요로 한다. 그 결과 SH2 매개 BCR 신호의 강화와 초기 BCR 신호를 촉진하고 증폭시키는 **스캐폴딩 신호 전달 복합체**(*scaffolding signaling complexes*)의 결합이 이루어진다. 또한, 인체 내에 침입한 병원체로부터 부가적인 병원체 관련 분자 패턴(pathogen-associated molecular patterns, PAMPs)을 감지함으로써 추가적인 T 세포 비의존적 공동 자극이 지원된다.[59] 이는 T 세포에서 NF-κB의 역할과 유사하게 B 세포의 활성화를 지원하는 NF-κB 경로의 MyD88-의존성 활성화를 제공한다.[60]

BCR은 B 세포 내에서 기능적 변화를 일으키는 여러 현상들을 유도하는 신호 전달 수용체 역할과 MHC 클래스 II 분자에 제시된 항원을 내재화하여 B 세포를 전문적인 항원 제시 세포(APC)로 전환시키는 두가지 기능을 모두 수행한다. MHC 클래스 II 분자에서 항원을 처리하고 제시하는 능력은 B 세포가 항원 특이적 $CD4^+$ T 세포(이 경우, 림프절에 위치한 여포 보조 T 세포[T follicular helper cells, Tfh])와 상호 작용할 수 있게 하며, B 세포의 증식 및 항체 분비 세포 또는 기억 B 세포로의 분화를 지원하는 사이토카인과 수용체 리간드들을 제공함으로써 B 세포를 지원한다(T 세포 의존성 과정).[61]

Tfh세포 신호에는 비정규 NF-kB 경로(NF-kB 유도 키나아제[NF-kB-inducing kinase, NIK]에 의한 매개)를 통해 생존 이익을 제공하는 CD40L과 생존 인자 BCL2의 유도[62] 및 신호 변환 물질과 전사인자 3(signal transducer and activator of transcription 3, STAT3)을 통해 신호를 전달하여 기억세포와 형질 세포로의 증식 및 분화를 촉진하는 IL-21이 포함된다.[63] TNF 수퍼패밀리의 하나인 B 세포 활성화 인자(B cell-activating factor, BAFF; B 림프구 자극인자[B lymphocyte stimulator, BLyS]라고도 함)는 성숙한 B 세포에 부가적인 생존 신호를 제공한다.[64]

탈진(Exhaustion)

앞서 설명한 것처럼 암에 대한 T 세포 반응은 항원이 제시되는 동안 공동 자극의 부족으로 인해 제한되며 결국 무반응 상태에 이르게 된다. 무반응 상태 외에도 만성적인 항원 제시 효과로 인해서 종양미세환경 내 T 세포 반응이 종종 감소한다.[65,66] 이러한 맥락에서 항원의 지속적인 존재는 기억 T 세포 특성의 프로그래밍된 획득과 만능 줄기세포의 손실을 방지한다.[67]

이와 함께 사이토카인의 발현이 감소하고, 살상 능력이 감소하며 증식이 제한된다. 무반응 상태와 마찬가지로 이렇게 변화된 상태는 전사 활성의 변화(예: T 세포에서 발현되는 T-box의 비율(Tbet))에 의해 주도된다: Eomesodermin(Eomes),[68] T 세포 인자 1(T cell factor 1, TCF1): 흉선세포 선택 관련 고이동성 그룹 박스(Thymocyte Selection Associated High Mobility Group Box, TOX)[69,70] 및 B 세포 림프종 6(B-cell lymphoma 6, Bcl6): B 림프구 유도 성숙 단백-1(B lymphocyte induced maturation protein-1, BLIMP-1)[71,72])과 종양미세환경(tumor microenvironment, TME)에서 흔하게 발현되는 리간드에 대한 수용체인 PD-1, Ig과 ITIM 영역을 가진 T 세포 면역 수용체(T cell immunoreceptor with Ig and ITIM domains, TIGIT), T 세포 면역글로불린과 뮤신 영역 포함 단백-3(T cell immunoglobulin and mucin domain-containing protein 3, TIM-3)[73](표 7.2) 등 광범위한 면역관문 억제 분자들(checkpoint inhibitor molecules)의 발현이 포함된다.[74](표 7.2)

이러한 역자극 분자들의 광범위한 네트워크에 대한 필요성은 분명하지 않다. 탈진한 T 세포에서 전사 변화들은 항진된 T 세포들에서 발견되는 것들과는 상당한 차이가 있다. 기전적으로 이러한 분자들의 대부분은 신호 전달 경로를 방해하는 인산분해효소(예: PD-1의 경우 SHP2)들을 모이게 함으로써 TCR로부터의 신호를 약화시키는 방식으로 작동한다. T 세포 탈진은 대사 변화와 함께 시간이 지남에 따라 주요 효과기 세포의 활동을 후성유전학적(epigenetic)으로 억제한다.[75] 실험 모델과 임상시험 등 광범위한 연구들에서 이러한 면역관문 억제 분자들을 표적하는 암 면역 치료의 효능이 입증되었다. 환자들에서 종양 반응과 상관관계를 보이는 인자는 환자의 종양미세환경 내 T 세포들의 존재, T 세포들이 표적할 수

표 7.2 면역관문 저해제들의 예

수용체	잠재적 리간드	가능한 작용 기전
CTLA-4	CD80/CD86	CD28 공동 자극에 대한 경쟁
PD-1	PD-L1; PD-L2 수용체	ITIM을 통해 SHP-2 인산분해효소를 SMAC에 모이게 하고, TCR 및 CD28 신호 전달 제한
알 수 없음	B7H3(CD276)	불분명; T 세포 증식 감소
LAG3	MHC 클래스 II; L-SECtin; Gal3; FGL-1; α-syn	TCR 신호 감소
TIM3(CD366)	GAL9; 포스파티딜 세린; HMGB1	DAMP에 의한 DC 활성화를 방해하고 Th1의 세포 사멸 유도
TIGIT	CD112/CD155	CD226 공동 자극과 경쟁
BTLA	HVEM	SHP-1 및 SHP-2 모집
CD160	HVEM	낮은 IL-2 mRNA; CD3ζ 인산화
PSGL-1; VSIG3	VISTA(B7-H5)	FOXP3 유도
2B4(CD244; SLAMF4)	CD48(SLAMF2)	ITSM 매개 SHIP, SHP-1, SHP-2 모집, CsK
알 수 없음	B7-H3	IFN-γ 생산 제한, MDSC 조절을 통한 간접 효과
알 수 없음	B7-H4	세포 주기 중단

B- and T-lymphocyte attenuator(BTLA), B 및 T 림프구 감쇠기; C-terminal Src kinase(*CsK*), C-말단 Src 키나아제; DAMP, 손상 관련 분자 패턴; *fibrinogen-like protein 1*(FGL-1), 피브리노겐 유사 단백 1; *forkhead box P3*(*FOXP3*), 포크헤드 박스 P3; *galectin-3*(*Gal-3*), 갈렉틴-3; *galectin-9*(*Gal-9*), 갈렉틴-9; *high mobility group box 1*(*HMGB1*), 고이동성 그룹 박스 1; *Herpesvirus entry mediator*(*HVEM*), 헤르페스 바이러스 진입 매개인자; *immunoreceptor tyrosine-based inhibition motif*(*ITIM*), 면역 수용체 티로신 기반 억제 모티프; *immunoreceptor tyrosine-based switch motif*(*ITSM*), 면역 수용체 티로신 기반 전환 모티프; lymphocyte-activation gene 3(LAG-3), 림프구 활성화 유전자 3; *liver and lymph node sinusoidal endothelial cell C-type lectin*(*LSECtin*), 간 및 림프절 정현파 내피세포 C형 렉틴; *myeloid-derived suppressor cell*(*MDSC*), 골수 유래 억제 세포; *programmed death-ligand 1/2*(*PD-L1/PD-L2*), 프로그램된 세포 사멸 리간드 -1/-2; *P-selectin glycoprotein ligand-1*(*PSGL-1*), P-셀렉틴 당단백 리간드-1; *SH2 domain-containing inositol 5′-phosphatase*(*SHIP*), SH2 영역 함유 이노시톨 5′ 인산분해효소; *Src homology 2 domain-containing phosphatase-1/-2*(*SHP-1/-2*), Src 상동 영역 2 함유 인산분해효소-1/-2; *signaling lymphocyte activation molecule family 2/4*(*SLAMF2/4*), 신호 림프구 활성화 분자군 2/4; *supramolecular activation cluster*(*SMAC*), 초분자 활성화 클러스터; *Th1*, 보조 T 세포 1형; *TIGIT*, Ig 및 ITIM 영역을 가진 T 세포 면역 수용체; *TIM*-3, T 세포 면역글로불린과 뮤신 영역 함유 3; *V-domain immunoglobulin suppressor of T cell activation*(*VISTA*), T 세포 활성화의 V 영역 Ig 억제제; *V-set and immunoglobulin domain containing 3*(*VSIG3*), V 세트 및 Ig 영역 함유 단백 3; *α-synuclein*(*α-syn*), 알파-시누클레인

있는 잠재적 종양 항원들의 배열을 반영하는 종양 돌연변이 부하(tumor mutational burden, TMB)가 포함된다.[76,77] 경우에 따라 고용량 IL-2[78] 또는 IL-7[79]을 투여하면 탈진된 표현형을 되돌릴 수 있다.

B 세포에서 유사한 탈진 표현형에 대한 증거는 대부분 만성/잠복성 병원체 감염 연구로부터 도출되었다. 또한, B 세포 탈진은 Fc 수용체 유사 4(Fc receptor-like 4, FCRL4)와 시알산 결합 Ig 유사 렉틴 6(sialic acid-binding Ig-like lectin 6, Siglec-6)과 같은 ITIM 포함 억제 수용체들의 발현, 증식 활성 및 BCR 신호 전달의 하위 조절을 특징으로 한다.[80] 종양미세환경에서 탈진된 B 세포들의 존재와 기능은 아직까지 잘 알려져 있지 않다.

노화(Senescence)

세포 탈진과 마찬가지로 세포 노화는 만성 항원 자극(chronic antigen engagement)[81]과 노화[82]로 인해 발생하는 제한된 반응 상태다(**암 면역에서 T 세포 하위 집합** 참고). 노화 T 세포는 텔로미어 길이가 감소하고 DNA 손상이 증가하는 특징이 있는데, 이는 아마도 광범위한 복제와 숙주의 나이가 함께 반영된 결과일 수 있다. 노화 T 세포에서 발견되는 DNA 손상 반응은 종양미세환경 내에서 발견되는 조절 T 세포들(regulatory T cells, Tregs) 뿐만 아니라 종양 세포들 자체에 의해서도 유도될 수 있다. 노화 T 세포와 탈진된 T 세포를 구분하는 또 다른 특징들로는 공동 자극 분자인 CD27 및 CD28의 부재, 말단 분화 살해 세포 렉틴 유사 R수용체 G1(terminal differentiation killer cell lectin like R receptor G1, KLRG1; CD57) 관련 분자들의 상향 조절, 염증전단계 및 항염증 사이토카인들의 광범위한 생산 등이 있다. 또한 노화 T 세포는 탈진과 관련된 일부 면역관문 억제 분자를 발현할 수 있다(예: TIM3, TIGIT).[83] 노화 T 세포의 증식은 TCR 신호에 의해 정상적으로 활성화되는 단백들의 병변에 의해 손상되어 인산화된 신호 전달 복합체의 축적을 제한한다.

림프구가 사용하는 대사적 적응

T 세포의 대사 프로그램

림프구의 빠른 증식과 효과기 활동의 관여를 고려할 때, 이러한 변화들을 지원하기 위해 대사 활동에 상당한 변화가 발생한다.[84] 가장 단순한 개념 수준에서 미접촉 T 세포와 기억 T 세포들은 대사적으로 정지된 상태 또는 동화 상태로 간주되는 반면, 효과기 T 세포는 이화 과정을 통해 포도당을 빠른 증식에 필요한 단백, 염기, 그리고 지질 합성의 구성 요소로 전환한다(그림 7.4).

휴지기 T 세포는 포도당을 적당한 수준으로 흡수하고 산화적 인산화를 통해 아데노신 5'-삼인산(adenosine 5'-triphosphate, ATP)을 생성한다. 휴지기 T 세포는 지방산 산화에 의존하여 전자 수송 사슬을 통해 미토콘드리아에서 ATP와 nicotinamide adenine dinucleotide(NAD) + 수소(H^+), 즉 NADH를 생성한다. 중요한 사실은 지방산 산화가 억제되면 기억 T 세포의 형성, 지속성, 그리고 기능이 손상된다는 것이다.[85] TCR이 관여하면 초기 세포 증식은 산화적 인산화에 의존하지만, 이후 T 세포는 해당 과정의 활성(glycolytic activity)을 빠르게 증가시킨다.[86,87] T 세포에서는 MYC의 유도로 인해 포도당 수송체들과 해당 경로(glycolytic pathway) 효소들의 발현이 증가된다.[88] 산화적 인산화와 비교하여 해당 과정(glycolysis)을 통한 ATP 생산은 현저히 낮기 때문에 처음에는 직관적이지 않은 것처럼 보여진다. 그러나, 포도당 흡수량이 상당히 증가하여 잠재적인 부족분을 보완하게 된다. 부가적으로 해당과정 효소의 생산을 증가시키는 것과 비교할 때 산화적 인산화를 향상시키기 위해 미토콘드리아의 생산을 증가시키는 대사 동력학도 고려해야할 부분이다. 중요한 것은 해당 과정 중에 ATP 생산 외에도 NAD^+ 가 수많은 효소들의 보조 인자인 NADH로 환원된다는 점이다. 해당 과정의 매개체들은 인산 오탄당 경로(pentose phosphate

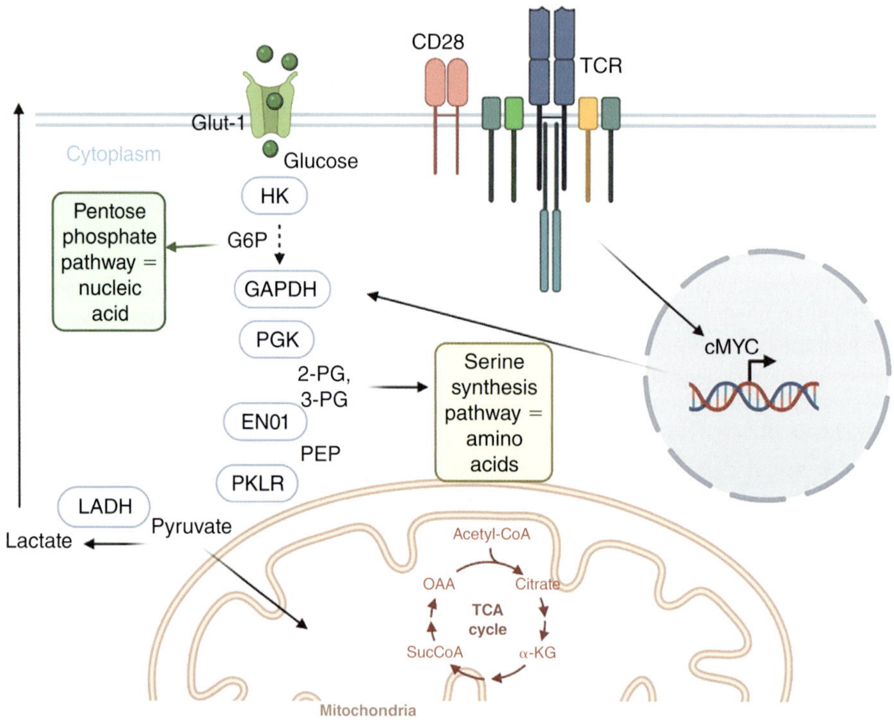

그림 7.4 림프구의 대사적 적응. 림프구는 수용체와 결합하여 해당 작용(glycolysis)의 유도로 발생하는 대사 변화를 시작한다. 활성화된 림프구들은 포도당과 하위 매개체들을 축적하는 수송체와 효소들의 발현을 유도한다. 산화적 인산화 (oxidative phosphorylation)와 비교하여 해당 작용을 통한 ATP 생산은 낮지만, 포도당 섭취가 증가하면 이를 보완하고 중간 매개체들이 증식하는 세포들의 구성 요소들을 생성하는 경로로 이동할 수 있도록 한다. (BioRender.com으로 제작).

pathway)와 기타 대사 과정에서 염기(예; glucose-6-phosphate), 아미노산(예; 3-phosphoglycerate), 지방산과 지질 합성의 기초인 피루브산/시트르산(pyruvate/citrate)과 아세틸 조효소 A(acetyl co-A) 합성에 사용된다. 중요한 점은 해당 과정을 방해하면 T 세포의 증식과 효과기 기능 활동의 후반 단계가 모두 중단된다는 것이다.[86,87]

후자의 경우, 해당 과정에 관여하는 효소들이 해당 과정에 관여하지 않을 때에는 사이토카인 생성의 번역 억제자(translational inhibitors)로써 역할을 할 수 있다는 데이터가 있다. 또한 TCR의 결합은 단백 합성, 글루타민 대사 및 지방산 합성에 포함시키기 위해 아미노산 흡수를 활성화한다. 포도당에 대한 종양(흔히 해당 과정을 이용하는)과 T 세포 간 경쟁이 종양미세환경에서 성공적인 T 세포 기능을 위한 주요 대사 장벽이라는 주장이 제기되었다.[89,90]

효과기 T 세포 하위 집합과는 대조적으로, 활성화된 조절 T 세포(Treg)는 주요 대사 활동으로 지방산 산화를 사용하는 것으로 나타났다.[91] 지방산 산화를 차단하면 조절 T 세포의 면역 억제 활동이 제한되며 종양 조절이 촉진되어 지방산 산화가 효과기 활동을 적극적으로 억제하는 것으로 나타났다. 또한 PD-1 결합은 미토콘드리아로 지방산 수송을 담당하는 carnitine palmitoyltransferase 1A(CPT1A)의 발현과 지방산 산화 수준을 증가시켜 면역관문 억제와 T 세포 대사가 연결된다.[92]

또한, 종양미세환경에서 활성화되는 다양한 면역 억제 기전들이 T 세포 기능에 필요한 영양소의 분해 및 가용성과 관련이 있다는 사실에 주목해야 한다. 여기에는 아르기닌(arginine)을 고갈시키는 아르기나제(arginase)와 트립토판(tryptophan)을 이화시키는 indoleamine-2-3-dioxygenase(IDO)가 포함된다. 포도당 가용성만이 종양미세환경에서 T 세포 기능의 유일한 대사 조절 인자는 아니다; 불량한 혈관 신생으로 인한 산소 결핍도 종양에 대한 T 세포 활동의 대사성 장벽으로서 관련이 있다(표 7.3).

B 세포 대사 프로그램

T 세포와 마찬가지로 미접촉 B 세포와 기억 B 세포들은 주로 에너지를 제공하는 산화적 인산화를 이용하여 휴지기 상태를 유지한다. 항원 수용체가 자극을 받으면 B 세포는 형질 세포가 충분한 양의 항체들을 생산하는데 필요한 분비 기전을 가동하기 위한 대사 변화를 거쳐야 한다.[93]

B 세포 수용체(BCR) 자극을 받은 B 세포는 T 세포와 매우 유사한 대사적 적응을 거치게 되며, 트리카르복실산 회로(tricarboxylic acid cycle, TCA 회로)를 통해 미토콘드리아에서 소모를 위한 포도당 흡수, 해당 과정 활성, 피루브산 생성을 증가시킨다. B 세포의 경우, 항원 수용체는 PI-3K 의존적 방식으로 포도당 수송 단백 1형(glucose transporter protein type 1, GLUT1)의 상향 조절과 phospholipase C-γ 2(PLC-γ2)를 매개로 단백 키나아제 C β(protein kinase-C β, PKCβ)의 활성화를 통해 해당과정을 시작하게 된다.[94]

T 세포와 마찬가지로 c-Myc는 B 세포의 해당 과정, 글루타민 분해, 아미노산 흡수를 촉진하고 세포 밖 환경으로부터 대사체들의 획득을 증가시키는 수많은 용질 수송체 단백들의 상향 조절을 동반한다. 실제로, CD98hc(Slc3a2)의 상향 조절은 B 세포 증식에 매우 중요한 것으로 확인되었다. 또한, 저산소 유도 인자 1-알파(hypoxia-inducible factor 1-alpha, HIF-1α)는 용질 수송과 해당 과정에 관여하는 유전자들의 전사에 기여한다. T 세포와 달리 B 세포의 영양소 감지(및 이후 대사 조절)는 AMP 활성화 단백 키나아제(AMP-activated protein kinase, AMPK)와 무관하며 항원 수용체 자극으로 발생하는 해당 과정의 증가는 포도당 산화와 보다 잘 조율된다. 특히, 형질 세포들은 항체 분비 촉진에 충분한 인지질을 증가시키기 위해 새로운 지질 생성(de novo lipogenesis)에 관여하며, 헥소사민(hexosamine) 경로는 항체 당하(an-

표 7.3 종양미세환경의 대사적 문제점들

대사 제한	예	표적
연료	포도당	포도당 수송체(glut) 수용체
	글루타민	글루타미나아제
아미노산 고갈	트립토판; 아르기닌; 시스테인	IDO; 아르기나제
면역 억제 분자 생산	아데노신	CD39; CD73; A2AR
	젖산염	MCT-1; MCT-4
저산소증	혈관 신생; PD-L1 상향 조절	VEGF

Adenosine A2A receptor(A2AR), 아데노신 A2A 수용체; *indoleamine 2,3-dioxygenase(IDO)*, 인돌아민 2,3-디옥시게나제; *mono-carboxylate transporter-1/-4 (MCT-1/-4)*, 모노카복실레이트 수송체 -1/-4; *VEGF*, 혈관내피세포 성장 인자

tibody glycosylation)를 위해 포도당의 용도를 변경한다.

종양 항원 표현: 수지상 세포들

림프절에서 역할

T 세포 반응이 시작되기 위해서는 위에서 설명한 바와 같이 동족 TCRs을 보유한 미접촉 T 세포가 감시 T 세포에서 신호 전달을 촉발하기에 충분한 친화력을 가진 MHC-펩타이드 복합체를 만나야 한다. 이 첫 번째 신호(신호 1) 외에도 항원 제시가 일어나는 맥락은 생산적인 T 세포 반응(이후에 진행되는 자극받은 T 세포의 증식과 분화)을 유발하는데 매우 중요하다.

항원 제시의 질적 특성을 공동 자극(costimulation) 또는 신호 2라고 한다. 1차 T 세포 반응을 성공적으로 자극하려면 신호 1과 신호 2가 동시에 이루어져야 하는데, 이는 이 반응을 개시하는 항원 제시 세포에 항원을 적절히 공급하고 전문적인 항원 제시 세포(APC)가 되도록 교육 또는 활성화해야 함을 의미한다. 수지상 세포들은 이러한 능력을 가진 주요 세포로서[95], 예를 들면 암 백신 치료의 일부로써 또는 표준치료 요법이나 표적 치료로 유발된 초기 종양 파괴 후 반응에 참여하는 세포로써 종양에 대한 면역을 유도하는 데 중요한 역할을 한다. 이러한 각 단계에 대해서는 이후에 설명될 것이다.

항원 제시

T 세포 활성화의 근본 기초는 세포 표면에 동족 MHC-펩타이드 복합체가 존재한다는 것이다. 나중에 자세히 설명할 $CD4^+$ 보조 T 세포의 경우 MHC 클래스 II 분자들이 필요한 반면, 세포독성 $CD8^+$ T 세포에 항원을 제시하려면 MHC 클래스 I 분자가 필요하다. 일반적으로 서로 다른 세포 구획에서 항원을 획득하기 때문에 이 두개의 분자들이 사용된다. 대부분의 경우, MHC 클래스 I 분자들은 숙주 세포에서 발현된 단백들(예: 정상 숙주 단백들, 세포의 형질 변형 특성으로 인한 변형 단백 또는 병원성 감염으로 인한 단백들)로부터 세포 표면에 존재하는 펩타이드를 획득한다. 번역된 단백 생성물질들은 MHC 클래스 I 분자에 접근하기 위해 프로테오좀(proteosome)에 의해 세포질에서 분해되고, 항원 처리 연관 수송체(transporter associated with antigen processing, TAP) 분자들에 의해 소포체(endoplasmic reticulum, ER)로 운반되어 최근 번역된 빈 공간을 가진 MHC I 분자를 만나게 된다(그림 7.5).

펩타이드 편집에 관련된 다양한 단백들(editing proteins)은 MHC에 대한 펩타이드의 결합을 다듬고 향상시킨다. MHC 클래스 I 분자에 결합하는 대부분의 펩타이드는 길이가 8~10개 아미노산이다. 그 이후 β2-마이크로글로불린(β2-microglobulin)으로 접히게 되면 완전한 MHC-펩타이드 복합체가 세포 표면으로 방출된다. 이와는 대조적으로, 초기 MHC 클래스 II 분자들은 ER로부터 세포 밖 환경에서 세포내 이입(endocytosis) 또는 식균작용(phagocytosis)에 의해 획득된 항원을 포함하고 있는 엔도솜 소포(endosomal vesicles)로 이동한다.

항원을 포함하는 엔도솜(endosomes)이 안쪽으로 이동함에 따라 카텝신(cathepsins)과 같은 단백 분해 효소들이 항원 화물의 소화를 담당하여 인체 백혈구 항원(human leukocyte antigen, HLA)-DM과 HLA-DO와 같은 샤프론 분자들(chaperone molecules)의 도움을 받아 MHC 클래스 II 결합 틈새에 결합할 수 있는 다중 펩타이드가 생성된다(그림 7.5).

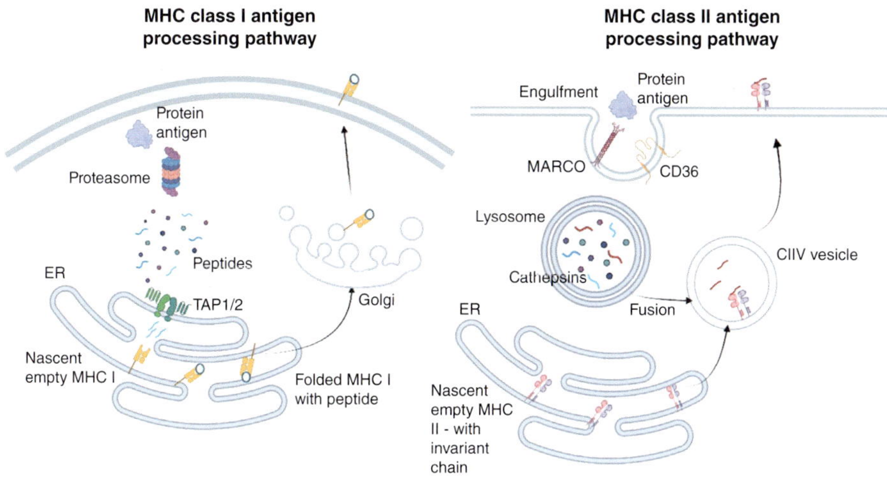

그림 7.5 MHC 클래스 I 및 MHC 클래스 II 항원 처리 경로들. MHC 분자들은 다양한 출처에서 유래한 단백 조각들을 제시한다. MHC 클래스 I 제한 제시를 위한 펩타이드들은 유비퀴틴화된 기질 단백에 대한 프로테아좀의 작용에 의해 생성된다. 펩타이드 단편들은 TAP1/2 분자들에 의해 소포체(ER)로 이동하여 비어 있는 초기 MHC 클래스 I 분자들과 만나게 된다. MHC 분자와 펩타이드가 MHC 결합 부위에 대해 일치하면(결정인자 선택), MHC 클래스 I 분자는 그 구조를 변경하고 ER을 떠나 세포 표면으로 이동한다. cDC1 수지상 세포들은 외부 공급원으로부터 항원을 이 경로로 이동시킬 수 있으며, 이 과정을 교차 제시(cross-presentation)라고 한다.
$CD4^+$ T 세포와 결합하는 MHC 클래스 II에 제시되기로 정해진 펩타이드들은 일반적으로 세포 밖 공급원에서 유래한다. 포획 후 항원은 리소좀에서 카텝신(cathepsin)에 의해 단백 분해가 일어난다. 리소좀은 불변 사슬이 결합되어 비어 있는 초기 MHC 클래스 II 분자들을 포함하는 소포들과 융합한다. HLA-DO 및 HLA-DM에 의한 샤프론은 펩타이드가 MHC 클래스 II에 결합하여 세포 표면으로 이동할 수 있도록 한다.(BioRender.com으로 제작).

내인성 단백에서 유래한 펩타이드가 MHC 클래스 II 분자들에서는 흔히 발견되지 않는데, 이는 공동 발현된 불변 사슬이 펩타이드의 접근을 후기 엔도솜까지 차단하며, 이 사슬도 역시 절단되어 펩타이드가 MHC 클래스 II 분자에 결합할 수 있도록 하기 때문이다. MHC 분자에 대한 다양한 항원 요구 사항은 소단위(subunit) 암 백신 설계에 상당히 중요한 역할을 한다. 짧고 정밀한 펩타이드는 MHC 클래스 I 결합과 $CD8^+$ T 세포 반응에 이용되며, 좀더 긴 펩타이드는 MHC 클래스 II 결합과 $CD4^+$ T 세포 반응을 유도하는 데 사용될 수 있다.

교차 제시

$CD8^+$ T 세포 반응과 관련해서 MHC 클래스 I, II 분자들에 대한 개별 항원의 공급원이 존재한다는 것은 수지상 세포가 종양 항원들을 직접 발현하거나 종양 항원이 세포질과 MHC 클래스 I 항원 처리 및 제시 기전에 접근해야 함을 의미한다. 실제로 수지상 세포들의 일부 하위 집합은 엔도솜에서 세포질로 식세포화된 물질을 추출하고, 프로테오좀과 상호작용하여 초기 MHC 클래스 I 분자들과 결합하기 위해 ER로 진입시키는 독특한 능력을 가지고 있다.[96] 2개의 경로가 이를 담당하는 것으로 생각되는데, (1) 특화된 엔도솜으로부터 능동적 배출 또는 부분적으로 분해된 단백들, (2) 분해된 화물의 ER 자체와의 융합과 역류로, 초기 번역된 빈 MHC 클래스 I 분자와의 초기 결합을 다시 허용하는 경로가 있다. 전형적 1형 수지상 세포(conventional type 1 dendritic cell, cDC1)는 이 기능을 수행할 수 있는 가장 큰 능력을 가

지고 있다.

수지상 세포 존재론과 역할

현재로서 다양한 수지상 세포 하위 집단이 공통 골수성 전구체에서 파생된다는 것은 분명한 사실이다. 전형적 수지상 세포(conventional dendritic cell, cDC)에는 두 가지 주요 하위 집합이 존재한다. 첫 번째 하위 집합인 전형적 1형 수지상 세포(cDC1)는 마우스에서 X-C 모티프 케모카인 수용체 1(X-C Motif Chemokine Receptor 1, XCR1)을 발현하며, 2020년 종양 세포 항원에 대한 주요 교차 제시 cDC 하위 집합으로 확인되었다.[97] 두 번째 주요 하위 집합인 전형적 2형 수지상 세포(cDC2)는 CD11b와 신호 조절 단백 알파(SIRPα)를 발현하며 대식세포와 유사한 방식으로 주로 외인성 유래 항원을 $CD4^+$ T 세포에 제시한다.[98,99] cDC1과 cDC2가 세포 항원을 교차 제시하는 능력을 차별화하는 기전적 근거는 아직까지 밝혀지지 않았지만, 두가지 cDC 하위 집합 모두 세포가 없는 항원(cell-free antigen)을 교차 제시할 수 있다는 점에 주목해야 한다.[98]

인간에서도 이들 하위 집합에 해당하는 세포 집합이 확인되었고 각각 CD141과 CD1a/c를 발현하지만,(표 7.4), 인체에서는 교차 제시에서 이들의 상대적 중요성은 실질적인 이유에서 입증된 바 없다. 종양 내 cDC의 존재가 암 면역 치료에 대한 반응의 강력한 예후 지표라는 점을 고려할 때, 종양 내 cDC를 늘리거나 수지상 세포에 항원을 직접 표적하여 cDC가 항원을 획득하고 T 세포에 제시하기 위해 처리할 가능성을 높이는 접근 방식이 시도되고 있다. 한편으로 FLT3L이 cDC1의 증식을 촉진하는 것으로 알려졌다. 반면, 과립구 골수성 세포 자극 인자(granulocytic myeloid cell-stimulating factor, GM-CSF)는

표 7.4 수지상 세포(DC)의 하위 집합 및 표지자

하위 집합	마우스 표지자	인체 표지자	기능
전형적 cDC1	XCR1; CD8$\alpha\alpha$; CD103(이동성)	CLEC9A; CADM1; CD141; XCR1	$CD8^+$ T 세포에 교차 제시; $CD4^+$ T 세포 활성화
전형적 cDC2	CD11b; SIRPα; CX3CR1	CD1c; CD32b(cDC2-A); CD36, CD163(cDC2-B)	$CD4^+$ T 세포 활성화
형질세포양 pDC	$B220^+$	CD123, BDCA-2	IFN-1 생산; IL-12/IL-18에 의한 NK 활성화
랑게르한스	CD207(langerin); F4/80	CD1a; CD207; Birbeck granules	
$CD16^+$DC(cDC4)		$CD11c^+$; $CD1c^-CD141^-CD16^+$	사이토카인 생산과 공동 자극, 낮은 MHC 클래스 II 단핵구 가능성
염증성/단핵구 DC	Ly6C	CD1a; CD1c; CD14; SIRPα	

BDCA-2, 혈액 수지상 세포 항원-2; *CADM*1, 세포 부착 분자 1; *CLEC9A*, C형 렉틴 영역 포함 9A; *IFN-1*, 인터페론 1형; *SIRPα*, 신호 조절 단백 알파; *XCR-1*, X-C 모티프 케모카인 수용체 1

cDC2 증식을 촉진한다.[100]

cDC에는 두 개의 주요 거주지가 있다. 말초에서는 조직에 존재하며 식균 작용을 시작하는 "나를 잡아먹어라(eat me)"는 신호를 발현하는 세포들의 존재 여부를 지속적으로 조사한다. 림프절에 존재하는 cDC는 말초로부터 이동해 왔거나 림프관을 통해 배출되는 세포 밖 물질에 대한 원심성 림프를 조사하거나 림프절로 이동한 다른 수지상 세포들로부터 항원을 획득하는 역할을 담당하는 상주 하위 집합이다. 말초 cDC1은 마우스에서 CD103을 발현하고 림프절에 상주하는 cDC1은 CD8α를 발현한다. 말초 cDC2와 림프절 상주 cDC2는 표현형 표지자들을 기준으로 구분하기가 보다 어렵다.

수지상 세포에는 추가로 두개의 주요 하위 집합이 잘 알려져 있다. 첫 번째는 주로 림프절에 상주하는 형질세포양 수지상 세포(plasmacytoid DCs, pDC)이다. 이 세포들은 항원 제시 능력이 제한적이기 때문에 미접촉 T 세포들을 초회항원자극하는 데는 취약하지만, 이와는 대조적으로 다량의 1형 인터페론(IFN-1)을 생산할 수 있다. 둘째, 랑게르한스 세포(Langerhans cells, LC)들은 실제 최초로 확인된 DC 하위 집합이며, 대식세포와 더 밀접하게 연관되어 있고 공통 골수성 전구체(common myeloid precursors, CMP)라기 보다는 배아 전구체로부터 유래하며(따라서 방사선 내성이 있음) 자가 재생이 가능하다. 종양의 선천성 및 적응형 면역 조절에 대한 이들 두가지 하위 집합의 기여에 대해서는 잘 알려져 있지 않다.

전형적 수지상 세포(cDC)를 통한 항원 획득

cDCs가 병원체 또는 종양 유래 펩타이드가 탑재된 MHC 분자를 가진 항원 제시 세포로써 역할을 수행하기 위해서는 침입 병원체에 직접 감염되거나 감염된 또는 변형된 세포로부터 항원성 물질을 획득해야 한다. 이 단계의 중요성을 고려할 때, 광범위한 일련의 연구들에 따르면 cDC는 다양한 기전을 사용하여 죽거나 또는 죽어가는 세포로부터 항원을 흡수한다.[101] cDC는 세포 밖 용해성 물질의 비특이적 섭취 방법인 음세포작용(pinocytosis)과 빠른 막 주름 활동과 관련된 비 클라트린-의존성 세포내 이입 경로(non-clathrin-dependent endocytic pathway)에 대해 상당한 능력을 가지고 있다. 매크로피노솜(macropinosomes)은 수축한 다음 MHC 클래스 II가 포함된 구획으로 물질을 표적으로 삼아 분해되어 MHC II 분자에서 제시하게 된다. 클라트린(clathrin)으로 코팅된 구덩이는 cDC에서도 질 나타나서 수용체 매개 세포내 이입(endocytosis)을 허용한다. 다양한 표면 수용체들, 특히 C형 렉틴 수용체(C-type lectin receptors), 포르밀 펩타이드 수용체(formyl peptide receptors), Fc 수용체(Fc receptors)들은 해당 물질에 의해 나타나는 리간드에 따라 cDC가 입자성 물질을 포획할 수 있도록 한다. 예를 들면, 만노스 수용체(mannose receptors)는 노출된 탄수화물과 효율적으로 결합한다; DEC-205(CD205)와 DC 특이적 ICAM 포획 비 인테그린 수용체(DC-specific ICAM-grabbing non-integrin, DC-SIGN; CD209)는 탄수화물 인식 영역을 통해 당화(glycosylation)를 인식한다.

Fc 수용체들은 항체들에 둘러싸인 옵소닌화된 표적 세포와 결합하여 이 물질의 세포내 이입을 촉진한다. 콜라겐 구조를 가진 대식세포 수용체(macrophage receptor with collagenous structure, MARCO)와 같은 청소 수용체들(scavenger receptors)은 옵소닌화가 되지 않은 입자들과 결합하여 이들을 섭취한다. 음세포작용(Pinocytosis)과 마찬가지로, 수용체 매개 세포내 이입된 화물은 산성화를 겪는 후기 엔도솜을 표적하여 MHC 클래스 II 결합을 위해 화물을 분해하는 리소좀 효소(lysosomal enzymes)를 활성화한다. 종양 면역학 관점에서 중요한 점은 T 세포 면역글로불린과 뮤신 영역 함유 4(T-cell immunoglobulin and mucin domain containing 4, TIM-4), MER 전구 종양 유전자 티로신 키나아제(MER proto-oncogene tyrosine kinase, MERTK) 등 다양한 수용체들이 세포사멸이 진행되는 세포의 뒤집힌 막에 노출된 포스파티딜 세린(phosphatidyl-serine, PS)을 인식하여 죽어가는 사체에 대한 식세포 작용(phagocytosis)을 진행한다는 것이다.[102] 특히, cDC 외에도 대식세포와 과립구에도 청소부 수용체와 PS 수용체가 발현되어 있기 때문에 cDC는 이렇게 죽어가는 세포들을 두고 다른 골수성 세포들과 경쟁한다. 2000년대 중반, 항암 화학 요법으로 인한 세포 사멸은 칼레티쿨린(calreticulin)을 죽어가는 세포의 표면으로 이동시키고 cDC 활성화 손상 관련 분자 패턴(damage-associated molecular pattern, DAMP)을 방출한다는 연구 결과가 발표되었다.[103]

세포 표면 칼레티쿨린(calreticulin)은 저밀도 지질단백 관련 단백(lipoprotein-related protein, LRP)과 결합하여 식세포에게 "나를 잡아먹으라"는 강력한 신호로 작용하여 포식을 유도한다. cDCs에 의한 종양 유래 물질의 표적화된 획득을 유도하는 이러한 모든 분자들이 있는 반면, CD47의 결합 후 식세포 작용을 무효화하는 SIRPα와 같은 억제 분자들도 존재한다. 종양 세포들은 공통적으로 CD47을 상향 조절하여 포식을 방지한다. 항원 획득을 조절하는 분자들에 대한 이러한 깊은 통찰을 고려할 때, cDC로 항원 전달을 촉진하고 식세포 작용을 제한하는 억제 분자들을 무장해제 시킬 수 있는 임상적 기회들이 존재한다.

전형적 수지상 세포(cDC)의 성숙과 이동

DCs가 적응형 면역반응을 촉진하는 능력의 필수적인 요소는 감시 T 세포들에게 항원을 제시할 뿐만 아니라 "생산적"이라고 여겨지는 방식으로 항원을 제시한다는 점이다. 이는 항원을 제시하는 한편 T 세포에서 CD28과 결합하는 공동 자극 분자인 CD80과 CD86(B7.1와 B7.2로 알려짐)을 동시에 발현함으로써 달성된다. 많은 염증 반응 경로들이 cDCs 표면에서 CD80 그리고/또는 CD86 발현을 촉진할 수 있다. 가장 잘 설명된 것들은 **병원체 관련 분자 패턴**(pathogen-associated molecular patterns, PAMPs)으로 통칭되는 침입 병원체의 불변 요소들(예: 지질다당류[LPS], 이중 가닥 RNA [double-stranded RNA, dsRNA])에 의한 **Toll 유사 수용체**(Toll-like receptor, TLR)와 **NOD 유사 수용체**(NOD-like receptor, NLR)와 같은 **병원체 인식 수용체**(pathogen recognition receptors, PRRs)의 결합이다.[104]

중요한 것은 이들 수용체가 **손상 관련 분자 패턴**(damage-associated molecular patterns, DAMPs)이라고 하는 내인성 유래 리간드들에도 반응할 수 있다는 사실이 연구에 의해 밝혀졌다는 점이다.[105] DAMPs는 일반적으로 정상적인 프로그램 세포 사멸을 거치지 않는 세포에서 방출되는 분자들(따라서 선천성 수용체들에서 나타나지 않음)로, 건강한 세포에서는 정상적으로 격리되어 있다가 프로그램 세포 사멸 과정에서 방출되기 전에 분해되는 ATP와 고이동성 그룹 박스 1(high-mobility group box 1, HMGB1) 같은 분자들을 포함한다.[106] PRR의 결합은 공동 자극 분자들의 초기 상향 조절을 일으킬 뿐만 아니라 원심성 림프관을 통해 배액 림프절로 cDC의 이동을 촉진하여 미접촉 T 세포와 만나 초기 T 세포 반응을 시작할 수 있다. 이는 CCR7 케모카인 수용체의 상향 조절에 의해 이루어지며, 다음은 림프 내피세포에

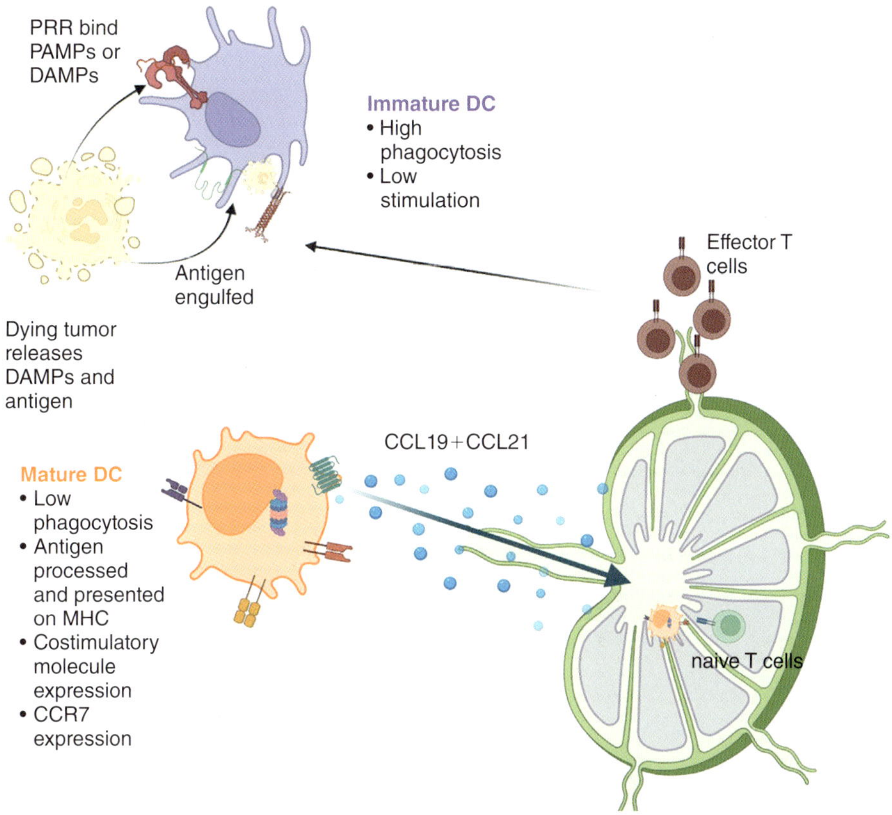

그림 7.6 수지상 세포의 성숙과 이동 수지상 세포들(DCs)은 패턴 인식 수용체(pattern recognition receptors, PRRs)를 사용하여 손상 관련 분자 패턴(damage-associated molecular patterns, DAMPs)을 감지하고 렉틴과 포스파티딜 세린 수용체(phosphatidylserine receptors)를 사용하여 항원을 포획하여, 죽거나 감염된 세포들로부터 항원과 활성화 신호를 획득한다. DCs가 활성화되면 항원 처리, MHC 분자, 그리고 공동 자극 분자들(costmulatory molecules)을 상향 조절한다. CCR7의 상향 조절을 통해 DCs는 림프관을 통해 림프절로 CCL19 및 CCL21의 증감에 따라 이동하여 미접촉 T 세포와 결합하고 B 세포에 항원을 제공할 수 있다. 그 다음으로 활성화된 미접촉 T 세포들은 림프절을 빠져나와 염증 부위로 다시 이동한다.(BioRender.com으로 제작).

서 CCL19과 CCL21의 농도 차이(gradient)를 감지한다.[107] 이는 스핑고신-1-인산(sphingosine-1-phosphate, S1P) 농도 기울기에 따라 cDC를 림프절로 직접 이동시킨다(그림 7.6).

배액 림프절에 도달한 cDCs는 케모카인을 분비하여 그 주변으로 미접촉 T 세포들을 모이게 하고 유사 항원의 존재를 탐지할 수 있는 기회를 제공한다.[108] 흥미롭게도 병원체 인식 수용체(PRR) 자극에 의해 달성되는 cDC 성숙 정도는 지속적으로 $CD8^+$ T 세포 반응을 유도하기에 충분하지 않다. 많은 연구들은 $CD8^+$ T 세포 반응을 완전히 허가하는데 필요한 활성 수준으로 cDCs 활성을 높이려면 $CD4^+$ T 세포 매개 도움이 필요함을 보여주었다. 최근 획기적인 연구들에 따르면 활성화된 $CD4^+$ T 세포에 의한 CD40 리간드(CD40L)의 발현은 cDC에 CD40와 결합하며, 이 자극 경로는 cDC를 완전히 활성화하는데 매우 중요하다.[109]

자연살해 세포(NK) 또는 NKT 세포도 cDCs의 활성 수준을 높일 수 있다는 일부 증거가 있다.[110] CD40 매개 cDCs의 활성화를 표적으로 하는 중개연구와 임상연구가 계속 진행 중이며, 많은 암 백신들은 CD4$^+$ T 세포들을 종양 반응이 있는 곳으로 모이도록 MHC 클래스 II-제한 항원결정부(epitope)를 포함하고 있다. 또한, 항체 및 재조합 리간드를 포함하는 CD40의 작용제가 임상시험에서 탐색되고 있다.

CD28 공동 자극 신호가 없을 때 TCR을 통해 신호 전달을 시작하는 T 세포는 무반응 또는 무감작(anergy)을 초래하는 대체 활성화 경로를 거친다. 따라서 항원 방출과 가용성을 촉진시키기 위한 면역치료요법은(특정 항암화학요법, 방사선 조사, 그리고 종양용해 바이러스의 경우에서 관찰되는 것처럼 [111]) DAMP의 가용성을 동시에 유도하거나 종양 항원을 획득한 cDCs에서 공동 자극 분자들이 유도되도록 PRR 활성 분자들을 동시에 전달해야 한다. PRR 리간드 외에도 제1형 인터페론(IFN-1) 및 종양괴사인자 알파(TNF-α)와 같은 염증성 사이토카인은 CD80과 CD86 발현 및 일부 사이토카인 생산을 지원할 수 있다.

신호 2 외에도 활성화된 cDCs에 의해 추가 분자들이 발현되며, 이는 후속 T 세포 반응의 질에 큰 영향을 미칠 수 있다. 적절하게 활성화된 cDCs는 IFN-1 및 IL-12와 같은 염증성 사이토카인들을 발현할 수 있다. 나중에 설명하게 되는 것처럼 이 두 가지 자극 경로는 모두 효과기 T 세포 분화에 영향을 미치는 것으로 나타났다. 또한, 완전히 활성화된 cDCs는 4-1BB(CD137), OX40(CD134), GITR(CD357), 그리고 CD70과 같은 TNF 수퍼패밀리의 구성원들을 발현할 수 있다. 이 분자들 각각은 T 세포의 항세포사멸 프로그램과 효과기 T 세포와 보다 중요한 기억 T 세포 집단으로의 추가 발달을 지원할 수 있다.

따라서, 표적 치료 또는 다른 항종양 치료가 충분한 양과 활성으로 DAMP를 방출하여 완전한 항원 제시 세포로 cDC의 활성화를 촉진하는지 여부를 파악하는 것이 중요하다.

종양에서 수지상 세포의 역할

종양 상주 cDCs가 림프절에서 T 세포의 초기 초회항원자극(priming)을 담당하는 이동성 cDCs의 전구체로써 역할을 하는 것 이상의 역할을 하는지에 대해서는 일부 논쟁이 있다. 이와 관련하여, 여러 연구들에 따르면 cDCs가 없는 종양은 cDC가 풍부한 종양에 비해 더 적은 수의 효과기 활성화 T 세포(T 세포 초회항원자극에서 cDC 역할을 우회)가 종양에서 축적되고 지속되는 것으로 나타났다.[112] 또한, 명확한 사실을 증명한 연구들은 실질에 있는 cDCs가 조직 상주 효과기 T 세포를 지원하기위해 IL-2를 제공할 수 있음을 보여주었다.[86] 또한 종양에 인접하거나 종양과 관련된 조직에서 cDCs, B 세포, 그리고 섬유아세포로 구성된 3차 림프 구조의 형성은 많은 암 유형에서 양호한 예후를 예측하는데 상당히 유용하다. 이러한 데이터를 종합해 보면 조직 상주 cDCs는 효과기 T 세포들이 혈관을 빠져나가 표적 조직으로 침윤한 후에도 이들 세포를 유지하는 지지 역할을 하며, 종양미세환경으로 cDCs를 모이게 하려는 연구들의 이론적 근거를 뒷받침한다.

암에 대한 선천성 면역과 후천성 면역의 통합

T 세포 반응의 단계

적응형 T 세포 면역반응은 여러 단계로 나뉜다. 미접촉 T세포가 항원 보유 APC를 처음 만나는 것을 **초회항원자극**(*priming*)이라고 하며, 이어서 효과기 자손 복제 세포들(daughter clones)의 대규모 확장 및 확산을 **1차 반응**(*primary response*)이라고 한다(그림 7.7). 이러한 효과기 세포 대부분(~95%)을 **단기 수**

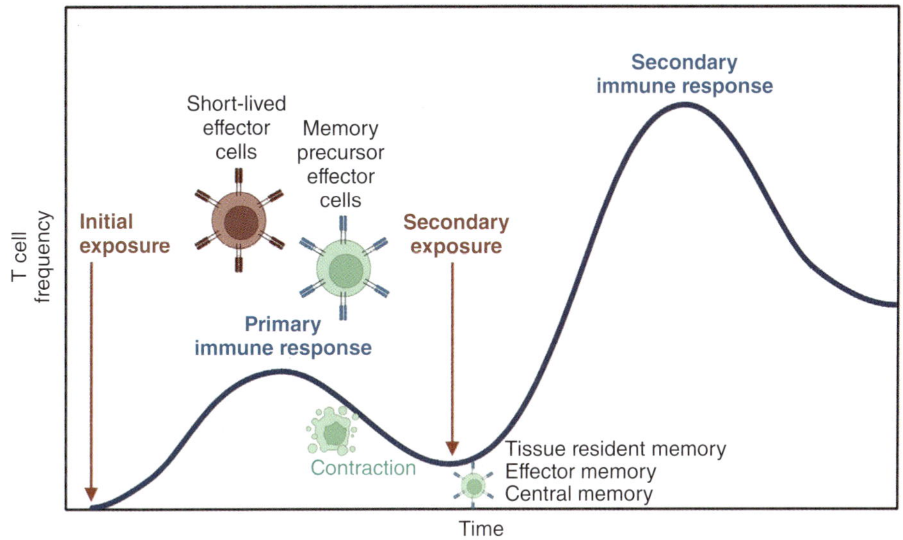

그림 7.7 CD8⁺ T 세포 반응의 단계 활성화된 CD8⁺ T 세포들은 TCR과 공동 자극에 참여한 후 빠르게 확장한다. 확장하는 동안 DC에 의해 림프절에서 생성되는 사이토카인들에 따라 초기 T 세포들은 최종 분화된 단기 수명 효과기 세포(short-lived effector cells, SLECs) 또는 기억 전구체 효과기 세포(memory precursor effector cells, MPECs)가 된다. MPEC 집단 내에는 림프절(central memory, 중앙 기억)에 상주하거나, 혈액을 순환하거나(effector memory, 효과기 기억), 또는 조직에 남아있는(tissue-resident memory, 조직 상주 기억) 장기 수명 기억 세포들(long-lived memory cells)이 있다. 대부분의 SLECs는 수축기 동안 세포사멸에 의해 죽음을 맞이하게 된다. 항원에 재노출되면 기억 T 세포는 빠르게 확장되어 1차 반응보다 더 크고 강력한 2차 반응을 일으킨다.(BioRender.com으로 제작).

명 효과기 세포(*short-lived effector cells, SLECs*) 라고 하며, **수축 단계**(*contraction phase*)라고 하는 반응의 정점에 이른 직후 세포 사멸을 겪게 된다.[114,115]

1차 반응에는 말기 분화를 거치지 않았으며 추가적인 자가 재생 능력을 가지고 있는 클론이 포함되어 있으며(아마도 TCR의 관여가 적고 염증 촉진성[proinflammatory] 사이토카인들에 노출되기 때문일 수 있음), 이러한 세포들을 **기억 전구 효과기 세포**(*memory precursor effector cell, MPEC*) 라고 한다.[116]

잔여 기억 세포들은 신체 여러 부위에 존재할 수 있다. 순환계를 순회하는 세포를 **효과기 기억 T 세포**(*effector memory T cell, T_{EM}*), 이차 림프 기관에 상주하는 세포들을 **중앙 기억 T 세포**(*central memory T cell, T_{CM}*)라고 한다.[117] 순환하는 기억 세포와 분리되어 조직 내에 존재하는 것을 **조직 상주 기억 세포**(*tissue-resident memory cell, T_{RM}*)라고 한다.[118,119] 이러한 각 집단은 수명과 재활성 속도가 다르며, 종양에 대한 보호 반응에 있어 의미 있고 다양한 역할을 수행할 수 있다. 기억 T 세포의 특징에는 활성화를 위한 공동 자극에 대한 의존도 감소, 항원에 대한 보다 높은 민감도, 자가 재생 능력, 미접촉 T 세포 집단에서 발견되는 것보다 특정 항원에 대한 보다 많은 전구체의 빈도 등이 있다.[120]

림프구 이동

적응형 면역반응의 효율성을 지원하는 중요한 요소는 미접촉 림프구, 효과기 림프구, 항원 제시 세포들의 조정된 이동이며, 이 세포들은 초회항원자극 또는 효과기 단계에서 동족 항원과 마주칠 가능성을 높이기 위해 림프절에 배치된다. 미접촉 T 세포는 혈관계를 지속적으로 순환하면서 이차 림프 기관들을 조사한다. 미접촉 T 세포들이 발현하는 세포 부착 분자들과 고내피 정맥(high endothelial venules, HEV) 표면에서 발현되는 리간드가 상호 작용하여 혈액에서 장기로 이동한다. 혈관 밖 누출(extravasation)과정은 혈관 주소단백(addressins)에 결합하는 L-셀렉틴에 의해 매개되는 림프구의 구르기(rolling)에 의해 시작되고, 이어서 CCL21 케모카인이 매개하는 림프구 기능 관련 항원 1(lymphocyte function-associated antigen 1, LFA-1)의 구조적 재배열이 결합 친화력을 증가시켜 견고한 접착이 이루어진다.[121,122] 마지막으로 T 세포는 CCL21과 CXCL12에 반응하여 내피세포를 가로질러 이동한다.[123,124] 일단 림프절 피질에 도달하면, 추가적인 케모카인들이 T 세포들을 T 세포 영역으로 유인해서 들어오는 DCs와 상주하는 DCs들을 조사할 수 있는 위치에 배치한다.[125] 활성화된 DCs는 CCL3 및 CCL4를 발현하여 미접촉 T 세포들을 모이게 하고, 림프절에서 동족 리간드와 만나게 되는 드문 T 세포의 무작위성을 보다 감소시킨다.[126]

T 세포들이 배액 림프절에서 동족 항원을 만난 후, TCR과 공동 자극 분자들로부터 파생된 신호는 아래에서 더 자세히 정의되는 다른 특성들을 가진 세포들을 만드는 증식과 분화 프로그램을 유도한다. 여포 보조 T 세포(T follicular helper cell, Tfh)들은 림프절에 상주하지만 B 세포 영역으로 이동하여 B 세포 분화를 지원하고, 많은 활성화된 T 세포들은 림프절을 빠져나와 항원이 발생한 부위로 이동한다. 보다 초기의 증식 단계에서 현재 활성화된 T 세포는 S1P의 농도차를 감지하는 S1P 수용체(sphingosine-1-phosphate receptor, S1PR)를 하향 조절하며, 미접촉 T 세포들은 이를 이용해서 림프절을 빠져나와 다시 순환계로 나온다. 여러 차례의 증식 과정을 거친 후 림프절에서 빠져나와 기원 부위를 찾으려면 활성화된 T 세포에서 발현하는 회귀 수용체들(homing receptors)에서 일련의 조정된 변화가 필요하다.

이 과정을 통해 세포들은 기원 부위의 내피세포에 표시된 주소와 일치하게 된다. 림프절에서 빠져나오려면 미접촉 T 세포가 림프절로 이동하는 것을 지원하는 회귀 수용체들, 즉 케모카인 수용체 CCR7과 인테그린 CD62L(L-셀렉틴[L-selectin])의 하향 조절이 필요하다. 이외에도 초기에 TCR 결합 후 일시적으로 하향 조절되는 S1PR의 재발현은 활성화된 T 세포가 S1P의 농도차에 따라 순환계로 이동할 수 있도록 한다. FTY-720과 같은 작용제로 S1PR을 자극하여 림프절에서 효과기 T 세포의 배출을 막는 것은 이식 생착을 향상시키는 새로운 치료법일 뿐만 아니라 면역 치료 중재에 의해 유발된 T 세포의 기원 부위를 이해하는 데 유용한 실험 도구다. L-셀렉틴 발현은 P-셀렉틴 당단백 리간드 1(P-selectin glycoprotein ligand-1, PSGL-1) 발현으로 대체되어 염증 부위에 P-셀렉틴(P-selectin) 및 E-셀렉틴(E-selectin)을 발현하는 활성화된 내피세포에서 T 세포가 테더링(tethering)과 구르기(rolling) 할 수 있도록 한다. PSGL-1발현은 매우 후기 항원 4(very late antigen-4, VLA-4)(혈관 내피세포 부착 단백 1[vascular cell adhesion protein 1, VCAM1]에 결합)를 포함하여 T 세포의 혈관 밖 누출(extravasation) 과정에 기여하는 다른 인테그린(integrins)의 상향 조절을 동반한다(그림 7.8).

중요한 것은 T 세포를 초회항원자극하는 cDC의 기원 부위가 활성화된 T 세포에 의해 발현되는 다른 특수한 회귀 수용체들의 발현에 영향을 미친다는 점이다. 예를 들어, 장에서 나온 DCs는 장 점막의 내피세포에서 발현되는 점막 주소 세포 부착 분자 1(mucosal address in cell adhesion molecule 1, MAdCAM-1)의 발현을 각인시킨다. 이는 피부 림프구 항원(cutaneous lymphocyte antigen, CLA)을 발현하는 피부 회귀 T 세포(skin-homing T cells)에서도 유사하게 관찰되었다. T 세포 이동에 대한 추가적인 조절

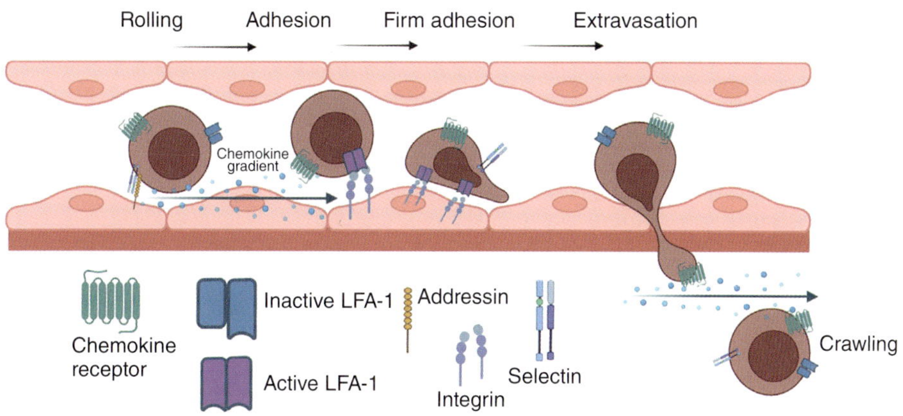

그림 7.8 림프구 이동 및 혈관 밖 유출 림프구들은 주소단백(addressins)과 셀렉틴(selectins)을 이용하여 활성화된 내피세포에서 구르기(rolling)를 시작한다. 케모카인 수용체의 결합은 LFA-1의 구조적 변화를 가져오고 ICAM-1에 단단히 부착할 수 있도록 한다. 일단 부착된 림프구들은 내피세포 장벽을 가로 질러 혈관 밖으로 빠져나가기 위해 혈관 밖 유출(diapedesis)를 경험하고 다른 화학주성 차이를 따라 이동할 수 있다. 미접촉 T 세포들이 림프절로 진입하고 효과기 T 세포들이 말초로 진입하기 위해서 비슷한 과정이 사용된다. (Biorender.com 에서 제작).

은 케모카인들의 발현에 의해 조정된다. 케모카인들은 미접촉 T 세포들이 림프절로 이동하는 것을 돕기 위해 구조적으로 발현될 수 있고(CCR7에 결합하는 CCL19와 CCL21) 조직 회귀의 영구적인 한 부분으로 발현될 수 있다(피부 내피세포에서 발현되며 각각 CCR4와 CCR10에 결합하는 CCL17와 CCL27).

감염과 기타 염증들에 반응하여 활성화되는 사이토카인들에 의해서도 다양한 케모카인이 유도될 수 있으며 이들은 내피 표면을 장식한다. 예를 들어, CXCL-9, -10 및 -11은 IFN-γ에 의해 유도되며 효과기 세포, 특히 $CD8^+$ T 세포, 보조 T(Th) 1 $CD4^+$ T 세포, 그리고 동종 수용체 CXCR3를 발현하는 NK 세포들이 모이도록 촉진한다. 회귀 T 세포에 케모카인 수용체들이 결합하면 테더링과 구르기에 관여하는 인테그린들의 구조적 변화가 발생하여 T 세포가 적절한 부위에서 혈관으로부터 빠져나갈 가능성이 높아진다.

특히, T 세포의 서로 다른 하위 집합은 서로 다른 케모카인 수용체들을 발현할 수 있으며, 염증 부위에서 선천성 면역 세포들의 서로 다른 하위 집합이 발현하는 케모카인들에 따라 반선택적인 방식으로 모여들게 된다. 협력하는 방식으로 이 과정을 통해 T 세포를 신체의 관련 부위에 보나 효율적으로 표적화해 모집 속도를 높이고 표적을 벗어난 면역 병리(off-target immunopathology) 현상을 제한할 수 있다. 특히, 종양의 혈관 구조는 효과적인 T 세포 모집에 대한 몇 가지 다른 장애 요인들을 보여주며, 이는 고형암에서 CAR-T와 세포치료들의 침윤이 상대적으로 저조한 이유를 설명할 수 있다. 종양 혈관계의 혼란스러운 특성이 T 세포에 대한 적절한 회귀 수용체 리간드들의 발현을 유도하는 능력을 제한하기 때문에 종양 혈관계의 정상화를 향상시키는 전략이 T 세포 진입을 촉진시킨다는 새로운 증거가 나오고 있다.

미접촉 B 세포들은 고내피 정맥(HEV)를 통해 미접촉 T 세포와 유사한 방식으로 혈관계에서 림프절로 들어가며 CCR7을 사용하여 림프절 기질 세포들과 여포 DCs에서 생성되는 CCL19과 CCL21에 반응한다. B 세포들이 여포로 모이는 것은 CXCR5에 의해 감지되는 CXCL13에 대한 유인(attraction)에 의해 매개된다.[127] B 세포들이 여포 수지상 세포들 또는 피막하 동 대식세포들(subcapsular sinus macrophages)

에 의해 제시된 옵소닌화 항원(opsonized antigen)에 의해 활성화되면, 이들 B 세포는 CCR7과 또 다른 케모카인 수용체 EBI2를 상향 조절한다; 추가적인 항원을 채집하기 위해 여포 밖 부위로 이동한다; 그 다음 CCL21을 따라 T 세포와 B 세포 영역의 경계로 이동하여 여포 보조 T 세포들과 만나서 동일한 항원에 특이적인 T 세포와 B 세포들이 상호작용할 수 있는 기회를 높이게 된다.[128]

T 세포 지원을 받게 되면, B 세포들은 여포 경계에서 증식과 분화를 진행하여 CCR7 발현을 감소시키고 EBI2를 증가시킨다. 한편, B 세포들은 다시 여포 사이 부위(interfollicular region)로 돌아와서 일차 초점인 분화 중인 B 세포들의 군집에 씨앗을 뿌릴 수 있게 한다. 형질모세포들은 이런 일차 초점들에서 파생된다. 형질 세포들은 형질모세포에서 유래할 수 있지만, 별도로 발생할 수 있으며 궁극적으로는 골수에 씨앗을 뿌려 수명이 긴 항체 분비 세포들이 생성된다.

이를 위해서는 말초를 채우기 위한 CXCR5의 하향 조절과 CXCR4 및 $\alpha4\beta1$ 인테그린의 발현 증가가 필요하다. 반면, B 세포와 Tfh가 EBI2 발현을 하향 조절하고 체세포 과돌연변이, 친화도 성숙, 항체들의 클래스 전환을 시작하면, (Tfh가 생성하는 사이토카인에 반응하여) 배아 중심부로 이동할 수 있다. 배아 중심 내에서의 이동은 CXCR4, CXCR5, 그리고 케모카인 CXCL12에 의해 조절된다. CXCR4의 하향 조절을 통해 세포들이 CXCL13을 발현하는 여포 DCs를 포함하는 명지대(light zone)로 이동할 수 있다.

수지상 세포, B 세포, T 세포들을 포함하는 림프절 유사 구조들이 종양과 관련되어 형성될 수 있다는 사실이 밝혀졌다. **3차 림프 구조**(*tertiary lymphoid structures,* TLS)로 불리우는 이러한 클러스터들은 일반적으로 암 환자에서 표준치료와 면역요법 모두에서 보다 나은 예후와 관련이 있다.[129] TLS가 만들어지기 위해서는 암 관련 섬유아세포(cancer-associated fibroblasts, CAFs)와 종양 내피에서 CCL19, CCL21, CXCL13, 그리고 말초 림프절 주소단백(peripheral node addressin, PNAd)을 포함하는 T 세포 및 B 세포 모집 케모카인의 조화로운 발현이 필요하며[130], 이는 암의 면역학적 환경을 개선하기 위해 B 세포 및 T 세포 모집과 관련된 케모카인과 인테그린의 발견을 어떻게 연구할 수 있을지 보여주고 있다.

암 면역에서 T 세포 하위 집합

세포독성 CD8⁺ T 세포

세포독성 T 세포는 주로 CD8 동반수용체(coreceptor)를 발현하는데, 이는 MHC 클래스 I 분자에 대한 중등도의 친화력을 가진 T 세포 수용체(TCR) 간의 상호작용을 강화하여 생존을 촉진한다. 이후 MHC 클래스 I 분자는 $CD8^+$ T 세포에 대한 선택 분자가 된다. MHC 클래스 I 분자에 제시된 항원에 대한 제한에 따라 CD8 발현이 강화된다.

세포독성 $CD8^+$ T 세포가 존재하지 않는 마우스 모델에서 종양이 더 흔하게 형성된다는 다양한 연구 결과들로 인해 세포독성 $CD8^+$ T 세포는 암 면역요법의 특별한 초점이 되고 있다. 또한, 인체 종양에서 이들의 존재는 다양한 종양 유형[3,131]에서, 그리고 면역관문 면역요법(checkpoint immunotherapy)에 대한 반응에서 보다 나은 예후와 상관관계가 있다.[132,133] 따라서 종양미세환경 내에서 이들의 존재를 향상시키는 중재와 치료에 대해 상당한 관심이 기울여지고 있다. 종양미세환경 내에서 이 세포 유형의 중요성은 표적 세포의 사멸을 유발하는 **효과기 기능**(*effector functions*)이라고 하는 다양한 활동들의 징후일 수 있다.

세포 용해

미접촉 CD8+ T 세포는 배액 림프절에서 MHC-펩타이드 리간드를 인식한 후 세포 용해(cytolysis)에 필요한 성분들의 발현을 전사하고 후성유전적으로 영향을 미친다. 세포 용해는 표적 세포벽에 퍼포린(perforins)에 의해 형성된 기공을 통해 그랜자임(granzymes)과 같은 세포 용해 효소들이 분출되는 것을 말한다. 이들 세포 용해 단백(granzymes, perforins, granulysins)은 변형된 **리소좀 과립**(*lysosome granules*)에 활성 형태로 저장된다.[134]

이러한 효소들은 세포질 카스파제(cytosolic caspases)를 직접 활성화하고 B 세포 림프종 2(B-cell lymphoma 2, Bcl2) 계열의 구성원들을 분해하고 미토콘드리아 막 무결성(integrity)을 파괴하여 표적 세포의 미토콘드리아를 손상시킴으로써 카스파제 의존적 세포 사멸(caspase-dependent cell death)을 시작한다. 중요한 것은 면역 병리를 제한하기 위해 적절한 MHC-펩타이드 복합체를 발현하지 않는 방관자 세포(bystander cells)들은 활성화된 CD8+ T 세포에 의해 죽지 않는데, 이는 세포독성 과립의 방출이 효과기 세포와 표적세포 사이에 고도로 양극화된 밀착 지점을 통해 이루어지기 때문이다. 말초에서 TCR 결합은 CD8+ T 세포에서 세포 용해 분자들의 추가 전사와 번역으로 이어진다. 따라서 세포독성 T 세포들은 여러 표적 세포들을 "연속적으로" 죽일 수 있다.

Fas 리간드 매개 용해

수용체를 통해 T 세포가 활성화되면 Fas 리간드(CD178)의 발현이 상향 조절된다. 이어서 Fas(CD95)를 발현하는 세포와 만나게 되면 세포 사멸 유도를 위해 Fas 꼬리의 사멸 영역을 이용하는 세포 사멸 경로가 시작된다.[135] 이 세포 사멸 기전 역시 일차 면역반응이 끝날 때 T 세포들의 프로그래밍된 제거에 중요한 역할을 한다.

사이토카인 분비

CD8+ T 세포들은 표적 세포를 직간접적으로 용해하는 것 외에, 표적 세포의 생존을 직간접적으로 억제하는 사이토카인을 분비한다. 종양 조절과 가장 관련이 있는 CD8+ T 세포에서 생성되는 사이토카인들은 TNF-α와 IFN-γ이다.[136-138] TNF-α가 생성되면 FADD(Fas Associated via Death Domain) 포함 TNF 수용체들을 통해 표적 세포를 사멸시킨다. IFN-γ의 발현은 표적 세포와 관련 세포들에 대해 유도성(pleiotropic) 영향을 미친다. IFN-γ는 MHC 클래스 I 분자들과 항원 처리 및 제시와 관련된 단백 발현을 촉진한다.[139]

또한, 주변 골수 세포의 활성화를 강화하여 활성 산소종(reactive oxygen species, ROS)과 유도성 산화질소 합성 효소(inducible nitric oxide synthase, iNOS)와 같은 종양 살상 분자들의 발현을 증가시킨다. IFN-γ는 종양미세환경에 추가적인 효과기 면역 세포들의 모집을 지원할 수 있는 케모카인의 발현도 유도한다.[140] 마지막으로 IFN-γ는 종양 혈관의 발달을 제한하는 강력한 항혈관 신생 기능을 가지고 있다. 놀라운 일은 아니지만, 초기 면역요법에서는 환자에게 이런 사이토카인을 주입해서 종양이 제거되는지 여부를 시험했다. 하지만, 전신적 사이토카인 치료들은 상당한 독성들을 가지고 있어 그 유용성이 제한적이라는 사실이 빠르게 인식되었다. 현재 연구들은 이런 사이토카인과 다른 사이토카인의 병변 내 전달(intralesional delivery)의 효과를 조사하고 있다.

보조 CD4⁺ T 세포

CD4⁺ T 세포는 MHC 클래스 II 펩타이드 복합체에 의해 선택된다. MHC 클래스 II의 발현은 MHC 클래스 I에 비해 상당히 제한되어 있다. 일반적으로 대식세포, 활성화된 B 세포 및 수지상 세포와 같은 전문 항원 제시 세포들만 MHC 클래스 II를 발현하지만 특정 상황에서는 종양 세포에서도 유도될 수 있다.

보조 CD4⁺ T 세포(Th)들이 활성화되면, 발현할 수 있는 전사인자들과 사이토카인들에 의해 정해진 하위 집합으로 분화한다. Th1, Th2, Th17 및 TfH들은 주요 효과기 CD4⁺ T 세포 하위 집합이며, 조절 T 세포(Treg)들은 CD4⁺ T 세포의 면역 억제 하위 집합을 나타낸다(그림 7.9). 다양한 병원체 침범에 대처하기 위해, 세포 내는 Th1, 세포 밖 세균에는 Th17, 기생충에는 Th2 등 서로 다른 보조 T 세포 집합들이 진화했다. TfH는 B 세포의 성숙과 클래스 전환을 지원한다. 각 하위 집합은 선천성 림프구(innate lymphoid cells, ILC)와 같은 선천성 면역계 세포들과 활발하게 상호작용하기 때문에 암 세포와 만나는 시간과 맥락에 따라 항종양 면역에 기여하는 정도가 다른 것으로 알려져 있다.[141] 이들 상호작용은 표면 분자들과 보조 T 세포가 분비하는 사이토카인에 의해 주도된다.

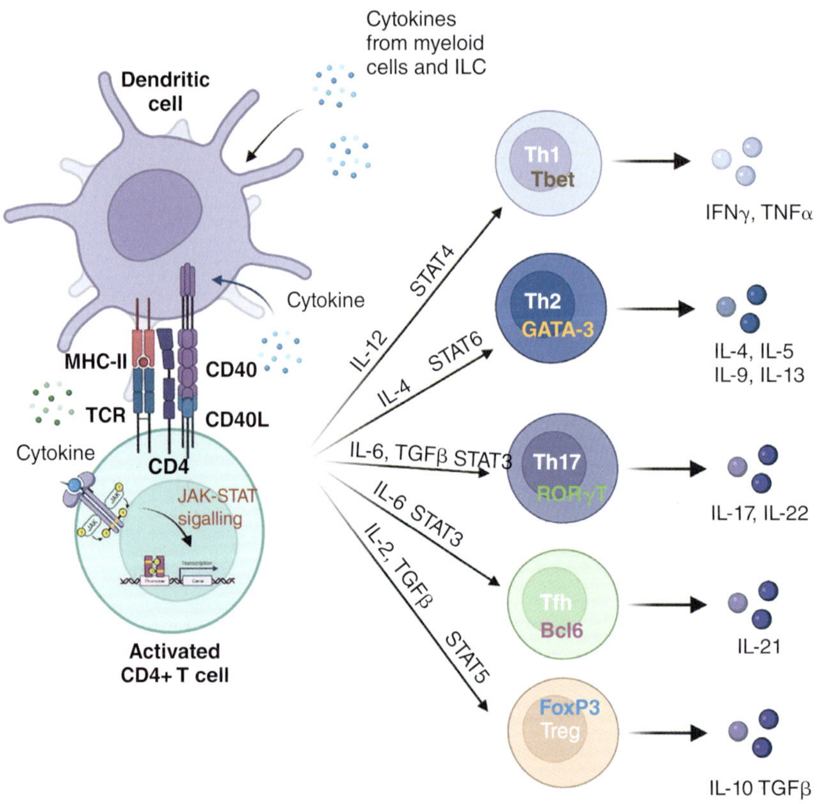

그림 7.9 CD4⁺ T 세포 분화는 사이토카인과 전사인자들에 의해 주도된다 수지상 세포들에 의해 초회항원자극되는 동안, CD4⁺ T 세포들은 수지상 세포들, 골수성 세포들 또는 선천성 유사 림프구들(innate-like lymphocytes, ILCs)로부터 방출된 사이토카인들에 노출된다. 사이토카인 수용체들은 JAK를 유도하여 핵으로 이동하고 다양한 전사 프로그램들을 조율하는 STAT를 활성화한다. 서로 다른 사이토카인은 서로 다른 STAT와 함께 작용하여 CD4⁺ T 세포의 여러 계통에서 사이토카인 생산을 주도하는 전사인자들을 유도한다.

Th1

전통적으로 IFN-γ와 TNF-α 발현이 특징인 이 세포들은 종양의 성장을 조절하는데 가장 큰 가치를 가진 것으로 여겨진다. Th1 시그니처는 전사인자 Tbet(*tbox22*)[142]의 발현에 의해 주도되며, 초회항원자극 과정에서 수지상 세포의 IL-12 분비에 의해 유도된다. IL-12는 STAT4 인산화와 핵으로의 접근을 유도하며, 이는 STAT1 인산화를 이용하여 전사 프로파일에 영향을 미치는 IFN-γ에 노출되면서 보다 강화된다. 일부 연구들은 IL-1이 Th1 분화를 지원하는 능력도 가지고 있음을 제시했다.

Th2

IL-4, IL-5 및 IL-13의 생성을 포함하며 Th2 특성을 지향하는 양극화는 STAT6를 통한 신호 전달과 IL-4에 노출에 의해 주도된다. 이는 다시 전사인자 GATA 결합 단백 3(GATA binding protein 3, GATA3)의 발현을 유도한다. IL-10은 주요 면역억제 사이토카인이며, STAT3 유도를 통해 DC 매개 T 세포 활성화를 저하시키고 T 세포 기능을 직접 억제할 수 있다.[143] 이와는 대조적으로 IL-10은 종양미세환경에서 T 세포 탈진에 대한 저항성을 촉진할 수 있다.[144] 종양 내 Th2 시그니처는 불량한 예후와 관련이 있고, 일반적으로 면역억제 활동의 여러 레퍼토리를 가진 M2 대식세포의 모집 및 분화와도 관련이 있다.

Th17

Th17 세포들은 IL-17, IL-21, IL-22를 생성하는 것이 특징이다. 특히, Th17 하위 집합으로의 양극화는 형질 전환 성장 인자 베타(transforming growth factor beta, TGF-β)와 IL-6를 사용하며, IL-21과 IL-23에 의해 강화되는 조절 T 세포(Treg) 분화와 유사하다. Th17 세포의 유도 전사인자는 RAR 관련 희귀 수용체 감마 T(RAR-related orphan receptor gamma T, RORγT)다. 한편, Th17 세포는 염증에 의한 종양 형성(inflammation-induced tumorigenesis)과 관련이 있으며, 다른 한편으로 Th17 세포가 생산하는 많은 사이토카인들은 종양에 대해 효과기 활성을 가지며 종양 득이적 Th17 세포를 주입하면 종양 성장을 억제할 수 있다.[145] Th17 세포는 어느 정도의 가소성을 나타내며 생체 내에서 Th1 세포로 전환될 수 있다.

여포 보조 T 세포

여포 보조 T 세포들은 B 세포의 증식과 항체 클래스 전환을 지원하는 보조 인자들을 제공하여 생식센터의 B 세포와 그에 따른 항체 반응을 돕는 역할을 하는 특정 하위 집합이다. TfH의 특징은 IL-6과 IL-21에 대한 반응으로 STAT3 신호 전달에 의해 유도되는 Bcl6 발현이다. 또한 이 세포들은 림프절의 B 세포 영역(B-cell zone)에 위치하는 데 도움을 주는 케모카인 수용체인 PD-1과 CXCR5를 흔하게 발현한다. 정상 상태에서 그들의 역할은 일차적으로 B 세포를 지원하는 것이지만, 다양한 고형암에서 TfH의 존재는 생존기간 연장과 관련이 있다.[146,147]

이는 종양의 적대적인 환경에서 면역반응을 유지하는 데 도움을 줄 수 있는 3차 림프 구조의 발달에 TfH가 기여한다는 점을 반영하는 것일 수 있다. 또한 TfH는 직접 클래스 전환을 유도하는 IFN-γ 및 IL-4를 포함한 다양한 사이토카인을 분비할 수 있는 능력을 가지고 있으며, 이런 능력이 종양의 면역반응에도 영향을 미칠 수 있다는 점에 유의해야 한다.

조절 T 세포

조절 T 세포(Treg)는 자기 항원들에 대한 음성 선택에서 살아남은 후 흉선에서 발생하며 말초 관용과 자가면역 예방에 중요한 역할을 한다. 마우스 모델과 유전 질환에서 전형적인 Treg 전사인자인 포크헤드 박스 P3(forkhead box P3, FOXP3)의 부재는 강력한 자가면역 병리를 초래한다. 반대로 종양 내 Treg 수치가 높으면 면역 치료에 대한 불량한 치료 결과 및 내성과 관련이 있다.[148] CD8:Treg 비율은 일반적으로 종양의 "**면역학적 적합성**(*immunologic fitness*)"을 나타내는 하나의 대리표지자(surrogate marker)로 사용된다. Treg는 자연적으로 흉선에서 생성되거나 유도된 것으로 생각된다. 후자의 경우, 활성화시 존재하는 사이토카인 환경(주로 TGF-β 및 IL-23)이 FOXP3 발현 유도를 촉진한다.[149]

Treg은 효과기 T 세포에 의존하며 이들로부터 생성된 IL-2를 제거한다. Treg은 효과기 T 세포 반응을 제한하기 위한 모든 기전을 가지고 있다. Treg은 다양한 효과기 활동들을 방해하는 것으로 밝혀진 IL-10, IL-35, TGF-β 를 포함하는 사이토카인들을 생성한다.[150] Treg은 CD80/CD86 매개 공동 자극을 위해 초기 T 세포에서 CD28과 경쟁하는 CTLA-4를 발현하며, 세포 밖 아데노신을 생산하는 효소들을 발현하여 효과기 T 세포의 대사 결핍을 유도한다.

적응형 면역의 생물학적 변수

노화가 면역력에 미치는 영향

적응형 면역의 여러 측면이 노화 과정의 영향을 받는다.[151] 림프구 생산과 지속성이 감소하여, 암 발생에 직접 대응 또는 암 백신에 반응하거나 CAR-T와 같은 면역 치료적 중재를 위한 도구로 사용될 수 있는 면역 레퍼토리에 잠재적인 공백이 생길 수 있다.[152] 이러한 변화를 총칭하여 **면역 노화**(*immunosenescence*)라고 한다.

림프구 발달

노화 과정에서 **염증성 노화**(*inflammaging*)라고 하는 염증 상태의 축적은 염증성 사이토카인들(inflammatory cytokines)의 만성적인 존재를 초래할 수 있다. 여러 연구들에서 만성 염증의 결과로 공통 조혈모전구세포들(common hematopoietic precursor cells)이 골수성 경로(myeloid pathway)로 보다 빈번하게 분화한다는 사실이 제시되었다. 이는 말초 면역계를 다시 채울 수 있도록 정해진 새로운 T 세포와 B 세포들의 생성을 제한한다. 골수에서 전구 B 세포의 생산은 나이가 듦에 따라 제한되는데, 아마도 림프구 생존인자인 IL-7의 감소 때문일 것이다. 미접촉 T 세포 레퍼토리, 특히 CD8^{+} T 세포 집단에서 나타나는 추가적인 제한들은 흉선 퇴화 과정으로 인해 발생한다. 흉선 퇴화는 흉선 생산을 크게 제한하여 항원에 대한 새로운 노출에 반응할 수 있는 잠재적 미접촉 T 세포 풀을 줄인다.

림프구 초회항원자극

T 세포 레퍼토리의 제한 외에도 노인 조혈모세포 집단에 존재하는 몇가지 생리적 변화들은 새로운 초

기 림프구와 기억 림프구 집단 모두를 손상시킬 가능성이 있다. 만성 염증과 사이토카인 노출은 수지상 세포들을 포함한 골수성 세포를 둔감하게 해서 사이토카인과 패턴 인식 분자들 모두에 반응하여 완전한 활성화에 도달하는 능력을 제한한다. 또한 노인 수지상 세포는 항원 처리에 결함이 있어 세포 표면에서 MHC-펩타이드 복합체의 제시를 제한한다는 증거도 있다.[153]

마지막으로, 숙주 대사의 전반적인 변화들은 림프구에서 생화학적 결핍으로 이어질 수 있다. 예를 들어, 콜레스테롤의 제한은 림프구 막 콜레스테롤의 존재를 손상시킬 수 있다. 이는 결국 효율적인 수용체 신호 전달에 필요한 지질 뗏목(lipid rafts) 형성의 효율성 감소로 이어져 림프구 활성화에 필요한 조정된 단계들을 방해한다.

림프구 지속성

적응형 면역의 특징은 항원에 대한 재노출에 반응하여 증식할 준비가 된 기억 림프구 집단을 생성하는 자가 재생(self-renewal) 능력이다. 백신 제형/조성이 기억 림프구 집단의 질과 지속성에 상당한 역할을 할 수 있지만(예: vaccinia 백신 접종 후 천연두에 대한 보호 기억은 수십 년 동안 지속되는 반면, 코로나-19에 대한 mRNA 백신은 상대적으로 일시적인 항체 생산을 유도한다는 연구 결과들이 있음),[154] 공통 항원에 대한 기억 림프구의 지속성은 백신 접종을 받은 젊은 집단과 고령 집단 사이에 차이가 있다.

정상적으로 각 림프구의 분열은 텔로미어(telomere, 말단 소립) 길이를 감소시켜 궁극적으로 세포 사멸을 유도한다. 림프구는 항원 자극 후 텔로머라제(telomerase)의 발현을 유도하여 처음에는 염기(nucleotides)를 다시 추가함으로써 텔로미어 손실을 보상한다. 하지만, 이는 몇 차례의 항원 자극에서만 발생한다.

따라서 항원 자극이 반복되면 효과기 기억 T 세포에서 입증된 바와 같이 텔로미어 길이가 감소하여 복제가 제한된다. 자연적인 노화 과정에서 접종 또는 백신 접종으로 생성된 미접촉 T 세포와 기억 림프구들은 텔로머라제 활성이 감소하고 조기 노화 징후와 증식 능력 감소를 보인다.[155]

면역력의 성별 차이

면역학적 연관성이 있는 많은 질병 상태는 성 이형성(sex dimorphism)을 나타내며, 성은 백신 접종과 감염에 대한 면역반응의 강도에 영향을 미치는 것으로 밝혀졌다.[156] 성 분화의 많은 측면들이 이형성에 기여할 수 있고 최근 연구들은 남성과 여성의 적응형 면역반응 사이에 일부 본질적인 차이가 있음을 입증하기 시작했지만, 이 분야의 심도 있는 연구는 여전히 미흡한 채로 남아 있다.[157-159]

여성의 형질세포양 수지상 세포(plasmacytoid dendritic cells, pDC)는 TLR 작용제로 자극했을 때 남성보다 세포당 더 많은 IFN-α를 생산한다.[160] 설명한 예에서 TLR-7은 X-염색체 연관이며, 여성 pDCs는 TLR-7을 보다 높은 수준으로 발현한다.[161] 조절 T 세포의 마스터 전사인자인 FoxP3 역시 X 염색체에서 발현되며, FOXP3의 돌연변이는 인체에서 면역 조절 장애(immune dysregulation), 다내분비병증(polyendocrinopathy), 장병증(enteropathy), 그리고 X 염색체 연관 증후군(X-linked syndrome, IPEX)을 유발한다.

실제로 **모자이크 현상**(*mosaicism*)과 **X 염색체 침묵**(*X-chromosome silencing*)으로부터의 탈출은 여성과

남성의 면역 관련 유전자들의 발현에 대한 염색체 침묵의 예상되는 균형 효과를 교란시킬 수 있다. 보다 최근 연구들에 따르면 Y 염색체에 비해 X 염색체에서 훨씬 더 높은 밀도로 암호화된 microRNA의 차이가[155] 적응형 면역반응의 질과 양에 영향을 미칠 수 있음을 시사하고 있다.

성에 따른 면역 영향의 또 다른 예로는 성 호르몬들과 T 세포 하위 집합에서 에스트로겐 수용체의 광범위한 발현을 들 수 있다. 에스트로겐 수용체 자극이 용량과 수용체 아형에 따라 T 세포 분화에 미치는 직접적인 영향이 입증되었다.[162,163] 따라서 나이가 들면서 에스트로겐 생산이 자연적으로 감소하는 것과 환자들이 에스트로겐 보충제를 복용하는 것 모두 암 항원들에 반응하는 T 세포의 분화 상태에 영향을 미칠 수 있다.

참고자료

1. **Dunn GP, Old LJ, Schreiber RD. The three Es of cancer immunoediting. *Annu Rev Immunol.* 2004;22:329-360.**
2. North RJ, Bursuker I. Generation and decay of the immune response to a progressive fibrosarcoma. I. Ly-1+2- suppressor T cells down-regulate the generation of Ly-1-2+ effector T cells. *J Exp Med.* 1984;159:1295.
3. Galon J, Costes A, Sanchez-Cabo F, et al. Type, density, and location of immune cells within human colorectal tumors predict clinical outcome. *Science.* 2006;313:1960-1964.
4. **Pagès F, Berger A, Camus M, et al. Effector memory T cells, early metastasis, and survival in colorectal cancer. *N Engl J Med.* 2005;353:2654-2666.**
5. Fridman WH, Pagès F, Saut`s-Fridman C, Galon J. The immune contexture in human tumours: impact on clinical outcome. *Nat Rev Cancer.* 2012;12:298-306.
6. Clemente CG, Mihm MC, Bufalino R, Zurrida S, Collini P, Cascinelli N. Prognostic value of tumor infiltrating lymphocytes in the vertical growth phase of primary cutaneous melanoma. *Cancer.* 1996;77(7):1303-1310.
7. Nikolic′-Žugic′ J, Bevan MJ. Role of self-peptides in positively selecting the T-cell repertoire. *Nature.* 1990;344:65-67.
8. Sherman LA, Hesse SV, Irwin MJ, La Face D, Peterson P. Selecting T cell receptors with high affinity for self-MHC by decreasing the contribution of CD8. *Science.* 1992;258:815-818.
9. Hogquist KA, Jameson SC, Heath WR, Howard JL, Bevan MJ, Carbone FR. T cell receptor antagonist peptides induce positive selection. *Cell.* 1994;76:17-27.
10. Starr TK, Jameson SC, Hogquist KA. Positive and negative selection of T cells. *Annu Rev Immunol.* 2003;21:139-176.
11. Kappler JW, Roehm N, Marrack P. T cell tolerance by clonal elimination in the thymus. *Cell.* 1987;49:273-280.
12. Slingluff CL, Hunt DF, Engelhard VH. Direct analysis of tumor-associated peptide antigens. *Curr Opin Immunol.* 1994;6:733-740.
13. Topalian SL, Hodi FS, Brahmer JR, et al. Safety, activity, and immune correlates of Anti–PD-1 antibody in cancer. *N Engl J Med.* 2012;366:2443-2454.
14. **Cox AL, Skipper J, Chen Y, et al. Identification of a peptide recognized by five melanoma-specific human cytotoxic T cell lines. *Science.* 1994;264:716-719.**
15. Rolink AG, Schaniel C, Andersson J, Melchers F. Selection events operating at various stages in B cell development. *Curr Opin Immunol.* 2001;13:202-207.
16. Di Noia JM, Neuberger MS. Molecular mechanisms of antibody somatic hypermutation. *Annu Rev Biochem.* 2007;76:1-22.
17. **Lu LL, Suscovich TJ, Fortune SM, Alter G. Beyond binding: antibody effector functions in infectious diseases. *Nat Rev Immunol.* 2018;18:46-61.**
18. Köhler G, Milstein C. Continuous cultures of fused cells secreting antibody of predefined specificity. *Nature.* 1975;256:495-497.
19. Oates J, Hassan NJ, Jakobsen BK. ImmTACs for targeted cancer therapy: why, what, how, and which. *Mol Immunol.* 2015;67:67-74.
20. Robinson RA, McMurran C, McCully ML, Cole DK. Engineering soluble T-cell receptors for therapy. *FEBS J.* 2021;288:6159-6173.
21. Parry RV, Chemnitz JM, Frauwirth KA, et al. CTLA-4 and PD-1 receptors inhibit T-Cell activation by distinct mechanisms. *Mol Cell Biol.* 2005;25:9543-9553.
22. Feucht J, Sun J, Eyquem J, et al. Calibration of CAR activation potential directs alternative T cell fates and therapeutic potency. *Nat Med.* 2019;25:82-88.
23. **Wu W, Zhou Q, Masubuchi T, et al. Multiple signaling roles of CD3ε and its application in CAR-T cell therapy. *Cell.* 2020;182:855-871.e23.**
24. Bettini ML, Guy C, Dash P, et al. Membrane association of the CD3ε signaling domain is required for optimal T cell development and function. *J Immunol.* 2014;193:258-267.
25. Courtney AH, Lo WL, Weiss A. TCR signaling: mechanisms of initiation and propagation. *Trends Biochem Sci.* 2018;43:108-123.
26. **Love PE, Hayes SM. ITAM-mediated signaling by the T-cell antigen receptor. *Cold Spring Harb Perspect Biol.* 2010;2:a002485.**
27. Parsons SJ, Parsons JT. Src family kinases, key regulators of signal transduction. *Oncogene.* 2004;23:7906-7909.
28. Rossy J, Owen DM, Williamson DJ, Yang Z, Gaus K. Conformational states of the kinase Lck regulate clustering in early T cell signaling. *Nat Immunol.* 2012;14:82-89.
29. Bougeret C, Delaunay T, Romero F, et al. Detection of a physical and functional interaction between Csk and Lck which involves the SH2 domain of Csk and

is mediated by autophosphorylation of Lck on tyrosine 394. *J Biol Chem.* 1996;271:7465-7472.

30. D'Oro U, Ashwell JD. Cutting edge: the CD45 tyrosine phosphatase is an inhibitor of Lck activity in thymocytes. *J Immunol.* 1999;162:1879-1883.

31. Hobbs HT, Shah NH, Badroos JM, Gee CL, Marqusee S, Kuriyan J. Differences in the dynamics of the tandem-SH2 modules of the Syk and ZAP-70 tyrosine kinases. *Protein Sci.* 2021;30:2373-2384.

32. Gold MR, Law DA, DeFranco AL. Stimulation of protein tyrosine phosphorylation by the B-lymphocyte antigen receptor. *Nature.* 1990;345:810-813.

33. Kurosaki T, Johnson SA, Pao L, Sada K, Yamamura H, Cambier JC. Role of the Syk autophosphorylation site and SH2 domains in B cell antigen receptor signaling. *J Exp Med.* 1995;182:1815-1823.

34. **Iwashima M, Irving BA, Van Oers NSC, Chan AC, Weiss A. Sequential interactions of the TCR with two distinct cytoplasmic tyrosine kinases. *Science.* 1994;193:4279-4282.**

35. Sykulev Y, Brunmark A, Jackson M, Cohen RJ, Peterson PA, Eisen HN. Kinetics and affinity of reactions between an antigen-specific T cell receptor and peptide-MHC complexes. *Immunity.* 1994;1:15-22.

36. Poenie M, Tsien RY, Schmitt-Verhulst AM. Sequential activation and lethal hit measured by [Ca2+]i in individual cytolytic T cells and targets. *EMBO J.* 1987;6:2223-2232.

37. Gagnon E, Schubert DA, Gordo S, Chu HH, Wucherpfennig KW. Local changes in lipid environment of TCR microclusters regulate membrane binding by the CD3ε cytoplasmic domain. *J Exp Med.* 2012;209:2423-2439.

38. Yokosuka T, Sakata-Sogawa K, Kobayashi W, et al. Newly generated T cell receptor microclusters initiate and sustain T cell activation by recruitment of Zap70 and SLP-76. *Nat Immunol.* 2005;6:1253-1262.

39. Yablonski D, Weiss A. Mechanisms of signaling by the hematopoietic-specific adaptor proteins, SLP-76 and LAT and their B cell counterpart, BLNK/SLP-65. *Adv Immunol.* 2001;79:93-128.

40. **Macian F. NFAT proteins: key regulators of T-cell development and function. *Nat Rev Immunol.* 2005;5:472-484.**

41. Kuo CT, Leiden JM. Transcriptional regulation of t lymphocyte development and function. *Annu Rev Immunol.* 2003;17:149-187.

42. Macintyre AN, Finlay D, Preston G, et al. Protein kinase B controls transcriptional programs that direct cytotoxic T cell fate but is dispensable for T cell metabolism. *Immunity.* 2011;34:224-236.

43. Navarro MN, Cantrell DA. Serine-threonine kinases in TCR signaling. *Nat Immunol.* 2014;15:808-814.

44. **Chi H. Regulation and function of mTOR signalling in T cell fate decision. *Nat Rev Immunol.* 2012;12:325.**

45. Kwak K, Akkaya M, Pierce SK. B cell signaling in context. *Nat Immunol.* 2019;20:963-969.

46. Satterthwaite AB, Li Z, Witte ON. Btk function in B cell development and response. *Semin Immunol.* 1998;10:309-316.

47. Freeman GJ, Gribben JG, Boussiotis VA, et al. Cloning of B7-2: a CTLA-4 counter-receptor that costimulates human T cell proliferation. *Science.* 1993;262:909-911.

48. Gimmi CD, Freeman GJ, Gribben JG, et al. B-cell surface antigen B7 provides a costimulatory signal that induces T cells to proliferate and secrete interleukin 2. *Proc Natl Acad Sci U S A.* 1991;88:6575-6579.

49. Thompson CB, Lindsten T, Ledbetter JA, et al. CD28 activation pathway regulates the production of multiple T-cell-derived lymphokines/cytokines. *Proc Natl Acad Sci U S A.* 1989;86:1333-1337.

50. Cerdan C, Martin Y, Courcoul M, et al. Prolonged IL-2 receptor alpha/CD25 expression after T cell activation via the adhesion molecules CD2 and CD28. Demonstration of combined transcriptional and post-transcriptional regulation. *J Immunol.* 1992;149:2255-2261.

51. Holdorf AD, Green JM, Levin SD, et al. Proline residues in Cd28 and the Src Homology (Sh)3 domain of Lck are required for T cell costimulation. *J Exp Med.* 1999;190:375-384.

52. Schneider H, Cai YC, Prasad KVS, Shoelson SE, Rudd CE. T cell antigen CD28 binds to the GRB-2/SOS complex, regulators of p21ras. *Eur J Immunol.* 1995;25:1044-1050.

53. Schwartz RH. T cell anergy. *Annu Rev Immunol.* 2003;21:305-334.

54. Mueller DL. E3 ubiquitin ligases as T cell anergy factors. *Nat Immunol.* 2004;5:883-890.

55. Krummel MF, Allison JP. CD28 and CTLA-4 have opposing effects on the response of T cells to stimulation. *J Exp Med.* 1995;182:459-465.

56. Chambers CA, Sullivan TJ, Allison JP. Lymphoproliferation in CTLA-4–deficient mice is mediated by costimulation-dependent activation of CD4+ T cells. *Immunity.* 1997;7:885-895.

57. **Leach DR, Krummel MF, Allison JP. Enhancement of antitumor immunity by CTLA-4 blockade. *Science.* 1996;271:1734-1736.**

58. Croft M. The role of TNF superfamily members in T-cell function and diseases. *Nat Rev Immunol.* 2009;9:271-285.

59. Pasare C, Medzhitov R. Control of B-cell responses by Toll-like receptors. *Nature.* 2005;438:364-368.

60. Maglione PJ, Simchoni N, Black S, et al. IRAK-4 and MyD88 deficiencies impair IgM responses against T-independent bacterial antigens. *Blood.* 2014;124:3561-3571.

61. Crotty S. T follicular helper cell biology: a decade of discovery and diseases. *Immunity.* 2019;50:1132-1148.

62. Gray D, Siepmann K, Wohlleben G. CD40 ligation in B cell activation, isotype switching and memory development. *Semin Immunol.* 1994;6:303-310.

63. Tangye SG, Ma CS. Regulation of the germinal center and humoral immunity by interleukin-21. *J Exp Med.* 2020;217:e20191638.

64. Kalled SL. Impact of the BAFF/BR3 axis on B cell survival, germinal center maintenance and antibody production. *Semin Immunol.* 2006;18:290-296.

65. Blackburn SD, Shin H, Haining WN, et al. Coregulation of CD8+ T cell exhaustion by multiple inhibitory receptors during chronic viral infection. *Nat Immunol.* 2009;10:29-37.

66. Ahmadzadeh M, Johnson LA, Heemskerk B, et al. Tumor antigen-specific CD8 T cells infiltrating the tumor express high levels of PD-1 and are functionally impaired. *Blood.* 2009;114:1537-1544.

67. Wherry EJ, Kurachi M. Molecular and cellular insights into T cell exhaustion. *Nat Rev Immunol.* 2015;15:486-499.

68. Paley MA, Kroy DC, Odorizzi PM, et al. Progenitor and terminal subsets of CD8+ T cells cooperate to contain chronic viral infection. *Science.* 2012;338:1220-1225.

69. Escobar G, Mangani D, Anderson AC. T cell factor 1: a master regulator of the T cell response in disease. *Sci Immunol.* 2020;5:9726.

70. Scott AC, Dündar F, Zumbo P, et al. TOX is a critical regulator of tumour-specific T cell differentiation. *Nature.* 2019;571:270-274.

71. Chihara N, Madi A, Kondo T, et al. Induction and transcriptional regulation of the co-inhibitory gene module in T cells. *Nature.* 2018;558:454-459.

72. Shin H, Blackburn SD, Intlekofer AM, et al. A role for the transcriptional repressor Blimp-1 in CD8+ T cell exhaustion during chronic viral infection. *Immunity.* 2009;31:309-320.

73. Anderson AC, Joller N, Kuchroo VK. Lag-3, Tim-3, and TIGIT: co-inhibitory receptors with specialized functions in immune regulation. *Immunity.* 2016;44:989-1004.

74. Curiel TJ, Wei S, Dong H, et al. Blockade of B7-H1 improves myeloid dendritic cell-mediated antitumor immunity. *Nat Med.* 2003;9:562-567.

75. Franco F, Jaccard A, Romero P, Yu YR, Ho PC. Metabolic and epigenetic regulation of T-cell exhaustion. *Nat Metab.* 2020;2:1001-1012.

76. Samstein RM, Lee CH, Shoushtari AN, et al. Tumor mutational load predicts survival after immunotherapy across multiple cancer types. *Nat Genet.* 2019;51:202-206.

77. Rizvi NA, Hellmann MD, Snyder A, et al. Mutational landscape determines sensitivity to PD-1 blockade in non-small cell lung cancer. *Science.* 2015;348:124-128.

78. Barber DL, Wherry EJ, Masopust D, et al. Restoring function in exhausted CD8 T cells during chronic viral infection. *Nature.* 2006;439:682-687.

79. Pellegrini M, Calzascia T, Elford AR, et al. Adjuvant IL-7 antagonizes multiple cellular and molecular inhibitory networks to enhance immunotherapies. *Nat Med.* 2009;15:528-536.

80. Roe K. NK-cell exhaustion, B-cell exhaustion and T-cell exhaustion—the differences and similarities. *Immunology.* 2022;166:155-168.

81. Crespo J, Sun H, Welling TH, Tian Z, Zou W. T cell anergy, exhaustion, senescence, and stemness in the tumor microenvironment. *Curr Opin Immunol.* 2013;25:214-221.

82. Goronzy JJ, Weyand CM. Mechanisms underlying T cell ageing. *Nat Rev Immunol.* 2019;19:573-583.

83. Lian J, Yue Y, Yu W, Zhang Y. Immunosenescence: a key player in cancer development. *J Hematol Oncol.* 2020;13:1-18.

84. O'Neill LAJ, Kishton RJ, Rathmell J. A guide to immunometabolism for immunologists. *Nat Rev Immunol.* 2016;16:553.

85. van der Windt GJW, O'Sullivan D, Everts B, et al. CD8 memory T cells have a bioenergetic advantage that underlies their rapid recall ability. *Proc Natl Acad Sci.* 2013;110:14336-14341.

86. Cham CM, Gajewski TF. Glucose availability regulates IFN-gamma production and p70S6 kinase activation in CD8+ effector T cells. *J Immunol.* 2005;174:4670-4677.

87. Chang CH, Curtis JD, Maggi LB, et al. Posttranscriptional control of T cell effector function by aerobic glycolysis. *Cell.* 2013;153:1239-1251.

88. Wang R, Dillon CP, Shi LZ, et al. The Transcription factor Myc controls metabolic reprogramming upon T lymphocyte activation. *Immunity*. 2011;35:871-882.

89. Ho PC, Bihuniak JD, Macintyre AN, et al. Phosphoenolpyruvate is a metabolic checkpoint of Anti-tumor T cell responses. *Cell*. 2015;162:1217-1228.

90. Chang CH, Qiu J, O'Sullivan D, et al. Metabolic competition in the tumor microenvironment is a driver of cancer progression. *Cell*. 2015;162:1229-1241.

91. Gerriets VA, Kishton RJ, Johnson MO, et al. Foxp3 and Toll-like receptor signaling balance Treg cell anabolic metabolism for suppression. *Nat Immunol*. 2016;17:1459-1466.

92. Gubin MM, Zhang X, Schuster H, et al. Checkpoint blockade cancer immunotherapy targets tumour-specific mutant antigens. *Nature*. 2014;515:577-581.

93. Boothby M, Rickert RC. Metabolic regulation of the immune humoral response. *Immunity*. 2017;46:743-755.

94. Blair D, Dufort FJ, Chiles TC. Protein kinase Cβ is critical for the metabolic switch to glycolysis following B-cell antigen receptor engagement. *Biochem J*. 2012;448:165-169.

95. Mellman I, Steinman RM. Dendritic cells: specialized and regulated antigen processing machines. *Cell*. 2001;106:255-258.

96. Trombetta ES, Mellman I. Cell biology of antigen processing in vitro and in vivo. *Annu Rev Immunol*. 2005;23:975-1028.

97. Ferris ST, Durai V, Wu R, et al. cDC1 prime and are licensed by CD4+ T cells to induce anti-tumour immunity. *Nature*. 2020;584:624-629.

98. Dudziak D, Kamphorst AO, Heidkamp GF, et al. Differential antigen processing by dendritic cell subsets in vivo. *Science*. 2007;315:107-111.

99. Binnewies M, Mujal AM, Pollack JL, et al. Unleashing type-2 dendritic cells to drive protective antitumor CD4+ T cell immunity. *Cell*. 2019;177:556-571.e16.

100. Daro E, Butz E, Smith J, Teepe M, Maliszewski CR, McKenna HJ. Comparison of the functional properties of murine dendritic cells generated in vivo with FLT3 ligand, GM-CSF and FLT3 ligand plus GM-CSF. *Cytokine*. 2002;17:119-130.

101. Savina A, Amigorena S. Phagocytosis and antigen presentation in dendritic cells. *Immunol Rev*. 2007;219:143-156.

102. Lemke G. How macrophages deal with death. *Nat Rev Immunol*. 2019;19:539-549.

103. Obeid M, Tesniere A, Ghiringhelli F, et al. Calreticulin exposure dictates the immunogenicity of cancer cell death. *Nat Med*. 2007;13:54-61.

104. Reis E Sousa C. Activation of dendritic cells: translating innate into adaptive immunity. *Curr Opin Immunol*. 2004;16:21-25.

105. Woo SR, Corrales L, Gajewski TF. Innate immune recognition of cancer. *Annu Rev Immunol*. 2015;33:445-474.

106. Menger L, Vacchelli E, Adjemian S, et al. Cardiac glycosides exert anticancer effects by inducing immunogenic cell death. *Sci Transl Med*. 2012;4(143):143ra99.

107. Randolph GJ, Angeli V, Swartz MA. Dendritic-cell trafficking to lymph nodes through lymphatic vessels. *Nat Rev Immunol*. 2005;5:617-628.

108. Mempel TR, Henrickson SE, Von Andrian UH. T-cell priming by dendritic cells in lymph nodes occurs in three distinct phases. *Nature*. 2004;427:154-159.

109. Schoenberger SP, Toes REM, Van Dervoort EIH, Offringa R, Melief CJM. T-cell help for cytotoxic T lymphocytes is mediated by CD40-CD4OL interactions. *Nature*. 1998;393:480-483.

110. Semmling V, Lukacs-Kornek V, Thaiss CA, et al. Alternative cross-priming through CCL17-CCR4-mediated attraction of CTLs toward NKT cell–licensed DCs. *Nat Immunol*. 2010;11:313-320.

111. Fucikova J, Kepp O, Kasikova L, et al. Detection of immunogenic cell death and its relevance for cancer therapy. *Cell Death Dis*. 2020;11:1-13.

112. Spranger S, Dai D, Horton B, Gajewski TF. Tumor-residing Batf3 dendritic cells are required for effector T cell trafficking and adoptive T cell therapy. *Cancer Cell*. 2017;31:711-723.e4.

113. Feau S, Garcia Z, Arens R, Yagita H, Borst J, Schoenberger SP. The CD4+ T-cell help signal is transmitted from APC to CD8+ T-cells via CD27–CD70 interactions. *Nat Commun*. 2012;3:948.

114. McKinstry KK, Strutt TM, Swain SL. Regulation of CD4+ T-cell contraction during pathogen challenge. *Immunol Rev*. 2010;236:110-124.

115. Watanabe N, Arase H, Kurasawa K, et al. Th1 and Th2 subsets equally undergo Fas-dependent and -independent activation-induced cell death. *Eur J Immunol*. 1997;27:1858-1864.

116. Kaech SM, Tan JT, Wherry EJ, Konieczny BT, Surh CD, Ahmed R. Selective expression of the interleukin 7 receptor identifies effector CD8 T cells that give rise to long-lived memory cells. *Nat Immunol*. 2003;4:1191-1198.

117. Sallusto F, Lenig D, Förster R, Lipp M, Lanzavecchia

A. Two subsets of memory T lymphocytes with distinct homing potentials and effector functions. *Nature*. 1999;401:708-712.

118. Schenkel JM, Fraser KA, Vezys V, Masopust D. Sensing and alarm function of resident memory CD8+ T cells. *Nat Immunol*. 2013;14:509-513.

119. Mackay LK, Minnich M, Kragten NAM, et al. Hobit and Blimp1 instruct a universal transcriptional program of tissue residency in lymphocytes. *Science*. 2016;352:459-463.

120. Kaech SM, Wherry EJ, Ahmed R. Effector and memory T-cell differentiation: implications for vaccine development. *Nat Rev Immunol*. 2002;2:251-262.

121. Weninger W, Manjunath N, Von Andrian UH. Migration and differentiation of CD8+ T cells. *Immunol Rev*. 2002;186:221-233.

122. Rahimi RA, Luster AD. Chemokines: critical regulators of memory T cell development, maintenance, and function. *Adv Immunol*. 2018;138:71-98.

123. Subramanian H, Grailer JJ, Ohlrich KC, et al. Signaling through L-selectin mediates enhanced chemotaxis of lymphocyte subsets to secondary lymphoid tissue chemokine. *J Immunol*. 2012;188:3223-3236.

124. Springer TA. Traffic signals on endothelium for lymphocyte recirculation and leukocyte emigration. *Annu Rev Physiol*. 1995;57:827-872.

125. Förster R, Schubel A, Breitfeld D, et al. CCR7 coordinates the primary immune response by establishing functional microenvironments in secondary lymphoid organs. *Cell*. 1999;99:23-33.

126. Castellino F, Huang AY, Altan-Bonnet G, Stoll S, Scheinecker C, Germain RN. Chemokines enhance immunity by guiding naive CD8+ T cells to sites of CD4+ T cell–dendritic cell interaction. *Nature*. 2006;440:890-895.

127. Lu E, Cyster JG. G-protein coupled receptors and ligands that organize humoral immune responses. *Immunol Rev*. 2019;289:158-172.

128. Pereira JP, Kelly LM, Jason JGC. Finding the right niche: B-cell migration in the early phases of T-dependent antibody responses. *Int Immunol*. 2010;22:413-419.

129. Rodriguez AB, Engelhard VH. Insights into tumor-associated tertiary lymphoid structures: novel targets for antitumor immunity and cancer immunotherapy. *Cancer Immunol Res*. 2020;8:1338-1345.

130. Weinstein AM, Storkus WJ. Biosynthesis and functional significance of peripheral node addressin in cancer-associated TLO. *Front Immunol*. 2016;7:301.

131. Fridman WH, Pagès F, Saut`s-Fridman C, Galon J. The immune contexture in human tumours: impact on clinical outcome. *Nat Rev Cancer*. 2012;12:298-306.

132. Jiang P, Gu S, Pan D, et al. Signatures of T cell dysfunction and exclusion predict cancer immunotherapy response. *Nat Med*. 2018;24:1550-1558.

133. Sharma P, Hu-Lieskovan S, Wargo JA, Ribas A. Primary, adaptive, and acquired resistance to cancer immunotherapy. *Cell*. 2017;168:707-723.

134. Voskoboinik I, Whisstock JC, Trapani JA. Perforin and granzymes: function, dysfunction and human pathology. *Nat Rev Immunol*. 2015;15:388-400.

135. Golstein P, Griffiths GM. An early history of T cell-mediated cytotoxicity. *Nat Rev Immunol*. 2018;18(8):527-535.

136. Grasso CS, Tsoi J, Onyshchenko M, et al. Conserved Interferon-γ signaling drives clinical response to immune checkpoint blockade therapy in melanoma. *Cancer Cell*. 2020;38:500-515.e3.

137. Shankaran V, Ikeda H, Bruce AT, et al. IFNγ and lymphocytes prevent primary tumour development and shape tumour immunogenicity. *Nature*. 2001;410:1107-1111.

138. Kearney CJ, Vervoort SJ, Hogg SJ, et al. Tumor immune evasion arises through loss of TNF sensitivity. *Sci Immunol*. 2018;3:eaar3451.

139. Früh K, Yang Y. Antigen presentation by MHC class I and its regulation by interferon γ. *Curr Opin Immunol*. 1999;11:76-81.

140. Metzemaekers M, Vanheule V, Janssens R, Struyf S, Proost P. Overview of the mechanisms that may contribute to the non-redundant activities of interferon-inducible CXC chemokine receptor 3 ligands. *Front Immunol*. 2018;8:1970.

141. Borst J, Ahrends T, Bałbała N, Melief CJM, Kastenmüller W. CD4+ T cell help in cancer immunology and immunotherapy. *Nat Rev Immunol*. 2018;18(10):635-647.

142. Szabo SJ, Kim ST, Costa GL, Zhang X, Fathman CG, Glimcher LH. A novel transcription factor, T-bet, directs Th1 lineage commitment. Cell. 2000;100:655-669.

143. Yu H, Kortylewski M, Pardoll D. Crosstalk between cancer and immune cells: role of STAT3 in the tumour microenvironment. *Nat Rev Immunol*. 2007;7:41-51.

144. Hanna BS, Llaó-Cid L, Iskar M, et al. Interleukin-10 receptor signaling promotes the maintenance of a PD-1int TCF-1+ CD8+ T cell population that sustains anti-tumor immunity. *Immunity*. 2021;54:2825-2841.e10.

145. Zou W, Restifo NP. TH17 cells in tumour immunity

and immunotherapy. *Nat Rev Immunol.* 2010;10:248-256.

146. Gu-Trantien C, Loi S, Garaud S, et al. CD4+ follicular helper T cell infiltration predicts breast cancer survival. *J Clin Invest.* 2013;123:2873-2892.

147. Cui C, Wang J, Fagerberg E, et al. Neoantigen-driven B cell and CD4 T follicular helper cell collaboration promotes anti-tumor CD8 T cell responses. *Cell.* 2021;184:6101-6118.e13.

148. Plitas G, Rudensky AY. Regulatory T cells in cancer. *Annu Rev Cancer Biol.* 2020;4:459-477.

149. Savage PA, Klawon DEJ, Miller CH. Regulatory T cell development. *Annu Rev Immunol.* 2020;38:421-453.

150. Sawant DV, Yano H, Chikina M, et al. Adaptive plasticity of IL-10+ and IL-35+ Treg cells cooperatively promotes tumor T cell exhaustion. *Nat Immunol.* 2019;20:724-735.

151. Kumar BV, Connors TJ, Farber DL. Human T cell development, localization, and function throughout life. *Immunity.* 2018;48:202-213.

152. Elias R, Hartshorn K, Rahma O, Lin N, Snyder-Cappione JE. Aging, immune senescence, and immunotherapy: a comprehensive review. *Semin Oncol.* 2018;45:187-200.

153. Agrawal A, Agrawal S, Gupta S. Dendritic cells in human aging. *Exp Gerontol.* 2007;42:421-426.

154. Ibarrondo FJ, Fulcher JA, Goodman-Meza D, et al. Rapid Decay of Anti-SARS-CoV-2 Antibodies in Persons with Mild Covid-19. *N Engl J Med.* 2020;383(11):1085-1087. doi:10.1056/NEJMc2025179.

155. Fali T, Papagno L, Bayard C, et al. New insights into lymphocyte differentiation and aging from telomere length and telomerase activity measurements. *J Immunol.* 2019;202:1962-1969.

156. Libert C, Dejager L, Pinheiro I. The X chromosome in immune functions: when a chromosome makes the difference. *Nat Rev Immunol.* 2010;10:594-604.

157. Jacobsen H, Klein SL. Sex Differences in Immunity to Viral Infections. *Front Immunol.* 2021;12:720952. Published 2021 Aug 31. doi:10.3389/fimmu.2021.720952.

158. Wilkinson NM, Chen HC, Lechner MG, Su MA Sex Differences in Immunity. *Annu Rev Immunol.* 2022;40:75–94. doi:10.1146/annurev-immunol-101320-125133.

159. Bunders MJ, Altfeld M Implications of Sex Differences in Immunity for SARS-CoV-2 Pathogenesis and Design of Therapeutic Interventions. *Immunity.* 2020;53(3):487–495. doi:10.1016/j.immuni.2020.08.003.

160. Meier A, Chang JJ, Chan ES, et al. Sex differences in the Toll-like receptor–mediated response of plasmacytoid dendritic cells to HIV-1. *Nat Med.* 2009;15:955-959.

161. Souyris M, Mejía JE, Chaumeil J, Guéry JC. Female predisposition to TLR7-driven autoimmunity: gene dosage and the escape from X chromosome inactivation. *Semin Immunopathol.* 2018;41:153-164.

162. Priyanka HP, Krishnan HC, Singh RV, Hima L, ThyagaRajan S. Estrogen modulates in vitro T cell responses in a concentration- and receptor-dependent manner: effects on intracellular molecular targets and antioxidant enzymes. *Mol Immunol.* 2013;56:328-339.

163. Lang TJ. Estrogen as an immunomodulator. *Clin Immunol.* 2004;113:224-230.

※ 주요 참고자료는 진하게 표시되어 있다.

8장

암 - 면역 탐지를 회피한다

John E. Niederhuber

주요 사실 요약

- 인체 악성 종양의 자연사와 숙주 면역 체계와의 관계는 제거(elimination), 평형(equilibrium), 회피(escape)의 '세 가지 E'로 구성된다고 설명되어 왔다.
- 종양이 진행하기 위해서는 적응형 면역 체계의 $CD8^{+}$ T 세포들과 선천성 면역 체계의 자연살해(natural killer, NK) 세포들의 세포 파괴 능력에 의한 면역 조절을 벗어나야 한다.
- 면역 체계가 종양을 제거하려고 시도할 때 종양을 자기 자신이 아닌 비 자기(non-self)로 인식하도록 면역 체계를 변경하는 "면역편집"(immunoediting) 과정을 거치게 되고 그 결과 종양은 면역 파괴를 피할 수 있게 된다.
- 종양에 대한 초기 면역 인식에도 불구하고, 종양이 진행함에 따라 항원 인식 능력이 낮거나 면역 세포 파괴에 대해 저항력이 큰 종양 세포 클론들이 우선적으로 선택되어 종양이 진행된다(면역 편집).
- 암이라고 불리는 많은 질병들은 유전적 불안정성이 특징이며, 따라서 전사와 번역의 복잡한 기전을 포함해서 세포에서 여러 정상적인 과정을 수행하는 단백들을 암호화하는 유전자들에서 돌연변이와 구조적 유전적 변이가 발생하기 쉽다. 종양 세포는 1,000개 이상의 유전적 변이를 가질 수 있으며, 이는 암이 질병으로서 얼마나 복잡한지를 보여준다.
- 종양 세포는 여러 가지 방법으로 면역 인식과 면역 파괴를 회피할 수 있다:
  - 강력한 항원성 펩타이드들(TSA 및 TAA)의 MHC 제시를 생성하고 선택하기 위한 종양 세포의 내재적 프로세스의 침묵
  - MHC 클래스 I과 MHC 클래스 II 분자들의 유전정보를 제공하는 HLA 유전자의 침묵 또는 돌연변이
  - 면역 억제를 가능하게 하기 위해 면역관문 과정을 함께 채택
  - 종양에 염증 세포들을 모집하여 면역 억제 능력을 가진 종양미세환경 생성
  - 내재적인 T 세포 신호 경로에 대한 분자적 변화
- mRNA 번역을 조절하는 기전의 유전적 변이들은 정상적인 MHC 항원 제시 분자에도 불구하고 종양 항원 소실의 한 원인이 될 수 있다.
- MHC 클래스 II 항원 제시를 위해서는 전형적인 항원 제시 세포, 특히 수지상 세포(dendritic cell, DC)들이 먼저 종양 세포에서 방출된 종양 항원 펩타이드들을 섭취하고 이를 내부적으로 처리하여 MHC 클래스 II 분자에 탑재해야 한다. 이 과정에서 필요한 여러 단계들은 T 세포 수용체(TCR) 제시를 위한 자극성 pMHC 클래스 II 분자를 생성하는 데 실패할 수 있는 충분한 기회를 제공한다.

▶다음 쪽에 계속

주요 사실 요약 —이어서

- 종양 유래 항원 펩타이드는 흉선 내에서 자기 관용을 겪을 수 있다. 이 과정은 MHC 클래스 I 제시를 위한 타파신(tapasin) 편집과 MHC 클래스 II 제시를 위한 DM 편집에서 생존하는 종양 항원 펩타이드들에 대해 선택적인 것으로 보인다.
- WNT/β-카테닌 경로의 종양 세포 활성화는 종양과 종양미세환경에서 T 세포 침윤에 대한 신호 경로 간섭의 한 예다.
- 종양미세환경과 종양 관련 만성 염증은 암 발생과 진행의 모든 단계에서 밀접하게 관련되어 있다.
- 종양미세환경(TME) 내 만성 염증은 면역 억제를 주도하고, 종양 전이를 촉진한다. TME 염증은 암 치료의 핵심 요소이다.

개요

우리는 암이라고 부르는 많은 질병을 유전적 및 후성유전학적 불안정성과 성장하는 종양이 주변 세포 미세환경과 숙주의 광범위한 면역 체계와 맺게되는 관계로 이해하게 되었다. 종양의 유전적 불안정성은 종양 특이적 신생 항원 펩타이드의 발달로 이어지고, 때때로 종양이 발생한 조직에서 정상적으로는 발현되지 않는 유전자의 이소성(ectopic) 과발현으로 이어진다.

이들 비 자기 항원 펩타이드들은 종양 세포에서 발현되는 MHC 클래스 I 분자에 의해 제시되는 기회를 가지며, 전형적인 항원 제시 세포(antigen-presenting cell, APC)에서 발현되는 MHC 클래스 II 분자에 의해 교차 제시될 수 있는 기회를 가진다.

펩타이드가 탑재된 MHC 분자들은 적응형 면역계의 T 세포 집단과 선천성 면역계의 NK 세포에게 항원성 항원결정부(epitope)를 제시한다. 면역계의 선천성과 적응형 구획 모두에 의한 항종양반응의 수준은 종양 세포와 다양한 면역 세포, 종양미세환경(TME)의 염증세포 사이의 수많은 상호작용들에 따라 달라진다. 항종양면역은 종양 부위에서는 국소적으로, 면역계에서는 말초적으로 숙주 내 여러 수준에서 발생한다. 환자의 항종양반응은 변화하는 종양 부하와 반응 갱신에 대한 지속적인 노력을 필요로 하는 치료적 중재에 반응해야 한다.

종양과 면역 체계 사이의 긴밀한 관계는 종양의 시작부터 성장, 국소 침습, 원격 전이 등 질병이 진행하는 전 과정에 걸쳐 발생한다. 종양이 이 경로를 따라 생존하고 진행하려면 종양은 항종양세포 면역반응을 적극적으로 억제하는 기전을 발달시켜야 한다.[1,2] 항종양 면역반응의 복잡성과 마찬가지로 종양세포가 면역 파괴에 저항할 수 있도록 작동하는 여러가지 복잡한 기전들이 있다.[3,4] 면역 체계에 의한 종양 세포의 파괴를 회피하기 위한 면역 저항의 발달에 관하여 많은 것이 밝혀졌지만, 이러한 저항을 극복하는 효과적인 면역요법을 개발하는 것은 여전히 엄청난 도전으로 남아있다. 이 장에서는 종양이 면역 파괴를 회피할 수 있는 기전들에 초점을 맞추어 종양이 진행하면서 환자의 면역 체계와 종양 사이에 상호작용하는 긴밀한 관계를 다룰 것이다.

종양 면역 억제의 존재

암의 세 가지 "Es"(제거, 평형, 회피) 개념은 암의 시작, 발전과 숙주의 면역 체계 사이의 관계를 설명하는 방법으로 2004년에 처음 도입되었다.[3] 제거 단계에서는 암 발생 초기 개시 단계에서 발생하는 잠재적 암 세포들이 신생 항원들의 MHC 클래스 I 제시로 인해 비 자기로 탐지되어 제거된다. 이 세포들은 숙주 선천성 면역 체계의 NK 세포와 적응형 면역반응의 세포독성 T 림프구(cytotoxic T lymphocytes, CTL)에 의해 이물질로 인식된다. 이 단계는 면역 감시의 역사적인 개념과 동일시되어 왔다. 종양 세포가 제거를 피하면 **평형 단계**(*equilibrium phase*)라고 불리우는 두 번째 단계로 진입할 수 있다. 평형 단계에서는 면역계에 의해 제거되지 않고 살아남은 종양 세포들이 파괴되지 않는 대신 면역계에 의해 억제되지만 암이 진행하지는 않는다.

대부분 암 임상의사들은 이 평형 단계의 두 번째 임상적 요소를 인지한다. 예를 들어, 새로 진단된 암을 적극적으로 치료한 환자가 완전 반응(complete response, CR) 기간에 진입했다가 수년 후 재발하는 경우가 드물지 않다.

분명히, 이들 완전반응에 도달한 환자들은 치료 후 미세 전이가 발견되지 않고 평형 상태를 유지하거나 적어도 조절된 느린 진행 상태를 유지한다. 임상적으로 우리는 이런 암의 단계를 무병 생존(disease-free survival, DFS) 또는 경우에 따라서는 안정 병변(stable disease, SD)이라고 한다. DFS 또는 SD 단계 동안, 종양과 숙주의 면역 체계 사이의 관계는 조절된 평형 상태 중 하나다.[1-5]

마지막으로 종양이 세 번째 회피 단계로 진행하면 종양의 면역원성 능력이 크게 변화되어 더 이상 숙주에 의한 면역 세포 파괴에 완전히 취약하지 않게 된다.

종양이 이 세 단계를 거쳐 진행함에 따라 종양은 면역 편집(immunoediting)을 거치는 것으로 알려져 있다.[4] 면역 편집은 숙주 면역 체계가 종양 성장을 억제하거나 종양 진행을 촉진하는 방식에서 억제/편집될 수 있는 복잡한 과정으로 설명되고 있다. 종양 세포가 선천성 면역계와 적응형 면역계 모두에서 회피할 수 있는 기전들을 제공하는 여러 표적과 세포내 경로들이 있다. 이러한 회피 기전들은 개별적으로 설명될 것이지만, 성공적인 종양 회피는 대부분 확실하게 여러가지 기전들이 조합된 방식으로 발생한다(박스 8.1).

박스 8.1 종양 면역 T 세포 회피 기전

MHC 클래스 I 및 II 분자 발현의 유전적 하향 조절 또는 소실
면역원성 항원 펩타이드 생성 및 MHC 항원 펩타이드 탑재를 제어하는 기전의 하향 조절 또는 유전적 변이
NK 세포, CD8$^+$ CTL, CD4$^+$ T 세포에서 발현되는 CTLA-4와 PD-1 수용체들을 억제하는 면역관문 리간드들의 상향 조절
항원 소실: 종양 항원 항원결정부 번역을 변화시키는 침묵 또는 돌연변이들
종양 유래 면역 억제: 막 결합 및 분비
항종양 면역반응의 TME 만성 염증 억제

MHC 클래스 I 및 II 발현의 하향 조절 또는 실제 소실

5장에서 설명한 바와 같이 MHC 클래스 I 분자들은 비 자기 종양 신생 항원 펩타이드들이 종양 세포 표면에서 적응형 면역계의 $CD8^+$ T 세포들에 제시되는 기전이다. MHC 클래스 I 분자들은 감염성 바이러스 펩타이드나 암 항원과 같은 외부 항원들을 제시하는 데 필수적이지만, 유전적 변이를 가진 암 세포에서는 MHC 분자의 발현에 구조적으로 결함이 있거나 심지어 전혀 발현되지 않는 경우도 드물지 않다. 중요한 것은 종양 세포 MHC 분자의 결함이나 부재가 종양 세포 생존을 방해하지 않는다는 것이다. 종양 세포 표면 MHC 클래스 I 신생 항원 제시가 일반적으로 종양 항원 T 세포를 자극하는 데 매우 효율적인 방법은 아닌 것으로 알려져 있다.

실제로 항원 제시 세포(APC)들에서 발현되는 MHC 클래스 II 분자들에 의한 항원 교차 제시가 일반적으로 $CD8^+$ T 세포 및 면역계의 다른 T 세포들을 자극하는 데 보다 효과적인 기전이다.

종양 항원 교차 제시를 위해서는 종양 세포에서 생성된 항원성 펩타이드가 수지상 세포(DC)와 같은 APC에 섭취되어 MHC 클래스 I 보다는 MHC 클래스 II 분자를 통해 T 세포에게 제시되어야 한다.

그럼에도 불구하고 종양 세포에서 잠재적인 종양 항원 단백의 처리와 관련된 유전자들의 정상적인 발현과 $CD8^+$ T 세포의 T 세포 수용체(TCR)에 대한 제시에 어떤 장애가 발생하면 숙주의 항종양 반응에 상당히 부정적인 영향을 미칠 것이다. MHC 염색체 6p 부위의 인간 백혈구 항원(HLA) 유전자의 조절 장애를 예로 들어보겠다. 다형성 HLA 유전자좌의 클래스 I 부위에는 특히 고도로 다형성인 *HLA-A*, *HLA-B* 및 *HLA-C* 유전자들이 포함된다(그림 8.1). 이들 유전자는 클래스 I 분자의 45kDa 전형적인 α-사슬(362-366 아미노산)을 생성한다. 12kDa의 MHC 클래스 I β_2 마이크로글로불린 사슬은 15번 염색체의 유전자에 의해 암호화되며, 이는 염색체 6p21.3에 위치한 HLA 부위와는 다른 부위이다.

3개의 클래스 I α 영역 중 2개(α_1, α_2)는 신생 항원 펩타이드 결합 틈새를 포함하는 MHC 영역을 생성한다. 클래스 II MHC 분자는 전체적인 물리적 구조는 비슷하지만 접혀서 항원 펩타이드를 고정하는 홈을 생성하는 각각 한개의 α_1과 β_1 영역을 포함하는 2개 HLA 유전자의 산물이다[6](자세한 내용에 대해서는 Monos and Winchester[6] 참고).

유전적으로 불안정한 종양 세포 내에서 HLA 유전자에 체세포 돌연변이가 발생할 수 있는 충분한 기

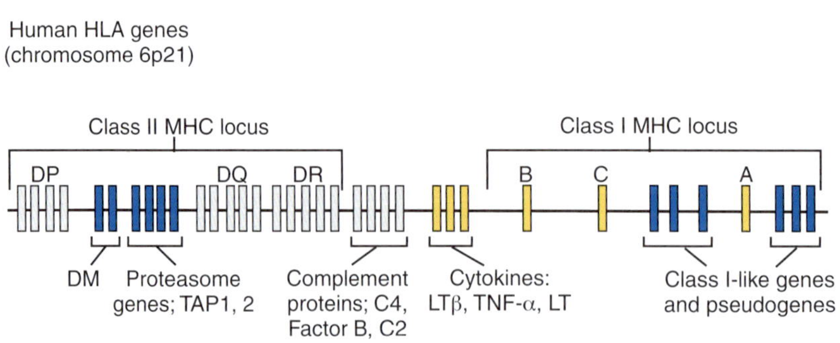

그림 8.1 인간 MHC 클래스 I 및 II 분자를 암호화하는 염색체 6p에 존재하는 인간 백혈구 항원(human leukocyte antigen, HLA) 유전자의 개략도. HLA 유전자들, HLA-A, HLA-B, HLA-C는 처음에 혈청학적으로 정의되었다. 그 후 동종 세포 사이의 혼합 백혈구 반응을 사용하여 HLA-D 부위(HLA-DR)을 정의했다. C4, 인자 B, C2는 지도에 표시된 대로 HLA 유전자들에 가까운 곳에 위치한 유전자들에 의해 암호화된 보체 단백들(complement proteins)이다. 또한 이 영역에는 세포 내에서 항원 펩타이드 처리에 관여하는 단백 DM, TAP1, TAP2를 암호화하는 프로테아좀 유전자들이 있다.

회가 있으며, 그 결과 HLA 클래스 I 및 II 분자들의 비정상적인 발현 또는 실질적인 침묵이 발생할 수 있음을 쉽게 이해할 수 있다. 항원의 처리와 제시에 관여하는 유전자들의 조절 장애와 HLA-I 유전자 조절 이상의 예는 독일 쾰른대학의 Thelen과 동료들이 보고한 연구들에서 찾을 수 있다.[7]

연구진은 항원 제시와 관련된 것으로 알려진 24개 유전자의 발현 수준을 측정했다. 이 유전자들은 선택된 종양 유형 중 하나 이상의 종양에서 적어도 일부 환자들에서 알려진 하향 조절을 근거로 선택되었다.[7,8] 그들은 24개 유전자 중 7개 유전자의 평균 발현 수준이 정상조직에 비해 암 조직의 종양미세환경(TME)에서 2배 이상 증가했음을 발견했다. 그들은 유전자 발현 장애에 대한 증거를 결정하기 위해 두 배의 변화를 기준점(cutoff)으로 선택했다. 그들은 다음의 유전자 β2M, HLA-A, HLA-B, HLA-C, ERAP1, ERAP2, PDIA2, NLRC5, UBB, UBC 및 LMP10를 가진 환자들 중 적어도 한 명의 환자에게서 TME 하향 조절이 발생한다는 것을 확인했다. 이러한 하향 조절은 분석 대상이었던 종양 시료의 10% 이상에서 보고되었으며, 142명 환자 중 45명(32%)에서 포함되었던 유전자 중 3개 이상에서(>12.5%) 발생했다. 23%의 환자에서는 이들 유전자의 발현 수준에 변화가 없었다. 연구진은 종양 유형에 걸쳐 24개 유전자들의 발현 패턴이 상당히 이질적이라는 점에 주목했다. 이는 암이 진행하는 동안 HLA-I 유전자 조절 이상이 면역 편집의 중요한 측면임을 보여주는 초기의 노력이었지만, 면역 치료에 대한 HLA 발현의 복잡성과 중요한 연관성 모두를 명확하게 강조하고 있다.[7]

MHC 클래스 I 중쇄 유전자와 β2M 유전자, 이 2개 유전자의 복제가 모두 소실되면 당연히 항원 제시 분자의 주요 구성 요소의 발현이 제거되며, 흑색종과 같은 암종에서 HLA-A2 발현의 소실이 관찰되었다.[8-14] 또한 많은 암에서 중쇄의 단 한개의 복제가 소실되거나 β2M(이형 접합체)만 소실되는 것으로 밝혀졌다.[15,16] MHC 클래스 I 중쇄는 상동형으로(codominantly) 발현되지만 중쇄 유전자 수준에서 유전적 변이는 이형 접합성(heterozygous)일 수 있다. Montesion과 동료들은 서로 다른 59가지 암 유형을 조사한 결과 17%에서 이형 접합성 소실로 인해 이차적으로 MHC I 발현이 유의하게 감소하는 것을 관찰했다[17,18](자세한 내용은 Dhatchinamoorthy[18] 등 참고).

MHC 클래스 I 분자의 기능에 관해 명심해야 할 몇 가지 사실이 있다. 첫째, 모든 세포들은 정상적인 기능의 일부로 필수 단백들을 만들며, 그 결과 이들 단백에서 파생된 짧은 펩타이드를 세포 표면에 펩타이드-MHC(peptide-MHC, pMHC) 복합체의 일부로 제시한다. 암에서와 같이 비 자기 펩타이드인 경우, 면역 체계(선천성 또는 후천형)에 의해 인식되어 세포가 파괴된다. 모든 세포의 세포 표면에서 MHC 복합체의 발현은 인터페론, 특히 인터페론 감마(interferon gamma, IFN-γ)와 IFN 신호 전달 경로에 의해 조절된다. IFN-γ로 자극하면 MHC 클래스 I의 발현이 증가하여 종양 세포 표면에서 검출 가능한 MHC 클래스 I 분자들의 발현이 증가한다. 암에서 MHC의 소실 또는 MHC 발현 저하는 암의 진행과 유의미한 상관관계가 있으며, 이는 종양 저항성과 불량한 예후에서 이 기전이 중요함을 보여준다(그림 8.2).

MHC 저 발현 전이 또한 면역요법에 잘 반응하지 않는 것으로 알려져 있다. 종양 세포에서 신생 항원 펩타이드들의 유비퀴틴-프로테아좀(ubiquitin–proteasome) 생산에서 밀접하게 관여하는 단백들을 암호화하는 많은 유전자들에서도 유전적 변이가 일어날 수 있다. 프로테아좀의 처리 시스템을 구성하는 단백들에서 발생하는 그런 유전적 변이들은 신생 항원 펩타이드를 변형하여 항원 항원결정부의 소실을 초래하거나 이와 함께 단순히 펩타이드가 완전히 소실될 수 있다. 이러한 변화는 잠재적 항원 펩타이드가 프로테아좀을 떠나서 소포체(endoplasmic reticulum, ER)로 들어가 MHC 클래스 I 분자들에 탑재될 때도

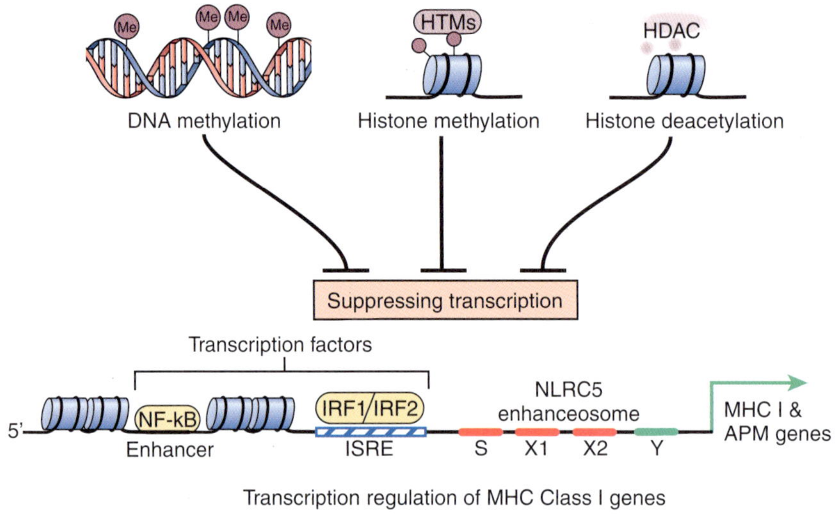

그림 8.2 MHC 클래스 I 유전자들의 전사 과정 그림에서 보듯이, 필수 전사인자인 NF-κB, IRF1, IRF2, 그리고 인헨스좀(enhanceosome)의 NLRC5에 유전적 변이가 일어나면 성공적인 전사가 어려움에 처할 수 있다. 또한, DNA 메틸화(DNA methylation), 히스톤 H3K27me3의 메틸화(methylation of histone H3K27me3), 히스톤 메틸전달효소(histone methyltransferases, HTM), 히스톤 아세틸화 부위를 제거할 수 있는 히스톤 탈아세틸화 효소(histone deacetylases, HDAC)에 의해 전사가 추가로 손상될 수 있다. 이런 변이들 가운데 어떤 변이라도 잠재적으로 전사를 억제하거나 침묵시킬 수 있으며, 항원 제시를 위한 MHC 분자의 생성을 제거할 수 있다.

발생할 수 있다(5장, 그림 5.2 참고).

면역원성 펩타이드의 처리 과정에 관여하는 많은 유전자들의 전사와 번역 거버넌스는 유사하며, 실제로 이러한 처리 인자들의 많은 유전자들은 염색체 6p에 존재하는 HLA 중쇄 유전자들과 관련을 가진 염색체에 위치한다. 따라서 이들 유전자에 영향을 미치는 유전적 변이들은 MHC 분자들의 낮은 발현 형태로 나타날 수 있다. 연구에 따르면 종양 자체 안에는 MHC 발현 측면에서 상당한 종양 세포 이질성이 존재하며, 따라서 T 세포 항원 제시의 견고함이 존재한다.[18] 이러한 pMHC 세포 발현 수준의 이질성은 전이 부위(폐, 간, 뇌 등)와 실제 개별 전이 병변 내에서 특정 종양의 다양한 전이와의 관련성에서도 확인된다. 예를 들어 유방암, 전립선암, 대장암, 흑색종, 두경부암, 비소세포폐암 등 인체의 가장 흔한 악성 종양에서 MHC 클래스 I의 검출이 낮거나 없는 경우가 다양한 정도로 보고되고 있다. 또한 질병의 진행 경과에 따라, 그리고 치료와 관련하여 발현 수준이 달라질 수 있는 것으로 보인다. 마지막으로, MHC 클래스 I의 소실은 항 PD-1 면역요법에 대한 내성과 관련이 있는 것으로 보고되었다.[19, 20]

유전적으로 불안정한 종양 세포에서 어떻게 유전적 변이들이 최적의 MHC 분자 형성과 pMHC 클래스 I 발현에 적합한 최적의 종양 항원 생성을 방해하는 결함들을 유발하는 충분한 기회(5장 참고)를 갖는지 쉽게 이해할 수 있다. 예를 들어, 항원 처리 수송체(transporter for antigen processing, TAP) 또는 소포체 아미노펩티다제(endoplasmic reticulum aminopeptidases, ERAP와 ERAP2)와 같은 핵심 분자들의 소실은 세포 표면에서 pMHC 발현과 표현의 소실을 초래할 수 있다. 염색체 6p의 HLA 부위에 동형접합 결손(homozygous deletion) 또는 프레임 시프트 변이(frameshift variants)를 갖는 종양 세포들에서는 MHC 클래스 I 항원성 펩타이드 제시의 낮은 발현 또는 완전한 소실이 일어난다. 일부 변이들은 특정 암에서 고유하게 나타나는 반면, 다른 변이들은 많은 환자들과 다양한 암 유형에서 발견될 수 있다(박스 8.2).

MHC 클래스 I 발현이 낮거나 존재하지 않는 경우에서 많은 임상적 연관성을 가진다는 사실은 주목해야할 중요한 사항이다. 예를 들어, 유방암에서 MHC 클래스 I 발현이 낮은 종양은 높은 수준의 MHC 클래스 I 발현을 보이는 종양보다 상대적으로 적은 종양 침윤 림프구(tumor-infiltrating lymphocytes, TILs)를 가진 경우와 관련이 있다.[21-24] 둘째, pMHC 분자들의 발현이 낮거나 완전히 없으면 T 세포들의 활성화와 종양에 대한 적응형 면역반응의 유발을 방해하지만, 암 세포의 생존능력이나 증식에는 부정적인 영향을 미치지 않는다. 예상대로 MHC의 낮은 발현 또는 소실은 암의 보다 불량한 예후를 강하게 제시한다. 셋째, 아마도 더 중요한 것은 MHC 클래스 I 발현이 낮거나 없는 경우는 항 PD-1 및 항 PD-L1 면역요법에 대한 내성 발달과 관련이 있다는 사실이다.[25-27] 흑색종, 결장암 및 직장암, 두경부암과 같은 다른 상피암에서도 MHC 클래스 I 소실과 유사한 음의 상관관계가 있다[18,25](자세한 내용은 Gettinger[25] 등 참고).

MHC 클래스 I 분자는 혈액 기원 세포들에서 더 조밀하게 제시된다. 대조적으로 MHC 클래스 II 분자는 주로 수지상 세포, B 세포, 전형적 대식세포와 같은 항원 제시 세포(APC)들의 표면에서 발견된다. 그들의 주요 역할은 바이러스 감염, 펩타이드가 방출되는 다른 세포에서 생성된 암 세포들과 같은 항원 펩타이드들을 제시하는 것이다. 방출된 항원 펩타이드는 추가 처리를 위해 APC에 의해 내재화되고 표면 제시를 위해 MHC 클래스 II 분자에 탑재된다. 항원 펩타이드-MHC 클래스 II 분자는 주로 $CD4^+$ T 세포들과 상호 작용한다. $CD4^+$ T 세포는 적응형 면역반응의 $CD8^+$ CTL을 지원하고 강화시키며, 효과적인 기억 T 세포들을 생성하는 기능을 한다. 종양 특이적 MHC 클래스 II 분자(tumor-specific MHC class II molecule, tsMHC II)를 갖는 항원성 펩타이드와 $CD4^+$ T 세포의 TCR과의 직접적인 상호작용 외에도, tsMHC 클래스 II 분자들은 다른 T 세포 하위 집합의 직접 또는 간접적인 자극에 관여한다. IFN-γ와 같은 몇 가지 알려진 활성화 사이토카인의 분비는 tsMHC II와 $CD4^+$ 보조 T 세포들(helper T cell, Th) 사이의 상호 작용에 의해 촉발될 수 있다. 반면, $CD4^+$ T 세포의 자극은 암 진행에 유리하게 면역반응을 억제하는 기능을 하는 조절 T 세포(Treg) 하위 집합을 활성화할 수 있다. 암이 진행하는 동안 일부 종양 세포들은 실제로 MHC 클래스 II와 MHC 클래스 I 분자를 모두 제시한다는 것이 면역 형광법을 통해 확인되었다. 종양 특이적 MHC 클래스 II 발현은 종양에 대한 면역반응을 증가시킬 수 있다.[28] 사실 이 소견은 면역요법에 대한 반응에서 향상된 예후와 관련이 있다. MHC 클래스 II 분자의 결합 홈은 MHC 클래스 I 분자의 홈에 결합해서 유지될 수 있는 것보다 더 긴 펩타이드 사슬과 결합할 수 있으며, TCR과 상

박스 8.2 암에서 pMHC 클래스 I 발현 소실

HLA 구조 유전자들의 돌연변이 또는 결손
종양 항원 MHC 제시 경로에 관여하는 유전자들의 변이 또는 유전자 소실
경로에 중요한 유전자들의 전사에 영향을 미치는 변이체들
경로 유전자 조절 요소들의 후성유전학적 침묵
전사 전, 후의 경로 요소들의 생성에서 mRNA 충실도 그리고/또는 안정성에 영향을 미치는 변이체들

호작용을 할 때 좀더 면역 자극적인 보다 많은 분지형 측쇄를 가진 펩타이드 사슬도 받아들일 수 있다.[29]

MHC 클래스 II 분자는 MHC 클래스 I과는 대조적으로 이종이합체(heterodimer)이며, 여러 연구에서 클래스 I 및 클래스 II 분자들의 발현이 암에서는 독립적으로 조절된다는 사실이 증명됐다. 이런 독립적인 조절은 부분적으로 면역요법 반응의 차이를 설명할 수 있다. 예를 들어, MHC 클래스 I 분자들의 조립과 발현은 T 세포를 제외하고는 정상적으로 조절되지 않는다. 하지만, 이들 분자의 발현은 IFN-γ와 NF-κB 신호 전달 경로의 활성화에 의해 유도되고 강화될 수 있다. 대조적으로, MHC 클래스 II의 발현은 염색체 6p에 위치한 *CIITA* 유전자에 의해 암호화된 단백(MHC 클래스 II 전사인자)인 "**마스터 전사 조절 인자**(master transcription control factor)"에 의해 엄격하게 제어된다. MHC 클래스 II 발현 억제에 기여할 수 있는 세포 내 신호 전달 경로에는 여러가지 변화들이 있다. 예를 들어, JAK/STAT 세포 신호 전달은 MHC 클래스 II 분자 발현의 상향 조절에 필요하며, 따라서 JAK에 돌연변이가 발생하면 IFN 신호 전달이 억제되고 MHC 클래스 II 분자들의 발현이 억제된다. 또한, 유방암에서 RAS/MAPK 신호가 활성화되면 MHC 클래스 II 발현이 억제된다. 임상 연구들에 따르면, MHC 클래스 II 발현이 억제되는 정도는 면역요법에 대해 불량한 반응의 강력한 생체표지자임이 분명하다는 것이 밝혀졌다.[29,30]

요약하면, 고형암에 대한 임상연구에서 축적되고 있는 증거는 다음과 같은 사실을 시사한다: (1) tsMHC 클래스 II 발현의 유미의한 증가는 아마도 적응형 면역계에 의한 항원 인식 증가의 결과로 향상된 무병 생존(DFS) 및 전체 생존(OS)과 관련이 있으며, (2) $CD4^+$ T 세포(Th1와 Treg를 포함한 T 세포 하위집합) 활성화에는 상당한 tsMHC 클래스 II의 표면 발현이 필요하며, (3) tsMHC 클래스 II 발현의 증가는 항 PD-1 및 항 PD-L1 면역요법에 대한 향상된 반응과 관련이 있다. 종양 진행에 대한 면역 조절에서 신생 항원 탑재 MHC 클래스 II 분자가 수행하는 명백하고 중요한 역할은 면역요법 사용을 예상할 때 그 발현이 어떤 세포 유형에서 발생하는지 뿐만 아니라 종양의 tsMHC 클래스 II 발현이 낮거나 없는지 또는 중간이나 높은 수준의 발현을 보이는지를 결정하는 것이 왜 매우 중요한지를 강조한다. 이 정보로 인해 (면역요법에 대한) 반응 가능성의 예측 능력이 증가하고 있다.

면역관문과 관문 리간드들

앞서 언급했듯이 종양은 숙주에 의한 면역 체계의 인식과 파괴를 피할 뿐만 아니라 정상적인 T 세포 지향적 항종양 활동을 적극적으로 차단할 수 있다. 그런 방법 중 하나는 **면역관문**(*immune checkpoints*)이라고 하는 면역 억제 신호를 조절하는 것이다. 면역관문들과 그들의 생물학적 경로들은 2011년에 소개된 이후 가장 흥미로운 항암치료 기회들 중 하나이며, 따라서 가장 집중적으로 연구되고 있는 분야 중 하나다. 정상 건강 상태에서 이들 면역관문은 자기 자신에 대한 면역반응(자가면역 질환)과 숙주가 감염성 병원체들에 반응할 때 자기 단백에 대한 면역반응을 방지하기 위해 작동한다.

CTLA-4는 임상적으로 연구된 최초의 면역관문 수용체였다. CTLA-4는 주로 TCR 공동 자극 수용체 CD28에 대응해서 종양 신생 항원들에 대한 초기 T 세포 반응을 억제하는 기능을 한다.[31,32] T 세포 수용체들에 의한 항원 인식과 그에 따른 $CD8^+$ CTL의 활성화는 T 세포에서 CTLA-4 수용체의 발현을 증가시킨다. 또한, TCR 활성화는 면역 억제 효과를 갖는 $CD4^+$ Tregs의 수를 증가시키면서 $CD4^+$ 보조 T 세포의 수와 활성을 억제한다. 종합하면, 이들 여러 가지 작용은 항종양 면역반응에 대한 억제 효과와 종양 진행을 유리하게 만든다.

또 다른 중요한 면역관문 억제제는 PD-1이다. PD-1 수용체 단백은 병원성 염증, 암의 시작과 발달 때 말초 조직에서 T 세포 활성을 제한하는 기능을 가지며 T 세포에서 발현된다. 암에서 PD-1에 대한 리간드(PD-L1)는 종양 세포와 종양미세환경(TME)의 다른 세포들에서 발현된다. 종양에 의해 리간드인 PD-L1 발현이 높거나 강화되면 T 세포 PD-1 수용체의 자극이 증가되어 이들 T 세포와 그 기능들이 억제되고, 그 결과 종양 성장이 촉진된다. PD-1 활성화는 두 가지 중요한 항종양 활성을 억제한다. 항원 특이적 T 세포에 대한 세포사멸 유도를 촉발하고 Tregs의 세포 사멸을 차단한다. PD-1은 면역글로불린 유전자 수퍼패밀리의 일원이며 C말단 세포질 꼬리와 N말단 IgV-유사 영역을 가진 막 통과 단백으로 발현된다.[33] PD-1은 TCR 활성화 종양 특이적 T 림프구(TCR-activated tumor-specific T lymphocytes)에서 높게 발현되며, NK 세포, B 세포, 수지상 세포, 대식세포, 그리고 단핵구에서도 어느 정도 발현된다.[34] PD-1은 면역 T 세포가 병원체와 염증의 공격을 받는 상황에서 항원 반응 T 세포에서 기능하여 자기 조직에 대해 비효과적이거나 해로운 면역반응을 방지하여 **면역 자기 관용**(immune self-tolerance) 상태를 유지하는데 도움을 준다. PD-1은 종양 항원에 의해 활성화되는 면역 세포에서 발현될 때 매우 다른 역할을 한다. 암과 마주쳤을 때 PD-1은 T 세포 반응을 하향 조절하여 T 세포 증식 감소, 클론 확장 감소, 사이토카인 분비 감소, 그리고 T 세포 사멸 증가를 유발함으로써 항종양 반응을 방해하는 작용을 한다(그림 8.3).[35]

다른 면역관문에는 TIM-3, LAG-3, VISTA가 있다. 차단성 인간화 단일 클론 항체들(blocking humanized monoclonal antibodies)로 면역관문들을 표적하는 것이 유익한 항종양 면역반응을 일으키는 치료 전략으로 부상했다[36](자세한 내용은 Han 등[36] 참고).

PD-1 수용체에 결합하는 리간드인 PD-L1은 암 세포에서 발현되어 종양 세포가 면역 공격을 회피할 수 있도록 하는 역할을 한다. PD-L1은 Ig-과 IgC의 세포 밖 영역을 가진 크기가 작은(33kDa) B7 막 통과 당단백이다.[33] PD-L1은 염증 기간 동안 일부 상피 세포 뿐만 아니라 수지상 세포, 대식세포, B 세포에서도 발현된다. IFN-γ는 대부분의 암에서 PD-L1 발현을 증가시키는 것으로 알려져 있으며, PD-L1 발현에 관여하는 경로는 일부 종양에서 종양 세포의 증식, 상피에서 중간엽 전환(epithelial-to-mesenchymal transition, EMT), 종양 줄기세포 집단 확장과 같은 몇 가지 부수적인 전구 종양 지극 작용(protu-

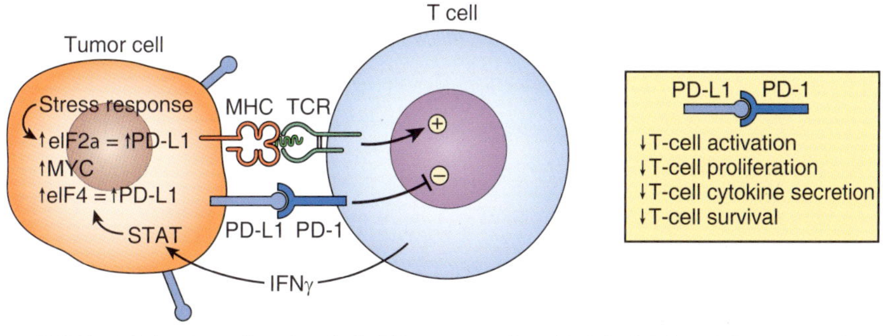

그림 8.3 종양 항원 펩타이드를 CD8⁺ T 세포에 제시하는 MHC 클래스 I 분자와 면역관문 리간드 PD-L1이 T 세포 PD-1 수용체와 결합하는 모습 PD-L1/PD-1 상호 작용은 항종양 면역 T 세포 반응을 방해하는 작용을 한다. 종양 세포에서 PD-L1발현을 상향 조절하는 기전에는 세포 내 STAT 신호 전달 경로의 IFN-γ 활성화, eIF5B-매개 번역을 통한 종양 저산소증 스트레스 반응 신호 전달 경로, *MYC* 발암 유전자 신호의 활성화 증가 등이 있다.

mor stimulatory actions)에도 관여하는 것으로 보인다.[36-38]

암에서 PD-L1/PD-1 축에 영향을 미치거나 제어하는 데 관여하는 모든 내인성 세포 신호 전달 경로들을 설명하는 것은 이 장의 범위를 벗어나지만 다른 연구자들에 의해 잘 검토된 바 있다.[30-38] 시간이 지남에 따라 종양미세환경(TME)을 정의하고 변화시키는 유전적 변이들이 이들 신호 경로에 직접적인 영향을 미치는 다양한 microRNA의 상향 및 하향 조절에서도 어떻게 나타나는지에 대한 관심이 높아지고 있다. 의심할 여지없이, 이것은 향후 면역요법의 통합을 최적으로 안내하기 위해 개발해야 할 중요한 지도가 될 것이다.

항원 소실 변이들 - mRNA 번역의 소실

이 책의 5장에서는 종양 특이 항원(tumor-specific antigens, TSA)과 종양 관련 항원(tumor-associated antigens, TAA)의 생성과 특성화에 관여하는 세포 내 기전에 대한 자세한 개요를 제공하는 데 많은 노력을 기울였다. 5장과 이 장에서 반복적으로 언급한 바와 같이, 유전적으로 불안정한 암 세포는 $CD8^+$ T 세포에 제시될 때 다양한 정도의 항원성을 가진 항원결정부를 포함하는 비 자기 펩타이드를 개발할 수 있는 충분한 기회를 제공한다. 제시된 바와 같이, 면역프로테아좀(immunoproteasome) 내에서 적절한 크기의 항원성 펩타이드를 형성하는 데 필요한 많은 세포질 단백과 효소들, 소포체(ER)로 그리고 소포체를 통과해 펩타이드를 이동시키는데 필요한 수송체 분자들(transporter molecules), 이를 세포 표면으로 운반하기 위해 MHC 클래스 I 분자의 홈 내로 펩타이드의 탑재를 샤프론(chaperone)하는 것을 포함하는 복잡한 다단계 과정이 존재한다.

면역 편집의 여러 측면에서 돌연변이와 구조적 변이는 다른 중요한 신호 경로를 방해하는 변이들을 통해 직간접적으로 이 요인들중 어떤 것에 영향을 미칠 가능성이 있다. 이들 유전적 변이 가운데 어떤 것도 이 과정에 영향을 미칠 수 있어 (1) 면역원성이 약한 항원결정부를 가진 짧은 펩타이드의 선택, (2) MHC 홈에서 최적의 안정적인 위치에 적합한 크기나 구조가 아닌 항원성 펩타이드의 생성 또는 선택을 초래하여 최적의 TCR 인식과 T 세포 면역 활성화를 방해한다. 종양 특이적 신생 항원이 생성되는 모든 과정에서 돌연변이와 구조적 변이가 발생할 기회가 있으며, 그 결과 최적의 항원 제시가 소실되고 종양의 면역원성이 약화되어 성장하는 종양이 면역 조절에서 쉽게 회피할 수 있게 된다.[39,40] 종양항원 소실에는 (1) 면역프로테아좀(immunoproteasome)에서 최적의 항원성을 갖는 짧은 종양 특이 항원(TSA) 펩타이드의 생성과 선택 (2) 항원 제시를 위한 경쟁력 있는 MHC 클래스 I 분자의 형성에 필요한 성분들의 발현 감소 또는 부재, 그리고/또는 (3) NK 세포 활성화 수용체에 대한 리간드 뿐만 아니라 T 세포 활성화에 관여하는 공동 자극 분자들의 소실로 이어지는 어떤 가능한 변이들도 포함된다. 여러 연구들을 통해 종양 특이적 항원 소실의 추가적인 원인이 밝혀졌다. 이들 실험에서는 종양 항원 소실이 종양 세포가 종양 항원 mRNA의 번역을 억제하여 항원 발현을 잃게 되는 독특한 전사 후 과정(posttranscriptional process)에서 발생할 수 있음이 입증되었다.

RNA 결합 단백과 microRNA가 종양 세포 TSAs의 번역을 적극적으로 억제하는 데 관여한다는 증거가 점점 더 늘어나고 있다.[41-44] 이러한 항원 소실 기전을 뒷받침하는 증거는 2019년 Han과 동료들이 CTL과 HER2 면역을 유도하기 위해 CT26/HER2 마우스 보호 종양 모델을 사용하여 보고한 일련의 실험들에서 찾을 수 있다. 이 실험들은 CT26/HER2 종양 세포가 MHC 클래스 I 분자들을 계속 발현하면서 항원 발현을 잃게 되어 초회항원자극을 받은 항종양 CTL에 대한 내성을 발달시킬 수 있음을 보여주었다. 저자들은 실험을 통해 CT26/HER2-A2 종양 세포들이 전사 후 수준에서 발생하는 결함에 의해 이차적으로 항원 발현과 tsMHC 클래스 I 제시를 잃게 되었다는 결론을 내렸다. 그들은 CT26/HER-A2 종양 세포가 HER2 mRNA를 발현하지만 HER2 항원 단백은 발현하지 않음을 보여주었다.[45]

종양 세포의 번역 결함에 대한 이러한 관찰은 놀라운 일이 아니지만, 종양에서 만들어진 신생 항원들을 표적하는데 관련된 기전과 특이성 정도에 대한 면밀한 검토는 분명히 필요하다. mRNA 번역에서 가장 중요하고 고도로 조절되는 단계는 **진핵생물 개시 인자들**(eukaryotic initiation factors, eIF)에 의한 번역 개시이다. 이러한 개시 인자들은 mRNA 번역의 특이성과 특정 mRNA의 번역 속도를 조절하는 데 중요한 역할을 한다. 따라서 번역의 초기 단계에는 적절한 단백 인자들을 eIF4F 복합체로 조립하는 과정이 포함된다. 또한, *MYC*와 같은 종양 유전자는 eIF4F의 개시 인자 단백 성분을 포함하는 리보솜 단백들의 전사를 상향 조절하여 종양 세포에서 번역 결과물을 증가시키는 것으로 나타났다.[46,47] 동물 모델과 인간을 대상으로 한 많은 연구에서 종양 세포가 면역 억제를 강제하고 종양 진행을 가능하게 하는 보호 수단으로서 mRNA 번역을 조절하는 엄격하게 통제된 기전을 사용할 수 있다는 증거가 점점 더 많이 제시되고 있다.

종양 세포가 번역을 조절하는 또 다른 예는 통합 스트레스 반응의 사용인데, 이 반응이 활성화되면 번역을 위해 5′ UTR에서 upstream open reading frames(uORF)을 가진 mRNA를 우선적으로 선택해서 번역하는 것으로 보인다.[47,48] 또한 세포분열이 진행 중인 종양 세포 뿐만 아니라 면역계 세포에서도 mRNA의 번역 제어에 변화가 일어날 수 있다는 증거가 있다는 점도 중요하다. 예를 들어 면역계 세포와 종양미세환경(TME) 세포에서 발생하는 번역 제어의 변화는 수지상 세포에서 신생 항원 펩타이드의 분해를 유발하고, $CD8^+$ T 세포에서 CTL 활성을 감소시키며, 호중구에서 eIF4F 인자들의 인산화에 의해 호중구의 TME로의 이동을 촉진하여 종양 전이를 용이하게 할 수 있다.[47,49,50]

실질적인 종양 세포 관용의 발달

암에 대한 인체 면역반응의 복잡성을 심도있게 연구하기 위해 동물 모델과 전체 유전체 염기서열 분석(whole genome sequencing, WGS) 및 RNA 염기서열 분석 기술들을 적용한 과거와 현재의 연구들로부터 $CD8^+$ T 세포는 성공적이며 지속적인 항종양 반응의 중심으로 진화해 왔다.[32] 이 반응에 핵심인 T 세포들이 발달하려면 광범위한 무작위 재조합 현상들을 통해 항원 인식 레퍼토리를 생성하는 데 필요한 매우 다양한 T 세포 수용체들(TCRs)을 생성해야 한다. 정상적인 조건에서 자기 펩타이드를 인식하여 숙주에게 해를 끼칠 수 있는 TCRs은 개체의 건강을 유지하기 위해 자기 관용(self-tolerance) 과정에 들어간다. 이는 우리가 알고 있는 바와 같이 흉선 발달에 의존적인 과정이다.

그 결과 면역계 말초에서 T 세포 활성화를 조절하고 제한하여 건강을 유지하고 자기 항원을 인식하지 못하도록 하는 여러 가지 기전들이 있다. 암에서도 염증 및 감염성 질환에 대한 면역반응과 매우 유사하게 자기 반응 말초 T 세포의 차단은 TCRs의 활성화를 제한하고 클론 확장 및 조직 침윤을 포함한 T 세포 효과기 기능들을 하향 조절하는 역할을 한다.[51]

진행 중인 종양 자체는 면역 조절을 회피하고 심지어 CD8+ T 세포들이 종양과 종양미세환경(TME)에 침범하는 것을 배제하는 능력을 향상시키기 위해 다양한 부가적인 방법들을 습득할 수 있다는 증거가 있다. 연구에 따르면 종양과 TME의 경계 밖에서도, 예를 들어 말초 면역계의 종양 배액 림프절에서 종양 세포들이 종양 세포 관용의 한 형태인 면역 파괴로부터 보호되고 있는 것으로 나타났다. CTLA-4, PD-1 및 PD-L1에 대한 항체 요법들이 CTL 종양 세포 파괴를 증가시키고, 일정 비율의 환자에서 이러한 관용을 효과적으로 파괴하여 상당한 기간의 치료 이득을 가져오는 것을 보여주었을 때 이러한 말초 면역 보호 또는 종양 세포 관용이 관찰되었다.[52] 종양 세포 관용으로 생각될 수 있는 또 다른 예로, 면역학자들은 수년 동안 발달하는 태아와 산모의 면역 체계의 관계에 대해 경탄해 왔으며, 임신 중 태아의 면역 관용과 암 환자에서 항암 면역 공격에 대해 종양이 내성을 발달시키는 능력 사이에는 여러 유사점들이 있음을 자주 언급했다.

암 생물학자들은 임신 기간 동안 여러 종류의 동형 단백을 가진 임신 특이적 β-1-당단백질(pregnancy-specific β-1-glycoproteins, PSG)을 포함하는 수많은 면역 활성 태반 단백들을 확인할 수 있다는 사실에 주목하고 있다.[52,53] PSG는 태반의 세포융합모세포(syncytiotrophoblast cells)에서 생산되며 염색체 19.1-19.3에 위치한 유전자 패밀리(PSG-1 ~ PSG-9 + PSG-11)로 구성된다. 30개 이상의 PSG 동형체(isoforms)가 확인되었으며, 특히 임신 제 3분기(임신 29개월부터 출산까지의 임신 후기) 동안 산모의 말초 혈액에서 PSG 단백들을 쉽게 측정할 수 있다.[54] 2021년에 발표된 매우 흥미롭고 혁신적인 연구에서 연구자들은 암에 대해 유사한 형태의 관용을 제공하는 유사한 사전 프로그램된 면역억제 기전들을 이용하는지 확인하기 시작했다.[55] 이 질문에 대한 답을 구하기 위해, 연구진은 10,000개 이상의 종양과 33개 종양 유형으로 구성된 The Cancer Genome Atlas(TCGA)를 사용하여 암에서 PSG 유전자 패밀리 구성원의 발현 수준을 확인했다. 정상 조직에서는 PSG 유전자들의 발현은 드물다.

저자들은 연구한 대부분의 종양에서 PSG 유전자들이 실제로 유의미하게 상향 조절된다는 것을 발견했다; 예를 들면, 신장 색소암, 85%; 갑상선암, 74%; 부신피질암, 73%; 두경부 편평상피세포암, 68%; 담관암, 67%. 연구팀은 모든 종양의 최소 10%에서 PSG mRNA 발현이 증가했으며, 종양의 약 25%에서 PSG 유전자 계열 중 PSG-9이 가장 흔하게 상향 조절되는 것을 발견했다. 아마도 가장 중요한 점은 그들이 PSG 발현 수준이 높은 것으로 확인된 유방암, 폐 중피종, 난소암 환자들에서 질병 결과가 상당히 불량했음을 확인했다는 것이다. 이런 결과는 PSG 단백들이 종양 관용을 생성하는 데 부가적으로 중요한 역할을 할 수 있다는 가능성을 강조한다.[55] 따라서 PSG 단백들은 차단할 수 있는 흥미로운 표적이 될 수 있다.

종양 세포 유래 면역 억제

종양은 항종양 면역을 억제할 수 있는 다양한 면역 억제성 막-결합 결정인자들과 종양미세환경(TME) 내로 방출되는 가용성 인자들을 발현하는 것으로 나타났다. 종양 막-결합 소포들(tumor membrane-bound vesicles)은 CD8+ CTL 표면에 Fas 수용체들에 의해 인식되어 CTL 기능을 억제하고, IL-10, IL-35, 형질 전환 성장 인자 베타(transforming growth factor beta, TGF-β)와 같은 많은 억제성 염증 사이토카인들의 발현과 분비를 자극하는 FasL과 같은 분자들을 포함하고 있다.[56]

항종양 면역과 전구 종양 진행(protumor progression) 사이의 이러한 역학 관계는 종양을 둘러싼 세포 미세환경(cellular microenvironment)과 종양 전이, 즉 집단 미세환경(collective microenvironment)과 관련하여 상당한 정도로 나타난다. TME를 구성하는 종양과 주변 조직에는 암 세포, 암 줄기세포, 암 관련 섬유아세포, 항원 활성화 T 세포, NK 세포, B 세포, 수지상 세포, 내피세포 그리고 골수 유래 전구염증성 골수 세포들(bone marrow–derived proinflammatory myeloid cells)이 포함되며, 이후 이들은 대식세포, 호중구, 단핵구로 분화한다.[57]

염증성 TME가 표준 항암요법과 최신 면역요법 모두의 효과를 결정하지는 않더라도 중요한 결정 요인이라는 증거가 축적되고 있다. 예를 들어, 종양 세포 파괴를 직접 목표로 하는 기존 치료법(항암화학요법, 방사선요법, 수술)들은 수지상 세포 성숙, 항원 제시 및 $CD8^+$ T 세포 모집을 강화하여 항종양 적응형 면역반응을 향상시킬 수 있다. 대조적으로, TME내 암 세포가 아닌 세포들에서 암에 의해 유도된 변이들 뿐만 아니라 암 세포에서 일어나는 유전적 변이들도 TME에서 염증 세포들을 모집하고 활성화시켜 면역 억제와 종양 진행을 초래할 수 있다.[57]

발암의 특징인 종양 발생과 관련된 면역체계와 만성 염증은 항종양 억제와 전구 종양 진행(protumor progression)이라는 상충되는 환경을 만들어낸다. 이처럼 상반되는 힘들의 상호작용은 질병이 진행되는 동안 외부에서 유래한 세포파괴 치료법(항암화학요법, 방사선요법, 수술 등)의 도입에 의해 여러가지 방식으로 편집된다; 이렇게 상반되는 활동들이 결합된 환경에 더욱 혼란을 주는 것이 면역요법의 사용이다. 면역요법을 암 치료의 주류로 도입하려는 노력으로 인해 암 치료를 위해 면역 체계와 염증 반응이 어떻게 효과적으로 결합될 수 있는지를 이해하기 위해 해야 할 일이 그 어느 때보다 많다는 것은 분명하다.

종양미세환경, 염증 그리고 면역 회피

이 장에서 많은 논의는 종양 세포 자체와 면역계 세포들과의 직접적인 상호작용에 중점을 두었지만, 종양이 숙주 면역 파괴를 회피하는 방법들을 검토할 때 성장하는 상피암이 탈형성 복합 기질(desmoplastic complex stroma), 즉 종양미세환경(TME) 내에 존재한다는 사실을 인식하는 것이 매우 중요하다. 이 **다세포 지지 환경**(multicellular supporting environment)은 종양 관련 섬유아세포(cancer-associated fibroblast, CAF), 혈관 내피세포, 혈관 주위 세포(pericytes), 면역계의 다양한 세포들, 그리고 중간엽 세포를 포함하는 다양한 골수 유래 염증 세포 들로 이루어지는 기질 세포들의 네트워크이다.[58]

종양이 진행함에 따라 TME가 종양을 보다 지지하면서 항종양 면역을 점점 더 억제하게 되는 것을 쉽게 알 수 있다. TME의 세포 이질성은 잘 알려져 있지만, 더 중요한 것은 서로 다른 세포 구성의 변화하는 특성에 반영된 환경의 역동적 특성이다. 이로 인해 세포와 세포 사이의 상호 작용과 특정 사이토카인과 케모카인들의 분비를 조절하는 **차등 전사체학**(*differential transcriptomics*)에 변화가 일어난다. 이런 사이토카인과 케모카인들의 질적, 양적 차이는 TME로 향하는 염증세포 모집의 차이를 결정한다. 면역 억제성 Treg과 같은 면역 세포의 모집 외에도 대식세포, 단핵구, 호중구 또는 선천성 림프양 세포들과 같은 다른 종양 촉진 세포들이 TME로 유인되어 종양 자체에 침윤한다. TME 내 특정 세포 집단들의 확장은 클론 확장 또는 골수로부터의 모집에 의해 발생할 수 있다(그림 8.4).

항암화학요법, 방사선요법, 수술 등 치료적 개입이 조직에 해를 끼치고 종양 세포 및 조직 세포 손상과 세포 사멸에 이차적으로 추가적인 염증 반응을 일으킨다는 점도 관련이 있다. 이러한 염증 반응들은 선천적인 조직 복구 기전에 의해 더욱 촉진된다. 종양이 계속 확장함에 따라 종양 내에서 저산소증과 종양 괴사 부위가 발생하고, TME의 염증에 보다 기여하게 된다. 이러한 현상들을 종합하면 손상된 조직에서 단백, 신생 항원 펩타이드, 면역 자극 사이토카인들이 방출되어 항종양 반응이 실질적으로 강화되는 기간이 생길 가능성이 있다. 반면, IL-10, TGF-β, Fas 리간드, 종양 괴사 인자(tumor necrosis factor, TNF)와 같은 여러 인자들의 집단적 방출, 세포 부착 분자의 소실, PD-1 발현 증가, 종양과 TME에서 일어나는 항세포사멸(antiapoptosis)의 증가는 면역 억제와 종양 진행을 강화하기 위해 협력할 수 있다[59-62](자세한 내용은 Greten and Grivennikov[62] 참고).

광범위한 검토 문헌들은 TME 세포의 레퍼토리(repertoire)와 숙주의 항종양 면역반응을 지원하거나 종양의 성장과 확산을 강화하는 TME 세포의 능력들을 매우 상세하게 설명하고 있다. 많은 TME 세포 표현형들은 실제로 그들이 받는 자극 신호들과 성숙 상태에 따라 두 가지 역할을 모두 수행할 수 있는 능력을 가지고 있으며, 이런 일련의 상황은 TME의 성장 제어 특성을 완전하게 이해하려고 노력하는 사람들에게 혼란을 줄 수 있다. 하지만, 이 장에서는 종양 진행의 지원에 관한 적절한 강조와 함께(철저한 검토는 아니지만) "주요 선수들"(major players) 이라고 말할 수 있는 몇 가지에 대해 초점을 맞출 필요가 있다[63,64](심층 검토는 Farc and Cristea[63] 참고).

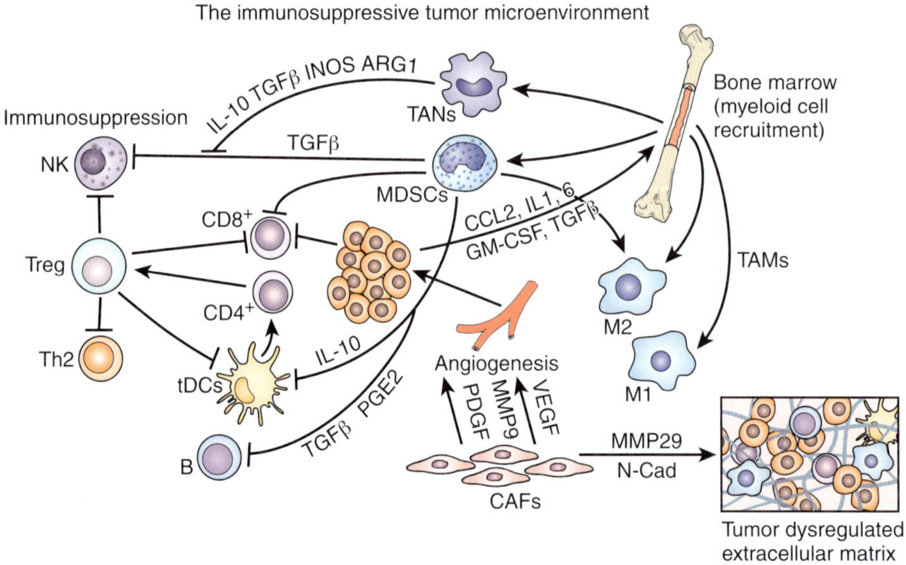

그림 8.4 종양이 진행하면 종양미세환경(TME)이 형성된다. 종양과 TME는 다양하고 서로 다른 세포들의 모집을 포함하며, 그 중 일부는 골수에서 모집된다. 면역 세포들은 말초 면역계에서 모집된다. TME의 많은 세포들은 유전자 발현 프로파일에 종양 특이적 변이들이 진행된 것으로 나타났다. 혈관 신생은 종양 성장을 지원하기 위해 TME에서 발생한다. 암 관련 섬유아세포(CAF)들은 세포외 기질을 변화시키는 인자들을 분비하고 종양의 세포 내 신호 전달 경로에 변화를 나타내는 상향 조절 및 하향 조절된 microRNAs를 발현한다. 종양 세포는 TME에서 발생하는 만성 염증 반응과 협력하여 항종양 면역반응을 억제하는 역할을 한다. 골수 유래 억제 세포(MDSC), 종양 관련 대식세포 1 및 2(TAM, M1, M2), 종양 관련 호중구(tumor-associated neutrophil, TAN), NK 세포, 기질 금속단백분해효소(matrix metalloproteinase, MMP)는 종양에 대한 면역반응을 총체적으로 억제한다.

수지상 세포와 염증

확실하게 수지상 세포(DC)는 상당한 주의를 기울여야 할 가치가 있다. 종양미세환경(TME)으로 유인된 미성숙 DC는 종양에서 생성된 비 자기 펩타이드 항원 조각들을 만나서 포획하고 정상적으로 자극을 받게 된다. 그 결과, 항원 활성화 DC는 성숙 과정을 거쳐 내부적으로 처리된 종양 항원들을 MHC 클래스 II 분자와 복합체로 결합시켜 $CD4^+$ T 세포의 TCR에 제시하는 능력을 갖게 된다. 또한, 성숙한 수지상 세포는 IFN-γ1을 분비하여 보조 T 세포(Th)의 활성화와 분화를 촉발하여, CTL과 NK 세포들의 항종양 면역반응을 강화하는 작용을 한다.[65]

하지만, 미성숙 DC를 TME로 유인하는 이 과정에서 적절한 DC 성숙이 제대로 이루어지지 않으면 미성숙 DC가 실제로 종양 항원을 T 세포에 대해 면역 관용성 방식(tolerogenic manner)으로 제시하는 것으로 나타났다. 면역 관용성 DC는 PD-1과 CTLA-4 뿐만 아니라 기타 면역 억제 분자들의 발현이 높으며, 따라서 Tregs의 생성도 증진시킨다.[66-69] 종양 세포와 종양 기질의 세포들이 종양에서 종양 침윤 림프구의 질과 양에 영향을 미치는 케모카인들을 방출하는 능력 때문에 TME의 세포 구성에 커다란 영향을 미친다. 이러한 침윤이 많을수록 양호한 임상 결과를 나타내는 지표가 된다. 그러나, 종양이 성장하는 동안 이런 항종양 케모카인 환경이 역전되어 면역 억제 작용을 가진 M2 대식세포들과 다른 세포들이 우세하게 증가하여 종양 진행을 촉진할 수 있다.[70]

골수 유래 종양 억제 세포들

전형적으로 골수 세포, 과립 호중구, 그리고 단핵 골수 세포(단핵구, 대식세포, 수지상 세포)는 병원체와 조직 손상에 대한 반응으로 골수에서 활성화되고 동원된다. 종양이 시작되고 종양의 성장이 진행되는 환경에서 성장 인자들이 꾸준히 존재하며, 선천성과 적응형 면역계가 비 자기 신생 항원들을 인식한다. 종양의 종양 특이 항원(TSA)에 의한 T 세포의 활성화는 염증 신호 경로들과 과립구 대식세포 집락자극인자(granulocyte-macrophage colony-stimulating factor, GM-CSF)와 대식세포 집락자극 인자(macrophage colony-stimulating factor, M-CSF)와 같은 사이토카인들의 생성을 촉발한다. 이런 맥락에서 과립구 및 단핵구 골수 유래 억제 세포(myeloid-derived suppressor cell, MDSC)들은 모두 암 진행에 유리한 종양미세환경(TME)의 핵심 구성 요소들이다.

골수 유래 억제 세포(MDSC)의 가장 잘 알려진 기능은 항종양 면역반응들을 억제하는 것이다. MDSC는 암의 전파와 전이성 성장을 촉진하는 가장 중요한 세포들 중 하나이다. MDSC는 산화질소(nitric oxide)를 생성할 수 있으며, 이는 JAK/STATS 신호 전달 경로를 억제하여 T 세포의 증식을 감소시키고 T 세포의 세포사멸을 유도할 수 있다. 또한, MDSC는 T 세포 기능을 억제하는 것으로 알려진 활성 산소종(reactive oxygen species, ROS)을 생산하는 능력도 가지고 있다. MDSC의 다른 작용에는 종양 배액 림프절과 TME로 T 세포 이동을 방해하는 것이 있다. MDSC는 사이토카인 IL-10의 주요 생산자이며, 조직 저산소증이 있을 때 IL-10의 분비가 증가한다. IL-10은 항원 제시 및 특정 T 세포 기능의 억제자이며, Tregs의 명백한 증강자이다. MDSC 또한 특정 상황들에서 면역 억제 작용을 하는 TGF-β의 중요한 공급원이다(그림 8.5).

MDSC는 TME의 주요 세포 구성 요소로서 TME 내에서 서로 다른 MDSC 하위 집합들의 다양한

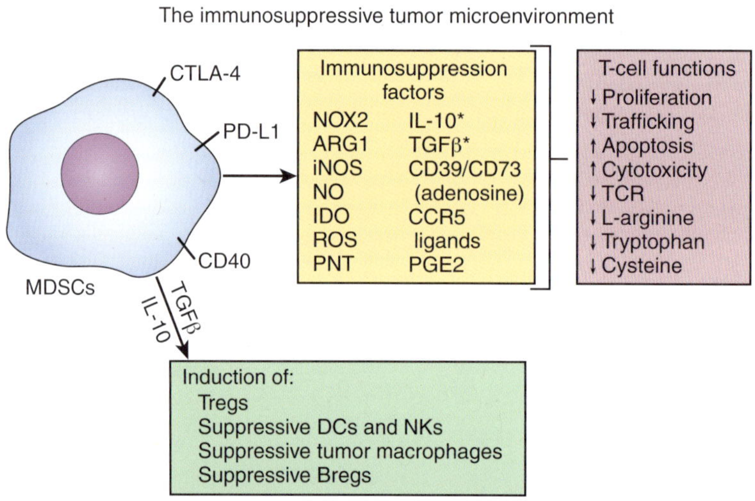

그림 8.5 골수 유래 억제 세포(MDSC)는 진행성 종양 성장에 반응하여 골수에서 동원된다. 단핵구 및 과립구 MDSC는 TME의 중심 구성 요소들이며 암 과정의 진행을 지원하는 기능을 한다. 이 그림에 표시된 MDSC의 주요 기능은 T 림프구에 작용하는 일련의 면역 억제 인자들의 방출을 통한 항종양 면역반응의 억제이다. 이러한 인자에 대한 설명에는 산화질소(nitric oxide, NO)를 생성하는 nicotinamide adenine dinucleotide phosphate oxidases(NADPH oxidases), NOX2 산화질소 산화 효소(NOX2 nitric oxidase); 아르기나제 1(arginase 1, ARG1); 유도성 산화질소 합성 효소(inducible nitric oxide synthase, INOS); indoleamine 2,3-dioxygenase(IDO); 활성 산소종(reactive oxygen species, ROS); 퍼옥시니트라이트(peroxynitrite, PNT); IL-10; TGF-β 등이 있다. CD39와 CD73은 엑토뉴클레오타제(ectonucleotidases)이며, ATP는 먼저 CD39(속도 제한 단계)에 의해 아데노신 일인산염(adenosine monophosphate, AMP)으로 가수분해된 다음, CD73에 의해 면역 조절 아데노신(immunomodulatory adenosine)으로 탈인산화(dephosphorylation) 된다; C-C 케모카인 수용체 5형(CCR5)은 T 세포, 대식세포, 미성숙 수지상 세포들의 이동과 효과기 기능을 조절하는 G 단백 결합 수용체이며, 프로스타글란딘 E2(prostaglandin E2, PGE2)는 T 세포, 호중구, 대식세포, 수지상 세포들을 포함하는 면역 세포들의 활성화, 성숙, 이동, 사이토카인 분비를 조절한다.

작용들을 분산시키는 등 여러 가지 기능들을 가지고 있어 면역반응 억제에 다양한 용도로 참여한다. MDSC의 억제 활동들은 항원 활성화 T 세포를 넘어 NK 세포, 항원 제시 수지상 세포 및 B 세포까지 포함하는 것으로 나타났다. MDSC의 다양한 하위 집합들의 기능에는 상피-중간엽 전이(epithelial-mesenchymal transition, EMT) 촉진, 암 줄기세포 형성, 종양 혈관 신생, 전이가 발생할 부위(premetastatic niche)를 형성하는 복잡한 과정, 암 세포 생존의 생리적 및 대사적 지원, 그리고 전이 부위에서 종양 성장 등이 포함된다. 언급한 바와 같이, MDSC의 잠재적 작용들의 복잡성과 다양한 활동군의 TME에 대한 영향 또는 제어의 여러 수준들은 MDSC의 치료적 표적화를 어렵게 한다. MDSC는 일단 TME에 진입하면 수명이 짧지만, 그 존재와 작용을 유지하기 위해 지속적으로 모집된다. 임상 연구들에 따르면 TME에 높은 수준의 MDSC가 존재하면 현재 면역요법에 대한 불량한 반응과 관련이 있다는 사실이 확인되었다[71](심층 검토는 Yang[71] 등 참고).

또한, MDSC는 전이가 발전하는 과정에서 필수적인 역할을 하며, 그 대부분은 초기에 TME에서 발생한다. 암 세포들이 먼 장기에 도달하여 전이성 종양을 형성하기 위해서는 이들 세포가 순환계(림프관과 혈관)로 쉽게 진입할 수 있도록 TME는 준비되어 있어야 한다. 연구들에 따르면 향후 전이성 병변이 발생할 부위(간, 폐, 뼈 등)들은 종양 세포들의 생착을 위한 준비를 거치는 것으로 나타났다. 다형성 호중구 골수 유래 억제세포(polymorphic neutrophil MDSC, PMN-MDSC)는 케모카인들에 의해 TME로부터 '**전이가 발생할 부위**(*premetastatic niche*)'로 모집된다. 이들은 이 부위에서 NK 세포와 T 세포 모두에 대해 면역 억제 작용을 하고, 기질 리모델링(matrix remodeling)을 유도하며, 혈관 신생을 촉진하는 것으로 추정된다[72,73](심층 검토는 Veglia 등[73] 참고).

복잡하고 다양한 전이 발전 과정은 생존 가능한 암 세포들의 순환계 진입과 그들의 생존 여부에 달려있다. 암 진행에서 이 단계도 면역 탐지로부터 회피가 필요하며, 이는 치명적인 전이로 발전하기 위해 필수적이다. 이들 순환 종양 세포(circulating tumor cells, CTC)는 호중구가 있는 클러스터(neutrophil extracellular traps, NETS)에서 자주 발견되며, 이러한 클러스터의 비율이 높은 환자는 예후가 보다 불량한 것으로 나타났다.[74,75]

암 염증에서 $CD4^+$ T 세포와 Treg 세포들

확실하게 검토해야 할 또 다른 중요한 세포 표현형은 $CD4^+$ T 세포들이다. $CD4^+$ T 세포들은 T 세포 수용체(TCR)에 대해 항원 제시 세포에서 주로 제시되는 종양 항원 펩타이드들을 MHC 클래스 II 분자들을 통해 인식한다. $CD4^+$ T 세포들은 항원 유발이 자극할 수 있는 다양한 조절 세포 표현형의 수로 인해 중요한 역할을 한다. $CD4^+$ T 세포들은 면역 도움(Th)과 면역 억제 조절(Treg) 세포를 모두 생성한다. 기능적으로 다른 보조 T 세포들의 하위 집합에는 Th1, Th2, Th9, Th17 및 Th22가 포함된다. Th1 세포들은 IL-2와 IFN-γ를 분비하는 것으로 알려져 있으며, 이들은 함께 $CD8^+$ CTL의 존재와 활성화를 강화하는 역할을 한다. Th 세포 하위 집합 외에도 $CD4^+$ T 세포들은 Treg 하위 집합으로 분화시키는 역할을 한다. Tregs는 여러 케모카인들과 그들의 수용체를 생성하며, 종양미세환경(TME)에서 항종양 면역을 억제하고, 종양 성장을 지원하며 전이 과정을 용이하게 한다. Tregs는 IL-10, TGF-β 및 IL-35를 방출하여 항종양 면역반응을 억제한다.

앞서 언급했듯이, 다수의 Th 표현형이 존재한다. 이러한 하위 집합들은 종양의 물리적(혈관) 및 대사적 성장 요구를 지원하고 억제할 뿐만 아니라 특정 상황에서는 항종양 면역반응을 억제하는 능력을 가지고 있음을 이해해야 한다. 예를 들어, Th2는 종양 성장을 지원하기 위해 혈관 신생을 증가시킬 수 있다.[76,77] Th와 Treg 세포 각각의 하위 집합이 개별적으로 또는 집합적으로 수행하는 역할과 개별 표현형을 정의하는 연구는 면역학 문헌에서 잘 검토되어 있으며, 분명히 진화 중인 과학 분야이다. 각 특정 세포 아형에서 사용되는 모든 확인된 기전들에 대한 자세한 설명은 이 장의 범위를 벗어나므로, 독자는 나열된 검토 문헌들을 참고하기 바란다.

종양 관련 섬유아세포들

TME는 확장하는 종양(1차암 또는 2차암)과 숙주의 정상 주변 조직 사이의 경계 부위를 나타낸다. 정상 조직에서 중간엽 세포에서 유래한 결합 조직 섬유아세포는 조직 세포외 기질의 주요 세포 구성 요소를 형성한다. 이들은 콜라겐(collagen), 엘라스틴(elastin), 섬유결합소(fibronectin)을 생성하며, 이들 모두 조직 형태를 정의하는 데 중요하다. 정상 조직에서와 마찬가지로 종양 관련 섬유아세포(CAF)들은 TME를 구성하는 가장 일반적인 세포들이며 종양 성장을 지원하는 데 관여한다. CAF와 관련하여 몇 가지 관찰 사항을 알아 두는 것이 중요하다. 첫째, TME에서 CAF는 종양 세포 증식, 종양 세포 생존, 세포외 기질 리모델링에 관여하는 단백들, 그리고 전이 진행을 위한 종양 세포 회피 과정에 관여하는 단백들을 조절하는 성장 인자들을 합성하는 역할을 담당한다.[78-80] 흥미롭게도 여러 인체 상피암들에서 유래한 CAF를 연구한 결과, TME의 일부로 기능하는 동안에는 암 변형을 겪지 않지만 유전자 발현 패턴에 상당한 변화들을 겪으며, 결과적으로 TME 기능에 영향을 미친다는 사실이 확인되었다.[81]

여러 해 전(2006~2011년) 나의 연구실에서는 국소 자궁내막암으로 자궁 적출술을 받은 환자들로부터 채취한 신선한 조직으로 일련의 실험들을 진행했다. 정상으로 보이는 종양 주위 조직 시료들을 종양으로부터 가능한 한 해부학적으로 제거한 정상 자궁내막 조직 시료와 짝을 이루어 배양된 섬유아세포의 공급원으로 사용했다. 쌍을 이룬 배양 섬유아세포들을 사용한 이 실험들에서 20쌍 가운데 9쌍에서 인체 자궁내막암 관련 섬유아세포들은 쌍을 이룬 정상 내피 섬유아세포들에 비해 검출 가능한 miR31수준이 현저히 낮다는 것을 보여주었다.

miR31은 CAF에서 발현이 상향 조절되거나 크게 하향 조절되는 것으로 밝혀진 많은 microRNAs 중 한 예일 뿐이다. 예를 들어, 종양 세포에서 miR31의 낮은 발현은 SATB2 경로와 관련이 있는 것으로 나타났다. 이런 유사한 실험들은 TME의 다양한 세포 구성 요소들이 전사 조절의 변화, 후성 유전체 변형, 염색질 구조의 변화 및 변형될 유전체 조직에 대한 다른 변이들에 의존하며, 결과적으로 매우 특정한 TME 기능을 수행한다는 결론을 뒷받침한다.[82,83]

Donnarumma와 동료들이 2017년 처음 발표한 연구들은 정상 섬유아세포의 엑소좀에서는 발견되지 않았던 miRNA-21, miRNA-143, miRNA-378e를 발현하는 CAF 생성 세포외 소포 엑소좀들(CAF-generated extracellular vesicle exosomes)이 존재한다는 사실을 입증했다. 매우 명확하게, CAF는 종양 특이적 면역 억제에 협력하는 기능 뿐만 아니라 종양 성장, 종양 세포 침습 및 종양 전이를 지원하는 기능도 한다[57,84](자세한 내용은 Labani-Motlagh 외[57] 참고).

전반적으로, 진행 중인 종양이 면역 파괴를 회피하려면 다양한 표현형과 유전적 배경을 가진 수많은 정보 전달 세포들이 필요하다. 종양, TME, 또는 말초 면역계 내 어디에 위치하든 이런 다양한 세포들의 능력은 이 장 전반에 걸쳐 언급했듯이 많은 고유한 케모카인과 사이토카인들의 생성을 필요로 한다. 이런 용해성 인자들은 통신 시스템이며, TME 세포들이 방출하는 세포외 미세 소포와 엑소좀들의 세포 사이 인자 전달 역할과 이들이 TME 내에서 세포-세포 통신과 세포 이동에서 수행하는 역할이 보다 공격적인 종양을 만든다는 인식이 증가하고 있다. CAF와 TME의 다양한 염증 세포들과 유사한 면역 세포들 역시 엑소좀을 방출하며, 이러한 엑소좀에는 CTL 활성 증가를 지원하는 강화 인자들이 포함되어 있거나 이들이 면역 억제 인자로 작용하여 종양 성장을 직접 촉진할 수 있다.

TME의 다른 염증 세포들 내에 존재하는 이질성 뿐만 아니라 종양 관련 섬유아세포(CAF)의 이질성을 식별하고 기능적으로 특성화하는 능력은 이전에는 주로 면역조직화학과 세포 분류 접근법에 의존해 왔다. 세포 집단 내에서 하위 계열들을 정의하는 식별 및 기능적 특성 분석은 단일 세포 RNA 염기서열 기술의 발달로 인해 혁신적으로 발전했다. 이 접근법은 TME를 구성하는 다른 세포 표현형 내 하위 집단 뿐만 아니라 염증성 CAF, 근섬유아세포 CAF, MHC 클래스 II 항원 제시 복합체를 발현하는 항원 제시 CAF와 같이 기능적으로 명확하게 구별되는 몇 가지 섬유아세포 하위 집단을 식별했다.[85-89]

종양 관련 대식세포들

종양 관련 대식세포(tumor-associated macrophage, TAM)는 종양에 침윤하는 또 다른 주요 세포 구성 요소이며 발달 중인 TME의 초기 거주 세포들이다. TAM은 일반적으로 염증에서 주로 수행하는 역할에 따라 M1 계열과 M2 계열로 나뉜다. M1 TAM은 종양 발생 초기에 상주하는 조직 대식세포로 발견되는 전형적 기능을 하는 대식세포로, 직접적인 세포 사멸과 항체 의존 세포 매개 세포독성과 같은 바이러스 감염에서 관찰되는 활동들과 유사한 항종양 활성들을 보여준다. 반면, M2 TAMs은 T 세포 종양 파괴를 저해하고 면역 억제 상태를 유지하는 사이토카인들을 생산하며, 주로 종양 성장, 혈관 신생, 종양 침습, 그리고 종양 확산을 지원하는 기능을 한다. 또한, 항암화학요법에 대한 종양의 내성에도 역할을 하는 것으로 보인다[56,90](자세한 검토는 Zhao 등[56] 참고).

TAM의 세포 기원은 두 가지 출처 중 하나에서 비롯된 것으로 다양하게 제안되어 왔다. M1 TAM은 일반적으로 종양 및 관련 TME에 침윤하는 조직 특이적 배아 유래 상주 대식세포에서 유래하는 것으로 알려져 있다. 이와 달리 M2 TAM은 골수에서 종양으로 유인된 단핵구 유사 골수 유래 억제 세포(monocyte-like myeloid-derived suppressor cells, M-MDSC)에서 유래하는 것으로 생각된다.[91,92] 따라서, M2 TAM은 거의 전적으로 골수 줄기세포로부터 모집된 단핵구 기원으로 생각된다. 종양과 TME를 채우는 많은 세포 유형들과 마찬가지로 TAM은 TME의 생화학적 환경 변화 또는 항암치료제 투여의 결과로 영향을 받아 상당한 가소성을 나타낸다. 이러한 기능의 가소성은 종양 세포에서 생성되는 사이토카인과 케모카인, 그리고 TME에 상주하는 림프구에 의해 촉발되는 것으로 보인다.

비전형적 HLA 분자들: HLA-G

이 단원 앞부분에서 임신 기간 동안 존재하는 면역 회피와 암에서 발생하는 면역 회피 사이의 유사성에 대해 설명했다. 종양 면역 회피 기전에 초점을 맞추면서, 본래 태반 영양체 세포들(trophoblasts cells)에서 발현되는 것으로 확인된 비전형적 HLA 분자들(nonclassic HLA molecules), 특히 HLA-G가 관심을 끌게 되었다.[93] HLA-G 발현은 여러 고형암과 혈액암의 세포 표면에서 검출되었으며, 일반적으로 진행된 암에서 보다 두드러지게 나타난다. HLA-G는 정상적이며 건강한 조직의 세포에서는 거의 발견되지 않는다.[94,95] HLA-G는 4개의 막 발현 동형체를 가지고 있으며, 중대한 다형성은 없지만 구조적으로 전형적인 MHC 클래스 I 분자로 형성된다. 결과적으로 HLA-G는 종양 특이 항원(TSA) 제시의 근원이 아니라 오히려 면역 관문으로서의 기능을 한다. HLA-G의 발현 정도는 종종 종양 저산소증과 관련이 있다.

또한, HLA-G는 종양 세포에서 분비되는 세 가지 면역 억제성 가용성 동형체를 가지고 있다. HLA-G 종양 발현의 진정한 의미를 확실하게 결론 내리기 위해 설계된 임상 연구의 적용은 아직 초기 단계에 머물러 있다. 중요한 질문은 면역 관문으로서 치료적으로 표적화 기회를 제공하는지 여부이다. 그럼에도 불구하고 HLA-G가 종양 면역 회피를 위한 중요한 기전으로 진화하고 있는 것은 분명하다.

결론

환자의 종양을 직접 표적으로 하는 동시에 환자 자신의 적응형 면역 체계를 강화해 종양을 거부할 수 있는 면역요법을 향후 개발하려면, 면역 파괴를 회피하기 위해 종양이 지시하는 다양한 모든 방법들에 대한 포괄적인 지식이 필요하다. 일부 면역 회피 경로들은 종양 전반에 걸쳐 공통적이지만, 환자 개인마다 차이가 있을 뿐만 아니라 면역 회피 과정에는 상당한 종양 부위 특이성이 존재한다. 종양 진행을 지원하는 세포 표현형과 세포 기능의 복잡성은 숙주의 자체 면역 체계 내에 존재하는 활성 진행 및 저해 과정과 나란히 배치되어 있다. 종양 진행과 항종양 반응 억제를 지원하는 기전을 더 잘 이해하기 위한 실험적 노력은 종양 성장의 대사성 스트레스와 투여된 치료법이 면역 체계에 미치는 영향을 고려하여 신중하게 설계되어야 한다.

T 림프구, 특히 CD8$^+$ CTL은 항종양 면역반응 수행의 핵심이기 때문에 TME의 종양 침윤 T 세포와 T 세포의 맥락에서 면역 파괴를 회피할 수 있는 종양의 능력을 우선적으로 고려해야 한다. T 림프구 계열은 기능적 역할들이 다른 여러 표현형으로 분화한다. T 세포 구획 전체에 걸쳐 T 림프구는 기억 세포, 보조 T 세포라고 하는 일련의 표현형적 세포 하위 유형, 그리고, 억제 또는 조절 T 세포 집단(Tregs)으로 구성된다. 연구들에 따르면 CD8$^+$ CTL 세포들은 **T 세포 탈진 상태**(*T-cell exhausted*, Tex)에서 존재하는 것으로 확인되었다.

Tex는 만성적인 종양 항원 노출로 인해 발생하는 것으로 추정된다. 이름에서 알 수 있듯이 Tex는 주로 CD8$^+$ CTL의 말기 상태로 생각되지만, 최근에는 적절한 TME 지원을 통해 Tex 세포가 구제될 수 있으며 효과적인 CTL로 재활성화 될 수 있는 것으로 보인다. 종양이 면역 파괴를 회피할 수 있는 다양한 기회들(MHC 분자들의 하향 조절 또는 소실, 효과적인 종양 신생 항원의 소실, 면역관문 리간드의 상향 조절, 종양 항원 번역의 소실)을 고려하면, 면역 체계를 TME와 종양 유발 염증 반응의 맥락에서 이해하기 위해 상당한 노력이 필요하다.

암을 하나의 질병으로 특징짓는 복잡한 유전자 변이처럼, 면역 체계의 통제를 회피하는 암의 경로들도 마찬가지로 유전적 돌연변이와 구조적 변이들에 초점이 맞춰지고 있다. 암 치료에서 면역종양학의 진정한 가능성은 TME의 복잡성에 대한 면밀한 분석이 점점 더 빠른 속도로 계속 진화하고 있다는 사실을 깨닫는데 있다.

특정 세포 아형을 더 잘 정의하고, 항종양 반응을 강화하며 억제하는 양쪽 모두에 핵심적인 복잡한 세포-세포 통신 경로들을 설명하려는 노력들이 성공적으로 실현되고 있다. 세포 식별과 세포 기능 정의라는 도전 과제에 미세유체학(microfluidics)과 단일 세포 mRNA 염기서열 분석(single-cell mRNA sequencing)의 도입은 이미 유망하고 커다란 이점이 되고 있으며, 단일 세포 수준에서 관련된 모든 기전들에 대한 명확한 로드맵을 제공하고 있다. 이는 향후 면역 치료 임상시험을 최적으로 안내하는 데 필요한 지식이다.

참고자료

1. Shankaran V, Ikeda H, Bruce AT, et al. IFNgamma and lymphocytes prevent primary tumor development and shape tumor immunogenicity. *Nature*. 2001;410:1107-1111. doi:10.101038/35074122.
2. Koebel CM, Vermi W, Swann JB, et al. Adaptive immunity maintains occult cancer in an equilibrium state. *Nature*. 2007;450:903-907. doi:10.1038/nature06309.
3. **Dunn GP, Old LJ, Schreiber RD. The three Es of cancer immunoediting. *Ann Rev Immunol*. 2004;22:329-360.**
4. **Schreiber RD, Old LJ, Smyth MJ. Cancer immunoediting: integrating immunity's roles in cancer suppression and promotion. *Science*. 2011;331(6024):1565-1570.**
5. **Quail DF, Joyce JA. Microenvironmental regulation of tumor progression and metastasis. *Nat Med*. 2013;19(11):1423-1457.**
6. **Monos DS, Winchester RJ. Chapter 5. The major histocompatibility complex. In: Rich RR, Fleisher TA, Shearer WT, et al., eds. *Clinical Immunology*. Amsterdam, Netherlands: Elsevier; 2019:79-92. 5th. ed.**
7. **Thelen M, Wennhold K, Lehman J, et al. Cancer-specific immune system evasion and substantial heterogeneity within cancer types provide evidence for personalized immunotherapy. *NPJ Precis Oncol*. 2021;5:52. doi:10.1038/s41698-021-00196-x.**
8. **McGranahan N, Rosenthal R, Hiley CT, et al. Allele specific HLA loss and immune escape in lung cancer evolution. *Cell*. 2017;171(6):1259-1271.e11. doi:10.1016/jcell.2017.10.001.**
9. **Maleno I, Aptsiauri N, Cabrera T, et al. Frequent loss of heterozygosity in the beta2-microglobulin region of chromosome 15 in primary human tumors. *Immunogenetics*. 2011;63(2):65-71. doi:10.1007/s00251-010-0494-4.**
10. **Maeurer MJ, Gollin SM, Storkus WJ, et al. Tumor escape from immune recognition: Loss of HLA-A2 melanoma cell surface expression is associated with a complex rearrangement of the short arm of chromosome 6. *Clin Cancer Res*. 1996;2:641-652.**
11. Feestra M, Veltkamp M, van Kulik J, et al. HLA class I expression and chromosomal deletions at 6p and 15q in head and neck squamous cell carcinomas. *Tissue Antigens*. 1999;54:235-245. doi:10.1034/j.1399.0039.1999.540304.x.
12. Seliger B, Ritz U, Abele R, et al. Immune escape of melanoma: first evidence of structural alterations in two distinct components of the MHC class I antigen processing pathway. *Cancer Res*. 2001;61:8647-8650.
13. Maleno I, Cabrera CM, Cabrera T, et al. Distribution of HLA class I altered phenotypes in colorectal carcinomas: high frequency of HLA haplotype loss associated with loss of heterozygosity in chromosome 6p21. *Immunogenetics*. 2004;56:244-253. doi:10.1007/s00251-004-0692-z.
14. Benitez R, Godelaine D, Lopez-Nevot MA, et al. Mutations of the beta2-microglobulin gene result in a lack of HLA class I molecules on melanoma cells of two patients immunized with MAGE peptides. *Tissue Antigens*. 1998;52:520-529. doi:10.1111/j.1399-0039.1998.tb03082.x.
15. Maleno I, Lopez-Nevot MA, Cabrera T, Salinero J, Garrido F. Multiple mechanisms generate HLA class I altered phenotypes in laryngeal carcinomas: high frequency of HLA haplotype loss associated with loss of heterozygosity in chromosome region 6p21. *Immunol Immunother*. 2002;51:389-396. doi:10.1007/s00262-002-0296-0.
16. Chang CG, Pirozzi G, Wen SH, et al. Multiple structural and epigenetic defects in the human leukocyte antigen class I antigen presentation pathway in a recurrent metastatic melanoma following immunotherapy. *J Biol Chem*. 2015;290:26562-26575. doi:10.1074/jbc.M115.676130.
17. **Montesion M, Murugesan K, Jin DX, et al. Somatic HLA class I loss is a widespread mechanism of immune evasion which refines the use of tumor mutational burden as a biomarker of checkpoint inhibitor response. *Cancer Discov*. 2020;11:282-292. doi:10.1158/2159-8290.CD-20-0672.**
18. **Dhatchinamoorthy K, Colbert JD, Rock KL. Cancer immune evasion through loss of MHC class I antigen presentation. *Front Immunol*. 2021;12:636568. doi:10.3389/fimmu,2021.636568.**
19. Zaretsky JM, Garcia-Diaz A, Shin DS, et al. Mutations associated with acquired resistance to PD-1 blockade in melanoma. *N Engl J Med*. 2016;375:819-829.
20. **Sade-Feldman M, Jiao Yi, Chen JH, et al. Resistance to checkpoint blockade therapy through inactivation of antigen presentation. *Nat Commun*. 2017;8:1136.**
21. Rusakiewics S, Semeraro M, Sarabi M, et al. Immune infiltrates are prognostic factors in localized gastrointestinal stromal tumors. *Cancer Res*. 2013;73:3499-3510. doi:10.1158/0008-5472.CAN-13-0371.
22. Ryschich E, Notzel T, Hinz U, et al. Control of T-cell-mediated immune response by HLA class I

in human pancreatic carcinoma. *Clin Cancer Res.* 2005;11:498-504.

23. Angell TE, Lechner MG, Jang JK, Lopresti JS, Epstein AL. MHC class I loss is a frequent mechanism of immune escape in papillary thyroid cancer that is reversed by interferon and selumetinib treatment in vitro. *Clin Cancer Res.* 2014;20:6034-6044. doi:10.1158/1078-0432.CCR-14-0879.

24. Jang M, Yew PY, Hasegawa K, et al. Characterization of T cell repertoire of blood, tumor, and ascites in ovarian cancer patients using next generation sequencing. *Oncoimmunology.* 2015;4:e1030561. doi:10.1080/2162402X.2015.1030561.

25. **Gettinger S, Choi J, Hastings K, et al. Impaired HLA class I antigen processing and presentation as a mechanism of acquired resistance to immune checkpoint inhibitors in lung cancer. *Cancer Discov.* 2017;7:1420-1435. doi:10.1158/2159-8290.CD-17-0593.**

26. Khong HT, Wang QJ, Rosenberg SA. Identification of multiple antigens recognized by tumor-infiltrating lymphocytes from a single patient: tumor escape by antigen loss and loss of MHC expression. *J Immunotherapy.* 2004;27:184-190. doi:10.1097/00002371-200405000-00002.

27. Lauss M, Donia M, Harbsi K, et al. Mutational and putative neoantigen load predict clinical benefit of adoptive T cell therapy in melanoma. *Nat Commun.* 2017;8:1738. doi:10.1038/s41467-017-01460-0.

28. **Kambayashi T, Laufer TM. Atypical MHC class II-expressing antigen presenting cells: can anything replace a dendritic cell? *Nat Rev Immunol.* 2014;14:719-730.**

29. Axelrod ML, Cook RS, Johnson DB, Balko JM. Biological consequences of MHC-II expression by tumor cells in cancer. *Clin Cancer Res.* 2019;25(8):2392-2402.

30. **Johnson DB, Estrada MV, Salgado R, et al. Melanoma-specific MHC-II expression represents a tumour-autonomous phenotype and predicts response to anti-PD-1/PD-L1 therapy. *Nat Commun.* 2016;7:10582.**

31. Schwartz RH. Costimulation of T lymphocytes: the role of CD28, CTLA-4, and B7/BB1 in interleukin-2 production and immunotherapy. *Cell.* 1992;71:1065-1068.

32. Pardoll DM. The blockade of immune checkpoints in cancer immunotherapy. *Nat Rev Cancer.* 2012;12:252-264. doi:10.1038/nrc3239.

33. Ishida Y, Agata Y, Shibahara K, Honjo T. Induced expression of PD-1, a novel member of the immunoglobulin gene superfamily, upon programmed cell death. *EMBO J.* 1992;11:3887-3895.

34. Ahmadzadeh M, Johnson LA, Heemskerk B, et al. Tumor antigen-specific CD8 T cells infiltrating the tumor express high levels of PD-1 and are functionally impaired. *Blood.* 2009;114:1537-1544.

35. Salmaninejad A, Khoramshahi V, Azani A, et al. PD-1 and cancer: molecular mechanisms and polymorphisms. *Immunogenetics.* 2018;70:73-86.

36. **Han Y, Liu D, Li L. PD-1/PD-L1 pathway: current researches in cancer. *Am J Cancer Res.* 2020;10(3):727-742.**

37. Garcia-Diaz A, Shin DS, Moreno BH, et al. Interferon receptor signaling pathways regulating PD-L1 and PD-L2 expression. *Cell Rep.* 2017;19:1189-1201.

38. Dong P, Xiong Y, Yue J, Hanley SJB, Watari H. Tumor-intrinsic PD-L1 signaling in cancer initiation, development and treatment: beyond immune evasion. *Front Oncol.* 2018;8:386.

39. **Dunn GP, Bruce AT, Ikeda H, Old LJ, Schreiber RD. Cancer immunoediting: from immunosurveillance to tumor escape. *Nat Immunol.* 2002;3(11):991-998. doi:10.1038/ni1102-991.**

40. Reiners KS, Topolar D, Henke A, et al. Soluble ligands for NK cell receptors promote evasion of chronic lymphocytic leukemia cells from NK cell anti-tumor activity. *Blood.* 2013;121(18):3658-3665. doi:10.1182/blood-2013-01-476606.

41. **Vyas M, Müller R, von Strandmann EP. Antigen loss variants: catching hold of escaping foes. *Front Immunol.* 2017;8:175-182. doi:10.3389/fimmu.2017.00175.**

42. Lee SY, Sin JI. MC 32 tumor cells acquire Ag-specific CTL resistance through the loss of CEA in a colon cancer model. *Hum Vaccin Immunother.* 2015;11:2012-2020.

43. Glisovic T, Bachorik JL, Yong J, Dreyfuss G. RNA-binding proteins and post-transcriptional gene regulation. *FEBS Lett.* 2008;582:1977-1986.

44. van Kouwenhove M, Kedde M, Agami R. MicroRNA regulation by RNA-binding proteins and its implications for cancer. *Nat Rev Cancer.* 2011;11:644-656.

45. Han B-S, Ji S, Woo S, Lee JH, Sin J-I. Regulation of the translation activity of antigen-specific mRNA is responsible for antigen loss and tumor immune escape in a HER2-expressing tumor model. *Sci Rep.* 2019;9:2855-2866. doi:10.1038/s41598-019-39557-9.

46. Robichaud N, Sonenberg N, Ruggero D, Schneider RJ. Translation control in cancer. *Cold Spring Harb Perspect Biol.* 2019;11:a032896. doi:10.1101/cshper-

spect.2032896.a032896.

47. Suresh S, O'Donnell KA. Translational control of immune evasion in cancer. *Trends Cancer.* 2021;7(7):580-582. doi:10.1016/j.trecan.2021.04.002.

48. Hinnebusch AG, Ivanov IP, Sonenberg N. Translational control by 5'-untranslated regions of eukaryotic mRNAs. *Science.* 2016;352:1413-1416.

49. Han D, Liu J, Chen C, et al. Anti-tumor immunity controlled through mRNA m6A methylation and YTHDF1 in dendritic cells. *Nature.* 2019;566:270-274.

50. Robichaud N, Hsu BE, Istomine R, et al. Translational control in the tumor microenvironment promotes lung metastasis: phosphorylation of eIF4E in neutrophils. *Proc Natl Acad Sci U S A.* 2018;115:E2202-E2209.

51. Nüssing S, Trapani JA, Parish IA. Revisiting T cell tolerance as a checkpoint target for cancer immunotherapy. *Front Immunol.* 2020;11:589641. doi:10.3389/fimmu.2020.589641.

52. Koch CA, Pratt JL. T cell recognition and immunity in the fetus and mother. *Cell Immunol.* 2007;248(1):12-17. doi:10.1016/j.cellimm.2007.05.006.

53. Moore T, Dveksler GS. Pregnancy-specific glycoproteins: complex gene families regulating maternal-fetal interactions. *Int J Dev Biol.* 2014;58:273-280. doi:10.1387/ijdb.130329gd.

54. Timganova VP, Zamorina SA, Litvinova LS, et al. The effects of human pregnancy-specific β1-glycoprotein preparation on Th17 polarization of CD4+ cells and their cytokine profile. *BMC Immunol.* 2020;21:56-64. doi:10.1186/s12865-020 00385 6.

55. Zhao J, Rabadan R, Levine AJ. Pregnancy-specific glycoproteins: a possible mediator of immune tolerance of cancers. *J Cell Immunol.* 2021;3(2):109-117.

56. Zhao H, Wu L, Yan G, et al. Inflammation and tumor progression: signaling pathways and targeted intervention. *Signal Transduct Target Ther.* 2021;6:263. doi:10.1038/s41392-021-00658-5.

57. Labani-Motlagh A, Ashja-Mahdavi M, Loskog A. The tumor microenvironment: a milieu hindering and obstructing antitumor immune responses. *Front Immunol.* 2020;11:940. doi:10.3389/fimmu.2020.00940.

58. Kalluri R, Zeisberg M. Fibroblasts in cancer. *Nat Rev Cancer.* 2006;6:392-401.

59. Ghiringhelli F, Apetoh L, Tesniere A, et al. Activation of the NLRP3 inflammasome in dendritic cells induces IL-1beta-dependent adaptive immunity against tumors. *Nat Med.* 2009;15:1170-1178.

60. Ciampricotti M, Hau CS, Doomebal CW, Jonkers J, de Visser KE. Chemotherapy response of spontaneous mammary tumors is independent of the adaptive immune system. *Nat Med.* 2012;18:344-346.

61. Hou J, Greten TF, Xia Q. Immunosuppressive cell death in cancer. *Nat Rev Immunol.* 2017;17:401.

62. Greten FR, Grivennikov SI. Inflammation and cancer: triggers, mechanisms, and consequences. *Immunity (Cell Press).* 2019;51:2738. doi:10.1016/j.immuni.2019.06.025.

63. Farc O, Cristea V. An overview of the tumor microenvironment, from cells to complex networks (Review). *Exp Ther Med.* 2021;21:96-115. doi:10.3892/etm.2020.9528.

64. Galli F, Aguilera JV, Palermo B, Markovic SN, Nisticó P, Signore A. Relevance of immune cell and tumor microenvironment imaging in the new era of immunotherapy. *J Exp Clin Cancer Res.* 2020;39:89-110. doi:10.1186/s13046-020-01586-y.

65. Hubert M, Gobini E, Gouillault C, et al. IFN-III is selectively produced by cDC1 and predicts good clinical outcome in breast cancer. *Sci Immunol.* 2020;5:eaav3942. doi:10.1126/sciimmunol.aav3942.

66. Li H, Shi B. Tolerogenic dendritic cells and their applications in transplantation. *Cell Mol Immunol.* 2015;12:24-30. doi:10.1038/cmi.2014.52.

67. Kushwah R, Wu J, Oliver JR, et al. Uptake of apoptotic DC converts immature DC into tolerogenic DC that induce differentiation of Foxp3+ Treg. *Eur J Immunol.* 2010;40:1022-1035. doi:10.1002/eji.200939782.

68. Gregori S, Tomasoni D, Pacciani V, et al. Differentiation of type 1 T regulatory cells (Tr1) by tolerogenic DC-10 requires the IL-10-dependent ILT4/HLA-G pathway. *Blood.* 2010;116:935-944. doi:10.1182/blood-2009-07-234872.

69. Ghiringhelli F, Apetoh L, Tesniere A, et al. Activation of the NLRP3 inflamasome in dendritic cells induces IL-beta-dependent adaptive immunity against tumors. *Nat Med.* 2009;15:1170-1178.

70. Li J, Byrne KT, Yan F, et al. Tumor cell-intrinsic factors underlie heterogeneity of immune cell infiltration and response to immunotherapy. *Immunity.* 2018;49:178-193. doi:10.1016/j.immuni.2018.06.006.

71. Yang Y, Li C, Liu T, Dai X, Bazhin AV. Myeloid-derived suppressor cells in tumors: from mechanisms to antigen specificity and microenvironmental regulation. *Front Immunol.* 2020;11:1371. doi:10.3389/fimmu.2020.01371.

72. Wang Y, Ding Y, Guo N, Wang S. MDSCs: key crim-

inals of tumor pre-metastatic niche formation. *Front Immunol.* 2019;10:172.

73. Veglia F, Sanseviero E, Gabbrilovich DI. Myeloid-derived suppressor cells in the era of increasing myeloid cell diversity. *Nat Rev Immunol.* 2021;21:485498.

74. Cools-Lartigue J, Spicer J, McDonald B, et al. Neutrophil extracellular traps sequester circulating tumor cells and promote metastasis. *J Clin Invest.* 2013;123:3446-3458. doi:10.1172/JCI67484.

75. Rayes RF, Moubanna JG, Nicolau I, et al. Primary tumors induce neutrophil extracellular traps with targetable metastasis promoting effects. *JCI Insight.* 2019;5:e128008. doi:10.1172/jciinsight.128008.

76. Togashi Y, Shitara K, Nishikawa H. Regulatory T cells in cancer immunosuppression – implications for anticancer therapy. *Nat Rev Clin Oncol.* 2019;16:356-371. doi:10.1038/s41571-019-0175-7.

77. Jang JE, Hajdu CH, Liot C, Miller G, Dustin ML, Bar-Sagi D. Crosstalk between regulatory T cells and tumor-associated dendritic cells negates anti-tumor immunity in pancreatic cancer. *Cell Rep.* 2017;20(3):558-571. doi:10.1016/j.celrep.2017.06.062.

78. Tlsty TD, Coussens LM. Tumor stroma and regulation of cancer development. *Annu Rev Pathol.* 2006;1:119-150.

79. Orimo A, Weinberg RA. Stromal fibroblasts in cancer: a novel tumor-promoting cell type. *Cell Cycle.* 2006;5:1597-1601.

80. Lorusso G, Ruegg C. The tumor microenvironment and its contribution to tumor evolution toward metastasis. Histochem *Cell Biol.* 2008;130:1091-1103.

81. Hu M, Yao J, Cai L, et al. Distinct epigenetic changes in the stromal cells of breast cancers. *Nat Genet.* 2005;37:899-905.

82. Aprelikova O, Yu X, Palla J, et al. The role of miR-31 and its target gene SATB2 in cancer-associated fibroblasts. *Cell Cycle.* 2010;9(21):4387-4398.

83. Aprelikova O, Palla J, Hibler B, et al. Silencing of miR-148a in Cancer-Associated Fibroblasts results in WNT10B-mediated stimulation of tumor cell motility. *Oncogene.* 2013;32(27):3246-3253. doi:10.1038/onc.2012.351.

84. Donnarumma E, Fiore D, Nappa M, et al. Cancer-Associated fibroblasts release exosomal microRNAs that dictate an aggressive phenotype in breast cancer. *Oncotarget.* 2017;8:19592-19608. doi:10.18632/oncotarget.14752.

85. Zheng GXY, Terry JM, Belgrader P, et al. Massively parallel digital transcriptional profiling of single cells. *Nat Commun.* 2017;8:14049.

86. Kong W, Biddy BA, Kamimoto K, Amrute JM, Butka EG, Morris SA. Cell Tagging: Combinatorial indexing to simultaneously map lineage and identity at single cell resolution. *Nat Protoc.* 2020;15:750-772.

87. Ohlund D, Handly-Santana A, Biffi G, et al. Distinct populations of inflammatory fibroblasts and myofibroblasts in pancreatic cancer. *J Exp Med.* 2017;214:579-596.

88. Elyada E, Bolisetty M, Laise P, et al. Cross-species single-cell analysis of pancreatic ductal adenocarcinoma reveals antigen-presenting cancer-associated fibroblasts. *Cancer Discov.* 2019;9:1102-1123.

89. Maia A, Wiemann S. Cancer-associated fibroblasts: implications for cancer therapy. *Cancers.* 2021;13:3526. doi:10.3390/cancers13143526.

90. Salmaninejad A, Vililou SF, Soltani A, et al. Tumor-associated macrophages: role in cancer development and therapeutic implications. *Cell Oncol.* 2019;42(5):591-608. doi:10.1007/s13402-019-00453-z.

91. Franklin RA, Liao W, Sarkar A, et al. The cellular and molecular origin of tumor-associated macrophages. *Science.* 2014;344(6186):921-925. doi:10.1126/science.1252510.

92. Pan Y, Yu Y, Wang X, Zhang T. Tumor-associated macrophages in tumor immunity. *Front Immunol.* 2020;11:583084. doi:10.3389/fimmu.2020.583084.

93. McMaster MT, Librach CL, Zhou Y, et al. Human placental HLA-G expression is restricted to differentiated cytotrophoblasts. *J Immunol.* 1995;154:3771-3778.

94. Morandi F, Rizzo R, Fainardi E, Rouas-Freiss N, Pistoia V. Recent advances in our understanding of HLA-G biology: lessons from a wide spectrum of human diseases. *J Immunol Res.* 2016;2016:4326495. doi:10.1155/2016/4326495.

95. Loustau M, Anna F, Dréan R, Lecomte M, Langlade-Demoyen P, Caumartin J. HLA-G neo-expression on tumors. *Front Immunol.* 2020;11:1685-1700. doi:10.3389/fimmu.2020.01685.

※ 주요 참고자료는 진하게 표시되어 있다.

9장

암에 대한 백신과 적극적인 예방 접종

Luis A. Rojas ■ Vinod P. Balachandran

주요 사실 요약

- 암 백신들은 차가운 종양(cold tumor)에서 면역을 활성화하는 유망한 전략임을 보여준다.
- 인간 종양들의 복잡성과 이질성은 암 백신 개발의 도전 과제로 남아 있다.
- 시플루셀-T(Sipuleucel-T)는 암에 대해 승인된 최초의 치료용 백신이다.
- 돌연변이가 없는 종양 관련 항원(tumor-associated antigen, TAA)들을 표적으로 하는 암 백신들은 임상 결과들이 불량했다.
- 종양 특이적 돌연변이들에서 발생하는 신생 항원들은 면역원성이 있고 항종양 면역반응을 주도해, 암 백신들의 새로운 표적으로 유망하다.
- 신생 항원 백신들은 임상에서 가장 유망한 초기 결과들을 보여주었다.

개요

면역요법은 이제 암을 치료하는 가장 유망한 치료적 접근법 중 하나로 부상했다. 면역 체계가 인체의 암을 인식할 수 있고 이러한 인식을 치료적으로 활용하여 광범위하게 퍼진 암을 제어하고, 심지어 제거까지 할 수 있다는 증거는 면역 치료적 접근의 힘과 가능성을 부각시켰다. 면역관문 경로 단백들(PD-1), 세포독성 T 림프구 관련 단백 4(CTLA-4), 림프구 활성화 유전자 3(lymphocyte activation gene 3, LAG3)를 억제하는 항체들은 현재 항종양 효능을 입증했으며, 미국 식품의약국(FDA)에서는 여러 암종들 가운데 흑색종, 신세포암(renal cell carcinoma, RCC), 대장암(colorectal cancer, CRC), 비소세포폐암(non-small cell lung cancer, NSCLC), 호지킨 림프종(Hodgkin's lymphoma, HL) 등에서 사용을 승인했다. 키메라 항원 수용체(chimeric antigen receptor, CAR)들을 장착한 유전자 조작 T 세포들은 급성 림프모구 백혈병(ALL), B 세포 림프종, 여포성 림프종(follicular lymphoma, FL), 맨틀세포 림프종, 다발성 골수종을 포함하는 혈액암에 대해 FDA의 승인을 받았다. 그러나 이들 접근법은 의심할 여지없이 면역 체계가 암을 제어하는 무수한 방법들 중 일부에 불과하며 잠재적으로 미래의 치료법이 될 수 있기 때문에, 면역종양학은 비록 초기 단계에 있으나 그 미래가 밝다.

면역관문 저해제(immune checkpoint inhibitors, ICIs)와 CAR-T 세포의 성공에도 불구하고, 지금까지 이러한 면역요법 전략은 특정 종양 유형에서만 성공적인 것으로 보인다. CAR-T 세포에서 얻은 인상적인 결과들은 혈액암에 국한된 것으로 나타났으며, 이러한 성공들은 지금까지 혈액암을 넘어 고형암으로 확장되지 않고 있다. 마찬가지로, ICIs는 여러 고형 종양과 일부 혈액 종양들에서 광범위한 효능을 보였지만, 그 성공은 대부분 고유의 항원성이 더 큰 종양(예: 더 높은 돌연변이 부하 또는 바이러스 변형)을 가진 소위 '뜨거운 종양(hot tumor)'에만 국한되는 것으로 보이며, 이는 이후 ICIs에 의해 면역 억제가 저해되어 기저 항종양 면역반응을 유발한다. 실제로, 암의 약 80%는 고유의 항원성이 더 낮은 '차가운 암(cold tumor)'으로 보인다; 차가운 암들은 기저 항종양 면역반응을 더 약하게 유발하기 때문에 ICIs에 대해 둔감한 상태를 유지한다. 따라서, 현재 대부분의 암에 해당하는 차가운 종양들은 ICIs에 민감하게 반응할 수 있는 충분한 내인성 항종양 면역반응을 일으키지 못할 가능성이 있다.[1,2] 따라서, 이러한 차가운 종양은 면역학적 경사의 초기 단계에서 멈추는 것으로 보이며(그림 9.1), 따라서 면역 억제를 해제하기보다는 면역을 활성화하는 치료법들이 필요할 수 있다. 암 백신들은 면역을 활성화하는 유망한 전략 중 하나이다.[3]

암 백신들

백신은 의학 역사상 가장 중요한 돌파구임이 틀림없다. 백신들은 바이러스나 박테리아로 인한 감염병을 예방하는 데 매우 효과적인 것으로 입증되었으며, 천연두, 소아마비, 디프테리아 등 치명적인 여러 감염병으로부터 보호하고 심지어 제거함으로써 수억 명의 생명을 구했다. 백신 접종의 성공은 외부 항원들

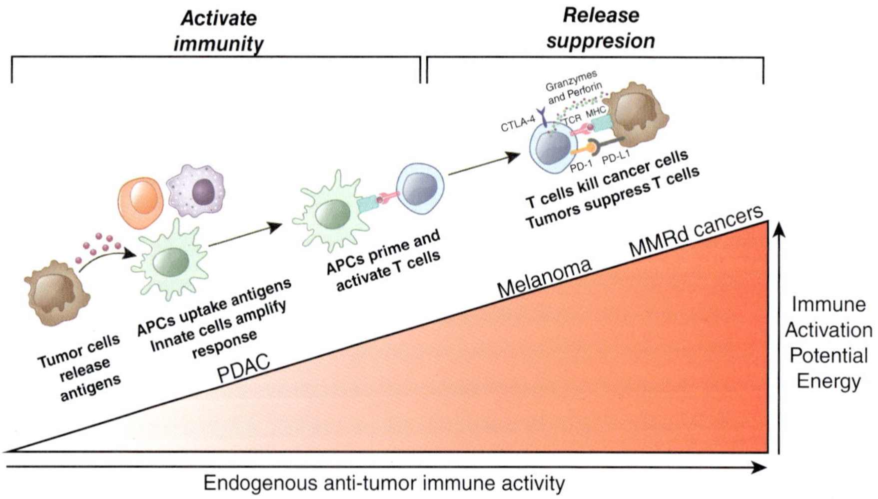

그림 9.1 암 면역 기울기(cancer immune incline). 췌관 선암(PDAC)과 같은 차가운 종양들은 흑색종, 불일치복구 결핍 암(dMMR tumor)과 같이 면역관문 억제제(ICI)에 반응하는 종양들에 비해 "암 면역 기울기"의 앞 부분에서 멈춘다. 따라서, 차가운 종양들은 잠재적인 면역 활성화 에너지가 낮고 면역관문 억제제 단독으로 충분한 임상 반응을 나타내기 어렵다. APC, Antigen-presenting cell(항원 제시 세포); TCR, T-cell receptor(T 세포 수용체).

에 대한 면역학적 기억의 내장 회로를 치료적으로 활용하는 능력, 즉 인체 면역 체계가 외부 항원을 만나면 면역 세포들을 신속하게 활성화하고 확장하여 위협을 제거할 뿐만 아니라 이들 세포의 하위집합이 항원이 없을 때에도 장기간 지속되며 후속 노출로 다시 확장할 수 있도록 하는 능력에서 비롯된 것이다. 따라서 항원에 대한 예방적 노출(즉, 백신 접종)은 이 회로를 활성화하여 향후 외부 물질과의 접촉으로부터 인체를 보호한다. 백신은 간단하고 간편하며 매우 효과적이다.

면역 체계가 외부 감염원 뿐만 아니라 발암성 변형 숙주 세포로부터 인체를 보호한다는 사실이 입증되었음에도 불구하고, 병원체들에 대한 백신 접종과 달리, 숙주 암 세포에 대한 백신 접종은 상당히 더 어려운 것으로 입증되었다. 여러 요인들로 인해 이런 어려움이 발생하겠지만, 암 백신 접종의 가장 큰 장애물은 백신에 사용할 최적의 종양 항원들을 선택하기가 어렵다는 점이다. 병원체들과는 달리, 종양 세포들은 본질적으로 숙주 세포들이다; 종양에 있는 단백들 대부분은 '자기(self)'이기 때문에, 발달 과정에서 흉선적으로 제거된 동족 T 세포들이 중앙 관용에 의해 제한된다. 따라서 백신을 위한 최적의 종양 항원은 종양 특이적이고 충분히 "비 자기(non-self)"라야 중앙 관용(central tolerance)을 회피할 수 있으며, 항원 특이적 T 세포들은 흉선 삭제(thymic deletion)를 피해 말초 레퍼토리로 들어가면 항원 전달 시 확장하게 된다. 또한, 암이 유전적으로 이질적인 형질변환 세포의 집합체(바이러스 계통군에 더 가깝다)라는 점을 고려하면, 다른 발암성 클론들이 서로 다른 항원들을 보유할 가능성이 더욱 높아진다. 이러한 특성들은 최적의 암 백신을 개발하기 위한 두 가지 사항을 요구한다: 특이성, 즉 T 세포 발달 과정에서 숙주 단백체에는 없는 암 특이 항원을 발견하는 것과 이질성, 즉 암 세포 클론들과 하위 클론들에 걸쳐 충분히 풍부하고 항원성이 있는 암 항원들을 발굴하는 것이다. 이를 위해서는 최적의 표적들을 발굴하기 위해 종양과 정상 숙주 세포의 유전체와 단백체를 개개인마다 비교해야 할 필요가 있는데, 이는 수십 년 동안 기술적으로 도전해야할 과제로 남아 있다.

그러나, 차세대 염기서열 분석(NGS) 기술의 획기적인 발전으로 종양 세포와 정상 세포의 전체 유전체를 비교할 수 있게 되면서 이 분야에서도 상당한 진전이 있었다. 이러한 분석을 통해 대부분의 암들은 성장하면서 돌연변이들을 축적하며, 이들 돌연변이 중 일부는 인간 단백체에 전혀 없는 새로운 단백서열을 생성할 수 있다는 사실이 밝혀졌다. 이들 **'신생 항원'**들은 정상 조직에 존재하지 않으며, 흉선에서 T 세포에 대한 중앙 관용을 벗어나 암에서 T 세포의 표적들이 된다.[4] 또한, NGS의 발전으로 T 세포가 암에서 신생 항원을 인식한다는 사실도 밝혀냈으며[5](심층 검토는 Schumacher 등[5] 참고), 성공적인 임상 면역요법을 유도하고 있다. 보다 높은 면역원성 또는 "고품질" 신생 항원을 가진 종양이 면역관문 서해제에 대한 반응,[8-10] 생존과 상관관계가 있다는 사실[6,7] 이 여러 암에서 증명되었다. 신생 항원 특이적 T 세포들은 이러한 임상 반응들[11]과 자기 종양 침윤 T 세포들의 전달에 따른 반응을 유도한다.[12] 따라서 신생 항원은 암 병태 생리의 특이적이고 근본적인 면역원성 부산물들로 등장하였으며, 따라서 암 백신의 매우 매력적인 표적들이다. 그럼에도 불구하고, 종양에 대한 백신 접종을 통해 효과적이며 오래 지속되는 면역반응을 생성하는 것은 다음 섹션들에서 논의할 다른 요인들으로 인해 바이러스나 다른 감염원들에 비해 훨씬 더 어려운 것으로 입증되었다.

항원 선택

효과적인 암 백신을 개발하기 위한 핵심 요건은 적절한 항원을 선택하는 것이다. 이상적인 암 백신 항원은 다음과 같은 이상적인 특성들을 가져야 할 것이다:

1. 높은 면역원성(중앙 관용에 의한 제한이 적거나 없음)
2. 종양 특이성
3. 전체에 걸친 동질성
   (a) 암 클론들
   (b) 암 환자들

이와 관련하여 종양 항원들은 (1) 종양 관련 항원(tumor-associated antigens, TAAs)과 (2) 종양 특이 항원(tumor-specific antigens, TSAs)의 두 가지 그룹으로 분류할 수 있다(표 9.1).

종양 관련 항원들

종양 관련 항원들(TAAs)은 종양 세포들에서 우선적으로 또는 비정상적으로 발현될 뿐만 아니라 정상 세포들에서도 어느 정도 발현되는 비 돌연변이 자기 단백들이다. TAAs는 세 가지 주요 그룹으로 분류할 수 있다:

과발현 항원들: 이 범주에는 정상 조직에 비해 종양에서 더 높은 수준으로 발현되는 단백들이 포함된다. 이들은 유전자 증폭 또는 전사 증가의 산물들일 수 있으며, 그 결과 단백 수치가 높아진다. 과발현된 TAAs에는 인간 상피세포 성장 인자 수용체 2(human epidermal growth factor receptor 2, HER-2/neu), 인간 텔로머라제 역전사 효소(human telomerase reverse transcriptase, hTERT), 메소텔린(mesothelin), 뮤신1(mucin 1, MUC-1) 등이 있다.[13]

분화 항원들: 이 범주에는 분화된 세포 유형들과 그 유래 종양들에서 선택적으로 발현되는 단백들이 포함된다. 면역 치료 표적들로 연구되고 있는 분화 항원들에는 티로시나아제(tyrosinase), 당단백

표 9.1 암 백신에 사용되는 항원들의 특성

항원 유형		종양 특이성	중앙 관용	환자 간 공유
종양 관련 항원(TAA)	과발현 항원	낮음	높음	예
	분화 항원	낮음	높음	예
	암/고환 항원	중급	낮음	예
종양 특이 항원(TSA)	발암성 바이러스 항원	높음	없음	예
	공통 신생 항원	높음	없음	예
	개인 신생 항원	높음	없음	아니오

100(glycoprotein 100, gp100), T 세포에 의해 인식되는 흑색종 항원(melanoma antigen recognized by T cells 1, MART-1) 등 흑색종에서의 여러 항원들과 전립선 특이 항원(prostate-specific antigen, PSA) 및 전립선 산 인산분해효소(prostatic acid phosphatase, PAP)[14] 등 전립선암의 여러 항원들이 있다.[14]

암/고환 항원들: 이 범주에는 남성 생식세포들, 태아의 난소세포들, 영양세포들에서 발현이 제한되는 단백들이 포함된다. 따라서 이러한 유형의 항원들은 건강한 체세포들에는 존재하지 않지만 다양한 종양들에서 발현된다. 암/고환 항원들에는 거대 흑색종 관련 항원(large melanoma-associated antigen, MAGE) 패밀리(MAGE-A, MAGE-B, MAGE-C)과 뉴욕 식도 편평상피세포암-1(New York esophageal squamous cell carcinoma-1, NY-ESO-1)이 있다.[15]

TAAs가 암 백신에 포함되는 데는 몇 가지 장애물들이 있다. TAAs의 주요 단점들 중 하나는 면역원성이 낮다는 것이다. 앞서 설명한 바와 같이, TAAs는 자기 항원들이므로 TAA 특이적 T 세포들은 중추 관용(central tolerance; 중앙 관용으로도 알려짐)의 영향을 받게 되며, TAA 특이적 고친화성 림프구들은 일반적으로 중추 또는 말초 관용(peripheral tolerance)에 의해 제거된다. 또한, TAA 발현은 종양 세포에만 국한되지 않는다. 이러한 장애물들은 면역원성, 종양 특이적 면역반응을 유도하기 위해 TAAs를 사용하려는 노력을 방해한다. 과발현 항원과 분화 항원들의 경우, 높은 수준의 단백 발현은 아마도 관용을 깨고 저친화성 림프구들을 활성화할 수 있을 것으로 추정된다.[16] 그러나, 이 항원들은 주로 저친화성 림프구들을 표적으로 하기 때문에 전반적으로 낮은 면역원성에 기여한다. TAAs의 면역원성을 높이기 위해 면역원성이 높은 증강제와 효과적인 공동 자극원들을 사용하는 것이 제안되고 있다. 그러나, 종양 특이성이 부족하여 해당 정상조직에 대한 반응성을 유도하고 자가 면역을 일으킬 가능성이 있다는 부가적인 단점이 있다. 이를 뒷받침하듯, 이러한 현상이 흑색종에서 과발현된 자기 유래 분화 항원들에 대한 종양 반응성 T 세포들의 **입양 전달**(*adoptive transfer*) 후 관찰되었다.[17] 종양 특이성 측면에서, 암/고환 항원들은 정상 성인 조직에서는 발현되지 않고, 오로지 생식세포와 배아 세포에서만 발현되기 때문에 이론적으로 더 매력적인 선택지가 된다. 반대로, 암 백신에 TAAs를 사용할 때 얻을 수 있는 한 가지 실행 계획상의 이점은 그들이 자기 단백들이고 환자 특이적 돌연변이에서 발생하지 않아 많은 환자들의 종양에서 공유되므로, 개인 맞춤형 백신이 아닌 보편적인 종양 특이적 백신이 가능하다는 것이다.

암 백신의 초기 임상시험에서는 돌연변이 유래 종양 항원들에 비해 TAAs의 발굴이 쉽기 때문에 이들을 우선적인 표적으로 삼았다. 전임상 연구에 따르면 TAAs는 시험관 내 및 생체 마우스 모델에서 면역원성을 나타냈으며,[18] 이는 종양 보호 면역으로 이어질 수 있는 것으로 나타났다. 전임상 연구의 유망한 결과들에도 불구하고 TAAs를 표적으로 하는 암 백신들을 사용한 임상시험들의 결과는 대체로 실망스러웠다.[19-22] 백신 접종 환자들에서 TAA 특이적 $CD8^+$ T 세포 반응의 증거가 발견되었지만, 임상적 효능은 거의 보고되지 않았다. 이와 관련한 주요 예외는 전이성 거세 저항성 전립선암(metastatic castration-resistant prostate cancer, mCRPC) 치료제로 FDA의 승인을 받은 최초이자 유일한 치료용 암 백신인 시플루셀-T(Sipuleucel-T, Provenge, Dendreon Corporation)이다.[23]

시플루셀-T는 전립선 분화 항원 PAP와 과립구-대식세포 집락 자극 인자(GM-CSF)의 재조합 융합 단백을 환자로부터 채집한 말초혈액 단핵세포(peripheral blood mononuclear cell, PBMC)들과 배양하여 제조한 뒤 이를 환자에게 재수혈하는 자기 수지상 세포 백신이다. GM-CSF에 의해 활성화된 항원 제시 세포들(APCs)은 PAP 양성 전립선암 세포들을 인식하고 죽이는 능력을 가진 PAP 특이적 T 세포들을 활성화하고 복제를 유도한다. 시플루셀-T는 위약에 비해 전체 생존 기간을 향상시킨 III상 임상시험 결과들을 바탕으로 2010년에 승인되었다.[23] TAAs는 이론적으로 낮은 면역원성에도 불구하고 여전히 치료용 암 백신의 항원으로 평가되고 있으며, 다른 면역관문 저해제들과 병용하는 새로운 임상시험들은 보다 희망적인 임상 결과들과 생존기간 연장 사이의 상관관계 가능성을 보여주고 있다.[24]

종양 특이적 항원들

종양 특이 항원들(TSAs)은 정상 조직에는 전혀 존재하지 않고 암 세포에서만 발현되는 단백들이다. 따라서, TAAs에 비해 두 가지 분명한 이점이 있다: (1) TSAs는 중추 또는 말초 관용의 대상이 아니므로 고친화성 TSA 특이적 림프구들이 제거되지 않아 TAAs보다 면역원성이 높다. (2) TSAs는 종양 특이적이므로 이를 표적으로 하면 건강한 조직에 대한 면역반응성이나 자가 면역을 유도할 가능성이 낮아야 한다. TSAs는 (1) 발암성 바이러스 항원들과 (2) 신생 항원들의 두 가지 그룹으로 분류할 수 있다.

종양원성 바이러스 항원들

발암성 바이러스 항원들은 발암성 바이러스들에 감염된 세포들이 이후 세포 변형을 거쳐 발현되는 바이러스 단백들이다. 바이러스는 암을 유발할 수 있으며[25], 암 유발 바이러스에서 유래한 항원들로 백신을 접종하는 것은 이런 종양들에 대한 효과적인 백신 접종 전략이다. 이러한 항원들의 발현은 서로 다른 환자들의 종양 사이에 공유되기 때문에 다양한 종양 유형에 대한 범용성 백신들이 가능하다. 실제로 인유두종 바이러스(human papilloma virus, HPV)에 의해 유발되는 자궁경부암, 항문암, 음경암, 두경부암, 그리고 B형 간염 바이러스(hepatitis B virus, HBV)에 의해 유발되는 간세포암 등을 예방하는 예방 백신들이 시판 승인되었다. 두 백신들 모두 재조합 바이러스 유사 입자(virus-like particles, VLPs)로 구성되어 있으며, 각각 주요 HPV 캡시드 단백 L1과 HBV 표면 항원(HBV surface antigen, HBsAg)를 표적으로 하여 면역반응을 유도한다.[26] 그러나 바이러스 병인이 알려진 인간 암들은 예외적이므로, 신생 항원들만이 대부분의 인간 종양들에 대해 표적화할 수 있는 유일한 TSAs이다.

신생 항원들

돌연변이들은 암을 유발하고 암이 성장함에 따라 암에 축적된다. 이러한 돌연변이들은 **신생 항원**(*neo-antigen*)이라고 불리우는 인체 단백체에는 전혀 존재하지 않는 새로운 단백 서열을 생성할 수 있다. 이들 비정상적인 단백은 프로테아좀(proteasome)에 의해 세포질에서 분해되어 신생 펩타이드(neopeptides) 또는 신생 항원결정부(neoepitopes)라고 하는 짧은 펩타이드들이 만들어진다. 그런 다음 신생 항원결정부들은 소포체로 운반되어 주요 조직 적합성 복합체(MHC) 클래스 I 분자들에 탑재되고 펩타이드의 제시를 위해 세포막까지 운반된다. 신생 펩타이드는 정상 조직에 존재하지 않기 때문에, 흉선의 T 세포에 대한 중앙 관용을 벗어나 암에서 T 세포의 표적이 된다. $CD8^+$ T 세포들은 제시된 신생 항원결정부를 인식하고 종양 세포들을 직접 죽일 수 있는 세포 용해 잠재력을 획득할 수 있다.[5] 더불어, $CD4^+$ T 세포들은 MHC 클래스 II 분자들에 의해 제시되는 신생 항원결정부들을 인식할 수 있으며, 그들의 역할도 마우스와 인체 모두에서 종양을 제어하는 데 임상적으로 중요하다는 것이 분명하다.[27-29] 따라서 신생 항원들은 면역원성이 높고 종양 특이적이므로, 암 백신의 이상적인 후보들이다. 또한, 신생 항원들이 인체 암에서 숙주 T 세포가 표적으로 삼는 중요한 항원들이라는 임상 증거가 늘어나고 있다. NGS의 발전으로 신생 항원의 발견이 가능해지면서 T 세포들이 암에서 신생 항원들을 인식하고[5] 임상 면역요법들의 성공을 유도한다는 사실이 밝혀졌다.

신생 항원들은 단백 서열을 변화시키는 체세포 돌연변이의 유형에 근거해서 분류된다. 신생 항원들을 생성하는 가장 일반적인 체세포 돌연변이들은 다음과 같다:

단일 염기 변이(single-nucleotide variant, SNV): 신생 항원들은 어떤 유전자의 엑손 서열 내에서 개별 염기의 치환에 의해 생성된다. 이런 변이들은 단일 아미노산 치환을 가진 신생 항원들을 생성하며 신생 항원들의 가장 일반적인 원천이 된다.[30]

돌연변이 프레임 이동(mutational frameshifts, [insertions and deletions, indels]): 단일 염기 삽입 또는 삭제는 유전자 판독 프레임 이동으로 인해 새로운 아미노산 서열 문자열을 생성하며, 이는 또한 조기 정지 코돈을 만들어 낼 수 있다. 이러한 조기 정지 코돈들은 번역된 RNA의 **비감각 매개 붕괴**(*nonsense-mediated decay, NMD*)를 유도하고 단백 번역을 방해할 수 있다. 그럼에도 불구하고, indel 유래 신생 항원들은 더 높은 면역원성과 면역관문 저해제들(ICIs)에 대한 임상 반응 증가와 상관관계가 있다.[31]

융합 유전자들: 서로 관련이 없는 두개의 유전자들을 융합하는 유전적 재배열들로 인해 새로운 아미노산 서열들이 생성된다. 이러한 유형의 신생 항원들은 면역원성이 있을 수 있다는 증거가 있다.[32] 하지만, 이러한 유전자 융합들의 빈도가 상대적으로 낮기 때문에, 암 백신 표적으로서 이들의 효용성에 대해서는 아직 밝혀지지 않았다.

접합 변이들: 돌연변이는 새로운 접합 부위들(de novo splicing sites)을 파괴하거나 생성할 수 있다. 이러한 현상들은 정상 세포에는 존재하지 않는 새로운 아미노산 서열을 생성하는 인트론과 대체 엑손 접합("**신생 접합**[*neojunctions*]")으로 이어질 수 있으며, 이는 MHC 분자들에 의해 제시될 수 있다. 마우스 모델에서 RNA 접합을 약리학적으로 조절하였을때 신생 항원 생성을 유도해서 항종양 면역을 강화하는 것으로 나타났다.[33] 개인 맞춤형 암 백신에 이러한 유형의 신생 항원들을 사용하는 방안도 제안되었지만, 백신 표적으로서 효용성은 아직 알려지지 않았다.

암 백신 항원들로서 신생 항원들의 주요 단점은, 그들이 확률적으로 체세포 승객 돌연변이들(passenger mutations)에서 가장 자주 발생하기 때문에, 각 종양이 환자 사이에 거의 공유되지 않는 자신만의 고유한 신생 항원 프로파일을 가진다는 것이다. 따라서, 환자 개개인이 자신만의 고유한 돌연변이된 항원

결정부 세트를 받는 개별화 백신의 맥락에서 백신 항원들의 공급원으로서 신생 항원들을 적용하는 것이 가장 일반적이다. 이는 보편적인 범용 백신이 가능한 TAAs 또는 종양 바이러스 항원들과는 대조적이다. 그러나, NGS 기술과 생물정보학의 발전으로 이제 환자마다 후보 신생 항원들을 신속하게 발굴할 수 있게 되었다.

대부분의 신생 항원들은 승객 유전자들에서 발생한 개인적인 것이지만, 암 유발 유전자들에서 발생하는 공통(public) 신생 항원들도 가능한 치료 표적들이다. 이론적으로 치료를 위해 공통 신생 항원들을 표적하는 것은 개인적인 신생 항원들을 표적으로 삼는 것 이상의 장점들을 제공한다. 첫째, 개인 맞춤형 백신을 개발하는 데 따르는 많은 도전적 어려움들을 피할 수 있다. 각각의 환자들마다 치료 백신을 새로 제조하려면 복잡한 물류와 높은 비용을 필요로 하므로, 일반적으로 개인 맞춤형 치료에 대한 광범위한 접근성과 실현 가능성에 대한 의문이 제기되어 왔다. 게다가, 설계와 제조 기간이 길어지면 치료를 시작하기 전에 질병이 진행될 위험이 높아진다. 둘째, 암 유발 유전자 돌연변이들(운전자 돌연변이들[driver mutations])은 종양 형성을 주도하고 종양 성장에 필수적이기 때문에, 종양 내 대부분의 세포에 존재해야 한다. 또한 돌연변이를 잃으면 종양 적합성이 상실되기 때문에, 종양 세포들은 신생 항원 손실로 인해 치료 저항성을 획득할 가능성이 낮다.[34] 이는 하위 클론인 승객 신생 항원들이 일반적으로 종양 적합성에서 이점을 제공하지 않으므로, 클론 진화 중에 손실되어 치료 내성을 유발할 가능성이 더 높은 것과는 대조적이다.[35] 이러한 이론적 장점들에도 불구하고, 공통 신생 항원들 또한 '기성' 암 치료 백신으로서의 적용 가능성을 저해하는 몇 가지 중요한 한계들이 존재한다. 한 가지 잠재적인 문제는 대부분의 환자들이 그들의 종양에 공통 신생 항원을 한 개 또는 매우 적은 수만 가지고 있는 것과는 대조적으로, 개인 신생 항원들은 훨씬 더 많은 수가 존재한다는 것이다. 따라서 다중 항원결정부 백신들은 암 유발 유전자들의 신생 항원들을 표적으로 하면, 실현 가능성이 낮고 치료 저항성 위험이 증가한다. 공통 신생 항원 치료의 또 다른 중요한 장벽은 대부분의 암 유발 돌연변이가 면역원성이 없는 것으로 보이며, 면역원성 암 유발 돌연변이들은 희귀한 인간 백혈구 항원(human leukocyte antigen, HLA) 대립유전자의 존재를 필요로 한다는 점이다. 따라서 공통 신생 항원 표적 치료를 다양한 환자들에게 적용하려면, 특정 암 유발 돌연변이들 뿐만 아니라 신생 펩타이드가 면역원성을 가지면서 제시될수 있도록 특정 HLA 대립유전자들도 공유해야 한다. 가장 흔한 HLA 대립유전자들과 가장 흔한 암 유발 돌연변이들의 빈도를 고려할 때, 항 KRAS G12D 치료로 잠재적 혜택을 받을 수 있는 췌장암 환자들은 약 10%인 것으로 계산되었다.[36] 공통 신생 항원 표적 치료제들이 개발되면, 잠재적으로 수백만 명의 암 환자들을 치료할 수 있다. 하지만, 대부분의 경우에는 여전히 개인 맞춤형 접근법이 필요할 것이다.

신생 항원들은 현재 암에서 항종양 면역반응을 유도할 수 있는 가장 유망한 항원들로 여겨지고 있다. 여러 연구들에 따르면 신생 항원 부하가 높을수록 기저 면역 세포 종양 침윤과 T 세포 활성화가 증가하고[37] 다양한 유형의 암 환자들에서 임상 결과가 개선되는 것으로 나타났다.[38,39] 또한, ICIs에 대한 임상 반응은 흑색종,[9] 비소세포폐암,[10] 불일치 복구 결핍(mismatch repair deficiency, d-MMR)이 있는 대장암[40]을 포함한 다양한 종양 환자들에서 돌연변이들 및 신생 항원 부하와 관련이 있다. 더 나아가, 항 CTLA4[9,11] 및 항 PD-1 치료[10]에 임상 반응을 보이는 환자들에서 신생 항원 특이적 T 세포들의 확장이 발견되었다. 그러나, 종양 돌연변이 부하와 신생 항원 부하가 면역 치료의 반응을 항상 예측하는 것은 아니며,[5] 이는 신생 항원 면역원성을 예측하는 또 다른 면역학적 요인들이 있을 수 있음을 시사한다. 예를 들어, 췌장암[6] 또는 교모세포종[7] 환자들의 경우, 생존은 신생 항원의 양이 아니라 신생 항원의 질과 상관관계가 있었다(**미생물 항원 대 종양 항원의 비 자기성** 참고).

어쨌든 이런 사실은 돌연변이 부하가 적고 기저 T 세포 활성이 낮은 암(**차가운 암**[*cold cancer*])에서도, 종양 신생 항원이 항종양 면역반응을 유도하고 환자 생존에 중요한 역할을 할 수 있음을 시사한다.[6,7] 전반적으로 마우스 모델과 인간 대상 연구들을 통해 신생 항원들이 세포 용해 반응을 일으켜서 종양 퇴행에 기여하고, 면역관문 차단제와 입양 세포 전달을 포함한 가장 성공적인 면역요법들[4]의 핵심 표적들이라는 것이 입증되었다.

암 백신 vs. 병원체 백신 비교

예방적 접근 vs. 치료적 접근

감염병은 특정 미생물에 의해 발생한다. 이러한 질병에 대한 백신을 개발하려면 원인 병원체, 유전체, 단백체, 잠재적인 면역원성 항원들에 대한 사전 지식이 필요하다. 따라서, 항원적으로 구별되는 변이체로 이어질 수 있는 추정 돌연변이를 제외하면, 보호 면역반응을 유도할 수 있는 항원들은 병원체 사이에 공통적일 것이며 모든 감염된 개개인이 공유한다. 따라서, 이러한 항원들을 포함하는 범용 백신은 아직 질병과 접촉하지 않은 건강한 사람에게 예방적으로 접종할 수 있다. 이는 향후 감염과 병원체 확산을 예방할 수 있는 면역학적 기억으로 이어질 수 있다. 코로나19 팬데믹과 같은 신종 질병의 경우, 현대적인 기술들 덕분에 바이러스와 그 유전체를 예외적으로 매우 신속하게 확인하고, 몇개의 효과적인 백신들을 초고속으로 개발할 수 있었다. 중국에서 첫 사례가 보고된 지 약 1개월 뒤, 최초의 중증 급성 호흡기 증후군 코로나바이러스 2(severe acute respiratory syndrome coronavirus 2, SARS-CoV-2) 유전체 서열이 공개되었고, 3개월 후 첫 임상 I상 시험이 시작되었으며, 1년 후 FDA는 최초의 백신 2개를 승인했다. 이러한 전례 없는 백신 개발 속도는 백신 접종이 감염병과 맞서 싸울 수 있는 가장 효과적인 접근법이라는 사실을 뒷받침한다. 이는 보편적인 항원들이 거의 없는 종양과는 대조적이다. 유전체 불안정성과 돌연변이의 축적은 암의 특징이며, 종양이 진화하는 동안 대부분의 유전적 돌연변이들은 확률적으로 획득된다. 그 결과, 암은 사람마다 고유한 유전적 변이들의 조합을 가지며, 동일한 종양 내 다른 세포들에서도 서로 다른 돌연변이들을 가지고 있다. 이 높은 항원 가변성은 범용 암 백신 개발에 상당한 복잡성을 더하기 때문에 암을 예방적으로 치료할 수 있는 현실적인 가능성을 저해한다.

이에 대한 예외는 감염과 관련된 암들이다. 2018년, 전 세계에서 진단된 모든 암들의 약 13%가 감염과 관련이 있었다.[41] 대부분의 경우에 **헬리코박터 파일로리**(*Helicobacter pylori*) 세균이 원인이지만, 바이러스는 전반적으로 가장 흔한 원인이다. 최소한 8가지 바이러스들이 암을 유발하는 것으로 확인되었는데, 인유두종 바이러스(HPV), B형 간염 바이러스(HBV), C형 간염 바이러스(hepatitis C virus, HCV), 엡스타인-바 바이러스(Epstein-Barr virus, EBV), 카포시 육종 관련 헤르페스 바이러스(Kaposi sarcoma-associated herpesvirus, KSHV 또는 HHV-8), 메르켈 세포 폴리오마 바이러스(Merkel cell polyomavirus, MCV), 사람 T 림프구친화 바이러스 1형(human T-lymphotropic virus type-1, HTLV-1), 그리고 사람 면역결핍 바이러스(human immunodeficiency virus, HIV) 등이 원인으로 알려져 있다.[25] 이들 바이러스는 바이러스 종양 단백들의 발현을 통해 직접적으로 종양 형성을 유도하거나(HPV, HTLV-1), 만성 염증을 유도하여 간접적으로 암을 일으키거나(HBV 또는 HCV), 면역 체계와 악성 세포들에 대한 면역 감시 기능을 손상시켜(HIV) 간접적으로 종양 형성을 유도할 수 있다. 바이러스 유발 종양의 이론적인 장점은 바이러스 항원을 표적으로 하는 백신을 개발할 수 있어 예방적으로 사용할 수 있다는 것이다. 실제로, HPV(자궁경부암, 항문암, 음경암, 두경부암 관련)와 HBV(간세포암[hepatocellular carcinoma, HCC] 관련) 백신을 포함하는 두 가지 바이러스 유발 종양에 대한 예방 백신들이 FDA의 승인을 받았다. HBV 백신은 암 예방을 위해 FDA가 승인한 최초의 백신으로 간주될 수 있다. 1981년에 승인된 첫 번째 버전은 혈액 유래 제품으로 1986년에 보다 안전한 재조합 바이러스 유사 입자(virus-like particle, VLP) 백신으로 대체되었다.[26] 20년 후인 2006년에 FDA는 최초의 HPV 백신을 승인했는데, 이 백신 역시 VLP 기반 백신이었다. 현재까지 모두 3개의 백신들이 승인되어 다양한 HPV 아형들에 대한 예방 효과를 제공하고 있다: 6, 11, 16, 18 아형에 대한 가다실(Gardasil, MSD); 16, 18 아형에 대한 서바릭스(Cervarix, GSK); 6, 11, 16, 18, 31, 33, 45, 52, 58 아형에 대한 가다실 9(Gardasil 9, MSD)이다.[26]

바이러스 감염을 예방하는 것이 바이러스 유발 암을 예방하는 효과적인 기전이기 때문에 이러한 백신의 효능은 대부분 바이러스 중화 항체들의 유도에 기인한다. 따라서 이런 백신들은 예방적으로 작동하지만 바이러스에 의해 이미 종양이 발생한 환자에게는 치료적 효능이 제한적이며,[25] 이런 경우는 T 세포 반응이 더 바람직하다. HPV의 경우, 종양의 진행은 종종 바이러스 특이적 T 세포 면역이 부족하거나 또는 기능 장애 및 억제성 HPV 특이적 T 세포의 존재와 관련이 있다. 더 넓게 보면, 이러한 발전들에도 불구하고, 바이러스가 병인으로 알려진 인간 암은 소수에 불과하다. 나머지 87%의 인간 암에 대한 백신 접종 접근법은 환자 자신의 유전체에서 발생하는 종양 항원들을 사용해야 하므로 이러한 예방적 접근에 어려움이 있다

미생물 vs 종양 항원들의 비 자기성

면역 체계의 주요 기능 중 하나가 병원균으로부터 숙주를 보호한다는 것은 분명하다. 이를 위해 말초 T 세포 레퍼토리는 비 자기 항원을 인식하도록 정리되고, 자가 면역을 피하기 위한 흉선 선택은 인체 단백체에서 파생된 항원들에 대해 높은 친화력을 가진 T 세포들을 삭제한다. 따라서, 우리의 말초 림프구 레퍼토리는 자기 항원들을 인식하지 않도록 형성되었다. 이는 이론적으로 미생물 병원체들과 달리, 종양 세포는 원칙적으로 자기 자신이기 때문에 암 백신 접종에는 커다란 도전이 된다. 이러한 자기 단백들에 대한 면역원성 부족은 돌연변이가 일어나지 않은 종양 관련 항원들(TAAs)을 사용하는 암 백신들이 일반적으로 효과가 없었던 주요 요인 중 하나일 가능성이 높다.[22] 그럼에도 불구하고, 면역 체계의 또 다른 핵심 기능은 잠재적으로 암으로 이어질 수 있는 비정상 세포들을 감시하는 것이라는 사실이 현재 널리 받아들여지고 있다. 이 **"암 면역 감시"** 이론은 1957년에 제안되었지만, 2002년에 발표된 좀 더 새로운 연구들에서 면역 체계가 초기 변형 세포들을 제거할 뿐만 아니라 종양 발생을 억제한다는 사실이 입증되면서 이 개념이 더욱 강화되었다.[42] 여러 연구들에 따르면 이러한 변형 세포에서 면역 체계의 관련 표적들은 돌연변이가 없는 TAAs가 아니며, 암 세포 유전체에서 체세포 돌연변이들의 결과로 인해 발생하는 신생 항원들인 것으로 나타났다.[5] 이론적으로 신생 항원들은 정상 세포에는 존재하지 않기 때문에, 그들을 인식하게 될 것으로 추정되는 T 세포들은 흉선 선택 과정에서 삭제되지 않고 말초 레퍼토리를 채운

다.[4] 미생물 항원들의 경우와 마찬가지로, 이러한 중앙 관용의 우회로 인해 신생 항원들은 비 자기 항원이 될 수 있다. 실제로 신생 항원들은 암에 대한 보호 반응을 유도하는 것으로 나타났으며, 입양 T 세포 전달 또는 면역관문 치료의 표적이 된다.[10,11,29] 하지만 신생 항원들은 미생물 항원들 만큼 비 자기일까?

실제로 컴퓨터로 예측된 신생 항원들 중 커다란 분획은 감지 가능한 면역반응들을 유도하지 못한다. 이는 부정확한 **인실리코 예측**(*in silico predictions*), **면역 우세**(*immunodominance*), 종양의 억제적인 미세환경 등 다양한 요인들에 기인할 수 있다. 하지만, 또 다른 가능성은 많은 신생 항원들이 여전히 자기 펩타이드(self-peptide) 공간 내에 포함될 수 있다는 것이다. 신생 항원들은 다양한 유형의 돌연변이들로부터 발생할 수 있지만(**신생 항원** 참고), 대부분의 암들에서 특히 가장 흔한 유형인 비동의(nonsynonymous) SNVs에 대해 노력이 집중되었다.[30] SNV 신생 항원들은 야생형 자기 펩타이드와 오직 1개의 아미노산만 다르다. 그러나, 이러한 아미노산 변화들 중 일부는 자기 자신과 너무 항원적으로 유사하여 면역반응을 유발하기에 충분한 면역원성이 없는 신생 펩타이드들(neopeptides)을 생성할 수 있다.[43] 신생 항원 면역원성의 기초가 되는 기전은 여전히 완전하게 이해되지 않고 있기 때문에, 신생 항원 백신들을 합리적으로 설계하는 데 어려움이 있다. 펩타이드 면역원성의 예측 인자로서 자기 단백체와의 비 유사성이 제안되었다.[44] 아미노산 치환으로 인해 자기 항원과 높은 유사성을 갖는 신생 펩타이드가 제시된다면, 즉 3차원 형태 또는 T 세포 수용체(T-cell receptor, TCR) 접촉을 가진다면, 신생 항원에 대해 교차 반응이 가능한 것으로 추정되는 자기 항원 특이적 T 세포들이 흉선 선택에 의해 제거되었을 것으로 생각할 수 있다.

흥미롭게도 또 다른 가능한 이론은 비 자기 펩타이드(non-self peptide)들 즉, 미생물 항원들과 유사성이 높은 신생 항원들이 더 높은 잠재적 면역원성을 가질 수 있다고 가정한다.[6,9,45] 이 이론에서 가장 널리 받아들여지는 기전은 **분자 모방**(*molecular mimicry*)으로, 미생물의 항원결정부에 특이성을 가진 림프구 수용체들이 상동성(homology)이 높은 신생 항원들에 대해 잠재적으로 교차 반응할 수 있다. 이러한 교차 반응 현상은 자가 면역 질환의 맥락에서 널리 논문으로 발표되었으며, 지난 몇 년 동안 암의 맥락에서 더욱 힘을 얻고 있다. Snyder 등은 CTLA-4 저해제 투여로 장기간 임상적 이득을 보인 환자들의 종양에는 면역 항원결정부 데이터베이스(Immune Epitope Database, IEDB)의 많은 바이러스 및 박테리아 항원들과 상동하는 서열을 공유하는 면역원성 신생 항원들이 포함되어 있음을 보여주었다.[9] 면역관문 치료의 효과가 미미하거나 전혀 없었던 환자들에서는 이러한 서열 시그니처가 나타나지 않았다. 더 나아가, 이 신생 항원 시그니처는 돌연변이 부하보다 생존 기간과 더 강한 상관관계를 보였다. 모방 이론의 임상적 관련성에 대한 추가적 근거는 신생 항원 품질 적합성 모델의 개발을 통해 제시됐다. 이 모델은 감염성 질환 유래 펩타이드와 상동성 및 MHC 발현이 다른 신생 항원에 더 높은 면역원성 점수를 부여하는 것으로, 신생 항원 품질에 근거하여 면역요법을 받지 않은 췌장암 환자의 2개 독립 코호트에서 생존기간을 예측했다.[6] 게다가 고품질 신생 항원들과 예측된 교차 반응성 미생물 펩타이드 모두에 특이성을 가진 T 세포 클론들이 췌장암 장기 생존자들의 종양에 침윤하는 것으로 밝혀졌다. 또한 동일한 모델로 항 CTLA-4 치료를 받은 흑색종 환자와 항 PD-1 치료를 받은 폐암 환자들의 생존 기간을 예측했다.[8] 후속 연구들에서는 교모세포종에서 품질 모델의 예측력을 추가로 확인했다.[7] 앞서 언급한 코호트들에서 신생 항원 품질은 신생 항원 부하보다 생존을 더 잘 예측하는 인자였다. 이후 '고품질'의 면역원성 특징들을 기반으로 면역원성 신생 항원들을 합리적으로 선택하기 위해 이 모델을 개선하여, 암에서 내인성 레퍼토

리에 의해 자연적으로 표적이 되고 종적으로 편집된 면역원성 신생 항원들을 확인했다.[43]

병원성 미생물들 외에도, 공생 미생물군(commensal microbiota)은 분자 모방에 중요한 역할을 하는 것으로 알려져 있다. 이론적으로 위장관은 장내 공생 미생물군의 면역 거부를 회피하기 위한 관용적 환경으로 여겨진다. 따라서, 공생 미생물군의 항원결정부에 대한 신생 항원 상동성은 관용성이 있고 면역원성이 낮을 것이라고 가정하는 것이 논리적일 것이다. 그러나, 그렇지 않은 것으로 보이는 증거가 있다.

실제로 장내 미생물군에 특정 박테리아 균주가 있으면 종양 보호 기능이 향상되며 이러한 보호는 교차 반응성 미생물군 특이적 T 세포들에 의해 매개된다는 사실이 다양한 마우스 모델에서 입증되었다.[46,47] 유사하게 장내 미생물 군집(gut microbiome)은 면역관문 차단제에 대한 반응성에도 중요한 역할을 하는 것으로 보인다. *Bifidobacterium*은 항 PD-L1 치료의 항종양 효과와 관련이 있는 것으로 밝혀진 반면,[48] *Bacteroides thetaiotaomicron* 또는 *Bacteroides fragilis*는 CTLA-4 차단제에 대한 반응과 관련이 있었다.[49] 후자의 연관성은 이런 박테리아 균주들에 특이적인 T 세포 반응이 CTLA-4 차단제의 효능 개선과 상관관계가 있는 암 환자들에서도 발견되었다.[49] 이 현상에 대한 가능한 설명은 말초 T 세포 레퍼토리가 항원성 펩타이드의 공통 면역원성 특징을 인식하는 방향으로 왜곡되어, 그러한 특징을 가진 펩타이드들(예: 미생물 펩타이드와 신생 펩타이드) 사이에서 T 세포의 교차 반응성으로 반영된다는 것이다. 이러한 교차 반응성의 한가지 흥미로운 치료적 잠재성은 미생물 펩타이드를 이용한 변칙(heteroclitic) 백신이 상동 종양 항원들에 대해 잠재적인 교차 반응성 보호를 이끌어낼 수 있다는 것이다.[50] 이러한 개념들은 여전히 활발한 연구 분야이며, 면역원성과 비 면역원성 신생 항원들을 구별하는 특징들을 규명하는 데 중요할 것이다.

항원 전달 시스템들

인간 종양들은 다양한 항원과 발현 수준으로 인해 복잡하다. 이런 이유로 효율적인 암 백신 플랫폼들은 종양 항원 공간의 넓은 범위를 이상적으로 포착하고 항원 음성 종양 세포들의 성장을 방지하기 위해 이론적으로 여러 종양 항원들을 가진 백신들을 포함해야 한다. 이런 목표 달성을 위해 다양한 백신 플랫폼들이 임상에서 평가되었다. 이 중 세포 기반 백신들, 펩타이드 백신들, mRNA 백신들이 가장 발전된 백신이다. 이러한 전략들은 선별없이 종양 세포 또는 종양 세포 용해물을 항원 공급원으로 사용하는 항원 불문(antigen agnostic) 방식 또는 사전 항원 발굴과 선별이 선행되는 항원 특이적 방식일 수 있다. 이들 백신 플랫폼의 특성들과 임상 적용에 대해서는 나중에 논의하게 된다(표 9.2).

세포 기반 백신들

전체 세포 암 백신들

전체 종양 세포 백신들(whole-tumor cell vaccines)은 방사선 조사 종양 세포들, 자기 종양 세포들의 종양 세포 용해물들 또는 이종 종양 세포주에서 생성될 수 있다.[58] 이 접근법의 주요 장점은 종양 세포가 모든 잠재적 항원들의 원천을 제공하기 때문에, 각 환자에게 가장 면역원성이 높은 항원들을 발굴해야 할 필요가 없다는 것이다. 면역반응을 더욱 자극하기 위해, 이러한 백신들은 일반적으로 사이토카인, 케모카인 또는 공동 자극 분자들을 발현하도록 유전적으로 변형된다. 이들 중 GM-CSF의 발현은 접종 부

표 9.2 신생 항원 암 백신들의 선별된 임상시험들

전달	참고	종양 유형	임상시험 단계	항원/환자	제형	투여 경로	백신 반응
DC	Carreno et al. 2015[51]	흑색종	I	7 HLA-A*02:01-제한된 개인 신생 항원 + gp100	항원 펩타이드로 생체 외 감작된 DCs	정맥 주사	3/3의 환자에서 신생 항원(NA) 특이적 반응이 나타남. 신생 항원의 43%는 면역원성(67%는 백신 유도)
펩타이드	Ott et al. 2017[52]	흑색종	I	13-20개의 개인 신생 항원들은 HLA-A 및 -B로 제한됨	15-30-mer SLP + poly-ICLC	피하	6/6 환자에서 NA 특이적 반응이 나타남. NA의 60%는 CD4 반응을 유도, 16%는 CD8 반응을 유도
	Keskin et al. 2019[53]	교모세포종	Ib	7-20개 개인 신생 항원들	15-30-mer SLP + poly-ICLC	피하	덱사메타손으로 치료받지 않은 환자(2/5)에서 NA 특이적 CD4 및 CD8 반응이 나타남
	Hilf et al. 2019[54]	교모세포종	I	9개의 TAAs(APVAC1) + 2개 개인 신생 항원(APVAC2)은 HLA-A*02:01 및 HLA-A*24:02로 제한됨.	19-mer SLPs + poly-ICLC + GM-CSF	피부 내	12/13명 환자에서 TAA 특이적 반응이 나타남. 8/10명의 환자에서 NA 특이적 반응이 나타남. NA의 84.7%가 면역원성
	Ott et al. 2020[55]	흑색종 비소세포폐암 방광암	Ib	최대 20개의 개인 신생 항원들(HLA-A 및 -B로 제한)	14-35-mer SLP + poly-ICLC	피하	모든 코호트(34/34명 환자)에서 NA 특이적 반응이 나타남. 흑색종 환자에서 52%, 비소세포폐암 환자에서 47%, 방광암 환자에서 52%의 NA가 면역원성을 나타냄
mRNA	Sahin et al. 2017[56]	흑색종	I	10개 개인 신생 항원들	네이키드 mRNA 27-mer를 암호화하는 2개 펜타토프	피내	13/13명의 환자에서 NA 특이적 반응이 나타남. NA의 60%가 면역원성이었음. CD4 반응 60%, CD8 반응 20%, 둘 다 20%
	Cafri et al. 2020[57]	위 대장	I/II	암 유발 유전자들에 있는 최대 20개의 개인 신생 항원들	LNP-RNA 25-mer 암호화 단일 분자	근육 내	환자 3/4에서 NA 특이적 반응이 나타남. 15.7%의 NA가 면역원성이었음. CD4 반응 54%, CD8 반응 41%

Dendritic cell(*DC*), 수지상 세포; non-small cell lung cancer(*NSCLC*), 비소세포폐암; synthetic long peptide(*SLP*), 합성 장 펩타이드; granulocyte-macrophage colony-stimulating factor(*GM-CSF*), 과립구-대식세포 집락 자극 인자; lipid nanoparticle(*LNP*), 지질 나노 입자; reoantigen(*NA*), 신생 항원; tumor-associated antigen(*TAA*), 종양 관련 항원.

위에 수지상 세포, 대식세포, 호산구, T 세포들의 축적을 유도하며, IL-2, IL-4, IL-6, TNF-α, IFN-γ와 같은 다른 사이토카인들보다 우수한 것으로 밝혀졌다.[58]

GM-CSF 발현 전체 종양 세포 백신들은 20년 동안 임상에서 평가되고 있다. 총칭하여 GVAX로 알려진 이들 백신 그룹은 여러 고형암과 혈액암 대상 초기 임상시험들에서 면역반응의 유망한 징후를 보였으며[59,60] 종양 반응성 CD8$^+$ T 세포들을 유도했다. 그러나, 단일 요법으로 사용된 GVAX의 임상 반응은 전반적으로 실망스러웠다. 골수형성이상증후군(myelodysplastic syndrome, MDS) 또는 급성 골수성 백혈병(acute myeloid leukemia, AML) 환자들의 조혈모세포 이식(hematopoietic stem cell transplantation, HSCT) 후 GVAX 백신 접종이 생존 개선을 보이지 않았다는 II상 임상시험 결과가 보고되었다.[61] 췌관 선암(pancreatic ductal adenocarcinoma, PDAC)의 경우, 동종 GVAX와 메소텔린을 발현하는 *Listeria monocytogenes* 백신(PDAC에서 과발현되는 TAA)을 사용한 이종 1차-추가 백신 접종(heterologous prime-boost) 전략이 환자 생존을 연장한 것으로 나타났는데,[62] 이는 임상 결과를 향상시키기 위해 복합적인 접근이 필요할 수 있음을 시사한다. GVAX와 면역관문 억제제(ICI)의 병용은 마우스에서 강력한 항종양 반응을 보였으며 임상시험이 진행 중이다(NCT03190265, NCT02451982). 이 백신 접종 접근법의 효능을 저하시킬 수 있는 한가지 주요 단점은 가장 면역원성이 높고 관련성이 높은 종양 항원들이 종양 세포에 남아 있는 항원 풀로 희석된다는 것이며, 이 항원 풀의 대부분은 비면역원성 자기 항원들이다(자세한 검토는 Hu 등[63] 참고). 개별 종양 특이적 항원들을 효율적이고 점진적으로 신속하게 발굴할 수 있는 기술들이 발전함에 따라, 대부분의 백신 접종 전략들은 항원 특이적 접근 방식으로 진화했다.

수지상 세포 기반 백신들

수지상 세포(DCs)는 가장 강력한 전문 항원 제시 세포(APC)이며 효과적인 적응형 면역반응을 일으키는 데 매우 중요하다. DCs는 말초 조직을 감시하고 항원들을 섭취하여 조직 배액 림프절에서 미접촉 T 세포에게 그 항원들을 제시한다. DCs는 MHC 클래스 II 분자들에 의해 외인성 항원들을 제시하여 CD4$^+$ T 세포를 자극할 뿐만 아니라, 종양의 거부에 중요한 과정인 교차 제시를 통해 MHC 클래스 I 분자에 의해 CD8$^+$ T 세포를 자극할 수도 있다. 따라서 생체 밖에서 생성된 자기 DCs는 매력적인 백신 플랫폼이며 이러한 목적으로 널리 연구되어 왔다. 자기 DCs는 환자의 PBMC 샘플에서 직접 분리할 수도 있고, 단핵구 또는 CD34$^+$ 조혈모 줄기세포에서 유래할 수 있다.[64] 그런 다음 DCs를 사이토카인 칵테일로 체외에서 확장 및 성숙시킨다. 성숙된 DCs는 항원 처리 및 항원 제시 잠재력이 향상되고 림프 조직으로의 이동이 개선되어, T 세포들을 자극하는 능력이 증가한다.[64] 그런 다음 전달체 역할을 하는 DCs에 암 항원을 탑재하고, 환자에게 다시 투여하여 항종양 면역을 유도한다. 이 접근 방식은 펩타이드, 단백, DNA, RNA 또는 재조합 바이러스를 사용하여 종양 특이적 항원들을 DCs에 탑재함으로써 항원 특이적일 수 있다. 다른 방법으로 자기 또는 동종 종양 세포의 용해물을 DC에 탑재하거나 자가 종양 세포에 DC를 융합하여 항원 불문 접근법을 사용할 수도 있다. 임상에서는, 성숙한 DCs만이 암 환자에서 항원 특이적 T 세포 반응을 유도할 수 있는 능력을 가지고 있다. 전반적으로 생체 밖에서 DCs를 생성하는 과정은 복잡하고 환자의 변동성으로 인해 재현성이 낮다. 게다가 환자 백신 접종에 필요한 수의 DCs를 생성하는 데는 많은 비용과 시간이 소요된다. DC 기반 암 백신의 최초 임상시험은 1990년대 후반에 실시되었으며 주로 종양 용해물 또는 TAAs를 암호화하는 펩타이드로 감작된(pulsed) DCs를 사용했다. 이들 임상시험의 대부분은 MAGE-3A1, MART-1, tyrosinase 또는 gp100을 포함한 다양한 TAAs를 표적으로 하는 흑색종을 대상으로 진행되었다.[14] 그 외에도 DC 백신들은 전립선암, 신세포암, 신경교종에서도 시험되었다. 전반적으로 DC 백신들은 안전하며 암 환자에서 종양 항원 특이적 T 세포들을 유도하고 확장할 수 있는 것으로 나타났다. 일부 경우에서는 예비 임상 반응들이 보고되었으며 전이의 퇴행이 관찰되었다.[65,66] 일반적으로 PBMC를 분리하기 위한 백혈구 분리 과정(leukapheresis)과 DCs를 얻기 위한 세포배양 과정은 힘들고 백신 접종 횟수를 제한하는 것으로 나타났다.

이러한 백신의 가장 성공적인 예는 2010년 전이성 거세 저항성 전립선암(mCRPC) 치료제로 FDA의 승인을 받은 시플루셀-T(sipuleucel-T; Provenge)이다. 이 백신은 백혈구 채집 말초혈액 단핵구(PBMC)에서 분리한 자가 항원 제시 세포(APC)를 재조합 단백 PA2024, 즉 TAA 전립선 산 인산분해효소(PAP)와 GM-CSF의 융합 단백과 같이 배양한 것이다. 그런 다음 백혈구 채집 후 48시간 이내에 환자에게 백신을 재주입한다. I상과 II상 임상시험을 통해 시플루셀-T가 안전하고 면역원성이 있으며, 융합 단백에 대해 반응성을 유도한다는 사실이 입증되었다. 무작위 III상 IMPACT 임상시험에서 백신 접종은 위약군에 비해 전체 생존기간(overall survival, OS) 중앙값을 4.1개월 개선한 것으로 나타났다(각각 25.8개월 vs. 21.7개월).[23] 추가 연구들에 따르면 시플루셀-T는 종양미세환경에서 $CD4^+$ 와 $CD8^+$ T 세포의 침윤을 유도하고 PSA 또는 galectin-3와 같은 다른 전립선암 TAAs로 항원 확산을 촉진하는 것으로 나타났다. 현재 임상에서 시플루셀-T와 면역관문 차단제를 병용하여 효능을 개선하기 위한 연구가 진행 중이지만(NCT01420965, NCT01832870), 항 CTLA-4와 병용투여에 대한 초기 보고에서 임상 효능은 미미한 것으로 나타났다.

환자 특이적 돌연변이들을 신속하게 확인할 수 있는 기술의 발전으로 신생 항원들을 DC 백신에 포함시킬 수 있게 되었다. 최초의 암 신생 항원 DC 백신은 2015년 Carreno 등이 발표했다. 그들은 흑색종 환자 3명의 종양에서 전체 엑솜 염기서열 분석(whole exome sequencing, WES)을 수행하여 체세포 돌연변이를 확인하고, 단핵구 유래 DCs(monocyte-derived DCs, MoDCs)에 HLA-A*02:01로 제한된 신생 항원 펩타이드를 탑재한 후 환자에게 재주입했다.[51] 그 결과, 이 백신은 기존 세포를 증강하고 여러 종양 신생 항원들에 대한 특이성을 가진 다클론 $CD8^+$ T 세포의 새로운 확장을 유도하는 것으로 나타났다.

이 임상시험은 각 환자에 특이적인 신생 항원들에 기반한 개인 맞춤형 신생 항원 백신들이 임상 환경에서 실현 가능하고 면역원성이 있다는 개념의 증거를 제공했다. 신생 항원 면역원성에 대한 유망한 결과들을 바탕으로 연구진은 더 큰 규모의 흑색종 환자 코호트를 치료하기 위해 임상 연구들을 확장했다(NCT00683670). 후속 임상시험들에서 신생 항원 DC 백신들의 안전성과 면역원성이 추가로 확인되었으며, 일부 환자들에서 고무적인 반응 지속 기간이 관찰되었다.[67] 추가로 유방암(NCT04105582), 간세포암(NCT03674073), 폐암(NCT04078269)에서 신생 항원 DC 백신들의 임상시험이 진행 중이며 이 백신들의 임상적 효능이 밝혀질 것이다.

펩타이드 기반 백신들

펩타이드 백신들은 면역원성 항원결정부를 포함하는 아미노산 서열로 구성되어 있어 종양 항원들에 대한 가장 직접적인 백신 접종을 제공한다. 역사적으로 가장 일반적으로 사용되는 형태의 암 백신이기도

하다.[22] 펩타이드 기반 백신들은 환자들의 세포를 분리하고 배양해야 하는 자가 백신들보다 시간 효율적이고, 비용 효율적이다. 개념적으로, 치료 백신들에는 두 가지 유형의 펩타이드가 사용되어 왔다: 최소 펩타이드 항원결정부(~8-11 아미노산) 또는 긴 합성 펩타이드(synthetic long peptides, SLP; ~25-30 아미노산). 최소 펩타이드 항원결정부들은 적절한 길이를 가지고 있어 내재화되거나 처리될 필요 없이 HLA-I 분자에 직접 결합할 수 있다. 그러나, HLA-I 분자들은 대부분 유핵 세포들에서 발현되므로 대부분의 펩타이드 분자들은 공동 자극 분자들의 발현이 없는 비 전문적 HLA-I 발현 APCs에 결합할 것이라는 점을 고려해야 한다.

이렇게 제시된 펩타이드를 인식하면 비효율적인 CD8$^+$ T 세포 자극이 일어나고 심지어는 활성화라기 보다 펩타이드 내성이 유도될 수 있다.[68] 짧은 펩타이드와 달리, SLPs는 내재화 및 처리가 필요하므로 DCs와 같은 전문적인 APCs에 의한 제시를 선호하여, 최적의 T 세포 초회항원자극 및 활성화로 이어진다. 더욱이 SLPs는 HLA-I 및 HLA-II 제한 항원결정부들을 모두 포함하는 장점을 가지고 있어, CD4$^+$와 CD8$^+$ T 세포 반응들을 모두 자극할 수 있는 잠재력을 가지고 있다. 따라서, 긴 펩타이드 백신들은 지속적이고 효과적인 항종양 반응들을 유도할 수 있는 더 큰 잠재력을 가진다.

서로 다른 종양 항원들을 표적으로 하는 여러 펩타이드들을 동일한 백신에 결합하여 항종양 반응의 폭을 넓히고 면역 회피를 피할 수 있다. 그러나, 이 백신 접종 접근법의 주요 단점 중 하나는 펩타이드만으로는 자연적인 면역원성을 나타낼 수 없다는 것이다. 펩타이드들은 패턴 인식 수용체(pattern recognition receptors, PRRs)나 선천성 면역 체계를 활성화시키지 못하기 때문에 비효율적이고 약한 T 세포 반응들을 유발한다. 따라서, 펩타이드 백신들은 강력한 면역반응들을 유도하기 위해 면역증강제(immune adjuvants)와 함께 접종해야 한다. 증강제들의 주요 역할은 T 세포들을 초회항원자극(priming) 하는 항원 제시 세포들에 의한 충분한 공동 자극을 보장하는 것이다.[69] 암 백신들에 사용되는 증강제의 예로는 Montanide incomplete sepping adjuvants(Montanide-ISA), Toll 유사 수용체(Toll-like receptor, TLR) 작용제인 polyinosinic-polycytidylic acid-poly-l-lysine carboxymethylcellulose(poly-ICLC), 인터페론 유전자 자극인자(stimulator of interferon genes, STING) 작용제인 cyclic dinucleotide(CDN), 사이토카인(GM-CSF) 등이 있다. 임상시험에서는 백신 제형에 주로 단일 증강제들을 사용해왔지만, 펩타이드 백신들의 면역원성을 높이기 위해 여러 증강제들의 조합이 필요할 수 있다.

초기 임상시험들에서 펩타이드 특이적 면역반응의 증거에도 불구하고, TAAs를 표적으로 하는 펩타이드 기반 백신을 사용한 III상 임상시험의 임상 결과들은 전반적으로 실망스러웠다.[69] 펩타이드 백신 접종으로 전체 생존을 개선하지 못한 III상 임상시험들의 예로 췌장암에서 텔로머라제 TAA를 표적으로 하는 GV1001 백신을 사용한 Telovac 시험[19], 비소세포폐암에서 MUC-1 TAA를 표적으로 하는 Tecemotide 백신을 사용한 START 시험[20], 그리고 신세포암에서 10개의 서로 다른 TAAs를 표적으로 하는 IMA901 백신을 사용한 IMPRINT 시험을 들 수 있다.[21] 흑색종의 경우, III상 임상시험에서 gp100 펩타이드 백신을 접종한 환자들의 전체 생존과 무진행 생존이 개선된 것으로 나타났다.[70] 요로상피세포암, 골수종, 성상세포종, 신경교종을 포함하는 다른 종양 유형에서도 TAAs를 암호화하는 여러 펩타이드들에 대한 백신 개발 노력이 계속되고 있다. 이러한 초기 단계 임상시험에서는 몇몇 환자들에서 CD8$^+$ T 세포 반응들이 유사하게 보고되었지만, 임상적 이점은 III상 임상시험을 통해 평가하게 될 것이다.

신생 항원 펩타이드 백신들이 임상에 도입되어 아직 초기 단계 임상시험에서 평가 중이다. 전임상 마우스 모델에서 신생 항원 펩타이드 백신 접종 후 매우 강력한 반응이 나타나서, 예방과 치료 환경 모두에서 종양 거부와 면역학적 보호를 이끌어냈다.[71] Ott 등은 환자 특이적 신생 항원들을 표적으로 하는 개인 맞춤형 펩타이드 백신을 사용한 최초의 임상시험을 발표했다.[52] 이 임상시험에서, 흑색종 환자들은 13~20개의 신생 항원 SLPs와 poly-ICLC 증강제를 1차 접종(prime)과 추가 접종(boost) 요법으로 치료받았다(NeoVax vaccine). 백신 접종으로 다기능성 신생 항원 특이적 $CD4^+$, $CD8^+$ T 세포들이 유도되었다. 흥미롭게도 신생 항원 선택이 MHC 클래스 I 예측 결합 친화도에 기반했음에도 불구하고, 신생 항원 특이적 $CD4^+$ 반응이 $CD8^+$ 반응보다 더 풍부하게 나타났다. 6명의 환자 중 4명은 백신 접종 후 25개월까지 재발하지 않았으며, 재발한 2명의 환자들은 항 PD-1 치료 후 완전한 종양의 퇴행을 보였다. 이들 환자에서 신생 항원 특이적 T 세포들은 장기간(4년) 지속되었고 기억 표현형을 획득했다. 교모세포종에서도 NeoVax를 시험한 결과, 유사하게, 두개강 내 종양에 침윤하는 능력을 가진 신생 항원 특이적 T 세포들이 검출되었다.[53] 이러한 유망한 결과들을 바탕으로, NeoVax 백신은 현재 면역관문 차단제(NCT02950766, NCT03929029)와 병용투여로 임상시험이 진행되고 있다. 교모세포종에서 유사한 접근 방식으로 진행된 I상 임상시험 GAPVAC-101에서 환자들을 대상으로 APVAC1(미 변이 TAAs를 표적)과 APVAC2(신생 항원결정부를 표적) 백신을 poly-ICLC와 GM-CSF와 함께 순차적으로 접종했다.[53] APVAC1의 돌연변이가 없는 TAAs는 기억 $CD8^+$ 반응을 유도한 반면, 신생 항원들은 주로 $CD4^+$ 보조 T 1(Th1) 반응을 유도했다. 또한, 1b상 NT-002는 또 다른 유망한 임상시험이다. 이 임상시험에서는 흑색종, 비소세포폐암, 방광암 환자들을 치료하기 위해, 항 PD-1 치료제와 함께 NEO-PV-01 백신(각 환자에 특이적인 돌연변이 신생 항원결정부를 표적으로 하는 SLPs와 증강제 poly-ICLC)을 사용했다.[55] 모든 종양 코호트들의 모든 환자들에서 새로운 신생 항원 특이적 $CD4^+$와 $CD8^+$ T 반응들이 나타났다. 백신으로 유도된 T 세포들은 세포독성 표현형으로서 종양으로 이동하는 능력을 보였으며, 백신에 포함되지 않았던 신생 항원들에 대한 항원결정부 확산을 유도했다. 전반적으로 이러한 신생 항원 펩타이드 백신들의 초기 단계 시험들은 안전성과 높은 면역원성, 임상반응의 일부 증거 등 유망한 결과들을 보였으며 추가적인 임상 탐색이 필요하다.

mRNA 기반 백신들

mRNA는 수년간 치료제와 백신 플랫폼으로 연구되어 왔으며, 이제는 가장 흥미로운 생물의학적 발전들 중 하나로 인정받고 있다. 코로나19 팬데믹에 대해 다른 백신 플랫폼들보다 빠르게 대응했기 때문에 mRNA 백신들에 대한 관심이 매우 커졌다. FDA는 2개의 코로나19 mRNA 백신들(BioNTech의 BNT162b2와 Moderna의 Spikevax)을 승인했으며, BNT162b2는 FDA가 승인한 최초의 mRNA 백신이다. Katalin Karikó와 Drew Weissman은 이들 백신의 신속한 개발을 가능케 한 mRNA 변형에 대한 연구의 공로를 인정받아 2021년 Lasker-DeBakey 임상 의학 연구상을 수상했다.[1)]

mRNA는 암에 대한 유망한 백신 플랫폼이기도 하다. mRNA의 장점들로 높은 효능, 다용도성, 확장성, 개발 속도, 제조 비용, 효능 등이 포함된다. mRNA 분자들은 항원 합성 템플릿으로 사용되며 하나의

1) 커털린 커리코(Katalin Karikó) 바이오앤테크 수석 부사장과 미국 펜실베니아대 의대의 드루 와이스먼(Drew Weissman) 교수는 코로나19 mRNA 백신 개발에 기여한 공로로 2023년 노벨 생리의학상을 공동 수상했다.

백신에서 여러 항원들을 인코딩할 수 있다. 또 다른 장점은 펩타이드와 같은 다른 플랫폼으로는 합성하기 어려울 수 있는 단백 서열을 mRNA 분자가 암호화할 수 있다는 것이다. DNA 템플릿을 사용하여 시험관 내 전사(in vitro transcription, IVT)로 mRNA 분자들을 생산할 수 있다. 전달 후, 외인성 mRNA는 세포내 이입(endocytosis)을 통해 APC의 세포질로 들어가고 엔도솜 탈출로 이어지지만 핵으로는 들어가지 않으므로, 숙주 유전체에 통합될 위험이 최소화된다. 번역은 세포질에서 일어나며, 여기서 단백은 프로테아좀에 의해 작은 펩타이드들로 분해되어 MHC 클래스 I 분자들에 제시될 수 있다. 추가로 MHC 클래스 II를 통한 항원 제시를 증가시키기 위해서, 번역된 단백은 리소좀 관련 막 단백들(lysosome-associated membrane proteins, LAMPs) 또는 MHC 클래스 I 세포질 및 막 통과 영역에 융합하여 리소좀 구획을 통해 전달될 수 있다.[72]

mRNA 분자는 단백 번역 외에도, 엔도솜 TLRs 3, 7, 8과 세포질 RNA 수용체들을 포함하는 RNA 센서들에 결합하여 제1형 인터페론(IFNs)을 생산함으로써 강력한 내인성 보조성을 제공한다. 이는 이론적으로는 면역원성을 증가시키는 이점이 될 수 있지만, RNA의 선천성 면역 감지는 RNA 번역을 저해하고 mRNA 분해를 증가시켜 항원의 발현 감소로 이어질 수 있다. 이는 네이키드 mRNA(naked mRNA; ribonuclease 분해에 노출된 상태의 mRNA)가 리보뉴클레아제(ribonuclease, RNase)에 의해 빠르게 분해될 수 있고 APC에 의해 잘 내재화되지 않는다는 사실과 함께, 처음에는 mRNA가 약물로서 적합하지 않다고 여겼었다. 하지만, mRNA 유전공학의 새로운 발전들로 세포 흡수, 세포내 안정성, 단백 발현 효율 등이 개선되었다. mRNA 분해를 방지하고 안정성과 번역 효율을 개선하기 위한 변형의 예로는 5′캡 변형, 미번역 부위(untranslated regions, UTRs) 최적화, open reading frames(ORFs)의 코돈 최적화, 변형된 염기 사용, poly-A 꼬리 변형 등이 있다.[73] 더불어 나노 입자 제형들의 발전은 세포 밖 RNase로부터 mRNA 분자를 보호하고 생체 내 APCs에 의한 섭취를 증가시킬 수 있었다. 가장 일반적으로 사용되는 제형들 중 일부는 지질 나노 입자(화이자와 모더나 COVID-19 백신들 모두에서 사용된 lipid nanoparticles[LNPs]), 리포플렉스(lipoplexes, LPX), 폴리머(polymers), 펩타이드들 등이 있다.[73] 마지막으로, 다양한 투여 경로에 대한 조사를 통해 mRNA가 APCs에 의해 어떻게 내재화되는지에 대한 통찰력도 얻게 되었다. 예를 들어, 정맥주사와 림프절 내 주사는 림프 기관들의 DCs가 직접 섭취하는 반면, 근육 내 또는 피부 내 경로들은 DCs를 섭취한 후 이어 배액 림프절들로 수송이 필요하다.[72] 이러한 발전들을 바탕으로, 합성 mRNA는 매우 다용도의 효율적인 유전자 전달 시스템이자 가장 유망한 암 백신 접종 플랫폼들 중 하나가 되었다. 다양한 종양 유형들에서 TAAs를 표적으로 하는 여러 mRNA 백신들이 임상에서 평가되었다. 중요한 연구 중 하나는 진행성 흑색종 환자들에서 BioNTech의 FixVac(BNT111) 백신을 평가한 I상 Lipo-MERIT 임상시험이었다. FixVac 백신은 NY-ESO-1, MAGE-A3, tyrosinase, 텐신 상동성이 있는 막 관통 인산분해효소(transmembrane phosphatase with tensin homology, TPTE) 등 4개의 흑색종 TAAs를 암호화하는 나노 입자 리포좀 RNA(nanoparticulate liposomal RNA, RNA-LPX)이며 정맥으로 투여된다. FixVac은 단독 또는 PD-1 차단제와 병용하여 백신 항원들에 대한 $CD4^+$와 $CD8^+$ T 세포 면역의 유도와 함께 지속적인 객관적 반응을 매개하는 것으로 나타났다.[24] 현재 진행성 흑색종 환자들을 대상으로 FixVac과 항 PD-1제제 세미플리맙(cemiplimab)의 병용요법에 대한 II상 임상시험(NCT04526899)이 진행 중이다.

암에 대한 mRNA 백신들을 개발하는 또 다른 중요한 회사는 CureVac이다. CureVec은 전립선암에서

CV9103 및 CV9104, 비소세포폐암에서 CV9201 및 CV9202 등 다양한 종양 유형들에 대한 여러 백신 후보들을 개발했다. 이들 백신은 RNA 복합체 형성을 위해 뉴클레오티드 결합 펩타이드 프로타민과 TLR7/8을 활성화하는 증강제를 적용한 RNActive 기술을 사용한다. 4개의 전립선 TAAs(전립선 특이적 막 항원[prostate-specific membrane antigen, PSMA), 전립선 줄기세포 항원[prostate stem cell antigen, PSCA), 전립선의 6개 막 관통 상피 항원[six transmembrane epithelial antigen of the prostate, STEAP])을 암호화하는 CV9103 백신은 대부분의 환자들에서 내약성이 우수하였고 항원 특이적 T 세포 반응을 유도했다.[74] 그러나, 두 개의 추가적인 TAAs(PAP와 MUC-1)가 포함된 CV9104 백신은 II상 임상시험에서 생존을 개선시키는 데 실패했다.[72] 마찬가지로, CV9201과 CV9202는 비소세포폐암에서 흔히 발현되는 5개 TAAs와 6개 TAAs를 각각 암호화한다(CV9202의 경우 NY-ESO-1, MAGEC1, MAGEC2, 영양막 당단백[trophoblast glycoprotein, TPBG), 서바이빈[survivin], MUC1). CV9201은 대부분의 환자들에서 1개 이상의 항원들에 대한 T 세포 반응을 유도했지만, 일반적으로 화학요법에서 관찰되는 결과와 비교하여 전체 생존을 개선하지는 못했다.[75] 또한, CV9202는 대부분의 환자들에서 백신 특이적 면역반응과 임상적 효능에 대한 일부 증거를 이끌어냈다.[76]

돌연변이 유래 종양 신생 항원들을 암호화하는 mRNA 백신들도 연구되고 있다. 다양한 마우스 모델 연구에서 종양 세포주 특이적 신생 항원들을 암호화하는 RNA 백신을 접종한 결과, 종양 제어와 거부 반응을 매개하는 강력한 효과기 및 기억 신생 항원 특이적 T 세포 반응들이 나타났다.[27] 임상에서는 BioNTech과 Moderna가 이 백신의 기술 개발을 주도하고 있다. Sahin 등은 진행성 흑색종 환자 13명을 대상으로 진행한 IVAC MUTANOME 임상시험을 통해 개인 맞춤형 mRNA 신생 항원 백신에 대한 최초의 인간 대상 임상 연구를 시작한 선구자이다.[56] 환자별 특이적 신생 항원들은 전체 엑솜 염기서열 분석(whole exome sequencing, WES), RNA 염기서열 분석, HLA-I 및 HLA-II에 대한 예측된 결합 친화도를 기반으로 선택되었다. 백신들은 14번 위치에 돌연변이가 있는 27-mer 펩타이드 5개(pentatopes)를 암호화하는 2개의 IVT mRNA 분자들로 구성되어, 연결자(linker)에 의해 연결되었다. 백신들은 초음파 유도를 통하여 서혜부 림프절에 경피적으로 주입되었다. 추가로 맞춤형 백신을 제조하는 동안, 종양에서 NY-ESO-1 또는 티로시나아제를 발현하는 환자들은 이들 TAAs를 암호화하는 백신을 투여 받았다. 모든 환자들에서 $CD4^+$와 $CD8^+$ 반응을 포함한 백신 신생 항원들에 대한 T 세포 면역이 형성되었다. 백신 접종 전에 종양을 발견할 수 없었던 8명의 환자들은 전체 추적 관찰 기간(12~23개월) 동안 무재발 상태를 유지했다. 백신 접종 당시 전이성 암 환자들 중 2명은 객관적 반응을 경험했고, 1명은 항 PD-1 치료제를 투여 받은 후 완전 반응을 보였으며, 1명은 HLA-I 항원 제시 소실로 치료 내성이 발생했다.

이러한 유망한 결과들로 인해 이들 백신 전략에 대한 추가 연구는 더 발전된 단계의 임상시험과 다른 종양 유형으로 확대되었다. BioNTech은 현재 개인별 신생 항원 특이적 면역요법(individualized neoantigen-specific immunotherapy, iNeST) 프로그램을 통해 Autogen Cevumeran(RO7198457)을 새로운 백신 후보물질로 시험하고 있다. Autogen Cevumeran은 최대 20개의 환자별 특이적 신생 항원들을 암호화하는 2개의 mRNA 분자들로 구성된 정맥 주사형 mRNA lipoplex(RNA-LPX) 백신이다. 여러 I상 및 II상 임상시험들에서 췌관 선암(NCT04161755), 대장암(NCT04486378), 흑색종(NCT03815058) 및 기타 고형암(NCT03289962)에 대해 Autogen Cevumeran을 단독 요법 또는 면역관문 차단제와 병용하여 평가가 진행되고 있다.

Moderna 또한 여러 mRNA 백신 후보 물질을 개발하고 있다. 승인된 COVID-19 백신들과 마찬가지로, Moderna가 개발한 개인 맞춤형 mRNA 신생 항원 백신은 제형에 LNP를 사용하며 근육 주사로 투여한다.[72] mRNA-5671은 KRAS 신생 항원들을 표적으로 하는 개인 맞춤형 백신으로, 위장관암 환자 4명을 등록한 I상 시험에서 평가됐다.[57] 이 백신은 안전했으며 예측된 신생 항원결정부에 대한 돌연변이 특이적 T 세포 반응을 유도했지만, 이들 4명의 환자에서 객관적인 임상 반응은 관찰되지 않았다. mRNA-4157은 20개의 환자 특이적 신생 항원들을 암호화하는 또 다른 백신 후보물질이다. KEYNOTE-603 임상시험은 흑색종, 방광암, 비소세포폐암을 포함한 고형암에서 mRNA-4157 백신을 단독 요법 또는 항 PD-1 요법(펨브롤리주맙)과 병용하여 평가했다. 이 백신은 안전하였고 $CD8^+$ T 세포 반응을 유도했으며, 유망한 임상 결과들을 보여주었다. 절제술 후 단독 요법을 받았던 대부분의 환자들은 연구 기간 동안 질병이 없는 상태를 유지했다. 병용 요법을 받은 환자들에서는 완전 반응과 부분 반응이 관찰되었다. 임상 반응률은 펨브롤리주맙 단독 요법에서 발표된 반응률과 비교했을 때 양호한 것으로 나타났다[73](심층 검토는 Miao 등[73] 참고). 이 유망한 백신은 현재 II상 임상시험(KEYNOTE-942, NCT03897881)이 진행 중이다.

전반적으로 mRNA는 백신 플랫폼으로서 커다란 잠재력을 보여주었으며, 환자 특이적 신생 항원들을 표적으로 하는 임상시험들의 결과는 고무적이다. 향후 대규모 인간 대상 연구에서는 임상적 이익을 제공하는지 여부를 평가하게 될 것이다.

참고자료

1. Bonaventura P, Shekarian T, Alcazer V, et al. Cold tumors: a therapeutic challenge for immunotherapy. *Front Immunol.* 2019;10:168.
2. **Ribas A, Wolchok JD. Cancer immunotherapy using checkpoint blockade. *Science.* 2018;359:1350-1355.**
3. Rojas LA, Balachandran VP. Scaling the immune incline in PDAC. *Nat Rev Gastroenterol Hepatol.* 2021;18:453-454.
4. Schumacher TN, Schreiber RD. Neoantigens in cancer immunotherapy. *Science.* 2015;348:69-74.
5. **Schumacher TN, Scheper W, Kvistborg P. Cancer neoantigens. *Ann Rev Immunol.* 2019;37:173-200.**
6. Balachandran VP, Łuksza M, Zhao JN, et al. Identification of unique neoantigen qualities in long-term survivors of pancreatic cancer. *Nature.* 2017;551:S12-S16.
7. Zhang J, Caruso FP, Sa JK, et al. The combination of neoantigen quality and T lymphocyte infiltrates identifies glioblastomas with the longest survival. *Commun Biol.* 2019;2:1-10.
8. Łuksza M, Riaz N, Makarov V, et al. A neoantigen fitness model predicts tumour response to checkpoint blockade immunotherapy. *Nature.* 2017;551:517-520.
9. Snyder A, Makarov V, Merghoub T, et al. Genetic basis for clinical response to CTLA-4 blockade in Melanoma. *N Engl J Med.* 2014;371:2189-2199.
10. **Rizvi NA, Hellmann MD, Snyder A, et al. Mutational landscape determines sensitivity to PD-1 blockade in non-small cell lung cancer. *Science.* 2015;348:124-128.**
11. van Rooij N, van Buuren MM, Philips D, et al. Tumor exome analysis reveals neoantigen-specific T-cell reactivity in an ipilimumab-responsive melanoma. *J Clin Oncol.* 2013;31:e439-e442.
12. Tran E, Robbins PF, Lu YC, et al. T-Cell transfer therapy targeting mutant KRAS in cancer. *N Engl J Med.* 2016;375:2255-2262.
13. Bright RK, Bright JD, Byrne JA. Overexpressed oncogenic tumor-self antigens. *Hum Vaccin Immunother.* 2014;10:3297-3305.
14. Guo C, Manjili MH, Subjeck JR, Sarkar D, Fisher PB, Wang XY. Therapeutic cancer vaccines. Past, present, and future. *Adv Cancer Res.* 2013;119:421-475.
15. Scanlan MJ, Gure AO, Jungbluth AA, Old LJ, Chen YT. Cancer/testis antigens: an expanding family of targets for cancer immunotherapy. *Immunol Rev.* 2002;188:22-32.
16. Thaxton JE, Li Z. To affinity and beyond: harnessing the T cell receptor for cancer immunotherapy. *Hum Vaccin Immunother.* 2014;10:3313-3321.
17. Dudley ME, Wunderlich JR, Robbins PF, et al. Cancer regression and autoimmunity in patients after clonal repopulation with antitumor lymphocytes. *Science.* 2002;298:850-854.
18. Komita H, Zhao X, Taylor JL, et al. CD8+ T-cell responses against hemoglobin-beta prevent solid tumor growth. *Cancer Res.* 2008;68:8076-8084.
19. Middleton G, Silcocks P, Cox T, et al. Gemcitabine and capecitabine with or without telomerase peptide vaccine GV1001 in patients with locally advanced or metastatic pancreatic cancer (TeloVac): an open-label, randomised, phase 3 trial. *Lancet Oncol.* 2014;15:829-840.
20. Mitchell P, Thatcher N, Socinski MA, et al. Tecemotide in unresectable stage III non-small-cell lung cancer in the phase III START study: updated overall survival and biomarker analyses. *Ann Oncol.* 2015;26:1134-1142.
21. Rini BI, Stenzl A, Zdrojowy R, et al. IMA901, a multipeptide cancer vaccine, plus sunitinib versus sunitinib alone, as first-line therapy for advanced or metastatic renal cell carcinoma (IMPRINT): a multicentre, open-label, randomised, controlled, phase 3 trial. *Lancet Oncol.* 2016;17:1599-1611.
22. Melero I, Gaudernack G, Gerritsen W, et al. Therapeutic vaccines for cancer: an overview of clinical trials. *Nat Rev Clin Oncol.* 2014;11:509-524.
23. **Kantoff PW, Higano CS, Shore ND, et al. Sipuleucel-T immunotherapy for castration-resistant prostate cancer. *N Engl J Med.* 2010;363:411-422.**
24. **Sahin U, Oehm P, Derhovanessian E, et al. An RNA vaccine drives immunity in checkpoint-inhibitor-treated melanoma. *Nature.* 2020;585:107-112.**
25. Tashiro H, Brenner MK. Immunotherapy against cancer-related viruses. *Cell Res.* 2017;27:59-73.
26. Roldão A, Mellado MCM, Castilho LR, Carrondo MJT, Alves PM. Virus-like particles in vaccine development. *Expert Rev Vaccines.* 2010;9:1149-1176.
27. **Kreiter S, Vormehr M, van de Roemer N, et al. Mutant MHC class II epitopes drive therapeutic immune responses to cancer. *Nature.* 2015;520:692-696.**
28. Alspach E, Lussier DM, Miceli AP, et al. MHC-II neoantigens shape tumour immunity and response to immunotherapy. *Nature.* 2019;574:696-701.
29. Tran E, Turcotte S, Gros A, et al. Cancer immunotherapy based on mutation-specific CD4+ T cells in a

patient with epithelial cancer. *Science*. 2014;344:641-645.

30. Smith CC, Selitsky SR, Chai S, Armistead PM, Vincent BG, Serody JS. Alternative tumour-specific antigens. *Nat Rev Cancer*. 2019;19:465-478.
31. Litchfield K, Reading JL, Lim EL, et al. Escape from nonsense-mediated decay associates with anti-tumor immunogenicity. *Nat Commun*. 2020;11:3800.
32. Weber D, Ibn-Salem J, Sorn P, et al. Accurate detection of tumor-specific gene fusions reveals strongly immunogenic personal neo-antigens. *Nat Biotechnol*. 2022;40(8):1276-1284.
33. Lu SX, De Neef E, Thomas JD, et al. Pharmacologic modulation of RNA splicing enhances anti-tumor immunity. *Cell*. 2021;184:4032-4047.e31.
34. Reiter JG, Baretti M, Gerold JM, et al. An analysis of genetic heterogeneity in untreated cancers. *Nat Rev Cancer*. 2019;19:639-650.
35. McGranahan N, Swanton C. Neoantigen quality, not quantity. *Sci Transl Med*. 2019;11:eaax7918.
36. **Pearlman AH, Hwang MS, Konig MF, et al. Targeting public neoantigens for cancer immunotherapy. *Nat Cancer*. 2021;2:487-497.**
37. **Rooney MS, Shukla SA, Wu CJ, Getz G, Hacohen N. Molecular and genetic properties of tumors associated with local immune cytolytic activity. *Cell*. 2015;160:48-61.**
38. Giannakis M, Mu XJ, Shukla SA, et al. Genomic correlates of immune-cell infiltrates in colorectal carcinoma. *Cell Rep*. 2016;15:857-865.
39. Matsushita H, Sato Y, Karasaki T, et al. Neoantigen load, antigen presentation machinery, and immune signatures determine prognosis in clear cell renal cell carcinoma. *Cancer Immunol Res*. 2016;4:463-471.
40. Le DT, Uram JN, Wang H, et al. PD-1 Blockade in tumors with mismatch-repair deficiency. *N Engl J Med*. 2015;372:2509-2520.
41. de Martel C, Georges D, Bray F, Ferlay J, Clifford GM. Global burden of cancer attributable to infections in 2018: a worldwide incidence analysis. *Lancet Global Health*. 2020;8:e180-e190.
42. **Dunn GP, Bruce AT, Ikeda H, Old LJ, Schreiber RD. Cancer immunoediting: from immunosurveillance to tumor escape. *Nat Immunol*. 2002;3(11):991-998. doi:10.1038/ni1102-991.**
43. Łuksza M, Sethna ZM, Rojas LA, et al. Neoantigen quality predicts immunoediting in survivors of pancreatic cancer. *Nature*. 2022;606(7913):389–395. doi:10.1038/s41586-022-04735-9.
44. Richman LP, Vonderheide RH, Rech AJ. Neoantigen dissimilarity to the self-proteome predicts immunogenicity and response to immune checkpoint blockade. *Cell Systems*. 2019;9:375-382.e4.
45. Boesch M, Baty F, Rothschild SI, et al. Tumour neoantigen mimicry by microbial species in cancer immunotherapy. *Br J Cancer*. 2021;125:313-323.
46. Fluckiger A, Daillère R, Sassi M, et al. Cross-reactivity between tumor MHC class I-restricted antigens and an enterococcal bacteriophage. *Science*. 2020;369:936-942.
47. Bessell CA, Isser A, Havel JJ, et al. Commensal bacteria stimulate antitumor responses via T cell cross-reactivity. *JCI Insight*. 2020;5:e135597.
48. Sivan A, Corrales L, Hubert N, et al. Commensal Bifidobacterium promotes antitumor immunity and facilitates anti-PD-L1 efficacy. *Science*. 2015;350:1084-1089.
49. Vétizou M, Pitt JM, Daillère R, et al. Anticancer immunotherapy by CTLA-4 blockade relies on the gut microbiota. *Science*. 2015;350:1079-1084.
50. Zirlik KM, Zahrieh D, Neuberg D, Gribben JG. Cytotoxic T cells generated against heteroclitic peptides kill primary tumor cells independent of the binding affinity of the native tumor antigen peptide. *Blood*. 2006;108:3865-3870.
51. **Carreno BM, Magrini V, Becker-Hapak M, et al. A dendritic cell vaccine increases the breadth and diversity of melanoma neoantigen-specific T cells. *Science*. 2015;348:803-808.**
52. **Ott PA, Hu Zhuting, Keskin DB, et al. An immunogenic personal neoantigen vaccine for patients with melanoma. *Nature*. 2017;547:217-221.**
53. Keskin DB, Anandappa AJ, Sun J, et al. Neoantigen vaccine generates intratumoral T cell responses in phase Ib glioblastoma trial. *Nature*. 2019;565:234-239.
54. Hilf N, Kuttruff-Coqui S, Frenzel K, et al. Actively personalized vaccination trial for newly diagnosed glioblastoma. *Nature*. 2019;565:240-245.
55. **Ott PA, Hu-Lieskovan S, Chmielowski B, et al. A phase Ib trial of personalized neoantigen therapy plus Anti-PD-1 in patients with advanced melanoma, non-small cell lung cancer, or bladder cancer. *Cell*. 2020;183:347-362.e24.**
56. **Sahin U, Derhovanessian E, Miller M, et al. Personalized RNA mutanome vaccines mobilize poly-specific therapeutic immunity against cancer. *Nature*. 2017;547:222-226.**
57. Cafri G, Gartner JJ, Zaks T, et al. mRNA vaccine-induced neoantigen-specific T cell immunity in patients with gastrointestinal cancer. *J Clin Invest*.

2020;130:5976-5988.

58. Keenan BP, Jaffee EM. Whole cell vaccines-past progress and future strategies. *Semin Oncol.* 2012;39:276-286.

59. Soiffer R, Hodi FS, Haluska F, et al. Vaccination with irradiated, autologous melanoma cells engineered to secrete granulocyte-macrophage colony-stimulating factor by adenoviral-mediated gene transfer augments antitumor immunity in patients with metastatic melanoma. *J Clin Oncol.* 2003;21:3343-3350.

60. Salgia R, Lynch T, Skarin A, et al. Vaccination with irradiated autologous tumor cells engineered to secrete granulocyte-macrophage colony-stimulating factor augments antitumor immunity in some patients with metastatic non-small-cell lung carcinoma. *J Clin Oncol.* 2003;21:624-630.

61. Ho VT, Kim HT, Brock J, et al. GM-CSF secreting leukemia cell vaccination for MDS/AML after allogeneic HSCT: a randomized, double-blinded, phase 2 trial. *Blood Adv.* 2022;6:2183-2194.

62. Le DT, Wang-Gillam A, Picozzi V, et al. Safety and survival with GVAX pancreas prime and Listeria monocytogenes-expressing mesothelin (CRS-207) boost vaccines for metastatic pancreatic cancer. *J Clin Oncol.* 2015;33:1325-1333.

63. **Hu Z, Ott PA, Wu CJ. Towards personalized, tumour-specific, therapeutic vaccines for cancer. *Nat Rev Immunol.* 2018;18:168-182.**

64. **Sabado RL, Balan S, Bhardwaj N. Dendritic cell-based immunotherapy. *Cell Res.* 2017;27:74-95.**

65. Thurner B, Haendle I, Röder C, et al. Vaccination with mage-3A1 peptide-pulsed mature, monocyte-derived dendritic cells expands specific cytotoxic T cells and induces regression of some metastases in advanced stage IV melanoma. *J Exp Med.* 1999;190:1669-1678.

66. Okada H, Kalinski P, Ueda Ryo, et al. Induction of CD8+ T-cell responses against novel glioma-associated antigen peptides and clinical activity by vaccinations with {alpha}-type 1 polarized dendritic cells and polyinosinic-polycytidylic acid stabilized by lysine and carboxymethylcellulose in patients with recurrent malignant glioma. *J Clin Oncol.* 2011;29:330-336.

67. Ding Z, Li Q, Zhang R, et al. Personalized neoantigen pulsed dendritic cell vaccine for advanced lung cancer. *Signal Transduct Target Ther.* 2021;6:26.

68. Bijker MS, van den Eeden SJF, Franken KL, Melief CJM, van der Burg SH, Offringa R. Superior induction of anti-tumor CTL immunity by extended peptide vaccines involves prolonged, DC-focused antigen presentation. *Eur J Immunol.* 2008;38:1033-1042.

69. **Calvo Tardón M, Allard M, Dutoit V, Dietrich PY, Walker PR. Peptides as cancer vaccines. *Curr Opin Pharmacol.* 2019;47:20-26.**

70. Schwartzentruber DJ, Lawson DH, Richards JM, et al. gp100 peptide vaccine and interleukin-2 in patients with advanced melanoma. *N Engl J Med.* 2011;364:2119-2127.

71. **Castle JC, Kreiter S, Diekmann J, et al. Exploiting the mutanome for tumor vaccination. *Cancer Res.* 2012;72:1081-1091.**

72. **Beck JD, Reidenbach D, Salomon N, et al. mRNA therapeutics in cancer immunotherapy. *Mol Cancer.* 2021;20:1-24.**

73. **Miao L, Zhang Y, Huang L. mRNA vaccine for cancer immunotherapy. *Mol Cancer.* 2021;20:41.**

74. Kübler H, Scheel B, Gnad-Vogt Ulrike, et al. Self-adjuvanted mRNA vaccination in advanced prostate cancer patients: a first-in-man phase I/IIa study. *J Immunother Cancer.* 2015;3:26.

75. Sebastian M, Schröder A, Scheel B, et al. A phase I/IIa study of the mRNA-based cancer immunotherapy CV9201 in patients with stage IIIB/IV non-small cell lung cancer. *Cancer Immunol Immunother.* 2019;68:799-812.

76. Papachristofilou A, Hipp MM, Klinkhardt U, et al. Phase Ib evaluation of a self-adjuvanted protamine formulated mRNA based active cancer immunotherapy, BI1361849 (CV9202), combined with local radiation treatment in patients with stage IV non-small cell lung cancer. *J Immunother Cancer.* 2019;7:38.

※ 주요 참고자료는 진하게 표시되어 있다.

10장

암 면역 치료의 주요 임상 구성 요소들 (세포 매개 면역 조절 기전들)

Challice L. Bonifant ■ William R. Burns

주요 사실 요약

- 면역관문들은 세포독성 T 세포들의 생성을 제한하고, 종양 반응성 면역 세포들의 탈진을 유발하여 항종양 면역반응을 무디게 하는 분자 경로들이다.
- 면역관문 저해제, 특히 PD-1/PD-L1 경로를 표적으로 하는 저해제는 광범위한 암 환자들의 치료에 사용되고 있다.
- 전이성 흑색종 환자들에서 TILs의 입양 전달은 임상 반응을 일으킬 수 있다.
- T 세포는 다양한 세포 표면 항원들을 표적으로 하는 CAR를 발현하도록 조작될 수 있다.
- CD19 특이적 CAR-T 세포들은 B 세포 악성종양 환자들에게 상당한 혜택을 제공할 수 있다.
- 단일 클론 항체들은 항체 의존성 세포독성 또는 보체 의존성 세포독성을 유도하여 암을 치료할 수 있다.
- 항체-약물 접합체(antibody-drug conjugate, ADC)를 사용하면 세포독성 항암제, 면역독소, 방사성 의약품 등을 포함한 암 치료제들을 항원 특이적으로 전달할 수 있다.
- 인유두종 바이러스와 B형 간염에 대한 예방적 암 백신들의 성공으로 다른 바이러스 관련 악성 종양들을 예방하기 위한 백신 사용에 대한 관심이 높아졌다.
- 전립선 산 인산분해효소(prostatic acid phosphatase, PAP)를 표적으로 하는 자가 수지상 세포 백신은 진행성 선립선암 환자들에게 사용하도록 승인된 최초의 치료용 암 백신이었다.
- 암 면역 치료의 성공을 바탕으로, 여러 약제들을 사용하는 치료가 항종양 면역반응을 더욱 증강시킬 수 있는지를 평가하기 위한 병용 면역 치료의 임상시험이 진행 중이다.

면역관문 차단제의 역할과 적용

개요

암 면역 치료의 임상적 성공 사례들 중, 면역관문 차단 전략이 가장 광범위하게 채택되고 있다. **면역관문들**(*immune checkpoints*)은 항종양 면역반응을 무디게 하는 분자 경로들을 말한다. 여기에는 세포독성 T 세포의 생성을 제한하고 종양 반응성 면역 세포의 탈진을 초래하는 기전들이 포함된다. 특정 암의 고유한 취약성을 겨냥한 다양한 접근법들이 유망하지만, 면역 체계의 반응기 무장을 억제하는 공통 분자 경로들을 표적으로 이를 조작하는 치료적 접근은 많은 악성 종양에 걸쳐 그 효능이 입증되었다. 이러한 이점은 면역 체계의 저해를 해제하는 단일 클론 항체들의 임상 개발을 통해 실현되었으며, 추가적인 면역관문들의 약리학적인 조작과 다른 암 치료제와 면역관문 차단제를 병용하는 것에 대한 관심을 불러 일으키고 있다.

배경

암에 대한 면역반응을 일으키려는 시도들은 종양 반응성 T 세포들의 생성과 이들 세포독성 효과기 세포의 지속적인 활성화에 초점을 맞춰왔다. 초기의 노력들은 이러한 펩타이드들에 대한 숙주의 면역을 목표로 종양 관련 항원들을 발굴하는 것이 목적이었다. 관련 연구는 암 세포를 인식하고 파괴할 수 있는 세포독성 T 세포들의 수를 늘리기 위해 노력했다. 이 연구를 통해, 종양이 면역 체계를 회피하는 주요 매개체로서 몇 가지 기전들이 밝혀졌다. 이들 중, 면역 시냅스의 억제 신호인 세포독성 T 림프구 항원 4(CTLA-4; CD152)가 중요하다는 것이 입증되었다. 전임상 모델들에서 CTLA-4 수용체의 차단은 종양 감소를 유도하는 것으로 나타났다.[1] 또한, 항 CTLA-4 치료의 임상적 사용은 진행 암 환자들에게 임상적 혜택을 제공하여[2] 2011년 FDA의 승인으로 이어졌다. 이와 마찬가지로, 추가적인 면역관문들을 차단하는 약리학적 제제의 개발도 성공적이었다. 가장 주목할 만한 것은, 프로그램된 사멸 1(PD-1; CD279) 수용체와 그 주요 리간드, 프로그램된 사멸 리간드-1(PD-L1; CD274, B7-H1)의 저해는 광범위한 악성 종양에 걸쳐 훨씬 더 큰 효능을 보였다.[3]

면역관문 차단의 성공은 CTLA-4에 대한 연구로 James Allison에게, 그리고 PD-1에 대한 연구로 Tasuku Honjo에게 2018년 노벨 생리의학상이 수여됨으로써 인정받게 되었다. 그들의 발견은 면역 치료 분야에 혁명을 일으켰으며, 다른 면역관문 경로들에 대한 연구와 면역관문 차단제와 다른 암 치료들을 병용하는 방법을 탐색하는 연구로 이어졌다.

CTLA-4(Cytotoxic T-Lymphocyte Antigen 4)

7장에서 설명한 바와 같이, 종양 반응성 T 세포들은 미접촉 T 세포들이 항원 제시 세포들로부터 2가지 신호들을 받을 때 생성된다. 그림 10.1에 표시된 것처럼 T 세포 수용체와 그의 동족 펩타이드-주요 조직 적합성 복합체(major histocompatibility complex, MHC; 신호 1) 사이의 상호작용과 공동 자극 수용체 CD28과 리간드 CD80 또는 CD86 중 하나(신호 2)와의 결합이 있어야 한다. 암 면역 치료제 개발의 초기 노력들은 종종 신호 1에 초점을 맞추었지만 음성 공동 자극 수용체 CTLA-4를 저해하는 약제가 임상에서 성공함에 따라, 신호 2를 표적으로 삼는 것에 대한 관심이 높아졌다. CD28에 비해, CTLA-4는 CD80과 CD86에 더 큰 친화력을 가지며(그림 10.1 참고), 이러한 공동 자극 리간드들에 대해 CD28과 경쟁하여, T 세포 활성화를 방해할 수 있다.[4] 또한, CTLA-4는 휴면 상태의 기억 T 세포들에는 존재하지 않지만 T 세포 활성화 후에는 빠르게 발현되기 때문에, 항종양 면역반응을 약화시킬 수 있는 잠재력을 가진다. 이러한 피드백 억제는 면역 관용을 용이하게 하지만, 또한 종양이 면역 체계를 회피할 수 있도록 한다.

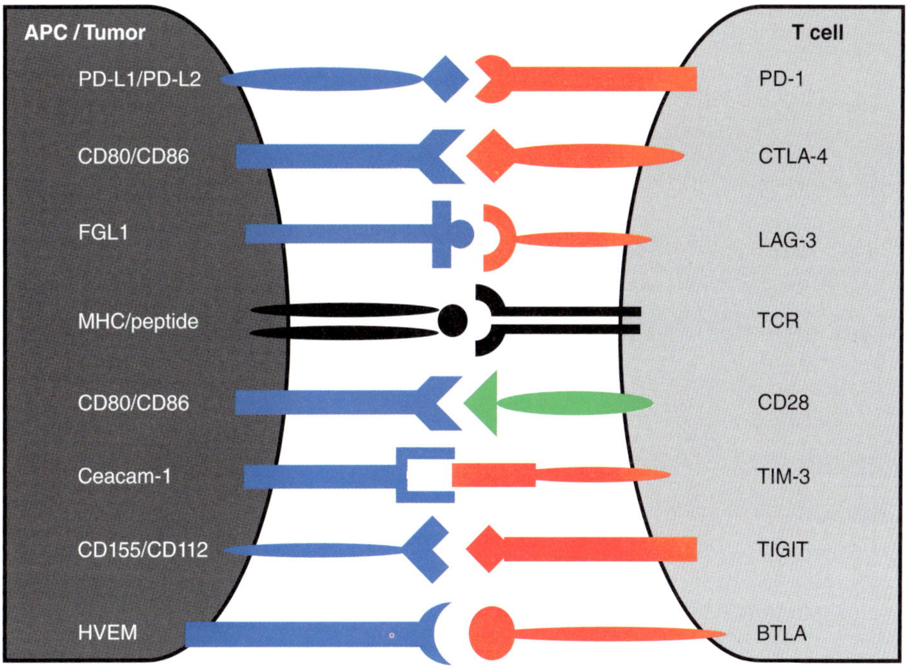

그림 10.1 면역관문 분자들. 항원 제시 세포(또는 종양 세포)와 T 세포 사이의 면역 시냅스가 묘사되어 있다. 그림 중앙에 검은색으로 표시된 것처럼, T 세포 수용체는 MHC 분자에 제시된 펩타이드 항원(신호 1)과 결합한다. 공동 자극 수용체 CD28과 그 리간드 중 하나(CD80 또는 CD86)의 결합은 녹색(신호 2)으로 자세히 표시되어 있고, 여러 억제성 면역관문 분자들은 빨간색으로 표시되어 있으며, TCR-MHC 복합체 측면에 위치하여 그들의 리간드들과 상호 작용한다. 주목할 만한 점은, LAG-3는 그의 리간드인 FGL1뿐만 아니라 MHC와도 상호 작용하는 것으로 추정된다는 것이다.

CTLA-4 차단이 항종양 면역반응을 강화할 수 있다는 획기적인 관찰은 면역 능력이 있는 마우스에 항 CTLA-4 항체들을 투여하면 이식된 마우스의 대장암이 거부반응을 일으킨다는 실험에서 비롯되었다.[1] 이 전임상연구의 성공 이후 CTLA-4를 표적으로 하는 단일 클론 항체들의 임상 개발이 이어졌다. 이필리무맙(ipilimumab, Yervoy, BMS)은 두개의 III상 임상시험 결과를 바탕으로 2011년 진행성 흑색종의 치료제로 FDA 승인을 받았다.[2,5] 추가 연구들을 통해 수술로 절제된 흑색종, 신세포암, 대장암, 간세포암, 비소세포폐암을 포함한 다양한 암 환자의 하위 집단에서 효능이 입증되었다. 이러한 임상시험들에서 CTLA-4 표적 치료의 잠재적 효과는 분명했지만, 이필리무맙 단독 요법에서 얻은 임상적 이익의 강도는 크지 않았다. 이필리무맙으로 치료받은 진행성 흑색종 환자들을 대상으로 진행된 연구들에서 수집된 임상 데이터에 따르면 전체 생존기간 중앙값은 약 1년(11.4개월), 장기 생존을 보인 환자는 20% 미만이었다.[6] 또 다른 CTLA-4 차단 단일 클론 항체 트레멜리무맙(tremelimumab, Imjudo, Pfizer/MedImmune/AstraZeneca)[1)]을 진행성 흑색종 환자들에서 평가한 결과, 전체 생존기간 중앙값이 약 1년(12.6개월)이었다; 전체 생존기간 중앙값이 10.7개월인 표준치료 화학요법과 비교했을 때 유사한 것으로 나타

1) 옮긴이: 2022년 11월 FDA는 다기관 3상 임상시험인 POSEIDON 연구 결과에 따라 이전에 전신 치료를 받은 경험이 없는 전이성 비소세포폐암 치료에 트레멜리무맙과 더발루맙, 백금 기반 항암화학요법의 병용 치료를 허가했다. 같은 해 10월에는 다기관 3상 임상시험인 HIMALAYA 연구 결과에 따라 이전에 전신 치료를 받은 경험이 없는 수술 불가능한 간세포암 치료에 트레멜리무맙과 더발루맙의 병용요법이 허가되었다.

났으며, 짧은 생존기간의 개선은 통계적으로 유의하지 않았다(위험비=0.88, P=.13).[7] 흥미롭게도, 트레멜리무맙을 투여한 환자에서 반응 지속 기간이 표준치료인 화학요법에 비해 훨씬 더 길었다(35.8개월 대 13.7개월, P=.001).

종합하면, 항 CTLA-4 치료의 활성을 탐구하는 이러한 임상시험들의 데이터를 통해 두 가지 근본적인 결론에 도달하게 되었다. 첫째, CTLA-4와 같은 면역관문 차단은 다양한 악성 종양 환자들에게 잠재적 가치가 있다. 많은 치료 요법이 한 가지 종양 유형에만 효과적인 있는 반면, 분자 면역 경로를 표적으로 하면 다양한 암에 걸쳐 폭넓게 사용될 수 있다. 둘째, 항 CTLA 단독 요법의 낮은 반응률에도 불구하고, 이 치료의 혜택을 받은 환자들은 기존 화학요법에서는 볼 수 없었던 양호한 장기간의 임상 결과를 자주 얻게 된다. 생존 곡선의 꼬리 부분에서 나타나는 이러한 차이는 환자, 임상의사, 과학자들 모두를 흥분하게 만들었다. 따라서 CTLA-4 차단제의 초기 경험이 다른 면역관문 경로들을 표적으로 삼고, 종양 반응의 예측 생체표지자를 발굴하고, CTLA-4 차단제와 다른 암 치료법을 결합하려는 노력을 촉진시킨 것은 놀라운 일이 아니다.

PD-1 (Programmed Death-1)

항 CTLA-4 항체들을 사용한 임상시험들에서 유망한 결과가 나온 이후, PD-1 경로를 표적으로 하는 약제들이 빠르게 개발되었다. PD-1 수용체는 활성화된 T 세포에서 발현되고 리간드와 결합할 때 억제 신호를 전달할 수 있다는 점에서 CTLA-4와 유사하다. 그러나, 이들 면역관문 경로에는 중요한 차이점들이 있다. 예를 들어, PD-1의 리간드로 알려진 것은 PD-L1(CD274, B7-H1)과 PD-L2(CD273, B7-DC)이다(그림 10.1 참고). 항원 제시 세포들에서 발현되는 CTLA-4 리간드들과 달리, PD-1 리간드들은 종양과 종양미세환경 내의 다른 세포들에서 발견된다. PD-L1은 고형암에 주로 존재하는 리간드로 알려진 반면[8], PD-L2는 혈액암에서 더 높은 수준으로 발견된다.[9] 어떤 리간드도 PD-1을 발현하는 활성화된 T 세포들을 억제할 수 있다. CTLA-4 경로는 일반적으로 이차 림프 조직에서 항원 제시 세포들과 효과기 T 세포들 사이의 피드백 억제를 매개하는 것으로 여겨지는 반면, PD-1 경로는 종양미세환경 내에서 종양 반응성 T 세포들을 차단하는 것으로 생각된다. 정확한 기전과 상관없이, PD-1은 T 세포의 탈진을 촉진하고 항종양 면역반응을 약화시키는 것으로 보인다. PD-1 경로에 대한 많은 통찰력은 전임상 시험에서 비롯되었다. 특히, 종양 세포 표면에서 PD-L1 발현은 숙주 면역에 대한 내성을 부여하는 것으로 나타났다.[10] 또한, 골수종 마우스 모델에서 PD-1 리간드를 차단하였을 때 종양 성장이 억제되었다. 마찬가지로, 종양 반응성 T 세포들의 입양 전달과 함께 PD-L1에 대한 단일 클론 항체를 투여했을 때 편평상피세포암을 보유한 마우스의 장기 생존으로 이어졌다.[11] 임상적 이익을 넘어, 마우스 모델들에서도 PD-1 경로를 표적으로 하는 것이 다른 면역관문들을 표적하는 것보다 독성이 적을 수 있음을 시사했다. CTLA-4 녹아웃 마우스에서는 통제되지 않는 림프구 증식(lymphoproliferation)이 발생하고 조기 치사율이 높은 반면,[12] PD-1 녹아웃 마우스에서는 상대적으로 경미하고 지연성 자가면역이 나타났다.[13] 이러한 고무적인 결과를 바탕으로, PD-1 경로를 표적 하는 치료들이 인간 대상 임상시험으로 발전했다.

항 PD-1 단일 클론 항체 니볼루맙(nivolumab, Opdivo, BMS)의 초기 임상 성공이 확인되었다. 39명의 환자를 대상으로 한 I상 용량 증량 연구에서 흑색종, 신세포암, 대장암 환자 3명에서 객관적 반응이 나타났다.[14] 니볼루맙의 후속 연구에서 비소세포폐암, 신세포암, 흑색종 환자에서 지속적인 효능이 나타났을 뿐만 아니라 다른 여러 암종에서도 효능이 확인되어 2014년 FDA 승인을 받았다. 주목할 만한 것은, 펨브롤리주맙(pembrolizumab, Keytruda, MSD)이 FDA의 승인을 받은 최초의 PD-1 표적 단일 클론 항체라는 점이다. 이는 이전에 항 CTLA-4 단일 클론 항체 이필리무맙으로 치료를 받았던 환자들을 포함하여 항 PD-1 항체(원래 명칭은 람브롤리주맙[lambrolizumab])를 투여 받은 진행성 흑색종 환자 135명 중 52명에서 임상 반응이 확인된 대규모 초기 단계 연구의 인상적인 결과에 근거한 것이다.[15] 펨브롤리주맙의 효능은 흑색종에만 한정되지 않았으며, 방광암, 유방암, 자궁경부암, 대장암, 위식도암, 두경부 편평상피세포암, 간세포암, 림프종, 메르켈 세포암, 비소세포폐암, 신세포암 및 돌연변이 부하가 높거나 불일치 복구에 결함이 있는 종양 환자군들의 치료에도 임상적 이익을 가지고 있다. 니볼루맙과 펨브롤리주맙의 성공을 바탕으로, PD-1/PD-L1 경로를 표적으로 하는 여러 다른 약제들이 승인되었다. 여기에는 진행성 비흑색종 피부암과 PD-L1 발현 비소세포폐암 치료에 효과를 보인 세미플리맙(cemiplimab, Libtayo, Sanofi/Regeneron)이 포함된다. 또한, 아벨루맙(avelumab, Bavencio, Pfizer), 아테졸리주맙(atezolizumab, Tecentriq, Genentech), 더발루맙(durvalumab, Imfinzi, AstraZeneca)의 FDA 승인 등 항 PD-L1 치료제들의 임상적 성공도 있었다. 더 많은 임상시험이 진행 중이고 추가 약제들이 임상 개발 중이므로 PD-1 면역관문 경로의 차단은 암 치료의 핵심 표적이 되고 있다.[2)]

LAG-3 (Lymphocyte activation gene-3)

PD-1 및 CTLA-4 경로 차단제들의 임상적 성공에 이어, 림프구 활성 유전자-3(lymphocyte activation gene 3, LAG-3[CD223]) 면역관문은 암 면역 치료의 또 다른 관심의 표적이 되었다. LAG-3는 림프구에서 발현되는 제1형 막 통과 단백이며 면역글로불린 수퍼패밀리 구성원으로, MHC 클래스 II와 결합한다. LAG-3에 대한 초기 관심은 항원 제시 세포의 기능을 강화하여 보다 강력한 항종양 면역반응을 일으키는 능력에서 비롯되었다. LAG-3를 발현하도록 유전적으로 조작한 종양 세포를 면역 능력이 있는 마우스에 이식했을 때 자연적인 종양 세포에 비해 성장이 저해되었으며, 마우스들은 이후 자연적인 종양 세포의 도전으로부터 보호받았다.[16] 암에 대한 숙주 면역을 강화하는 이 전략은 백신 증강제로서 가용성 LAG-3의 개발로 이어졌다. 임상시험에서 최초로 시험된 약제는 LAG 세포 밖 영역과 인간 면역글로불린(Ig) G1의 Fc 영역을 결합한 재조합 단백인 에프틸라기모드 알파(eftilagimod alpha, IMP321, Immutep)였다. 전이성 신세포암 환자들을 대상으로 이 재조합 단백의 용량을 단계적으로 증량하여 치료한 결과, 일부 환자들에서는 $CD8^+$ T 세포가 활성화되고 종양 성장이 감소했다.[17] 후속 임상시험에서는 에프틸라기모드 알파와 세포독성 화학요법을 병용하였으며, 전이성 유방암 환자들에서 약간의 임상적 이익을 시사했다. 가용성 LAG-3과 암 백신 또는 PD-1 차단제의 병용을 평가하는 연구들이 진행 중이다. MHC 클래스 II와 결합하는 능력 외에도, LAG-3는 피브리노겐 유사 단백 1(fibrinogen-like protein 1, FGL1)과 상호 작용할 수 있다(그림 10.1 참고). 이 독특한 기능은 종양미세환경 내에서 T 세포 탈진을 유발하고 T 세포 증식을 둔화시키는 것으로 생각되며,[18] 이는 PD-1과 그 리간드 사이의 상호작용

2) 옮긴이: 추가로 FDA 허가를 받은 항 PD-1 단일 클론 항체에는 2023년 10월 비인두암 최초의 면역치료제로 승인된 토리팔리맙(toripalimab)과 2023년 3월 메르켈 세포암 치료제로 승인된 레티판리맙(retifanlimab) 등이 있다.

과 유사하다. 흥미롭게도, LAG-3와 PD-1 모두 만성 감염 모델에서 면역 세포들에 의해 과발현되며, LAG-3는 종종 종양 반응성 T 세포에서 PD-1 발현과 병행해서 발현된다. 또한, LAG-3와 PD-1이 모두 결핍된 마우스는 광범위한 림프구 침윤이 발생하여 조기 사망에 이르게 된다.[19] 항 PD-1 치료의 임상적 성공과 두 경로 사이의 잠재적 시너지 효과에 근거하여, LAG-3 차단제의 전임상 평가는 항 PD-1 제제와의 병용 접근 방식에 초점을 맞추고 있다. 고무적인 것은, 마우스 암 모델에서 항 PD-1과 항 LAG-3 병용 치료가 효과적이었다는 점이다. 2022년 FDA 승인을 받은 항 LAG-3 단일 클론 항체인 릴랫리맙(relatlimab, BMS-276986016, BMS)은 대규모 I/II상 시험을 통해 진행성 암 환자 치료로서 단독 또는 니볼루맙과의 병용요법이 평가되었다. 이전에 항 PD-1/항 PD-L1 치료제를 투여받은 적이 있는 환자들을 포함하여 흑색종 환자들을 대상으로 한 연구(NCT01968109)에서 고무적인 결과가 보고되었다. 이어서 과거에 치료받은 적이 없는 흑색종 환자들을 대상으로 진행된 니볼루맙 또는 니볼루맙/릴랫리맙 병용의 무작위 배정 II/III상 임상시험에서는 이중 면역관문 억제를 통해 무진행 생존기간이 보다 연장된 것으로 나타났다.[20] 추가 연구들이 진행 중이고 새로운 약제가 개발 중이므로, LAG-3를 표적으로 하는 치료법들이 암 치료에서 유망한 역할을 할 것으로 보인다.

기타 면역관문 경로들

다른 면역관문 경로들에 대한 이해가 높아짐에 따라 암 치료의 무기를 확장하기 위한 새로운 제제의 임상 개발에 대한 관심이 높아지고 있다. 포괄적인 요약은 이 글의 범위를 벗어나지만, 다음 섹션에서는 추가로 유망한 표적들에 대한 일반적인 개요를 제공한다.

TIM-3(T-cell immunoglobulin and mucin domain-containing 3)

TIM-3(CD366)은 면역 세포의 표면에서 발현되는 면역글로불린 수퍼패밀리 수용체이다. 앞서 설명한 다른 면역관문 분자들과 마찬가지로, T 세포에서 TIM-3의 기능에 관한 연구가 집중적으로 진행됐다. TIM-3는 몇 가지 알려진 리간드들이 있으며, 각 리간드는 겉보기에는 별도의 세포 효과를 나타낼 수 있는 것으로 보인다. 예를 들어, 갈렉틴-9(galectin-9)은 수용성 리간드로서 TIM-3^+ T 세포의 세포 사멸을 유도하는 것으로 나타났으며[21] 또 다른 수용성 리간드인 고이동성 그룹 단백 B1(high-mobility group protein B1, HMGB1)은 TIM-3^+ 수지상 세포와 상호작용하여 항종양 면역을 약화시킬 수 있다.[22] 그럼에도 불구하고, T 세포 억제를 촉발하는 것으로 알려진 것은 TIM-3와 막 결합 암배아 항원 세포 부착 분자 1(carcinoembryonic antigen cell adhesion molecule 1, CEACAM-1)과의 상호작용이다[23](그림 10.1 참고). 전임상 모델에서 TIM-3와 PD-1을 발현하는 종양 침윤 림프구는 증식 능력과 염증성 사이토카인 분비 능력이 감소하는 것으로 나타났다; 또한 마우스 종양 모델에서 TIM-3와 PD-1의 이중 차단은 치료 효과가 있었다.[24] 따라서 TIM-3을 차단하는 단일 클론 항체의 임상 개발은 주로 항 PD-1 요법과의 병용에 중점을 두고 있으며, 일부 임상시험은 PD-1, LAG-3 및 TIM-3을 차단하는 약제들의 병용 투여에 대해서도 탐색하고 있다. 더불어 PD-1과 TIM-3을 동시에 표적하는 이중 특이 항체들도 연구 중이다.

TIGIT(T cell immunoreceptor with Ig and ITIM domains)

앞서 설명한 다른 면역관문 분자들과 구조적 영역들을 공유하는 TIGIT은 보존된 면역 수용체 티로신 기반 억제 모티프(immunoreceptor tyrosine-based inhibitory motif, ITIM) 영역을 포함하는 세포 표면 단백들에 대한 유전체 검색을 통해 확인되었다. TIGIT는 T 세포에서 발현되며, 리간드 CD155와의 결합을 통해 수지상 세포의 면역 억제 기능을 촉발할 수 있다.[25] 추가 연구에서 TIGIT은 항종양 T 세포의 기능을 억제하는 능력을 가진 면역관문으로서 역할도 한다는 것을 보여주었다.[26] 이는 2가지 관련 기전들을 통해 발생할 수 있는데, (1) TIGIT이 리간드들과 결합할 때 억제 신호를 제공하고 (2) TIGIT이 공유 리간드인 CD155와 CD112에 대한 공동 자극 수용체와 경쟁에서 우위를 차지해 CD226의 흥분 신호를 손상시킨다(그림 10.1 참고). 이와 같이, TIGIT와 CD226 사이의 관계는 CTLA-4과 CD28의 관계와 유사하다. 마찬가지로, TIGIT 차단은 동물 모델에서 항종양 반응을 향상시킬 수 있으며, 이러한 효과는 다른 면역관문 억제제들과의 병용을 통해 더욱 강화된다. 이러한 고무적인 결과들을 바탕으로, 현재 다른 면역관문 경로들과 더불어 TIGIT을 표적으로 하는 여러 연구들을 통해 항TIGIT 제제들에 대한 임상 평가가 진행 중이다.

BTLA(B- and T-lymphocyte attenuator)

B 림프구와 T 림프구 감쇠자(B- and T-lymphocyte attenuator, BTLA, CD272)는 CD28 수퍼패밀리에 속하는 억제 수용체이다. 이름에서 알 수 있듯이, B 세포와 T 세포에서 발현된다. 그러나, BTLA는 대식세포와 수지상 세포들에서도 발견될 수 있다. 헤르페스 바이러스 진입 매개인자(Herpes virus entry mediator, HVEM)는 BTLA의 주요 리간드로 인식되고 있다(그림 10.1 참고); HVEM 발현은 T 세포 증식과 기능의 억제로 이어질 수 있다.[27] 다른 면역관문 분자들과 마찬가지로, BTLA는 다양한 악성 종양들의 종양 침윤 림프구들에서 확인되었다. 항종양 면역반응을 약화시키는 잠재적 역할을 감안해, BTLA를 표적으로 하는 약제의 임상 개발이 진행되고 있으며 현재 진행 암 환자들을 대상으로 I상 임상시험이 진행 중이다.

결론

면역관문 차단은 빠른 속도로 가장 기대되는 암 치료법들 중 하나가 되었다. 노벨상 수상자인 James Allison과 Tasuku Honjo의 선구적인 연구를 바탕으로, 과학자들은 항종양 면역반응을 강화할 수 있는 새로운 제제들을 계속 개발하고 있다. 종양 반응성 면역 세포들의 생성을 촉진하거나 세포독성 T 세포들의 탈진을 방지하는 등 이들 분자 경로들을 표적으로 하는 것은 광범위한 악성 종양들을 치료할 수 있는 잠재력을 가진다. 항 CTLA-4 치료의 임상적 성공은 이러한 가능성을 엿볼 수 있게 해 주었고, PD-1 경로를 표적으로 하는 치료법의 광범위한 효능은 혁신적이었다. 따라서, 임상의들은 이러한 새로운 치료법들을 계속 평가하고 암 환자들의 임상적 이익을 극대화하기 위해 합리적인 병용을 탐색하고 있다.

세포 기반 치료들의 역할과 적용

임상 증례

17세 남성이 지난 일주일 동안 주관적인 발열과 쉽게 멍이 드는 증상으로 병원을 방문했다. 적절한 검사 후 t(9;22)/BCR-ABL1 음성인 전구 B 세포 급성 림프모구 백혈병(acute lymphoblastic leukemia, ALL)으로 진단되었다. 빈크리스틴(vincristine), 안트라사이클린(anthracycline), 아스파라기나제(asparaginase), 스테로이드를 병용하는 유도요법으로 완전 관해에 도달하지 못했다. 조혈모세포 이식(hematopoietic cell transplantation, HCT)이 가능하도록 관해를 달성하기 위한 추가 옵션들에 대해 환자와 가족과 논의하고, CAR-T 세포 치료제인 티사젠렉류셀(tisagenlecleucel)로 치료할 계획을 세웠다. 환자의 림프구들을 채집하고 자가 CAR-T 세포 제품을 준비한 후 림프구 고갈 화학요법을 시행한 다음 CAR-T 세포 치료제 주입을 실시했다. 주입 후 4일째 환자는 발열(38.9℃), 저혈압(혈압 73/35mmHg), 저산소증(SaO_2 87%)이 발생하여 사이토카인 방출 증후군(cytokine release syndrome, CRS)이 의심되었다. 정맥 수액, 산소, 혈관억제제, IL-6 길항제인 토실리주맙(tocilizumab)이 투여되고, 환자의 활력 징후가 빠르게 개선됐다. 이후 골수 및 뇌척수액의 질병 모니터링 결과 검출될만한 질병의 증거는 없었다. 이 사례는 예후가 좋지 않은 악성 종양에서 CAR-T 세포의 입양 전달 후 관해가 유도된 사례로, 면역 치료 분야의 혁명을 일으켰다.

종양 침윤 림프구들

면역계는 스트레스, 감염 또는 변형된 세포 유형에 반응하는 중요한 효과기 세포와 지지 세포들로 채워져 있다. T 림프구는 종양 부위로 빠르게 이동하여 침습한 다음 MHC에서 제시된 종양 특이 항원들을 T 세포 수용체(T-cell receptor, TCR)가 인식한 후 특정 면역반응을 이끌어낼 수 있기 때문에, 가장 중요할 수 있다(그림 10.2). 이러한 침윤 세포들을 일반적으로 **종양 침윤 림프구들**(*tumor-infiltrating lymphocytes, TILs*)이라고 한다. 환자의 종양에서 기능성 TILs을 식별하고 직접 분리할 수 있을 때, 이는 일반적으로 양호한 예후 인자로 간주된다. 더불어, 분리된 TILs은 다양한 고형암들에 대한 치료로서 입양 세포 전달(adoptive cell transfer, ACT)의 형태로 사용하기 위해 정제되고 확장될 수 있다. 골수 침윤 림프구들 또한 골수가 종양미세환경으로 간주되는 다발성 골수종과 같은 혈액암들에서 채집되어 사용할 수 있다.[28] Rosenberg 등은 1986년 암에 대한 입양 면역요법으로서 TILs의 역할을 최초로 조사했다.[29] 종양이 이식된 C57BL/6 마우스에서 분리되어 IL-2에서 15일간 배양된 TILs은(1980년대 전임상 및 임상 연구에서 널리 사용된) 림포카인 활성화 살해세포(lymphokine-activated killer, LAK) 보다 동물 모델들에서 다양한 종양 미세 전이에 대해 50~100배 더 강력한 효능이 있었다. 1년 후 Kradin 등은 TILs의 첫 번째 임상시험을 실시하여, 7명의 폐암 환자들에서 투여시 안전성을 보였으나 반응이 없음을 확인했다.[30] 1989년 Rosenberg 등은 20명의 전이성 흑색종 환자 코호트에서 TIL 치료에 대한 최초의 객관적인 임상 반응들을 관찰하였다. 사이클로포스파마이드(cyclophosphamide)를 1회 투여한 후 TIL과 IL-2를 주입한 결과 58%의 환자에서 흑색종 병변이 감소했으며, 1명의 환자에서 완전 반응(complete response, CR), 10명의 환자에서 부분 반응(partial response, PR)이 나타났다.[31] 이 극적인 결과는 이후 전이성 흑색종과 기타 암종에 대한 많은 임상시험으로 이어졌다. TIL 생성은 다단계 과정이다(그림 10.3). 먼저 종양 병

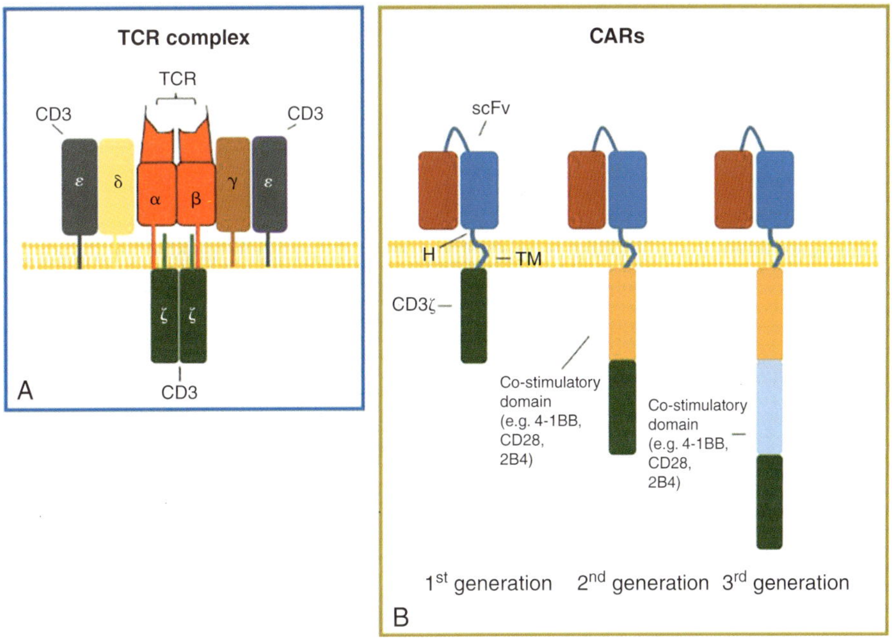

그림 10.2 T 세포 수용체(TCR) 복합체의 구조와 1~3세대 키메라 항원 수용체들(CARs). **(A)** TCR은 정상적으로 항원 결합 영역을 가진 매우 가변적인 α 및 β 사슬들로 구성된다. 세포 표면에서, α 및 β 사슬들은 신호 전달자로서 역할을 하는 적응 단백들인 CD3ε, CD3δ, CD3γ 및 CD3ζ와 결합한다. 결합의 화학량론적 구조는 TCR$\alpha\beta$ - CD3$\varepsilon\gamma$ - CD3$\varepsilon\delta$ - CD3$\zeta\zeta$이다. **(B)** CARs는 특정 항원과 결합하는 면역글로불린의 중쇄(VH) 및 경쇄(VL)의 가변 부위의 융합 단백인 세포 외 단일 사슬 가변 단편(scFv)으로 구성된다. 힌지 영역(H)은 유연성을 제공하고 막 통과 부분(TM)은 표면에 분자를 고정시킨다. CAR의 세포 내 영역들은 항원 결합 후 신호를 전달한다. 1세대 CAR는 CD3ζ 세포 내 영역으로만 구성된 반면, 2세대 및 3세대 CARs는 추가로 세포 내 공동 자극 수용체들을 포함한다.

변을 외과적으로 절제하고 기계적 또는 효소적 분리를 통해 단일 세포 현탁액을 준비한다. 이 현탁액을 IL-2와 함께 약 2주 동안 배양하여 TILs의 생존과 증식을 유도하면서 종양 세포는 사멸시킨다. 다음으로, IL-2, 항 CD3 항체 및 방사선 조사된 배양보조 세포(feeder cells)를 사용하여 TILs을 빠르게 확장시킨다. 일단 면역 치료 주입에 필요한 수율(일반적으로 1×10^{10}~2×10^{11} 세포)에 도달하면, TIL 제품은 이질적인 T 세포들 집단으로 구성된다. 특정 T 세포 하위 집합이 필요할 경우, 활성화된 림프구들은 유세포 분석 또는 자성 비드 분리(magnetic bead sorting)를 통해 정제될 수 있다. TIL 치료의 임상적 이점을 정의하고 지속적인 항종양 활성을 위한 최적의 T 세포 집단을 찾기 위해서 추가 연구들이 필요하다.

1989년 이후, 전이성 흑색종 환자들을 대상으로 진행된 15개 이상의 임상시험들에서 TIL 요법이 조사되었다. 이들 연구의 대부분은 이전에 PD-1 차단제 치료를 받은 적이 없는 환자들을 대상으로 TIL 단독 요법을 평가했다. 전반적으로, 치료받은 환자들의 약 50%와 10~15%에서 각각 객관적 임상 반응과 완전 반응이 기록되었다. 면역관문 억제제가 1차 치료로 발전함에 따라, 이러한 고무적인 결과들은 여러 연구그룹들이 병용 요법 또는 대체 치료로서 TILs의 잠재적인 추가 이점을 조사하도록 이끌었다. Sarnaik 등은 면역관문 저해제(항 PD-1, 항 PD-L1, 항 CTLA-4)와 표적 치료(*BRAF* V600 변이 종양의 경우 BRAF ± MEK 저해제) 후 질병이 진행된 진행성 흑색종(전이성 또는 절제 불가능한) 환자 66명

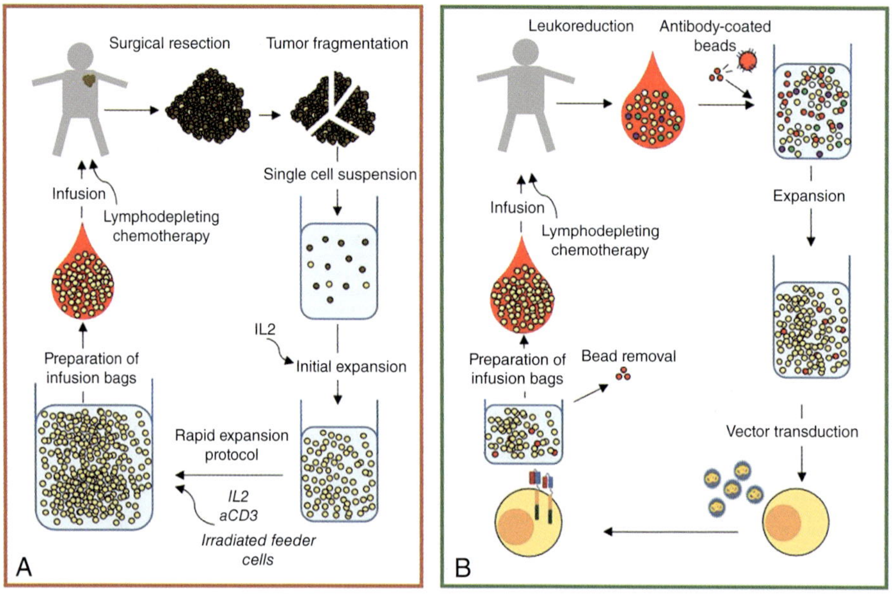

그림 10.3 종양 침윤 림프구들(TILs)의 생성과 키메라 항원 수용체(CAR) T 세포 입양 치료들. (A) TIL의 준비. 환자로부터 종양을 분리하면 이를 단편화하고 단일 세포 현탁액을 효소적으로 제조한다. 이 현탁액은 초기 확장 동안 IL-2와 함께 배양하고, 급속 확장 프로토콜 동안에는 IL-2, 항 CD3 항체 및 방사선 조사된 배양보조 세포들과 함께 배양되어 임상 수준의 세포 수까지 증가시킨다. 제품은 림프구 고갈 화학요법을 받은 후 환자에게 주입할 수 있도록 준비된다. **(B)** CAR-T 세포의 제조. 환자 림프구 채집, 농축, 항 CD3/항 CD28 항체들로 활성화시킨 이후 CAR 변형유전자 암호화 벡터로 전이한다. 그 결과로 생성된 CAR-T 세포들은 보다 확장되어 자가 주입을 위해 준비된다.

의 치료에서 리필류셀(Lifileucel) TIL 제품의 역할을 조사했다. 환자의 36%(PR 22명, CR 2명)에서 객관적 반응이 관찰되었으며, 44%는 질병이 안정적이었다. 항 PD-1 또는 항 PD-L1 요법에 불응한 암 환자들 코호트에서는 객관적 반응이 41%로 관찰되었다. 1년 이상 생존율은 치료에 객관적 반응을 보인 환자들에서 92%, 질병이 안정된 환자들에서 38%였다.[32] 이러한 고무적인 결과들은 치료 옵션이 제한적인 치료 불응성 흑색종 환자들에게 TILs을 사용할 수 있는 가능성을 제시한다. 그럼에도 불구하고, 아직까지 흑색종에 대해 FDA의 승인을 받은 TIL 치료법은 없다.[3)]

TILs은 흑색종 이외의 고형암들에서도 분리되어 확장되었는데, 여기에는 유방암, 신세포암, 위장관 악성 종양 등이 포함된다. 흑색종에서 분리된 TILs과는 대조적으로, 이러한 제품들은 전임상 모델들에서 다양한 항종양 효능을 보였다. 비흑색종 고형암 치료로서 TIL 단독 요법에 대한 임상 연구들은 제한적이며, 객관적인 반응을 보고한 임상시험은 단 한 건에 불과하다. Stevanović 등은 불응성 전이성 자궁경부암 환자 9명을 대상으로 인유두종바이러스(human papillomavirus, HPV)의 종양 단백 반응성에 대해 선별된 TILs을 주입해서 조사했다. 2명의 환자는 15개월과 22개월 동안 지속된 완전 반응(CR)을 달성했고, 1명의 환자는 단기간의 부분반응을 보였다.[33]

흑색종 유래 TILs과 다른 종양들에서 얻은 TILs의 항종양 반응성 차이는 (1) 궁극적으로 면역원성을

3) 옮긴이: 2024년 2월, FDA는 절제불가능하거나 전이성 흑색종에 대한 치료제로 리플류셀의 시판허가를 승인했다.(출처: https://www.fda.gov/drugs/resources-information-approved-drugs/fda-grants-accelerated-approval-lifileucel-unresectable-or-metastatic melanoma#:~:text=On%20February%2016%2C%202024%2C%20the,antibody%2C%20and%20if%20BRAF%20V600)

주도하는 질병 관련 돌연변이 부하, (2) 다양한 면역 억제 종양미세환경, (3) 채집한 TILs 내 세포 구성의 차이, (4) 침윤성 $CD4^+$ 및 $CD8^+$ T 림프구들의 분화 상태 등의 차이로 설명할 수 있다. 흑색종은 높은 종양 돌연변이 부하(tumor mutational burden, TMB)과 신생 항원(neoantigen) 발현이 특징이며, 이는 TIL 면역 치료의 임상적 이익과 상관관계가 있다.[34] 또한 흑색종 TILs은 덜 분화되고 높은 증식력을 가지고 있다. 흑색종 이외의 종양에서 TIL 치료의 한계를 극복하고 임상 반응을 향상시키기 위해서는 지속적인 연구 노력이 필수적이다.

TIL 주입 전 **림프구 고갈**(*lymphodepleting, LD*) 화학요법으로 사전 컨디셔닝을 하는 것은 최적의 활성을 위해 매우 중요하다. 림프구 고갈을 유도하면 전달된 TILs을 위한 "물리적 공간"이 만들어지고, 면역 억제성 조절 T 세포들이 고갈되며, 항상성 사이토카인(예: IL-7 및 IL-15)에 대한 경쟁이 감소한다. 한 표준 비골수제거성 LD 화학요법에는 세포 주입 24시간 전에 투여하는 사이클로포스파마이드(cyclophosphamide, Cy; 2일간 60mg/kg, 120mg/kg)와 플루다라빈(fludarabine, Flu; 5일간 $25mg/m^2$, $125mg/m^2$)이 포함된다. Nissani 등은 TILs을 투여받는 4기 흑색종 환자들을 대상으로 Cy, Flu 그리고/또는 전신 방사선 조사(total body irradiation, TBI)를 포함한 다양한 LD 요법들의 효능과 안전성을 조사했다(NCT03166397). 이 연구에서는 Cy 60mg/kg와 Flu $125mg/m^2$가 수용할만한 독성 프로파일을 가지며 TIL의 확장을 자극하는 데 가장 최적의 요법이었다.[35]

LD에 이어 TIL을 주입한 다음, 주입된 T 세포의 증식과 생존을 지원하기 위해 전신적으로 사이토카인을 투여하는 것이 일반적이다. 고용량 IL-2는 내약성이 허용되는 범위 내에서 하루에 세 번씩 5일 동안 720,000IU/kg을 급속 주입하는 것이 가장 일반적이다. 소수의 환자를 대상으로 저용량의 사이토카인이 시험되었지만, 만족스러운 TIL 반응을 유지할 수 있는 잠재성은 더 많은 환자 코호트에서 조사가 필요하다. TIL 치료에서 관찰되는 흔한 독성들로는 열성 호중구 감소증, 범혈구 감소증, 고열, 오한, 폐 울혈, 저혈압 등이 있다.[36] 이들은 LD 화학요법 및/또는 IL-2 주입과 관련이 있을 수 있다. TIL 치료의 흔하지는 않지만 중요한 잠재적 부작용은 자가 면역 유사 부작용(예: 백반증, 포도막염, 발진)의 발생이다.

다른 형태의 입양 세포 치료(ACT)에 비해 TIL 치료의 가장 큰 장점은 환자의 고유한 종양 관련 항원들을 특이적으로 인식하고 표적화할 수 있다는 점이다. 엑솜 또는 전체 유전체 DNA 염기서열 분석과 후속 RNA 염기서열 분석을 통해 수천 개의 종양 특이적 돌연변이들과 신생 항원들의 발현을 확인하는 것이 가능하게 되었다. 신생 항원 유도 집단으로 TIL 제품을 농축하면 항종양 효능을 더욱 향상시킬 수 있다. 이와 같은 접근 방식은 이러한 신생 항원들을 암호화하는 꼬마유전자(minigenes) 또는 펩타이드들로 형질 전환된 자가 항원 제시 세포들과 TIL을 배양함으로써 가능하다. 치료적 가능성에도 불구하고 이 기술을 널리 활용하는데는 몇 가지 도전 과제들이 있다. 첫째, TIL 치료법 개발은 특정 환자에게 맞춤화되어 생산 비용이 높고 전문 인력과 생산 시설을 필요로 한다. 둘째, TIL 생산을 위해 환자는 종양 채취를 위한 절차를 거쳐야 한다. 셋째, 제조 시간이 길어 TIL 치료제를 투여하기 전에 종양이 성장하는 환자에게는 사용이 제한될 수 있다. 이러한 이유들로 인해, 현재 임상 개발의 초점은 생산 시간 단축, 환자 선별 개선, 제조 방법 단순화에 맞춰져 있다. 이러한 한계들을 극복하면 암 치료에서 TIL 치료의 가능성을 현실화하는 데 도움이 될 것이다.

CAR-T 세포(Chimeric antigen receptor-engineered T cells)

키메라 항원 수용체(chimeric antigen receptor, CAR)를 발현하도록 설계된 T 세포의 입양 전달은 면역 치료 분야에 혁명을 일으켰다. 강력한 항원 의존적 T 세포 활성화를 가능하게 하는 인공 수용체를 가진 CAR-T 세포 치료는 고위험 백혈병에서 임상적 성공을 거두었다. CARs는 세포 외 표적 결합 단일 사슬 가변 단편(single-chain variable fragment, scFv)이 하위 신호를 전달하는 힌지, 막 통과, 세포 내 영역에 융합되는 합성 분자이다(그림 10.2B 참고). Eshhar 등[37]은 처음으로 TCRζ 사슬과 융합된 scFV로 구성된 키메라 분자로 T 세포를 유전자 조작했다. 이 분자는 나중에 1세대 CAR로 기술될 것이다(그림 10.2B 참고).

항종양 특이성에도 불구하고, 1세대 CARs로 설계된 T 세포들은 생체 내에서 확장되지 않았고 CAR-T 세포 주입 후 객관적인 임상 반응이 나타나지 않았다. Krause 등[38]은 CD28 세포 내 영역을 사용하여 공동 자극 전용 CAR를 처음으로 설계하고 평가했다. 이들 CAR-T 세포는 효과적으로 증식했으며, IL-2를 생산하고 항원 특이적인 방식으로 항종양 살상 효과를 나타냈다.[39] Savoldo 등은 환자들에게 주입된 CAR-T 세포에 TCRζ 활성화(신호 1 및 신호 2)와 함께 CD28 공동 자극을 포함시켰을 때 긍정적인 임상 효과를 보여주었다.[40] 공동 자극 4-1BB의 사용 또한 CAR-T 세포 활성화와 생존을 증폭시키는 데 성공적임이 입증되었다.[41] 현재까지 CD28과 4-1BB는 CARs T 세포의 가장 잘 연구된 공동 자극 영역이다. OX40 및 ICOS와 같은 다른 영역도 시험 중이다.

CAR-T 세포가 표적으로 하는 모든 항원들 중에서 지금까지 가장 효과적으로 표적화된 항원은 CD19이다. CD19는 B 세포 계통 악성 세포들의 표면에 존재하는 분자이며, B 세포에서만 제한적으로 발현되고(다른 건강한 조직에서는 발현되지 않음) 조혈모 줄기세포와 형질 세포들에서는 발현되지 않기 때문에 최적의 표적이다. Kochenderfer 등은 CD19.CD28.ζ CAR-T 세포로 치료받은 재발성 4B기 여포성 림프종(follicular lymphoma, FL) 환자에 대한 첫 번째 보고에서 32주 동안 림프종 퇴행이 지속되었음을 설명했다.[42] 이 보고 이후 재발성 또는 불응성 전구 B 세포 ALL과 비호지킨 림프종에 대한 치료로 CD19 CAR-T 세포의 사용을 조사하는 여러 건의 임상시험들이 이어졌다. 재발성 또는 불응성 전구 B 세포 ALL을 대상으로 다양한 학술 연구기관에서 제조한 CD19 CAR-T 세포를 투여한 면역 치료는 67%에서 90%의 환자에서 완전 관해로 이어졌다.[43] 비호지킨 림프종에서는 Schuster 등이 처음으로 재발성 또는 불응성 미만성 거대 B 세포 림프종(diffuse large B-cell lymphoma, DLBCL)과 여포성 림프종 환자 28명 중 64%가 객관적 반응에 도달하는 인상적인 임상 결과를 보여주었다.[44] 이러한 임상적 성공에 힘입어 CD19 양성 악성종양 환자들을 위해 상업적으로 이용가능한 CD19 CAR-T 세포가 빠르게 개발되었다.

2017년, FDA는 소아/청소년(25세 이하) 재발성 또는 불응성 전구 B 세포 ALL 치료를 위해 항 CD19.4-1BB.CD3ζ CAR(19.4-1BB.ζ)를 사용하는 CAR-T 세포 치료제인 티사젠렉류셀(tisagenlecleucel)을 승인했다. 티사젠렉류셀은 세포 기반 유전자 치료제로는 최초로 FDA로부터 상업적 승인을 획득했으며, 2018년에는 재발성 또는 불응성 DLBCL 성인 환자까지 적용 범위가 확대되었다.[4)] 이후 현재까지 추가적으로 자가 CAR-T 세포 제품들이 FDA 승인을 받았다. 브렉수캅타진 오토류셀(brexucabtagene autoleucel, 19.CD28.ζ)은 재발성 또는 불응성 맨틀세포 림프종(mantle cell lymphoma)과 ALL 성인 환자

4) 옮긴이: 2022년 8월 FDA는 티사젠렉류셀을 여포성 림프종 치료제로 승인했다.

들에게 사용하도록 승인되었다. 액시캅타젠 시로루셀(axicabtagene ciloleucel, 19.CD28.ζ) 및 리소캅타진 마라류셀(lisocabtagene maraleucel, 19.4-1BB.ζ)은 DLBCL(달리 명시되지 않았거나 여포성 림프종에서 유래한), 원발 종격동 거대 B 세포 림프종 및 고등급 B 세포 림프종을 포함한 성인 재발 또는 불응성 B 세포 림프종에 대해 승인을 받았다. 리소캅타진 마라류셀(lisocabtagene maraleucel)은 성인 재발성 또는 불응성 3B 등급 여포성 림프종에도 사용된다.[5] 이데캅타진 비클루셀(idecabtagene vicleucel)은 B 세포 성숙 항원(B-cell maturation antigen, BCMA) 비CD19 를 표적으로 하는 최초의 FDA 승인 CAR-T 세포 치료제이다. 이 BCMA.4-1BB.ζ CAR-T 세포 치료제는 면역조절제, 프로테아좀 억제제, 항 CD38 단일클론 항체를 포함하는 4가지 이상의 치료법으로 치료를 받은 후 재발 또는 불응하는 성인 다발성 골수종(multiple myeloma) 환자에게 사용하도록 승인되었다.[6]

FDA 승인을 받은 모든 CAR-T 세포 치료제는 환자 유래의 자가 출발 물질을 사용한다. 현재 자가 제품을 사용하는 것은 동종 T 세포 입양세포전달의 잠재적인 심각한 부작용인 이식편대숙주질환(graft-vs-host disease, GvHD)의 위험을 피하기 위해 필수적이다. CAR-T 세포 제조를 위해, 환자의 림프구를 채집한 다음 일반적으로 항 CD3/항 CD28 항체로 코팅된 비드를 사용하여 농축하고 활성화한다. T 세포 활성화 후에는 세포 변형이 뒤따르는데, 대부분 CAR 이식 유전자를 암호화하는 벡터를 이용한 바이러스 형질 전환에 의해 이루어진다. 형질 도입 후, 세포는 생체 밖에서 원하는 세포 수(즉, 1-3 × 10^6 CAR-T 세포/kg)로 추가 확장되고, 세척된 후 운송과 환자 주입을 위해 냉동 보관된다(그림 10.3B 참고).

TIL의 입양 전달과 유사하게, 림프구 고갈 화학요법은 생체 내 확장, 장기간 지속성 및 항종양 효과를 촉진하기 때문에 CAR-T 세포 치료의 중추적인 구성 요소이다. 또한, 림프구 고갈 화학요법은 CAR 항원결정부에 대한 면역반응으로 인해 발생할 수 있는 CAR-T 세포 거부 반응을 예방할 수 있다. 화학 요법이 완료된 후, 환자들은 정맥 내로 CAR-T 세포 주입을 받고 처음 7~10일 동안 매일 독성의 임상 징후를 모니터링 받게 된다.

CAR-T 세포 치료는 종종 심각한 전신 독성들과 관련이 있으며, 이를 신속하게 인지하고 관리하기 위해 높은 수준의 임상적 준비가 필요하다.[45] 가장 흔하고 종종 치명적인 부작용은 사이토카인 방출 증후군(cytokine release syndrome, CRS)이다.[46] CRS는 TNF-α, IL-6, IL-1β, IL-10, IFN-γ를 포함한 CAR-T 세포 확장과 단핵구 활성화로 인한 염증성 사이토카인들의 전신적인 상승이 특징이다. CRS의 임상 증상들로 고열, 독감 유사 증상, 위장 장애, 저혈압, 빈맥, 저산소증, 모세혈관 누출, 장기 부진, 사망 등이 있다. 체온 상승, 저혈압의 중증도, 저산소증 정도에 따라 정의된 CRS 등급에 따라 관리가 이루어진다. 지지 조치와 함께, 고등급 CRS(≥3)는 일반적으로 IL-6 수용체에 대한 인간화 단일 클론 항체인 토실리주맙(tocilizumab)으로 회복할 수 있다. 고용량 코르티코스테로이드의 사용은 일반적으로 토실리주맙에 반응하지 않는 환자에만 사용된다. CAR-T 세포 치료의 또 다른 심각한 이상반응은 면역 효과기 세포 관련 신경독성 증후군(immune effector cell-associated neurotoxicity syndrome, ICANS)으로, 대

5) 옮긴이: 2024년 5월 FDA는 리소캅타진 마라류셀의 적응증으로 맨틀세포 림프종과 이전에 2차 이상의 전신 치료를 받은 재발성 또는 불응성 여포성 림프종을 추가 승인했다. 2022년 4월과 6월에는 거대 B 세포 림프종 치료제로 각각 액시캅타젠 시로루셀과 리소캅타진 마라류셀을 허가했다.

6) 2022년 2월 FDA는 같은 계열의 치료제인 실타캅타진 오토류셀(ciltacabtagene autoleucel)을 동일한 적응증에 허가했다.

부분 T 세포 활성화와 함께 혈액-뇌 장벽(blood-brain barrier, BBB)의 기능 장애로 인해 발생할 가능성이 가장 높다.[46] ICANS의 증상으로는 두통, 의식 변화 그리고 섬망, 표현 실어증, 발작, 혼수 상태 등이 포함된다. 토실리주맙을 이용한 IL-6 수용체 차단은 제한된 약리학적 분포로 효과적이지 않기 때문에, 코르티코스테로이드는 ICANS 관리의 초석이다. 질병 부담이 높은 상태에서 CAR-T 세포를 주입 받는 환자들은 CRS 또는 ICANS가 발생할 가능성이 더 높다. 이러한 독성들을 해결하기 위해서는 조기 개입이 중요하다. 그러나, CRS 또는 ICANS를 완화시키기 위한 이러한 중재 개입은 CAR-T 세포 기능을 무력화시킬 수 있다. CAR-T 세포 치료 후 보고되는 혈구탐식성 림프조직구증 유사 독성(hemophagocytic lymphohistiocytosis-like toxicity)은 두드러지게 발생하는 고페리틴혈증(hyperferritinemia)과 다기관 기능부전과 관련이 있다.[47] CAR-T 세포 치료의 덜 심각한 다른 잠재적 부작용들로는 B 세포 무형성으로 인한 저감마글로빈혈증(CD19 CARs), 장기간의 세포 감소증, 과민 반응, 심각한 감염, 드물게는 2차 악성종양 등이 있다.[45]

몇 가지 영역에서 CAR-T 세포 면역 치료의 임상 적용을 개선할 수 있다. 자가 CAR-T 세포 생산에 필요한 시간의 중앙값은 23일로, 제조 공정의 최적화를 통해 단축할 수 있는 기간이다. 환자 당 제조 비용이 상당히 높기 때문에, 모든 환자가 필요할 때 이 새로운 기술에 접근할 수 있도록 자동화하고 비용을 절감하려는 노력이 촉진되어야 한다는 점도 중요한 고려 사항이다. 또한, 독성이 예상될 때 적용할 수 있는 안전 스위치를 포함하는 등 관찰된 독성들을 완화하기 위한 전략에도 지속적인 연구가 집중되고 있다.

사이토카인 유도 단일 클론 항체들과 같은 개선된 CRS 치료법들도 활발한 임상 연구가 진행 중인 분야이다. CAR-T 세포의 임상 적용은 고형암과 기타 혈액암(T-ALL, 급성 골수성 백혈병)으로 이상적으로 확대될 것이다. 새로운 종양 특이적 항원들의 발굴과 T 세포와 종양미세환경 사이의 상호작용 조절은 전임상과 임상시험에서 연구 중인 특정 분야들이다. 이러한 발전으로 CAR-T 세포 기술은 다양한 암 유형의 환자들을 위한 치료 옵션을 확장할 준비가 되어 있다.

항체 기반 치료제들의 역할과 적용

증례

13세 남자 아이가 인후통과 피로감으로 응급실을 방문했다. 일반혈액검사(complete blood cell count, CBC)는 백혈구 감별 결과 모세포를 보였고, 포괄적인 검사에서 p53 돌연변이가 있는 복합 핵형 급성 골수성 백혈병(acute myeloid leukemia, AML)으로 진단되었다. 환아는 사이타라빈(cytarabine), 다우노루비신(daunorubicin), CD33 표적 항체-약물 접합체인 젬투주맙 오조가마이신(gemtuzumab ozogamicin)으로 유도 요법을 받았다. 질병이 선행 치료에 불응하여 가족들과 함께 구제 치료 옵션에 대해 논의하였다. 소아 재발성 또는 불응성 AML 치료를 위해, CD123 x CD3 이중 친화성 재표적 단백(dual-affinity retargeting protein, DART)인 플로테투주맙(flotetuzumab)을 평가하는 I상 임상시험에 등록했다. 환아의 치료는 사이토카인 방출 증후군(CRS)으로 심장호흡기 지원을 위해 중환자실 입원이 필요한 복잡한 과정이다. 치료 1주기 후 질병 평가는 골수 모세포의 비율이 감소하고 CNS 상태가 음성인 부분 반응을 보였다. 이 사례는 단일 클론 항체, 항체-약물 접합체, 이중 또는 삼중 특이적 결합체의 새로운 적용 등 암 치료에서 항체 기반 치료들의 역할을 보여주고 있다.

배경

항체들은 적응형 면역 체계의 핵심 구성 요소이다. 항체는 면역반응을 다양화하기 위해 고도로 조절된 방식으로 성숙한 B 세포에 의해 생산된다. B 세포는 골수의 림프구 전구체로부터 발달하며 일련의 성숙 단계를 거쳐 세포 표면에 독특한 항체들을 조립한다. 항체들은 이황화 결합(disulfide bonds)을 통해 연결된 두 개의 중쇄와 두 개의 경쇄로 구성된다. 중쇄의 불변 영역(constant domains)은 항체의 Fc 부분을 형성한다. 중쇄와 경쇄의 가변 부위(variable regions)는 각 항체에 고유한 항원 특이성을 부여하기 위해 VDJ 재조합으로 알려진 유전적 과정을 거친다. 성숙한 B 세포는 림프절로 이동하여 항원 자극을 받으면, 클래스 전환을 거쳐 형질 세포로 분화하도록 선택되어 수용성 항체들을 순환계로 방출한다. 면역 체계가 외부 항원을 인식하면 항체 반응이 활성화된다. 이 놀라운 항원 특이성과 다양성은 종양 특이적 표면 항원을 표적으로 하는 면역요법으로 활용될 수 있다.

종양 특이 항원을 표적으로 하는 단일 클론 항체(monoclonal antibody, mAb)를 분리하여 임상 사용을 위한 추가 설계 및 번역을 할 수 있다. 높은 항원 특이적 인식을 갖는 mAb를 생성하기 위한 두 가지 주요 플랫폼들이 존재한다. 한 가지 기술은 종양 항원을 비인간 종에 주입하고 외부 항원에 특이적인 항체들을 분리하는 것이다. 그런 다음 이러한 항체들은 키메라 또는 인간화 항체들을 생성하도록 유전자 조작 기술을 이용하여 비인간 가변 영역을 인간 Fc 영역에 통합함으로써 면역원성을 최소화할 수 있다.[48-50] 형질전환 마우스 모델에서 **하이브리도마 기술**(*hybridoma technology*)을 사용하여 완전한 인간 항체를 만들 수 있다.[51] **항체 파지 디스플레이**(*antibody phage display*)로 알려진 보다 현대적인 플랫폼을 사용하면 고친화성 리간드의 분리를 통해 시험관 내에서 인간 항체를 선택할 수 있다. 이 시스템에서 인간 면역글로불린 유전자 라이브러리는 박테리오파지 표면에 나타나며, 관심 있는 항원을 탐침(probe)을 통해 찾아내 특이적 고친화성 항체를 분리한다.[52-55] 분리된 mAbs는 기능성을 개선하기 위해 추가로 변형될 수 있다. **단일 사슬 가변 단편**(single-chain variable fragment, scFv)은 경쇄와 중쇄의 가변 부위만으로 구성되며 펩타이드 연결자(linker)를 통해 연결된다. scFv 외에도, 항체 중쇄와 경쇄 영역의 다른 제형도 가능하다.[56] mAbs는 표적 진달을 위해 세포독성 약물에 추가로 접합될 수 있다. 이중 특이성 및 삼중 특이성 분자들을 만들기 위한 추가적인 엔지니어링을 통해 기능성도 확장할 수 있다(그림 10.4). 다음 섹션에서는 항체 기반 치료들을 더 자세히 검토할 것이다.

mAb (Monoclonal antibody)

항체 기반 치료들은 수적으로 증가하고 있는 암 진단에서 가장 중요하고 성공적인 치료법 중 하나이다. 대부분의 mAbs의 일반적인 작용 기전에는 암 세포에 대한 특정 작용을 위한 항체 의존성 세포독성(antibody-dependent cellular cytotoxicity, ADCC) 또는 보체 의존성 세포독성(complement-dependent cytotoxicity, CDC)으로의 면역 체계 방향 전환이 포함된다.[57] 많은 mAbs는 표적에서 성장 인자 수용체와의 상호작용을 통해 신호 전달을 변경하거나 주요 표면 항원의 발현 또는 접근성을 하향 조절한다.[57] mAbs의 작용은 화학요법과 병용하여 상승 효과를 낼 수 있다.[57] 특히, 이필리무맙(CTLA-4 저해제), 니볼루맙, 펨브롤리주맙(PD-1 저해제)을 포함한 면역관문 저해제들은 고형암의 치료 환경을 변화시킨 단일 클론 항체 치료의 핵심 카테고리이며, **면역관문 차단제의 역할과 작용**에서 보다 자세히 설명한다. 표

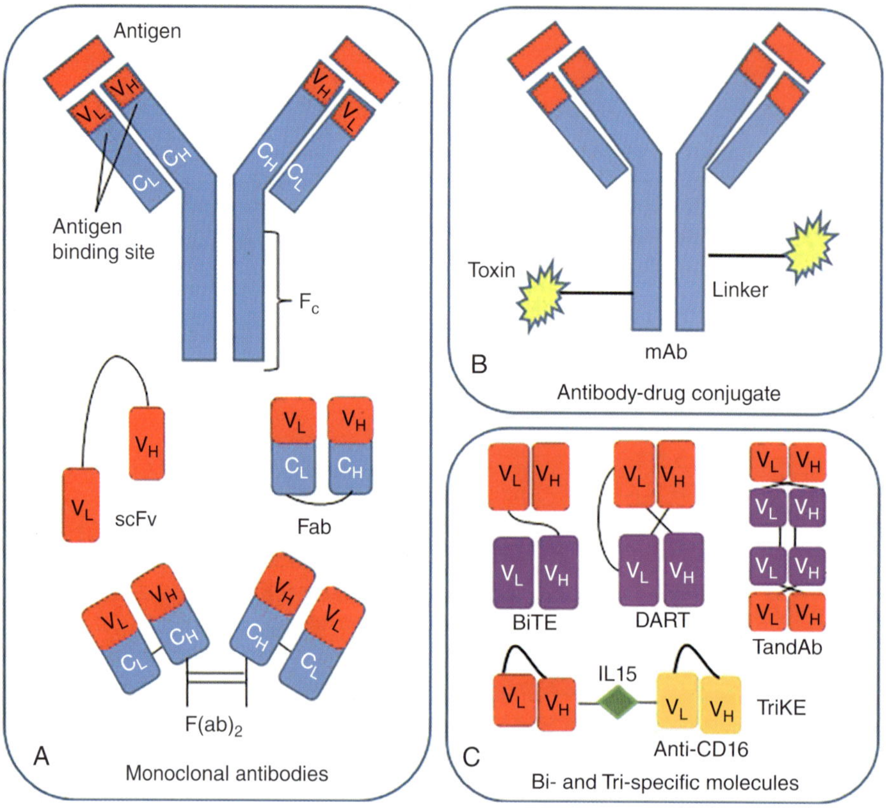

그림 10.4 항체 기반 치료법들의 요약. **(A)** 항원 특이성을 부여하는 경쇄와 중쇄의 가변 부분을 갖는 단일 클론 항체(mAb) 구조. mAb 구조의 변형에는 단일 사슬 가변 단편(scFv), 단편 항원 결합(Fab), $F(ab)_2$이 포함된다. **(B)** 항체-약물 접합체들(ADCs)은 세포독성, 면역독성 또는 방사선 독성 물질에 연결된 mAb로 구성된다. **(C)** 이중 특이성 및 삼중 특이성 분자들은 여러 항원 결합 부위들을 통합한다. 이중 특이적 T 세포 결합체(Bispecific T-cell engagers, BiTEs), 이중 친화적 재표적 이중 특이적 항체(dual-affinity retargeting bispecific antibodies, DARTs), tandem diabodies, (TandAbs)가 이중 특이적 분자들의 유형이다. 삼중 특이적 살해 세포 결합체(Trispecific killer cell engagers, TriKEs)는 CD16을 통해 자연살해(NK) 세포와 결합하고 IL-15를 생산해서 종양 세포에 대한 표적화된 활동을 위한 NK 세포 기능을 강화하는 삼중 특이적 분자의 일종이다.

10.1은 임상 현장에서 사용할 수 있도록 FDA 승인을 받은 단일 클론 항체들에 대한 포괄적인 개요를 제공한다. 고형 종양과 악성 혈액 종양의 치료를 상당히 발전시킨 주목할 만한 단일 클론 항체 치료들은 다음 단락에서 강조된다.

리툭시맙(rituximab)은 건강한 B 세포와 대부분의 악성 B 세포의 표면에 발현되는 세포 표면 항원[58-60]인 CD20을 표적으로 하는 인간/마우스 키메라 mAb이다. 이 mAb는 재발성 또는 불응성 저등급 비호지킨 림프종(non-Hodgkin lymphoma, NHL) 환자 166명을 대상으로 진행된 리툭시맙 단독요법 II상 임상시험의 데이터를 바탕으로 1997년에 재발성 또는 불응성 비호지킨 림프종 치료제로 FDA 승인을 받았으며, 치료 의도 환자군의 전체 반응률은 48%, 병 진행까지의 예상 기간 중앙값은 13개월로 나타났다.[61] 이후 몇 년 동안 다른 B 세포 유래 혈액 악성 종양들에 대한 승인도 이어졌다. 리툭시맙은 현재 여포성 림프종(FL), 미만성 거대 B 세포 림프종(DLBCL), 만성 림프구성 림프종(chronic lymphocytic lymphoma,

표 10.1 FDA 승인 단일 클론 항체들

약물	항체 종류	표적 항원	적응증*
악성 혈액 종양			
Alemtuzumab	인간화 IgG1	CD52	B 세포 만성 림프구성 백혈병
Daratumumab	인간화 IgG1	CD38	다발성 골수종
Elotuzumab	인간화 IgG1	SLAMF7	다발성 골수종
Isatuximab	키메라 IgG1	CD38	다발성 골수종
Mogamulizumab	인간화 IgG1	CCR4	피부 T 세포 림프종
Obinutuzumab	인간화 IgG2	CD20	만성 림프구성 백혈병, 여포성 림프종
Ofatumumab	인간화 IgG1	CD20	만성 림프구성 백혈병
Rituximab	키메라 IgG1	CD20	B 세포 림프종
고형암			
Atezolizumab	인간화 IgG1	PD-L1	방광암, 비소세포폐암, 삼중음성 유방암, 소세포폐암, 간세포암, 흑색종
Avelumab	인간화 IgG1	PD-L1	요로상피세포암, 메르켈 세포암, 신세포암
Bevacizumab	인간화 IgG1	VEGF	대장암, 비소세포폐암, 신장암, 교모세포종, 자궁경부암
Cemiplimab	인간화 IgG4	PD-1	피부 편평상피세포암, 기저세포암, 비소세포폐암
Cetuximab	키메라 IgG1	EGFR	대장암, 두경부 편평상피세포암
Dinutuximab	키메라 IgG1	GD2	신경모세포종
Durvalumab	인간화 IgG1	PD-L1	방광암, 비소세포폐암, 소세포폐암
Ipilimumab	인간화 IgG1	CTLA-4	흑색종, 신세포암, 대장암, 간세포암, 비소세포폐암, 악성 흉막 중피종
Necitumumab	인간화 IgG1	EGFR	비소세포폐암
Nivolumab	인간화 IgG4	PD-1	흑색종, 비소세포폐암, 신장암, 전형적 호지킨 림프종, 두경부암, 요로상피세포암, 대장암, 간세포암, 식도암, 악성 흉막 중피종, 위암
Panitumumab	인간화 IgG2	EGFR	대장암
Pembrolizumab	인간화 IgG4	PD-1	흑색종, 삼중음성 유방암, 비소세포폐암, 두경부 편평상피세포암, 전형적 호지킨 림프종, 원발성 종격동 B 세포 림프종, 요로상피세포암, MSI-H 또는 d-MMR 고형암, 대장암, 위식도 접합부 선암, 자궁경부암, 간세포암, 메르켈 세포암, 신세포암, 피부 편평상피세포암

▶다음 쪽에 계속

표 10.1 FDA 승인 단일 클론 항체들 ▶*이어서*

약물	항체 종류	표적 항원	적응증*
Pertuzumab	인간화 IgG1	HER2	유방암
Ramucirumab	인간화 IgG1	VEGFR2	위암, 비소세포폐암, 대장암, 간세포암
Trastuzumab	인간화 IgG1	HER2	유방암

* 옮긴이: 각 약물의 최신 적응증과 임상 적용 가능 범위는 FDA 또는 식약처의 최신 허가사항을 확인하기 바란다.

CLL)을 포함하는 다양한 림프종의 표준 치료이며, 맨틀세포 림프종(mantle cell lymphoma, MCL), 변연부 림프종(marginal zone lymphoma), 호지킨 림프종, 버킷 림프종(Burkitt lymphoma, BL), B 세포 계통 급성 림프모구성 백혈병(B-lineage acute lymphoblastic leukemia) 치료에는 허가 외 사용(off-label)으로 일상적으로 사용되고 있다.[62]

베바시주맙(bevacizumab)은 암 치료를 위해 이 계열 약물의 임상 적용을 발전시킨 또 다른 mAb이다. 베바시주맙은 혈관 형성을 유도하는 종양 세포에서 분비되는 주요 신호 단백인 혈관 내피 성장 인자 A(vascular endothelial growth factor-A, VEGF-A)를 표적으로 한다.[63] 일단 수용성 VEGF-A가 결합하면, VEGF 수용체(VEGF receptor, VEGFR)와의 상호작용이 입체적으로 억제되어 혈관 생성이 차단된다.[63] 베바시주맙은 성장과 전이를 위해 혈관 신생에 의존하는 고형암에서 처음 연구되었고, 여기에는 전이성 대장암(metastatic colorectal cancer, mCRC), 비소세포폐암, 전이성 유방암(metastatic breast cancer, mBC), 다형성 교모세포종(glioblastoma multiforme, GBM), 난소암(ovarian cancer, OC), 신세포암(renal cell carcinoma, RCC)이 포함되었다.[63]

mCRC 1차 치료로 베바시주맙을 이리노테칸(irinotecan), 플루오로우라실(fluorouracil), 류코보린(leucovorin) 등 화학요법과 병용하여 화학요법 단독과 비교한 III상 임상시험인 AVF2107g결과를 근거로 2004년에 FDA로부터 mCRC 치료제로 승인 받았다. 이 화학요법에 베바시주맙을 추가하였을 때 생존기간 중앙값은 연장되었으며(베바시주맙군 20.3개월 vs 대조군 15.6개월; 위험비[hazard ratio, HR]= 0.66, $P < .001$), 가장 흔한 부작용은 3등급 고혈압이었다.[64] 최초 FDA 승인 이후 수년 동안, 베바시주맙은 광범위한 고형암에서 사용할 수 있도록 승인되었다. 면역 억제 종양미세환경을 조절하는데 베바시주맙의 역할은 특히 면역관문 억제제와의 병용 요법으로 사용할 수 있는 잠재성을 강조한다.[63]

마지막으로 트라스투주맙(trastuzumab)은 인간 상피세포 성장 인자 2(human epidermal growth factor 2, HER2) 양성 유방암 치료에 혁명을 일으킨 재조합 인간화 mAb이다. 침습성 유방암 진단을 받은 여성의 약 20%가 HER2 종양 유전자 증폭을 가지고 있다.[65] HER2는 세포 표면 당단백으로, 티로신 키나아제 활성을 가진 세포 내 영역과 연결된 세포 밖 리간드 결합 영역을 포함하고 있다. 하위 신호 전달이 활성화되면 세포 성장과 증식을 주도한다. 트라스투주맙은 HER2의 세포 밖 영역에 결합하여 하위 신호 전달 과정을 방지한다.[66] 이 결합은 세포 주기 정지와 면역 효과기 세포 모집에 의해 유도된 ADCC를 모두 유발한다.[67] 트라스투주맙은 현재 조기 및 진행성 HER2 양성 유방암 환자에게 화학요법과 동시에 또는 순차적으로 투여하는 표준 치료제로 FDA의 승인을 받았다.[68] 2012년 Cochrane Review는 트라스투주맙 단독 또는 화학요법과의 병용 치료의 효능과 안전성 프로파일을 무치료 또는 표준 화학요법 단독 치료와 비교한 8개의 무작위 대조 임상시험을 평가했다. 11,991명의 환자를 분석한 결과, 전체 생존(overall survival, OS)의 복합 HR은 0.66(95% 신뢰구간[confidence interval, CI], 0.57-0.77; $P < .00001$), 무병 생존은 0.60(95% CI, 0.50-0.71; $P < .00001$)으로 트라스투주맙을 포함하는 병용요법이 강력하게 유리한 것으로 나타났다.[69] 트라스투주맙 치료는 울혈성 심부전 및 좌심실 박출률 감소를 포함한 심장독성 위험과 관련이 있다.[69]

트라스투주맙의 최신 유도체는 엠탄신(emtansine, T-DM1) 또는 데룩스테칸(deruxtecan, DS-8201)에 트라스투주맙을 접합하여 종양 특이적 세포독성을 향상시키는 것을 목표로 하며, 이 두 가지 모두 임상적 이익을 보여주고 있다.[70,71] mAbs는 면역 치료 분야에서 주요한 발전을 이루고 있지만, 여기서 검토한 주목할 만한 예외에도 불구하고, mAbs 단독의 항종양 활성은 종종 제한적이어서 효능을 향상시키기 위해 추가 변형이 필요하다.

ADC (Antibody-drug conjugate)

항체-약물 접합체(ADCs)는 mAb의 항원 특이성과 세포독성 약물의 표적 방출을 결합한 항암제이다. mAbs를 세포독성제, 면역독소, 방사성 의약품에 연결하면 항체 결합과 내재화를 통해 종양 세포에 특이적으로 전달할 수 있다.[72] 초기에는 독소루비신(doxorubicin)과 메토트렉세이트(methotrexate)와 같은 화학치료제에 결합된 마우스 단일 클론 항체들을 사용했다. 이들은 높은 면역원성과 낮은 약물 효능으로 인해 임상적으로 유용하지 않았다. 보다 새로운 ADCs는 100~1000배 더 강력하고, 표적 선택, 결합, 내재화 효율이 개선된 약물인 인간화 mAbs를 사용한다.[72] 표 10.2는 현재 표준으로 사용되고 있는 두 가지 약제에 집중해 임상 현장에서 사용할 수 있도록 FDA 승인을 받은 ADCs에 대한 포괄적인 개요를 제공한다.

젬투주맙 오조가마이신(gemtuzumab ozogamicin, GO)은 강력한 DNA 손상 약물인 오조가마이신(칼리세미신, calicheamicin으로도 불림)의 세포독성 유도체에 연결된 재조합 인간화 CD33 표적 mAb인 젬투주맙(gemtuzumab)으로 구성된 ADC이다.[73] CD33은 환자의 80% 이상에서 AML 세포 표면에 발현되며 빠르게 내재화된다.[73,74]

GO는 CD33과 높은 친화력으로 결합한 후, 내재화 및 리소좀 처리와 함께 오조가마이신을 방출하여 DNA 손상과 세포 주기 정지를 유발한다.[75] GO 단독요법의 임상적 효능과 안전성은 처음 재발한 AML 환자를 대상으로 진행된 3개의 공개 라벨, 단일군, II상 임상시험을 통해 처음으로 평가되었다. 연령 중앙값 61세의 환자 277명이 GO 치료를 받았다.[76] 이 중 26%의 환자가 관해에 도달했으며 OS 중앙값은 12.6개월이었다. 주요 부작용은 3~4등급 호중구 감소증(98%), 혈소판 감소증(99%), 3~4등급 패혈증(17%), 폐렴(8%), 3~4등급 고빌리루빈혈증(29%), AST 상승(18%), ALT 상승(9%) 등이 있었다 이들 연구 결과에 기반해 2000년 GO는 재발성 AML 치료제로 FDA의 신속 승인을 받았다. 그러나, 시판 후 연구로 진행된 GO(6mg/m^2)와 유도요법의 병용 치료와 유도요법 단독을 비교한 III상 무작위 대조 임상시험(SWOG-S0106)의 후속 관찰에서 그 효능을 확인하지 못했다. 이런 결과와 함께 추가로 상대적으

표 10.2 FDA 승인 항체-약물 접합체들(ADCs)

약물	형식	표적 항원	적응증*
악성 혈액 종양			
Belantamab mafodotin-blmf		BCMA	다발성 골수종
Brentuximab vedotin	키메라 ADC	CD30	호지킨 림프종, 역형성 대세포 림프종
Gemtuzumab ozogamicin	인간화 ADC	CD33	급성 골수성 백혈병
Ibritumomab tiuxetan	마우스 IgG1	CD20	비호지킨 림프종
Inotuzumab ozogamicin	인간화 ADC	CD22	급성 림프모구 백혈병
Iodine tositumomab	마우스 IgG2	CD20	비호지킨 림프종
Loncastuximab tesirine-lpyl	인간화 IgG1	CD19	거대 B 세포 림프종
Moxetumomab pasudodox	마우스 IgG1dsFv	CD22	모상세포 백혈병
Polatuzumab vedotin	인간화 ADC	CD79B	B 세포 림프종
고형암			
Enfortumab vedotin	인간화 ADC	Nectin-4	방광암
Sacituzumab govitecan	인간화 ADC	TROP2	삼중음성 유방암
Tisotumab vedotin-tftv	인간화 ADC	Tissue factor	자궁경부암
Trastuzumab emtansine	인간화 ADC	HER2	유방암
Trastuzumab deruxtecan	인간화 ADC	HER2	유방암

* 옮긴이: 각 약물의 최신 적응증과 임상 적용 가능 범위는 FDA 또는 식약처의 최신 허가사항을 확인하기 바란다.

로 높은 독성으로 2010년 미국 제약 시장에서 GO는 자발적으로 퇴출되었다.[77] 이후 진행된 다기관, 무작위 배정, 공개 라벨, III상 임상시험인 ALFA-0701에서는 새로 진단된 $CD33^+$ AML 환자를 대상으로 선행 유도요법과 공고요법을 결합하여 분획된 용량의 GO를 투여하는 것과 화학요법 단독 투여를 비교 평가했다. 278명의 환자에서 얻어진 결과에 따르면, GO + 화학요법 치료군의 무사건 생존기간 중앙값은 15.6개월, 대조군은 9.7개월(HR=0.58; 95% CI, 0.43-0.73; P =.0003)이었으며 양군 사이의 유도 사망률에는 유의미한 차이가 없어 GO의 임상적 이점을 재확인하였다.[78] 이 임상시험의 결과들은 표준 유도 화학요법과 병용하는 선행 치료에서 GO에 대한 FDA의 승인을 회복시켰다. 이 승인에는 중증 또는 치명적인 동혈관 폐쇄증후군(sinusoidal obstructive syndrome, SOS) 발생 위험을 포함한 간독성에 대한 블랙박스 경고가 동반되지만, GO를 분획 투여한 결과 SOS 발생 빈도가 20~40%에서 0~5%로 감소했다.[78-81] 현재 GO분획 투여는 다음의 질환들에서 표준치료로서 사용되고 있다[82]: 2세 이상의 $CD33^+$

재발성 또는 불응성 AML 환아에서 단독요법, 새로 진단된 $CD33^+$ AML 환자에서 표준 유도 및 공고 화학요법과의 병용요법, 고용량 화학치료를 견딜 수 없는 성인 $CD33^+$ AML환자에서 단독요법.

브렌툭시맙 베도틴(brentuximab vedotin)은 악성 혈액 종양에 대한 강력한 표적 치료제인 또 다른 ADC이다. 강력한 항튜불린(antitubulin)인 모노메틸 오리스타틴 E(monomethyl auristatin E, MMAE)에 접합된 키메라 항 CD30 mAb이다. MMAE 효과기 분자의 방출은 유사 분열과 세포 주기 진행에 필요한 미세소관(microtubule) 네트워크를 파괴한다.[83,84] 모든 ADCs와 유사하게, 브렌툭시맙 베도틴의 결합은 ADCC를 통해 종양 세포 사멸을 유도할 수 있다.[85] CD30은 호지킨 림프종(Hodgkin lymphoma, HL), 역형성 대세포 림프종(anaplastic large cell lymphoma, ALCL), 특정 유형의 B 세포 유래 NHL, 성숙 T 세포 림프종 및 생식선 악성 종양을 포함한 여러 악성 종양들 뿐만 아니라 정상적인 활성화 T 세포, B 세포 및 자연살해(NK) 세포의 세포 표면에서 발현된다.[85]

재발성/불응성 전형적 호지킨 림프종 환자 42명, 전신성 ALCL 환자 2명, $CD30^+$ 혈관면역모세포 T 세포 림프종 환자 1명 등 45명을 대상으로 진행한 I상 연구에서 브렌툭시맙 베도틴을 3주마다 0.1~3.6 mg/kg 용량으로 투여한 결과, 44명의 평가 가능 환자들 중 11명 환자(25%)에서 완전반응(CR), 6명 환자(14%)에서 부분반응(PR), 19명(43%)에서 안정된 질병(stable disease, SD)을 보였다. 반응 지속 기간의 중앙값은 최소 9.7개월이었다.[86] 주요 부작용으로는 피로, 발열, 설사, 메스꺼움, 호중구 감소증, 말초 신경병증 등이 있었다. 추가로 진행된 I상 연구에서 더 빈번한 투여 요법을 사용하여 브렌툭시맙 베도틴을 평가하였으며, 유사한 유망한 결과를 보였다.[87] 이를 바탕으로 자가 조혈모세포 이식 실패 후 재발/불응성 전형적 HL환자들에서 최대 16주기 동안 3주마다 최대 내약 용량인 1.8mg/kg의 브렌툭시맙 베도틴으로 치료한 중추적인 임상 II상 연구가 진행되었다.[88] 연구에 포함된 102명의 환자에서 추정 전체 생존율(OS)는 41%(95% CI, 31-51)였고, 무진행 생존율(progression-free survival, PFS)은 22%(95% CI, 13-31)였다. 브렌툭시맙 베도틴 투여 후 CR에 도달한 34명의 환자들에서는 이 비율이 더욱 높았으며 64% OS(95% CI, 48-80), 52% PFS(95% CI, 34-69)로 나타났다. 브렌툭시맙 베도틴은 말초 신경병증이 유의한 잠재적 독성으로 남아 있지만, 일반적으로 내약성이 좋은 부작용 프로파일을 보이며 여러 CD30 발현 종양에 대해 현재 FDA의 사용 승인을 받았다.[7)]

7) 옮긴이: 브렌툭시맙 베도틴은 2017년 원발 피부 역형성 대세포 림프종 또는 이전에 전신 치료를 받은 CD30 발현 균상 식육종 치료제로 FDA 승인을 받은 이래, 2018년 3월과 11월에는 각각 이전 치료 경험이 없는 3기 또는 4기 전형적 호지킨 림프종과 이전 치료 경험이 없는 전신 역형성 대세포 림프종 또는 CD30 양성 말초 T 세포 림프종에 항암화학요법과 병용요법으로 허가되었다. 2022년 11월에는 2세 이상의 소아에서 이전 치료 경험이 없는 고위험 전형적 호지킨 림프종 치료제로 승인되었다.
ADC 약제들이 FDA 허가를 받은 것은 2000년대 초반부터이다. 2002년 림프종 최초의 방사성 치료제로 이브리투모맙 튜세탄(ibritumomab tiuxetan)이 비호지킨 림프종에 허가됐고, 2003년 방사성동위원소 131I에 CD20 단백에 대한 단일 클론 항체를 접합시킨 요오드 토시투모맙(iodine tositumomab)이 비호지킨 림프종 치료제로 허가됐다.
이후로 여러 ADC 약제들이 FDA 승인을 받았다. 벨란타맙 마포도틴(belantamab mafodotin)은 2020년 8월 재발성 또는 불응성 다발성 골수종 치료제로 허가됐고, 론카스툭시맙 테시린(loncastuximab tesirine)은 2021년 4월 급성 림프모구 백혈병 치료제로 허가됐다. 목세투모맙 파수도독스(moxetumomab pasudodox)는 지난 2018년 모상세포 백혈병 치료제로 승인되었지만 제조사인 AstraZeneca에서 해당 적응증에 대한 다른 치료 대안들에 따른 판매 저조를 이유로 2023년 초 공급 및 판매 중단을 발표했다.
트라스트주맙 데룩스테칸(trastuzumab deruxtecan)은 HER2 exon20 변이 양성 위 선암(2021년 1월), 수술 불가하거나 전이성 HER2 양성 유방암(2022년 5월), HER2 저발현 유방암(2022년 8월), HER2 양성 비소세포폐암(2022년 8월), 수술 불가 또는 전이성 HER2 양성 고형암(2024년 4월) 치료제로 허가되었다. 트라스투주맙 엠탄신(trastuzumab emtansine)도 HER2 양성 전이성 유방암과 HER2 양성 초기 유방암에 허가된 ADC이다.
미르베툭시맙 소라브탄신(mirvetuximab soravtansine)은 엽산 수용체 알파 양성이면서 백금 기반 항암화학요법 저항성인 난소암, 나팔관암, 복막암 치료제로 2022년 11월 FDA의 신속 승인을 받은 뒤, 2024년 3월 정식 승인을 받았다.
사시투주맙 고비테칸(sacituzumab govitecan)은 2021년 삼중음성 유방암과 진행성 요로상피세포암 치료제로 FDA 승인을 받은 뒤 2023년 2월 호르몬 양성 유방암 치료제로도 승인되었다.

이중 특이적 및 삼중 특이적 분자

항체 기반 치료법을 더욱 개선하는 데는 2개 또는 3개의 서로 다른 항원에 결합하도록 설계된 이중 및 삼중 특이성 분자들을 생성하는 엔지니어링이 포함된다. 이들 작은 분자의 특이성은 표적 세포와 효과기 세포를 연결하거나 동일한 세포에서 2개의 항원결정부의 결합을 통해 세포 신호 전달 경로를 조절할 수 있다.[89] 이 일반적인 기전적 원리에 대한 수많은 변형들이 임상 현장으로 이행되고 있다. 이중 특이적 T 세포 결합체(bispecific T-cell engager, BiTE)는 펩타이드 연결자(linker)가 있는 단일 단백 사슬로 결합된 두 개의 scFv로 구성된다. BiTE는 세포 표면의 표적 항원과 T 세포 수용체 복합체의 CD3를 표적으로 하여 T 세포 효과기 기능을 특이적으로 유도한다.[89] 이중 친화성 재표적(dual-affinity retargeting, DART) 이중 특이적 항체는 내인성 IgG의 구조를 모방하기 위해 경쇄에 공유 결합된 항체 중쇄로 구성된다. DART는 유사하게 암 세포 표면의 종양 항원과 T 세포의 CD3를 표적으로 삼아 세포독성을 유도할 수 있다.[89]

Tandem diabodies(TandAbs)는 각 항원에 대해 2개의 결합 부위를 통합하고 분자량이 더 크기 때문에, 1차 통과 신장 청소를 피하면서[89] 순환 반감기를 연장한다.[90] 마지막으로 이중 특이적 및 삼중 특이적 살해 세포 결합체는 표적 표면 항원과 CD16을 표적으로 하는 2개(bispecific killer cell engager, BiKE) 또는 3개(trispecific killer cell engager, TriKE)의 scFvs를 포함하는 작은 분자들이며, 표적 세포/NK 세포 면역학적 시냅스 형성을 유도한다.[91] 표 10.3은 FDA 승인 또는 후기 임상 단계의 이중 특이적 분자들에 대한 포괄적인 개요를 제공한다. 삼중 특이적 제제는 주로 전임상 또는 초기 임상 단계에 있다. 현재 재발성/불응성 B 세포 ALL 치료제로 승인된 블리나투모맙(blinatumomab), AML 치료제로 후기 임상시험 중인 플로테투주맙(flotetuzumab), 초기 임상 개발 중인 TriKE 제제 GTB-3550이 검토되고 있다.

블리나투모맙은 B 세포의 CD19와 T 세포의 CD3를 표적으로 하는 BiTE이며 세포독성 과립의 방출을 통해 B 림프구 모세포의 표적 사멸을 유도한다. 블리나투모맙은 재발성 또는 불응성 B 세포 ALL 치료제로 FDA 승인을 받았으며, 현재 소아 임상시험에서 표준 위험도 ALL의 초기 치료를 위한 선행 약제로서 연구 중이다. 필라델피아 염색체 음성(Ph-) 재발성/불응성 성인 ALL 환자 189명을 대상으로 진행한 다기관 II상 임상시험에서 치료 2주기 내에 환자의 43%에서 부분적인 혈액학적 회복을 동반한 CR(CR with partial hematologic recovery, CRh) 또는 CR이 입증되었다.[92] 후속으로 진행된 무작위 III상 임상시험에서는 형태학적 CR(M1 골수, 모세포 <5%) 또는 M2 골수(모세포 >5%, <25%)에서 처음 재발한 Ph 고위험 B 세포 ALL 소아 환자(28일<연령<18세)를 대상으로 공고치료로 1주기 블리나투모맙 연속 투여 또는 화학요법을 무작위로 배정하여 치료를 진행했다.[93] 이 임상시험은 계획된 HSCT 전에 잔류 백혈병 부담을 줄이는 데 있어 기존 화학요법과 비교하여 블리나투모맙의 효능을 조사하는 것을 목표로 했다. 블리나투모맙 치료군에서 24개월 예측 무사건 생존율(event-free survival, EFS)은 66.2%(95% CI, 50.1-78.2)로 화학요법 치료군의 27.1%(95% CI, 13.2-43)보다 월등히 높았다. 블리나투모맙 치료

티소투맙 베도틴(tisotumab vedotin)은 2021년 자궁경부암 치료제로 신속 승인을 받은 뒤, 2024년 4월 같은 적응증에 정식 승인을 받았다.
이노투주맙 오조가마이신(inotuzumab ozogamicin)은 2024년 3월 1세 이상의 소아에서 재발성 또는 불응성 CD22 양성 B 세포 전구 급성 림프모구 백혈병 치료제로 FDA 승인을 받았다.
ADC와 다른 치료제의 병용요법도 FDA 허가를 받았다. 엔포투맙 베도틴(enfortumab vedotin)과 펨브롤리주맙의 병용요법은 요로상피세포암 치료제로 2023년 4월 신속 승인, 2023년 12월 정식 승인을 받았고, 폴라투주맙 베도틴(polatuzumab vedotin)과 R-CHP(리툭시맙 제품 중 하나, 사이클로포스파마이드, 독소루비신, 프레드니손)의 병용요법은 미만성 거대 B 세포 림프종, 고등급 B 세포 림프종 치료제로 2023년 4월 FDA 승인을 받았다.

표 10.3 FDA 승인, 검토 중 또는 임상 후기 단계의 이중 특이적 분자들

약물	형식	표적 항원	적응증
승인됨			
Amivantamab-vmjw	이중특이적	EGFR x MET	비소세포폐암
Blinatumomab	이중특이적	CD19 x CD3	B 세포 전구체 급성 림프모구 백혈병
우선 검토, 신속 지정 또는 후기 임상시험			
Glofitamab	이중특이적	CD20 x CD3	미만성 거대 B 세포 림프종(DLBCL)
KN046	이중특이적	PD-L1 x CTLA-4	비소세포폐암
IBI318	이중특이적	PD-1 x PD-L1	비소세포폐암
Epcoritamab	이중특이적	CD20 x CD3	미만성 거대 B 세포 림프종(DLBCL)
Tebotelimab	이중특이적	PD-1 x LAG-3	위 및 위식도 접합부 암
Tebentafusp	이중특이적	TCR x CD3	흑색종
Mosunetuzumab	이중특이적	CD20 x CD3	여포성 림프종
Zanidatamb	이중특이적	HER2 ECD2 x ECD4	담도암
Flotetuzumab	이중특이적	CD123 x CD3	급성 골수성 백혈병
APVO436	이중특이적	CD123 x CD3	급성 골수성 백혈병
Zenocutuzumab	이중특이적	HER2 x HER3	췌장암
TNB383B	이중특이적	BCMA x CD3	다발성 골수종

* 옮긴이: 각 약물의 최신 적응증과 임상 적용 가능 범위는 FDA 또는 식약처의 최신 허가사항을 확인하기 바란다.

군 환자의 90%에서 최소 잔존 질환(minimal residual disease, MRD) 관해가 관찰된 반면 화학요법 치료군에서는 54%였다. 이 임상시험의 등록은 블리나투모맙을 투여받도록 무작위 배정된 환자들에서 명백한 임상적 이익이 확인되어 피험자 모집이 조기에 종료되었다. 블리나투모맙은 MRD ≥0.1%이며 1차 또는 2차 CR 상태의 B 세포 ALL과 소아 및 성인의 재발성 또는 불응성 B 세포 ALL의 치료제로 FDA 승인을 받았다. 블리나투모맙의 반감기가 매우 짧아서 지속적인 주입을 통해 투여해야 하기 때문에 약물 제조와 관리 과정에 문제가 있다. 블리나투모맙의 주요 부작용에는 사이토카인 방출 증후군과 신경 독성이 포함된다.

DART인 플로테투주맙(flotetuzumab)은 골수 모세포의 CD123과 T 세포의 CD3를 표적으로 삼아 AML의 표적 사멸을 유도한다. AML 진단을 받은 환자의 약 50%는 기존 유도요법에 반응하지 않거나 관해에 도달한 후 6개월 이내에 재발한다.[94,95] 유도요법에 실패하거나 조기에 재발한 AML 환자의 치료 결과가 좋지 않은 것은 하위 유형별 특이적 면역 전사체 프로파일과 관련이 있으며, 이러한 하위 집단에서 면역요법을 고려할 때 얻을 수 있는 이점을 강조하고 있다.[96] 재발성/불응성 AML 또는 중등도-2/고위험 골수이형성증후군(myelodysplastic syndrome, MDS) 환자를 대상으로 표준 3 + 3 용량 증량 디자인으로 진행된 플로테투주맙의 다기관 I/II상 임상연구에서 권장 용량은 하루 500ng/kg으로 확인되었다.[97]

이 권장 용량으로 치료받은 1차 유도요법 실패 또는 조기 재발 환자 30명 중 CR 또는 CRh 비율은 26.7%, OS 중앙값은 10.2개월(범위, 1.87-27.27)이었으며, 6개월 및 12개월 생존율은 각각 75%(95% CI, 0.45-1.05)와 50%(95% CI, 0.154-0.846)로 나타났다. 골수 검체의 면역 프로파일링을 통해 플로테투주맙에 대한 CR을 예측하는 데 사용할 수 있는 10개 유전자 시그니처 패널을 발굴하였으며, 이는 골수 미세환경에서 더 높은 면역 세포 침윤과 염증성 사이토카인의 생성을 반영한다. 플로테투주맙의 주요 약물 이상 반응으로 약물 주입 반응과 CRS가 나타났으며, 약물 전처치, 단계적 증량, IL-6R 차단제 토실리주맙의 조기 투여, 중증 등급으로의 진행을 방지하기 위한 일시적 용량 감량과 투여 중단을 통해 효과적으로 완화되었다. 플로테투주맙은 TP53 돌연변이 AML 환자를 포함한 고위험 환자군에서 특히 가능성을 보였다. 이는 AML의 면역 치료 분야에서 중요한 진전을 보여주는 것이다.

마지막 예로, TriKEs는 NK 세포와 종양 특이 항원에 CD16을 결합하여 ADCC를 증강하도록 설계되었다.[98] TriKEs 중 한 약물 계열은 IL-15 사이토카인을 구조적 구성 요소로 통합하여 NK 세포 기능을 향상시킨다. 전임상 연구에서 항 CD16 x IL-15 x 항 CD33 TriKE와 항 CD16 x 항 CD33 BiKE를 비교한 결과, 마우스 모델에서 TriKE의 증강된 NK 세포독성과 종양 제어는 물론 NK 세포 생존과 세포 확장도 개선된 것으로 나타났다.[97,99] 그 결과, 항 CD16 x IL-15 x 항 CD33 TriKE 약물인 GTB-3550은 현재 CD33+ 고위험 골수이형성증후군, 재발성 또는 불응성 AML 또는 진행성 전신 비만세포증의 치료를 위한 다기관 I/II 상 임상시험(NCT03214666)에서 연구 중이다. 등록된 환자 4명의 예비 데이터에서 평가된 용량에서 객관적인 반응은 관찰되지 않았지만, 유의미한 독성과 NK 세포의 증식 없이 치료의 안전성이 확인되었다.[100] 이 새로운 3중 특이적 약물은 면역 효과기 세포와 종양 세포의 공동국소화(colocalization)를 통합할 뿐만 아니라 국소적인 사이토카인을 전달하여 강력한 효과기 세포 확장과 활성화를 촉진하는 표적 치료의 새로운 지평을 제시하고 있다.[8)]

8) 옮긴이: 2024년 8월 기준 이 책에 제시된 이중 특이적 분자들의 적응증이 추가/확대되거나, 새로운 이중 특이적 분자들이 FDA 승인을 받았는데, 특히 악성 혈액 종양 분야에서 두각을 나타내고 있다.
미만성 거대 B 세포 림프종(DLBCL) 치료제로 허가된 최초의 BiTE 약물인 엡코리타맙(epcoritamab)은 2023년 6월 DLBCL 또는 여포성 림프종(FL)으로 인한 거대 B 세포 림프종(LBCL) 치료제로 허가된 뒤, 2024년 6월 FL 치료제로도 허가됐다.
글로피타맙(glofitamab)은 DLBCL 또는 FL로 인한 LBCL 치료제로 2023년 6월 승인됐고, 모수네투주맙(mosunetuzumab)은 여포성 림프종 치료제로 2022년 12월 승인됐다.
테클리스타맙(teclistamab)과 탈케타맙(talquetamab), 엘라나타맙(elranatamab)은 모두 다발성 골수종 치료제로 2022~2023년에 허가되었는데, 작용 기전에는 약간 차이가 있다. 엘라나타맙과 테클리스타맙은 BCMA와 CD3에 결합하는 BiTE이며, 탈케타맙은 골수종 세포의 GPRC5D와 T 세포의 CD3를 표적으로 하는 BiTE 이다.
2022년에는 포도막 흑색종 치료제로 gp100과 CD3를 표적으로 하는 BiTE 테벤타프스프(tebentafusp)가 허가됐다.
2024년에는 고형암에서 주목할만한 BiTE 신약이 FDA 허가를 받았다. 탈라타맙(tarlatamab)은 델타 유사 리간드 3(delta-like ligand 3, DLL3)와 CD3에 결합하는 이중 특이적 T 세포 결합체(BiTE)로 확장 병기 소세포폐암(ES-SCLC)에서 승인된 최초이자 유일한 T 세포 결합체이다.
EGFR과 MET을 동시에 표적으로 하는 이중 특이적 항체(BsAb)인 아미반타맙(amivantamab)은 EGFR 엑손 20 삽입 변이 비소세포폐암 치료제로 지난 2021년 신속 승인을 받은 후 2024년 정식 승인을 받았다. 또, 아미반타맙과 카보플라틴, 페메트렉시드의 병용요법은 국소 진행 또는 전이성 EGFR 엑손 20 삽입 변이 비소세포폐암의 1차 치료제(2024년 3월), EGFR TKI 치료 중 또는 치료 후에 진행된 EGFR 엑손 19 결손 변이 또는 엑손 21 L858R 치환 변이 비소세포폐암 치료제(2024년 9월)로 승인되었다. 아미반타맙과 3세대 EGFR TKI인 레이저

결론

항체 기반 치료법은 많은 고형암과 혈액암의 치료 환경에 혁명을 일으켰다. 단일 클론, 이중특이적 또는 삼중특이적 형태로 표적화된 방식을 통해 면역 감시와 세포독성의 방향을 재설정할 수 있다. 항체 기반 치료법은 항원 접근성이 높고 종양미세환경을 효과적으로 침투하는 데 어려움이 있기 때문에, 고형암에 비해 혈액암에서 더 큰 성공을 거두었다. 항체 기반 치료의 표적 특이성을 약물 전달에 활용하여 보다 강력한 항종양 활성을 얻을 수 있다. 항체 기반 치료와 세포치료 또는 기타 치료 방법을 병용하는 것은 약물 전달과 작용 기간에서 몇가지 중요한 제한점을 해결할 수 있는 잠재력을 가진 활발한 연구 분야이다.

암 백신의 역할과 적용

개요

백신은 질병에 대한 면역 체계를 자극하기 위해 만들어졌다. 이 접근 방식은 광범위한 미생물 병원체로부터 인간을 보호하는 데 매우 효과적이었다. 면역 체계가 이들 전염병을 인식하도록 훈련시킴으로써, 질병의 임상 증상을 줄이거나 아예 피할 수도 있다. 또한, 백신 접종은 강력하고 오래 지속되는 보호 효과를 제공하면서도, 경미한 단기적인 부작용만 일으키는 경향이 있다. 이러한 확실한 안전성과 효능은 암 백신의 임상 개발로 이어졌다. 항암 면역을 달성하기 위한 백신 제조 기술과 새로운 접근법에 대한 개요는 **9장: 암에 대한 백신들과 적극적인 예방 접종**을 참고하기 바란다. 이 섹션에서는 현재 임상 현장에서 사용되고 있는 암 백신에 초점을 맞춘다.

배경

암 면역요법이 대중화 되기 훨씬 오래전부터 암에 대해 숙주를 면역시킨다는 개념이 존재해왔다. 암 백신의 과학적 근거는 150여 년 전 Busch와 Fehleisen 모두 단독(丹毒, erysipelas) 감염이 암 환자의 종양 퇴행으로 이어질 수 있다는 사실에 주목하면서 시작되었다. 이후 Fehleisen은 *Streptococcus pyogenes*가 이들 단독에 의해 유도되는 종양 반응을 일으킨다는 사실을 확인했다. 19세기 말, William Coley는 열로 비활성화된 박테리아 – **콜리의 독소**(*Coley's toxins*)라고 칭함 – 를 진행성 암 환자에게 투여하여 임상적 성공을 보고했다. 이후 콜리의 독소에 대한 주목은 시그라들었지만, Lloyd Old는 Bacillus Calmette-Guérin(BCG)가 이식된 종양에 대해 마우스를 면역시킬 수 있음을 입증했다.[101] 이를 계기로 표재성 방광암 환자에서 BCG 임상 연구들이 진행되었다.[102] 20세기 후반부터 면역학의 기초에 대한 지식이 증가함에 따라, 암 백신에 대한 관심도 높아졌다.

백신이 미생물 감염의 위험을 줄일 수 있는 것처럼, 예방접종은 이들 감염의 후유증인 장기적인 건강 문제(일부 암 발병 포함)를 예방할 수도 있다. 이에 따라, 여러 암 예방 백신의 임상 개발에 관심이 쏠리고 있다. 예를 들어, 인유두종 바이러스 백신은 자궁경부암의 위험을 줄이는 데 효과적이었다. 마찬가지로, B형 간염에 대한 예방 접종을 위한 노력에 힘입어 이 바이러스로 인한 간세포암 발병 사례가 크게 감

티닙의 병용요법은 EGFR 엑손 19 결손 변이 또는 엑손 21 L858*R* 치환 변이 비소세포폐암 치료제로 승인되었다(2024년 8월).

소했다. 이러한 성공은 다른 바이러스 관련 악성 종양을 예방하기 위해 백신을 사용하는 것에 대한 관심을 불러 일으켰다.

안타깝게도, 대부분의 암 백신은 이미 발생한 종양을 퇴행시키거나 치료된 악성 종양의 재발을 예방하지 못했다. 수십 년 동안 압도적인 효능을 입증하지 못했음에도 불구하고, 치료용 암 백신의 임상 개발에 대한 열정이 다시 시작되고 있다. 이는 종양 유발 면역 억제에 대한 이해가 증가하고 암 항원의 레퍼토리가 확장됨에 따라 더욱 강화되고 있다. 또한, 새로운 백신 플랫폼과 병용 접근법(면역관문 차단제의 사용 등)이 암 백신의 가능성에 다시 불을 붙였다.

암 예방 백신

바이러스 감염이 여러 악성 종양의 병인에 영향을 미치는 인자로 밝혀지면서, 연구자들은 이들 종양으로부터 인간을 보호하기 위해 예방적 암 백신을 개발했다. 예를 들어, 인유두종 바이러스(Human papilloma virus, HPV)는 자궁경부암, 항문암 및 기타 HPV 유발 악성 종양의 주요 원인이다. 마찬가지로, B형 간염 바이러스의 만성 감염은 간세포암의 위험을 증가시킨다. 이러한 바이러스들에 대한 백신은 암 위험을 줄이는 데 효능을 보였으며 다른 암 유발 바이러스의 감염을 예방하기 위한 백신 개발을 촉진시켰다.

인유두종 바이러스

HPV는 미국에서 가장 흔한 성 매개 감염 병원체로, 항문생식기와 구인두 질환 모두를 유발한다. 지속적인 바이러스 감염은 대부분의 자궁경부암, 항문암, 구인두암의 원인이 된다. 많은 HPV 유전자형 중, 몇 가지가 이러한 암의 발병에 가장 큰 영향을 미치는 것으로 확인되었다. 고위험 유전자형인 HPV 16형과 18형은 자궁경부암의 약 70%, 항문암의 90%, 그리고 대부분의 바이러스 유발 두경부암의 원인이다. 따라서, 백신 개발은 이 두 가지 고위험 HPV 유전자형에 초점을 맞추고 있다.

재조합 HPV 2가(16형 및 18형) 백신 서바릭스(Cervarix, GlaxoSmithKline)는 2009년에 자궁경부암 예방을 위해 FDA승인을 받았다. 이 백신은 aluminium hydroxide와 3-O-desacyl-4′-monophosphoryl lipid A로 구성된 면역증강제 AS04를 사용하여 면역원성을 향상시킨다. 젊은 성인을 대상으로 자궁경부암 예방 효과를 평가한 무작위, 이중맹검, III상 임상시험인 PApilloma TRIal against Cancer In young Adults(PATRICIA)에서 서바릭스는 이 두 가지 고위험 HPV 유전자형과 관련된 자궁경부 상피내 종양에 대해 92%의 효능을 보였다.[103] 이러한 결과를 바탕으로 서바릭스는 9~25세 여성을 자궁 경부 상피내 종양으로부터 보호하는 백신으로 승인 받았다. 이 백신은 또한, 항문암, 두경부암, 음경암, 외음부암, 질암 등 HPV 16형과 18형에 의해 유발되는 다른 암들의 예방에도 도움이 될 수 있다.

고위험 유전자형을 넘어 광범위한 예방 효과를 제공하는 다른 HPV 백신이 개발되었다. HPV 6형과 11형은 대부분의 항문 사마귀를 일으키는 것으로 알려져, 재조합 HPV 4가(6, 11, 16, 18형) 백신 가다실(Gardasil, MSD)의 적용 범위가 확대되었다. 가다실은 자궁경부암 예방 외에 외음부암, 질암, 항문암 예방 뿐만 아니라 이들 4가지 HPV 유전자형에 인한 전암성 병변의 예방 백신으로 FDA 승인을 받았다. HPV 6, 11, 16, 18, 31, 33, 45, 52, 58형을 표적으로 9가 HPV 백신인 가다실 9(Gardasil 9, MSD)이 개발되었다. 4가 백신에 포함되지 않은, 추가된 5가지 HPV 유전자형(31, 33, 45, 52, 58)은 전 세계 자궁경부암의 20%와 관련이 있는 추가 발암 원인이다. 또한, HPV 31형과 33형은 두경부암의 높은 위험 인자로 간주된다. 새로운 HPV 백신과 새로운 임상 데이터에 비추어볼 때 HPV 백신 접종에 대한 가이드라인은 계속 진화하고 있다.[104]

B형 간염

바이러스성 간염은 간세포암 발병의 주요 위험 인자이다. 이는 간경변으로 이어지는 진행성 간 손상이 있는 환자들에서 가장 흔하다. 그러나 B형 간염 바이러스(hepatitis B virus, HBV) 또는 C형 간염 바이러스(hepatitis C virus, HCV)의 만성 감염도 간경변이 없는 환자에서 암을 유발할 수 있다. 환자의 간세포암 위험을 줄일 수 있는 만성 바이러스성 간염의 치료보다는 바이러스 감염을 예방하기 위한 백신 접종이 더 효과적인 접근법이다. 다행히 전 세계 환자들에게 여러 가지 HBV 백신들을 접종할 수 있다. 혈장에서 추출한 1세대 백신은 효모 또는 포유류 세포에서 추출한 재조합 백신으로 대체되었다. 1980년대 이후 두 가지 기존 재조합 백신, 레콤비박스 HB(Recombivax HB, MSD)와 엔제릭스-B(Engerix-B, GSK)를 사용할 수 있었다.

이 백신은 효모에서 추출하며 면역증강을 위해 명반 증강제를 사용한다. 두 백신 모두 HBV 감염 예방을 위해 FDA에서 승인되었지만, 당뇨병을 포함한 몇 가지 기저 질환을 가진 환자들에서는 그 효능이 떨어진다. 또 다른 효모 유래 재조합 HBV 백신(헵리사브-B[Heplisav-B], Dynavax)은 Toll 유사 수용체 9 면역증강제를 사용하여 개발되었다. 당뇨병 환자 코호트에서 엔제릭스-B와 비교했을 때, 헵리사브-B는 혈청 보호 효과가 더 우수한 것으로 확인되었다.[105] 마지막으로, 포유류 세포에서 유래한 3가 백신 프리헵브리오(Prehevbrio, VBI 백신)은 여러 HBV 표면 항원들을 표적으로 하며 2021년 FDA 승인을 받았다. 이 백신은 기존 1가 백신에 대한 반응이 떨어진 45세 이상의 성인에게 우수한 면역원성을 가진 것으로 보이며,[106] HBV 표면 항원으로부터의 백신 회피를 줄일 수 있다. HBV 백신을 개선하려는 노력은 접종 일정을 간소화하고 혈청 보호가 없는 환자에서 효능을 개선하는 데 초점을 맞추고 있다.

치료용 암 백신

진행성 암 환자를 면역 시키고자 William Coley가 시도한 발자취를 따라, 20세기 초 이후 많은 연구 그룹들이 치료용 암 백신을 개발하기 위해 노력해 왔다. 이는 안전성, 사용 편의성, 부작용의 결여, 내구성 등을 고려할 때 매력적인 접근 방식이다. 이러한 노력에 힘입어 종종 효과적인 대리 평가변수(예: 순환하는 종양 반응성 T 세포 또는 종양 내 림프구 침윤)가 확인되었지만, 환자들은 측정 가능한 임상적 이점을 경험한 적이 거의 없었다.[107] 사실, Lloyd Old가 발견한 BCG가 항종양 면역반응을 일으킬 수 있다는 사실은 몇 안 되는 성공 사례 중 하나로 남아 있다; BCG(TICE BCG, Organon Teknika)는 여전히 사용되고 있지만, 치료 효과는 초기 방광암 환자에게만 제한적인 것으로 보인다. 그럼에도 불구하고 암 백신을 개발하려는 시도는 계속되고 있다. 한 가지 접근 방식은 임상 실험실에서 환자의 세포를 변형하여 개인 맞춤형 백신을 생성하는 것이다. 이러한 자가 암 백신은 환자의 실제 종양에서 또는 환자 자신의 항원 제시 세포의 생체 밖 자극을 통해 생성될 수 있다. FDA가 승인한 이러한 유형의 첫번째 암 백신은 전립선 산 인산분해효소(prostatic acid phosphatase, PAP)를 표적으로 하는 자가 수지상 세포 백신 시플루셀-T(sipuleucel-T[Provenge], Dendreon)이다. 이 치료제는 PAP 종양 항원과 면역 세포 성장 인자에 노출된 말초 혈액 단핵 세포로부터 제조되며, 전이성 전립선암 환자에게 임상적 이익이 있는 것으로 나타났다.

또 다른 일반적인 접근법은 일부 정상 세포에서 발견될 수 있지만 특정 암 세포에서 높게 과발현되는 종양 관련 항원을 인식하거나, 암 세포에서는 발견되지만 정상 세포에서는 발견되지 않는 돌연변이 신생항원과 같은 종양 특이 항원을 표적으로 하기 위해 생체 내에서 적응형 면역계를 자극하는 것이다. 유망한 종양 항원의 발견과 증강제 기술의 향상으로 수많은 치료용 백신이 임상 개발 중에 있다. 파이프라인에 있는 많은 백신들은 이미 발생한 암을 가장 효과적으로 치료하거나 치료된 악성 종양의 재발을 예방하기 위해 면역관문 차단제와 병용투여 형태로 평가될 것이다.

BCG(Bacillus Calmette-Guérin)

BCG는 **마이코박테리움 보비스**(*Mycobacterium bovis*)의 약독화된 생균 형태이다. BCG는 결핵 백신으로 사용되는 것 외에, 초기 방광암 환자의 치료에도 중요한 역할을 한다. 이 섹션의 앞부분에서 언급했듯이, 미생물의 암 치료 능력에 대한 오랜 관심은 Coley의 독소부터 오랫동안 이어져 왔다. 투베르쿨린(tuberculin)이 암 발병을 예방할 수 있다는 연구 결과가 있었지만,[108] BCG 면역요법이 비근육 침습성 방광암 환자에게 유익하다는 것을 명확하게 입증한 것은 Southwest Oncology Group(SWOG)에 의해 진행된 무작위 임상시험이었다.[109] 후속 시험에서 사이토카인 치료 또는 면역관문 차단제와 병용하여 BCG를 평가했지만, 이들 병용 면역요법 접근 방식에 상승작용이 있었는지 여부는 확실하지 않다. 임상에서 흔하게 사용함에도 불구하고, BCG가 항종양 면역을 일으키는 작용 기전은 완전하게 이해되지 못하고 있다. 널리 알려진 한가지 모델은 BCG가 요로상피에 부착 후 침습하는 것으로 시작하여, 선천성 면역반응을 촉발하고 궁극적으로 적응형 면역 체계를 활성화하는 것이다. 최근까지도 다른 악성 종양의 예방 및 치료를 위한 BCG 백신 접종에 대한 관심이 계속되고 있다.

Sipuleucel-T

2010년 FDA 승인을 받은 시플루셀-T는 치료용 암 백신이 진행 암 환자에서 효과적일 수 있음을 입증했다. 이 자가 백신은 전립선암에서 발현되는 종양 관련 항원인 PAP를 표적으로 한다. 치료는 환자의 말초 혈액 단핵 세포를 분리하기 위한 백혈구 채집으로 구성된다. 그런 다음 이 세포들을 종양 항원 PAP와 GM-CSF를 결합한 융합 단백 PA2024에 생체 밖 노출시킨 후, 결과물인 수지상 세포 백신을 환자에게 다시 투여한다. 전이성 전립선암 환자에서 시플루셀-T의 안전성과 효능을 입증한 연구들이 있다. 초기 단계 임상시험에서 치료를 받은 환자의 전체 생존 기간이 연장되는 흥미로운 결과가 얻어졌지만, 1차 평가 변수인 무진행 생존기간은 충족되지 않았다. 다기관 III상 무작위 대조 임상시험인 IMPACT 연구에서는 거세 저항성 전립선암 환자 512명에게 시플루셀-T 또는 위약을 2:1 비율로 배정하여 투여했다.[110] 그 결과, 시플루셀-T 군의 전체 생존기간 중앙값이 연장되고 사망 위험이 감소했으며 36개월 생존율이 향상되었는데, 이들은 모두 통계적으로 유의미하였다. 그러나 이전 임상시험과 마찬가지로, 치료군에서 객관적인 반응은 나타나지 않았고 질병 진행까지의 시간은 양군이 비슷했다. 전립선암 치료에서 시플루셀-T의 역할은 새로운 치료법들이 등장함에 따라 계속 진화하고 있지만, 골 전이를 동반한 전이성 전립선암 환자에서 시플루셀-T 단독 또는 라듐-223(radium-223)과의 병용을 비교하는 무작위 II상 임상시험의 결과는 병용요법군에서 보다 강력한 치료 효과를 보여주었다.[111]

결론

백신은 전염병 방어의 초석이지만, 암 관리에서 백신의 역할은 실망스러울 정도로 엇갈리고 있다. 주목할 만한 돌파구 중 하나는 예방적 암 백신의 개발이다. 이 백신들은 미생물 병원체의 단기적인 후유증으로부터 환자를 보호할 뿐만 아니라 환자의 장기적인 암 발병 위험도 줄여준다. 더 나아가, 인구 집단 전체에 걸쳐 광범위하게 백신을 접종하면 감염률 감소로 인해 면역이 되지 않은 개인에게도 도움이 될 수 있다. 암 병인에 있어 바이러스(및 기타 미생물)의 역할에 대한 이해가 깊어지면서, 예방적 암 백신의 설비도 그에 따라 확장될 것이 분명해 보인다. 반면, 치료용 암 백신의 임상적 이익은 여전히 제한적이다. 이 접근법의 이론적 근거는 타당하고 특정 암 유형에서 일부 치료적 성공이 있었지만, 치료용 암 백신의 잠재력은 완전히 실현되지 못하고 있다. 그럼에도 불구하고, 항원 발견, 종양 유발 면역 억제, 백신 전달, 병용 면역요법 분야에서 활발한 연구가 진행되면서 지속적인 임상 개발에 커다란 도움이 되고 있다. 이러한 이유 때문에 새로운 백신이 악성 종양 제거에 어떤 역할을 할 수 있을 것이라는 낙관적인 전망이 존재한다.

임상 진료와 임상시험에서 병용 면역요법

개요

이전 섹션에서는 주로 단일 제제 면역요법을 사용하여 이뤄낸 임상적 발전을 설명했지만, 기술했던 암 치료법들의 병용에 대한 강력한 생물학적 근거가 있다. 면역관문 억제는 T 세포 침윤 결핍, 효과기 세포의 무력, 또는 강력한 화학요법 투여 후 발생하는 의원성(latrogenic) T 세포 기능 장애로 인해 실패할 수 있다. 입양 세포 치료(adoptive cell therapy, ACT)가 효과적일 수 있지만, 관해가 항상 지속되는 것은 아니다. 악성 B 세포 혈액 종양에서 CAR-T 세포 치료 후, 치료 받은 환자의 70~80%가 관해에 도달할 정도로 놀라운 결과를 보여줬다.

반면, 고형암에서 CAR-T 세포 치료는 그다지 효과적이지 않다. 단기 반응은 매우 인상적일 수 있지만, CAR-T와 ACT의 지속적 활성은 T 세포 PD-1 상향 조절과 종양 세포 PD-L1 발현을 포함한 면역학적 회피에 의해 차츰 잃게 될 수 있다. 항체 치료는 약물의 조직 및 CNS 침투 뿐만 아니라 상대적으로 빠른 대사와 청소를 제한하는 약리학적 제약으로 인해 어려움을 겪고 있다. 백신의 효능은 숙주의 면역학적 반응에 따라 달라진다.

면역관문 억제제 + 입양 세포 치료

활성화된 T 세포는 PD-1 발현을 상향 조절하며, 종양미세환경에서 염증성 사이토카인에 노출된 종양과 수지상 세포가 PD-L1을 상향 조절한다는 사실은 잘 알려져 있다. 이런 생물학적 이해는 활성화된 T 세포와 PD-1 또는 PD-L1 억제 항체(면역관문 억제, [immune checkpoint inhibition, ICI]) 주입을 병용하는 전임상 연구와 임상 연구를 촉발시켰다. 특히 유전자 조작된 CAR-T 세포의 경우, 시험관내 세포 배양과 면역 능력이 있는 마우스 모델을 이용한 전임상 연구에서 이런 면역 억제 기전을 우회하면 효과기 세포 기능을 향상시킬 수 있다는 사실이 입증되었다.[112] 앞서 언급한 전제를 추가로 뒷받침하는 사실로서, ACT 비 반응 환자의 주입 제품을 분석한 결과 반응 환자의 T 세포 제품에 비해 면역관문 분자인 PD-1, TIM-3, LAG-3의 활성화가 확인되었고, 이는 T 세포 탈진이 세포 치료 비효율의 중요한 수정 가능한 특징임을 시사한다.[113]

현재 ICI와 CAR-T 세포치료 병용요법의 안전성과 효능을 보고한 새로운 임상 사례가 있지만 제한적이다. PD-L1 발현이 높고 CAR-T 세포 주입에 불응한 림프종 환자의 사례 보고에서 CD19 표적 CAR-T 세포와 펨브롤리주맙의 병용이 발표되었다. PD-1 차단제로 치료한 이후 CAR-T 세포가 확장되고 종양이 퇴행했으며, 심각한 독성은 나타나지 않았다.[114] 이어서 CD19 표적 CAR-T 세포 주입에 불응하거나 초기에 순환 $CD19^+$ B 세포가 소실된 후 다시 나타난 B 세포 ALL 또는 B 세포 림프종 환자들의 대규모 이질적 코호트에서 ICI를 시험했다.[115] 초기에 종양 반응을 보인 환자들은 PD-1 차단제 투여 후 CAR-T 세포 기능성이 증강된 것으로 나타났다; 하지만, 이들 데이터는 아직 초록 형태로만 발표됐다.[115] 고형암의 경우, I상 연구에서는 신경모세포종 소아 환자의 치료를 위해 GD2-CAR-T 세포 단독요법, 림프구 고갈(LD) 화학요법(fludarabine, cyclophosphamide) + GD2-CAR T 세포의 병용요법, LD + GD2-CAR T 세포 + PD-1 차단제 펨브롤리주맙의 병용요법을 조사했다.[116] LD 화학요법은 주입된 환자에서 CAR-T 세포 확장을 향상시켰지만, 이 임상시험에서 ICI를 추가하였을 때 추가적인 치료적 이점은 없었다. 모든 환자 코호트에서 투여된 치료들로 인한 심각한 독성들은 보고되지 않고 안전하게 치료되었다.

두 번째 경험은 I상 임상시험에서 치료받은 환자들의 하위 코호트로서 펨브롤리주맙과 함께 메소텔린(mesothelin) 표적 CAR-T 세포를 국소적으로 주입한 중피종 환자의 하위군에서 보고되었다. 이 임상시험에 참여한 18명의 환자에게 항 PD-1 ICI를 투여한 결과, 2명의 환자는 완전 대사 반응을 달성했고 8명은 6개월 이상 안정 상태를 유지했다.[117]

면역관문 차단제 + 항체 기반 치료

T 세포 기능을 활성화하도록 설계된 이중 특이적 항체의 사용을 포함한 항체 기반 치료의 유용성은 약리학적 분포와 약물 반감기에 의해 제한된다. 또한, 이들 약제의 궁극적인 항종양 효능은 표적이 된 세포독성을 향해 자극될 수 있는 기능적 효과기 세포 집단의 존재 여부에 달려 있다. 따라서, 종양의 PD-L1 발현 때문에 면역관문 차단제에 의한 숙주 T 세포 기능이 방해를 받는 경우, ICI와 항체 기반 치료들의 병용을 고려해야 한다. 이러한 맥락에서 CD19xCD3 이중 특이적 저분자 약물 블리나투모맙(blinatumomab)이 연구되었으며, T 세포에서 자극적 PD-1 상향 조절과 $CD19^+$ 표적 세포에서 PD-L1 발현이 관찰되었다.[118] 소수의 환자 검체에서 더 높은 수준의 PD-1 상향 조절은 이중특이적 제제 치료에 대한 무반응과 관련이 있을 수 있다.[118] 니볼루맙 + 블리나투모맙을 투여한 불응성 ALL 환자 1명에 대한 보고는 예상되었던 염증성 독성과 완전 반응에 도달했으나 치료 중단 후 2개월 이내의 재발을 자세히 기술했다.[118] 이 임상 데이터는 재발성 및 불응성 질환을 가진 성인 및 소아 환자에서 블리나투

모맙과 ICI의 병용요법을 평가하는 공개 임상시험(NCT02879695, NCT045463990)에서 피험자 모집을 촉진시켰다.

AML, 다발성 골수종과 같은 다른 혈액암에 대한 이중 특이적 제제 역시 ICI와의 병용투여가 연구되고 있지만, 아직 이들 질환에서 병용요법으로 치료받은 환자에서 얻어진 데이터는 없다. 고형암 치료에 사용되는 항체 기반 치료와 ICI의 병용요법도 마찬가지로 유망하며, 전이성 대장암 치료를 위해 T 세포/종양 세포 결합 분자인 CEAxCD3와 항 PD-L1 항체인 아테졸리주맙을 병용하는 I상 임상시험이 2020년 피험자 등록을 완료했다. 초록 형태로 발표된 초기 데이터는 치료로 유발된 염증과 지속적인 데이터 분석의 필요성을 시사한다(NCT02650713).

면역관문 차단제 + 백신

백신은 암에 대항하여 개발된 최초의 면역 기반 치료법 중 하나지만, 단독 치료로서의 백신 접종은 극적인 임상적 성공은 거두지 못했다. 진행성 종양에 의해 진화한 면역 탈출 기전에는 면역 억제 분자의 과발현이 포함되며, 만성 항원 노출로 인한 이차적인 T 세포 탈진과 결합하면, 활기 없는 면역반응의 부진으로 이어진다. 그러므로, 백신 접종으로 종양 항원에 대한 특이성을 가진 가용한 T 세포의 수와 질을 강화한 다음 ICI로 기능성을 향상시켜야 하는 분명한 근거가 있다.

암 백신 접종과 ICI의 병용은 지금까지 주로 불응성 고형암의 치료로서 시험되었다. 진행성 췌장암 환자 30명을 무작위로 배정한 IIb 임상시험에서 항 CTLA-4 제제인 이필리무맙을 단독 또는 GM-CSF 유전자가 GM-CSF를 분비하도록 형질 감염되고 치사량의 방사선이 조사된 췌장 선암 백신인 GVAX(GM-CSF gene-transfected, lethally irradiated pancreatic adenocarcinoma vaccine)와 함께 투여했다.[119] 이 병용 요법은 CTLA-4 항체 단독 요법에 비해 약물 투여시작 후 1년 시점에서 전체 생존율이 향상되었지만(27% vs 7%), 이 연구에서는 GVAX 단독 요법과 직접 비교되지는 않았다.[119] 마찬가지로, 전이성 흑색종 치료로 CTLA-4 차단제와 수지상 세포 백신 접종의 병용요법도 좋은 결과와 수용할만한 예상된 독성 프로파일을 보였다.[120,121] 암 표직 백신과 CTLA-4 억제 항체를 병용하여 치료받은 전체 암 환자 수는 아직 적으며, 상관관계가 있는 생물학적 연구는 더욱 제한적이다. 이런 상황과 함께 치료 요법, 백신 제형, 질병 과정의 이질성 등은 보편적인 안전성 또는 효능에 관한 확실한 결론을 도출하기 어렵게 만든다.

PD-1 차단과 암 백신을 함께 사용하는 것도 고려되고 있다. 11명의 환자에서 진행성 고형암의 치료로 펨브롤리주맙과 p53 발현 백시니아(vaccinia) 백신이 함께 연구되었다.[122] 이 임상시험에 참여한 환자들은 1주 동안 펨브롤리주맙과 주 3회의 백신 주입을 받고 이후 질병이 진행될 때까지 3주마다 백신을 투여받았다.

3명의 환자가 병용 요법에 임상 반응을 보여 고무적인 결과를 나타냈으며, 검출 가능하고 지속적으로 순환하는 p53 특이적 CTL을 분리할 수 있었다. 백신 접종과 결합한 PD-1 ICI는 HPV 관련 암[123] 및 흑색종[124,125]에서 임상시험이 진행되었으며, 유망한 임상 반응과 내약성 안전성 프로파일이 보고되었다.

입양 세포 치료 + 백신

입양 세포 치료(ACT)는 특정 임상 시나리오에서 분명히 효과적이지만, 선택되지 않은 T 세포 또는 NK 세포를 주입하면 비특이적이며 임상적 이득은 없이 독성을 유발할 수 있다. 이 강력한 항종양 효과기 세포 반응을 종양 세포에만 특이적으로 유도하는 것은 ACT와 백신 접종을 결합함으로써 가능하다. 반대로, 백신 단독 요법이 효과적이지 않은 상황에서는 건강하고 활성화된 효과기 세포 집단을 제공하는 것이 백신 매개 항암 활성을 강화하는 해결책이 될 수 있다.

이를 위해, ACT와 백신 접종을 결합하여 주입된 항암 T 세포 집단을 특별히 증가시키는 전략이 현재 환자를 대상으로 연구되고 있지만, 아직 손쉽게 얻을 수 있는 효능이나 안전성 관련 데이터는 없다. 면역능력이 있는 마우스 모델에서 진행된 전임상 연구에 따르면, 박테리아 또는 암 관련 항원에 특이적인 T 세포 수용체를 발현하도록 유전자 조작된 T 세포를 표적 백신 접종과 함께 사용하여 특정 T 세포 증식을 자극할 수 있는 것으로 알려졌다.[126,127] ACT 지속성 및 후기 확장을 지원하는 특별히 유망한 접근법은 생체 외 배양을 통해 분리된 바이러스 특이적 T 세포(viral-specific T cells, VSTs)를 유전자 조작하여 암 특이적 CARs를 발현하도록 하는 것이다.[128] 이들 CAR-VSTs는 GD2-VZV 특이적 CAR-T 세포에 대해서 자세히 설명한 대로, 후속 백신 접종으로 강화될 수 있다.[128] 이 세포 치료제에 대해 현재 임상 I상 시험이 활발하게 진행 중이며, 그 결과가 매우 기대된다(NCT01953900).

결론

항종양 효과를 증폭하기 위해 필요한 여러 약제들의 사용을 고려할 때 병용 면역요법이 합리적이라는 것은 분명하다. (혈액암 또는 고형암에 관계없이) 면역반응과 종양미세환경은 모두 독특하게 복잡하며, 다양한 생물학적 기전을 통해 종양 회피가 가능하다. 진행성 암 환자를 위한 치료법을 개발하고 선택할 때는 (1) 항원 특이성, (2) T 세포 활성화, (3) 탈진의 방지, (4) 약리학적 분포 및 지속성에 초점을 맞춰야 한다. 그럼에도 불구하고, 강력한 면역 활성화와 종양 사멸을 위해 설계된 전략들을 평가하는 한편 국소 및 전신 독성을 예상하고 모니터링해야 한다. 궁극적으로 비특이적 염증을 최소화하면서 항종양 지향 세포독성을 개선할 수 있는 새로운 약제가 개발되어야 한다.

감사의 말

저자들은 Ilias Christodoulou, MD와 Ruyan Rahnama, MD의 공헌에 감사를 표한다.

공개

CB는 엔지니어링 효과기 세포 치료 분야에서 특허 출원을 출원 중이며 MSD, Bristol Myers Squibb 및 Kiadis Pharma로부터 연구비를 지원받았다.

참고자료

1. **Leach DR, Krummel MF, Allison JP. Enhancement of antitumor immunity by CTLA-4 blockade. *Science.* 1996;271(5256):1734-1736. doi:10.1126/science.271.5256.1734.**
2. **Hodi FS, O'Day SJ, McDermott DF, et al. Improved survival with ipilimumab in patients with metastatic melanoma. *N Engl J Med.* 2010;363(8):711-723. doi:10.1056/NEJMoa1003466.**
3. Topalian SL, Drake CG, Pardoll DM. Immune checkpoint blockade: a common denominator approach to cancer therapy. *Cancer Cell.* 2015;27(4):450-461. doi:10.1016/j.ccell.2015.03.001.
4. Linsley PS, Greene JL, Brady W, Bajorath J, Ledbetter JA, Peach R. Human B7-1 (CD80) and B7-2 (CD86) bind with similar avidities but distinct kinetics to CD28 and CTLA-4 receptors. *Immunity.* 1994;1(9):793-801. doi:10.1016/s1074-7613(94)80021-9.
5. Robert C, Thomas L, Bondarenko I, et al. Ipilimumab plus dacarbazine for previously untreated metastatic melanoma. *N Engl J Med.* 2011;364(26):2517-2526. doi:10.1056/NEJMoa1104621.
6. Schadendorf D, Hodi FS, Robert C, et al. Pooled analysis of long-term survival data from phase II and phase III trials of ipilimumab in unresectable or metastatic melanoma. *J Clin Oncol.* 2015;33(17):1889-1894. doi:10.1200/JCO.2014.56.2736.
7. Ribas A, Kefford R, Marshall MA, et al. Phase III randomized clinical trial comparing tremelimumab with standard-of-care chemotherapy in patients with advanced melanoma. *J Clin Oncol.* 2013;31(5):616-622. doi:10.1200/JCO.2012.44.6112.
8. Dong H, Strome SE, Salomao DR, et al. Tumor-associated B7-H1 promotes T-cell apoptosis: a potential mechanism of immune evasion. *Nat Med.* 2002;8(8):793-800. doi:10.1038/nm730.
9. Ansell SM, Lesokhin AM, Borrello I, et al. PD-1 blockade with nivolumab in relapsed or refractory Hodgkin's lymphoma. *N Engl J Med.* 2015;372(4):311-319. doi:10.1056/NEJMoa1411087.
10. Iwai Y, Ishida M, Tanaka Y, Okazaki T, Honjo T, Minato N. Involvement of PD-L1 on tumor cells in the escape from host immune system and tumor immunotherapy by PD-L1 blockade. *Proc Natl Acad Sci U S A.* 2002;99(19):12293-12297. doi:10.1073/pnas.192461099.
11. Strome SE, Dong H, Tamura H, et al. B7-H1 blockade augments adoptive T-cell immunotherapy for squamous cell carcinoma. *Cancer Res.* 2003;63(19):6501-6505.
12. Waterhouse P, Penninger JM, Timms E, et al. Lymphoproliferative disorders with early lethality in mice deficient in Ctla-4. *Science.* 1995;270(5238):985-988. doi:10.1126/science.270.5238.985.
13. Nishimura H, Nose M, Hiai H, Minato N, Honjo T. Development of lupus-like autoimmune diseases by disruption of the PD-1 gene encoding an ITIM motif-carrying immunoreceptor. *Immunity.* 1999;11(2):141-151. doi:10.1016/s1074-7613(00)80089-8.
14. Brahmer JR, Drake CG, Wollner I, et al. Phase I study of single-agent anti-programmed death-1 (MDX-1106) in refractory solid tumors: safety, clinical activity, pharmacodynamics, and immunologic correlates. *J Clin Oncol.* 2010;28(19):3167-3175. doi:10.1200/JCO.2009.26.7609.
15. **Hamid O, Robert C, Daud A, et al. Safety and tumor responses with lambrolizumab (anti-PD-1) in melanoma. *N Engl J Med.* 2013;369(2):134-144. doi:10.1056/NEJMoa1305133.**
16. Prigent P, El Mir S, Dreano M, Triebel F. Lymphocyte activation gene-3 induces tumor regression and antitumor immune responses. *Eur J Immunol.* 1999;29(12):3867-3876. doi:10.1002/(SICI)1521-4141(199912)29:12<3867:AID-IMMU3867>3.0.CO;2-E.
17. Brignone C, Escudier B, Grygar C, Marcu M, Triebel F. A phase I pharmacokinetic and biological correlative study of IMP321, a novel MHC class II agonist, in patients with advanced renal cell carcinoma. *Clin Cancer Res.* 2009;15(19):6225-6231. doi:10.1158/1078-0432.CCR-09-0068.
18. Wang J, Sanmamed MF, Datar I, et al. Fibrinogen-like protein 1 is a major immune inhibitory ligand of LAG-3. *Cell.* 2019;176(1-2):334-347.e12. doi:10.1016/j.cell.2018.11.010.
19. Woo SR, Turnis ME, Goldberg MV, et al. Immune inhibitory molecules LAG-3 and PD-1 synergistically regulate T-cell function to promote tumoral immune escape. *Cancer Res.* 2012;72(4):917-927. doi:10.1158/0008-5472.CAN-11-1620.
20. **Tawbi HA, Schadendorf D, Lipson EJ, et al. Relatlimab and Nivolumab versus Nivolumab in untreated advanced melanoma. *N Engl J Med.* 2022;386(1):24-34. doi:10.1056/NEJMoa2109970.**
21. Zhu C, Anderson AC, Schubart A, et al. The Tim-3 ligand galectin-9 negatively regulates T helper type 1 immunity. *Nat Immunol.* 2005;6(12):1245-1252. doi:10.1038/ni1271.
22. Chiba S, Baghdadi M, Akiba H, et al. Tumor-infiltrating DCs suppress nucleic acid-mediated innate immune responses through interactions between

the receptor TIM-3 and the alarmin HMGB1. *Nat Immunol.* 2012;13(9):832-842. doi:10.1038/ni.2376.

23. Huang YH, Zhu C, Kondo Y, et al. CEACAM1 regulates TIM-3-mediated tolerance and exhaustion. *Nature.* 2015;517(7534):386-390. doi:10.1038/nature13848.

24. Sakuishi K, Apetoh L, Sullivan JM, Blazar BR, Kuchroo VK, Anderson AC. Targeting Tim-3 and PD-1 pathways to reverse T cell exhaustion and restore anti-tumor immunity. *J Exp Med.* 2010;207(10):2187-2194. doi:10.1084/jem.20100643.

25. Yu X, Harden K, Gonzalez LC, et al. The surface protein TIGIT suppresses T cell activation by promoting the generation of mature immunoregulatory dendritic cells. *Nat Immunol.* 2009;10(1):48-57. doi:10.1038/ni.1674.

26. Johnston RJ, Comps-Agrar L, Hackney J, et al. The immunoreceptor TIGIT regulates antitumor and antiviral CD8(+) T cell effector function. *Cancer Cell.* 2014;26(6):923-937. doi:10.1016/j.ccell.2014.10.018.

27. Sedy JR, Gavrieli M, Potter KG, et al. B and T lymphocyte attenuator regulates T cell activation through interaction with herpesvirus entry mediator. *Nat Immunol.* 2005;6(1):90-98. doi:10.1038/ni1144.

28. Noonan K, Matsui W, Serafini P, et al. Activated marrow-infiltrating lymphocytes effectively target plasma cells and their clonogenic precursors. *Cancer Res.* 2005;65(5):2026-2034. doi:10.1158/0008-5472.Can-04-3337.

29. Rosenberg SA, Spiess P, Lafreniere R. A new approach to the adoptive immunotherapy of cancer with tumor-infiltrating lymphocytes. *Science.* 1986;233(4770):1318-1321. doi:10.1126/science.3489291.

30. Kradin RL, Boyle LA, Preffer FI, et al. Tumor-derived interleukin-2-dependent lymphocytes in adoptive immunotherapy of lung cancer. *Cancer Immunol Immunother.* 1987;24(1):76-85. doi:10.1007/BF00199837.

31. **Rosenberg SA, Packard BS, Aebersold PM, et al. Use of tumor-infiltrating lymphocytes and interleukin-2 in the immunotherapy of patients with metastatic melanoma. *N Engl J Med.* 1988;319(25):1676-1680. doi:10.1056/nejm198812223192527.**

32. **Sarnaik AA, Hamid O, Khushalani NI, et al. Lifileucel, a tumor-infiltrating lymphocyte therapy, in metastatic melanoma. *J Clin Oncol.* 2021;39(24):2656-2666. doi:10.1200/jco.21.00612.**

33. Stevanović S, Draper LM, Langhan MM, et al. Complete regression of metastatic cervical cancer after treatment with human papillomavirus-targeted tumor-infiltrating T cells. *J Clin Oncol.* 2015;33(14):1543-1550. doi:10.1200/jco.2014.58.9093.

34. Lauss M, Donia M, Harbst K, et al. Mutational and putative neoantigen load predict clinical benefit of adoptive T cell therapy in melanoma. *Nat Commun.* 2017;8(1):1738. doi:10.1038/s41467-017-01460-0.

35. Nissani A, Lev-Ari S, Meirson T, et al. Comparison of non-myeloablative lymphodepleting preconditioning regimens in patients undergoing adoptive T cell therapy. *J Immunother Cancer.* 2021;9(5):e001743. doi:10.1136/jitc-2020-001743.

36. Besser MJ, Itzhaki O, Ben-Betzalel G, et al. Comprehensive single institute experience with melanoma TIL: long term clinical results, toxicity profile, and prognostic factors of response. *Mol Carcinog.* 2020;59(7):736-744. doi:10.1002/mc.23193.

37. **Eshhar Z, Waks T, Gross G, Schindler DG. Specific activation and targeting of cytotoxic lymphocytes through chimeric single chains consisting of antibody-binding domains and the gamma or zeta subunits of the immunoglobulin and T-cell receptors. *Proc Natl Acad Sci U S A.* 1993;90(2):720-724.**

38. Krause A, Guo H-F, Latouche J-B, Tan C, Cheung N-KV, Sadelain M. Antigen-dependent CD28 signaling selectively enhances survival and proliferation in genetically modified activated human primary T lymphocytes. *J Exp Med.* 1998;188(4):619-626. doi:10.1084/jem.188.4.619.

39. Maher J, Brentjens RJ, Gunset G, Rivière I, Sadelain M. Human T-lymphocyte cytotoxicity and proliferation directed by a single chimeric TCRζ / CD28 receptor. *Nat Biotechnol.* 2002;20(1):70-75. doi:10.1038/nbt0102-70.

40. **Savoldo B, Ramos CA, Liu E, et al. CD28 costimulation improves expansion and persistence of chimeric antigen receptor-modified T cells in lymphoma patients. *J Clin Invest.* 2011;121(5):1822-1826. doi:10.1172/JCI46110.**

41. **Imai C, Mihara K, Andreansky M, et al. Chimeric receptors with 4-1BB signaling capacity provoke potent cytotoxicity against acute lymphoblastic leukemia. *Leukemia.* 2004;18(4):676-684. doi:10.1038/sj.leu.2403302.**

42. **Kochenderfer JN, Wilson WH, Janik JE, et al. Eradication of B-lineage cells and regression of lymphoma in a patient treated with autologous T cells genetically engineered to recognize CD19. *Blood.* 2010;116(20):4099-4102. doi:10.1182/blood-2010-04-281931.**

43. Davila ML, Brentjens RJ. CD19-Targeted CAR T

cells as novel cancer immunotherapy for relapsed or refractory B-cell acute lymphoblastic leukemia. *Clin Adv Hematol Oncol.* 2016;14(10):802-808.

44. Schuster SJ, Svoboda J, Chong EA, et al. Chimeric antigen receptor T cells in refractory B-Cell lymphomas. *N Engl J Med.* 2017;377(26):2545-2554. doi:10.1056/NEJMoa1708566.

45. Bonifant CL, Jackson HJ, Brentjens RJ, Curran KJ. Toxicity and management in CAR T-cell therapy. *Mol Ther Oncolytics.* 2016;3:16011. doi:10.1038/mto.2016.11.

46. Lee DW, Santomasso BD, Locke FL, et al. ASTCT consensus grading for cytokine release syndrome and neurologic toxicity associated with immune effector cells. *Biol Blood Marrow Transplant.* 2019;25(4):625-638. doi:10.1016/j.bbmt.2018.12.758.

47. Hines MR, Keenan C, Maron Alfaro G, et al. Hemophagocytic lymphohistiocytosis-like toxicity (carHLH) after CD19-specific CAR T-cell therapy. *Br J Haematol.* 2021;194(4):701-707. doi:10.1111/bjh.17662.

48. Jones PT, Dear PH, Foote J, Neuberger MS, Winter G. Replacing the complementarity-determining regions in a human antibody with those from a mouse. *Nature.* 1986;321(6069):522-525. doi:10.1038/321522a0.

49. Morrison SL, Oi VT. Genetically engineered antibody molecules. *Adv Immunol.* 1989;44:65-92. doi:10.1016/s0065-2776(08)60640-9.

50. Studnicka GM, Soares S, Better M, Williams RE, Nadell R, Horwitz AH. Human-engineered monoclonal antibodies retain full specific binding activity by preserving non-CDR complementarity-modulating residues. *Protein Eng.* 1994;7(6):805-814. doi:10.1093/protein/7.6.805.

51. Lonberg N. Human antibodies from transgenic animals. *Nat Biotechnol.* 2005;23(9):1117-1125. doi:10.1038/nbt1135.

52. Parmley SF, Smith GP. Antibody-selectable filamentous fd phage vectors: affinity purification of target genes. *Gene.* 1988;73(2):305-318. doi:10.1016/0378-1119(88)90495-7.

53. McCafferty J, Griffiths AD, Winter G, Chiswell DJ. Phage antibodies: filamentous phage displaying antibody variable domains. *Nature.* 1990;348(6301):552-554. doi:10.1038/348552a0.

54. Smith GP. Filamentous fusion phage: novel expression vectors that display cloned antigens on the virion surface. *Science.* 1985;228(4705):1315-1317. doi:10.1126/science.4001944.

55. Winter G, Milstein C. Man-made antibodies. *Nature.* 1991;349(6307):293-299. doi:10.1038/349293a0.

56. Saeed AF, Wang R, Ling S, Wang S. Antibody engineering for pursuing a healthier future. *Front Microbiol.* 2017;8:495. doi:10.3389/fmicb.2017.00495.

57. Adams GP, Weiner LM. Monoclonal antibody therapy of cancer. *Nat Biotechnol.* 2005;23(9):1147-1157. doi:10.1038/nbt1137.

58. Abulayha A, Bredan A, El Enshasy H, Daniels I. Rituximab: modes of action, remaining dispute and future perspective. *Future Oncol.* 2014;10(15):2481-2492. doi:10.2217/fon.14.146.

59. Weiner GJ. Rituximab: mechanism of action. *Semin Hematol.* 2010;47(2):115-123. doi:10.1053/j.seminhematol.2010.01.011.

60. Maloney DG, Smith B, Rose A. Rituximab: mechanism of action and resistance. *Semin Oncol.* 2002;29(1 suppl 2):2-9.

61. **McLaughlin P, Grillo-Lopez AJ, Link BK, et al. Rituximab chimeric anti-CD20 monoclonal antibody therapy for relapsed indolent lymphoma: half of patients respond to a four-dose treatment program. *J Clin Oncol.* 1998;16(8):2825-2833. doi:10.1200/JCO.1998.16.8.2825.**

62. Salles G, Barrett M, Foa R, et al. Rituximab in B-Cell hematologic malignancies: a review of 20 years of clinical experience. *Adv Ther.* 2017;34(10):2232-2273. doi:10.1007/s12325-017-0612-x.

63. Garcia J, Hurwitz HI, Sandler AB, et al. Bevacizumab (Avastin(R)) in cancer treatment: a review of 15 years of clinical experience and future outlook. *Cancer Treat Rev.* 2020;86:102017. doi:10.1016/j.ctrv.2020.102017.

64. **Hurwitz H, Fehrenbacher L, Novotny W, et al. Bevacizumab plus irinotecan, fluorouracil, and leucovorin for metastatic colorectal cancer. *N Engl J Med.* 2004;350(23):2335-2342. doi:10.1056/NEJMoa032691.**

65. Sawyers CL. Herceptin: a first assault on oncogenes that launched a revolution. *Cell.* 2019;179(1):8-12. doi:10.1016/j.cell.2019.08.027.

66. Menard S, Pupa SM, Campiglio M, Tagliabue E. Biologic and therapeutic role of HER2 in cancer. *Oncogene.* 2003;22(42):6570-6578. doi:10.1038/sj.onc.1206779.

67. De P, Hasmann M, Leyland-Jones B. Molecular determinants of trastuzumab efficacy: what is their clinical relevance? *Cancer Treat Rev.* 2013;39(8):925-934. doi:10.1016/j.ctrv.2013.02.006.

68. Maximiano S, Magalhaes P, Guerreiro MP, Morgado M. Trastuzumab in the treatment of breast cancer. *BioDrugs.* 2016;30(2):75-86. doi:10.1007/s40259-016-0162-9.

69. **Moja L, Tagliabue L, Balduzzi S, et al. Trastuzumab containing regimens for early breast cancer. *Cochrane Database Syst Rev.* 2012;2012(4):CD006243. doi:10.1002/14651858.CD006243.pub2.**

70. Doi T, Shitara K, Naito Y, et al. Safety, pharmacokinetics, and antitumour activity of trastuzumab deruxtecan (DS-8201), a HER2-targeting antibody-drug conjugate, in patients with advanced breast and gastric or gastro-oesophageal tumours: a phase 1 dose-escalation study. *Lancet Oncol.* 2017;18(11):1512-1522. doi:10.1016/S1470-2045(17)30604-6.

71. Verma S, Miles D, Gianni L, et al. Trastuzumab emtansine for HER2-positive advanced breast cancer. *N Engl J Med.* 2012;367(19):1783-1791. doi:10.1056/NEJMoa1209124.

72. Thomas A, Teicher BA, Hassan R. Antibody-drug conjugates for cancer therapy. *Lancet Oncol.* 2016;17(6):e254-e262. doi:10.1016/S1470-2045(16)30030-4.

73. Hamann PR, Hinman LM, Hollander I, et al. Gemtuzumab ozogamicin, a potent and selective anti-CD33 antibody-calicheamicin conjugate for treatment of acute myeloid leukemia. *Bioconjug Chem.* 2002;13(1):47-58. doi:10.1021/bc010021y.

74. van der Jagt RH, Badger CC, Appelbaum FR, et al. Localization of radiolabeled antimyeloid antibodies in a human acute leukemia xenograft tumor model. *Cancer Res.* 1992;52(1):89-94.

75. Damle NK, Frost P. Antibody-targeted chemotherapy with immunoconjugates of calicheamicin. *Curr Opin Pharmacol.* 2003;3(4):386-390. doi:10.1016/s1471-4892(03)00083-3.

76. **Larson RA, Sievers EL, Stadtmauer EA, et al. Final report of the efficacy and safety of gemtuzumab ozogamicin (Mylotarg) in patients with CD33-positive acute myeloid leukemia in first recurrence. *Cancer.* 2005;104(7):1442-1452. doi:10.1002/cncr.21326.**

77. Petersdorf SH, Kopecky KJ, Slovak M, et al. A phase 3 study of gemtuzumab ozogamicin during induction and postconsolidation therapy in younger patients with acute myeloid leukemia. *Blood.* 2013;121(24):4854-4860. doi:10.1182/blood-2013-01-466706.

78. Castaigne S, Pautas C, Terre C, et al. Effect of gemtuzumab ozogamicin on survival of adult patients with de-novo acute myeloid leukaemia (ALFA-0701): a randomised, open-label, phase 3 study. *Lancet.* 2012;379(9825):1508-1516. doi:10.1016/S0140-6736(12)60485-1.

79. Amadori S, Suciu S, Selleslag D, et al. Gemtuzumab ozogamicin versus best supportive care in older patients with newly diagnosed acute myeloid leukemia unsuitable for intensive chemotherapy: results of the randomized phase III EORTC-GIMEMA AML-19 trial. *J Clin Oncol.* 2016;34(9):972-979. doi:10.1200/JCO.2015.64.0060.

80. Linenberger ML. CD33-directed therapy with gemtuzumab ozogamicin in acute myeloid leukemia: progress in understanding cytotoxicity and potential mechanisms of drug resistance. *Leukemia.* 2005;19(2):176-182. doi:10.1038/sj.leu.2403598.

81. Taksin AL, Legrand O, Raffoux E, et al. High efficacy and safety profile of fractionated doses of Mylotarg as induction therapy in patients with relapsed acute myeloblastic leukemia: a prospective study of the Alfa Group. *Leukemia.* 2007;21(1):66-71. doi:10.1038/sj.leu.2404434.

82. Baron J, Wang ES. Gemtuzumab ozogamicin for the treatment of acute myeloid leukemia. *Expert Rev Clin Pharmacol.* 2018;11(6):549-559. doi:10.1080/17512433.2018.1478725.

83. Francisco JA, Cerveny CG, Meyer DL, et al. cAC10-vcMMAE, an anti-CD30-monomethyl auristatin E conjugate with potent and selective antitumor activity. *Blood.* 2003;102(4):1458-1465. doi:10.1182/blood-2003-01-0039.

84. Okeley NM, Miyamoto JB, Zhang X, et al. Intracellular activation of SGN-35, a potent anti-CD30 antibody-drug conjugate. *Clin Cancer Res.* 2010;16(3):888-897. doi:10.1158/1078-0432.CCR-09-2069.

85. van de Donk NW, Dhimolea E. Brentuximab vedotin. *MAbs.* 2012;4(4):458-465. doi:10.4161/mabs.20230.

86. Younes A, Bartlett NL, Leonard JP, et al. Brentuximab vedotin (SGN-35) for relapsed CD30-positive lymphomas. *N Engl J Med.* 2010;363(19):1812-1821. doi:10.1056/NEJMoa1002965.

87. Fanale MA, Forero-Torres A, Rosenblatt JD, et al. A phase I weekly dosing study of brentuximab vedotin in patients with relapsed/refractory CD30-positive hematologic malignancies. *Clin Cancer Res.* 2012;18(1):248-255. doi:10.1158/1078-0432.CCR-11-1425.

88. Chen R, Gopal AK, Smith SE, et al. Five-year survival and durability results of brentuximab vedotin in patients with relapsed or refractory Hodgkin lymphoma. *Blood.* 2016;128(12):1562-1566. doi:10.1182/blood-2016-02-699850.

89. Duell J, Lammers PE, Djuretic I, et al. Bispecific antibodies in the treatment of hematologic malignancies. *Clin Pharmacol Ther.* 2019;106(4):781-791.

doi:10.1002/cpt.1396.

90. Reusch U, Harrington KH, Gudgeon CJ, et al. Characterization of CD33/CD3 tetravalent bispecific Tandem Diabodies (TandAbs) for the treatment of acute myeloid leukemia. *Clin Cancer Res.* 2016;22(23):5829-5838. doi:10.1158/1078-0432.CCR-16-0350.

91. Felices M, Lenvik TR, Davis ZB, Miller JS, Vallera DA. Generation of BiKEs and TriKEs to improve NK cell-mediated targeting of tumor cells. *Methods Mol Biol.* 2016;1441:333-346. doi:10.1007/978-1-4939-3684-7_28.

92. Topp MS, Gokbuget N, Stein AS, et al. Safety and activity of blinatumomab for adult patients with relapsed or refractory B-precursor acute lymphoblastic leukaemia: a multicentre, single-arm, phase 2 study. *Lancet Oncol.* 2015;16(1):57-66. doi:10.1016/S1470-2045(14)71170-2.

93. Locatelli F, Zugmaier G, Rizzari C, et al. Effect of blinatumomab vs chemotherapy on event-free survival among children with high-risk first-relapse B-cell acute lymphoblastic leukemia: a randomized clinical trial. *JAMA.* 2021;325(9):843-854. doi:10.1001/jama.2021.0987.

94. Dohner H, Estey E, Grimwade D, et al. Diagnosis and management of AML in adults: 2017 ELN recommendations from an international expert panel. *Blood.* 2017;129(4):424-447. doi:10.1182/blood-2016-08-733196.

95. Dohner H, Weisdorf DJ, Bloomfield CD. Acute myeloid leukemia. *N Engl J Med.* 2015;373(12):1136-1152. doi:10.1056/NEJMra1406184.

96. Vadakekolathu J, Minden MD, Hood T, et al. Immune landscapes predict chemotherapy resistance and immunotherapy response in acute myeloid leukemia. *Sci Transl Med.* 2020;12(546):eaaz0463. doi:10.1126/scitranslmed.aaz0463.

97. Uy GL, Aldoss I, Foster MC, et al. Flotetuzumab as salvage immunotherapy for refractory acute myeloid leukemia. *Blood.* 2021;137(6):751-762. doi:10.1182/blood.2020007732.

98. Davis ZB, Vallera DA, Miller JS, Felices M. Natural killer cells unleashed: checkpoint receptor blockade and BiKE/TriKE utilization in NK-mediated anti-tumor immunotherapy. *Semin Immunol.* 2017;31:64-75. doi:10.1016/j.smim.2017.07.011.

99. Vallera DA, Felices M, McElmurry R, et al. IL15 Trispecific Killer Engagers (TriKE) make natural killer cells specific to CD33+ targets while also inducing persistence, in vivo expansion, and enhanced function. *Clin Cancer Res.* 2016;22(14):3440-3450. doi:10.1158/1078-0432.CCR-15-2710.

100. Warlick ED, Weisdorf DJ, Vallera DA, et al. GTB-3550 TriKE™ for the treatment of high-risk Myelodysplastic Syndromes (MDS) and refractory/relapsed Acute Myeloid Leukemia (AML) safely drives Natural Killer (NK) cell proliferation at initial dose cohorts. *Blood.* 2020;136(suppl 1):7-8. doi:10.1182/blood-2020-136398.

101. Old LJ, Clarke DA, Benacerraf B. Effect of Bacillus Calmette-Guerin infection on transplanted tumours in the mouse. *Nature.* 1959;184(suppl 5):291-292. doi:10.1038/184291a0.

102. Morales A, Eidinger D, Bruce AW. Intracavitary Bacillus Calmette-Guerin in the treatment of superficial bladder tumors. *J Urol.* 1976;116(2):180-183. doi:10.1016/s0022-5347(17)58737-6.

103. Paavonen J, Naud P, Salmeron J, et al. Efficacy of human papillomavirus (HPV)-16/18 AS04-adjuvanted vaccine against cervical infection and precancer caused by oncogenic HPV types (PATRICIA): final analysis of a double-blind, randomised study in young women. *Lancet.* 2009;374(9686):301-314. doi:10.1016/S0140-6736(09)61248-4.

104. Saslow D, Andrews KS, Manassaram-Baptiste D, Smith RA, Fontham ETH, American Cancer Society Guideline Development Group. Human papillomavirus vaccination 2020 guideline update: American Cancer Society guideline adaptation. *CA Cancer J Clin.* 2020;70(4):274-280. doi:10.3322/caac.21616.

105. Jackson S, Lentino J, Kopp J, et al. Immunogenicity of a two-dose investigational hepatitis B vaccine, HBsAg-1018, using a toll-like receptor 9 agonist adjuvant compared with a licensed hepatitis B vaccine in adults. *Vaccine.* 2018;36(5):668-674. doi:10.1016/j.vaccine.2017.12.038.

106. Vesikari T, Langley JM, Segall N, et al. Immunogenicity and safety of a tri-antigenic versus a mono-antigenic hepatitis B vaccine in adults (PROTECT): a randomised, double-blind, phase 3 trial. *Lancet Infect Dis.* 2021;21(9):1271-1281. doi:10.1016/S1473-3099(20)30780-5.

107. Rosenberg SA, Yang JC, Restifo NP. Cancer immunotherapy: moving beyond current vaccines. *Nat Med.* 2004;10(9):909-915. doi:10.1038/nm1100.

108. Pettenati C, Ingersoll MA. Mechanisms of BCG immunotherapy and its outlook for bladder cancer. *Nat Rev Urol.* 2018;15(10):615-625. doi:10.1038/s41585-018-0055-4.

109. Lamm DL, Blumenstein BA, Crissman JD, et al. Maintenance bacillus Calmette-Guerin immunotherapy for recurrent TA, T1 and carcinoma in situ transitional cell carcinoma of the bladder: a ran-

domized Southwest Oncology Group Study. *J Urol.* 2000;163(4):1124-1129.

110. Kantoff PW, Higano CS, Shore ND, et al. Sipuleucel-T immunotherapy for castration-resistant prostate cancer. *N Engl J Med.* 2010;363(5):411-422. doi:10.1056/NEJMoa1001294.

111. Marshall CH, Fu W, Wang H, et al. Randomized phase II trial of Sipuleucel-T with or without Radium-223 in men with bone-metastatic castration-resistant prostate cancer. *Clin Cancer Res.* 2021;27(6):1623-1630. doi:10.1158/1078-0432.CCR-20-4476.

112. Cherkassky L, Morello A, Villena-Vargas J, et al. Human CAR T cells with cell-intrinsic PD-1 checkpoint blockade resist tumor-mediated inhibition. *J Clin Invest.* 2016;126(8):3130-3144. doi:10.1172/JCI83092.

113. Fraietta JA, Lacey SF, Orlando EJ, et al. Determinants of response and resistance to CD19 chimeric antigen receptor (CAR) T cell therapy of chronic lymphocytic leukemia. *Nat Med.* 2018;24(5):563-571. doi:10.1038/s41591-018-0010-1.

114. Chong EA, Melenhorst JJ, Lacey SF, et al. PD-1 blockade modulates chimeric antigen receptor (CAR)-modified T cells: refueling the CAR. *Blood.* 2017;129(8):1039-1041. doi:10.1182/blood-2016-09-738245.

115. Li AM, Hucks GE, Dinofia AM, et al. Checkpoint inhibitors augment CD19-directed Chimeric Antigen Receptor (CAR) T cell therapy in relapsed. B-Cell acute lymphoblastic leukemia. *Blood.* 2018;132(1):556.

116. Heczey A, Louis CU, Savoldo B, et al. CAR T cells administered in combination with lymphodepletion and PD-1 inhibition to patients with neuroblastoma. *Mol Ther.* 2017;25(9):2214-2224. doi:10.1016/j.ymthe.2017.05.012.

117. Adusumilli PS, Zauderer MG, Riviere I, et al. A phase I trial of regional mesothelin-targeted CAR T-cell therapy in patients with malignant pleural disease, in combination with the Anti-PD-1 agent pembrolizumab. *Cancer Discov.* 2021;11(11):2748-2763. doi:10.1158/2159-8290.CD-21-0407.

118. Feucht J, Kayser S, Gorodezki D, et al. T-cell responses against CD19+ pediatric acute lymphoblastic leukemia mediated by bispecific T-cell engager (BiTE) are regulated contrarily by PD-L1 and CD80/CD86 on leukemic blasts. *Oncotarget.* 2016;7(47):76902-76919. doi:10.18632/oncotarget.12357.

119. Le DT, Lutz E, Uram JN, et al. Evaluation of ipilimumab in combination with allogeneic pancreatic tumor cells transfected with a GM-CSF gene in previously treated pancreatic cancer. *J Immunother.* 2013;36(7):382-389. doi:10.1097/CJI.0b013e31829fb7a2.

120. Ribas A, Comin-Anduix B, Chmielowski B, et al. Dendritic cell vaccination combined with CTLA4 blockade in patients with metastatic melanoma. *Clin Cancer Res.* 2009;15(19):6267-6276. doi:10.1158/1078-0432.CCR-09-1254.

121. Wilgenhof S, Corthals J, Heirman C, et al. Phase II study of autologous monocyte-derived mRNA Electroporated Dendritic Cells (TriMixDC-MEL) plus ipilimumab in patients with pretreated advanced melanoma. *J Clin Oncol.* 2016;34(12):1330-1338. doi:10.1200/JCO.2015.63.4121.

122. Chung V, Kos FJ, Hardwick N, et al. Evaluation of safety and efficacy of p53MVA vaccine combined with pembrolizumab in patients with advanced solid cancers. *Clin Transl Oncol.* 2019;21(3):363-372. doi:10.1007/s12094-018-1932-2.

123. Massarelli E, William W, Johnson F, et al. Combining immune checkpoint blockade and tumor-specific vaccine for patients with incurable human papillomavirus 16-related cancer: a phase 2 clinical trial. *JAMA Oncol.* 2019;5(1):67-73. doi:10.1001/jamaoncol.2018.4051.

124. Gibney GT, Kudchadkar RR, DeConti RC, et al. Safety, correlative markers, and clinical results of adjuvant nivolumab in combination with vaccine in resected high-risk metastatic melanoma. *Clin Cancer Res.* 2015;21(4):712-720. doi:10.1158/1078-0432.CCR-14-2468.

125. Weber JS, Kudchadkar RR, Yu B, et al. Safety, efficacy, and biomarkers of nivolumab with vaccine in ipilimumab-refractory or -naive melanoma. *J Clin Oncol.* 2013;31(34):4311-4318. doi:10.1200/JCO.2013.51.4802.

126. Xin G, Schauder DM, Jing W, et al. Pathogen boosted adoptive cell transfer immunotherapy to treat solid tumors. *Proc Natl Acad Sci U S A.* 2017;114(4):740-745. doi:10.1073/pnas.1614315114.

127. Slaney CY, von Scheidt B, Davenport AJ, et al. Dual-specific chimeric antigen receptor T cells and an indirect vaccine eradicate a variety of large solid tumors in an immunocompetent, self-antigen setting. *Clin Cancer Res.* 2017;23(10):2478-2490. doi:10.1158/1078-0432.CCR-16-1860.

128. Tanaka M, Tashiro H, Omer B, et al. Vaccination targeting native receptors to enhance the function and proliferation of Chimeric Antigen Receptor (CAR)-modified T cells. *Clin Cancer Res.* 2017;23(14):3499-3509. doi:10.1158/1078-0432.CCR-16-2138.

※ 주요 참고자료는 진하게 표시되어 있다.

11장

마이크로바이옴과 암 면역요법

John E. Niederhuber

주요 사실 요약

- 인체 미생물군은 박테리아, 바이러스, 곰팡이, 효모, 원생동물, 고세균으로 구성된다. 미생물은 숙주와의 공생 관계로 인해 기능을 하는 기관 시스템으로 확인된다.
- 장내 미생물군은 면역 치료 결과에 중요한 역할을 하는 것으로 밝혀졌다.
- 미생물군의 집락들은 소화관, 호흡기, 비뇨생식기 그리고 피부 표면에서 발견된다.
- 인간의 미생물군에는 1,000종 이상의 다양한 미생물 종들이 존재한다.
- 인체 위장관에서 발견될 수 있는 실제 미생물 유기체들은 약 3.8×10^{13}개로 추정된다. 더 중요한 것은 장내의 다양한 미생물군이 3백만 개 이상의 유전자들을 발현한다는 점이다.
- Bacteroidetes 및 Firmicutes 문(phyla)은 위장관에 서식하는 박테리아 집락의 약 90%를 차지한다. 나머지 10%는 Actinobacteria, Cyanobacteria, Fusobacteria, Proteobacteria, Verrucomicrobia 문이 차지한다.
- 신생아의 초기 미생물군은 모체로부터 수직 전파에 의해 획득되므로 집락 형성 미생물군에 대한 유전적 내성 면역이 동반된다.
- 신생아 미생물군의 조기 파종과 성숙은 건강하고 강력한 면역반응 체계의 발달에 매우 중요하다.
- 면역 체계의 공생 관계와 무결성(본래 모습)은 일생 동안 지속되며 특히 장 미생물군내 어떤 불균형에도 영향을 받는다.
- 특정 장내 미생물과 그들의 대사 산물은 체세포 DNA를 변형시켜 악성 잠재력을 가진 세포를 만들 수 있는 능력을 가지고 있다. 인간 암의 약 15~20%는 미생물과 바이러스에서 기인한다.
- 임상 연구에 따르면 PD-1 차단제 치료에 반응이 좋지 않은 폐암과 신장암 환자는 장내 세균인 *Akkermansia muciniphila* 수치가 낮은 것으로 나타났다.
- 이 임상 연구에서 항 PD-1 차단제에 반응한 사람들은 비 반응자보다 장내 *Bifidobacterium longum*, *Collinsella aerofaciens*, *Enterococcus faecium*이 풍부했다.
- 효과적인 면역관문 억제제(immune checkpoint inhibitor, ICI) 반응에 대한 장내 마이크로바이옴의 중요성에 관한 임상적 관찰은 여러 ICI 마우스 종양 모델에서 실험을 통해 뒷받침되었다.
- CAR-T 세포를 포함한 입양 T 세포 전달 항암 면역요법에는 치료 전 림프구 고갈과 광범위한 항생제 사용이 포함된다. 이러한 치료 요법의 추가는 장내 마이크로바이옴에 파괴적이다.

▶다음 쪽에 계속

주요 사실 요약 —이어서

- 초기 연구들에서 항 CD19 CAR-T 세포 치료에 반응할 가능성이 높은 환자들은 치료전 *Ruminococcus*, *Bacteroides*, *Faecalibacterium* 장내 세균이 상대적으로 풍부한 것으로 밝혀졌다.
- 잘 반응하지 않았던 사람들은 Peptostreptococcaceae과 Clostridiales가 더 풍부한 것으로 관찰되었다.
- 내성 *C. difficile* 감염에 대한 치료법으로 인정받고 있는 분변 미생물군 이식(FMT)은 이전 치료에 내성을 보인 환자에서 면역관문 억제제의 반응을 일으키기 위해 초기 임상시험에서 적용되고 있다.
- 임상 연구들은 FMT가 ICI 비 반응자로 분류된 환자군의 장내 마이크로바이옴을 반응자의 마이크로바이옴으로 복원시킬 수 있음을 시사한다.
- 장내 마이크로바이옴의 관리는 면역 치료의 효능에 핵심으로 보이며, 임상 연구와 동물 모델 모두에서 마이크로바이옴이 적응형 항종양 면역반응에 직접적인 영향을 미치는 능력을 입증하고 있다.
- FMT는 면역 치료 반응과 반응 지속 시간을 향상시키고, 발생하는 면역 관련 이상반응(immune-related adverse event, irAE)을 치료하는 효과적이고 안전한 방법으로서 상당한 가능성을 가지고 있다.

개요

나는 국립암연구소(National Cancer Institute, NCI) 소장으로 재임했던 2006~2010년 사이에, 여러 국립보건원(NIH) 연구소 이사 중 한 명으로서 국립보건원(National Institute of Health, NIH) 원장에게 과학 분야의 우선 순위에 관해 조언하는 역할을 담당했던 NIH 외부 자문위원회 위원으로 임명되었던 것을 기억한다. 마이크로바이옴과 건강 및 질병과의 관계가 가장 중요한 의미 있는 연구 투자 분야라는 것에 모두 빠르게 합의했다.[1,2] 참석자들은 박테리아, 바이러스, 곰팡이, 효모, 원생동물, 고세균과 같이 체내에 상존하는 유기체와 그들의 유전체 및 대사 산물이 실제로 그들 자체로 하나의 기관 시스템으로 간주될 수 있다는 데 인식을 같이했다.[3] 미생물군을 구성하는 이들 다양한 유기체는 신체 어느 곳이든지 발견될 수 있지만, 신체 외부와 맞닿아 있는 구조물인 피부, 점막과 같은 부위, 그리고 폐, 비뇨생식기, 위장관의 상피 내벽에 집중되어 있다.[4]

그 결과로, 2007년 NIH는 인간 마이크로바이옴 프로젝트(Human Microbiome Project, HMP)를 시작했다. HMP의 첫 번째 단계(2007~2012년)는 인체 미생물군을 발굴하고 특성화 하는 데 중점을 두었다.[5,6] 두 번째 단계는 2014년 통합 HMP(iHMP; http://ihmpdcc.org)로 시작되었으며, 질병 상태와 관련된 미생물군의 생물학적 특성들에 대한 통합된 종단 데이터 세트를 구축하는 것을 목표로 했다. 인체 미생물군을 연구하는 도구로서 16S rRNA 유전자 프로파일링, 전체 메타유전체 샷건 염기서열 분석, 전체 유전체 염기서열 분석(whole genome sequencing, WGS), 메타 전사체학, 대사체학 및 면역 단백체학 기술을 확립하고, 마이크로바이옴이라는 복잡한 시스템이 기능적 기관으로서 숙주와 어떻게 통합하는지를 연구하는 데 중점을 두고 있다.[7] 이 분야의 현재 과학은 컴퓨터 생물학(computational biology), 인공지능(artificial intelligence, AI), 기계 학습(machine learning), 대규모 데이터 세트를 통합할 수 있는 강력한 컴퓨터 시스템의 발전에 의해 상당히 가능하게 되었다.

인간 유전체 프로젝트(Human Genome Project, HGP)를 달성하기 위해 초기에 개발된 기술들이 iHMP를 가능하게 했다는 것은 쉽게 이해된다. iHMP는 질병 기반 또는 관련 프로젝트의 다학제간 노력으로 설계되었다.[8-10] iHMP의 목표는 장기 특이적 마이크로바이옴의 유전적, 기능적 다양성과 그들과 질병과의 관계를 정의하는 것이었다.[9] HMP 및 iHMP 연구 프로젝트는 각 개인마다 미생물군 균주의 고유한 구성을 가지고 있음을 보여주었다. 암에 대한 현재 연구들은 박테리아에 초점을 맞추고 있지만, 공생 바이러스, 진균, 고세균을 포함하는 다른 미생물들도 암과 면역종양학에 가장 확실하게 역할을 하기 때문에 무시할 수 없다(심층적인 검토는 The Integrative HMP Research Network Consortium[8], Voth and Khanna[9], 그리고 NIH Human Microbiome Portfolio Analysis Team[10] 참고).

예를 들어, 장내 마이크로바이옴에 대한 연구는 모성 집락 형성의 중요성과 신생아 발달 동안 **"창립자종**(founder species)"의 시기로 일컫는 낮은 다양성의 미생물상이 있는 기간을 보여주었다. 장내 마이크로바이옴은 자궁에서 파종되고, 생애 초기에 성숙한 집락 형성으로 진화한다. 장내 미생물군의 구성은 지역, 인종, 식단, 분만 방식(질식 vs 제왕절개), 질병, 숙주의 초기 발달 동안 항생제 사용 등에 의해 영향을 받는다.[11] 장내 마이크로바이옴은 300만 개 이상의 유전자를 암호화하는 100조 개 이상의 미생물 세포를 포함하는 것으로 추정된다.[12-14] 복잡한 미생물 조직체를 갖는 장내 미생물군은 숙주와 공생하면서 존재하고, 숙주 생리학에 중요한 역할을 하는 놀라운 배열의 단백 산물을 제공한다.[15]

지난 10년 동안 HMP에 대한 NIH의 투자 결과, 대장암, 직장암, 식도암, 위암, 췌장암, 폐암, 흑색종, 유방암 뿐만 아니라 혈액암을 포함하는 암 질환과 장내 미생물군 사이의 강력한 관계에 대한 증거가 점점 더 많이 발견되고 있다.[16] 이 장에서는 암의 시작과 진행에서 장내 마이크로바이옴의 역할과 암 치료, 특히 면역요법에 미치는 영향에 관해 알려진 내용을 검토할 것이다.

마이크로바이옴과 면역 체계의 발달

인체 미생물군의 박테리아 성분은 미생물군 집단들 가운데 가장 많은 연구가 이루어진 분야이다. 이러한 미생물군 집단은 박테리아, 고세균, 박테리오파지, 바이러스, 곰팡이 및 원생동물로 구성된다. 미생물군의 집락들은 소화관, 호흡기, 비뇨생식기, 그리고 피부 표면에서 발견될 수 있다.[13,14] 숙주의 선천성, 적응형 숙주 면역 체계 모두 숙주 미생물군의 집락 형성과 함께 진화하여 미생물군의 유기체들과 숙주 면역 체계의 대응 능력 사이의 건강한 공존을 확립한 것으로 입증되었다.[4,17]

이 진화하는 관계는 실제로 자궁에서 시작되어 3~5세 사이 어느 시점에 성숙한 상태에 노날한나.[18] 그러나, 이러한 공생 관계와 면역 체계의 무결성은 일생 동안 지속된다. 면역 체계의 무결성과 세포 구성은 미생물군의 변화의 결과로 일생 동안 변경되거나 손상될 수 있다. 면역 체계의 무결성에 영향을 미치는 장내 미생물군은 숙주의 식이 변화처럼 단순할 수도 있고 특정 만성 질환의 발병과 항생제 투여로 인해 발생할 수 있는 것처럼 복잡할 수도 있다[19,20](자세한 내용은 Maynard 등[17] 참고).

위장관(gastrointestinal [GI] tract)에서는 Bacteroidetes, Firmicutes 문(phyla)이 박테리아 집락의 약 90%를 차지한다. 나머지 10%는 Actinobacteria, Cyanobacteria, Fusobacteria, Proteobacteria, Verrucomicrobia 문의 집락으로 구성된다.[21] 위장관 내에서 박테리아 밀도가 가장 높은 곳은 결장이다. 첨단 유전체 기술을 사용한 연구에 따르면 위장 마이크로바이옴은 신진대사, 면역, 암의 발생 및 진행, 약물 유전체 개입에 대한 숙주 반응을 포함한 많은 숙주 기능에 적극적으로 영향을 미치다는 사실이 밝혀졌다.[4,21-25]

면역 체계의 실질적인 발달은 자궁에서 시작되며, 발달하는 태아 미생물군과 면역 체계의 성장 관계도 마찬가지로 자궁에서 시작된다. 신생아의 초기 미생물군은 모체로부터 수직 전파에 의해 획득되기 때문에 집락을 형성하는 미생물군에 대한 유전적 관용성 면역이 존재한다.[18] 질식 분만 또한 산모의 고유하며 관용적인 질 내 미생물을 신생아 미생물군에 파종하는 중요한 원천이라는 것이 입증되었다.[11] 모유는 또한 신생아 면역 체계의 조기 교육과 형성에 관여하는 면역 조절 인자들의 중요한 공급원이다.

모유에는 실제 살아있는 박테리아, 단백 대사산물, 면역글로불린(Ig) A 항체, 특정 면역 사이토카인, 심지어 면역계 세포와 같은 많은 면역 자극 인자들이 포함되어 있다.[26-28] 축적된 증거에 따르면, 신생아 미생물군의 초기 파종과 성숙이 출생 후 면역 체계의 각인과 성숙에 중요한 역할을 하는 것으로 확인되었다. 어떤 의미에서 온전한 마이크로바이옴에 의한 숙주 면역 체계의 지속적인 초회항원자극은 효율적인 항암 치료 효과를 발휘할 수 있는 숙주의 능력을 최적화하기 위해 면역 체계가 준비하는 데 매우 중요하다. 신생아 미생물군의 정상적인 발달에 미치는 어떠한 영향도 일생 동안 숙주 면역에 영향을 미칠 수 있다.[4,15,18,26-28]

숙주가 침입한 병원균을 제거하기 위해 숙주에서 일어나는 이러한 면역반응들이 만성화되면 숙주에게는 위험이 될 수 있다. 이러한 만성적인 염증 반응은 미생물군 내에서 장내 세균 불균형을 유발할 수 있는 잠재성을 가지며, 그 결과로 숙주의 면역을 변화시킬 수 있다. 염증을 억제하려는 숙주의 노력은 숙주의 항종양 반응에 해로울 수 있다.[29] 염증을 억제하려는 숙주의 노력은 종양 발생 초기 동안에 강력한 항종양 반응을 적절하게 수행하는 숙주의 능력과 경쟁적인 것으로 생각할 수 있다[30](자세한 검토 내용은 Belkaid와 Harrison[20] 참고).

마이크로바이옴과 암의 시작 및 진행

지난 20년 동안 장내 미생물군이 인체 말초 면역 체계와 중요한 관계를 맺고 있다는 증거가 점점 더 증가했다. 앞서 언급했듯이, 인체의 장에는 1,000종 이상의 다양한 미생물 종들과 약 3.8×10^{13} 미생물들이 존재하며, 주로 하부 결장에서 발견된다.[31] 이 다양한 미생물군은 300만 개 이상의 유전자를 발현하며, 그 생성물은 정상적인 숙주의 생리와 건강에 영향을 미치는 중요한 대사적 활성을 가진다. 장내 미생물군 구성에 변화 또는 불균형이 발생하여 정상적인 숙주 미생물군 항상성이 파괴되면, 숙주는 광범위한 생리적 변화의 위험과 심지어는 암을 포함한 만성 질환의 발병 위험에 처하게 된다.[32,33] 또한 위장관 내 미생물 불균형은 선천성 면역 감시와 적응형 항종양 면역반응을 억제하여, 암이 형성되는 가장 초기 단계에서 암을 제거하는 면역 체계의 정상적인 능력에 상당한 영향을 미칠 수 있다.[34]

정상적인 면역 감시와 항암 면역반응을 저해할 수 있는 장내 미생물 불균형 외에도, 특정 장내 미생물과 그 대사산물이 숙주의 체세포에서 DNA를 변화시키는 능력을 가지고 있다는 증거가 축적되고 있다. 체세포 DNA의 변이는 세포 주기를 조절하는 숙주의 유전자를 방해하여 세포 증식을 증가시키고, 정상적인 세포 사멸 프로그램을 방해하는 대사산물을 생성할 수 있다. 위장관 미생물군의 변화와 DNA 암호화 및 유전자 전사에서 그 결과로 유도된 현상들은 악성 잠재성을 가진 체세포의 암 발생 위험을 증가시킨다.

아마도 염증-암 발생 경로에 직접적으로 관여하는 것으로 가장 잘 알려진 병원체들은 위암에서 *Helicobacter pylori*, 자궁경부암 및 두경부암에서 인유두종 바이러스(human papillomavirus, HPV), 간세포암에서 B형 및 C형 간염 바이러스일 것이다(표 11.1).[17,19,20,30-34] 그 외에도, 특정 병원체는 염증과 박테리아 대사산물을 촉진하여 종양 발생을 직접적으로 촉발할 수 있다. 인체 암의 약 15~20%가 직접 또는 간접적으로 미생물 기원과 관련이 있다.[30,31] 예를 들어, *Enterococcus faecalis*는 DNA 손상 화합물의 형성에 중요한 활성 산소종(reactive oxygen species, ROS)을 생산한다. 마이크로바이옴과 항종양 면역반응 사이의 관계에서 중요한 점은 장에서 유래한 박테리아 미생물이 종양과 종양미세환경 모두에서 발견될 수 있으며, 여기서 이들은 종양 세포의 성장을 촉진하고 항종양 면역을 억제하는 인자들을 분비한다는 것이다(표 11.2).[19,33,35-39] 장내 미생물군의 변화는 IL-6 신호 전달 경로의 활성화를 통해, 장내 염증과 상피세포 증식을 촉진하는 것으로 나타났다.[40] 상피 염증은 지질 다당류(lipopolysaccharides, LPS)와 같은 미생물 생성물의 생성으로 이어지고, 면역 세포의 증식과 이동을 일으키면서 Toll 유사 수용체(Toll-like receptor, TLR)를 상향 조절한다. 장내 세균 불균형과 염증의 결과로 과도하게 생성된 박테리아 생성물은 NF-κB, c-Jun/JNK, JAK/STAT3 경로를 활성화할 수 있으며, 이들 모두 비정상적인 세포 증식과 항암 면역반응의 억제를 일으키는 잘 알려진 작용을 가진 신호 전달 경로들이다(그림 11.1 참고).[41-44]

마이크로바이옴과 암 면역요법

인간에서 자연적으로 발생하는 암은 면역 감시를 회피하고 적응형 면역반응에 의한 종양 세포 파괴를

표 11.1 국제 암 연구소에서 1급 발암 물질로 지정된 미생물 목록

클래스 I 미생물	
발암성 미생물	암 발생 부위
Helicobacter pylori	위
B형 간염 바이러스 C형 간염 바이러스 *Opisthorchis viverrini* *Clonorchis sinensis*	간
인유두종 바이러스(Human papilloma virus)	자궁경부, 질, 외음부, 항문, 음경, 구인두
엡스타인-바 바이러스(Epstein-Barr virus)	비인두, 비호지킨 림프종, 호지킨 림프종
카포시 육종 관련 헤르페스 바이러스 (Kaposi sarcoma-associated herpes virus)	카포시 육종 원발성 삼출 림프종
인간 T 세포 림프구 바이러스 1형 (Human T-cell lymphotropic virus type I)	성인 T 세포 림프종
Schistosoma haematobium *Bacteroides fragilis*, *Clostridium* cluster 1	방광

Bhatt 등[33]의 표 I에서 발췌.

표 11.2 발암과 관련된 장내 박테리아 대사 단백들

박테리아 대사산물	암을 유발할 수 있는 잠재적 작용
황산염 환원 박테리아(H_2S)	H_2S는 세포독성 및 유전 독성 작용을 가짐
질산염의 아질산염 환원; N-니트로소 화합물	다수의 장내 박테리아가 관여하여 DNA 부가물을 형성할 수 있음
오르니틴과 같은 폴리아민 생산	다수의 장내 세균이 능력을 가짐; 염증성 종양미세환경 증가와 관련
이차 담즙산, 데옥시콜산, 리토콜산	다중 *Clostridium* 종, 종양 촉진 활성

Hullar 등[31]의 표 1에서 일부 수정.

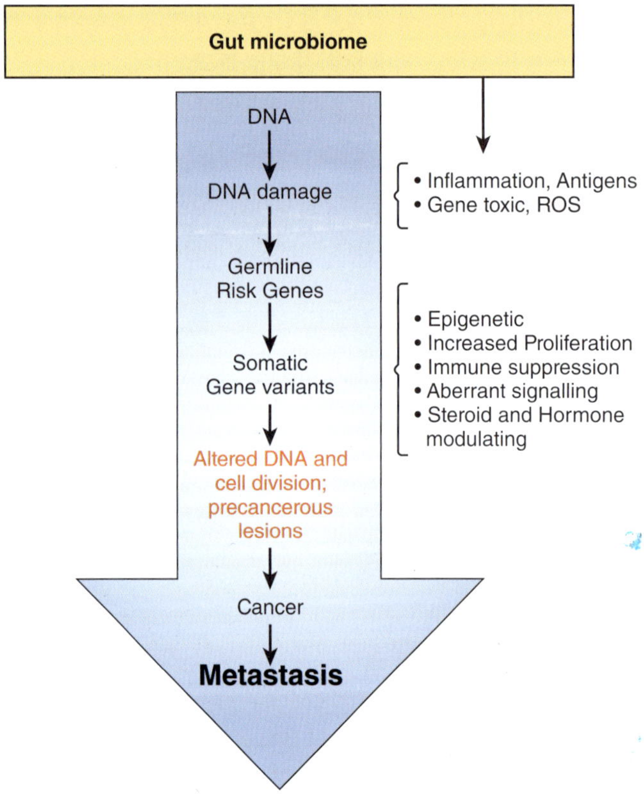

그림 11.1 장내 마이크로바이옴이 암 발생 위험에 영향을 미칠 수 있는 직접, 간접적 기전 장내 미생물군은 병원성 유기체들(예: 특정 암 유발 박테리아 또는 바이러스)의 군집, DNA에 대해 독성이 있는 발암성 대사산물의 생성, 호르몬과 스테로이드와 같은 숙주의 내인성 화합물 생산, 숙주 면역반응을 자극하는 미생물 항원을 유발하는 염증 등에 의해 암 위험에 영향을 미칠 수 있다. Hullar 등 그림 1[31]에서 부분적으로 수정함.

견딜 수 있는 능력이 발달한 것으로 잘 알려져 있다. 면역요법은 처음에 단일 클론 항체의 도입과 줄기세포 이식의 사용으로 악성 질환 치료의 한가지 옵션이 되었다.[45,46] 숙주 항종양 면역반응에 대한 종양세포의 내성을 역전시키는 능력은 항종양 T 세포 반응의 하향조절을 담당하는 면역관문 차단(ICI)을 통해 입증되었다. ICI 면역요법은 CTLA-4, PD-1 또는 PD-L1 면역관문에 대한 단일 클론 항체 사용을 포함한다. 이들 단일 클론 항체 억제제는 보다 인상적인 반응을 보였으며 면역요법에서 최초의 진정한 돌파구를 마련했다. 그 결과, ICI는 여러 고형암과 혈액암 치료의 표준이 되었다.[47]

ICI의 혁명적인 성공 외에도, 적응형 T 세포 치료(adaptive T-cell therapy, ATC), 종양 침윤 림프구(tumor-infiltrating lymphocytes, TILs)의 시험관 내 확장, T 세포 수용체(TCR) 조작 T 세포, 키메라 항원 수용체 유전자 전달 T 세포(CAR-T cells) 등 다양한 세포 기반 치료법들이 유망한 세포 기반 항종양 효능을 입증하였으며, 현재 집중적으로 연구되고 있다.[30,46-50]

장내 마이크로바이옴과 ICI 면역요법

두 가지 관찰 결과는 ICI에 대한 반응이 세포 면역관문의 단순한 항체 차단보다 더 복잡할 수 있음을 시사했다. 첫 번째 관찰은 체질량 지수(body mass index, BMI)가 높은 암 환자가 정상 또는 낮은 BMI를 가진 환자보다 ICI 반응률이 상당히 높다는 것을 시사했다.[51,52] 두 번째 관찰에서는 ICI 치료 직전 또는 초기에 항생제를 투여 받은 암 환자가 항생제 사용 과거력이 없는 환자보다 ICI 반응률이 훨씬 낮다는 사실이 발견됐다.[53] 따라서 이러한 축적된 증거는 ICI 비 반응자의 장내 세균총 구성의 불균형이 면역 세포 활성 장애와 관련이 있을 수 있다는 결론을 뒷받침하기 시작했다[54-56](심층 검토는 Frankel 등[56] 참고).

Routy와 동료들은 면역관문 억제제로 치료 중인 폐암과 신장암 환자들로부터 얻은 대변 검체에 대한 연구들을 보고했다. 그들은 PD-1 차단제에 대한 반응이 불량했던 환자들에서 *Akkermansia muciniphila* 박테리아의 수준이 낮다는 사실을 발견했다.[57] 2018년 Matson과 동료들은 항 PD-1 차단제 치료를 받는 진행성 전이성 흑색종 환자에서 유사한 연구들을 보고했다.[58] 이 연구들에서 16S 리보솜 RNA 유전자 염기서열 분석, 메타유전체 샷건 염기시열 분석, 선택된 박테리아의 정량적 중합효소 연쇄반응(qPCR)을 통합 분석하여 ICI 치료 전 기준 대변 검체를 분석했다. 연구팀은 ICI에 대해 반응한 환자가 비 반응 환자보다 *Bifidobacterium longum, Collinsella aerofaciens, Enterococcus faecium* 박테리아 종이 더 풍부하다는 사실을 발견했다. 또한, 그들은 ICI에 반응한 흑색종 환자들로부터 얻은 분변 물질로 위장관을 재구성한 무균 마우스를 사용하여 실험을 진행했다. 이 마우스에서는 ICI에 대한 종양 반응과 종양 조절이 향상되었으며, 보다 강력한 T 세포 면역반응이 확인되었다.[58] 항 PD-1 면역요법으로 치료 중인 전이성 흑색종 환자의 구강 및 장내 마이크로바이옴을 조사한 또 다른 보고에서 30명의 ICI 반응자와 13명의 비 반응자를 분석한 결과, 반응자에서는 유의하게 큰 알파 다양성($p<0.01$)과 *Ruminococcaceae* 계열 박테리아가 상대적으로 풍부한 것으로 나타났다($p<0.01$).[59] 비 반응자들에서는 *Bacteroidales*과가 풍부한 것으로 나타났다. 또한, 메타게놈 WGS는 반응자에서 *Faecalibacterium* 종의 농축을 보여주었고, 비 반응자에서는 *Bacteroides thetaiotaomicron, Escherichia coli, Aaerotruncus colihominis*가 풍부하였다.

연구자들은 환자에게서 무균 마우스로 분변 미생물군 이식(FMT)을 실시하여 이들 초기 임상연구를 보완했다. 그들은 비 반응자들에서 불량한 상내 미생물군과 낮은 다양성 그리고 *Bacteroidales* 균이 풍부하였으며, 이로 인해 전신 항종양 면역반응이 손상되었다는 결론을 내렸다. 연구진은 손상된 면역반응이 림프구 및 골수 세포 종양 침윤의 장애와 항원 제시 능력이 억제로 초래된 결과임을 보여주었다.[59] ICI 반응자의 장내 세균 분류군을 특성화하고 이러한 세균 종들이 항종양 면역반응과 어떻게 관련되어 있는지에 대해 많은 연구들이 진행되었다(표 11.3).

마우스 종양 모델에서 진행된 다수의 전임상 연구와 이들 초기 임상 연구들은 장내 미생물군과 진행성 암 환자에서 ICI 치료에 대한 반응을 생성하는 능력 사이에는 중요한 관계가 있다는 명확한 증거를 제공했다. 반응자와 비교해서 ICI 비 반응자에서 기존 미생물이 결핍되어 있다는 증거 자료는 비반응자의 분류군 결핍들을 교정해서 반응자의 장내 미생물 환경과 같은 환경을 만들어보려는 시도에 대해 뜨거운 관심을 불러 일으켰다. 장내 마이크로바이옴을 조작하기 위해 수행할 수 있는 여러 가지 치료적 접근 방식이 있지만, **분변 미생물군 이식**(FMT)을 사용한 임상 경험이 현재 가장 많은 임상적 관심을 불러일으키고 있다. 예를 들어, 재발성 *Clostridium difficile* 감염을 치료하기 위해 FMT를 사용하면서 얻게 된 경험으로 FMT는 ICI 비 반응자의 마이크로바이옴 결핍들을 교정하기 위한 입증된 쉽게 사용할 수 있는 도구가 되었다.[71,72] 그 결과, ICI의 치료 결과를 향상시키기 위해 FMT를 사용한 여러 임상 연구들이 성공적으로 수행되었다[73](심층 검토는 Zerdan 등[73] 참고). 단일군 임상 연구(NCT03341143)에서 연구자들은 항 PD-1 치료에 내성을 보이는 진행성 흑색종 환자군을 대상으로 장기간 항 PD-1에 반응했던 흑색종 환자로부터 채집한 분변 미생물군을 병용 조합으로 치료했다.[74] 이 임상시험은 항 PD-1치료(펨브롤리주맙)와 함께 장기 반응자의 FMT를 병용할 경우의 안전성과 효능을 평가하기 위해 설계되었다. 단일제제 치료 또는 CTLA-4 억제제 또는 기타 임상시험용 약제와 병용하여, 항 PD-1에 반응한 적이 없는 진행성 흑색종 환자 16명이 임상시험에 참여했다. 모든 환자는 모집 시점에 진행성 암 질환을 가진 것이 확인되었으며, 모두 반코마이신(vancomycin)과 네오마이신(neomycin)을 사용하여 치료 전 토착 미생물군이 고갈된 상태였다.

연구자들은 이 치료 조합의 내약성이 우수하다는 것을 확인하였으며, 반응자들은 과거 항 PD-1 면역관문 요법에 대한 반응과 관련이 있는 것으로 증명된 분류군이 양적으로 증가한 것을 보여주었다. 15명의 환자는 계획대로 실험적 치료를 받았으며 반응 평가가 가능했다. 1명의 환자에서 완전 반응(CR)이 관찰되었고, 2명의 환자에서 부분 반응(PR)이 나타났다(20%). 추가로 3명의 환자는 12개월 이상 질병이 안정된 상태(SD)를 유지했다(20%). 1명의 환자는 2년 이상 PR이 지속되고 있는 것으로 알려졌다. 이 연구에서 반응자들은 $CD8^+$ T 세포 활성화가 증가하고 IL-8 발현 골수성 세포의 수가 감소하는 것으로 나타났다. 저자들은 FMT가 장내 마이크로바이옴을 더 유리한 반응자 분류군으로 바꾸고 종양미세환경을 더 유리한 항종양 면역 세포성을 갖도록 재프로그램할 수 있다고 결론지었다.[74]

이스라엘 Tel-HaShomer에 위치한 Sheba Medical Center의 Ella Lemelbaum 면역종양학 연구소에서 진행성 흑색종 환자 10명을 대상으로 유사한 임상시험이 진행되었다. 이 소규모 임상시험에는, 2명의 진행성 흑색종 FMT 기증자가 참여했으며, 두 환자 모두 항 PD-1치료(니볼루맙)에 완전 반응을 보인 것으로 확인되었다. 저자들은 2명의 환자가 PR을 경험했고, 1명의 환자는 CR을 경험했다고 보고했다.[75]

ICI 치료를 받고 있는 성인 고형암 환자 대상의 논문들을 체계적으로 검토한 결과, 저자들은 항생제 사용이 ICI 결과에 미치는 영향에 초점을 맞춘 22개의 출판물과 FMT가 ICI 반응에 미치는 영향을 보고한 6개의 연구를 확인했다고 보고했다.[76] FMT에 대한 연구는 초기 단계이며 다소 제한적이지만 FMT

표 11.3　ICI 면역 치료에 관한 마이크로바이옴 종의 영향

ICI 면역요법	관련 미생물	결과에 영향을 미치는 기전
항 CTLA-4 mAb	*Bacteroides fragilis, Bacteroides thetaiotaomicron, Burkholderia cepacia*	$CD1b^+$ DCs를 자극하면 IL-12 의존성 Th1 항종양 반응이 증가함.[60]
	Bifidobacterium	Tregs의 억제 활성이 강화되면 ICI로 인해 발생하는 면역 병리를 감소시킴.[61,62]
	Bifidobacterium pseudolongum, Akkermansia muciniphila	박테리아로부터의 이노신은 아데노신 2A 수용체에 작용하여, DC로부터 공동 자극 인자가 있을 경우 Th1을 자극하여, 항종양 반응을 향상시킴.[63] *A. muciniphila*가 생산하는 부티레이트(butyrate)는 종양미세환경(TME)에 존재하는 Tregs를 억제하는 전염증성 면역반응을 일으키며, IL-12 매개 ICI 반응을 활성화시킬 수 있음.[47,49]
항 PD-1 및 PD-L1	*Bifidobacterium breve, Bifidobacterium longum*	$CD8^+$ T 세포 프라이밍과 TME로 침윤을 위해 DCs를 활성화하여 ICI에 의해 유도된 항종양 면역반응을 강화함.[64] ICI 반응자에서 과발현됨.[58,65] 히푸레이트(hippurate)가 분비되면 PD-1 분자 발현을 감소시키며 NK 세포를 활성화하고 항종양 활성을 유발할 수 있음.[66]
	Akkermansia muciniphila	종양 및 TME에서 TCM, CD4/Foxp3 비율을 증가시키면 IL-12 및 IFN-γ 생산이 증가하여 PD-1 차단제와 상승효과가 발생함.[57,67]
	Lactobacillus rhamnosus GG	cGAS-STING-TBK1-IRF7-IFN-β 연쇄반응을 통해 DCs를 활성화하여 암 세포에 대한 $CD8^+$ T 세포 활성을 향상시킴.[68]
	Bifidobacterium breve	*B. brevc*의 SVY 항원과 마우스 흑색종의 SIY 신생항원 사이의 분자 모방은 흑색종 암 세포에 대한 교차 반응성 T 세포 반응을 자극함[69]
	Bacteriophage -infecting Enterococcus hirae 박테리오파지 감염 *Enterococcus hirae*	박테리오파지의 TMP는 암 항원 PSMB4 단백과 기억 $CD8^+$ T 세포 교차 반응성을 자극함.[70]

cytotoxic T lymphocyte-associated antigen-4(*CTLA-4*), 세포독성 *T* 림프구 관련 항원-4; *CD1b*, 막 통과 당단백(a transmembrane glycoprotein); cyclic GMP-AMP synthase(*cGAS*), 순환 GMP-AMP 합성효소; guanosine monophosphate(*GMP*), 구아노신 모노인산염; *AMP*, adenosine monophosphate(아데노신 모노인산염); dendritic cells(*DCs*), 수지상 세포; Fork head box P3 DNA binding protein(*FoxP3*), 포크 헤드 박스 P3 DNA 결합 단백; immune checkpoint inhibition(*ICI*), 면역관문 억제; *IFN-γ*, 인터페론 감마; interferon regulatory factor 7(*IRF7*), 인터페론 조절 인자 7; interleukin(*IL*), 인터루킨; programmed cell death protein-1(*PD-1*), 프로그램된 세포 사멸 단백-1; programmed death-ligand 1(*PD-L1*), 프로그램된 사멸 리간드 1; proteasome subunit beta type-4(*PSMB4*), 프로테아좀 소단위 베타 유형 4; stimulator of interferon genes(*STING*), 인터페론 유전자 자극인자; T helper cells(*Th*), 보조 T 세포; T regulatory cells(*Tregs*), 조절 T 세포; tumor microenvironment(*TME*), 종양미세환경. Ting 등50의 표 2에서 일부 수정.

임상 연구는 확실하게 유망하며, 심각한 면역 관련 부작용(irAE)이나 FMT 부작용이 보고되지는 않았지만 FMT 사용 시 특정 위험이 존재한다는 점을 염두에 두어야 한다. 표적 면역 치료를 받고 있는 혈액암 및 고형암 환자의 측면에서 FMT는 추가 위험을 발생시킬 수 있다. 물론 가장 우려되는 위험은 FMT 도입으로 인한 잠재적 감염성 합병증 발생이다. 이런 합병증은 특히 면역력이 저하된 호중구 감소증을 동반한 암 환자에 해당한다. 엄격하게 선별된 기증자 FMT에서도 특별히 우려되는 위험은 광범위 베타락탐 분해효소(extended-spectrum beta-lactamases, ESBL)를 가진 박테리아 종의 발생이다. ESBL은 일반적으로 사용되는 항생제에 박테리아가 내성을 갖게 한다.[77] 지금까지는 강도 높은 기증자 검체 검사로 인해 드물게 발생했다.

ICI와 미생물군에 관한 주요 질문에 답하기 위해서는 더 큰 규모의 임상시험이 필요하다. 예를 들어, 장내 마이크로바이옴에 초점을 맞춘 몇 가지 질문들이 떠오른다. ICI 반응자의 장내 유리한 세균군은 일반적으로 항 PD-1 항체(ICI) 면역요법에 특이적일까? 아니면 췌장암, 폐암 또는 흑색종과 같이 각 장기 부위의 특정한 암에 따라 반응자의 세균군이 달라질까? 이런 모든 지식이 FMT와 같은 접근법을 사용해서 대상 환자중 반응자의 장내 세균군을 설정하는 데 최적으로 설계된 접근법으로 이어질 수 있기를 바란다. 예를 들어, 흑색종의 경우 Bifidobacteriaceae 과에 속하는 Actinobacteria 문과 Coriobacteriacear 과 종 그리고 Ruminococcacea 과와 Lachospiraceae 과 종을 포함하는 Firmicutes 문이 풍부한 것이 ICI에 대한 성공적인 반응에 가장 유리하다는 증거가 이를 뒷받침한다.[56-59] 또, FMT 세균군은 환자의 지속적인 치료에서 얼마나 안정적일까? 경구용 FMT 캡슐은 직접 결장 이식과 동일한 효과를 보일까?

인간에서 이러한 관찰은 무균 마우스와 항생제로 생성된 특정 병원체가 고갈된 마우스 암 모델을 사용한 실험 연구에 의해 뒷받침된다. 이러한 마이크로바이옴이 고갈된 마우스 모델에서는 항종양 면역반응이 감소하고 골수 세포 증식이 억제되며 사이토카인 생산이 감소하는 것으로 나타났다.[78] 특정 마이크로바이옴이 고갈된 마우스에 박테리아 균주인 *Alistipes shahii* 또는 *Ruminococci*를 위관으로 투여한 결과 이러한 상태가 회복되었지만, *Lactobacillus fermentum*을 사용한 위관 투여는 면역 치료 효과를 제공하지 못했다.[72]

Chen과 동료들은 시스플라틴을 투여한 Lewis 폐암 마우스 모델을 사용하여, 광범위한 항생제를 추가하면 항생제 치료군에서 장내 미생물의 균형이 깨지며 이로 인해 대조군에 비해 항종양 반응이 불량하다는 사실을 발견했다.[79] 시스플라틴 치료를 받은 마우스 군에 *Akkermansia muciniphila*(AKK)를 매일 위관으로 경구 투여한 결과, 종양의 성장이 현저히 둔화되었다. 이들 마우스의 종양은 Ki-67, p53 및 FasL 단백 수준이 감소하고, Fas 단백, IFN-γ, IL-6, 그리고 TNF-α가 상향 조절되었다.

또한 조절 T 세포(Treg) 를 억제한다는 증거도 있으며, 이는 AKK가 폐암 치료에 유익한 미생물일 수 있음을 시사한다.[79] 무균 마우스 종양 모델이나 특정 항생제 요법을 적용한 마우스 모델을 사용한 다른 연구들에서도 유사한 면역반응 억제 또는 제거, 골수세포 증식의 감소, 사이토카인 생산 감소가 발견되었다. 연구에 따르면 경구 위관 영양을 통한 반응 회복은 특정 박테리아 종을 사용할 때만 발생했다.[65,70]

Frankel과 동료들은 종양 반응과 생존 측면에서 장내 마이크로바이옴의 중요성을 확인하는 다수의 마우스 종양 ICI 모델에 대한 문헌의 보고 내용을 검토했다.[56] 이 검토에서 저자들 또한 장내 마이크로바이옴 프로파일 및 경로와 함께 ICI 면역요법에 대한 숙주 항종양 반응과 관련된 여러 임상 연구들을 인용했다. 몇몇 임상 연구에서는 ICI로 치료한 마우스 종양 모델에 대변을 이식하기 위한 환자의 대변 표본 채집이 포함되었다. 반응자의 분변 샘플을 사용한 이들 FMT 실험 각각에서, 실험 모델은 항종양 반응의 향상과 $CD8^+$ T 세포와 골수성 DCs의 종양 침윤을 보여주었다.[56]

장내 마이크로바이옴과 세포 기반 면역요법

이전 섹션에서 언급했듯이, 장내 마이크로바이옴의 역할과 특정 미생물이 암 면역 치료에 미치는 영향에 관한 대부분의 연구는 주로 ICI 치료에 집중되었다.[49,50] 세포 기반 면역요법에서는 장내 마이크로바이옴이 수행하는 역할을 이해하려는 제한적인 연구만이 수행되었다.[46,47,80] 종양 침윤 림프구(TILs), T 세포 수용체(TCR) 조작 T 세포, CAR-T 세포 등을 암 치료에 도입함으로써 이들 모두가 암 환자의 치료 결과를 향상시킬 수 있는 가능성을 보여주었다.[47,49] 그러나 이러한 세포 기반 치료법들에 대한 반응은 환자 집단에 따라 이질적이며, 반응이 관찰되는 경우에도 그 지속 기간 역시 매우 다양하다. 치료 지침을 제공하는 생체표지자는 현재 부족하다.[47,49,80-83]

ICI 반응에서 장내 마이크로바이옴의 역할에 관한 증거는 입양 T 세포 전달 면역요법에서 장내 마이크로바이옴의 중요성을 결정하는데 비슷한 관심을 불러 일으켰다. 환자의 마이크로바이옴, 악성 종양, 세포 기반 면역요법의 적용 사이의 공생 관계를 정의하기 위해 설계된 연구 수행의 중요성은, 일반적으로 입양 T 세포 전달에서 화학요법이나 방사선조사로 발생하는 림프구 고갈이 환자의 전처치(preconditioning)에 포함된다는 사실에 의해 더욱 뒷받침된다. 전처리 림프구 고갈은 장내 마이크로바이옴에 불균형 효과를 가져오고 효과기 T 세포의 기능을 증폭시키는 미생물 전위를 유도한다.[80,84] 하지만 전처치는 환자가 감염성 합병증에 걸릴 위험을 높인다. 감염성 합병증은 모든 형태의 입양 T 세포 전달 치료와 관련된 심각한 질병이며, 따라서 광범위한 항생제 사용을 필요로 한다.[85] 결과적으로, 항생제는 세포 기반 치료를 시작하기 전에 예방적 조치로 자주 사용된다.

항 CD19 CAR-T 세포 치료를 받는 환자의 장내 마이크로바이옴에 대한 최초의 연구들 중 하나는 Memorial Sloan Kettering Cancer Center의 Marcel van den Brink 연구실과 M. Smith가 미국혈액학회(American Society of Hematology, ASH) 연례 총회에서 발표한 초록에 보고되었다.[86] 이 후향적 연구에는 CD19-CAR-T 세포 면역요법으로 치료받은 137명 비호지킨 림프종(NHL) 환자와 91명 급성 림프구성 백혈병(ALL) 환자들이 참여했다. 환자의 60%는 다양한 광범위 항생제들을 일정량 투여 받았다. 이 60% 중 47%는 피페라실린/타조박탐, 이미페넴/실라스타틴, 메로페넴(piperacillin/tazobactam, imipenem/cilastatin, meropenem, P-I-M)으로 구성된 혐기성세균을 표적하는 필수적인 광범위 요법으로 치료받았다. P-I-M 항생제 요법으로 치료받은 환자들은 CAR-T 치료 기간 동안 사이토카인 방출 독성과 신경 독성을 경험할 가능성이 더 높았다.[86]

연구자들은 48명의 환자에서 CAR-T 세포 치료 전에 전향적으로 대변 검체를 수집했다. 그들은 반응자들이 비 반응자들에 비해 매우 독특한 기저 미생물군을 가지고 있음을 관찰했다. 장내 마이크로바이옴에서 *Ruminococcus, Bacteroides, Faecalibacterium* 박테리아 종이 상대적으로 더 풍부한 환자들은 반응할 가능성이 더 높았다. 반응자와 비 반응자들 사이에 구별되는 마이크로바이옴 구조는 흥미롭게도 동일한 Firmicutes 문에 속해 있었다. 연구진은 전향적으로 수집한 대변 검체에서 100일째 CAR-T 세포 반응이 Clostridia 세열에 속하는 종과 연관되어 있음을 관찰했다. 완전 관해에 도달한 환자들은 *Lachnospiraceae*

와 *Ruminococcaceae*가 더 많았던 반면, 반응이 좋지 않은 환자들은 *Peptostreptococcaceae* 과와 *Clostridiales*가 더 많았다. 그러나 반응자와 비 반응자를 비교했을 때 마이크로바이옴의 다양성은 차이가 없는 것으로 관찰되었다.[87] 이들 다소 제한적인 초기 연구로부터 ICI 면역요법 연구에서 얻은 미생물군 지식을 단순히 추출하여, 조작된 CAR-T 세포 반응 및 독성을 포함한 입양 T 세포(ATC) 치료에 적용할 수는 없다는 결론을 내리는 것이 적절해 보인다. 그럼에도 불구하고, 장내 마이크로바이옴의 불균형과 이러한 불균형이 초래하는 대사산물과 항종양 면역반응에 부정적인 영향을 미치는 과도한 미생물 항원의 생성 위험을 피하는 것이 가능하다면, 이 전략이 적절할 것으로 보인다. 초기 CAR-T 세포 반응의 소실, 비 반응자의 존재, 항종양 면역반응의 치료적 증강 측면에서 ICI와 ATC 치료의 유사성 등에 대한 기존의 환자 변동성은 장내 마이크로바이옴을 조작하면 조작된 T 세포 치료에도 도움이 될 것이라는 강력한 증거를 제공한다. ICI와 마찬가지로, 조절 T 세포(Tregs)의 면역 억제 작용은 CAR-T 세포 치료를 포함한 ATC 치료의 성공 요인이다. 흥미롭게도 CAR-T 세포 치료는 PD-1 발현을 증가시키는 것으로 관찰되었다(그림 11.2)[46,88](자세한 내용은 Schubert 등[46] 참고).

치료 전 림프구 고갈 상태 동안 장내 미생물군의 무결성을 보호하는 새로운 경구용 치료제에 대한 전임상 및 초기 임상 연구가 이미 진행 중이다. 이들 약제의 목표는 장내 미생물 불균형을 예방하고 반응에 유리한 미생물 종의 성장을 촉진하는 것이다. 장내 염증 매개체를 치료적으로 제거하기 위한 다른 노력들도 진행되고 있다. 프로바이오틱스의 역할을 검증하고 전처리 자가 이식을 포함한 분변 이식의 사용을

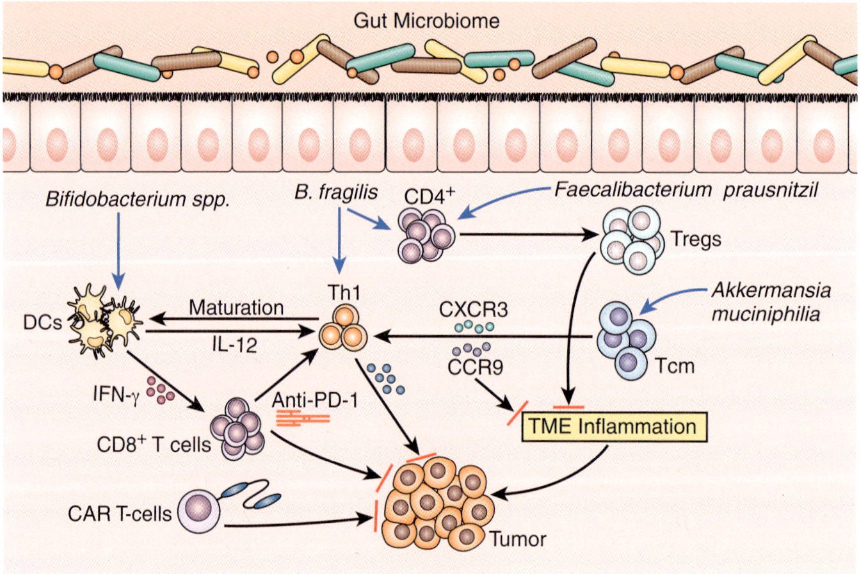

그림 11.2 장내 미생물군의 개별 미생물이 면역요법의 항종양 활성에 중요한 역할을 하는 여러 기전에 관한 지식은 계속 발전하고 있다. 이 그림은 이러한 상호작용 중 일부를 설명하기 위해 고안된 도식을 제공한다. *Bifidobacterium*은 수지상 세포(DCs)를 활성화하여 IFN-γ를 분비하고, 종양 항원 제시를 증강시키며, CD8$^+$ T 세포의 증식을 시작하여 항종양 효과를 자극한다. *Bacteroides fragilis*는 Th1 세포를 활성화시켜, 박테리아 항원과 종양 항원에 교차 반응하도록 하여, 항면역관문 반응을 증강시킨다. 또한, *B. fragilis*는 CD4$^+$ T 세포가 Tregs로 분화하는 과정을 촉진하여 강화된 항종양 염증 반응을 촉진하는 역할을 한다. *Faecalibacterium prausnitzii*는 DCs를 활성화하고, CD4$^+$ T 세포의 증식을 활성화한다. *Akkermansia muciniphila*는 CD4$^+$ 중앙 기억 T 세포(central memory T cells, Tcms)가 발현하는 CCXR3/CCR9 케모카인 수용체 축의 활성화를 자극하여 항종양 면역 치료 반응을 더욱 향상시킨다. 이 모식도의 항종양 적응형 면역반응은 면역요법에서 면역관문 차단과 CAR-T 세포와 같은 유전자 조작된 T 세포를 결합하는 새로운 접근 방식을 보여준다.

위해서 추가적인 임상 연구가 필요하다. ICI에 대한 논의에서 언급했듯이, FMT는 장내 미생물군을 변화시켜 ICI 반응 장내 세균총을 생성하기 위한 접근법으로 상당한 관심을 받고 있다.

종양 전문의의 경우, 광범위한 항생제, 양성자 펌프 억제제, 공격적인 다제 화학요법, 방사선, 면역 억제의 공통적인 사용은 모두 암 치료에서 일반적인 방법이며, 이 모두가 암 환자에서 불응성 *Clostridioides difficile*(CDI)의 알려진 원인들이다. 그 결과, 종양 전문의들은 불응성 CDI의 합병증을 해결하기 위해 FMT의 사용에 익숙하게 되었다. 게다가 장내 미생물군에 상재하는 공생 면역 조절 기능에 대해 더 많은 것을 알게 되면서, 코르티코스테로이드 불응성 급성 이식편대숙주질환(graft-vs-host disease, GVHD)을 경험하는 동종 HSCT 환자에서 숙주 면역 조절 중재로서 FMT 사용을 평가하기 위한 임상시험이 시작되었다. 2022년에 발표된 검토 문헌에서 저자들은 FMT로 치료받은 72명 환자를 대상으로 진행된 8건의 임상 보고를 요약했다. GVHD 환자의 50% 이상에서 FMT 치료에 대한 반응이 관찰되었다.[73,89,90] 이러한 예비 관찰을 바탕으로, CAR-T 세포 치료와 다른 형태의 입양 T 세포 전달 면역요법을 사용할 때 해로운 미생물 종과 유익한 미생물 종을 구별하는 데 필요한 임상 연구를 실시하는 것이 중요할 것이다. 미래의 입양 T 세포 전달 요법에는 의심할 여지없이 암 치료를 최적화하는 데 필요한 바람직한 미생물군을 유지하는 방법이 포함될 것이다. 유해한 종을 고갈시키기 위해 특정 항생제를 사용하고 심지어 프로바이오틱스와 FMT를 개발하는 것까지도 세포 기반 치료법의 임상 적용에 중요한 추가 요소가 될 것이 확실해 보인다. 각각 새로운 세대의 CAR-T 세포가 설계되고 임상시험에 도입됨에 따라, 각 세대 세포치료가 장내 마이크로바이옴의 다양한 종과의 관계에 가져올 수 있는 가능한 변화를 이해하는 것이 필요할 것이다. 새로운 세대의 CAR-T 세포(현재 3세대로 진입)는 항종양 면역을 강화하기 위해 다소 다른 접근법을 사용하여 종양을 공격하기 때문에, 환자 마이크로바이옴의 관여도 적절하게 조정해야 할 필요가 있다[47,76,91] (자세한 내용은 Angrish와 Pezo[76] 참고).

약물 미생물학

약물 처리와 위장관의 미생물군 사이의 중요한 관계에 대한 개념은 2010년부터 상당히 논의되기 시작했다.[92,93] **약물 미생물학**(*Pharmacomicrobiomics*)은 약물 대사, 작용 및 독성에 관한 마이크로바이옴의 변화 또는 불균형의 영향으로 정의된다. 이는 실제로 인체 미생물군이 상당한 대사 능력을 가진 하나의 기관 시스템으로 기능하고 있다는 관찰을 반영한다. 투여된 경구 약물의 약동학(약물 흡수, 분포 및 대사의 변화)과 약력학(약물 민감도의 변화)에 의해 정의되는 장내 미생물군의 역할의 관점에서, 잘 정의된 것이 거의 없다. 오늘날 항생제의 빈번한 투여는 이 문제를 더욱 복잡하게 만들고 있다. 약물 미생물학은 유전체학, 미생물학, 영양학, 약물학 과학의 하위 분야이다. 앞서 언급했듯이, 오늘날 우리가 알고 있는 지식의 대부분은 장내 미생물군 그리고, 이 장의 목적인 항암 면역요법의 새로운 응용 분야와의 관계에도 관련이 있다. 장내 마이크로바이옴의 특성 분석은 수술, 방사선 치료, 화학 치료, 면역 치료를 포함한 모든 항암 치료법에 대한 환자의 반응을 예측하는 생체표지자로 사용될 수 있는 잠재력을 가지고 있다. 또한 장내 미생물군의 특성 분석은 치료 전과 치료 중에 미생물군을 모니터링할 수 있는 잠재력을 고려할 때 항암 치료의 중요한 부분임을 입증할 수 있다. 암 환자의 마이크로바이옴을 조작하여 치료 반응을 최적화하고, 치료 관련 발병율을 낮추며, 장기간 지속적인 반응을 유지할 수 있는 기회가 있을 것이다.

결론을 내리면서 가지게 되는 몇 가지 생각

암 환자의 마이크로바이옴이 항종양 면역반응과 밀접하게 관련되어 있으며, 따라서 현재 사용 가능한 면역요법에 대한 숙주 반응에 중요한 역할을 한다는 상당한 증거가 확실하게 축적되고 있다. 장내 미생물군의 중요한 역할에 대한 대부분의 증거는 ICI 치료를 받는 환자들에서 축적되었으며, 세포 기반 중재에서 미생물군의 역할을 더 잘 이해하기 위한 연구들이 이제 막 시작되고 있다. 장내 미생물군이 환자의 선택과 치료 전 림프구 고갈의 관리에서 생체표지자로서 중요한 역할을 하는 것은 아마도 놀라운 일이 아닐 것이다.

차세대 염기서열 분석이 등장하기 오래전부터 종양 전문의들은 5-FU, 이리노테칸(irinotecan), 그외 다른 항암제와 같은 화학요법제들을 사용하면 종양 보유 마우스의 구강과 분변 미생물군을 변화시켜 그람 음성 혐기성 미생물이 증가한다는 사실을 잘 알고 있었다.[94-96] 임상적으로 강도 높은 화학요법을 받는 암 환자의 미생물군에 변화가 있다는 많은 증거들이 있다. 다약제 화학요법을 받는 환자들에서 위장관 독성은 흔하게 발생한다.

16S와 샷건 WGS의 기술은 오늘날 필요한 심층 분석을 제공할 수 있는 컴퓨터 성능과 함께 암에서 미생물군 연구의 새로운 시대를 열고 있다. 이러한 연구들의 초기 결과는 암 환자의 미생물군, 특히 장내 마이크로바이옴 분석이 미래에 암 치료 관리의 필수적인 부분이 될 것이라는 강력한 증거를 제공하고 있다. 이러한 정보는 항암 면역반응을 최적화하기 위한 표적 면역요법을 사용하는 데 필수적이 될 것이다.

이 새로운 지식이 면역 치료를 위한 환자 선택에 어떻게 활용될지, 그리고 치료 중 발생하는 미생물군 변화에 대한 정보가 환자 관리에 어떻게 활용될지는 신중하게 연구되어야 할 영역이다. 프로바이오틱스와 같은 지지 치료가 면역요법에 맞게 특화되어 환자마다 개별화될 수 있을까? 치료 전 장내 마이크로바이옴에 대한 평가가 일상화될 것인가? 항생제 선택이 치료 전 장내 마이크로바이옴 정보를 기반으로 이루어질 것인가? 자가 FMT를 포함한 FMT가 중요한 도구가 될 것인가? 이 모든 질문들은 예비 연구 결과가 미래의 면역요법을 최적화하는 데 있어서 알아야 할 중요한 것임을 시사한다. 임상 연구의 초기 단계에서는 이러한 장내 미생물군(gut flora)의 통합적 관리가 환자마다 매우 특화되어 이루어져야 할 것으로 보인다.

이 장에서는 여전히 배울 것이 많다는 점을 인식하면서, 매우 유망한 면역요법의 빠른 도입과 함께 미생물군의 역할에 대해 축적되고 있는 초기 임상 증거를 제공하는 데 초점을 맞추었다. 또한 실질적인 암 발생 위험에서 미생물군의 매우 중요한 역할에 대해서도 상세하게 논의할 수 있다. 많은 사람들은 암의 20%가 감염성 기원을 가지고 있다는 우리의 추정치가 엄청나게 과소평가되어 있다고 말한다. 의심할 여지없이, 미생물군에 관한 분석과 연구 또한 미래의 지식 기반 암 예방 전략으로서 미생물군의 방향을 제시할 것이다.

수수께끼의 일부일 뿐인 장내 미생물군과(현재도 복잡한) 항암 면역반응 사이의 관계에 대한 우리의 이해는 면역 조절 치료법의 도입으로 더욱 복잡해질 것이다. 이러한 복잡한 관계의 복잡성을 정의하는 것은 분명 어려운 일이지만, 암 치료의 진전을 위해서 매우 중요한 도전 과제이다. 이 과제를 해결하는 데 있어 흥미진진한 점은, 고성능 컴퓨터를 사용할수 있는 능력과 검색 가능한 대규모 데이터 세트를 생성하여 과학에 힘을 실어줄 수 있는 오늘날 사용 가능한 도구들의 막강한 힘에서 비롯된다. 이러한 발전은 미래의 건강 및 질병 관리, 특히 암의 예방과 치료에 혁명적인 일이 될 것으로 믿는다.

참고자료

1. Dethlefsen L, McFall-Ngal M, Relman DA. An ecological and evolutionary perspective on human-microbe mutualism and disease. *Nature*. 2007;449:811-818.
2. Ley RE, Hamady M, Lozupone C, et al. Evolution of mammals and their gut microbes. *Science*. 2008;320(5883):1647-1651. doi:10.1126/science.1155725.
3. Lynch JB, Hsiao EY. Microbiomes as sources of emergent host phenotypes. *Science*. 2019;365:1405-1409.
4. Zheng D, Liwinski T, Elinav E. Interaction between microbiota and immunity in health and disease. *Cell Res*. 2020;30:492-506. doi:10.1038/s41422-020-0332-7.
5. Turnbaugh PJ, Ley RE, Hamady M, Fraser-Liggett CM, Knight R, Gordon JI. The human microbiome project. *Nature*. 2007;449(18):804-810. doi:10.1038/nature06244.
6. Gevers D, Knight R, Petrosino JF, et al. The human microbiome project: a community resource for the healthy human microbiome. *PLoS Biol*. 2012;10:e1001377. doi:10.1371/journal.pbio.1001377.
7. National Research Council, Division on Earth and Life Studies, Board on Life Sciences, Committee on Metagenomics Challenges and Functional Applications. *The New Science of Metagenomics: Revealing the Secrets of Our Microbial Planet*. Washington, DC: National Academies Press; 2007. doi:10.17226/11902.
8. Proctor LM, Creasy HH, Fettweis JM, et al. The integrative human microbiome project. *Nature*. 2019;569:641-648. doi:10.1038/s41586-019-1238-8.
9. Voth E, Khanna S. The integrative human microbiome project: a milestone in the understanding of the gut microbiome. *Expert Rev Gastroenterol Hepatol*. 2020;14(8):639-642. doi:10.1080/17474124.2020.1780912.
10. NIH Human Microbiome Portfolio Analysis Team. A review of 10 years of human microbiome research activities at the US National Institutes of Health, Fiscal Years 2007-2016. *Microbiome*. 2019;7:31. doi:10.1186/s40168-019-0620-y.
11. Wong SW, Sabu P, Deopujari V, et al. Prenatal and peripartum exposure to antibiotics and cesarean section delivery are associated with differences in diversity and composition of the infant meconium microbiome. *Microorganisms*. 2020;8:179. doi:10.3390/microorganisms8020179.
12. Ley RE, Peterson DA, Gordon JI. Ecological and evolutionary forces shaping microbial diversity in the human intestine. *Cell*. 2006;124:837-848.
13. Sender R, Fuchs S, Milo R. Revised estimates for the number of human and bacterial cells in the body. *PLoS Biol*. 2016;14(8):e1002533. doi:10.1371/journal.pbio.1002533.
14. Gilbert JA, Blaser MJ, Caporaso JG, Jansson JK, Lynch SV, Knight R. Current understanding of the human microbiome. *Nat Med*. 2018;24(4):392-400. doi:10.1038/nm.4517.
15. Lynch SV, Pedersen O. The human intestinal microbiome in health and disease. *N Engl J Med*. 2016;375(24):2369-2379. doi:10.1056/NEJMra1600266.
16. Lee KA, Luong MK, Shaw H, Nathan P, Bataille NV, Spector TD. The gut microbiome: what the oncologist ought to know. *Br J Cancer*. 2021;125:1197-1209. doi:10.1038/s41416-021-01467-x.
17. **Maynard CL, Elson CO, Hatton RD, Weaver CT. Reciprocal interactions of the intestinal microbiota and immune system. *Nature*. 2012;489:231-241.**
18. Gomez de Aguero M, Ganal-Vonarburg SC, Fuhrer T, et al. The maternal microbiota drives early postnatal innate immune development. *Science*. 2016;351(6279):1296-1302. doi:10.1126/science.aad2571.
19. Belkaid Y, Hand T. Role of microbiota in immunity and inflammation. *Cell*. 2014;157(1):121-141. doi:10.1016/j.cell.2014.03.011.
20. **Belkaid Y, Harrison OJ. Homeostatic immunity and the microbiota. *Immunity*. 2017;46:562-576.**
21. Pasolli E, Asnicar F, Manara S, et al. Extensive unexplored human microbiome diversity revealed by over 150,000 genomes from metagenomes spanning age, geography, and lifestyle. *Cell*. 2019;176(3):649-662.e20. doi:10.1016/j.cell.2019.01.001.
22. Allaband C, McDonald D, Vasquez-Baeza Y, et al. Microbiome 101: studying, analyzing and interpreting gut microbiome data for clinicians. *Clin Gastroenterol Hepatol*. 2019;17(2):218-230. doi:10.1016/j.cgh.2018.09.017.
23. David LA, Maurice CF, Carmody RN, et al. Diet rapidly and reproducibly alters the human gut microbiome. *Nature*. 2014;505:559-563.
24. Haak BW, Lankelma JM, Hugenholtz F, Belzer C, de Vos WM, Wiersinga WJ. Long-term impact of oral vancomycin, ciprofloxacin and metronidazole on gut microbiota in healthy humans. *J Antimicrob Chemother*. 2019;74:782-786.
25. Palleja A, Mikkelsen KH, Forslund SK, et al. Recov-

ery of gut microbiota of healthy adults following antibiotic exposure. *Nat Microbiol.* 2018;3:1255-1265.

26. Gensollen T, Lyer SS, Kasper DL, Blumberg RS. How colonization by microbiota in early life shapes the immune system. *Science.* 2016;352:539-544.

27. Backhed F, Roswall J, Peng Y, et al. Dynamics and stabilization of the human gut microbiome during the first year of life. *Cell Host Microbe.* 2015;17(5):690-703.

28. Koenig JE, Spor A, Scalfone N, et al. Succession of microbial consortia in the developing infant gut microbiome. *Proc Natl Acad Sci U S A.* 2011;108(suppl 1):4578-4585.

29. Blaser MJ. Antibiotic use and its consequences for the normal microbiome. *Science.* 2016;352:544-545.

30. Ge Y, Wang X, Guo Y, et al. Gut microbiota influence tumor development and alter interactions with the human immune system. *J Exp Clin Cancer Res.* 2021;40:42. doi:10.1186/s13046-021-01845-6.

31. Hullar MA, Burnett-Hartman AN, Lampe JW. Gut microbes, diet, and cancer. *Cancer Treat Res.* 2014;159:377-399. doi:10.1007/978-3-642-38007-5-22.

32. Holmes E, Li JV, Marchesi JR, Nicholson JK. Gut microbiota composition and activity in relation to host metabolic phenotype and disease risk. *Cell Metab.* 2012;16:559-564.

33. Bhatt AP, Redinbo MR, Bultman SJ. The role of the microbiome in cancer development and therapy. *CA Cancer J Clin.* 2017;67(4):326-344. doi:10.3322/caac.21398.

34. IARC Working Group on the Evaluation of Carcinogenic Risks to Humans. Biological agents. Volume 100 B. A review of human carcinogens. *IARC Monogr Eval Carcinog Risks Hum.* 2012;100:1-441.

35. Goldszmid RS, Dzutsev A, Trinchieri G. Host immune response to infection and cancer: unexpected commonalities. *Cell Host Microbe.* 2014;15:295-305.

36. de Martel C, Ferlay J, Franceschi S, et al. Global burden of cancers attributable to infections in 2008: a review and synthetic analysis. *Lancet Oncol.* 2012;13(6):607-615.

37. Buc E, Dubois D, Sauvanet P, et al. High prevalence of mucosa-associated E. coli producing cyclomodulin and genotoxin in colon cancer. *PLoS One.* 2013;8(2):e56964.

38. Dalmasso G, Cougnoux A, Delmas J, Darfeuille-Michaud A, Bonnet R. The bacterial genotoxin colibactin promotes colon tumor growth by modifying the tumor microenvironment. *Gut Microbes.* 2014;5(5):675-680.

39. Dejea CM, Wick EC, Hechenbleikner EM, et al. Microbiota organization is a distinct feature of proximal colorectal cancers. *Proc Natl Acad Sci U S A.* 2014;111(51):18321-18326.

40. Hu B, Elinav E, Huber S, et al. Microbiota-induced activation of epithelial IL-6 signaling links inflammasome-driven inflammation with transmissible cancer. *Proc Natl Acad Sci U S A.* 2013;110:9862-9867.

41. Goodwin AC, Destefano SC, Wu S, et al. Polyamine catabolism contributes to enterotoxigenic Bacteroides fragilis induced colon tumorigenesis. *Proc Natl Acad Sci U S A.* 2011;108:15354-15359.

42. Garrett WS. Cancer and the microbiota. *Science.* 2015;348:80-86.

43. Zhang J, Zhang F, Zhao C, et al. Dysbiosis of the gut microbiome is associated with thyroid cancer and thyroid nodules and correlated with clinical index of thyroid function. *Endocrine.* 2019;64:564-574.

44. Plaza-Diaz J, Alvarez-Mercado AL, Ruiz-Marin CM, et al. Association of breast and gut microbiota dysbiosis and the risk of breast cancer a case-control clinical study. *BMC Cancer.* 2019;19:495.

45. Esfahani K, Roudaia L, Buhlaiga N, Del Rincon SV, Papneja N, Miller Jr WH. A review of cancer immunotherapy: from the past, to the present, to the future. *Curr Oncol.* 2020;27(suppl 2):S87-S97. doi:10.3747/co.27.5223.

46. Schubert M-L, Rohrbach R, Schmitt M, Stein-Thoeringer CK. The potential role of the intestinal micromilieu and individual microbes in the immunobiology of chimeric antigen receptor T-cell therapy. *Front Immunol.* 2021;12:670286. doi:10.3389/fimmu.2021.670286.

47. Abid MB, Shah NN, Maatman TC, Hari PN. Gut microbiome and CAR-T therapy. *Exp Hematol Oncol.* 2019;8:31. doi:10.1186/s40164-019-0155-8.

48. Postow MA, Callahan MK, Wolchok JD. Immune checkpoint blockade in cancer therapy. *J Clin Oncol.* 2015;33(17):1974-1982. doi:10.1200/JCO.2014.59.4358.

49. Yi M, Yu S, Qin S, et al. Gut microbiome modulates efficacy of immune checkpoint inhibitors. *J Hematol Oncol.* 2018;11:47. doi:10.1186/s13045-018-0592-6.

50. Ting NL-N, Lau HC-H, Yu J. Cancer pharmacomicrobiomics: targeting microbiota to optimize cancer therapy outcomes. *Gut.* 2022;71:1412-1425. doi:10.1136/gutjnl-2021-326264.

51. McQuade JL, Daniel CR, Hess KR, et al. Association of body-mass index and outcomes in patients with metastatic melanoma treated with targeted therapy, immunotherapy, or chemotherapy: a retrospective,

multicohort analysis. *Lancet Oncol.* 2018;19(3):310-322.

52. Richtig G, Hoeller C, Wolf M, et al. Body mass index may predict the response to ipilimumab in metastatic melanoma: an observational multi-centre study. *PLoS One.* 2018;13:e0204729. doi:10.1371/journal.pone.0204729.

53. Derosa L, Hellman MD, Spaziano M, et al. Negative association of antibiotics on clinical activity of immune checkpoint inhibitors in patients with advanced renal cell and non-small-cell lung cancer. *Ann Oncol.* 2018;29(6):1437-1444. doi:10.1093/annonc/mdy103.

54. Ahmed J, Kumar A, Parikh K, et al. Use of broad-spectrum antibiotics impacts outcome in patients treated with immune checkpoint inhibitors. *OncoImmunology.* 2018;7(11):e1507670.

55. Huemer F, Rinnerthaler G, Lang D, Hacki H, Lamprecht B, Greil R. Association between antibiotics use and outcome in patients with NSCLC treated with immunotherapeutics. *Ann Oncol.* 2019;30(4):652-653. doi:10.1093/annonc/mdz021.

56. **Frankel AE, Deshmukh S, Reddy A, et al. Cancer immune checkpoint inhibitor therapy and the gut microbiota. *Integr Cancer Ther.* 2019;18:1-10. doi: 10:1177/1534735419846379.**

57. **Routy B, Chatelier E, Delrosa L, et al. Gut microbiome influences efficacy of PD-1-based immunotherapy against epithelial tumors. *Science.* 2017;359(6371):91-97. doi:10.1126/science.aan3706.**

58. **Matson V, Fessler J, Bao R, et al. The commensal microbiome is associated with anti-PD-1 efficacy in metastatic melanoma patients. *Science.* 2018;359:104-108.**

59. Gopalakrishman V, Spencer CN, Nezi L, et al. Gut microbiome modulates response to anti-PD-1 immunotherapy in melanoma patients. *Science.* 2018;359:97-103.

60. Vetizou M, Pitt JM, Daillere R, et al. Anticancer immunotherapy by CTLA-4 blockade relies on the gut microbiota. *Science.* 2015;350(6264):1079-1084.

61. Wang F, Yin Q, Chen L, Davis MM. Bifidobacterium can mitigate intestinal immunopathology in the context of CTLA-4 blockade. *Proc Natl Acad Sci U S A.* 2018;115(1):157-161. doi:10.1073/pnas.1712901115.

62. Sun S, Luo L, Liang W, et al. Bifidobacterium alters the gut microbiota and modulates the functional metabolism of T regulatory cells in the context of immune checkpoint blockade. *Proc Natl Acad Sci U S A.* 2020;117(44):27509-27515. doi:10.1073/pnas.1921223117.

63. Mager LF, Burkhard R, Pett N, et al. Microbiome-derived inosine modulates response to checkpoint inhibitor immunotherapy. *Science.* 2020;369(6510):1481-1489.

64. Sivan A, Corrales L, Hubert N, et al. Commensal Bifidobacterium promotes antitumor immunity and facilitates anti-PD-L1 efficacy. *Science.* 2015;350(6264):1084-1089.

65. Araji G, Maamari J, Ahmad FA, Zareef R, Chaftari P, Yeung S-C J. The emerging role of the gut microbiome in the cancer response to immune checkpoint inhibitors: a narrative review. *J Immunother Precis Oncol.* 2022;5(1):13-25. doi:10.36401/JIPO-21-10.

66. Rizvi ZA, Dalal R, Sadhu S, et al. High-salt diet mediates interplay between NK cells and gut microbiota to induce potent tumor immunity. *Sci Adv.* 2021;7(37):eabg5016. doi:10.1126/sciadv.abg5016.

67. Yu Z-K, Xie R-L, You R, et al. The role of the bacterial microbiome in the treatment of cancer. *BMC Cancer.* 2021;21:934. doi:10.1186/s12885-021-08664-0.

68. Si W, Liang H, Bugno J, et al. Lactobacillus rhamnosus GG induces cGAS/STING-dependent type 1 interferon and improves response to immune checkpoint blockade. *Gut.* 2022;71(3):521-533. doi:10.1136/gutjnl-2020-323426.

69. Bessell CA, Isser A, Havel JJ, et al. Commensal bacteria stimulate antitumor responses via T cell cross-reactivity. *JCI Insight.* 2020;5(8):e135597. doi:10.1172/jci.insight.135597.

70. Fluckiger A, Daillere R, Sassi M, et al. Cross-reactivity between tumor MHC class1-restricted antigens and an enterococcal bacteriophage. *Science.* 2020;369(6506):936-942.

71. Surawicz CM, Brandt LJ, Binion DG, et al. Guidelines for diagnosis, treatment, and prevention of Clostridium difficile infections. *Am J Gastroenterol.* 2013;108:478-498.

72. Konturek PC, Haziri D, Brzozowski T, et al. Emerging role of fecal microbiota therapy in the treatment of gastrointestinal and extra gastrointestinal diseases. *J Physiol Pharmacol.* 2015;66(4):483-491.

73. **Zerdan MB, Niforatos S, Nasr S, et al. Fecal microbiota transplant for hematologic and oncologic diseases: principles and practice. *Cancers.* 2022;14:691. doi:10.3390/cancers14030691.**

74. **Davar D, Dzutsev A, McCulloch JA, et al. Fecal microbiota transplant overcomes resistance to anti-PD-1 therapy in melanoma patients. *Science.* 2021;371(6529):595-602. doi:10.1126/science.**

abf3363.

75. Baruch EN, Youngster I, Ben-Betzalel G, et al. Fecal microbiota transplant promotes response in immunotherapy-refractory melanoma patients. *Science.* 2021;371(6529):602-609.

76. Angrish MD, Pezo RC. Impact of gut-microbiome altering drugs and fecal microbiota transplant on the efficacy and toxicity of immune checkpoint inhibitors: a systematic review. *Adv Cancer Biol Metastasis.* 2021;4:100020. doi:10.1016/j.adcanc.2021.100020.

77. DeFilipp Z, Bloom PP, Torres Soto M, et al. Drug-resistant E. coli bacteremia transmitted by fecal microbiota transplant. *N Engl J Med.* 2019;381:2043-2050.

78. Iida N, Dzutsev A, Stewart CA, et al. Commensal bacteria control cancer response to therapy by modulating the tumor microenvironment. *Science.* 2013;342(6161):967-970.

79. Chen Z, Quian X, Chen S, Fu X, Ma G, Zhang A. Akkermansia muciniphila enhances the antitumor effect of cisplatin in Lewis lung cancer mice. *J Immunol Res.* 2020;2020:2969287. doi:10.1155/2020/2969287.

80. Paulos CM, Wrzesinski C, Kaiser A, et al. Microbial translocation augments the function of adoptively transferred self/tumor-specific CD8+ T cells via TLR4 signaling. *J Clin Invest.* 2007;117(8):2197-2204.

81. June CH, Sadelain M. Chimeric antigen receptor therapy. *N Engl J Med.* 2018;379(1):64-73.

82. Park JH, Riviere I, Gonen M, et al. Long-term follow-up of CD19 CAR therapy in acute lymphoblastic leukemia. *N Engl J Med.* 2018;378(5):449-459.

83. Li S, Zhang J, Wang M, et al. Treatment of acute lymphoblastic leukaemia with the second generation of CD19 CAR-T containing either CD28 or 4-1BB. *Br J Haematol.* 2018;18(3):360-371.

84. Viaud S, Saccheri F, Mignot G, et al. The intestinal microbiota modulates the anticancer immune effects of cyclophosphamide. *Science.* 2013;342(6161):971-976.

85. Mahadeo KM, Khazal SJ, Abdel-Azim H, et al. Management guidelines for paediatric patients receiving chimeric antigen receptor T cell therapy. *Nat Rev.* 2019;16:45-63.

86. Smith M, Littmann ER, Slingerland JB, et al. Intestinal microbiota composition prior to CAR T cell infusion correlates with efficacy and toxicity. *Blood.* 2018;132(suppl 1):3492. doi:10.1182/blood-2018-99-118628.

87. Smith M, Dai A, Ghilardi G, et al. Gut microbiome correlates of response and toxicity following anti-CD19 CAR T cell therapy. *Nat Med.* 2022;28(4):713-723. doi:10.1038/s41591-022-01702-9.

88. Dai Z, Zhang J, Wu Q, et al. Intestinal microbiota: a new force in cancer immunotherapy. *Cell Commun Signal.* 2020;18:20. doi:10.1186/s12964-020-00599-6.

89. Kakihana K, Fujioka Y, Suda W, et al. Fecal microbiota transplantation for patients with steroid-resistant acute graft-versus-host disease of the gut. *Blood.* 2016;128:2083-2088.

90. Zhao Y, Li X, Zhou Y, et al. Safety and efficacy of fetal microbiota transplantation for Grade IV steroid refractory GI-GVHD patients: interim results from FMT2017002 trial. *Front Immunol.* 2021;12:678476.

91. Blumberg V, Schubert ML, Zamir E, et al. Antibiotic therapy and low gut microbiome diversity is associated with decreased response and high toxicity in BCP-ALL and DLBCL patients after treatment with CD19.CAR T-cells. *Blood.* 2020;136:33-34. doi:10.1182/blood-2020-141210.

92. Rizkallah MR, Saad R, Aziz RK. The human microbiome project, personalized medicine and the birth of pharmacomicrobiomics. *Curr Pharmacogenomics Person Med.* 2010;8(3):12. doi:10.2174/187569210792246326.

93. Saad R, Rizkallah MR, Aziz RK. Gut pharmacomicrobiomics: the tip of an iceberg of complex interactions between drugs and gut-associated microbes. *Gut Pathog.* 2012;4(1):16. doi:10.1186/1757-4749-4-16.

94. Von Bültzingslöwen I, Adlerberth I, Wold AE, Dahlén G, Jontell M. Oral and intestinal microflora in 5-Fluorouracil treated rats, translocation to cervical and mesenteric lymph nodes and effects on probiotic bacteria. *Oral Microbiol Immunol.* 2003,18(5):278-284. doi:10.1034/j.1399-302x.2003.00075.x.

95. Le Bastard Q, Ward T, Sidiropoulos D, et al. Fecal microbiota Transplantation reverses antibiotic and chemotherapy-induced gut dysbiosis in mice. *Sci Rep.* 2018;8(1):6219. doi:10.1038/s41598-018-24342-x.

96. Galloway-Pefia JR, Shi Y, Peterson CB, et al. Gut microbiome signatures are predictive of infectious risk following induction therapy for acute myeloid leukemia. *Clin Infect Dis.* 2020;71(1):63-71. doi:10.1093/cid/ciz777.

※ 주요 참고자료는 진하게 표시되어 있다.

12장

면역 치료제의 임상 적용

Sophia Y. Chen ■ Thatcher R. Heumann ■ Parul Agarwal ■ Lei Zheng

주요 사실 요약

- 면역종양학(Immuno-Oncology, IO)은 종양학에서 가장 빠르게 성장하고 있는 치료 분야 중 하나이다.
- IO 제제는 숙주의 적응형 및 선천성 면역 체계를 통해 간접적으로 작용하여 종양 세포를 인식하고 제거한다.
- 현재 FDA에서 승인한 IO제제에는 면역관문 억제제(ICIs), CAR-T 세포 치료, BiTE 항체 치료, 암 백신 치료, 종양 용해 바이러스 치료 등이 있다.
- 암 면역 치료는 흑색종, 비소세포폐암, 신세포암, 요로상피세포암 등 여러 암 유형에서 진전을 이루었지만, 몇 개의 암은 여전히 면역 치료에 불응하는 암으로 남아 있다.
- CAR-T 세포 치료는 많은 악성 혈액 종양의 치료에 유망한 역할을 한다.
- ICI와 관련된 면역 관련 이상반응(immune-related adverse events, irAE)은 즉시 또는 지연되어 나타날 수 있으며 어떤 조직이나 장기에도 영향을 미칠 수 있다. 조기 인지, 진단 및 신속한 치료가 필요하다. 심각한 독성은 일반적으로 해당 약제의 영구적인 중단을 필요로 한다.
- IO의 향후 방향에는 선행보조 치료 환경에서의 탐색, 병용 전략, 개선된 생체표지자를 통한 환자 선택 최적화 등이 포함된다.

개요

기존의 화학요법은 악성 종양에 대한 전신 치료의 초석이었다. 1990년대 말과 21세기 초 의학의 발전으로 종양학 내에서 가장 빠르게 성장하는 분야 중 하나로 널리 간주되는 종양학의 하위 전문학인 면역종양학(IO) 치료 분야에서 획기적인 발전이 이루어졌다. 기존의 화학요법은 악성 세포와 정상 세포 모두에 무차별적이고 독성이 있는 직접적인 공격을 가하는 반면, 면역 치료제는 숙주의 적응형, 선천성 면역 체계를 통해 간접적으로 작용하여 종양 세포를 인식하고 제거한다. 이러한 접근 방식은 특이성, 광범위한 반응, 기억력, 지속성에 대한 잠재성을 고려할 때 암 면역 치료를 매우 유망하게 만들고 있다.

역사적 배경

암 치료에서 면역요법의 임상 적용의 역사적 기원은 19세기 후반으로 거슬러 올라간다. 1863년 Rudolf Virchow는 인간 종양에서 면역 세포의 침윤에 주목했다.[1] 약 30년 후, 미국의 외과 종양학자인 William Coley는 박테리아 감염이 지속된 일부 환자에서 암이 완화되는 것을 관찰했다. Coley는 감염이 악성 종양에 미치는 잠재적인 긍정적 영향 사이의 연관성은 신체에서 유발된 면역반응 때문일 수 있다는 가설을 세웠다. 이에 따라 그는 종양 세포를 공격할 면역반응을 유도할 것이라는 희망을 갖고, 현재 '콜리의 독소(Coley's toxins)'로 알려진 연쇄상구균(streptococcus)이 포함된 박테리아 배지를 환자의 절제 불가능한 연부조직 종양에 주입하는 실험을 진행했다.[2] Coley의 실험은 그의 생전에 회의론에 직면했지만, 이후 그의 과학적 공헌은 적절하게 인정받았다. 1970년대 이후 과학과 의학의 발전은 유전자 조작 항체, 사이토카인 치료제, 백신 개발에 박차를 가했다. 그러나 1990년대에서 2000년대까지는 IO 분야를 변화시킬 주요한 돌파구가 마련되지 않았다. 세포독성 T 림프구 관련 단백 4(cytotoxic T lymphocyte-associated protein 4, CTLA-4) 경로 또는 프로그램된 세포 사멸 단백 1(programmed cell death protein 1, PD-1)/프로그램된 세포 사멸 단백 1 리간드(programmed cell death protein 1 ligand, PD-L1) 경로를 통해 온/오프 스위치처럼 기능하는 면역관문에 의해 T 세포 면역반응이 제어된다는 결정적인 발견이 있었다.[3] 면역관문과 그 작용 기전의 특성화는 궁극적으로 이 분야에 혁명을 일으킬 것이며, 과거 난치성이었던 암에 대한 유망한 면역요법의 개발로 이어질 것이다.

암 면역 치료제의 일반적인 분류

미국 식품의약국(FDA)에서 승인한 5가지 종류의 암 면역 치료제는 다양한 단계의 항종양 반응을 표적으로 하며 치료를 위해 사용할 수 있다: 면역관문 억제제(ICIs), 키메라 항원 수용체 T 세포 치료(CAR-T), 이중 특이적 T 세포 결합(BiTE) 항체 치료, 암 백신 치료, 종양 용해 바이러스 치료.

ICI는 단일 클론 항체를 사용하여 면역 관문을 표적으로 하여, 궁극적으로 T 세포 효과기 기능을 증강시킨다. 현재 승인된 ICIs의 표적에는 CTLA-4 경로와 PD-1/PD-L1 경로가 포함된다. CTLA-4는 CD28과 경쟁하여 CD80 및 CD86에 결합해 T 세포 활성을 하향 조절하는 면역관문 분자이다.[4] PD-1은 T 세포 활성의 음성 조절자이며, 염증반응이 일어날 때 T 세포에 의해 유도된다.[5] PD-1은 다양한 면역 세포 유형에서 발현되며 말초 조직에서 면역반응과 T 세포 활성을 제한한다. PD-L1과 PD-L2는 PD-1 경로의 중요한 매개자이다.[6,7] CAR-T 세포치료는 단일 클론 항체의 항원 결합 부위와 T 세포의 신호 활성화 기전을 결합하여 **주요 조직 적합성 복합체**(*major histocompatibility complex, MHC*)에 의한 제한적인 항원 인식 과정을 우회하는 면역요법의 한 종류이다. CAR-T 세포 치료는 환자 자신의 T 세포를 종양 항원에 결합하는 합성 수용체를 발현하도록 유전자 조작한 다음, 이 세포를 환자의 체내에 주입하여 화학요법 저항성 암을 공격한다(그림 12.1). BiTE 항체는 세포독성 T 세포를 CD19 발현 B 세포로 유도하여 T 세포와 결합시키고 활성을 강화하도록 설계되었다. BiTE 항체는 종양 관련 항원 세포를 직접 죽이기 위해 사전 또는 공동 자극 없이 항원 경험이 있는 T 세포를 모집할 수 있다. 암 백신은 종양 관련 항원 또는 돌연변이 유래 항원(신생 항원)과 같이 종양 세포가 발현하는 항원에 대해 면역반응을 유도하는 것을 목표로 하며, 암 치료를 위해 시험되고 있다. 마지막으로 종양 용해 바이러스 치료는 바이러

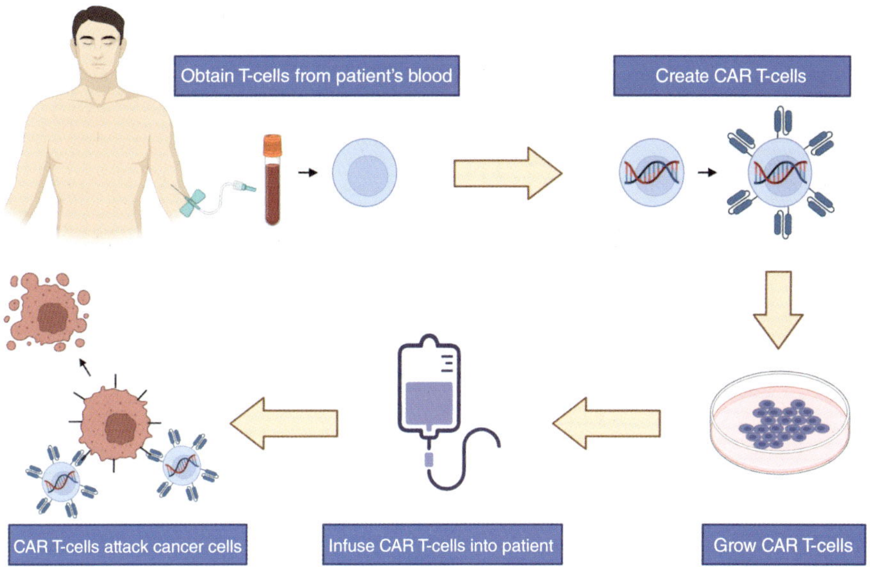

그림 12.1 키메라 항원 수용체(CAR) T 세포 치료의 개요. 일반 T 세포는 환자의 말초 혈액에서 얻어진다. CAR-T 세포는 실험실에서 생성되어 체외에서 성장한다. 확장된 CAR-T 세포는 환자에게 재수혈되어 CAR가 목표로 하는 특정 항원을 가진 종양 세포를 공격한다. BioRender.com으로 제작.

스를 사용하여 종양 세포를 감염시키고 죽이는 또 다른 종류의 암 면역요법이다.

피부암

흑색종

흑색종은 멜라닌 세포의 악성 변형과 증식이며, 주로 피부에서 발견되지만 위장관, 비뇨생식기 점막, 포도막, 수막/중추신경계 등 다른 곳에서도 나타난다.[8] 국소 흑색종은 수술로 완치가 가능성이 높지만, 절제가 불가능한 전이성 질환인 경우 5년 전체 생존율(overall survival, OS)이 29.8%로 생존 결과가 불량하다.[9] ICIs의 개발은 진행성/전이성 흑색종 치료에 혁명을 일으켰다.[10] 2011년, FDA는 위약군의 9.1개월에 비해 11.2개월의 개선된 OS를 입증한 이필리무맙(ipilimumab)을 절제 불가능한 III/IV기 흑색종의 1차 치료제로 승인했다.[11] 이는 암 치료에서 ICI 사용의 시작을 의미했고, 종양학적 치료 환경을 변화시켰다. 표 12.1에 자세히 설명된 대로, 그 이후로 특정 흑색종 적응증에 대해 승인된 다양한 ICIs로 수많은 임상시험들이 진행되었다. 이필리무맙(ipilimumab), 펨브롤리주맙(pembrolizumab), 니볼루맙(nivolumab)이 단독요법으로 승인되면서 병용요법의 역할을 평가하는 후속 임상시험을 위한 길을 열었다.[1)] CheckMate 069 임상시험의 결과는 *BRAF* V600 야생형 절제 불가능/전이성 흑색종 환자에 대한 최초의 PD-1(니볼루맙)과 CTLA-4(이필리무맙) 면역관문 차단제 병용요법의 신속 승인으로 이어졌다.

1) 옮긴이: FDA는 2023년 10월 CheckMate-76K 임상시험 결과를 근거로 니볼루맙을 완전 절제술을 받은 IIB 또는 IIC 흑색종 환자(성인 및 12세 이상 소아청소년)의 보조요법으로 승인했다.

표 12.1 흑색종에서 면역항암제의 FDA 승인으로 이어진 주요 임상시험(2022년 1월 기준)

흑색종									
임상 시험	FDA 승인 약제	단계	N	대상 환자군	치료군	대조군	1차 평가변수	임상 결과	3+등급 AE
1차 단독요법									
NCT00324155	Ipilimumab (Yervoy)	III	502	절제 불가능한 III/IV기 흑색종	Ipilimumab + Dacarbazine	Placebo + Dacarbazine	OS	OS: 11.2개월 vs 9.1개월	56.3% vs 27.5%
KEYNOTE-006 (NCT01866319)	Pembrolizumab (Keytruda)	III	834	이전에 전신 치료를 한 번 이상 받은 적이 없는 절제 불가능한 III/IV기 흑색종	Pembrolizumab every 2 weeks; Pembrolizumab every 3 weeks	Ipilimumab	PFS, OS	ORR: 33.7%; 32.9% vs 11.9% 1년 OS: 74.1%; 68.4% vs 58.2% 6개월 PFS: 47.3%; 46.6% vs 26.5%	13.3%; 10.1% vs 19.9%
CheckMate 066 (NCT01721772)	Nivolumab (Opdivo)	III	418	BRAF 돌연변이가 없는 절제 불가능한 III/IV기 흑색종	Nivolumab	Dacarbazine	OS	ORR: 40.0% vs 13.9% 1년 OS: 72.9% vs 42.1% PFS 중앙값: 5.1개월 vs 2.2개월	11.7% vs 17.6%

2차 단독요법									
NCT00094653	Ipilimumab (Yervoy)	III	676	이전에 다카르바진, 테도졸로마이드, 포테무스틴, 카보플라틴 또는 IL-2로 치료받은 적이 있는 절제 불가능한 III/IV기 흑색종	Ipilimumab + GP100; Ipilimumab alone	GP100	OS	OS 중앙값: 10:0; 10.1 vs 6.4개월	10%-15% vs 3%
CheckMate 037 (NCT01721746)	Nivolumab (Opdivo)	III	631	절제 불가능한 IIIC/IV기 전이성 흑색종 항CTLA-4 및 BRAF 억제제 치료 중 질병이 진행된 BRAF V600 + 환자 항CTLA-4 치료 후 진행된 BRAF 야생형 환자	Nivolumab	Chemotherapy	ORR, OS	ORR: 31.7% vs 10.6%	5% vs 9%
KEYNOTE-002 (NCT01704287)	Pembrolizumab (Keytruda)	II	540	이필리무맙, BRAF 및/또는 MEK 억제제 치료 후 진행된 절제 불가능한 III/IV기 흑색종	Pembrolizumab 2mg/kg; Pembrolizumab 10mg/kg	Chemotherapy	PFS	6개월 PFS: 34%; 38% vs 16%	11%; 14% vs 26%

▶다음 쪽에 계속

표 12.1 흑색종에서 면역항암제의 FDA 승인으로 이어진 주요 임상시험(2022년 1월 기준) ▶이어서

임상 시험	FDA 승인 약제	단계	N	대상 환자군	치료군	대조군	1차 평가변수	임상 결과	3+등급 AE
1차 병용요법									
CheckMate 069 (NCT01927419)	Nivolumab (Opdivo) + Ipilimumab (Yervoy)	II	142	절제 불가능한 III/IV기 흑색종	Nivolumab + Ipilimumab	Placebo + Ipilimumab	ORR	2년 OS: 63.8% vs 53.6% OS 중앙값: 도달하지 않음	Tx군: 3등급 44% 4등급 11% 대조군: 3등급 17% 4등급 2%
CheckMate 067 (NCT01844505)	Nivolumab (Opdivo) + Ipilimumab (Yervoy)	III	945	절제 불가능한 III/IV기 흑색종	Nivolumab + Ipilimumab Nivolumab 단독 사용	Ipilimumab	PFS, OS	PFS 중앙값: 11.5; 6.9개월 vs 2.9개월 PD-L1 양성: PFS 중앙값 14.0개월 vs 5.3개월 PD-L1 음성: PFS 중앙값 11.2개월 vs 5.3개월	55.0%; 16.3% vs 27.3%
IMspire150 (NCT02908672)	Atezolizumab (Tecentriq)	III	514	절제 불가능한 IIIC/IV기 BRAF V600 + 흑색종	Atezolizumab + Vemurafenib + Cobimetinib	Placebo + Vemurafenib + Cobimetinib	PFS	PFS 중앙값: 15.1개월 vs 10.6개월	79% vs 73%

보조요법									
CheckMate 238 (NCT02388906)	Nivolumab (Opdivo)	III	906	절제된 IIIB/IIIC/IV기 흑색종	Nivolumab	Ipilimumab	RFS	1년 RFS: 70.5% vs 60.8%	14.4% vs 45.9%
EORTC 18071 (NCT00636168)	Ipilimumab (Yervoy)	III	951	림프절로만 전이된 절제된 IIIA/IV기 흑색종	Ipilimumab	Placebo	RFS	5년 PFS: 40.8% vs 30.3% 5년 OS: 65.4% vs 54.4% 5년 DMFS: 48.3% vs 38.9%	TRAE: 54.1% vs 26.2% irAE: 41.6% vs 2.7%
KEYNOTE-054 (NCT02362594)	Pembrolizumab (Keytruda)	III	1019	절제된 III기 흑색종	Pembrolizumab	Placebo	RFS	1년 RFS: 75.4% vs 61.0% PD-L1 양성: 1년 RFS 77.1% vs 62.6%	14.7% vs 3.4%
종양 용해 바이러스									
OPTiM (NCT00769704)	Talimogene laherparepvec [T-VEC] (Imlygic)	III	436	절제 불가능한 IIIB/IV기 흑색종	T-VEC	GM-CSF	DRR	ORR: 26.4% vs 5.7% OS 중앙값: 23.3개월 vs 18.9개월 DRR: 16.3% vs 2.1%	≥2%

Adverse event(AE), 이상반응; distant metastasis-free survival(DMFS), 무원격 전이 생존율; durable response rate(*DRR*), 지속적 반응률; Food & Drug Administration(*FDA*), 미국 식품의약국; immune-related adverse event(*irAE*), 면역 관련 이상반응; objective response rate(*ORR*), 객관적 반응률; overall survival(*OS*), 전체 생존율, 전체 생존기간; progression-free survival(*PFS*), 무진행 생존기간; relapse-free survival(*RFS*), 무재발 생존기간; treatment-related adverse event(*TRAE*), 치료 관련 이상반응; treatment(*Tx*), 치료.

CTLA-4와 PD-1 차단제 병용요법을 받은 환자의 2년 전체 생존율(OS)는 63.8%로, 이필리무맙 단독요법을 받은 환자의 2년 OS 53.6%에 비해 개선된 것으로 나타났다.[12] 또한 이 병용요법은 CheckMate 067 임상시험에서 이필리무맙 단독요법군의 무진행 생존기간(progression-free survival, PFS) 중앙값이 2.9개월인 데 비해 병용요법군에서 11.5개월로 크게 향상된 것으로 나타나 절제 불가능한 *BRAF* V600 변이 양성 흑색종 환자에 대해 승인을 받았다.[13] 이전의 전신 치료에도 불구하고 질병이 진행된 환자에서 ICI는 2차 단독요법으로도 승인되었으며, 몇 건의 임상시험에서 표준 화학요법과 비교하여 반응률, OS와 PFS 중앙값의 향상을 입증했다.[14-16] ICI가 진행성/전이성 흑색종에 대한 IO 환경에서 지배적이지만, FDA는 피하 GM-CSF 투여군의 객관적 반응률(objective response rate, ORR) 5.7%에 비해 T-VEC 투여군에서 상당히 높은 ORR(26.4%)을 보였던 III상 임상연구 결과에 근거하여[17], 유전적으로 변형된 단순포진 바이러스(herpes simplex virus, HSV) 1형 종양 용해 바이러스 치료제인 탈리모진 라허파렙벡(talimogene laherparepvec, T-VEC)을 절제 불가능한 III/IV기 흑색종에 대해 시판 승인했다. T-VEC는 현재 흑색종 치료에만 적응증이 있지만, 종양세포 내에서 선택적으로 복제하여 세포를 제거하고, 이를 통해 종양 지향 면역반응을 유도하도록 설계된 종양 용해 바이러스는 궁극적으로 다른 암 유형에도 임상적 이점을 보일 수 있을 것이다.[18]

비흑색종 피부암

ICIs는 몇 건의 II상 임상시험을 통해 메르켈 세포암(Merkel cell carcinoma, MCC), 피부 편평상피세포암(cutaneous squamous cell carcinoma, cSCC), 기저세포암(basal cell carcinoma, BCC)을 포함하는 진행성/전이성 비흑색종 피부암 치료제로 FDA 승인을 받았다(표 12.2).

현재 두 가지 ICIs가 MCC에 대해 FDA 승인을 받았다. 아벨루맙(avelumab)은 10.4개월의 중앙 추적 관찰기간에서 31.8%의 객관적 반응률(ORR)을 보인 JAVELIN Merkel 200 시험 결과에 따라 2017년에 전이성 MCC의 2차 치료제로 최초 승인된 ICI였다.[19] 1년 후, 펨브롤리주맙(pembrolizumab)은 14.9개월의 중앙 추적 관찰기간에서 56%의 ORR, 2년 PFS 48.3%, PFS 중앙값 16.8개월, 2년 OS 68.7%를 보인 KEYNOTE-017 임상시험 결과를 근거로 이전에 전신치료를 받지 않은 재발성 국소 진행성/전이성 MCC 환자에 대한 치료제로 승인 받았다.[20]

피부 편평상피세포암의 경우, 세미플리맙(cemiplimab)과 펨브롤리주맙을 국소 진행성/전이성 피부 편평상피세포암의 1차 치료제로 사용할 수 있다. 세미플리맙은 연구 1423(I상)[21]과 연구 1540(II상)[22] 결과를 근거로 2018년 국소 진행성/전이성 피부 편평상피세포암에 대해 FDA 승인을 받았다. 2020년, 펨브롤리주맙은 KEYNOTE-629 임상시험에서 11.4개월의 중앙 추적 관찰기간에 34.3% ORR, 52.4% 질병 조절률, 6.9개월의 PFS 중앙값을 입증한 이후 수술과 방사선 치료가 불가능한 재발성/전이성 피부 편평상피세포암에 대해 승인되었다.[23] 세미플리맙은 국소 진행성/전이성 기저세포암 환자를 위한 2차 치료제로 2021년에 승인되었다.[24]

표 12.2 비흑색종 피부암에서 면역항암제의 FDA 승인으로 이어진 주요 임상시험(2022년 1월 기준)

메르켈 세포암(MCC)								
임상시험	**FDA 승인 약제**	**단계**	**N**	**대상 환자군**	**치료군**	**1차 평가변수**	**임상 결과**	**3+ 등급 AE**
1차 치료								
KEYNOTE-017 (NCT02267603)	Pembrolizumab (Keytruda)	II	50	화학요법에 불응하고 수술 및 방사선 치료가 불가능한 전이성/재발성 MCC	Pembrolizumab	ORR	ORR: 56% 2년 PFS: 48.3%; PFS 중앙값: 16.8개월 2년 OS: 68.7%; OS 중앙값: 도달하지 않음	28%
2차 치료								
JAVELIN Merkel 200(NCT02155647)	Avelumab (Bavencio)	II	83	항암화학요법에 불응하는 IV기 MCC	Avelumab	ORR	ORR: 31.8%	5%

▶다음 쪽에 계속

표 12.2 비흑색종 피부암에서 면역항암제의 FDA 승인으로 이어진 주요 임상시험(2022년 1월 기준) ▶이어서

피부 편평상피세포암(cSCC)								
임상시험	FDA 승인 약제	단계	N	대상 환자군	치료군	1차 평가변수	임상 결과	3+ 등급 AE
1차 치료								
Study 1423 (NCT02383212)	Cemiplimab (Libtayo)	I	1단계: 26 2단계: 59	수술 및 방사선치료가 불가능한 국소 진행성/전이성 cSCC	Cemiplimab	ORR	ORR 1단계: 50%; ORR 2단계: 47%	42%
Study 1540 (NCT02760498)	Cemiplimab (Libtayo)	II	115	수술 및 방사선치료가 불가능한 국소 진행성/전이성 cSCC	Cemiplimab 250mg q3w; Cemiplimab 3mg/kg q2w	ORR	ORR: 41.1%; 49.2%	39.3%; 50.8%
KEYNOTE-629 (NCT03283324)	Pembrolizumab (Keytruda)	II	105	수술 및 방사선치료가 불가능한 재발성/전이성 cSCC	Pembrolizumab	ORR	ORR: 34.3% DCR: 52.4% PFS 중앙값: 6.9개월 OS 중앙값: 도달하지 않음	5.7%
기저세포암(BCC)								
임상시험	FDA 승인 약제	단계	N	대상 환자군	치료군	1차 평가변수	임상 결과	3+ 등급 AE
2차 치료								
Study 1620 (NCT03132636)	Cemiplimab (Libtayo)	II	84	1차 HHI 치료 후 국소 진행성/전이성 BCC 또는 HHI 치료 대상자가 아닌 BCC	Cemiplimab	ORR	ORR: 31%	48%

Adverse event(*AE*), 이상반응; basal cell carcinoma(*BCC*), 기저세포암; cutaneous squamous cell carcinoma(*cSCC*), 피부 편평상피세포암; disease control rate(*DCR*), 질병 조절율; Food & Drug Administration(*FDA*), 미국 식품의약국; hedgehog inhibitor(*HHI*), 헤지호그 억제제; Merkel cell carcinoma(*MCC*), 메르켈 세포암; objective response rate(*ORR*), 객관적 반응률; overall survival(*OS*), 전체 생존율, 전체 생존기간; progression-free survival(PFS), 무진행 생존율, 무진행 생존기간.

폐암

비소세포폐암

폐암은 모든 암 사망의 주요 원인이다. 폐암은 전통적으로 진단 시 말기 질환으로 치료 옵션이 제한적인 것이 특징이었지만, 21세기 초에 이르러 면역 치료의 획기적인 발전은 고무적인 임상 결과를 제공하였다(표 12.3).[25] ICIs 이전에는, 백금 기반 화학요법이 초기와 진행 단계 비소세포폐암 치료의 초석이었다.

ICIs는 진행성 비소세포폐암 환자의 2차 치료에서 처음으로 평가되었다. 몇 개의 임상시험에서 니볼루맙(CheckMate 017,[26] CheckMate 057[27]), 펨브롤리주맙(KEYNOTE-010[28]), 또는 아테졸리주맙(POPLAR,[29] OAK[30])을 단독요법으로 투여한 결과 2차 표준 화학요법 대조군에 비해 유의미한 OS 개선을 입증하여 궁극적으로 FDA 승인으로 이어졌다.

2차 치료에서 ICIs를 사용해서 얻어진 희망적인 결과는 잠재적 1차 치료로서 이들 면역관문 억제제에 대한 추가 평가로 이어졌다. KEYNOTE-001은 진행성 비소세포폐암에서 펨브롤리주맙의 효능과 안전성을 평가한 I상 임상시험이었으며, 이전에 치료받은 적이 없고 PD-L1 발현(종양 비율 점수[tumor proportion score, [TPS] ≥50%로 결정)을 보인 환자에서의 반응률이 50%였다.[31] 이어 진행된 KEYNOTE-024는 TPS 발현율 ≥50% 이상이며 치료 경험이 없는 진행성 비소세포폐암 환자들에서 펨브롤리주맙과 백금 기반 화학요법을 비교했으며, 이 연구 결과 화학요법 대비 높은 반응률(44.8% vs 27.8%), PFS(10.3개월 vs 6.0개월), 6개월 OS(80.2% vs 72.4%)를 보여 1차 치료제로서 FDA 승인을 받았다.[32]

PD-L1 발현율이 낮은 환자에게도 펨브롤리주맙을 사용할 수 있는지 알아보기 위해, KEYNOTE-042 연구자들은 PD-L1 발현율 ≥1%이며 치료 경험이 없는 국소 진행성/전이성 비소세포폐암 환자들을 표준 백금 기반 화학요법 치료군과 비교한 결과 시험군에서 16.7개월로 대조군 12.1개월 대비 유의미한 생존 이익을 확인했다.[33] 이 결과는 PD-L1 발현율 ≥1%이며 치료 경험이 없는 진행성/전이성 비소세포폐암 환자를 위한 1차 치료 약제로 펨브롤리주맙이 승인될 수 있는 길을 열었다. 아테졸리주맙(IMPower 110[34])과 세미플리맙(EMPOWER-Lung1[35])은 각각 2020년과 2021년에 PD-L1을 발현하는 진행성 비소세포폐암 환자를 위한 1차 단독요법으로 백금 기반 화학요법 대비 OS 개선을 입증하여 1차 치료제로 승인 받았다.

병용요법 또한 이 질환의 치료를 위해 활발히 연구되고 있는 분야이다. 여러 임상시험을 통해 펨브롤리주맙과 화학요법의 병용요법이 1차 치료제로 승인되었다(KEYNOTE-021,[36] KEYNOTE-189,[37] KEYNOTE-407[38]). 마찬가지로, 아테졸리주맙(atezolizumab)과 화학요법의 병용요법은 IMPower 130 임상시험을 근거로 전이성 비소세포폐암에 대해 승인되었다.[39] 환자를 무작위 배정하여 아테졸리주맙 + 카보플라틴 + 파클리탁셀(atezolizumab + carboplatin + paclitaxel, ACP), 베바시주맙 + 카보플라틴 + 파클리탁셀(bevacizumab + carboplatin + paclitaxel, BCP) 또는 아테졸리주맙 + BCP(atezolizumab + BCP, ABCP)를 투여한 IMPower 150 연구 결과, ABCP 군이 BCP 군에 비해 무진행 생존기간 중앙값(8.3개월 vs 6.8개월)과 생존기간 중앙값(19.2개월 vs 14.7개월)의 향상을 입증하여 이 병용요법이 승인되었다.[40]

여러 면역관문 억제제의 병용과 관련하여, 니볼루맙과 이필리무맙 병용요법은 CheckMate 227 임상시험 결과 PD-L1 TPS 1% 이상 비소세포폐암 환자에서 화학요법 대비 생존기간 중앙값(17.1 vs 14.9

표 12.3 비소세포폐암에서 면역항암제의 FDA 승인으로 이어진 주요 임상시험(2022년 1월 기준)

비소세포폐암(NSCLC)									
임상 시험	FDA 승인 약제	단계	N	대상 환자군	치료군	대조군	1차 평가변수	임상 결과	3+ 등급 AE
1차 단독 요법									
KEYNOTE-024 (NCT02142738)	Pembrolizumab (Keytruda)	III	305	PD-L1 TPS≥50% EGFR/ALK 돌연변이 없는 IV기 NSCLC	Pembrolizumab	Platinum-based chemo	PFS	ORR: 44.8% vs 27.8% PFS 중앙값: 10.3개월 vs 6.0개월 6개월 OS: 80.2% vs 72.4%	26.6% vs 53.3%
KEYNOTE-042 (NCT02220894)	Pembrolizumab (Keytruda)	III	1274	PD-L1 TPS≥1% 수술 또는 CRT 불가능 EGFR/ALK 돌연변이 없는 III/IV기 NSCLC	Pembrolizumab	Platinum-based chemo	OS	OS 중앙값: TPS≥1% 16.7개월 vs 12.1개월, TPS≥20% 17.7개월 vs 13.0개월, TPS≥50% 20개월 vs 12.2개월	8% vs 41%
IMPower 110 (NCT02409342)	Atezolizumab (Tecentriq)	III	572	PD-L1 TPS≥1% IV기 NSCLC	Atezolizumab	Platinum-based chemo	OS	OS 중앙값: 20.2개월 vs 13.1개월 PFS 중앙값: 8.1개월 vs 5.0개월 ORR 38% vs 29%	30.1% vs 52.5%
EMPOWER-Lung 1 (NCT03088540)	Cemiplimab (Libtayo)	III	710	PD-L1 TPS≥50% IIIB-C/IV기 NSCLC	Cemiplimab	Platinum-based chemo	PFS, OS	PD-L1≥50%: OS 중앙값 미달 vs 14.2개월 PFS 중앙값: 8.2개월 vs 5.7개월	28% vs 39%

1차 병용요법								
KEYNOTE-021 (NCT02039674)	Pembrolizumab (Keytruda)	II	123	EGFR/ALK 변이 없는 IIIB/IV기 NSCLC	Pembrolizumab + Platinum-based chemo	Platinum-based chemo	ORR	ORR: 55% vs 29%	39% vs 26%
KEYNOTE-189 (NCT02578680)	Pembrolizumab (Keytruda)	III	616	EGFR/ALK 돌연변이 없는 IV기 비편평 NSCLC	Pembrolizumab + Platinum-based chemo	Placebo + Platinum-based chemo	PFS, OS	1년 OS: 69.2% vs 49.4%; PFS 중앙값: 8.8개월 vs 4.9개월	67.2% vs 65.8%
KEYNOTE-407 (NCT02775435)	Pembrolizumab (Keytruda)	III	559	IV기 편평 NSCLC	Pembrolizumab + Platinum-based chemo	Placebo + Platinum-based chemo	PFS, OS, ORR	OS 중앙값: 15.9개월 vs 11.3개월 PFS 중앙값: 6.4개월 vs 4.8개월 ORR: 58% vs 35%	69.8% vs 68.2%
IMPower 150 (NCT02366143)	Atezolizumab (Tecentriq)	III	692	야생형 또는 고효능기 T 세포 유전자(T_{eff}) 시그니처 있는 IV기 비편평 NSCLC	ABCP: Atezolizumab + Bevacizumab + Carboplatin + Paclitaxel	BCP: Bevacizumab + Carboplatin + Paclitaxel	PFS, OS	야생형 환자: PFS 중앙값 8.3(ABCP) vs 6.8(BCP)개월, OS 중앙값 19.2 vs 14.7개월 T_{eff} 환자 PFS 중앙값 11.3(ABCP) vs 6.8(BCP)	ABCP: 3~4등급 55.7%, 5등급 2.8% BCP: 3~4등급 47.7%, 5등급 2.3%

▶다음 쪽에 계속

표 12.3 비소세포폐암에서 면역항암제의 FDA 승인으로 이어진 주요 임상시험(2022년 1월 기준) ▶이어서

임상 시험	FDA 승인 약제	단계	N	대상 환자군	치료군	대조군	1차 평가변수	임상 결과	3+ 등급 AE
IMPower 130 (NCT02367781)	Atezolizumab (Tecentriq)	III	724	IV기 NSCLC	Atezolizumab + Platinum-based chemo	Platinum-based chemo	PFS, OS	OS 중앙값: 18.6개월 vs 13.9개월 PFS 중앙값: 7.0개월 vs 5.5개월	Tx군: 3등급 50% 4등급 23% 5등급 2% 대조군: 3등급 47% 4등급 13% 5등급 <1%
CheckMate 227 (NCT02477826)	Nivolumab (Opdivo)	III	1a: 793	PD-L1≥1% EGFR/ALK 돌연변이 없는 자발성/IV기 NSCLC	Nivolumab + Ipilimumab	Platinum-based chemo	OS	OS 중앙값 17.1개월 vs 14.9개월 PFS 중앙값 5.1개월 vs 5.6개월 ORR 36% vs 30% DoR 중앙값 23.2개월 vs 6.2개월	32.8% vs 36.0%
CheckMate 9LA (NCT03215706)	Nivolumab (Opdivo) + Ipilimumab (Yervoy)	III	1150	재발성/IV기 NSCLC	Nivolumab + Ipilimumab + Platinum-based chemo	Platinum-based chemo	OS	평균 OS: 15.6개월 vs 10.9개월	Tx군: 3등급 35%, 4등급 12% 대조군: 3등급 32% 4등급: 6%

2차 치료									
CheckMate 017 (NCT01642004)	Nivolumab (Opdivo)	III	272	이전 치료 경험이 있는 재발성 IIIB/IV기 편평 NSCLC	Nivolumab	Docetaxel	OS	OS 중앙값: 9.2개월 vs 6.0개월 1년 OS: 42% vs 24% ORR: 20% vs 9% PFS 중앙값: 3.5개월 vs 2.8개월	7% vs 55%
CheckMate 057 (NCT01673867)	Nivolumab (Opdivo)	III	582	이전 치료 경험이 있는 재발성 IIIB/IV기 비편평 NSCLC	Nivolumab	Docetaxel	OS	OS 중앙값: 12.2개월 vs 9.4개월 1년 OS: 51% vs 39% 1.5년 OS: 39% vs 23% ORR: 19% vs 12%	10% vs 54%
KEYNOTE-010 (NCT01905657)	Pembrolizumab (Keytruda)	II+III	1034	PD-L1 TPS≥1% 이전 치료 경험이 있는 IV기 NSCLC	Pembrolizumab 2mg/kg; Pembrolizumab 10mg/kg	Docetaxel	PFS, OS	OS 중앙값: 10.4; 12.7 vs 8.5개월; PFS 중앙값: 3.9; 4.0; vs 4.0개월 PD-L1 양성: OS 14.9; 17.3개월 vs 8.2개월; PFS: 5.0; 5.2개월 vs 4.1개월	13%; 16% vs 35%
POPLAR (NCT01903993)	Atezolizumab (Tecentriq)	II	287	이전 치료 경험이 있는 III/IV기 NSCLC	Atezolizumab	Docetaxel	OS	OS: 12.6개월 vs 9.7개월	Tx군: 3~4등급 11% 5등급 1% 대조군: 3~4등급 39% 5등급 2%

▶다음 쪽에 계속

표 12.3 비소세포폐암에서 면역항암제의 FDA 승인으로 이어진 주요 임상시험(2022년 1월 기준) ▶이어서

임상 시험	FDA 승인 약제	단계	N	대상 환자군	치료군	대조군	1차 평가변수	임상 결과	3+ 등급 AE
OAK (NCT02008227)	Atezolizumab (Tecentriq)	III	1225	이전 치료 경험이 있는 PD-L1 TPS≥1% IIIB/IV기 NSCLC	Atezolizumab	Docetaxel	OS	OS: 13.8개월 vs 9.6개월 PD-L1≥1%: OS 15.7개월 vs 10.3개월	15% vs 43%
유지 요법									
PACIFIC (NCT02125461)	Durvalumab (Imfinzi)	III	709	백금 기반 CRT 후 절제 불가능한 III기 NSCLC	Durvalumab	Placebo	PFS, OS	PFS 중앙값: 17.2개월 vs 5.6개월 2년 OS: 66.3% vs 55.6%	30.5% vs 26.1%
보조요법									
IMPower 010 (NCT02486718)	Atezolizumab (Tecentriq)	III	990	PD-L1 TPS≥1% 절제된 II/IIIA기 NSCLC	Atezolizumab	Platinum-based chemo	DFS	DFS: HR 0.79(*P*=.020) DFS ITT: HR 0.81(*P*=.040) DFS PD-L1≥1%: HR 0.66(*P*=039)	Tx군: 3~4등급 22% 5등급: 2% 대조군: 3~4 등급 12% 5등급 1%

선행보조요법[a]									
CheckMate 816 (NCT02998528)	Nivolumab (Opdivo)	III	358	절제 가능한 IB-IIIA NSCLC	Nivolumab + Platinum-based chemo followed by surgery	Platinum-based chemo followed by surgery	pCR, EFS	pCR: 24.0% vs 2.2% 대조군 vs 치료군 EFS 개선 MPR: 36.9% vs 8.9% ORR: 53.6% vs 37.4% 방사선학적 병기 하향 조정율: 30.7% vs 23.5%	3등급: 33.5% vs 36.9% 4등급: 11.4% vs 14.8%

[a]참고: 2022년 1월 기준 비소세포폐암의 선행보조요법으로 FDA의 승인을 받은 면역치료제는 아직 없었으나, 이 분야는 현재 임상에서 지속적인 변화와 함께 발전하고 있다. CheckMate 816 임상시험의 결과는 비소세포폐암의 선행보조요법으로서 면역 치료의 역할 가능성에 대한 유망한 결과를 보여주었다.

Adverse event(*AE*), 부작용; anaplastic lymphoma kinase(*ALK*), 역형성 림프종 인산화효소; chemoradiation therapy(*CRT*), 화학방사선요법; disease-free survival(*DFS*), 무병 생존율; duration of response(*DoR*), 반응 지속 기간; event-free survival(*EFS*), 무사건 생존율; epidermal growth factor receptor(*EGFR*), 상피세포 성장 인자 수용체; Food & Drug Administration(*FDA*), 미국 식품의약국; intent on-to-treat(*ITT*), 치료 의도; major pathologic response(*MPR*), 주요 병리학적 반응(치료 후 검체에서 잔존 생존 종양 10% 이하로 정의); non-small cell lung cancer(*NSCLC*), 비소세포폐암; objective response rate(*ORR*), 객관적 반응률; overall survival(*OS*), 전체 생존율, 전체 생존기간; pathologic complete response(*pCR*), 병리학적 완전 반응(절제된 폐 및 림프절에서 생존 가능한 종양 세포 0%로 정의); progression-free survival(*PFS*), 무진행 생존율, 무진행 생존기간; tumor proportion score(*TPS*), 종양 비율 점수; treatment(*Tx*), 치료.

개월), 무진행 생존기간 중앙값(5.1 vs 5.6개월), 반응 지속기간(23.2 vs 6.2개월)의 개선을 보인 이후 진행성 비소세포폐암에 대해 승인된 바 있다.[41] 2020년에는 니볼루맙, 이필리무맙, 백금 이중 화학요법의 병용요법이 표준 화학요법군의 10.9개월과 비교해서 15.6개월로 향상된 중앙 생존기간을 입증하여 재발성/전이성 비소세포폐암 환자의 1차 치료제로 승인 받았다.[42]

국소 진행 비소세포폐암의 경우, 더발루맙(durvalumab)은 PACIFIC 임상시험 결과 절제 불가능한 III기 비소세포폐암 환자에서 백금 기반 화학방사선요법 후 유지요법으로 승인되었다.[43,44]

2020년대 면역요법의 임상 적용에 있어 획기적인 발전 중 하나는 초기 병기 비소세포폐암을 치료하는데 면역관문 억제제를 사용하게 된 것이다. IMPower 010 연구의 결과로, 아테졸리주맙은 종양 세포의 1% 이상에서 PD-L1이 발현되는 II-IIIA기 비소세포폐암 환자의 수술적 절제에 이은 백금 기반 화학요법 후 단일 제제 보조요법으로 승인 받았다.[45] 비소세포폐암의 선행보조요법(neoadjuvat therapy)으로 면역요법의 적용은 아직 FDA의 승인을 받아야 하지만, 여러 임상시험들은 임상 진료에 변화를 가져올 수 있는 결과를 입증하였다.[2)]

CheckMate 816 임상시험은 절제 가능한 IB-IIIA기 비소세포폐암 환자를 대상으로 선행보조요법으로서 니볼루맙과 백금 기반 화학요법과 백금 기반 화학요법 단독을 비교하는 III상 임상시험이었다. 이 임상시험의 중간 분석 결과, 니볼루맙과 화학요법 병용 치료군이 대조군에 비해 병리학적 완전 반응(pathologic complete response, pCR; 24.0% vs 2.2%), 주요 병리학적 반응(major pathologic response, MPR; 36.9% vs 8.9%), 객관적 반응률(ORR; 53.6% vs 37.4%), 무사건 생존기간(event-free survival, EFS) 중앙값(31.6개월 vs 20.8개월)이 개선되었으며 수술 결과에는 영향을 미치지 않은 것으로 나타났다.[46-48] IMPower 010 임상시험의 결과와 함께, CheckMate 816 임상시험의 결과는 초기 단계 비소세포폐암의 치료 패러다임을 변화시켰다. 하지만, IB-IIIA기 비소세포폐암 환자를 위한 선행보조요법 대비 보조 ICI 요법의 역할을 결정하는 것은 아직 해결해야 할 과제로 남아 있다.

소세포폐암

비소세포폐암 치료에 대한 PD-1/L1 억제제의 긍정적인 결과는 소세포폐암 치료에서 이러한 약제들을 평가하는 데 관심을 불러일으켰다(표 12.4). 소세포폐암은 초기에 화학방사선치료에 민감하지만, 많은 환자들이 6개월 이내에 재발할 수 있으며, 확장 병기(extensive-stage disease, ES-SCLC) 환자의 경우 5년 생존율이 5%로 낮다.[49] 2018년, 니볼루맙은 IV기 소세포폐암의 3차 치료 옵션으로 FDA로부터 신속 승인을 받은 최초의 면역관문 억제제였다. 같은 해, 펨브롤리주맙은 KEYNOTE-028 및 KEYNOTE-158 연구에 근거해서 동일한 적응증에 대한 3차 치료법으로 승인되었다.[50] 에토포사이드(etopo-

---

2) 옮긴이: 비소세포폐암에서 선행보조요법에 대해 보다 업데이트된 FDA 허가사항은 다음과 같다.
FDA는 2022년 4월 CheckMate-816 연구 결과에 따라 니볼루맙과 이중 백금 화학요법의 병용 투여를 절제가능한 비소세포폐암의 선행보조요법으로 승인하였으며, 2023년 10월에는 KEYNOTE-671 연구 결과를 근거로 펨브롤리주맙과 백금 포함 화학요법의 병용 투여와 펨브롤리주맙 단독 지속 투여를 절제가능한 비소세포폐암에서 각각 수술 전 선행보조요법과 수술 후 보조요법으로 승인했다. 또, FDA는 2024년 8월 AEGEAN 연구 결과에 따라 더발루맙과 백금 기반 항암화학요법의 병용 투여와 더발루맙 단독 투여를 *EGFR*이나 *ALK* 재배열 돌연변이가 없는 절제가능한 비소세포폐암에서 각각 수술 전 선행보조 요법과 수술 후 보조요법으로 승인했다.
FDA는 2022년 11월 16113 연구 결과에 따라 EGFR, ALK, ROS1 돌연변이가 없는 진행성 비소세포폐암의 1차 치료로 세미플리맙과 항암화학요법의 병용 투여를 승인했다.
FDA는 2023년 1월 KEYNOTE-091 연구 결과에 따라 IB(T2a≥4cm), II 또는 IIIA기 비소세포폐암에서 펨브롤리주맙을 수술 및 백금 기반 항암화학요법 후 보조요법으로 승인했다.

표 12.4 소세포폐암에서 면역항암제의 FDA 승인으로 이어진 주요 임상시험(2022년 1월 기준)

소세포폐암(SCLC)									
임상 시험	FDA 승인 약제	단계	N	대상 환자군	치료군	대조군	1차 평가변수	임상 결과	3+ 등급 AE
1차 치료									
IMPower 133 (NCT02763579)	Atezolizumab (Tecentriq)	III	403	ES-SCLC	Atezolizumab + Etoposide + Carboplatin	Placebo + Etoposide + Carboplatin	PFS, OS	OS 중앙값: 12.3개월 vs 10.3개월 PFS 중앙값: 5.2개월 vs 4.3개월	Tx군: 3~4등급 56.6% 5등급 1.5% 대조군: 3~4등급 56.1% 5등급 1.5%
CASPIAN (NCT03043872)	Durvalumab (Imfinzi)	III	537	ES-SCLC	Durvalumab + Etoposide + Platinum-based chemo	Platinum-based chemo	OS	OS 중앙값: 13.0개월 vs 10.3개월 ORR 68% vs 58%	62% vs 62%
3차 치료									
KEYNOTE-028 (NCT02054806), KEYNOTE-158 (NCT02628067)	Pembrolizumab (Keytruda)	I + II	83	백금 기반 화학요법 및 1차 이상의 이전 치료 후 진행된 IV기 SCLC	Pembrolizumab	N/A	ORR, DRR	ORR: 19%, 6개월 DRR 94% 1년 DRR 63% 18개월 DRR: 56%	9.6%-9.9%

Adverse event(*AE*), 이상반응; durable response rate(*DRR*), 지속적 반응률; extensive-stage small cell lung cancer(*ES-SCLC*), 확장 병기 소세포폐암; Food & Drug Administration(FDA), 미국 식품의약국; objective response rate(*ORR*), 객관적 반응률; overall survival(*OS*), 전체 생존기간; progression-free survival(*PFS*), 무진행 생존기간; small cell lung cancer(*SCLC*), 소세포폐암; treatment(*Tx*), 치료.

side)를 사용하는 백금 기반 화학요법이 확장병기 소세포폐암(ES-SCLC)에서 표준 1차 치료법이지만, 결과는 약 10개월의 생존기간 중앙값으로 여전히 불량하다.[51] 아테졸리주맙(IMPower 133[52])과 더발루맙(CASPIAN[53])은 치료 경험이 없는 ES-SCLC에서 에토포사이드, 백금 기반 화학요법과 병용하여 생존기간 중앙값을 12~13개월로 개선시켜 1차 치료제로 승인되었다.

악성 흉막 중피종

악성 흉막 중피종(malignant pleural mesothelioma, MPM)은 진단 당시 절제가 불가능한 경우가 흔한 공격적인 암이다. 페메트렉시드(pemetrexed)와 같은 엽산 항대사제와 백금 제제의 병용요법이 표준 1차 치료제로 승인되었지만, 5년 생존율 중앙값이 10% 미만으로 예후는 여전히 불량하다.[54] 현재 니볼루맙과 이필리무맙의 병용요법은 절제 불가능한 악성 흉막 중피종의 1차 치료에 사용할 수 있는 면역요법으로, CheckMate 743 시험에서 면역항암제 병용치료군의 생존기간은 18.1개월로 표준 화학요법(백금 항암제 + 페메트렉시드 화학요법) 군의 14.1개월에 비해 높았으며 2년 생존율은 각각 41%와 27%로 확인되었다(표 12.5).[55, 3)]

삼중음성 유방암

삼중음성 유방암(triple-negative breast cancer, TNBC)은 표적 치료제가 부족하여 치료가 어려운 공격적인 하위 유형이다. 탁산계 또는 백금 기반 제제를 포함한 화학요법이 표준 전신 치료로 남아 있지만, 이러한 종양들은 화학요법에 빠르게 내성이 생길 수 있다. 2021년 펨브롤리주맙은 화학요법과 병용하여 전이성 질환의 1차 치료 뿐만 아니라 선행보조요법 및 보조요법으로도 승인되었다(표 12.6). 펨브롤리주맙이 전이성 삼중음성 유방암의 1차 치료제로 승인된 것은 PD-L1 발현 복합 양성 점수(combined positive score, CPS)가 10 이상인 환자에서 펨브롤리주맙과 화학요법 병용 투여군이 위약과 화학요법 병용 투여군 대비 유의미한 무진행 생존기간(9.6개월 vs 5.6개월) 연장을 입증한 KEYNOTE-355 연구에서 비롯된 것이다.[56] 펨브롤리주맙이 수술 후 보조요법을 받는 II/III기 고위험군 TNBC 환자에서 화학요법과 병용하는 선행보조요법으로 승인된 것은 펨브롤리주맙 투여군의 병리학적 완전반응(pCR) 비율이 63%, 화학요법 투여군은 56%로 나타난 KEYNOTE-522의 결과를 근거로 한 것이었다.[57]

위장관 악성 종양

위암/위식도 접합부 암

위식도 접합부(gastroesophageal junction cancers, GEJ) 암을 포함한 위암은 전 세계적으로 암 관련 사망의 네 번째 주요 원인이다. 절제 불가능한 질환에서 표준치료인 플루오로피리미딘(fluoropyrimidine)과 백금 기반 화학요법의 치료 결과는 여전히 불량하다.[58,59] 현재 진행성 또는 전이성 위암/위식도 접합부 암의 1차 치료제로 승인된 면역관문 억제제는 니볼루맙과 화학요법 병용(CheckMate 649)[60], 인간 상피세포 성장 인자 수용체 2 양성(HER2+) 암에서 펨브롤리주맙과 화학요법, 트라스투주맙(trastuzumab)

3) 옮긴이: FDA는 2024년 9월 펨브롤리주맙과 페메트렉시드, 백금 기반 항암화학요법의 병용요법을 수술 불가 진행성 또는 전이성 악성 흉막 중피종의 1차 치료제로 허가했다.

표 12.5 악성 흉막 중피종에서 면역항암제의 FDA 승인으로 이어진 주요 임상시험(2022년 1월 기준)

중피종									
임상 시험	**FDA 승인 약제**	**단계**	**N**	**대상 환자군**	**치료군**	**대조군**	**1차 평가변수**	**임상 결과**	**3+ 등급 AE**
1차 치료									
CheckMate 743 (NCT02899299)	Nivolumab (Opdivo) + Ipilimumab (Yervoy)	III	605	절제 불가능한 악성 흉막 중피종	Nivolumab + Ipilimumab	Platinum + Pemetrexed chemo	OS	OS: 18.1개월 vs 14.1개월 2년 OS: 41% vs 27%	30% vs 32%

Adverse event(*AE*), 이상반응; Food & Drug Administration(*FDA*), 미국 식품의약국; overall survival(*OS*), 전체 생존기간, 전체 생존율.

표 12.6 삼중음성 유방암에서 면역항암제의 FDA 승인으로 이어진 주요 임상시험(2022년 1월 기준)

삼중음성 유방암(TNBC)									
임상 시험	**FDA 승인 약제**	**단계**	**N**	**대상 환자군**	**치료군**	**대조군**	**1차 평가변수**	**임상 결과**	**3+ 등급 AE**
1차 치료									
KEYNOTE-355 (NCT02819518)	Pembrolizumab (Keytruda)	III	847	PD-L1을 동반한 (CPS≥10) 절제 불가능한 재발성 /IV기 TNBC	Pembrolizumab + Chemo	Placebo + Chemo	PFS, OS	PFS 중앙값: 9.6개월 vs 5.6개월	68% vs 67%
선행보조/보조요법									
KEYNOTE-522 (NCT03036488)	Pembrolizumab (Keytruda)	III	1174	치료받지 않은 고위험군 II/III기 TNBC	Pembrolizumab + Chemo	Placebo + Chemo	pCR, EFS	pCR: 63% vs 56% EFS: 16% vs 24%	76.8% vs 72.2%

Adverse event(*AE*), 이상반응; combined positive score(*CPS*), 복합 양성 점수; event-free survival(*EFS*), 무사건 생존기간; Food & Drug Administration(*FDA*), 미국 식품의약국; overall survival(*OS*), 전체 생존기간; pathologic complete response(*pCR*), 병리학적 완전 반응; progression-free survival(*PFS*), 무진행 생존기간; triple negative breast cancer(TNBC), 삼중음성 유방암.

의 병용(KEYNOTE-811) 등이 있다.[61, 4)] 니볼루맙과 펨브롤리주맙은 또한 표 12.7~12.9에 자세히 설명된 대로 KEYNOTE-180,[62] KEYNOTE-181,[63] 및 ATTRACTION-3[64] 임상시험의 결과를 바탕으로, 이전 치료 후 진행된 진행성 또는 전이성 식도암/위식도 접합부 암의 2차 치료로 승인 받았다. 또한, 니볼루맙은 II/III기 질환 환자에서 근치적 화학방사선 치료와 잔여 병소에 대한 외과적 절제술후 보조요법으로 승인되었다.[65]

대장암

전이성 대장암(metastatic colorectal cancer, mCRC) 환자의 5년 생존율은 14.7%이다.[66] 현재, 대장암 치료제로 승인된 모든 면역항암제들은 MSI-H/dMMR 전이성 대장암(mCRC)에 국한되어 있다(표 12.10).[67] 2017년, FDA는 플루오로피리미딘(fluoropyrimidine), 옥살리플라틴(oxaliplatin), 이리노테칸(irinotecan)으로 치료 후 질병이 진행된 높은 미세부수체 불안정성(microsatellite instability-high, MSI-H)/불일치 복구 단백 결핍(mismatch repair protein-deficient, dMMR) 전이성 대장암 환자에 대해 단일 약제로 니볼루맙을 승인했다. 이어서 니볼루맙과 이필리무맙의 병용요법도 같은 적응증으로 승인되었다. 두가지 승인 모두 CheckMate 142의 연구 결과를 기반으로 이루어졌다.[68]

펨브롤리주맙은 2020년 절제 불가능한 또는 전이성 MSI-H/dMMR 대장암의 1차 치료제로 승인되었으며, 이는 KEYNOTE-177 연구에서 표준 화학요법(5-플루오로우라실 기반 요법 +/-베바시주맙 또는 세툭시맙) 치료군에 비해 펨브롤리주맙 치료군의 무진행 생존기간 중앙값(16.5개월 vs 8.2개월)과 2년 생존기간(13.7개월 vs 10.8개월)이 월등하게 우수했던 결과에 기반한다. MSI-H/dMMR 하위 유형의 전이성 대장암 환자에서 이들 ICI의 지속적인 반응은 면역요법의 희망적인 역할을 강조하고 있다.

간세포암

ICIs는 이전에 소라페닙(sorafenib) 치료를 받은 적이 있는 진행성 간세포암(hepatocellular carcinoma, HCC) 환자를 위한 2차 치료로 처음 승인되었다(표 12.11). 니볼루맙과 이필리무맙 병용요법의 승인은 20%의 지속적인 객관적 반응률을 입증한 I/II상 임상시험을 근거로 이루어졌다.[69] 마찬가지로, 또 다른 I/II상 임상시험에서는 펨브롤리주맙 단독요법으로 치료받은 환자에서 17%의 지속적인 객관적 반응률이 확인되었다.[70] 절제 불가능한 전이성 간세포암 환자에서, 아테졸리주맙과 베바시주맙 병용요법은 소라페닙 투여군과 비교해서 우수한 생존기간과 무진행 생존기간을 보인 IMbrave 150의 결과(1년 생존율: 67.2% vs 54.6%, 무진행 생존기간 중앙값: 6.8개월 vs 4.3개월)를 기반으로 2020년에 1차 치료로 승인되었다.[71]

---

4) 옮긴이: FDA는 2023년 11월 KEYNOTE-859 연구 결과에 따라 수술이 불가능한 국소 진행성 또는 전이성 HER2 음성 위 또는 GEJ 선암의 1차 치료 목적으로 펨브롤리주맙과 플루오로피리미딘 및 백금 기반 항암화학 요법의 병용 투여를 승인했다. 더불어, FDA는 기허가된 수술이 불가능한 국소 진행성 또는 전이성 HER2 양성 위 또는 GEJ 선암의 1차 치료로 펨브롤리주맙과 트라스투주맙, 플루오로피리미딘, 백금 기반 항암 화학요법의 병용 투여를 CPS≥1인 환자로 제한하는 허가사항 업데이드를 진행했다.
또, FDA는 2022년 5월 CheckMate-648 연구 결과에 따라 진행성 또는 전이성 식도 편평상피세포암에서 1차 치료로 니볼루맙과 플루오로피리미딘, 백금 기반 항암화학요법의 병용 투여 또는 니볼루맙과 이필리무맙의 병용 투여를 승인했다.

표 12.7 위암에서 면역항암제의 FDA 승인으로 이어진 주요 임상시험(2022년 1월 기준)

위암									
임상 시험	FDA 승인 약제	단계	N	대상 환자군	치료군	대조군	1차 평가변수	임상 결과	3+ 등급 AE
1차 치료									
CheckMate 649 (NCT02872116)	Nivolumab (Opdivo)	III	1581	절제 불가능한 국소 진행성 IV기 위암/식도 선암	Nivolumab + Chemo	Chemo	PFS, OS	평균 OS: 13.8개월 vs 11.5개월 CPS ≥ 5: PFS 7.7개월 vs 6.0개월; OS 중앙값 14.4개월 vs 11.1개월	59% vs 44%
KEYNOTE-811 (NCT03615326)	Pembrolizumab (Keytruda)	III	264	절제 불가능한/IV기 HER2 양성 위암/GEJ 암	Pembrolizumab + Trastuzumab + Chemo	Placebo + Trastuzumab + Chemo	PFS	ORR: 74.4% vs 51.9%	57.1% vs 57.4%

Adverse event(*AE*), 이상반응; combined positive score(*CPS*), 복합 양성 점수; Food & Drug Administration(*FDA*), 미국 식품의약국; gastroesophageal junction(*GEJ*), 위식도 접합부; objective response rate(*ORR*), 객관적 반응률; overall survival(*OS*), 전체 생존기간; progression-free survival(*PFS*), 무진행 생존기간.

표 12.8 식도/위식도 접합부 선암에서 면역항암제의 FDA 승인으로 이어진 주요 임상시험(2022년 1월 기준)

식도/위식도 접합부(GEJ) 선암									
임상 시험	FDA 승인 약제	단계	N	대상 환자군	치료군	대조군	1차 평가변수	임상 결과	3+ 등급 AE
1차 치료									
CheckMate 649 (NCT02872116)	Nivolumab (Opdivo)	III	1581	국소 진행성, 절제 불가능/IV기 위암/식도 선암	Nivolumab + Chemo	Chemo	PFS, OS	평균 OS: 13.8개월 vs 11.5개월 CPS ≥5: PFS 7.7개월 vs 6.0개월, OS 14.4개월 vs 11.1개월	59% vs 44%
KEYNOTE-590 (NCT03189719)	Pembrolizumab (Keytruda)	III	749	국소 진행성, 절제 불가능 /IV기 식도 선암 또는 SCC, GEJ 선암	Pembrolizumab + 5-FU + Cisplatin	Placebo + 5-FU + Cisplatin	PFS, OS	OS 중앙값: 12.4개월 vs 9.8개월, PFS 6.3개월 vs 5.8개월 SCC군: OS 중앙값 12.6개월 vs 9.8개월, PFS 6.3개월 vs 5.8개월 PD-L1 CPS ≥10: OS 중앙값 13.5개월 vs 9.4개월, PFS 7.5개월 vs 5.5개월 SCC 및 PD-L1 CPS≥10: OS 중앙값 13.9개월 vs 8.8개월	72% vs 68%

▶다음 쪽에 계속

표 12.8 식도/위식도 접합부 선암에서 면역항암제의 FDA 승인으로 이어진 주요 임상시험(2022년 1월 기준) ▶이어서

식도/위식도 접합부(GEJ) 선암									
임상 시험	FDA 승인 약제	단계	N	대상 환자군	치료군	대조군	1차 평가변수	임상 결과	3+ 등급 AE
2차 치료									
KEYNOTE-180 (NCT02559687)	Pembrolizumab (Keytruda)	II	121	국소 진행성, 절제 불가능/IV기 식도 선암 또는 SCC, 2차 이상의 치료 후 진행된 위 식도 선암, GEJ 선암	Pembrolizumab	N/A	ORR	ORR: 9.9%	12.4%
Pembrolizumab	N/A	III	628	국소 진행성, 절제 불가능/IV기 식도 선암 또는 1차 항암화학요법 후 진행된 SCC, 위 식도 선암, GEJ 선암	Pembrolizumab	Chemo	OS	1년 OS: 43% vs 20% CPS ≥10: OS 중앙값 9.3개월 vs 6.7개월 SCC 군: OS 중앙값 8.2개월 vs 7.1개월	18.2% vs 40.9%
ATTRACTION-3 (NCT02569242)	Nivolumab (Opdivo)	III	419	1차 치료 후 진행된 국소 진행성, 절제 불가능/재발성 식도 SCC	Nivolumab	Chemo	OS	OS: 10.9개월 vs 8.4개월	18% vs 63%
보조요법									
CheckMate 577 (NCT02743494)	Nivolumab (Opdivo)	III	794	선행보조요법 CRT 후 절제된 II/III기 식도 선암 또는 SCC, GEJ 암으로 잔류 병리학적 질환이 있는 경우	Nivolumab	Placebo	DFS	DFS 중앙값: 22.4개월 vs 11.0개월	13% vs 6%

Adverse event(*AE*), 이상반응; combined positive score(*CPS*), 복합 양성 점수; chemoradiotherapy(*CRT*), 화학방사선요법; disease-free survival(*DFS*), 무병 생존기간; Food & Drug Administration(FDA), 미국 식품의약국; gastroesophageal junction(*GEJ*), 위식도 접합부; objective response rate(*ORR*), 객관적 반응률; overall survival(*OS*), 전체 생존기간; progression-free survival(*PFS*), 무진행 생존기간; squamous cell carcinoma(*SCC*), 편평상피세포암.

표 12.9 식도 편평상피세포암에서 면역항암제의 FDA 승인으로 이어진 주요 임상시험(2022년 1월 기준)

식도 편평상피세포암									
임상 시험	FDA 승인 약제	단계	N	대상 환자군	치료군	대조군	1차 평가변수	임상결과	3+ 등급 AE
1차 치료									
KEYNOTE-590 (NCT03189719)	Pembrolizumab (Keytruda)	III	749	국소 진행성, 절제 불가능/IV기 식도 선암 또는 SCC, GEJ 선암	Pembrolizumab + 5-FU + Cisplatin	Placebo + 5-FU + Cisplatin	PFS, OS	OS 중앙값: 12.4개월 vs 9.8개월, PFS 6.3개월 vs 5.8개월 SCC 군: OS 중앙값 12.6개월 vs 9.8개월 PFS 6.3개월 vs 5.8개월 PD-L1 CPS≥10: OS 중앙값 13.5개월 vs 9.4개월 PFS 7.5개월 vs 5.5개월 SCC & PD-L1 CPS≥10: OS 중앙값 13.9 개월 vs 8.8개월	72% vs 68%

▶다음 쪽에 계속

표 12.9 식도 편평상피세포암에서 면역항암제의 FDA 승인으로 이어진 주요 임상시험(2022년 1월 기준) ▶이어서

식도 편평상피세포암									
임상 시험	**FDA 승인 약제**	**단계**	**N**	**대상 환자군**	**치료군**	**대조군**	**1차 평가변수**	**임상결과**	**3+ 등급 AE**
2차 치료									
KEYNOTE-180 (NCT02559687)	Pembrolizumab (Keytruda)	II	121	국소 진행성, 절제 불가능/IV기 식도 선암 또는 SCC, 2차 이상의 치료 후 진행된 위식도 선암, GEJ 선암	Pembrolizumab	N/A	ORR	ORR: 9.9%	12.4%
KEYNOTE-181 (NCT02564263)	Pembrolizumab (Keytruda)	III	628	국소 진행성, 절제 불가능/IV기 식도 선암 또는 1차 항암화학요법 후 진행된 SCC, 위 식도 선암, GEJ 선암	Pembrolizumab	Chemo	OS	1년 OS: 43% vs 20% CPS≥10: OS 중앙값 9.3개월 vs 6.7개월 SCC 군: OS 중앙값 8.2개월 vs 7.1개월	18.2% vs 40.9%
ATTRACTION-3 (NCT02569242)	Nivolumab (Opdivo)	III	419	1차 치료 후 진행된 국소 진행성, 절제 불가능/재발성 식도 SCC	Nivolumab	Chemo	OS	OS: 10.9개월 vs 8.4개월	18% vs 63%
보조요법									
CheckMate 577 (NCT02743494)	Nivolumab (Opdivo)	III	794	선행보조요법 CRT 후 절제된 II/III기 식도 선암 또는 SCC, GEJ 암으로 잔류 병리학적 질환이 있는 경우	Nivolumab	Placebo	DFS	DFS 중앙값: 22.4개월 vs 11.0개월	13% vs 6%

Adverse event(*AE*), 이상반응; combined positive score(*CPS*), 복합 양성 점수; chemoradiotherapy(*CRT*), 화학방사선요법; disease-free survival(*DFS*), 무병 생존기간; Food & Drug Administration(*FDA*), 미국 식품의약국; gastroesophageal junction(*GEJ*), 위식도 접합부; objective response rate(*ORR*), 객관적 반응률; overall survival(*OS*), 전체 생존기간; progression-free survival(*PFS*), 무진행 생존기간; squamous cell carcinoma(*SCC*), 편평상피세포암.

표 12.10 MSI-H/dMMR 또는 TMB-H 고형암에서 면역항암제의 FDA 승인으로 이어진 주요 임상시험(2022년 1월 기준)

MSI-H/dMMR 고형암									
임상 시험	FDA 승인 약제	단계	N	대상 환자군	치료군	대조군	1차 평가변수	임상 결과	3+ 등급 AE
1차 치료									
KEYNOTE-177 (NCT02563002)	Pembrolizumab (Keytruda)	III	307	MSI-H/dMMR 절제 불가능한 mCRC	Pembrolizumab	5-FU based therapy +/- Bevacizumab/ Cetuximab	PFS, OS	PFS 중앙값: 16.5개월 vs 8.2개월 2년 OS: 13.7개월 vs 10.8개월; ORR: 43.8% vs 33.1%	22% vs 66%
2차 치료									
CheckMate 142 (NCT02060188)	Nivolumab (Opdivo)	II	74	플루오로피리미딘 및 옥살리플라틴 또는 이리느테칸 치료 중 또는 치료 후에 질병이 진행된 MSI-H/dMMR 재발성 mCRC	Nivolumab	N/A	ORR	ORR: 31%	3등급: 18% 4등급: 3%
KEYNOTE-016 (NCT01876511)	Pembrolizumab (Keytruda)	II	41	이전 치료 후 대체 옵션 없이 진행된 절제 불가능/IV기 MSI-H/dMMR 고형암; 플루오로피리미딘, 옥살리플라틴, 이리노테칸 치료 후 진형된 대장암	Pembrolizumab	N/A	ORR, PFS	dMMR: ORR 40% vs 78%; PFS, OS 중앙값 미달성 비-dMMR: PFS 중앙값 2.2개월 OS 5.0개월	41%
GARNET (NCT02715284)	Dostarlimab (Jemperli)		209	전신 치료 후 진행된 dMMR 재발성/진행성 고형암	Dostarlimab	N/A	ORR, DoR	ORR: 41.6%, DoR: 34.7개월	8.3%

▶다음 쪽에 계속

표 12.10 **MSI-H/dMMR 또는 TMB-H 고형암에서 면역항암제의 FDA 승인으로 이어진 주요 임상시험(2022년 1월 기준)** ▶*이어서*

임상 시험	FDA 승인 약제	단계	N	대상 환자군	치료군	대조군	1차 평가변수	임상 결과	3+ 등급 AE
				MSI-H/dMMR 고형암					
3차 치료									
CheckMate 142 (NCT02060188)	Nivolumab (Opdivo) + ipilimumab (Yervoy)	II	119	플루오로피리미딘 및 옥살리플라틴 또는 이리노테칸 치료 중 또는 치료 후에 질병이 진행된 MSI-H/dMMR 재발성 mCRC	Nivolumab + Ipilimumab	N/A	ORR	ORR: 55% PFS: 76% vs 71% OS: 87% vs 85%	32%
				TMB-H 고형암					
2차 치료									
KEYNOTE-158	Pembrolizumab (Keytruda)	II	1066	이전 치료 후 진행돼 대체 옵션이 없는 절제 불가능/전이성 TMB-H 고형암	Pembrolizumab	N/A	ORR	ORR: 29%	15%

Adverse event(*AE*), 이상반응; mismatch repair deficient(*dMMR*), 불일치 복구 결핍; duration of response(*DoR*), 반응 지속 기간; Food & Drug Administration(*FDA*), 미국 식품의약국; metastatic colorectal cancer(mCRC), 전이성 대장암; microsatellite instability-high(*MSI-H*), 높은 미세부수체 불안정성; objective response rate(*ORR*), 객관적 반응률; overall survival(*OS*), 전체 생존기간, 전체 생존율; progression-free survival(*PFS*), 무진행 생존기간, 무진행 생존율; tumor mutational burden-high(*TMB-H*), 종양 돌연변이 부하 높음.

표 12.11 간세포암에서 면역항암제의 FDA 승인으로 이어진 주요 임상시험(2022년 1월 기준)

간세포암(HCC)									
임상 시험	**FDA 승인 약제**	**단계**	**N**	**대상 환자군**	**치료군**	**대조군**	**1차 평가변수**	**임상 결과**	**3+ 등급 AE**
1차 치료									
IMbrave 150 (NCT03434379)	Atezolizumab (Tecentriq)	III	336	절제 불가능한 전이성 HCC	Atezolizumab + Bevacizumab	Sorafenib	PFS, OS	PFS 중앙값: 6.8개월 vs 4.3개월 OS: 67.2% vs 54.6%	56.5% vs 55.1%

▶다음 쪽에 계속

표 12.11 간세포암에서 면역항암제의 FDA 승인으로 이어진 주요 임상시험(2022년 1월 기준) ▶이어서

간세포암(HCC)									
임상 시험	**FDA 승인 약제**	**단계**	**N**	**대상 환자군**	**치료군**	**대조군**	**1차 평가변수**	**임상 결과**	**3+ 등급 AE**
2차 치료									
CheckMate 040 (NCT01658878)	Nivolumab (Opdivo)	I + II	262	소라페닙 치료 경험이 있는 진행성 간암	Nivolumab	N/A	ORR	ORR: 용량 확장 단계 20%, 용량 증량 단계 15%	25%
CheckMate 040 (NCT01658878)	Nivolumab (Opdivo)	I + II	148	소라페닙 치료 경험이 있는 진행성 간암	A군: Nivolumab 1mg/kg + Ipilimumab 3mg/kg q3w, followed by Nivolumab 240mg q2w B군: Nivolumab 3mg/kg + Ipilimumab 1mg/kg q3w, followed by Nivolumab 240mg q2w C군: Nivolumab 3mg/kg q2w + Ipilimumab 1mg/kg q6w	N/A	ORR	A군: ORR 32%, DoR 중앙값 도달하지 않음 B군: ORR 27%, DoR 중앙값 15.2개월 C군: ORR 29%, DoR 중앙값 21.7개월	A군: 53% B군: 29% C군: 31%
KEYNOTE-240 (NCT02702401)	Pembrolizumab (Keytruda)	III	413	소라페닙 치료 경험이 있는 진행성 간암	Pembrolizumab	Placebo	PFS, OS	PFS 중앙값: 3.0개월 vs 2.8개월 OS 중앙값: 13.9개월 vs 10.6개월	52.7% vs 46.3%

Adverse event(*AE*), 이상반응; duration of response(*DoR*), 반응 지속 기간; Food & Drug Administration(*FDA*), 미국 식품의약국; hepatocellular carcinoma(*HCC*), 간세포암; objective response rate(*ORR*), 객관적 반응률; overall survival(*OS*), 전체 생존기간, 전체 생존율; progression-free survival(*PFS*), 무진행 생존기간.

부인과 악성 종양

자궁경부암

2000년대 초반이후 암 검진 프로그램과 인유두종 바이러스(human papillomavirus, HPV) 백신 접종으로 인해 자궁경부암 발생이 감소했지만, 자궁경부암은 특히 저개발 국가들에서는 여전히 중요한 사망 원인으로 꼽힌다. 재발성/전이성 자궁경부암은 상대적으로 화학요법에 저항성이 있기 때문에 제한된 2차 이상 치료 옵션에서는 불량한 예후가 계속된다. 시스플라틴(cisplatin)과 방사선요법은 진행성 자궁경부암 환자의 1차 치료이지만, 객관적 반응률은 13%~23% 로 일반적으로 낮다.[72] 여러 연구에서 자궁경부 종양에서 상대적으로 높은 PD-1/PD-L1 발현이 보고되어 ICI의 잠재적 표적에 대한 가능성을 제시하고 있다.[73,74] 현재 부인암에 대한 면역요법은 PD-L1(CPS ≥1)을 발현하는 재발성/전이성 자궁경부암에 대해 단독 또는 병용요법으로 펨브롤리주맙을 사용하는 것으로 제한되어 있다(표 12.12).[5)] 펨브롤리주맙은 1차 표준 화학요법 후 재발성/전이성 자궁경부암으로 PD-L1 양성(CPS ≥1) 환자에 대한 단독요법으로 2018년에 처음 승인되었다; 이는 PD-L1 양성 환자에서 펨브롤리주맙을 투여하여 객관적 반응률 12.2%, 질환조절율 30.6%를 보인 KEYNOTE-158 임상연구의 결과에 근거한 것이었다.[75]

2021년 후반, 펨브롤리주맙과 백금 기반 화학요법 +/- 베바시주맙 병용요법이 PD-L1 발현 양성(CPS ≥1) 전이성 자궁경부암에 대한 1차 치료로 승인되었다. KEYNOTE-826 연구는 표준 화학요법 단독 투여군 대비 표준 화학요법 + 면역관문 차단제 추가 투여군에서 2년 생존율(50.4% vs 40.4%), 무진행 생존기간 중앙값(10.4개월 vs 8.2개월)의 유의미한 생존 이익을 입증했다.[76]

자궁내막암

지금까지 자궁내막암 치료와 관련하여 주목할 만한 두 가지 면역항암제의 발전이 있었다(표 12.13).[6)] 2021년 FDA는 표준 백금 기반 화학요법 이후 2차 치료에서 dMMR/MSI-H 자궁내막암 환자에 대해 항 PD-1제제인 도스탈리맙(dostarlimab)을 신속 승인했다. 이 승인은 재발성 또는 진행성 dMMR 자궁내막암 환자 71명에서 42.3%의 객관적 반응률(완선 반응률 12.7% 포함)과 93.3%의 6개월 반응 지속율(duration of response, DoR)(DoR 중앙값에는 도달하지 않음)을 보인 초기 단계 GARNET 연구의 중간 분석에 근거하여 이루어졌다.[77] 같은 해, 경구용 티로신 키나아제 억제제인 렌바티닙(lenvatinib)과 펨브롤리주맙 병용요법이 KEYNOTE-775 연구를 근거로 풍부한 불일치 복구(proficient mismatch repair, pMMR)와 낮은 미세부수체 불안정성(microsatellite instability-low, MSI-L) 자궁내막암 환자에서 2차 치료제로 승인 받았다. 이 임상시험에서는 이전에 백금 기반 요법을 최소한 1번 이상 받은 진행성 pMMR

5) 옮긴이: FDA는 2024년 1월 KEYNOTE-A18 연구 결과에 따라 FIGO 2014 III-IVA기 자궁경부암에 펨브롤리주맙과 화학방사선요법의 병용요법을 허가했다.

6) 옮긴이: 자궁내막암의 1차 치료 목적으로 허가된 면역항암제의 최신 업데이트 사항은 다음과 같다.
FDA는 2024년 8월 RUBY 연구 결과에 따라, 새로 진단된 진행성 또는 재발성 MSI-H/dMMR 자궁내막암 성인 환자를 대상으로 도스탈리맙과 백금 기반 화학요법의 병용요법을 승인했다. 이는 2023년 9월 이전 백금 기반 전신 화학요법 치료 중이거나 치료 후 진행을 나타낸 진행성 또는 재발성 MSI-H/dMMR 자궁내막암 환자를 대상으로 허가됐던 적응증이 확대 승인된 것이다. 2023년 7월 FDA는 RUBY 연구 결과에 따라 진행성 또는 재발성 MSI-H/dMMR 자궁내막암의 1차 치료로 도스탈리맙과 카보플라틴, 파클리탁셀의 병용요법, 이후 도스탈리맙 단독요법을 허가했다.
또한, FDA는 2024년 6월 KEYNOTE-868 연구 결과에 따라 새로 진단된 진행성 또는 재발성 자궁내막암의 1차 치료로 항암화학요법(카보플라틴, 파클리탁셀)과 병용요법 후 펨브롤리주맙 단독요법을 허가했다. 2024년 6월에는 원발성 진행성 또는 재발성 dMMR 자궁내막암 성인 환자의 치료로 항암화학요법(카보플라틴, 파클리탁셀)과 병용요법 후 더발루맙 단독요법을 허가했다.

표 12.12 자궁경부암에서 면역항암제의 FDA 승인으로 이어진 주요 임상시험(2022년 1월 기준)

자궁경부암									
임상 시험	FDA 승인 약제	단계	N	대상 환자군	치료군	대조군	1차 평가변수	임상 결과	3+ 등급 AE
2차 치료									
KEYNOTE-158 (NCT02628067)	Pembrolizumab (Keytruda)	II	98	재발성/IV기 자궁경부암으로 항암화학요법 중 또는 후에 진행된 경우(CPS≥1)	Pembrolizumab	N/A	ORR	ORR: 12.2% DoR 중앙값: 도달하지 않음 PD-L1 양성: ORR 14.6%	12.2%
KEYNOTE-826 (NCT03635567)	Pembrolizumab (Keytruda)	III	617	PD-L1 발현된 (CPS ≥1) 지속성/재발성/IV기 자궁경부암	Pembrolizumab + Platinum-based chemo +/- Bevacizumab	Placebo + Platinum-based chemo +/- Bevacizumab	PFS, OS	ITT: PFS 10.4개월 vs 8.2개월 2년 OS 50.4% vs 40.4% PD-L1 CPS≥1: PFS 10.4개월 vs 8.2개월 2년 OS 53.0% vs 41.7% PD-L1 CPS≥10: PFS 10.4개월 vs 8.1개월 2년 OS 54.4% vs 44.6%	81.8% vs 75.1%

Adverse event(*AE*), 이상반응; combined positive score(*CPS*), 복합 양성 점수; duration of response(*DoR*), 반응 지속 기간; Food & Drug Administration(*FDA*), 미국 식품의약국; objective response rate(*ORR*), 객관적 반응률; overall survival(*OS*), 전체 생존기간, 전체 생존율; progression-free survival(*PFS*), 무진행 생존기간; intention-to-treat(*ITT*), 치료 의향.

표 12.13 자궁내막암에서 면역항암제의 FDA 승인으로 이어진 주요 임상시험(2022년 1월 기준)

자궁내막암									
임상 시험	**FDA 승인 약제**	**단계**	**N**	**대상 환자군**	**치료군**	**대조군**	**1차 평가변수**	**임상 결과**	**3+ 등급 AE**
2차 치료									
GARNET (NCT02715284)	Dostarlimab (Jemperli)	I	104	이전 치료 경험이 없고 백금 기반 이중 항암화학요법 중 또는 이후에 질병이 진행된 dMMR 재발성/진행성 자궁내막암	Dostarlimab	N/A	ORR, DoR	ORR: 42.3%, DoR 중앙값: 도달하지 않음	46.2%
KEYNOTE-775 (NCT03517449)	Pembrolizumab (Keytruda)	III	827	백금 기반 항암화학요법 중 또는 이후에 진행돼 수술이나 방사선 치료 불가 MSI-H/dMMR이 아닌 진행성 자궁내막암	Pembrolizumab + Lenvatinib	Doxorubicin or Paclitaxel	PFS; OS	PFS 중앙값: 6.6개월 vs 3.8개월 OS 중앙값: 17.4개월 vs 12.0개월; ORR: 30% 및 15% DoR 중앙값: 9.2개월 vs 5.7개월	88.9% vs 72.7%

Adverse event(*AE*), 이상반응; mismatch repair deficient(*dMMR*), 불일치 복구 결핍; duration of response(*DoR*), 반응 지속 기간; Food & Drug Administration(*FDA*), 미국 식품의약국; microsatellite instability-high(*MSI-H*), 높은 미세부수체 불안정성; objective response rate(*ORR*), 객관적 반응률; overall survival(*OS*), 전체 생존기간; progression-free survival(*PFS*), 무진행 생존기간.

자궁내막암 환자에서 렌바티닙과 펨브롤리주맙 병용요법이 전문의가 선택한 치료에 비해 우수한 질병 반응(객관적 반응률 30% vs 15%, 반응지속기간 9.2개월 vs 5.7개월)을 보였다.[78]

비뇨생식기 악성 종양

신세포암

신세포암(RCC)은 전체 신장 암의 90%를 차지하며, 가장 흔한 하위 유형은 투명 세포암이다. 약 33%의 환자가 진단 당시 진행성 또는 전이성 질환을 가지고 있다. 신장암은 특히 화학요법에 대한 내성이 두드러지지만, 다른 종양 유형에 비해 면역요법과 항혈관신생 치료에 대해서는 상대적으로 민감하다.[79] 면역항암제 이전에는, 혈관 내피 성장 인자(vascular endothelial growth factor, VEGF) 경로를 표적으로 하는 수니티닙(sunitinib)과 같은 약제가 진행성 질환의 표준 1차 치료로 사용되었다; 하지만, 많은 환자들이 항혈관신생 약물에 저항성을 가지고 있거나 진행성 질환일 수 있다. 니볼루맙은 CheckMate 025 임상시험[80]의 결과를 바탕으로 이전에 치료받은 적이 있는 진행성/전이성 투명세포 신세포암의 2차 치료제로 FDA의 승인을 받은 최초의 면역항암제였지만, 현재 진행성 투명세포 신세포암의 1차 치료제로 승인된 치료로는 새로운 3가지 면역관문 억제제가 있으며 이들은 다른 면역항암제 또는 항혈관신생 억제제와 병용요법으로 투여된다. CheckMate 214는 진행성 투명세포 신세포암에서 니볼루맙+이필리무맙 병용요법과 수니티닙을 비교한 I상 임상연구였다.[81]

이 연구에서 니볼루맙+이필리무맙 병용요법군이 대조군인 수니티닙 투여군과 비교하여 유의하게 높은 객관적 반응률(39% vs 32%)과 생존기간(도달하지 않음 vs 32.9개월)를 보였다. 니볼루맙과 이필리무맙 병용요법은 현재 진행성 투명세포 신세포암의 1차 치료제로 승인된 면역관문 억제제 병용요법이다. 수니티닙과 비교해서 객관적 반응률, 무진행 생존기간, 생존기간을 개선한 것으로 밝혀진 다른 병용요법들로는 단일 PD-1/PD-L1 억제제와 항혈관신생 티로신 키나아제 억제제(TKIs)의 다중 병용요법이 있다. 펨브롤리주맙 + 악시티닙(axitinib)(KEYNOTE-426),[82] 아벨루맙 + 악시티닙(JAVELIN Renal 101),[83] 니볼루맙 + 카보잔티닙(cabozantinib)(CheckMate 9ER),[84] 및 펨브롤리주맙 + 렌바티닙(KEYNOTE-581)[85] 등 다양한 임상시험이 있다. 이러한 임상시험의 주요 결과는 표 12.14에 요약되어 있다. 아직 이중 면역관문 억제제 병용과 면역관문 차단제 + 항혈관신생 TKI 요법을 직접 비교한 임상시험이 없기 때문에, 1차 치료제의 선택은 여전히 활발한 논쟁의 대상이다.

요로상피세포암

요로상피세포암(urothelial carcinoma, UC)은 미국과 유럽에서 가장 흔한 방광암의 하위 유형이다. 현재 진행성 요로상피세포암의 표준 1차 치료는 백금 기반 화학요법이지만, 신장 기능 장애, 불량한 생활수행능력 및 기타 동반 질환으로 인해 일부 환자들은 이 치료를 받을 수 없는 반면, 또 다른 환자들은 이 치료에 반응하지 않고 반응기간이 짧거나 질병 진행으로 이어진다. 면역요법의 등장으로 백금 포함 화학요법에 부적합하거나 치료에도 불구하고 질병이 진행된 환자를 위한 더 많은 치료 옵션들이 도입되었다(표 12.15).[86] 현재 요로상피세포암 치료에 승인된 두가지 계열의 면역요법에는 BCG 백신과 면역관문 억제제가 있다. BCG 백신은 1980년에 처음으로 고등급 비근육 침습성 방광암(non-muscle-invasive

표 12.14 신세포암에서 면역항암제의 FDA 승인으로 이어진 주요 임상시험(2022년 1월 기준)

신세포암(RCC)									
임상 시험	FDA 승인 약제	단계	N	대상 환자군	치료군	대조군	1차 평가변수	임상 결과	3+ 등급 AE
1차 치료									
CheckMate 214 (NCT02231749)	Nivolumab (Opdivo) + ipilimumab (Yervoy)	III	1096	치료되지 않은 진행성 투명세포 RCC	Nivolumab + Ipilimumab	Sunitinib	OS, ORR, PFS	18개월 OS: 75% vs 60% OS 중앙값: 도달하지 않음 vs 26.0개월 ORR 42% vs 27% PFS 중앙값: 11.6개월 vs 8.4개월	46% vs 63 %
KEYNOTE-426 (NCT02853331)	Pembrolizumab (Keytruda)	III	861	진행성/재발성/IV기 투명세포 RCC	Pembrolizumab + Axitinib	Sunitinib	OS, PFS	1년 OS: 89.9% vs 78.3% PFS 중앙값: 15.1개월 vs 11.1개월 ORR: 59.3% vs 35.7%	75.8% vs 70.6%
JAVELIN Renal 101 (NCT02684006)	Avelumab (Bavencio)	III	886	진행성 투명세포 RCC	Avelumab + Axitinib	Sunitinib	OS, PFS	PFS 중앙값: 13.8개월 vs 8.4개월 PD-L1 양성: PFS 중앙값 13.8개월 vs 7.2개월 ORR 55.2% vs 25.5%	71.2% vs 71.5%
CheckMate 9ER (NCT03141177)	Nivolumab (Opdivo)	III	651	진행성 투명세포 RCC	Nivolumab + Cabozantinib	Sunitinib	PFS	PFS 중앙값: 16.6개월 vs 8.3개월 1년 OS: 85.7% vs 75.6% ORR: 55.7% vs 27.1%	75.3% vs 70.6%

▶다음 쪽에 계속

표 12.14 신세포암에서 면역항암제의 FDA 승인으로 이어진 주요 임상시험(2022년 1월 기준) ▶이어서

신세포암(RCC)									
임상 시험	FDA 승인 약제	단계	N	대상 환자군	치료군	대조군	1차 평가변수	임상 결과	3+ 등급 AE
KEYNOTE-581 (NCT02811861)	Pembrolizumab (Keytruda)	III	1069	진행성 투명세포 RCC	1군: Pembrolizumab + Lenvatinib 2군: Everolimus + Lenvatinib	Sunitinib	PFS	1군: PFS 중앙값 23.9개월 vs 9.2개월 OS HR 0.66, $p = 0.005$ 2군: PFS 중앙값 14.7개월 vs 9.2개월	82.4%; 83.1% vs 71.8%
2차 치료									
CheckMate 025 (NCT01668784)	Nivolumab (Opdivo)	III	821	이전에 1차 이상의 항혈관 신생요법 치료 경험이 있는 진행성/전이성 투명세포 RCC	Nivolumab	Everolimus	OS	OS 중앙값: 25.0개월 vs 19.6개월 ORR: 25% vs 5% PFS 중앙값: 4.6개월 vs 4.4개월	19% vs 37%
보조요법									
KEYNOTE-564 (NCT03142334)	Pembrolizumab (Keytruda)	III	984	신장 절제술 +/− 전이 절제술 후 재발 위험이 높은 투명세포 RCC	Pembrolizumab	Placebo	DFS	2년 DFS: 77.3% vs 68.1%	32.4% vs 17.7%

Adverse event(*AE*), 이상반응; disease-free survival(*DFS*), 무병 생존기간; Food & Drug Administration(*FDA*), 미국 식품의약국; objective response rate(*ORR*), 객관적 반응률; overall survival(*OS*), 전체 생존기간, 전체 생존율; progression-free survival(*PFS*), 무진행 생존기간; renal cell carcinoma(*RCC*), 신세포암.

표 12.15 요로상피세포암에서 면역항암제의 FDA 승인으로 이어진 주요 임상시험(2022년 1월 기준)

요로상피세포암(UC)									
임상 시험	**FDA 승인 약제**	**단계**	**N**	**대상 환자군**	**치료군**	**대조군**	**1차 평가변수**	**임상 결과**	**3+ 등급 AE**
백신									
BCG 백신	BCG 백신	N/A	37	표재성 방광암	BCG + Surgery	Surgery	재발	치료군과 대조군에서 종양 재발 감소 (*P*=.029)	N/A
1차 치료									
KEYNOTE-052 (NCT02335424)	Pembrolizumab (Keytruda)	II	370	시스플라틴 치료가 불가능한 국소 진행성/ 절제 불가능/ 전이성 UC	Pembrolizumab	N/A	ORR	PD-L1 >10%: ORR 38%	3등급: 14% 4등급: 1% 5등급: <1%
JAVELIN Bladder 100 (NCT02603432)	Avelumab (Bavencio)	III	700	백금 기반 1차 항암화학요법으로 질병이 진행되지 않은 국소 진행성/ 전이성 UC	Avelumab + Best supportive care	Best supportive care	OS	1년 OS: 71.3% vs 58.4% PFS 중앙값: 3.7개월 vs 2.0개월 1년 OS: 79.1% vs 60.4% PFS 중앙값: 5.7개월 vs 2.1개월	47.4% vs 25.2%

▶다음 쪽에 계속

표 12.15 요로상피세포암에서 면역항암제의 FDA 승인으로 이어진 주요 임상시험(2022년 1월 기준) ▶이어서

요로상피세포암(UC)									
1차 치료									
KEYNOTE-361 (NCT02853305)	Pembrolizumab (Keytruda)	III	1010	절제 불가능/ 국소 진행성/ 전이성 UC	1군: Pembrolizumab 2군: Pembrolizumab + Platinum-based chemo	Platinum-based chemo	PFS, OS	1군: OS 중앙값 15.6개월 vs 14.3개월 2군: PFS 중앙값 8.3개월 vs 7.1개월 OS 중앙값 17.0개월 vs 14.3개월	1군: 3등급: 12% 4등급: 1% 5등급: 1% 2군: 3등급: 14% 4등급: 2% 대조군: 3등급: 6% 4등급: <1%
2차 치료									
CheckMate 275 (NCT02387996)	Nivolumab (Opdivo)	II	270	백금 기반 화학요법 중 또는 이후에 진행/ 재발을 동반한 절제 불가능한 국소 진행성/ 전이성 UC	Nivolumab	N/A	ORR	ORR 19.6% PD-L1 <1%: ORR 16.1% PD-L1 ≥ 5%: ORR 28.4%	18%
KEYNOTE-045 (NCT02256436)	Pembrolizumab (Keytruda)	III	542	2차 치료: 백금 기반 항암화학요법 후 질병 진행/재발이 있는 국소 진행성/전이성 UC	Pembrolizumab	Chemo	OS, PFS	OS 중앙값: 10.3개월 vs 7.4개월 PD-L1 ≥10%: OS 중앙값 8.0개월 vs 5.2개월	15.0% vs 49.4%

JAVELIN Solid Tumor (NCT01772004)	Avelumab (Bavencio)	I	249	백금 기반 항암화학요법 후 진행/재발을 동반한 국소 진행성/ 전이성 UC	Avelumab	N/A	ORR	ORR: 17%	8%
KEYNOTE-057 (NCT02625961)	Pembrolizumab (Keytruda)	II	101	방광 절제술을 받을 수 없거나 받지 않기로 한 BCG 불응성, 고위험, CIS +/- 유두 종양이 있는 NMIBC	Pembrolizumab	N/A	CR	CR: 41%	13%
보조요법									
CheckMate 274 (NCT02632409)	Nivolumab (Opdivo)	III	709	보조요법: 근치적 수술을 받은 MIBC	Nivolumab	Placebo	DFS	DFS 중앙값: 20.8개월 vs 10.8개월 6개월 PFS 74.9% vs 60.3% RFS: 22.9개월 vs 13.7개월 6개월 RFS 77.0% vs 62.7% PD-L1 ≥1%: 6개월 PFS 74.5% vs 55.7%	17.9% vs 7.2%

Adverse event(*AE*), 이상반응; carcinoma in situ(*CIS*), 상피내암; complete response(*CR*), 완전 반응; disease-free survival(*DFS*), 무병 생존기간; Food & Drug Administration(*FDA*), 미국 식품의약국; muscle invasive bladder cancer(*MIBC*), 근육 침습성 방광암 nonmuscle invasive bladder cancer(*NMIBC*), 비근육 침습성 방광암; objective response rate(*ORR*), 객관적 반응률; overall survival(*OS*), 전체 생존기간, 전체 생존율; progression-free survival(*PFS*), 무진행 생존기간, 무진행 생존율; relapse-free survival(*RFS*), 무재발 생존기간, 무재발 생존율; urothelial carcinoma(*UC*), 요로상피세포암.

bladder cancer, NMIBC) 환자에서 정기적인 관찰 단독 또는 방광 내 화학요법에 비해 종양 재발을 감소시키는 효과를 보여 1990년에 승인되었다.[87] 진행성 질환의 경우, 펨브롤리주맙은 백금 치료에 부적합한 진행성/전이성 요로상피세포암의 1차 치료로 승인되었다. 연구에 참여한 모든 환자에서 24%의 객관적 반응률을 보였으며, 특히 CPS가 10% 이상인 환자에서 38%의 높은 객관적 반응률을 보인 KEYNOTE-052의 결과를 근거로 FDA 승인이 이루어졌다.[88] 그러나, 펨브롤리주맙은 진행성/전이성 요로상피세포암에서 1차 치료로 백금 기반 화학요법과 병용했을 때 추가적인 임상적 이점을 보여주지는 못했다(KEYNOTE-361).[89] 아벨루맙은 질병 진행이 없는 백금 기반 화학요법으로 치료받은 적이 있는 진행성/전이성 요로상피암 환자에서 유지요법으로 승인되었으며, 이는 모든 참여 환자에서 아벨루맙 유지요법이 최선의 지지요법과 비교하여 생존기간을 7개월 연장하고, 무진행 생존기간을 거의 2배 연장한 JAVELIN Bladder 100 임상연구 결과에 따른 것이었다.[90] 1차 백금 기반 화학요법으로 치료를 받았으나 질병이 진행하거나 재발한 진행성/전이성 요로상피세포암 환자에서 1차 화학요법 후 2차 치료제로 니볼루맙(CheckMate 275[91]), 펨브롤리주맙(KEYNOTE-045[92], KEYNOTE-057[93]), 아벨루맙(JAVELIN Solid Tumor[94])을 사용할 수 있다. 보조요법의 경우, 니볼루맙은 재발 위험이 높은 것으로 판단되는 근치적 방광 절제 후 근육 침습성 방광암(muscle-invasive bladder cancer, MIBC) 환자에서 위약과 비교해서 재발/사망까지의 시간을 거의 2배로 연장한(20.8개월 vs 10.8개월) CheckMate 274 결과[95]를 바탕으로 2021년 최초로 승인 받은 면역 치료제가 되었다.[7)]

전립선암

전립선암 세포는 전립선 특이 항원(prostate-specific antigen, PSA), 전립선 산 인산분해효소(prostatic acid phosphatase), 전립선 특이 막 항원(prostate-specific membrane antigen, PSMA)과 같은 종양 관련 항원들을 발현하여 면역 치료의 잠재적 표적을 제공하는 것으로 보고되었고, 개인 맞춤형 세포 기반 생체외 처리된 수지상 세포 백신인 시플루셀-T(Sipuleucel-T)가 FDA의 승인을 받은 최초의 암 특이 백신이다(표 12.16). 전이성 거세 저항성 전립선암 환자를 대상으로 진행한 위약 대조 III상 연구인 D9901 연구에서는 백신 투여군에서 4.5개월의 생존 이익이 입증되었다.[96] D9902B 또는 IMPACT로 명명된 전립선암 치료를 위한 면역요법 연구에서 위약 대비 시플루셀-T 투여군의 생존기간 중앙값이 향상된 것으로 나타났다(25.8개월 vs 21.7개월).[97] 이 치료는 질병으로 인한 증상이 미미한 거세 저항성 전립선암 환자에게 추천된다. 제조 과정의 복잡성 때문에 시플루셀-T는 현재 미국에서 시판되지 않는다. 아직 전립선암 치료제로 승인된 면역관문 억제제는 없지만 현재 연구가 계속 진행 중이다.

두경부 편평상피세포암

두경부 편평상피세포암(head and neck squamous cell carcinoma, HNSCC)에는 구강, 구인두, 하인두, 후두에서 발생하는 암들이 포함된다. 국소진행 두경부 편평상피세포암은 완치를 목적으로 치료하지만, 재발/전이가 진행된 두경부 편평상피세포암 환자는 전통적으로 화학요법(백금과 5-플루오로우라실)

7) 옮긴이: FDA는 2024년 3월 CheckMate-901 연구 결과에 따라 절제 불가능한 또는 전이성 요로상피세포암의 1차 치료로 니볼루맙과 항암화학요법(시스플라틴, 젬시타빈)의 병용요법을 승인했다.

표 12.16 전립선암에서 면역항암제의 FDA 승인으로 이어진 주요 임상시험(2022년 1월 기준)

전립선암									
임상 시험	**FDA 승인 약제**	**단계**	**N**	**대상 환자군**	**치료군**	**대조군**	**1차 평가변수**	**임상 결과**	**3+ 등급 AE**
D9901 (NCT00005947)	Sipuleucel-T (Provenge)	III	127	전이성 호르몬 불응성 전립선암	Sipuleucel-T	Placebo	TTP	TTP 중앙값: 11.7주 vs 10.0주 OS 중앙값: 25.9개월 vs 21.4개월	N/A
D9902B (IMPACT; NCT00849290)	Sipuleucel-T (Provenge)	III	512	전이성 거세 저항성 전립선암	Sipuleucel-T	Placebo	OS	3년 OS: 31.7% vs 23.0% OS 중앙값: 25.8개월 vs 21.7개월	31.7% vs 35.1%

Adverse event(*AE*), 이상반응; Food & Drug Administration(*FDA*), 미국 식품의약국 overall survival(*OS*), 전체 생존기간; time to progression(*TTP*), 질병 진행까지의 시간.

과 세툭시맙(cetuximab)으로 1차 치료를 받았으며 전체 생존기간 중앙값은 약 10개월에 불과했다.[98] 면역관문 억제제들은 두경부 편평상피세포암에서 관리 가능한 안전성을 입증했을 뿐만 아니라, 이전 표준치료와 비교하여 생존기간을 향상시킨 것으로 나타났다(표 12.17). 펨브롤리주맙은 화학요법과 병용하여 현재 절제 불가능한 재발성/전이성 두경부 편평상피세포암의 1차 치료제로 승인되었으며, 이는 펨브롤리주맙과 화학요법 병용투여군의 생존기간 중앙값이 세툭시맙과 화학요법 치료군의 10.7개월에 비해 현저히 개선된 것으로 나타난 KEYNOTE-048 연구결과를 기반으로 한다(13.0개월 vs 10.7개월; 위험비[hazard ratio, HR] = 0.77; 95% 신뢰구간[confidence interval, CI], 0.63, 0.93; P =0.0067).[99] 추가로, 펨브롤리주맙 단독요법은 동일한 임상연구에서 무작위 배정된 두경부 편평상피세포암 환자들 가운데 PD-L1 양성(CPS ≥1) 하위군에서 세툭시맙과 화학요법 병용군과 비교하여 유사한 생존기간 이득을 보여 1차 치료로 승인되었다.[99] 면역관문 억제제 치료 경험이 없으며 1차 치료로 백금 포함 화학요법 도중 또는 이후에 질병이 진행된 재발성/전이성 두경부 편평상피세포암 환자에서, 펨브롤리주맙(KEYNOTE-012[100])과 니볼루맙(CheckMate 141[101])은 현재 사용 가능한 약제이며 반응률이 우수한 것으로 나타났다. CheckMate 141연구에서 니볼루맙은 전신적 표준치료인 단일 약제(메토트렉세이트, 도세탁셀 또는 세툭시맙) 대조군의 5.1개월에 비해 7.5개월의 생존기간 중앙값을 보여주었다.[101]

조직/부위 불문 악성 고형암

2017년 FDA는 여러 임상시험을 근거로 이전 치료 중 질병이 진행한 절제 불가능 또는 전이성 MSI-H/dMMR 성인 및 소아 고형암 환자의 치료제로 펨브롤리주맙을 신속 승인했다(표 12.10 참고).[102,103] 이 결정은 원발 부위에 관계없이 종양의 유전적 특징에 근거하여 FDA가 최초로 조직/부위 불문 항암제로 승인한 사례이며, 면역 치료를 위해 환자 선별을 안내하는 생체표지자로서 MSI-H/dMMR 상태의 잠재적 역할을 시사한다. 보다 최근에는 도스탈리맙이 전신치료 후 질병이 진행한 재발성/진행성 dMMR 고형암의 2차 치료로 2021년 승인을 받았으며, 이는 41.6%의 범종양 총체적인 객관적 반응률과 34.7개월의 반응유지기간 중앙값을 입증한 GARNET 임상시험을 기반으로 한 것이다.[104]

종양 유전체의 암호화 영역당 총 체세포 돌연변이의 수로 정의되는 종양 돌연변이 부하(tumor mutational burden, TMB)도 면역항암제 치료를 안내하는 데 도움이 되는 잠재적 생체표지자로 여겨지고 있다. TMB는 암 유형에 따라 다르며, 심지어 같은 종양 유형 내에서도 환자마다 다를 수 있다. TMB가 높은 종양(TMB-H; 1 메가베이스 당 ≥10개 돌연변이로 정의)은 T 세포 반응성을 증가시킬 수 있는 종양 신생 항원을 더 많이 생성하여 면역항암제에 대해 보다 향상된 반응을 보일 수 있다는 가설이 제기되고 있다. TMB-H 고형암에 대한 FDA 승인은 이전에 치료받은 적이 있는 절제 불가능한/전이성 TMB-H 고형암 환자에서 펨브롤리주맙 단독요법으로 향상된 임상반응을 보인 II상 임상시험, KEYNOTE-158에 근거했다(객관적 반응률: TMB-H 군 29% vs TMB-L 군 6%).[105]

악성 혈액 종양

백혈병

21세기의 획기적인 CAR-T 세포 치료는 혈액암의 치료 환경을 변화시켰으며 개인 맞춤형 치료의 가

표 12.17 두경부 편평상피세포암에서 면역항암제의 FDA 승인으로 이어진 주요 임상시험(2022년 1월 기준)

두경부 편평상피세포암(HNSCC)									
임상 시험	FDA 승인 약제	단계	N	대상 환자군	치료군	대조군	1차 평가변수	임상결과	3+ 등급 AE
1차 치료									
KEYNOTE-048 (NCT02358031)	Pembrolizumab (Keytruda)	III	992	절제 불가능한 재발성/4기 HNSCC	1군: Pembrolizumab 2군: Pembrolizumab + Chemo	Cetuximab + Chemo	PFS, OS	1군: CPS ≥20: OS 14.9개월 vs 10.7개월 CPS ≥1: OS 12.4개월 vs 10.3개월 2군: OS 13.0개월 vs 10.7개월 CPS ≥20개월: OS 14.7개월 vs 1.0개월 CPS ≥1: OS 13.6개월 vs 10.4개월	55%; 85% vs 83%
2차 치료									
KEYNOTE-012 (Cohort B/B2) (NCT01848834)	Pembrolizumab (Keytruda)	Ib	60	백금 기반 화학요법 치료 중 또는 후 진행된 PD-L1 양성 재발성/4기 HNSCC	Pembrolizumab	N/A	ORR	ORR: 18%	17%
CheckMate 141 (NCT02105636)	Nivolumab (Opdivo)	III	361	백금 기반 항암화학요법 중 또는 후에 진행된 재발성/4기 HNSCC	Nivolumab	Chemo	OS	OS 중앙값: 7.5개월 vs 5.1개월 PFS 중앙값: 2.0개월 vs 2.3개월 ORR: 13.3% vs 5.8%	13.1% vs 35.1%

Adverse event(*AE*), 이상 반응; combined positive score(*CPS*), 복합 양성 점수; Food & Drug Administration(*FDA*), 미국 식품의약국; head and neck squamous cell carcinoma(*HNSCC*), 두경부 편평상피세포암; objective response rate(*ORR*), 객관적 반응률; overall survival(*OS*), 전체 생존기간; progression-free survival(*PFS*), 무진행 생존기간.

능성을 보여주었다(표 12.18).[106] 소아 급성 림프모구 백혈병(acute lymphoblastic leukemia, ALL)의 5년 생존율은 현재 80~90%에 달하지만, 재발한 급성 림프구성 백혈병 환자의 생존율은 첫 번째 재발 후 30~50%, 이후 재발한 경우는 20% 미만이다.[107] 2017년 25세 미만의 재발성/불응성 ALL 환자에서 티사젠렉류셀(tisagenlecleucel)의 FDA 승인은 성인에 앞서 소아 환자군을 대상으로 승인된 최초의 CAR-T 치료이자 유전자 치료, 암 치료로서 중요한 이정표를 세웠다. 티사젠렉류셀은 최근 소아 재발성/불응성 B 세포 전구 ALL 치료제로 승인 받았으며, ELIANA 임상시험에서 60%의 완전 반응률, 81%의 객관적 반응률, 90%의 6개월 생존율 및 76%의 1년 생존율을 입증했다.[108] 가장 최근인 2021년에 또 다른 CAR-T 세포 치료제인 브렉수캅타진 오토루셀(brexucabtagene autoleucel)은 ZUMA-3 임상시험에서 관해 기간 중앙값 12.8개월, 무재발 생존기간 11.6개월, 생존기간 18.2개월, 56%의 완전관해를 보였으며, 2021년에 재발성/불응성 B 세포 전구 ALL 환자를 대상으로 승인되었다.[109]

또 다른 계열의 면역치료제인 이중특이적 T 세포 결합체(bispecific T-cell engager, BiTE) 항체는 ALL 치료에 희망적인 결과를 제시했다. 이 새로운 계열의 면역요법은 세포독성 T 세포를 CD19 발현 B 세포로 향하게 유도하여 T 세포 활성을 촉진시키고 강화하도록 설계되었다. BiTE 항체는 종양 관련 항원 세포를 직접 죽이기 위해 사전 또는 공동자극 없이 항원 경험이 있는 T 세포를 모집할 수 있다. 블리나투모맙(blinatumomab)은 현재 FDA에서 승인한 ALL 치료 BiTE 항체이다. ALCANTARA 연구는 이전 TKI 치료 후 재발성/불응성 필라델피아 염색체 양성 ALL 환자에서 블리나투모맙을 사용하여, 36%의 완전관해, 6.7개월의 무재발 생존기간, 7.1개월의 생존기간 중앙값을 보여주었다.[110] BLAST 연구에서 블리나투모맙은 모든 환자를 대상으로 78%의 완전 관해를 달성했다. 필라델피아 염색체 음성 ALL 환자들은 18개월 무재발 생존율 54%, 전체 생존기간 중앙값은 36.5개월을 보였다.[111]

림프종

전통적으로 전형적 호지킨 림프종(classical Hodgkin lymphoma, cHL)이 처음 재발한 환자는 화학요법을 받은 후 자가 조혈모세포 이식(hematopoietic stem cell transplantation, HSCT)으로 치료한다; 하지만, 이 환자군의 3년 무치료 실패율은 약 55% 정도이다.[112] 자가 조혈모세포 이식 후 재발한 환자의 경우는 예후가 더 나쁘다. 자가 조혈모세포이식 후 재발성/불응성 전형적 호지킨 림프종(cHL)에 대한 2차 치료로 면역관문 억제제인 니볼루맙(CheckMate 205[113])과 펨브롤리주맙(KEYNOTE-087[114], KEYNOTE-204[115])이 높은 반응률과 개선된 무진행 생존기간 중앙값을 입증하여 승인된 것은 고무적이었다(표 12.19). 또한, 펨브롤리주맙은 KEYNOTE-170 임상 II상 시험에서 45%의 객관적 반응률을 입증하여 재발성/불응성 원발성 종격동 B 세포 림프종(primary mediastinal B-cell lymphoma, PMBCL)의 3차 치료제로 승인 받았다.[116]

면역관문 억제제는 거대 B 세포 림프종(large B-cell lymphomas, LBCL), 여포성 림프종(follicular lymphoma), 맨틀세포 림프종(mantle cell lymphoma)과 같은 다른 림프종 아형에서는 성공률이 낮지만, CAR-T 세포 치료는 이들 림프종 아형에서 가능성을 보여주었다. 3가지 CAR-T 세포치료제, 엑시캅타진 실로루셀(axicabtagene ciloleucel)(ZUMA-1[117]), 티사젠렉류셀(JULIET[118]), 리소캅타진 마라루셀(lisocabtagene maraleucel)(TRANSCEND[119])은 미만성 거대 B 세포 림프종, 고등급 B 세포 림프종, 원발

표 12.18 백혈병에서 면역항암제의 FDA 승인으로 이어진 주요 임상시험(2022년 1월 기준)

백혈병									
임상 시험	FDA 승인 약제	단계	N	대상 환자군	치료군	대조군	1차 평가변수	임상 결과	3+ 등급 AE
CAR-T 세포 치료									
ELIANA (NCT02435849)	Tisagenlecleucel (Kymriah)	II	75	25세 이하의 재발성/불응성 B 세포 전구체 ALL	Tisagenlecleucel	N/A	관해율	관해율: 81% 완전 관해율 60% 6개월 EFS: 73% 6개월 OS: 90% 1년 EFS: 50% 1년 OS: 76%	73%
ZUMA-3 (NCT02614066)	Brexucabtagene autoleucel (Tecartus)	II	71	재발성/불응성 B 세포 전구체 ALL	Brexucabtagene autoleucel	N/A	완전 관해	전체 완전 관해: 56% 관해 기간 중앙값: 12.8개월; RFS 중앙값: 11.6개월 OS 중앙값: 18.2개월	3등급:15% 4등급: 62% 5등급: 18%

▶다음 쪽에 계속

표 12.18 백혈병에서 면역항암제의 FDA 승인으로 이어진 주요 임상시험(2022년 1월 기준) ▶이어서

백혈병									
임상 시험	FDA 승인 약제	단계	N	대상 환자군	치료군	대조군	1차 평가변수	임상 결과	3+ 등급 AE
이중특이항체									
ALCANTARA (NCT02000427)	Blinatumomab (Blincyto)	II	45	2세대 이상 TKI 치료 후 재발성/불응성 Ph+ ALL(또는 TKI 및/또는 이메티닙에 내약성이 없는 환자)	Blinatumomab	N/A	완전 관해	완전 관해: 36% RFS 중앙값: 6.7개월 OS 중앙값: 7.1개월	3등급: 73% 4등급: 36%
BLAST (NCT01207388)	Blinatumomab (Blincyto)	II	116	최소 3번의 항암화학요법 후 지속적/재발성 MRD가 0.1% 이상인 최초 또는 이후 완전 관해 상태의 B 세포 전구체 ALL	Blinatumomab	N/A	완전 관해	완전 MRD 반응: 78% Ph 음성 ALL: 18개월 RFS 54% OS 중앙값: 36.5개월	3등급: 33% 4등급: 27%

Adverse event(*AE*), 이상반응; acute lymphoblastic leukemia(*ALL*), 급성 림프모구 백혈병; event-free survival(*EFS*), 무사건 생존기간, 무사건 생존율; Food & Drug Administration(*FDA*), 미국 식품의약국; minimal residual disease(*MRD*), 최소 잔존 질환; overall survival(*OS*), 전체 생존기간, 전체 생존율; Philadelphia chromosome-positive(*Ph+*), 필라델피아 염색체 양성; relapse-free survival(*RFS*), 무재발 생존기간; tyrosine kinase inhibitor(*TKI*), 티로신 키나아제 억제제.

표 12.19 림프종에서 면역항암제의 FDA 승인으로 이어진 주요 임상시험(2022년 1월 기준)

임상 시험	FDA 승인 약제	단계	N	대상 환자군	치료군	대조군	1차 평가변수	임상 결과	3+ 등급 AE
전형적 호지킨 림프종(cHL)									
2차 치료									
CheckMate 205 (NCT02181738)	Nivolumab (Opdivo)	II	80	자가 HSCT, 브렌툭시갑 베도틴에 반응하지 않은 재발성 cHL	Nivolumab	N/A	ORR	ORR: 66.3%	3등급: 30% 4등급: 3.75%
KEYNOTE-087 (NCT02453594)	Pembrolizumab (Keytruda)	II	210	이전 3회 이상의 치료 후 재발성/불응성 cHL	Pembrolizumab	N/A	ORR	ORR: 69.0%	6.7%
KEYNOTE-204 (NCT02684292)	Pembrolizumab (Keytruda)	III	304	자가 HSCT에 부적합 또는 이후 재발한 재발성/불응성 cHL	Pembrolizumab	Brentuximab vedotin	PFS, OS	PFS 중앙값: 13.2개월 vs 8.3개월	Tx군: 3등급: 16% 4등급: 3% 5등급: 1% 대조군: 3등급: 21% 4등급: 4%

원발성 종격동 B 세포 림프종(PMBCL)

임상 시험	FDA 승인 약제	단계	N	대상 환자군	치료군	대조군	1차 평가변수	임상 결과	3+ 등급 AE
3차 치료									
KEYNOTE-170 (NCT02576990)	Pembrolizumab (Keytruda)	II	53	2차 이상의 치료 후 재발성/불응성 PMBCL	Pembrolizumab	N/A	ORR	ORR: 45%	23%

▶다음 쪽에 계속

표 12.19 림프종에서 면역항암제의 FDA 승인으로 이어진 주요 임상시험(2022년 1월 기준) ▶이어서

거대 B 세포 림프종(LBCL)									
임상 시험	**FDA 승인 약제**	**단계**	**N**	**대상 환자군**	**치료군**	**대조군**	**1차 평가변수**	**임상 결과**	**3+ 등급 AE**
CAR-T 세포 치료									
ZUMA-1 (NCT02348216)	Axicabtagene ciloleucel (Yescarta)	II	111	DLBCL과 FL, 고등급 B 세포 림프종, PMBCL로 인한 DLBCL을 포함한 2차 이상의 전신 요법 후 재발성/불응성 LBCL	Axicabtagene ciloleucel	N/A	ORR	ORR: 82% 18개월 OS: 52%	95%
JULIET (NCT02445248)	Tisagenlecleucel (Kymriah)	II	93	DLBCL과 FL, 고등급 B 세포 림프종, PMBCL로 인한 DLBCL을 포함한 2차 이상의 전신 요법 후 재발성/불응성 LBCL	Tisagenlecleucel	N/A	ORR	ORR: 52%	AE ≤8주: 58% AE >8주: 22%
TRANSCEND (NCT02631044)	Lisocabtagene maraleucel (Breyanzi)	I	344	DLBCL, 고등급 B 세포 림프종, PMBCL 및 FL 3B 등급을 포함한 2차 이상의 전신 치료 후 재발성/불응성 LBCL	Lisocabtagene maraleucel	N/A	ORR	ORR: 73%	79%

여포성 림프종(FL)									
임상 시험	**FDA 승인 약제**	**단계**	**N**	**대상 환자군**	**치료군**	**대조군**	**1차 평가변수**	**임상 결과**	**3+ 등급 AE**
CAR-T 세포 치료									
ZUMA-5 (NCT03105336)	Axicabtagene ciloleucel (Yescarta)	II	151	2차 이상의 전신 치료 후 재발성/불응성 FL	Axicabtagene ciloleucel	N/A	ORR, DoR	ORR: 91% DoR 중앙값: 도달하지 않음 1년 관해 지속: 76.2%	86%
맨틀세포 림프종(MCL)									
임상 시험	**FDA 승인 약제**	**단계**	**N**	**대상 환자군**	**치료군**	**대조군**	**1차 평가변수**	**임상 결과**	**3+ 등급 AE**
CAR-T 세포 치료									
ZUMA-2 (NCT02601313)	Brexucabtagene autoleucel (Tecartus)	II	74	이전에 BTK 억제제 치료 경험이 있는 재발성/불응성 MCL	Brexucabtagene autoleucel	N/A	ORR	ORR: 93%	3등급: 12% 4등급: 3%

Adverse event(*AE*), 이상반응; Bruton's tyrosine kinase(*BTK*), 브루톤 티로신 키나아제; classical Hodgkin lymphoma(*cHL*), 전형적 호지킨 림프종; diffuse large B-cell lymphoma(*DLBCL*), 미만성 거대 B 세포 림프종; duration of response(*DoR*), 반응 지속 기간; Food & Drug Administration(*FDA*), 미국 식품의약국; follicular lymphoma(*FL*), 여포성 림프종; hematopoietic stem cell transplant(*HSCT*), 조혈모세포 이식; large B-cell lymphoma(*LBCL*), 거대 B 세포 림프종; mantle cell lymphoma(*MCL*), 맨틀세포 림프종; objective response rate(*ORR*), 객관적 반응률; overall survival(*OS*), 전체 생존기간, 전체 생존율; progression-free survival(*PFS*), 무진행 생존기간; primary mediastinal B-cell lymphoma(*PMBCL*), 원발성 종격동 B 세포 림프종; treatment(*Tx*), 치료.

성 종격동 B 세포 림프종 등을 포함하는 재발성/불응성 거대 B 세포 림프종(LBCL), 그리고 2가지 이상의 전신 치료 후 여포성 림프종에서 발생한 미만성 거대 B 세포 림프종(DLBCL)에 대해 승인을 받았으며, I/II상 시험에서 52%에서 82%에 이르는 우수한 전체 반응률을 보여주었다. 또한 엑시캅타진 실로루셀은 2021년 2가지 이상의 전신 치료 후 재발성/불응성 여포성 림프종 치료제로 승인되었으며(ZUMA-5[120]), 브렉수캅타진 오토루셀은 브루톤 티로신 키나아제(Bruton's tyrosine kinase, BTK) 억제제 치료 후 재발성/불응성 맨틀세포 림프종에 대해 승인을 받았고(ZUMA-2[121]), 이 두가지 치료제는 각각의 임상시험에서 90% 이상의 객관적 반응률을 입증하였다.

다발성 골수종

다발성 골수종(multiple myeloma, MM)은 악성 형질 세포의 클론 확장을 특징으로 하며, 용해성 골 병변, 빈혈, 신장 기능 장애, 그리고 면역 저하 상태를 초래할 수 있다. 악성 형질 세포가 많아지면 정상 B 세포가 억제되어 체액성 면역이 결핍된다. 다발성 골수종 환자에서 PD-1/PD-L1 경로의 상향 조절은 면역 활성을 더욱 방해하고 면역 내성을 촉진한다. 면역조절제, 프로테아좀 억제제, 항CD38 항체 등 세 가지 계열의 치료를 받았음에도 불구하고 질병이 진행되는 환자를 위한 표준치료는 현재 확립되어 있지 않다. 이런 치료들을 받더라도, 많은 환자들이 불완전한 반응을 지속하고 있으며, 무진행 생존기간 중앙값은 3~4개월, 전체 생존기간 중앙값은 8~9개월에 불과하다.[122]

CAR-T 세포 치료의 도입은 불응성 다발성 골수종 환자들에게 희망적인 치료를 제공하였다(표 12.20). B 세포 성숙 항원(B-cell maturation antigen, BCMA) 유도 유전자 변형 CAR-T 세포 치료제, 이데캅타진 비클루셀(idecabtagene vicleucel)은 이전에 최소 4차 이상의 치료를 받은 후 재발성/불응성 다발 골수종 환자에서 최초로 승인된 CAR-T 세포 치료제이며, 13.3개월의 중앙 추적 관찰에서 73%의 객관적 반응률과 8.8개월의 무진행 생존기간 중앙값을 보인 KarMMa 연구 결과를 근거로 2021년 FDA의 승인을 받았다.[123]

면역관문 차단제와 관련된 면역 관련 독성

암 면역요법은 숙주 면역 체계를 교묘하게 조작하여 암 세포를 인식하고 공격하기 때문에 다양한 암 유형에 대해 지속적인 반응을 유도할 수 있는 잠재력을 가지고 있다. 그러나 암 면역요법은 기존의 전통적인 암 전신요법과 비교하여 뚜렷한 독성 프로파일을 가지고 있다. 전통적인 화학요법은 급성 구토와 골수 억제 효과가 있을 수 있는 반면, 면역관문 억제제와 관련된 면역 관련 독성은 발생이 좀 더 지연될 수 있으며 자가 면역/염증 유사 반응을 나타낼 수 있다. 임상시험을 통해 알려진 대로, 면역 관련 이상반응(irAE)은 빠르면 치료 후 첫 수 주 이내 또는 치료 중단 후에도 언제든지 발생할 수 있다. 면역관문 억제제에 의해 T 세포 기능이 억제되지 못하는 상태는 모든 장기 또는 조직에 영향을 미칠 수 있는 다양한 irAE를 유발할 수 있다. 면역관문 억제제와 관련된 가장 흔한 장기 관련 독성들은 피부, 위장관 및 내분비계와 관련이 있다; 폐, 안구, 심장, 혈액 및 중추 신경계는 덜 흔하게 영향을 받는다.[124-126] 일반적인 irAE의 목록은 표 12.21에 요약되어 있다.

부작용 프로파일과 중증도의 차이는 항 CTLA-4와 항 PD-1/PD-L1 억제제 사이에서도 발견된다.

표 12.20 다발성 골수종에서 면역항암제의 FDA 승인으로 이어진 주요 임상 시험(2022년 1월 기준)

다발성 골수종									
임상 시험	**FDA 승인 약제**	**단계**	**N**	**대상 환자군**	**치료군**	**대조군**	**1차 평가변수**	**임상 결과**	**3+ 등급 AE**
5차 치료									
KarMMa (NCT03361748)	Idecabtagene vicleucel(Abecma)	II	140	최소 4가지 이상의 치료법(다른 유형)에 반응하지 않거나 치료 후 질병이 재발한 성인 다발성 골수종 환자	Idecabtagene vicleucel	N/A	ORR	ORR: 73% PFS 중앙값: 8.8개월	99%

Adverse event(*AE*), 이상반응; Food & Drug Administration(*FDA*), 미국 식품의약국; objective response rate(*ORR*), 객관적 반응률; progression-free survival(*PFS*), 무진행 생존기간.

표 12.21 일반적인 면역 관련 이상반응(irAE)

신경학
모든 등급 발생률: 3%-12% 자가면역성 뇌염(Autoimmune encephalitis) 중증 근무력증(Myasthenia gravis) 길랭-바레 증후군(Guillain-Barre syndrome) 말초 신경 병증(Peripheral neuropathy) 후 가역성 뇌병증 증후군(Posterior reversible encephalopathy syndrome) 무균성 수막염(Aseptic meningitis) 횡단성 골수염(Transverse myelitis)
눈
모든 등급 발생률: 1% 미만 안구건조증/포도막염(Dry eye/uveitis) 말초 궤양성 각막염(Peripheral ulcerative keratitis) 맥락막 신생혈관 형성(Choroidal neovascularization) 망막병증(Retinopathies)
심혈관
모든 등급 발생률: 1% 미만 심낭염(Pericarditis) 심장 섬유증(Cardiac fibrosis) 부정맥(Arrhythmias) 새로 발병한 심부전(New onset heart failure)
폐
폐렴(1%-4.9%)
위장
대장염(1%-14%) 설사(20%-40% 이상) 간염(6%-22%) 췌장염(<1%)
신장
급성 신장 손상(0.4%~7%)
내분비 병증
모든 등급 발생률: 4%-14% 갑상선 기능 항진증(Hyperthyroidism) 점액부종(Myxedema) 갑상선 중독발작(Thyroid storm) 원발성 부신 기능 부전(Primary adrenal insufficiency) (0.6%-2.6%) 뇌하수체염(Hypophysitis)(<1%-7.7%)

근골격계/류마티스
모든 등급 발생률: 1%-7% 관절염/근육통(~8%) 쇼그렌 증후군(Sjogren's syndrome)(~5%) 근염 류마티스성 다발성 근육통 및 거대 세포 동맥염(Polymyalgia rheumatica and giant cell arteritis)
피부
반구진 발진(Maculopapular rash)(0.7%-34.2%) 과민 반응(Hypersensitivity reaction) 피부근염(Dermatomyositis) 괴저성 농피증(Pyoderma gangrenosum) 수포성 피부염(Bullous dermatitis) 스티븐스-존슨 증후군/독성 상피세포 괴사(Stevens-Johnson syndrome/toxic epidermal necrosis)
혈액학
모든 등급 발생률: 3%-4% 빈혈 혈소판 감소증 백혈구 감소증 호중구 감소증

항 PD-1/PD-L1 및 항 CTLA-4 치료의 병용요법으로 보고된 irAE 발생의 출처: 미국종합암네트워크(NCCN)[125] 및 Ramos-Casals 등.[126]

항CTLA-4는 대장염, 뇌하수체염, 피부 발진 발생 증가와 관련이 있는 반면, 항 PD-1/PD-L1은 간질성 폐렴, 관절통, 갑상선기능 저하증의 발생 증가와 관련이 있다; 여러 연구들에 따르면 항 CTLA-4 매개 부작용이 일반적으로 더 심각하며, 면역관문 차단제와의 병용도 irAE의 빈도를 높일 수 있는 것으로 나타났다.[127] 이러한 차이들에 대한 이유는 아직 조사 중이지만, 이들 뚜렷한 irAE 프로파일들은 서로 다른 면역 세포의 활성화와 조직 관련 요인들에 의해 유발될 수 있다는 가설이 제기되고 있다.

이러한 결과를 고려할 때, 의료진은 일상적인 검사 모니터링, 치료시작 전 기준선과의 비교, 집중적인 병력 청취와 신체 검사를 통해 면역관문 억제제 치료를 받은 환자를 모니터링하는 것이 중요하다. 면역 치료를 시작하기 전은 물론 치료 및 생존기간 전주기 동안, 의료진은 환자와 보호자에게 irAE의 잠재적 임상 프로파일에 관하여 교육해야 한다. 임상적으로 irAE를 의심할 수 있는 주요 증상으로는 배변 패턴의 변화(예: 설사, 대장염), 기침, 두통, 메스꺼움, 발진, 피로, 근육/관절 통증, 근력 약화, 체중 감소 등이 있다. 그러나, 면역관문 억제제 치료 도중 및 치료 후에 발생할 수 있는 어떤 새로운 증상에 대해서도 여전히 높은 수준의 의심을 유지해야 한다. 일반적으로 피부과 이상반응들이 가장 먼저 나타난다.

2021 미국임상종양학회(American Society of Clinical Oncology, ASCO) 가이드라인[128]에 따르면, 일반적으로 1등급 독성이 있는 환자에게는 신경학적, 혈액학적, 심장 독성을 경험하지 않는 한 면밀한 모니터링과 함께 면역관문 억제제를 계속 투여할 수 있다. 임상의는 2등급 독성을 경험하는 환자에 대해 면역요법을 중단하고 증상 및/또는 검사 결과가 1등급 미만으로 회복되면 치료를 재개하는 것을 고려해야

한다; 코르티코스테로이드 투여도 고려할 수 있다. 3등급 이상의 독성을 보이는 환자의 경우, 임상의는 면역요법을 보류하고, 최소 4~6주에 걸쳐 고용량 코르티코스테로이드(프레드니손 1~2mg/kg/일 또는 이와 동등한 용량)를 점진적으로 감량하면서 치료해야 한다.

스테로이드 내성 irAE의 경우, 인플릭시맙(infliximab)과 같은 다른 생물학적 면역억제제를 사용해야 할 수도 있다. 중증도 독성이 있는 환자는 일반적으로 면역요법을 영구적으로 중단해야 한다. 호르몬 대체요법으로 장기간 충분히 치료하고 관리할 수 있는 특정 내분비 병증의 경우는 예외이다. 다행히도, 후향적 연구에 따르면 스테로이드 또는 면역조절제로 irAE를 치료하는 것은 아직까지 생존기간과 무진행 생존기간 측면에서 면역관문 치료의 효능에 해로운 영향을 끼치지 않는 것으로 나타났다.[124,129] 면역관문 억제제로부터 발생하는 irAE의 모니터링, 진단 및 치료에 대한 자세한 합의 지침은 ASCO[128,130]와 미국종합암네트워크(National Comprehensive Cancer Network, NCCN)에서 확인할 수 있다.[125]

CAR-T 세포 치료와 관련된 독성

CAR-T 세포 치료는 혈액암에서 지속적이며 객관적인 반응을 입증했지만, 문헌에 따르면 CAR-T 세포 치료를 받은 많은 환자들이 부작용을 경험하며, 가장 흔한 부작용은 사이토카인 방출 증후군(cytokine release syndrome, CRS)과 신경 독성이다.[131] CAR-T 세포는 항원 인식에 의해 활성화되며, 이는 이후 사이토카인 방출과 추가적인 면역 세포 활성화의 양성 피드백 고리로 이어질 수 있다. 이 염증 반응은 저산소증, 저혈압, 발열, 관절통, 근육통, 피로, 응고장애와 같은 광범위한 증상으로 장기의 기능 장애를 초래할 수 있다; 심한 경우, 심인성/혈관확장성 쇼크, 전격성 간/신부전, 급성 호흡곤란 증후군, 심지어 사망까지 초래할 수 있다. CAR-T 세포 치료의 신경독성 부작용은 가벼운 인지 변화부터 실어증, 발작, 혼수상태까지 다양하게 나타날 수 있다. 따라서 이 치료의 안전성과 내약성을 보장하기 위해서는 CAR-T 세포 치료의 독성들을 조기에 발견, 관리 및 이해하는 것이 가장 중요하다. CAR-T 세포독성을 관리하려면 일반적으로 해열제, 수액, 혈관수축제, 항생제 사용과 같은 지지 치료가 필요하다. 부작용이 더 심한 환자는 코르티코스테로이드와 IL-6 수용체를 억제하여 항 CRS 효과를 발휘하는 단일 클론 항체인 토실리주맙(tocilizumab)을 포함한 추가적인 치료 중재를 받을 수 있다. CAR-T 세포 매개 CRS를 평가하기 위해 다양한 등급 시스템이 사용되고 있다. 하지만, 이로 인해 여러 다른 CAR-T 세포 치료제들의 안전성 프로파일을 비교하기 어려웠을 뿐만 아니라 임상시험에서 보고된 이상반응의 발생률에서도 차이가 발생했다. 2019년, 미국 이식 및 세포치료 학회(American Society for Transplantation and Cellular Therapy, ASTCT)에서는 치료 표준화를 돕기 위해 CAR-T 세포 관련 독성들의 모니터링, 진단, 치료에 대해 합의된 가이드라인을 마련했다.[132]

향후 방향

암 면역요법은 종양학의 임상 환경에 혁명을 일으켰으며 이전에는 치료가 어려웠던 악성 종양의 치료에 새로운 희망을 가져왔다. 그러나, 더 많은 의문과 도전들이 앞에 놓여 있다. 이 장의 범위를 벗어나지만, 향후 암 면역요법의 방향에는 선행보조요법의 맥락과 같은 암 질환 진행에서 보다 초기에 면역항암제를 사용하는 것에 대한 연구가 포함되어야 한다. 현재 다양한 계열의 면역요법제, 표적치료, 화학요법 및/또는 방사선치료와 병용 투여하는 면역항암제 병용요법이 연구되고 있다.

면역 치료 약물 개발의 맥락에서 인간 면역으로 전환할 수 있는 전임상 모델 개발, 장기 특이적 종양 면역 상태에 대한 이해와 면역학적으로 "차가운" 종양을 "염증성" 종양으로 전환시키는 전략의 개발, 암 면역 치료의 적절한 평가지표와 기간에 대한 정의, 이들 임상시험에서 종종 제외되는 특수 집단에서의 효능과 안전성 평가(예: 자가면역질환, 만성 바이러스 감염, ECOG 2등급 이상, 이식수혜자/면역기능 저하 환자),[133] 복합 생체표지자(예: PD-L1 발현, MSI-H/dMMR, TMB 등)[134]를 이용한 개인 맞춤형 접근을 통해 면역 치료에 반응할 가능성이 있는 환자를 선별하는 등 현재 진행 중인 과제들이 새로운 발견을 기다리고 있다. 암 발병 및 면역요법에 대한 지식과 이해가 계속 증가함에 따라 면역요법을 수많은 환자에게 제공할 수 있다는 희망에 대해 낙관적인 전망을 유지하고 있다.

임상시험 용어 및 정의

용어	약어	정의
전체 생존기간 (overall survival)	OS	진단일 또는 치료 시작일로부터 해당 질병을 진단받은 환자가 아직 생존해 있는 기간
무진행 생존기간 (progression-free survival)	PFS	질병 치료 중 및 치료 후 환자가 질병을 앓고 있지만 더 이상 악화되지 않는 기간
무사건 생존기간 (event-free survival)	EFS	암에 대한 일차 치료가 종료된 후 환자가 암 재발 및 특정 증상의 발병과 같이 치료가 예방 또는 지연을 목적으로 했던 특정 이상반응이나 사건이 발생하지 않은 상태를 유지하는 기간
무재발 생존기간 (relapse-free survival)	RFS	암에 대한 일차 치료가 끝난 후 환자가 암의 징후나 증상 없이 생존하는 기간
반응 기간 (duration of response)	DoR	암이 성장하거나 퍼지지 않고 종양이 치료에 계속 반응하는 기간
질병 관리율 (disease control rate)	DCR	진행성/전이성 암 환자 중 치료 개입에 대해 완전 반응, 부분 반응, 질병 안정에 도달한 환자의 비율
전체 반응률 (overall response rate)	ORR	특정 기간 내에 치료에 부분 반응 또는 완전 반응을 보인 환자의 비율
부분 반응 (partial response)	PR	종양의 크기 또는 체내 암의 양이 30% 이상 감소
완전 반응 (complete response)	CR	치료에 대한 반응으로 암의 모든 징후가 사라지는 것. 이것이 항상 암이 완치되었음을 의미하지는 않으며, 완전 관해라고도 함
병리학적 완전 반응 (pathologic complete response)	pCR	방사선 또는 전신 요법 치료 후 수술 또는 생검을 통해 제거한 조직 검체에서 암의 모든 징후가 없는 상태. 병리학적 완전 관해라고도 함
주요 병리학적 반응 (major pathologic response)	MPR	선행보조요법 치료 후 원발 종양에 남아있는 생존 가능한 종양세포가 $\leq$10%인 경우로 정의됨
종양 비율 점수 (tumor proportion score)	TPS	생존 가능한 총 종양 세포 수에 대한 PD-L1 양성 종양 세포의 비율
복합 양성 점수 (combined positive score)	CPS	생존 가능한 총 종양 세포 수에 대한 종양 세포 및 면역 세포를 포함한 잠재적 PD-L1 발현 비율

출처: National Cancer Institute(NCI) Dictionary of Cancer Terms: https://www.cancer.gov/publications/dictionaries/cancer-terms

참고자료

1. Balkwill F, Mantovani A. Inflammation and cancer: back to Virchow? *Lancet*. 2001;357(9255):539-545. doi:10.1016/s0140-6736(00)04046-0.
2. Loughlin KR. William B. Coley: his hypothesis, his toxin, and the birth of immunotherapy. *Urol Clin North Am*. 2020;47(4):413-417. doi:10.1016/j.ucl.2020.07.001.
3. **Pardoll DM. The blockade of immune checkpoints in cancer immunotherapy. *Nat Rev Cancer*. 2012;12(4):252-264. doi:10.1038/nrc3239.**
4. Schwartz RH. Costimulation of T lymphocytes: the role of CD28, CTLA-4, and B7/BB1 in interleukin-2 production and immunotherapy. *Cell*. 1992;71(7):1065-1068. doi:10.1016/s0092-8674(05)80055-8.
5. Ishida Y, Agata Y, Shibahara K, Honjo T. Induced expression of PD-1, a novel member of the immunoglobulin gene superfamily, upon programmed cell death. *EMBO J*. 1992;11(11):3887-3895.
6. Dong H, Strome SE, Salomao DR, et al. Tumor-associated B7-H1 promotes T-cell apoptosis: a potential mechanism of immune evasion. *Nat Med*. 2002;8(8):793-800. doi:10.1038/nm730.
7. **Han Y, Liu D, Li L. PD-1/PD-L1 pathway: current researches in cancer. *Am J Cancer Res*. 2020;10(3):727-742.**
8. Tas F, Keskin S, Karadeniz A, et al. Noncutaneous melanoma have distinct features from each other and cutaneous melanoma. *Oncology*. 2011;81(5-6):353-358. doi:10.1159/000334863.
9. National Cancer Institute. *SEER Cancer Stat Facts: Melanoma of the Skin*. Bethesda, MD: 2021. Available at: http://seer.cancer.gov/statfacts/html/melan.html. Accessed November 22, 2021
10. **Barrios DM, Do MH, Phillips GS, et al. Immune checkpoint inhibitors to treat cutaneous malignancies. *J Am Acad Dermatol*. 2020;83(5):1239-1253. doi:10.1016/j.jaad.2020.03.131.**
11. Robert C, Thomas L, Bondarenko I, et al. Ipilimumab plus dacarbazine for previously untreated metastatic melanoma. *N Engl J Med*. 2011;364(26):2517-2526. doi:10.1056/NEJMoa1104621.
12. Hodi FS, Chesney J, Pavlick AC, et al. Combined nivolumab and ipilimumab versus ipilimumab alone in patients with advanced melanoma: 2-year overall survival outcomes in a multicentre, randomised, controlled, phase 2 trial. *Lancet Oncol*. 2016;17(11):1558-1568. doi:10.1016/S1470-2045(16)30366-7.
13. Larkin J, Hodi FS, Wolchok JD. Combined nivolumab and ipilimumab or monotherapy in untreated melanoma. *N Engl J Med*. 2015;373(13):1270-1271. doi:10.1056/NEJMc1509660.
14. Hodi FS, O'Day SJ, McDermott DF, et al. Improved survival with ipilimumab in patients with metastatic melanoma. *N Engl J Med*. 2010;363(8):711-723. doi:10.1056/NEJMoa1003466.
15. Weber JS, D'Angelo SP, Minor D, et al. Nivolumab versus chemotherapy in patients with advanced melanoma who progressed after anti-CTLA-4 treatment (CheckMate 037): a randomised, controlled, open-label, phase 3 trial. *Lancet Oncol*. 2015;16(4):375-384. doi:10.1016/s1470-2045(15)70076-8.
16. Ribas A, Puzanov I, Dummer R, et al. Pembrolizumab versus investigator-choice chemotherapy for ipilimumab-refractory melanoma (KEYNOTE-002): a randomised, controlled, phase 2 trial. *Lancet Oncol*. 2015;16(8):908-918. doi:10.1016/s1470-2045(15)00083-2.
17. Andtbacka RH, Kaufman HL, Collichio F, et al. Talimogene laherparepvec improves durable response rate in patients with advanced melanoma. *J Clin Oncol*. 2015;33(25):2780-2788. doi:10.1200/JCO.2014.58.3377.
18. **Chiocca EA, Rabkin SD. Oncolytic viruses and their application to cancer immunotherapy. *Cancer Immunol Res*. 2014;2(4):295-300. doi:10.1158/2326-6066.Cir-14-0015.**
19. Kaufman HL, Russell J, Hamid O, et al. Avelumab in patients with chemotherapy-refractory metastatic Merkel cell carcinoma: a multicentre, single-group, open-label, phase 2 trial. *Lancet Oncol*. 2016;17(10):1374-1385. doi:10.1016/s1470-2045(16)30364-3.
20. Nghiem P, Bhatia S, Lipson EJ, et al. Durable tumor regression and overall survival in patients with advanced merkel cell carcinoma receiving pembrolizumab as first-line therapy. *J Clin Oncol*. 2019;37(9):693-702. doi:10.1200/jco.18.01896.
21. Migden MR, Rischin D, Schmults CD, et al. PD-1 Blockade with cemiplimab in advanced cutaneous squamous-cell carcinoma. *N Engl J Med*. 2018;379(4):341-351. doi:10.1056/NEJMoa1805131.
22. Rischin D, Migden MR, Lim AM, et al. Phase 2 study of cemiplimab in patients with metastatic cutaneous squamous cell carcinoma: primary analysis of fixed-dosing, long-term outcome of weight-based dosing. *J Immunother Cancer*. 2020;8(1):e000775. doi:10.1136/jitc-2020-000775.
23. Grob JJ, Gonzalez R, Basset-Seguin N, et al. Pembrolizumab monotherapy for recurrent or metastatic cutaneous squamous cell carcinoma: a single-arm

phase II trial (KEYNOTE-629). *J Clin Oncol.* 2020;38(25):2916-2925. doi:10.1200/jco.19.03054.

24. Stratigos AJ, Sekulic A, Peris K, et al. Cemiplimab in locally advanced basal cell carcinoma after hedgehog inhibitor therapy: an open-label, multi-centre, single-arm, phase 2 trial. *Lancet Oncol.* 2021;22(6):848-857. doi:10.1016/s1470-2045(21)00126-1.

25. **Patel SA, Weiss J. Advances in the treatment of non-small cell lung cancer: immunotherapy. *Clin Chest Med.* 2020;41(2):237-247. doi:10.1016/j.ccm.2020.02.010.**

26. Brahmer J, Reckamp KL, Baas P, et al. Nivolumab versus Docetaxel in advanced squamous-cell non-small-cell lung cancer. *N Engl J Med.* 2015;373(2):123-135. doi:10.1056/NEJMoa1504627.

27. Borghaei H, Paz-Ares L, Horn L, et al. Nivolumab versus Docetaxel in advanced nonsquamous non-small-cell lung cancer. *N Engl J Med.* 2015;373(17):1627-1639. doi:10.1056/NEJMoa1507643.

28. Herbst RS, Baas P, Kim DW, et al. Pembrolizumab versus docetaxel for previously treated, PD-L1-positive, advanced non-small-cell lung cancer (KEYNOTE-010): a randomised controlled trial. *Lancet.* 2016;387(10027):1540-1550. doi:10.1016/S0140-6736(15)01281-7.

29. Fehrenbacher L, Spira A, Ballinger M, et al. Atezolizumab versus docetaxel for patients with previously treated non-small-cell lung cancer (POPLAR): a multicentre, open-label, phase 2 randomised controlled trial. *Lancet.* 2016;387(10030):1837-1846. doi:10.1016/S0140-6736(16)00587-0.

30. Rittmeyer A, Barlesi F, Waterkamp D, et al. Atezolizumab versus docetaxel in patients with previously treated non-small-cell lung cancer (OAK): a phase 3, open-label, multicentre randomised controlled trial. *Lancet.* 2017;389(10066):255-265. doi:10.1016/S0140-6736(16)32517-X.

31. Garon EB, Rizvi NA, Hui R, et al. Pembrolizumab for the treatment of non-small-cell lung cancer. *N Engl J Med.* 2015;372(21):2018-2028. doi:10.1056/NEJMoa1501824.

32. Reck M, Rodriguez-Abreu D, Robinson AG, et al. Pembrolizumab versus Chemotherapy for PD-L1-Positive non-small-cell lung cancer. *N Engl J Med.* 2016;375(19):1823-1833. doi:10.1056/NEJMoa1606774.

33. Mok TSK, Wu YL, Kudaba I, et al. Pembrolizumab versus chemotherapy for previously untreated, PD-L1-expressing, locally advanced or metastatic non-small-cell lung cancer (KEYNOTE-042): a randomised, open-label, controlled, phase 3 trial. *Lancet.* 2019;393(10183):1819-1830. doi:10.1016/s0140-6736(18)32409-7.

34. Herbst RS, Giaccone G, de Marinis F, et al. Atezolizumab for first-line treatment of PD-L1-Selected patients with NSCLC. *N Engl J Med.* 2020;383(14):1328-1339. doi:10.1056/NEJMoa1917346.

35. Sezer A, Kilickap S, Gümüs. M, et al. Cemiplimab monotherapy for first-line treatment of advanced non-small-cell lung cancer with PD-L1 of at least 50%: a multicentre, open-label, global, phase 3, randomised, controlled trial. *Lancet.* 2021;397(10274):592-604. doi:10.1016/s0140-6736(21)00228-2.

36. Langer CJ, Gadgeel SM, Borghaei H, et al. Carboplatin and pemetrexed with or without pembrolizumab for advanced, non-squamous non-small-cell lung cancer: a randomised, phase 2 cohort of the open-label KEYNOTE-021 study. *Lancet Oncol.* 2016;17(11):1497-1508. doi:10.1016/S1470-2045(16)30498-3.

37. Gandhi L, Rodríguez-Abreu D, Gadgeel S, et al. Pembrolizumab plus chemotherapy in metastatic non-small-cell lung cancer. *N Engl J Med.* 2018;378(22):2078-2092. doi:10.1056/NEJMoa1801005.

38. Paz-Ares L, Luft A, Vicente D, et al. Pembrolizumab plus chemotherapy for squamous non-small-cell lung cancer. *N Engl J Med.* 2018;379(21):2040-2051. doi:10.1056/NEJMoa1810865.

39. West H, McCleod M, Hussein M, et al. Atezolizumab in combination with carboplatin plus nab-paclitaxel chemotherapy compared with chemotherapy alone as first-line treatment for metastatic non-squamous non-small-cell lung cancer (IMpower130): a multicentre, randomised, open-label, phase 3 trial. *Lancet Oncol.* 2019;20(7):924-937. doi:10.1016/S1470-2045(19)30167-6.

40. Socinski MA, Jotte RM, Cappuzzo F, et al. Atezolizumab for first-line treatment of metastatic nonsquamous NSCLC. *N Engl J Med.* 2018;378(24):2288-2301. doi:10.1056/NEJMoa1716948.

41. Hellmann MD, Paz-Ares L, Bernabe Caro R, et al. Nivolumab plus Ipilimumab in advanced non-small-cell lung cancer. *N Engl J Med.* 2019;381(21):2020-2031. doi:10.1056/NEJMoa1910231.

42. Paz-Ares L, Ciuleanu TE, Cobo M, et al. First-line nivolumab plus ipilimumab combined with two cycles of chemotherapy in patients with non-small-cell lung cancer (CheckMate 9LA): An international, randomised, open-label, phase 3 trial. *Lancet Oncol.* 2021;22(2):198-211. doi:10.1016/s1470-2045(20)30641-0.

43. Antonia SJ, Villegas A, Daniel D, et al. Durvalumab after chemoradiotherapy in stage III non-small-cell lung cancer. *N Engl J Med.* 2017;377(20):1919-1929. doi:10.1056/NEJMoa1709937.

44. Antonia SJ, Villegas A, Daniel D, et al. Overall survival with durvalumab after chemoradiotherapy in stage III NSCLC. *N Engl J Med.* 2018;379(24):2342-2350. doi:10.1056/NEJMoa1809697.

45. Felip E, Altorki N, Zhou C, et al. Adjuvant atezolizumab after adjuvant chemotherapy in resected stage IB-IIIA non-small-cell lung cancer (IMpower010): a randomised, multicentre, open-label, phase 3 trial. *Lancet.* 2021;398(10308):1344-1357. doi:10.1016/s0140-6736(21)02098-5.

46. Spicer J, Wang C, Tanaka F, et al. Surgical outcomes from the phase 3 CheckMate 816 trial: Nivolumab (NIVO) + platinum-doublet chemotherapy (chemo) vs chemo alone as neoadjuvant treatment for patients with resectable non-small cell lung cancer (NSCLC). *J Clin Oncol.* 2021;39(suppl 15):8503. doi:10.1200/JCO.2021.39.15_suppl.8503.

47. *Neoadjuvant Opdivo (nivolumab) Plus Chemotherapy Significantly Improves Event-Free Survival in Patients with Resectable Non-Small Cell Lung Cancer in Phase 3 CheckMate-816 Trial.* Bristol Myers Squibb; 2021. Available at: https://news.bms.com/news/corporate-financial/2021/Neoadjuvant-Opdivo-nivolumab-Plus-Chemotherapy-Significantly-Improves-Event-Free-Survival-in-Patients-with-Resectable-Non-Small-Cell-Lung-Cancer-in-Phase-3-CheckMate—816-Trial/default.aspx. Accessed November 22, 2021.

48. Forde PM, Spicer J, Lu S, et al. Abstract CT003: Nivolumab (NIVO) + platinum-doublet chemotherapy (chemo) vs chemo as neoadjuvant treatment (tx) for resectable (IB-IIIA) non-small cell lung cancer (NSCLC) in the phase 3 CheckMate 816 trial. *Cancer Res.* 2021;81(suppl 13):CT003. doi:10.1158/1538-7445.Am2021-ct003.

49. Stupp R, Monnerat C, Turrisi AT III, Perry MC, Leyvraz S. Small cell lung cancer: state of the art and future perspectives. *Lung Cancer.* 2004;45(1):105-117. doi:10.1016/j.lungcan.2003.12.006.

50. Chung HC, Piha-Paul SA, Lopez-Martin J, et al. Pembrolizumab after two or more lines of previous therapy in patients with recurrent or metastatic SCLC: results from the KEYNOTE-028 and KEYNOTE-158 studies. *J Thorac Oncol.* 2020;15(4):618-627. doi:10.1016/j.jtho.2019.12.109.

51. Farago AF, Keane FK. Current standards for clinical management of small cell lung cancer. *Transl Lung Cancer Res.* 2018;7(1):69-79. doi:10.21037/tlcr.2018.01.16.

52. Horn L, Mansfield AS, Szczęsna A, et al. First-line atezolizumab plus chemotherapy in extensive-stage small-cell lung cancer. *N Engl J Med.* 2018;379(23):2220-2229. doi:10.1056/NEJMoa1809064.

53. Paz-Ares L, Dvorkin M, Chen Y, et al. Durvalumab plus platinum-etoposide versus platinum-etoposide in first-line treatment of extensive-stage small-cell lung cancer (CASPIAN): a randomised, controlled, open-label, phase 3 trial. *Lancet.* 2019;394(10212):1929-1939. doi:10.1016/s0140-6736(19)32222-6.

54. Milano MT, Zhang H. Malignant pleural mesothelioma: a population-based study of survival. *J Thorac Oncol.* 2010;5(11):1841-1848. doi:10.1097/JTO.0b013e3181f1cf2b.

55. Baas P, Scherpereel A, Nowak AK, et al. First-line nivolumab plus ipilimumab in unresectable malignant pleural mesothelioma (CheckMate 743): a multicentre, randomised, open-label, phase 3 trial. *Lancet.* 2021;397(10272):375-386. doi:10.1016/s0140-6736(20)32714-8.

56. Cortes J, Cescon DW, Rugo HS, et al. Pembrolizumab plus chemotherapy versus placebo plus chemotherapy for previously untreated locally recurrent inoperable or metastatic triple-negative breast cancer (KEYNOTE-355): a randomised, placebo-controlled, double-blind, phase 3 clinical trial. *Lancet.* 2020;396(10265):1817-1828. doi:10.1016/s0140-6736(20)32531-9.

57. Schmid P, Cortes J, Pusztai L, et al. Pembrolizumab for early triple-negative breast cancer. *N Engl J Med.* 2020;382(9):810-821. doi:10.1056/NEJMoa1910549.

58. Fuchs CS, Shitara K, Di Bartolomeo M, et al. Ramucirumab with cisplatin and fluoropyrimidine as first-line therapy in patients with metastatic gastric or junctional adenocarcinoma (RAINFALL): a double-blind, randomised, placebo-controlled, phase 3 trial. *Lancet Oncol.* 2019;20(3):420-435. doi:10.1016/s1470-2045(18)30791-5.

59. Lordick F, Kang YK, Chung HC, et al. Capecitabine and cisplatin with or without cetuximab for patients with previously untreated advanced gastric cancer (EXPAND): a randomised, open-label phase 3 trial. *Lancet Oncol.* 2013;14(6):490-499. doi:10.1016/s1470-2045(13)70102-5.

60. Janjigian YY, Shitara K, Moehler M, et al. First-line nivolumab plus chemotherapy versus chemotherapy alone for advanced gastric, gastro-oesophageal junction, and oesophageal adenocarcinoma (CheckMate 649): a randomised, open-label, phase 3 trial.

Lancet. 2021;398(10294):27-40. doi:10.1016/s0140-6736(21)00797-2.

61. Janjigian YY, Kawazoe A, Yanez PE, et al. Pembrolizumab plus trastuzumab and chemotherapy for HER2+ metastatic gastric or gastroesophageal junction (G/GEJ) cancer: initial findings of the global phase 3 KEYNOTE-811 study. *J Clin Oncol*. 2021;39(suppl 15):4013. doi:10.1200/JCO.2021.39.15_suppl.4013.

62. Shah MA, Kojima T, Hochhauser D, et al. Efficacy and safety of pembrolizumab for heavily pretreated patients with advanced, metastatic adenocarcinoma or squamous cell carcinoma of the esophagus: the phase 2 KEYNOTE-180 study. *JAMA Oncol*. 2019;5(4):546-550. doi:10.1001/jamaoncol.2018.5441.

63. Kojima T, Shah MA, Muro K, et al. Randomized phase III KEYNOTE-181 study of pembrolizumab versus chemotherapy in advanced esophageal cancer. *J Clin Oncol*. 2020;38(35):4138-4148. doi:10.1200/jco.20.01888.

64. Kato K, Cho BC, Takahashi M, et al. Nivolumab versus chemotherapy in patients with advanced oesophageal squamous cell carcinoma refractory or intolerant to previous chemotherapy (ATTRACTION-3): a multicentre, randomised, open-label, phase 3 trial. *Lancet Oncol*. 2019;20(11):1506-1517. doi:10.1016/s1470-2045(19)30626-6.

65. Kelly RJ, Ajani JA, Kuzdzal J, et al. Adjuvant nivolumab in resected esophageal or gastroesophageal junction cancer. *N Engl J Med*. 2021;384(13):1191-1203. doi:10.1056/NEJMoa2032125.

66. *SEER Cancer Stat Facts: Colorectal Cancer*. Bethesda, MD: National Cancer Institute; 2021. Available at: https://seer.cancer.gov/statfacts/html/colorect.html. Accessed November 22, 2021.

67. Ganesh K, Stadler ZK, Cercek A, et al. Immunotherapy in colorectal cancer: rationale, challenges and potential. *Nat Rev Gastroenterol Hepatol*. 2019;16(6):361-375. doi:10.1038/s41575-019-0126-x.

68. Overman MJ, McDermott R, Leach JL, et al. Nivolumab in patients with metastatic DNA mismatch repair-deficient or microsatellite instability-high colorectal cancer (CheckMate 142): an open-label, multicentre, phase 2 study. *Lancet Oncol*. 2017;18(9):1182-1191. doi:10.1016/s1470-2045(17)30422-9.

69. El-Khoueiry AB, Sangro B, Yau T, et al. Nivolumab in patients with advanced hepatocellular carcinoma (CheckMate 040): an open-label, non-comparative, phase 1/2 dose escalation and expansion trial. *Lancet*. 2017;389(10088):2492-2502. doi:10.1016/s0140-6736(17)31046-2.

70. Zhu AX, Finn RS, Edeline J, et al. Pembrolizumab in patients with advanced hepatocellular carcinoma previously treated with sorafenib (KEYNOTE-224): a non-randomised, open-label phase 2 trial. *Lancet Oncol*. 2018;19(7):940-952. doi:10.1016/s1470-2045(18)30351-6.

71. Finn RS, Qin S, Ikeda M, et al. Atezolizumab plus bevacizumab in unresectable hepatocellular carcinoma. *N Engl J Med*. 2020;382(20):1894-1905. doi:10.1056/NEJMoa1915745.

72. Boussios S, Seraj E, Zarkavelis G, et al. Management of patients with recurrent/advanced cervical cancer beyond first line platinum regimens: where do we stand? A literature review. *Crit Rev Oncol Hematol*. 2016;108:164-174. doi:10.1016/j.critrevonc.2016.11.006.

73. Meng Y, Liang H, Hu J, et al. PD-L1 expression correlates with tumor infiltrating lymphocytes and response to neoadjuvant chemotherapy in cervical cancer. *J Cancer*. 2018;9(16):2938-2945. doi:10.7150/jca.22532.

74. Mezache L, Paniccia B, Nyinawabera A, Nuovo GJ. Enhanced expression of PD L1 in cervical intraepithelial neoplasia and cervical cancers. *Mod Pathol*. 2015;28(12):1594-1602. doi:10.1038/modpathol.2015.108.

75. Chung HC, Ros W, Delord JP, et al. Efficacy and safety of pembrolizumab in previously treated advanced cervical cancer: results from the phase II KEYNOTE-158 study. *J Clin Oncol*. 2019;37(17):1470-1478. doi:10.1200/jco.18.01265.

76. Colombo N, Dubot C, Lorusso D, et al. Pembrolizumab for persistent, recurrent, or metastatic cervical cancer. *N Engl J Med*. 2021;385(20):1856-1867. doi:10.1056/NEJMoa2112435.

77. Oaknin A, Tinker AV, Gilbert L, et al. Clinical activity and safety of the anti-programmed death 1 monoclonal antibody dostarlimab for patients with recurrent or advanced mismatch repair-deficient endometrial cancer: a nonrandomized phase 1 clinical trial. *JAMA Oncol*. 2020;6(11):1766-1772. doi:10.1001/jamaoncol.2020.4515.

78. Makker V, Colombo N, Herráez AC, et al. A multicenter, open-label, randomized, phase III study to compare the efficacy and safety of lenvatinib in combination with pembrolizumab versus treatment of physician's choice in patients with advanced endometrial cancer. *Gynecol Oncol*. 2021;162:S4. doi:10.1016/S0090-8258(21)00657-0.

79. Rini BI, Battle D, Figlin RA, et al. The Society for

Immunotherapy of Cancer consensus statement on immunotherapy for the treatment of advanced renal cell carcinoma (RCC). *J Immunother Cancer.* 2019;7(1):354. doi:10.1186/s40425-019-0813-8.

80. Motzer RJ, Escudier B, McDermott DF, et al. Nivolumab versus Everolimus in advanced renal-cell carcinoma. *N Engl J Med.* 2015;373(19):1803-1813. doi:10.1056/NEJMoa1510665.
81. Motzer RJ, Tannir NM, McDermott DF, et al. Nivolumab plus Ipilimumab versus sunitinib in advanced renal-cell carcinoma. *N Engl J Med.* 2018;378(14):1277-1290. doi:10.1056/NEJMoa1712126.
82. Rini BI, Plimack ER, Stus V, et al. Pembrolizumab plus Axitinib versus sunitinib for advanced renal-cell carcinoma. *N Engl J Med.* 2019;380(12):1116-1127. doi:10.1056/NEJMoa1816714.
83. Motzer RJ, Penkov K, Haanen J, et al. Avelumab plus Axitinib versus sunitinib for advanced renal-cell carcinoma. *N Engl J Med.* 2019;380(12):1103-1115. doi:10.1056/NEJMoa1816047.
84. Choueiri TK, Powles T, Burotto M, et al. Nivolumab plus Cabozantinib versus Sunitinib for advanced renal-cell carcinoma. *N Engl J Med.* 2021;384(9):829-841. doi:10.1056/NEJMoa2026982.
85. Motzer R, Alekseev B, Rha SY, et al. Lenvatinib plus Pembrolizumab or everolimus for advanced renal cell carcinoma. *N Engl J Med.* 2021;384(14):1289-1300. doi:10.1056/NEJMoa2035716.
86. **Tripathi A, Plimack ER. Immunotherapy for urothelial carcinoma: current evidence and future directions. *Curr Urol Rep.* 2018;19(12):109. doi:10.1007/s11934-018-0851-7.**
87. Lamm DL, Thor DE, Harris SC, Reyna JA, Stogdill VD, Radwin HM. Bacillus Calmette-Guerin immunotherapy of superficial bladder cancer. *J Urol.* 1980;124(1):38-40. doi:10.1016/s0022-5347(17)55282 9.
88. Balar AV, Castellano D, O'Donnell PH, et al. First-line pembrolizumab in cisplatin-ineligible patients with locally advanced and unresectable or metastatic urothelial cancer (KEYNOTE-052): a multicentre, single-arm, phase 2 study. *Lancet Oncol.* 2017;18(11):1483-1492. doi:10.1016/s1470-2045(17)30616-2.
89. Powles T, Csőszi T, Özgüroğlu M, et al. Pembrolizumab alone or combined with chemotherapy versus chemotherapy as first-line therapy for advanced urothelial carcinoma (KEYNOTE-361): a randomised, open-label, phase 3 trial. *Lancet Oncol.* 2021;22(7):931-945. doi:10.1016/s1470-2045(21)00152-2.
90. Powles T, Park SH, Voog E, et al. Avelumab maintenance therapy for advanced or metastatic urothelial carcinoma. *N Engl J Med.* 2020;383(13):1218-1230. doi:10.1056/NEJMoa2002788.
91. Sharma P, Retz M, Siefker-Radtke A, et al. Nivolumab in metastatic urothelial carcinoma after platinum therapy (CheckMate 275): a multicentre, single-arm, phase 2 trial. *Lancet Oncol.* 2017;18(3):312-322. doi:10.1016/s1470-2045(17)30065-7.
92. Bellmunt J, de Wit R, Vaughn DJ, et al. Pembrolizumab as second-line therapy for advanced urothelial carcinoma. *N Engl J Med.* 2017;376(11):1015-1026. doi:10.1056/NEJMoa1613683.
93. Balar AV, Kamat AM, Kulkarni GS, et al. Pembrolizumab monotherapy for the treatment of high-risk non-muscle-invasive bladder cancer unresponsive to BCG (KEYNOTE-057): an open-label, single-arm, multicentre, phase 2 study. *Lancet Oncol.* 2021;22(7):919-930. doi:10.1016/s1470-2045(21)00147-9.
94. Patel MR, Ellerton J, Infante JR, et al. Avelumab in metastatic urothelial carcinoma after platinum failure (JAVELIN Solid Tumor): pooled results from two expansion cohorts of an open-label, phase 1 trial. *Lancet Oncol.* 2018;19(1):51-64. doi:10.1016/s1470-2045(17)30900-2.
95. Bajorin DF, Witjes JA, Gschwend JE, et al. Adjuvant Nivolumab versus Placebo in muscle-invasive urothelial carcinoma. *N Engl J Med.* 2021;384(22):2102-2114. doi:10.1056/NEJMoa2034442.
96. Small EJ, Schellhammer PF, Higano CS, et al. Placebo-controlled phase III trial of immunologic therapy with sipuleucel T (APC8015) in patients with metastatic, asymptomatic hormone refractory prostate cancer. *J Clin Oncol.* 2006;24(19):3089-3094. doi:10.1200/jco.2005.04.5252.
97. Kantoff PW, Higano CS, Shore ND, et al. Sipuleucel-T immunotherapy for castration-resistant prostate cancer. *N Engl J Med.* 2010;363(5):411-422. doi:10.1056/NEJMoa1001294.
98. Vermorken JB, Mesia R, Rivera F, et al. Platinum-based chemotherapy plus cetuximab in head and neck cancer. *N Engl J Med.* 2008;359(11):1116-1127. doi:10.1056/NEJMoa0802656.
99. Burtness B, Harrington KJ, Greil R, et al. Pembrolizumab alone or with chemotherapy versus cetuximab with chemotherapy for recurrent or metastatic squamous cell carcinoma of the head and neck (KEYNOTE-048): a randomised, open-label, phase 3 study. *Lancet.* 2019;394(10212):1915-1928. doi:10.1016/s0140-6736(19)32591-7.

100. Seiwert TY, Burtness B, Mehra R, et al. Safety and clinical activity of pembrolizumab for treatment of recurrent or metastatic squamous cell carcinoma of the head and neck (KEYNOTE-012): an open-label, multicentre, phase 1b trial. *Lancet Oncol.* 2016;17(7):956-965. doi:10.1016/s1470-2045(16)30066-3.

101. Ferris RL, Blumenschein Jr G, Fayette J, et al. Nivolumab for recurrent squamous-cell carcinoma of the head and neck. *N Engl J Med.* 2016;375(19):1856-1867. doi:10.1056/NEJMoa1602252.

102. André T, Shiu KK, Kim TW, et al. Pembrolizumab in microsatellite-instability-high advanced colorectal cancer. *N Engl J Med.* 2020;383(23):2207-2218. doi:10.1056/NEJMoa2017699.

103. Le DT, Uram JN, Wang H, et al. PD-1 blockade in tumors with mismatch-repair deficiency. *N Engl J Med.* 2015;372(26):2509-2520. doi:10.1056/NEJMoa1500596.

104. *FDA Grants Accelerated Approval to Dostarlimab-gxly for dMMR Advanced Solid Tumor.* U.S. Food and Drug Administration; 2021. Available at: https://www.fda.gov/drugs/resources-information-approved-drugs/fda-grants-accelerated-approval-dostarlimab-gxly-dmmr-advanced-solid-tumors. Accessed November 22, 2021.

105. Marabelle A, Fakih M, Lopez J, et al. Association of tumour mutational burden with outcomes in patients with advanced solid tumours treated with pembrolizumab: prospective biomarker analysis of the multicohort, open-label, phase 2 KEYNOTE-158 study. *Lancet Oncol.* 2020;21(10):1353-1365. doi:10.1016/s1470-2045(20)30445-9.

106. Pehlivan KC, Duncan BB, Lee DW. CAR T cell therapy for acute lymphoblastic leukemia: transforming the treatment of relapsed and refractory disease. *Curr Hematol Malig Rep.* 2018;13(5):396-406. doi:10.1007/s11899-018-0470-x.

107. Bhojwani D, Pui CH. Relapsed childhood acute lymphoblastic Leukaemia. *Lancet Oncol.* 2013;14(6):e205-e217. doi:10.1016/s1470-2045(12)70580-6.

108. Maude SL, Laetsch TW, Buechner J, et al. Tisagenlecleucel in children and young adults with b-cell lymphoblastic leukemia. *N Engl J Med.* 2018;378(5):439-448. doi:10.1056/NEJMoa1709866.

109. Shah BD, Ghobadi A, Oluwole OO, et al. KTE-X19 for relapsed or refractory adult B-cell acute lymphoblastic leukaemia: phase 2 results of the single-arm, open-label, multicentre ZUMA-3 study. *Lancet.* 2021;398(10299):491-502. doi:10.1016/s0140-6736(21)01222-8.

110. Martinelli G, Boissel N, Chevallier P, et al. Complete hematologic and molecular response in adult patients with relapsed/refractory Philadelphia chromosome-positive B-Precursor acute lymphoblastic leukemia following treatment with blinatumomab: results from a phase II, single-arm, multicenter study. *J Clin Oncol.* 2017;35(16):1795-1802. doi:10.1200/jco.2016.69.3531.

111. Gökbuget N, Dombret H, Bonifacio M, et al. Blinatumomab for minimal residual disease in adults with B-cell precursor acute lymphoblastic leukemia. *Blood.* 2018;131(14):1522-1531. doi:10.1182/blood-2017-08-798322.

112. Schmitz N, Pfistner B, Sextro M, et al. Aggressive conventional chemotherapy compared with high-dose chemotherapy with autologous haemopoietic stem-cell transplantation for relapsed chemosensitive Hodgkin's disease: a randomised trial. *Lancet.* 2002;359(9323):2065-2071. doi:10.1016/s0140-6736(02)08938-9.

113. Younes A, Santoro A, Shipp M, et al. Nivolumab for classical Hodgkin's lymphoma after failure of both autologous stem-cell transplantation and brentuximab vedotin: a multicentre, multicohort, single-arm phase 2 trial. *Lancet Oncol.* 2016;17(9):1283-1294. doi:10.1016/s1470-2045(16)30167-x.

114. Chen R, Zinzani PL, Fanale MA, et al. Phase II study of the efficacy and safety of pembrolizumab for relapsed/refractory classic Hodgkin lymphoma. *J Clin Oncol.* 2017;35(19):2125-2132. doi:10.1200/jco.2016.72.1316.

115. Kuruvilla J, Ramchandren R, Santoro A, et al. Pembrolizumab versus brentuximab vedotin in relapsed or refractory classical Hodgkin lymphoma (KEYNOTE-204): an interim analysis of a multicentre, randomised, open-label, phase 3 study. *Lancet Oncol.* 2021;22(4):512-524. doi:10.1016/s1470-2045(21)00005-x.

116. Armand P, Rodig S, Melnichenko V, et al. Pembrolizumab in relapsed or refractory primary mediastinal large B-Cell lymphoma. *J Clin Oncol.* 2019;37(34):3291-3299. doi:10.1200/jco.19.01389.

117. Neelapu SS, Locke FL, Bartlett NL, et al. Axicabtagene ciloleucel CAR T-Cell therapy in refractory large B-Cell lymphoma. *N Engl J Med.* 2017;377(26):2531-2544. doi:10.1056/NEJMoa1707447.

118. Schuster SJ, Bishop MR, Tam CS, et al. Tisagenlecleucel in adult relapsed or refractory diffuse large B-Cell lymphoma. *N Engl J Med.* 2019;380(1):45-56. doi:10.1056/NEJMoa1804980.

119. Abramson JS, Palomba ML, Gordon LI, et al. Lisocabtagene maraleucel for patients with relapsed or

refractory large B-cell lymphomas (TRANSCEND NHL 001): a multicentre seamless design study. *Lancet*. 2020;396(10254):839-852. doi:10.1016/s0140-6736(20)31366-0.

120. *FDA grants accelerated approval to axicabtagene ciloleucel for relapsed or refractory follicular lymphoma*. U.S. Food and Drug Administration. March 8, 2021. Available at: https://www.fda.gov/drugs/resources-information-approved-drugs/fda-grants-accelerated-approval-axicabtagene-ciloleucel-relapsed-or-refractory-follicular-lymphoma. Accessed November 22, 2021.

121. Wang M, Munoz J, Goy A, et al. KTE-X19 CAR T-Cell therapy in relapsed or refractory mantle-cell lymphoma. *N Engl J Med*. 2020;382(14):1331-1342. doi:10.1056/NEJMoa1914347.

122. Gandhi UH, Cornell RF, Lakshman A, et al. Outcomes of patients with multiple myeloma refractory to CD38-targeted monoclonal antibody therapy. *Leukemia*. 2019;33(9):2266-2275. doi:10.1038/s41375-019-0435-7.

123. Munshi NC, Anderson Jr LD, Shah N, et al. Idecabtagene vicleucel in relapsed and refractory multiple myeloma. *N Engl J Med*. 2021;384(8):705-716. doi:10.1056/NEJMoa2024850.

124. Postow MA, Sidlow R, Hellmann MD. Immune-related adverse events associated with immune checkpoint blockade. *N Engl J Med*. 2018;378(2):158-168. doi:10.1056/NEJMra1703481.

125. National Comprehensive Cancer Network. *Management of Immunotherapy-Related Toxicities (Version 4.2021)*. Available at: https://www.nccn.org/professionals/physician_gls/pdf/immunotherapy.pdf. Accessed November 22, 2021.

126. Ramos-Casals M, Brahmer JR, Callahan MK, et al. Immune-related adverse events of checkpoint inhibitors. *Nat Rev Dis Primers*. 2020;6(1):38. doi:10.1038/s41572-020-0160-6.

127. Khoja L, Day D, Wei-Wu Chen T, Siu LL, Hansen AR. Tumour- and class-specific patterns of immune-related adverse events of immune checkpoint inhibitors: a systematic review. *Ann Oncol*. 2017;28(10):2377-2385. doi:10.1093/annonc/mdx286.

128. Schneider BJ, Naidoo J, Santomasso BD, et al. Management of immune-related adverse events in patients treated with immune checkpoint inhibitor therapy: ASCO Guideline Update. *J Clin Oncol*. 2021;39(36):4073-4126. doi:10.1200/jco.21.01440.

129. Horvat TZ, Adel NG, Dang TO, et al. Immune-related adverse events, need for systemic immunosuppression, and effects on survival and time to treatment failure in patients with melanoma treated with ipilimumab at Memorial Sloan Kettering Cancer Center. *J Clin Oncol*. 2015;33(28):3193-3198. doi:10.1200/jco.2015.60.8448.

130. Brahmer JR, Lacchetti C, Schneider BJ, et al. Management of immune-related adverse events in patients treated with immune checkpoint inhibitor therapy: American Society of Clinical Oncology Clinical Practice Guideline. *J Clin Oncol*. 2018;36(17):1714-1768. doi:10.1200/jco.2017.77.6385.

131. Schubert ML, Schmitt M, Wang L, et al. Side-effect management of chimeric antigen receptor (CAR) T-cell therapy. *Ann Oncol*. 2021;32(1):34-48. doi:10.1016/j.annonc.2020.10.478.

132. Lee DW, Santomasso BD, Locke FL, et al. ASTCT Consensus Grading for cytokine release syndrome and neurologic toxicity associated with immune effector cells. *Biol Blood Marrow Transplant*. 2019;25(4):625-638. doi:10.1016/j.bbmt.2018.12.758.

133. Ramnaraign BH, Chatzkel JA, Al-Mansour ZA, et al. Immunotherapy management in special cancer patient populations. *JCO Oncol Pract*. 2021;17(5):240-245. doi:10.1200/op.20.00996.

134. Gibney GT, Weiner LM, Atkins MB. Predictive biomarkers for checkpoint inhibitor-based immunotherapy. *Lancet Oncol*. 2016;17(12):e542-e551. doi:10.1016/s1470-2045(16)30406-5.

※ 주요 참고자료는 진하게 표시되어 있다.

13장

코로나19가 암 면역요법 및 암 치료에 미치는 영향

John E. Niederhuber

주요 사실 요약

- SARS-CoV-2는 2019년 12월에 처음 검출되었고, 외피가 있는 단일 가닥 RNA 바이러스로 전염성이 매우 높은 중증 호흡기 질환을 일으키며 사망률이 높다.
- 전체 유전체 염기서열 분석 결과, 코로나19는 확인된 4개의 코로나바이러스 속 중 하나인, β-CoV 속에 속하는 중증급성호흡기증후군(Severe Acute Respiratory Syndrome, SARS), 중동호흡기증후군(Middle East Respiratory Syndrome, MERS)과 79.6% 유사한 것으로 확인되었다.
- SARS-CoV-2는 호흡기 바이러스이며, 주로 사람-사람 사이 접촉과 바이러스 입자가 포함된 미세 비말 및 에어로졸 흡입을 통해 전파된다.
- 코로나19 바이러스가 감염을 일으키기 위해서는 세포를 표적으로 삼아 침투하여 바이러스 복제를 수행해야 한다. 이 바이러스는 숙주 세포의 안지오텐신 전환 효소-2(angiotensin-converting enzyme-2, ACE2) 수용체에 결합하는 스파이크 단백의 바이러스 S1 소단위(subunit)를 통해 이를 수행한다.
- 세계보건기구(WHO)는 2020년 3월 11일에 SARS-CoV-2(코로나19)를 세계적 대유행병으로 선언했다.
- 의료 시스템은 코로나19 중증 환자로 인해 급격한 과부하에 직면하였고, 이로 인해 적극적인 암 치료와 암 검진 제공에 상당한 차질이 발생했다.
- 신세포암, 위장관 암, 폐 선암에서 ACE2의 mRNA 발현이 상향 조절된다. ACE2의 상향 조절은 PD-L1 발현 증가와도 상관관계가 있다.
- ACE2 발현 촉진자는 코로나19 감염 동안의 저메틸화 상태이다.
- 초기 코로나19 선천성 면역반응은 생식세포에 암호화된 패턴 인식 수용체(pattern recognition receptor, PRRs)가 바이러스의 병원체 관련 분자 패턴(PAMPs)과 감염된 숙주 세포의 손상 관련 분자 패턴 (DAMPs; cDAMPs, iDAMPs)을 인식하여 발생한다. PRRs은 선천성 면역 체계에서 Toll 유사 수용체(TLR), 특히 TLR-7을 포함한다.
- 고령, 비만, 암을 포함한 만성 질환을 가진 개인에서 약화된 선천성 면역체계 반응을 관찰할 수 있다 .
- 암 환자들은 코로나19 감염에 매우 취약했으며, 특히 혈액암, 폐암, B 세포 표적 치료를 받는 환자들이 가장 취약했다.
- 코로나19 감염에 대한 반응으로 사이토카인이 분비되어 선천성 면역계 반응이 과도하게 장기간 지속되면 이미 암 및 암 면역요법에 반응하고 있는 환자에서 장기 손상(특히, 폐)을 유발할 수 있다. 높은 수준의 사이토카인은 코로나19 이환율 및 사망률 증가와 관련이 있다.

▶다음 쪽에 계속

주요 사실 요약 —이어서

- 감염에 의해 유도된 유전자 변이가 감염원에 대한 선천성 면역반응/기억의 한 형태를 생성한다는 증거가 늘어나고 있다.
- 선천성 면역반응의 목표는 (1) 코로나19 바이러스 복제를 제거하고, (2) 감염된 세포를 죽이는 염증 반응을 확립하며, (3) 항원 특이적 적응형 면역반응을 신속하게 초회항원자극(priming) 하는 것이다.
- 적응형 면역 체계의 목표는 (1) 항원 특이적 B 세포 중화 항체 생성, (2) 바이러스 감염 세포를 제거하기 위한 항원 특이적 세포독성 $CD8^+$ T 세포의 확장, (3) 활성화된 $CD4^+$ 하위 집단과 강력한 림프구 기반 면역 기억의 확장이다.
- T 림프구의 반응은 코로나19 급성 감염에서 생존하는 것과 강력한 백신 반응을 일으키는 데 매우 중요하다.
- 역전사효소 중합효소연쇄반응(reverse transcription polymerase chain reaction, RT-PCR) 검사를 자주 하고 백신 접종 시기를 정하는 것이 코로나19 팬데믹 기간 동안 암 환자를 안전하게 관리하기 위한 핵심이다.
- 이런 환자가 코로나19 양성으로 판정될 경우, 면역관문 억제제 치료가 더 나쁜 경과나 결과를 예측하지 못한다는 증거가 축적되고 있다. 백신을 접종한 암 환자를 대상으로 한 신중한 환자 선택과 모니터링을 통한 병용 면역요법은 안전해 보인다.
- 치료로 인한 림프구 감소증(림프구 감소증을 유발하는 항암 치료의 예로는 항 CD20 치료와 화학요법이 있다)을 피하는 것이 감염 위험을 최소화하기 위한 세심한 치료 관리의 목표가 되어야 한다.

개요

중증 급성 호흡기 증후군 코로나바이러스-2(SARS-CoV-2, 코로나바이러스감염증-2019[코로나19])의 전 세계적인 대유행은 세계의 암 치료에 지속적으로 상당한 영향을 미치고 있다. 코로나19는 심각한 이환율과 사망률을 유발하는 전염성이 매우 강한 RNA 호흡기 바이러스로서 전례 없는 감염 전파력을 보여주었다. 2020년 3월 11일, 세계보건기구(WHO)는 코로나19를 전세계적인 대유행병으로 선언했다.[1] 전 세계 곳곳의 의료 시스템은 갑자기 급증한 코로나19 감염 환자들에게 입원 치료를 제공하라는 요청을 받으면서 순식간에 압도당했다. 코로나19로 입원한 환자들은 심각한 호흡곤란으로 인해 중환자실(ICU) 병상과 인공호흡기를 필요로 하는 경우가 많았다. 예상대로 악성 질환을 앓고 있는 사람들은 코로나19 감염 위험이 더 높고 질병의 중증도와 사망률이 더 높다는 것이 빠르게 관찰되었다.[2-5] 팬데믹은 의료 시스템과 의료 종사자들에게 엄청난 영향을 미쳤으며 즉각적으로 항암 치료와 암 검진 그리고 정상적인 암 치료를 전달하는데 차질이 빚어졌다. 암 환자들은 실제로 자신들이 진료소에 갈 경우 감염될 수 있다는 두려움 때문에 적극적인 치료를 미루거나 포기하는 경우가 빈번했다.[6,7]

부담이 가중된 병원들은 수술 일정을 연기할 수밖에 없었다. 직원들은 코로나19 환자 진료를 위해 업무가 전환되었고 연구 지원 직원의 경우 원격 근무를 해야 했기 때문에, 암 임상시험이 여러 차례 제한되거나 보류되기도 했다. 주요 학술 센터에서는 임상 연구자들에게 코로나19 연구에 긴급히 집중할 것을 요청했다. 존스홉킨스에서는 코로나19 특별 기관생명윤리위원회(institutional review board, IRB)가 설립되어 2020년과 2021년 남은 기간 동안 매일 회의를 열어 제안된 코로나19 연구 프로토콜에 대한 신속한 검토를 진행했다. 2020년 말에는, 여러 후보 백신들의 대규모 임상시험을 통해 생성된 안전성과 효능 데이터가 미국 식품의약국(FDA) 검토와 미국 내 긴급 사용 승인(emergency use authorization, EUA)을 받았을 뿐만 아니라 다른 국가에서도 검토 및 유사한 승인을 받으면서 희망의 빛이 보이기 시작했다.[8-12]

백신이 도입되고 암 환자에게 백신 접종이 우선적으로 제공된 이후 수개월이 지나 암 치료, 암 연구, 암 검진은 점차 팬데믹 이전의 상태로 돌아가기 시작했다. 현재는 인구 감염 빈도가 훨씬 낮아졌지만, 코로나19가 암 발생률과 사망률에 미친 진정한 혼란을 완전히 이해하는 데는 어느 정도 시간이 걸릴 것이다. 백신이 큰 영향을 미쳤지만, 팬데믹은 여전히 계속되고 있다는 사실을 인식하는 것이 중요하다.[1)] 2022년 3월 10일 기준, 존스홉킨스 코로나바이러스 리소스 센터 웹사이트에 따르면 지난 28일 동안 전 세계 코로나19 확진자 수는 48,132,252명, 사망자 수는 242,345명이었다. 미국에서는 같은 기간 28일 동안 총 2,107,247명의 확진자가 발생했으며 49,440명이 사망했다. 발병 초기부터 미국에서 코로나19로 사망한 것으로 기록된 총 환자 수는 965,069명에 달했다. 많은 사람들은 이 수치가 상당히 저평가된 것으로 믿고 있다.[13]

2020년 1월 이후 2년 동안 이 특정 코로나바이러스에 대해 많은 것을 알게 되었고, 심각한 바이러스 팬데믹의 공중 보건 관리에 관한 많은 지식이 축적되었다. 선천성, 적응형 면역반응 자체와 장기 부위가 다르고 다른 조직형을 보이는 종양에 대한 선천성, 적응형 면역반응의 이질성에 관해서는 상당한 지식이 존재하지만, 코로나19 감염이 기존의 항암 면역반응과 암 치료제의 투여시기, 특히 면역요법의 시기에 미치는 영향에 대해서는 여전히 알아야 할 것이 많다. 코로나19가 암 면역요법에 미치는 영향에 관한 이러한 지식은 사람면역결핍바이러스(HIV), 인유두종 바이러스(HPV), B형 간염, C형 간염 등 다른 만성 감염을 가진 많은 암 환자의 이전 경험이 어느 정도 도움이 된다.[14] 이 장에서는 코로나19와 관련하여 현재 알려진 내용을 요약하고 악성 종양과 항암 면역 치료의 맥락에서 이를 정리할 것이다.

SARS-CoV-2의 출현과 전 세계적 영향

2019년 12월 초, 중국 후베이성 우한시와 그 주변에서 심각하고 생명을 위협하는 새로운 급성 호흡기 바이러스 질환이 확산되고 있다는 사실이 알려지면서 이에 대한 인식이 커지고 있었다. 이 바이러스의 정확한 기원에 대해서는 논란이 계속되고 있으며, 역학자들이 본격적인 조사를 진행하는 데 상당한 어려움을 겪고 있다. 중증 호흡기 질환의 초기 사례는 중국 우한에 위치한 한 야외 시장과 관련이 있는 것으로 알려졌다. 2020년 1월 26일까지 실험실에서 확인된 2,794건의 사례로부터 80명이 사망했으며, 10개국에서 최소 33명에게 전 세계로 확산되기 시작했다는 증거가 발견되었다.[2] 입원 환자로부터 분리한 분리체의 전체 유전체 염기서열을 분석한 결과 원인 바이러스가 RNA 코로나바이러스로 밝혀졌다. 전체 염기서열은 중국 우한에 있는 중국과학원 산하의 생물안전 메가과학센터 우한바이러스연구소의 과학자들이 처음으로 확보했다.[2] 초기 염기서열과 후속 분석은 우한의 중증 입원 환자 7명으로부터 얻은 검체를 기반으로 이루어졌으며, 신종 코로나바이러스는 박쥐 코로나바이러스와 96% 동일하고 SARS를

1) 옮긴이: 세계보건기구(WHO)는 2020년 초 팬데믹이 시작된 지 3년 4개월 만인 2023년 5월 5일 코로나19에 대한 '국제적 공중보건 비상사태(PHEIC)'를 해제한다고 발표했다.(출처: https://news.un.org/en/story/2023/05/1136367)

유발하는 것으로 알려진 바이러스와 79.6%의 염기서열을 공유한다는 사실이 밝혀졌다.[2,15] 코로나바이러스는 이전에 SARS와 MERS를 유발하는 것으로 밝혀진 바 있다.[3-12,14-18]

코로나19 호흡기 바이러스의 확산은 주로 사람 간 접촉과 바이러스 입자를 포함하는 미세 비말 및 에어로졸 흡입을 통해 이루어진다. 이는 감염된 사람의 기침, 재채기 또는 단순히 사람과 사람 사이의 직접적인 접촉 중에 말을 할 때 발생한다.[19-21] 덜 흔한 전파 방식에는 대변-구강 경로가 포함되어 있고, 특정 장소의 하수와 도시 처리장 폐수에서 바이러스가 확인되는 경우로 이어진다.[22-25] 특히 임신 후기에 산모로부터 신생아에게 수직 감염되는 사례는 적은 비율이었다는 증거가 있다.[19]

SARS-CoV-2는 비인두와 하기도 감염을 일으킨다. 대부분의 감염은 경증으로 나타나며, 확신하기는 어렵지만 이들 감염자의 20~40%는 무증상이거나 경미한 증상만 보인다.[26-30] 그러나, 많은 수의 환자들은 훨씬 더 심각한 증상을 보이며, 입원과 급성 호흡곤란 증후군(acute respiratory distress syndrome, ARDS)으로 이어진다. 입원이 필요한 환자는 심각한 간질성 폐렴을 동반할 수 있으며, 때로는 전신 염증, 혈전색전증, 심장 합병증의 증거, 다량의 사이토카인 방출로 인해 증상이 더욱 복잡해지기도 한다.[2,20,26-32] 현재 입원이 필요한 중증 질환의 위험 인자로 알려진 것은 완전한 백신 접종의 결여와 면역 결핍, 비만, 심폐 질환, 암과 같은 동반 질환이다.[33] 팬데믹 초기에는, 암 환자의 경우 코로나19 감염 위험도가 7배, 백인이 아닌 암 환자 집단에서는 그보다 훨씬 더 높은 것으로 추정되었다.[34,35] 코로나19가 급속히 확산되어 팬데믹이 되면서, 의료 종사자와 의료 시스템 인프라에 극심한 압박이 가해졌다. 빠르게 확산되는 호흡기 바이러스로 인한 세계적 대유행을 관리하는 데 필요한 잘 입증된 공중 보건 조치에도 불구하고, 미국에서 이러한 조치를 시행하려는 시도는 중대한 정치적 도전이 되었다. 이 불행한 사태와 이런 사태에 대한 의료 시스템의 준비 부족은 앞으로 수년 동안 논쟁의 대상이 될 것이다. 이 글을 쓰는 현재, 우리는 코로나19의 최신 유행 변이 바이러스인 오미크론(Omicron) BA.1으로부터 호전되고 있지만, 미국에서 오미크론 BA.2가 확산되기 시작하면서 결코 팬데믹이 종식되었다고 선언할 수 없다(https://coronavirus.jhu.edu/map.html, 2022년 3월 10일 접속).[13] 우리는 계속해서 경계를 늦추지 않고, 최대 백신 접종률을 높이고, 검사의 용이성과 가용성을 높이고, 무엇보다도 새로운 변이 바이러스를 찾기 위한 유전자 감시(genetic surveillance) 기능을 대폭 강화해야 한다. 이번에 전 세계적 팬데믹을 관리한 우리의 경험으로부터 배워야 할 한가지 중요한 교훈은, 향후 팬데믹의 영향을 최소화하기 위해 전염병의 기본과 건전한 공중보건의 방법론에 대한 공공 교육의 필요성이 매우 크다는 것이다.

코로나19가 전 세계적으로 매우 빠르게 확산되면서, 바이러스가 숙주의 세포 내에서 복제되어 새로운 변종 바이러스를 생성함에 따라 바이러스 돌연변이가 발생할 수 있는 상당한 기회를 제공한다. 세계는 이미 최초 코로나19의 새로운 변이 즉, 델타(Delta)와 오미크론(Omicron) BA.1, BA.2와 같은 몇 가지 코로나19 변이 바이러스의 도전을 경험했다.[22,36] 미국 정부는 질병통제예방센터(Centers for Disease Control and Prevention, CDC)를 통해 인구 집단 내에 순환하는 새로운 코로나19 변이 확인에 앞서 나가기 위해 인구 표본 추출과 바이러스 염기서열 분석에 대한 접근 방식을 상당히 강화했다. CDC는 새로 확인된 코로나19 변이에 대한 분류 프로세스를 확립하고 새로 확인된 변이 바이러스를 3가지 그룹 중 하나로 분류하였다: 관심 변이(variants of interest), 주요 변이(variants of concern, VOC), 매우 심각한 변이(variants of high consequence)[22] (자세한 내용은 Xu 등[22] 참고).

SARS-CoV-2 구조와 생물학

SARS-CoV-2(COVID-19)는 외피가 있는 단일 가닥 RNA 바이러스이며 발열, 기침, 호흡곤란, 불쾌감, 빠르게 진행되는 중증 간질성 폐렴, 급성호흡곤란증후군(ARDS) 등의 임상 특징을 가진 매우 전염성이 강한 중증 호흡기 질환을 일으키는 것으로 밝혀졌다.[30] SARS-CoV, MERS-CoV, 그리고 COVID-19는 모두 β-CoV 속(屬)에 속하며, 코로나바이러스 속(Coronaviridae genera)으로 기술된 4가지 중 하나이다.[3,37] 현재 β-CoV 하위 그룹은 4가지 코로나바이러스 속 중 인간에서 사망률이 가장 높은 것으로 알려져 있다.[3,19,20]

구조적으로 COVID-19는 4가지 주요 단백들로 구성되어 있다: 스파이크(spike) 단백(S); 뉴클레오캡시드(nucleocapsid) 단백(N); 세포질 꼬리가 있는 짧은 N-말단 엑토도메인(ectodomain)을 가진 막 단백(M); 그리고 소수성 외피 단백(E).[22,37] 뉴클레오캡시드 단백(N)은 유전체 RNA와 복합체를 형성하여 나선형 캡시드를 형성한다. 스파이크 또는 S 단백은 바이러스 표면에 페플로머(peplomers)를 형성하는 1형 당단백이다. RNA 바이러스는 보조 단백을 암호화하는 여러 개의 open reading frames(ORF)을 가지고 있다(그림 13.1).[37-39] 호흡기는 사람에게 바이러스 입자가 유입되는 1차 부위이다. 바이러스의 주요 전파는 감염된 숙주가 방출하는 캡슐화된 COVID-19 바이러스 입자 에어로졸과 미세 비말 형태로 발생한다. 바이러스는 생존하고 복제하기 위해서 반드시 숙주 세포 내로 들어가야 한다.[40,41] 이는 호흡기 세포, 혈관 내피, 심혈관 조직, 신장 조직 및 장 상피에서 발현되는 인간 안지오텐신 전환 효소-2(human angiotensin-converting enzyme-2, hACE-2) 수용체를 인식하고 결합하는 바이러스 표면에 존재하는 스파이크 단백의 S1 소단위를 통해 이루어진다.[19,22,42-44] ACE2의 정상적인 기능은 안지오텐신 II를 안지오텐신-(1-7)로 전환하는 것이다.[45] 세린 단백분해효소, TMPRSS2도 관여하며 ACE2 결합과 숙주 세포 진입을 위해 S 단백을 준비시키는 작용을 한다.[46]

숙주 세포 진입 과정은 뉴로필린1(neurophilin-1), 황산 헤파린 프로테오글리칸(heparin sulfate proteoglycans, HSPG), C형 렉틴(C-type lectins)을 포함한 다른 단백들의 도움을 받는다.[47-50] 감염된 세포의 세포질에서 바이러스 RNA는 두 개의 다단백 pp1a 및 pp1ab와 바이러스 복제-전사 복합체를 형성하는 기능을 하는 16개의 비구조 단백으로 번역되어 바이러스 RNA의 안티센스 음성 가닥 주형(template)

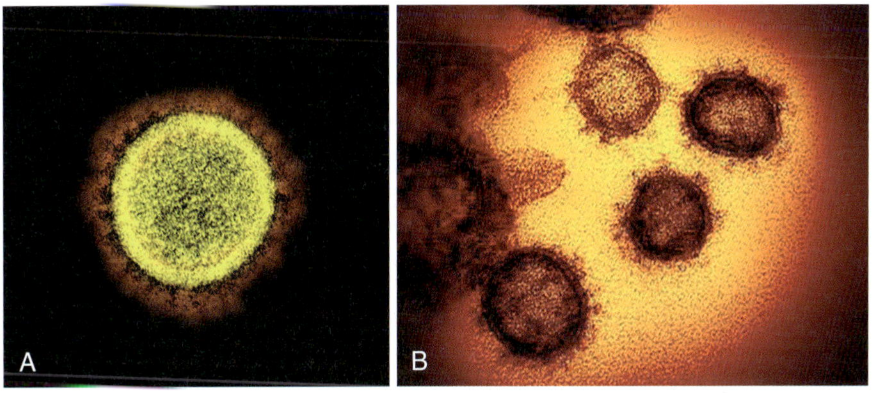

그림 13.1 **(A)** SARS-CoV-2 비리온의 현미경 이미지. 코로나바이러스는 현미경으로 볼 때 후광 또는 왕관처럼 보인다고 해서 붙여진 이름이다. **(B)** SARS-CoV-2 비리온 클러스터의 전자 현미경 사진. 미국 국립 알레르기와 전염병 연구소 제공.

을 생성한다.[51] 소포체(ER)와 골지(Golgi) 막으로부터 형성된 이중막 소포는 바이러스 복제 과정을 세포질 내에서 구획화하고 분리한다.[52] ER-Golgi 구획 내에서 새로운 바이러스 입자가 조립되면 세포 외 배출(exocytosis)을 통해 바이러스를 세포 밖 공간으로 방출하기 위해 숙주 세포 원형질막과 융합하는 비리온(virion)을 포함하는 소포가 생성된다.[53,54]

바이러스 감염 및 복제의 병리적 과정에서 이러한 여러 단계를 통해 바이러스가 비 자기(non-self)로 인식되고 숙주 염증 반응을 시작하며, 선천성 면역반응을 먼저 활성화한 다음 보다 중요한 적응형 면역반응 체계를 빠르게 활성화할 수 있는 수많은 기회가 생긴다(그림 13.2)[54](심층 검토는 Diamond and Kanneganti[54] 참고).

안지오텐신 전환 효소 2, SARS-CoV-2 감염 그리고 암

안지오텐신 전환 효소 2(ACE2)는 SARS-CoV-2가 숙주 세포에 침투하는 데 필요한 세포 표면 수용체

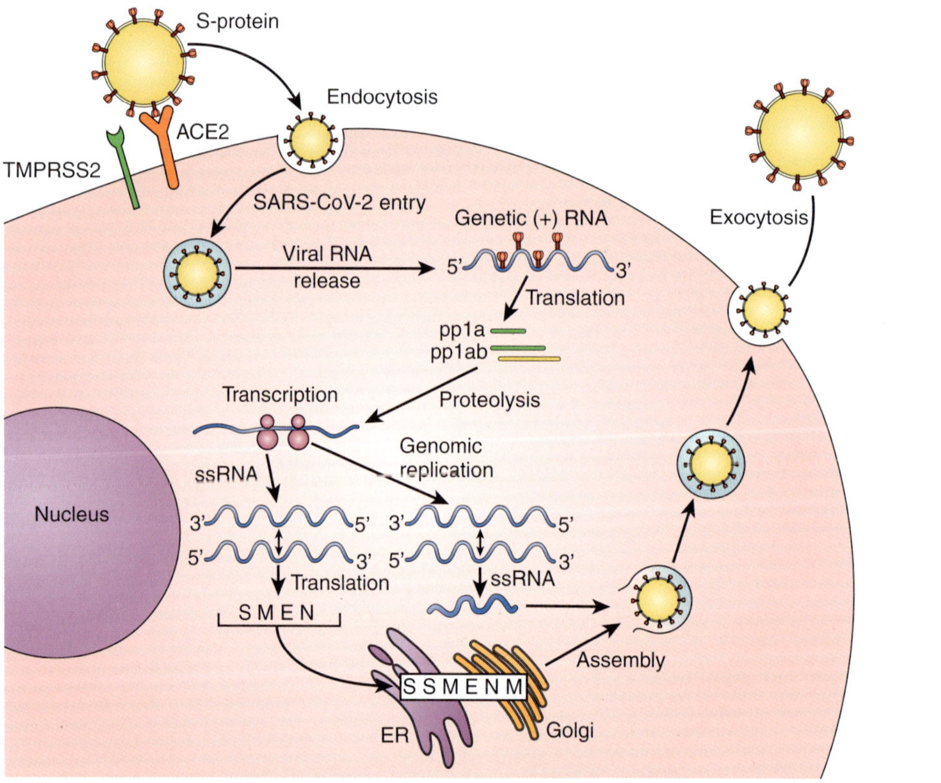

그림 13.2 SARS-CoV-2 바이러스가 상피 세포에 침입하여 바이러스 복제를 거치는 과정의 개략적인 그림. 복제 주기를 묘사한 그림은 세포 표면에서 ACE2 수용체에 결합하는 코로나19 바이러스 스파이크(S) 단백을 보여준다. COVID-19 S 단백을 절단하는 세린 단백분해효소 TMPRSS2에 의해 침입이 촉진된다. 바이러스 진입에는 세포 외막과의 융합과 세포 내 이입(endocytosis)이 포함된다. 진입 후 바이러스 RNA는 방출되어 바이러스 다단백 pp1a 및 pp1ab로 번역된다. pp1a와 pp1ab는 바이러스로 암호화된 단백분해효소에 의해 추가로 처리되어, 전장 음성 가닥 바이러스 RNA와 바이러스 하위 게놈 RNA를 생산한다. 후자는 스파이크(S), 막(M), 외피(E), 뉴클레오캡시드(N)를 포함하는 구조 단백과 보조 단백으로 번역된다. S, E, M, N 단백은 소포체(ER)와 골지(Goligi) 막으로 삽입되어 중간 구획으로 옮겨져, 중간 구획에서 새로 합성된 COVID-19 단일 가닥 바이러스 RNA(ssRNA)와 함께 새로운 비리온이 형성되고 새로운 코로나19 바이러스 입자로서 세포 외 배출(exocytosis)을 거친다. Diamond and Kanneganti[54]를 포함한 여러 출처로부터 각색되었다.

이다.[46,55,56] 예상대로 다양한 조직에서 ACE2 발현을 정량적으로 측정한 연구 결과들에 따르면, ACE2 발현은 바이러스 감염 위험과 바이러스 감염의 심각성 모두와 상관관계가 있다.[55,57,58] Ren과 동료들은 팬데믹 초기(2020년 3월)에 정상 환자 조직과 암 환자 조직에서 ACE2 발현 수준을 측정하는데 초점을 맞춘 연구 결과를 보고했다.[59] 주로 유전자 발현 프로파일링 상호작용 분석(Gene Expression Profiling Interactive Analysis, GEPIA) 데이터베이스와 ONCOMINE을 사용하여 조직에서 ACE2 mRNA 발현을 비교한 연구 결과에 따르면 신장, 십이지장, 장, 담낭, 고환에서 ACE2 발현 수준이 가장 높은 것으로 나타났다. 결장, 직장, 정낭은 중간 수준의 발현을 보였으며 폐에서 발현이 가장 낮았다.[59] ACE2는 암 예후에 중요한 역할을 하는 것으로 알려져 있으며, 보호적 항암 효과를 보여 주었다.[60] 이들 연구는 신장암, 위장관 종양, 폐암에서 ACE2 발현이 상향 조절되어 있음을 보여주었다.[59] 악성 종양과 암 세포주를 이용한 다른 연구들에 따르면 본질적으로 모든 암 조직이 ACE2를 발현할 수 있다.[61] 대장 선암, 신장 유두 세포암, 췌장 선암, 직장 선암, 위 선암, 폐 선암에서 ACE2가 과발현 된다는 사실을 보여준 연구들도 있다.[56,58,59,62] 코로나19에 감염된 암 환자에서 ACE2 발현을 조절하는 촉진 부위가 저메틸화되어 있지만, 코로나19에 감염되지 않은 암 환자에서는 그 정도 수준이 아니라는 증거가 있다.[58,62] 암 환자에서 ACE2 발현 수준의 중요성을 보여주는 연구들은 여러 암 유형에서 ACE2의 상향 조절이 세포 주기 단백, 혈관 내피 성장 인자(VEGF), TGF-β, Wnt 및 Notch 신호 경로를 포함한 여러 발암 경로의 억제와 관련이 있음을 보고하고 있다.[63] 또한, 암에서 ACE2 수준의 증가는 항종양 면역반응의 강화와 직접적인 상관관계가 있다.[64-66] 종합하면, ACE2의 상향 조절은 질병 예후를 향상시키는 결과를 가져온다. 암에서 면역 치료제의 사용과 관련하여, 보다 구체적으로 ACE2 발현은 암 환자의 PD-L1 발현과 직접적인 상관관계가 있는 것으로 나타났다.[66] 종양은 다양한 수준으로 PD-L1을 발현하며, 이는 T 세포와 결합하여 항종양 면역반응의 면역 억제와 종양 진행을 일으킨다.

SARS-CoV-2 바이러스 감염과 선천성 면역

감염과 숙주 염증 반응은 COVID-19 S1 당단백이 표적 세포의 세포막에서 ACE2 수용체에 결합한 후, 바이러스 RNA 유전체가 표적 세포의 세포질로 진입함으로써 시작된다. 연구에 따르면 바이러스 침입 직후 감염된 세포는 국소 염증 세포를 자극하여 난핵구와 대식세포, 수지상 세포, 호중구, T 림프구에 대해 화학 유인물질로서 기능하는 IL-8을 분비하는 것으로 나타났다. 이들은 코로나19 감염에 대한 선천성 면역반응을 시작하는 염증의 첫 단계를 형성한다.[67]

숙주 세포 기반 센서는 이 초기 ACE2 결합 과정에서 코로나19 비리온을 감지할 수 있다. 이러한 인식은 침입한 바이러스에 반응하는 염증 세포 내에서 발생하는 병원체 관련 분자 패턴(PAMPs)과 손상 관련 분자 패턴(DAMPs)을 통해 이루어진다. PAMPs는 침입한 코로나19 바이러스에서 진화적으로 고도로 보존된 병원체의 특이적 구조이다. DAMPs(때때로 alarmins이라고 함)는 바이러스 감염으로 인한 염증과 함께 발생하는 세포 스트레스와 세포 손상 조건에서 조직 대식세포와 단핵구 유래 대식세포에서 발견되는 자체 분자이다. DAMPs는 숙주 염증 세포 유래 분자들의 이질적인 그룹이며 지속성 DAMPs(continuous DAMPs, cDAMPs)와 유도성 DAMPs(inducible DAMPs, iDAMPs)로 분류된다.[68-71] 숙주는 제한적이지만 매우 효과적인 수의 생식선에서 암호화되는 패턴 인식 수용체(pattern recognition receptor, PRRs)를 가지고 있다. 코로나19 감염의 경우, PPRs은 Toll 유사 수용체(TLRs) 계열, 특히 TLR7을 포함하는 것으로 나타났다. 이들 PPR TLRs는 감염된 세포의 엔도솜에 존재하는 PAMPs와 DAMPs를 인식하여 많은 염증성 사이토카인을 분비시킨다. 레티노이드산 유도 유전자 I(retinoid acid-inducible gene I, RIG-I) 유사 수용체(RIG-I-like receptors, RLRs), 뉴클레오티드 결합 올리고머화 영역(nucleotide-binding oligomerization domain, NOD) 유사 수용체(NLRs), C형 렉틴 수용체와 같은 다른 PRRs, 그리고 흑색종 2 부재(absent in melanoma 2, AIM2) 유사 수용체도 초기 바이러스 유발 염증 반응에 기여한다.[71-73] 조직 상주 대식세포, 단핵구, 항원 제시 수지상 세포, 호중구, 세포독성 자연살해(NK) 세포, 감마 델타 T 림프구($\gamma\delta$T 세포)를 포함해서, PAMPs와 DAMPs의 COVID-19 배열을 조기에 인식할 수 있는 PRRs의 원천을 제공하는 다수의 선천성 면역계 세포들이 있다. 이들 세포 유형 중 다수는 초기 PRRs에 의해 빠르게 모집되어, COVID-19 PAMPs와 감염된 숙주 세포 DAMPs를 인식한다. 그 결과 IFN-γ와 IL-8이 초기에 방출되고 이어서 사이토카인 IL-1β, IL-6, TNF, IL-12, IL-18 등이 다수의 화학 유인물질들과 함께 방출된다.[54]

Toll 유사 수용체 TLR7은 단핵구-대식세포와 수지상 세포에서 발현된다. TLR7은 야누스 키나아제/신호 전달자와 전사 활성화 인자(Janus kinase/signal transducer and activator of transcription, JAK/STAT), 핵 인자 κB(nuclear factor κB, NF-κB), 활성화 단백 1(activator protein 1, AP-1), 인터페론 반응 인자 3(interferon response factor 3, IRF3) 그리고 IRF7 과 같은 여러 주요 신호 경로와 전사인자들을 활성화시킨다. 다음 단계에서는 바이러스와 초기 염증 반응이 T 림프구, B 림프구와 관련된 적응형 면역반응을 촉발하는 작용을 한다. SARS-CoV-2에 대한 면역계의 반응에 관한 많은 지식은 이전 코로나바이러스인 SARS와 MERS의 연구에서 비롯된 것이라는 점에 유의해야 한다.[74,75] 호중구는 바이러스 감염 부위로 빠르게 모집되어 호중구 세포외 트랩(neutrophil extracellular traps, NETs)이 바이러스와 바이러스에 감염된 세포를 포획하고 제거한다.[76]

SARS-CoV-2가 이러한 파괴적인 세계적 대유행의 원인이 되기 위해서는, 면역 공격을 성공적으로 회피할 수 있는 방법들을 가지고 있어야 한다. 따라서, 코로나19는 초기 선천성 면역 인식과 선천성 면역반응을 회피할 수 있는 능력이 매우 뛰어나다는 결론을 내릴 수 있다. 코로나19 감염 초기 단계를 통제하지 못해서 입원 위험도, 급성 호흡곤란 증후군(ARDS)과 같은 심각한 질환의 이환율, 사망률이 높아졌으며, 이들은 초기 IFN I과 IFN III 반응이 결여되어 선천성 면역반응이 효과적이지 못했거나 지연된 것과 관련이 있다. 코로나19 환자에서 C-X-C 모티브 케모카인 리간드 10(C-X-C motif chemokine ligand 10, CXCL 10), IL-6, IL-8 증가는 선천성 면역반응이 약하거나 지연되었음을 나타내는 지표로 보여진다. 이는 코로나19 바이러스가 심각한 피해를 입힐 수 있는 기회를 제공하며, 가장 중요한 것은 선천성 면역 체계가 적응형 항 코로나19 항원 특이적 면역반응의 초회항원자극을 상당히 지연시킨다는 점이다.[77]

숙주 면역반응의 무결성에 영향을 미치는 것으로 알려진 고령, 비만, 암과 같은 다른 만성 질환이 있는 사람에서 약화된 선천성 면역 체계 반응을 관찰할 수 있다. 면역 체계가 손상된 코로나19 환자에서 우려해야 할 점은, 양질의 적응형 면역반응의 부족을 극복하기 위해 선천성 면역반응이 장기간 과도하게 활성화 된다는 것이다. 사이토카인과 케모카인의 과도한 장기간 분비는 장기 손상, 특히 폐 손상을 동반한 염증 반응을 증가시킨다. 환자 대상 연구에서 다른 감염이나 염증 상태들과 비교하여 코로나19의 사이토카인 프로파일이 해당 바이러스에 고유한 것으로 보인다는 증거가 점점 더 많아지고 있다. 높은 수준의 사이토카인은 코로나19의 이환율과 사망률이 높은 것과 상관관계가 있다.[54,78-81]

최근 2010~2022년 사이에, 아마도 SARS-CoV-2 감염에 대한 개인의 감수성과 관련이 있을 수 있는 "**선천성 면역 기억**(*innate immune memory*)" 또는 "**훈련된 면역**(*trained immunity*)"의 존재를 뒷받침하는 실험적 증거가 제시됐다.[71] 이는 선천성 면역 체계에 대한 우리의 이해에 중요한 변화이다. 선천성 면역 기억의 개념은 2007년 박테리아 유래 지질다당류(lipopolysaccharide, LPS)에 반응하는 대식세포에 존재하는 히스톤 변형을 관찰한 실험에서 최초로 제안되었다.[82] 이러한 발견은 선천성 면역반응의 다른 자극들 또한 히스톤 아세틸화(histone acetylation)와 메틸화(methylation)의 특정한 지속적 변화를 일으켜, 이러한 자극들에 대한 선천성 면역반응의 지속적인 변화를 초래한다는 것을 입증한 다른 연구들에 의해 뒷받침되었다. 이러한 형태의 선천성 면역계 기억은 유전자 전사의 장기적인 변화를 수반한다.[71,83-87]

선천성 면역 체계에서 훈련된 면역이 비교적 새로운 발견이라는 사실을 알게되면, 이러한 기억 반응이 언제 숙주에게 긍정적인 영향을 미치고 언제 해로울 수 있는지에 관한 많은 중요한 의문들이 제기된다. 추가로, 선천성 면역 기억은 초기 그리고/또는 강화된 적응형 면역반응과 어떤 상관관계가 있을까? 암의 시작과 암 감시에 대한 선천성 면역 체계에서 훈련된 면역의 역할이 있을까? 이러한 중요한 질문들은 흥미로운 미래의 연구 주제가 될 것이다.

암 환자에서 급성 코로나19 감염의 가장 우려스러운 영향 중 하나는 바이러스에 대한 지나치게 공격적인 선천성 면역반응으로 다양한 사이토카인의 대량 방출을 유도하여, 사이토카인 폭풍 또는 더 적절한 용어인 사이토카인 방출 증후군(cytokine release syndrome, CRS)을 초래하여 폐와 기타 중요 장기 조직에 추가적인 손상을 유발하는 것이다.[88] 면역관문 억제제(ICIs), 키메라 항원 수용체(CAR)-T 세포 요법, 이중 특이적 T 세포 결합체(BiTEs) 과 같은 새로운 면역 자극 항암 치료제를 투여 받는 암 환자가 코로나19에 감염되면, 보다 심한 CRS를 경험하여 좀 더 적극적인 코로나19 공격과 정상 조직에 대한 면역 공격으로 인해 심각한 이차적인 생리적 합병증을 일으킬 가능성이 있다. 우리가 일상적으로 접하는 많은 바이러스와 마찬가지로, 대부분의 코로나19 사례에서 초기 숙주의 선천성 면역반응은 코로나19 바이러스를 효과적으로 제거하기에 충분하다는 것은 분명하다. 선천성 면역반응을 구성하는 세포에 의해 초기에 숙주가 SARS-CoV-2 감염을 인식하는 데는 몇 가지 목표가 있다. 첫 번째 목표는 바이러스의 복제를 제거하는 것이다. 두 번째는 많은 사이토카인과 화학 유인물질의 생산을 유도하여 감염된 숙주 세포를 제거하기 위한 염증촉진성 반응을 확립하고, 세 번째는 적응형 항원 특이 면역 활성화 과정을 빠르게 촉진하여 중화 항체와 세포독성 T 림프구를 생산하여 모든 과정을 마무리하는 것이다[89](자세한 내용은 Mogensen[89] 참고).

지금은 코로나19에 대한 선천성 면역 체계 반응의 여러 측면을 신중하게 정의하려는 연구의 초기 단계에 불과하지만, 이러한 초기 연구들과 바이러스 감염에 대해 선천성 면역 체계가 수행하는 보호적 역할을 명확하게 증명하려는 과거 노력으로부터 얻을 수 있는 중요한 메시지들이 있다. 예를 들어, 선천성 면역계는 숙주에게 비 자기를 빠르게 인식할 수 있는 능력을 제공하는 PRRs을 통해 매우 높은 실질적 특이성을 가진다는 것이 분명해졌다. 더 나아가, 선천성 면역반응과 적응형 면역반응의 활성화 및 **각인**(*imprinting*) 사이에는 이전에 생각했던 것보다 훨씬 더 큰 연관성이 존재한다. 게다가, 선천성 면역에 관여하는 세포의 유전적 재프로그래밍이 선천성 면역반응 기억을 생성한다는 증거가 점점 증가하고 있다. 이 후자의 관찰은 암 발병에 대한 인체의 저항성과 관련하여 중요한 가능성을 제시하고 있다.

SARS-CoV-2 감염에 대한 적응형 면역반응

적응형 면역 체계는 B 림프구, $CD4^+$ T 림프구, $CD8^+$ T 림프구의 3가지 주요 세포 유형으로 구성된다. B 림프구는 항 코로나19 중화 항체를 생성하는 세포이다. $CD4^+$ T 림프구는 보조 T 세포(Th1, Th2), 조절 T 세포, B 세포 체액 반응 보조를 포함해서 다양한 기능적 역할을 하는 기타 T 세포 등 여러가지 다른 T 세포 하위 집단을 진화시키는 역할을 한다. 코로나19에 대한 급성 면역반응은 미접촉 $CD8^+$ T 림프구를 빠르게 자극해서 항원 특이적으로 활발하게 증식하도록 해 항원 특이적 세포독성 세포(CTLs)가 되도록 한다.[90,91] 면역 체계의 이들 3 가지 주요 세포 집단은 코로나19 바이러스를 매우 제한된 항원 특이적 방식으로 인식한다. 림프구 집단은 코로나19 감염에 반응하여 통합적이며 복잡한 방식으로 기능해서 SARS-CoV-2 특이적 중화 항체를 생성하고, 세포독성 T 림프구를 생성하여 바이러스에 감염된 세포를 죽이는데, 감염에 대한 성공적인 반응과 당연하지만 백신 접종을 통해 장기간 지속되는 숙주 면역을 생성하는 데 기여한다는 것이 중요하다. 적응형 면역반응에 관련된 각 림프구 하위 집단의 반응 수준과 균형은 숙주에 따라 다르며, 암과 같은 동반 질환의 영향을 받는다. 코로나19 항원을 특이적으로 인식하고 강력한 면역 기억을 생성할 수 있는 건강한 적응형 면역 체계는 성공적인 백신 접종 프로그램과 심각한 코로나19 질병의 위험에 맞서서 암 환자를 보호하는 데 핵심이다[89,91-94](자세한 내용은 Sette and Crotty[94] 참고).

선천성 면역 체계에 의한 1차 반응의 초회항원자극(priming) 지원을 받아, 코로나19 바이러스 항원들은 주요 조직 적합성 복합체(MHC) 클래스 I, MHC 클래스 II 분자의 환경에서 제시되어 항원 특이적 체액성 및 세포성 면역을 자극한다. 코로나19 항원 제시와 세포성 면역반응은 코로나19 발병 후 대략 7~14일 사이에 발생한다. 바이러스 항원은 항원 제시 세포(APCs)에 의해 특정 항바이러스 중화 항체를 생산하는 항원 특이 B 세포와 항원 특이 $CD4^+$ 및 $CD8^+$ T 세포에 제시된다. 항원 특이 $CD8^+$ 세포독성 T 세포는 바이러스에 감염된 세포를 인식하고 죽인다.[67,95] $CD4^+$ T 림프구의 항원 촉발(antigen triggering)은 공격적인 항바이러스 염증 반응과 고유한 지원 기능을 가진 추가적인 T 세포 아형의 분화를 초래한다.

B 세포 항체 반응은 T 세포의 항원 인식의 도움으로 발생하며, 스파이크 당단백과 뉴클레오캡시드의 항원 결정인자를 인식하는 것으로 확인된 IgM, IgG, IgA 중화 항체들의 생산을 포함한다.[96,97] 연구들에 따르면 혈청 전환은 최초 감염 후 5~15일 이내에 발생하며 감염 10일째에는 90%가 전환되는 것으로 나타났다.[98] 코로나19 환자를 관찰한 결과, 바이러스에 대한 항체 반응은 일반적으로 코로나바이러스에 대한 어떤 기억이 있는 B 세포가 아닌 주로 미접촉 B 세포에서 빠르게 발달하는 것으로 나타났다.[99] 감염된 환자의 B 세포 반응은 특히 중증 환자에서 예상보다 낮은 것으로 나타났다. 더 나아가, 바이러스에 대한 면역반응 가운데 입증이 가능한 Fc 항체 의존성 세포독성 구성 요소의 존재는 상당히 무시할 수 있는 수준이다. 코로나19 질병의 중증도는 중화 항체의 수준과 강한 상관관계가 있다.[100] 존스홉킨스 의과대학 외과학교실의 Alejo와 동료들은 2021년 9월 11일부터 2021년 10월 8일 사이에 모집된 백신 미 접종 건강 성인들에 대한 연구 결과를 보고했다.[101] 연구진은 코호트를 다음의 3개 그룹으로 나누었다: (1) 코로

나19 감염을 경험한 것으로 실험실에서 확인된 295명, (2) 확인되지는 않았지만 감염된 적이 있다고 믿는 275명, (3) 양성 반응을 보인 적이 없고 감염된 적이 없다고 믿는 246명. SARS-CoV-2 스파이크 단백 수용체 결합 영역(receptor-binding domain, RBD)에 대한 항체는 1그룹의 99%, 2그룹의 55%, 3그룹의 11%에서 검출되었다. 코로나19 양성 판정을 받은 후 최대 20개월까지 항 RBD 항체가 관찰되었다. 이러한 결과는 고무적이지만, 혈청학적 검사 결과가 실제 면역력과 어떤 상관관계가 있는지는 입증해야 한다.[101,102]

CD8⁺ T 세포는 코로나19 질병을 제거하는 데 주요 역할을 하는 T 림프구 세포 집단이다. 이들은 감염된 세포를 직접 파괴하는 능력을 통해 바이러스를 제거한다. SARS-CoV-2 특이적 CD8⁺ T 세포는 질병의 매우 초기에 발견되며 주로 스파이크, 뉴클레오캡시드 결정인자, M-결정인자, ORF3a를 포함하는 다양한 코로나19 항원들을 인식하는 것으로 알려졌다.[90,92,103] 강력한 CD8⁺ T 세포 반응은 감염에 대해 더 양호한 임상 결과와 관련이 있으며, 이는 SARS와 MERS 같은 다른 중증 바이러스 감염에서도 흔히 볼 수 있는 현상이다. 코로나19 감염 후와 백신 접종을 완료한 후, 재발 또는 **돌파 감염**(*breakthrough infection*)으로부터의 보호는 SARS-CoV-2 CD8⁺ T 기억 세포의 존재에 의해 강력하게 뒷받침된다.[94]

CD4⁺ T 세포는 코로나19에 대한 전반적인 적응형 면역반응을 성공적으로 달성하는 데 기능적으로 보다 중요한 림프 세포로 간주할 수 있다. 항원 특이적 CD4⁺ T 세포, 특히 스파이크 항원 결정 인자 특이적 CD4⁺ T 세포는 항원 특이적 B 세포 중화 항체의 생성을 지원하는 데 핵심적으로 관여한다. 항원 특이적 CD4⁺ T 세포는 감염 초기에 검출할 수 있으며, B 세포나 CD8⁺ T 세포 반응 수준보다 CD4⁺ T 세포 반응의 강도가 낮은 중증도의 감염과 더 밀접한 관련이 있다.[90] 코로나19에서 CD4⁺ T 세포는 Th1 세포와 B 세포 반응을 직접 지원하는 여포 보조 T 세포(T follicular helper cells, Tfh)로 분화한다. Th1 세포는 항바이러스 IFN-γ와 다양한 항바이러스 사이토카인을 생산한다. 또한, CD4⁺ T 림프구는 질병과 백신 접종으로 인한 핵심적인 기억 요소를 발달시키는 역할을 한다.[104-106] SARS-CoV-2에 감염된 환자를 관찰한 결과, T 림프구의 반응이 궁극적으로 질병에서 생존하는 데 매우 중요하다는 사실도 밝혀졌다. 중요한 것은, 백신 접송을 동해 질병에 대한 강력한 방어력을 발달시키는 데 T 세포의 반응이 매우 중요하다는 것이다[106](심층 검토는 Shrotri[106] 참고).

암 환자에서 코로나19 감염

다른 바이러스 감염병과 마찬가지로, 감염과 싸우고 강력한 보호를 제공할 수 있는 항바이러스 백신 반응을 일으키기 위해서는 튼튼하고 건강한 면역 체계가 필수적이다. 급성 바이러스 감염에 대한 숙주의 면역반응과 암 발병 및 진행에 대한 면역 체계의 반응 사이에는 놀라울 정도로 유사한 점들이 있다. 앞서 살펴본 바와 같이, 두 가지 도전 모두 유사한 숙주 세포 집단을 포함하며, 매우 유사한 염증 반응과 체액성 중화 항체 및 항원 특이적 T 세포 면역반응을 생성한다. 그러나 암은 악성 종양과 숙주 면역 체계간 상호 작용의 결과가 매우 다양한 이질적인 질병군이다. 항종양 면역반응은 수술과 조직 손상, 조직 손상을 동반하는 방사선치료, 화학요법, 보다 최근에는 면역요법을 포함한 적극적인 치료 개입에 의해 더욱 변화될 수 있다. 그러한 결과로 암 환자에서는 면역 불균형이 있다고 가정할 수 있다.[107-109] 암 환자의 이러한 면역 불균형은 활성 코로나19 감염의 추가 부담 또는 단순하게 항상 존재하는 코로나19 감염 위험에 대한 환자의 반응을 관리한다는 측면에서 치료 의사에게 어려움을 야기한다.

팬데믹 기간 동안 축적된 증거에 따르면, T 세포 면역은 체액성 면역과 대조적으로 SARS-CoV-2 감염으로부터의 생존과 코로나19에 대한 백신의 장기적인 보호에 중요한 요소라는 것이 확인되었다. 침입하는 바이러스와 싸우고 장기적인 면역을 발달시키는데 있어, Th1 세포와 Th2 세포의 역할 사이에 균형이 중요하다는 것을 제안한 연구들이 있다. Th1과 Th2 역할 사이의 균형 또는 차이와 그들의 기능적 무결성은 각 하위 유형에 고유한 사이토카인 포트폴리오와 각 $CD4^+$ T 세포 아형에서 생성되는 세포 용해 활성의 잠재성에 존재한다. 물론 암에서 Th1과 Th2 반응 사이의 균형은 변경될 수 있으며, 따라서 이는 강력한 항 코로나19 면역반응의 발달과 관련이 있다. Th1/Tc1의 견고한 무결성은 백신 접종에 의해 유도된 강력한 면역력의 발달에도 특히 중요한 것으로 보인다. 향후 기능적 T 세포의 무결성에서 Th1/Tc1 비율과 Th2 균형을 시험할 수 있는 것이 향후 항바이러스 백신의 설계를 최적화하는 데 유용할 것이다.[109]

Th1/Th2 $CD4^+$ 하위 유형의 관련성을 보다 확대하기 위해서는, 여러 건강 피험자 군과 암 환자를 대상으로 진행한 최근의 광범위한 전향적 단면 분석(prospective cross-sectional analysis)을 검토할 필요가 있다. 이 연구에서 연구자들은 코로나19 감염에 대한 바이러스 특이적 T 세포의 방어력이 암의 존재 여부에 의해 어떻게 영향을 받는지 확인하려고 시도했다. 연구진은 Th1/Th2 집단 기억 반응 사이의 불균형이 암 집단과 비 암 집단 모두에서 코로나19에 대한 감수성을 높인다는 사실을 발견했다. 더 강력한 Th1/Tc1 면역 수준과 각각의 사이토카인(IL-2/IL-5 비율 >1)은 코로나19 감염에 대해 상당히 더 보호적인 것으로 보인다.[108] 이러한 연구 결과는 COVID-19 S1-RBD 인식에 영향을 미치는 Th1/Tc1 반응의 성능에서 어떠한 결함/약점도 코로나19 감염에 대한 감수성 증가와 관련이 있음을 시사한다. 중요한 것은 Th1/Tc1 결함이 혈액암 환자들에서 보다 두드러졌다는 것이다.[110]

예상대로 코로나19 감염은 특히 항암 면역요법이나 면역 억제 치료를 받고 있는 암 환자에게 특별한 어려움이 될 수 있다. 암이 진행됨에 따라, 암은 기질 세포와 염증성 면역 세포의 네트워크를 형성한다. 팬데믹 발생 초기에는 코로나19 감염 환자 중 약 2%가 암 치료를 적극적으로 받고 있는 것으로 나타났다.[5,111] 여러 연구들은 암 환자가 입원이 필요할 정도로 코로나19 감염이 심각한 상태로 진행되면 합병증과 사망률의 빈도가 더 높아진다고 보고했다. 코로나19에 감염되어 입원한 암 환자의 30일 사망률은 약 30%로 비 암 환자의 21% 대비 높은 것으로 보고되었다.[5,112,113] 그 결과, 치료를 적극적으로 받고 있는 암 환자를 포함하여 암 환자를 백신 접종의 높은 우선 순위에 두어야 한다는 데 대한 공감대가 형성되었다. 줄기세포 이식과 입양 세포 기반 치료를 받고 있는 환자는 이 권고에서 예외 사항에 포함된다. 이러한 환자들의 백신 접종은 면역 체계가 충분한 회복 시간을 가질 때까지 적절하게 연기되어야 한다.

암 염증 과정은 항종양 면역반응과 항종양 면역을 차단하고 종양 촉진 신호를 발산하는 전구 종양(protumor) 염증으로 구성된다.[114] 코로나19에 대한 급성 면역반응은 미 접촉 $CD8^+$ T 세포를 자극하여 활발한 증식과 분화를 거쳐 항바이러스 면역 방어의 1차 방어선인 자연 살해(NK) 세포와 같은 효과적인 살해 세포가 되도록 한다. 선천성 면역계 반응은 바이러스를 보유하고 특정 바이러스 항원을 발현하는 감염된 세포에 대해 이루어진다. 이러한 바이러스 항원은 MHC 클래스 I 및 클래스 II 분자를 배경으로 적응형 면역계의 세포들에게 제시된다. 그 결과로 나타나는 T 세포 반응은 다수의 다양한 염증성 사이토카인 및 케모카인의 방출과도 관련이 있다. 코로나19가 활성화되면, $CD8^+$ T 세포는 PD-1,

CTLA-4, 그외 다른 억제 수용체들(면역관문)을 더 많이 발현하여, 항원 자극에 대한 과도한 반응을 제어하고 자기 조직의 손상을 방지하는 기능을 한다.[115] 일단 $CD8^+$ T 세포가 코로나19에 감염된 세포를 제거하면 이들 항원 특이적 T 세포의 대부분은 활성화 유도 세포 사멸을 거쳐 제거되고, 적은 비율의 T 세포들은 $CD8^+$ 항원 특이적 기억 세포로 남게 된다.[116,117]

코로나19에 감염된 암 환자의 경우, 진행 중인 종양에 대응하는 $CD8^+$ T 세포가 이미 다양한 특이적 종양 항원에 만성적으로 집중 노출되어 잠재적인 면역반응의 한계까지 내몰리고 있다는 우려가 존재한다. 따라서 코로나19 바이러스에 감염될 경우, $CD4^+$ 및 $CD8^+$ 항원 자극이 추가되어 **T 세포 탈진**(*T-cell exhaustion*)으로 알려진 현상이 발생할 가능성이 높아진다. T 세포 탈진은 IL-2와 같은 효과기 사이토카인 생산 감소, T 세포 증식 저하, 세포독성 손상, 항원 특이적 기억 세포의 생산 감소 등을 초래 한다.[115,118] 화학요법 및/또는 면역요법을 받는 암 환자는 선천성 면역 체계와 적응형 면역 체계 모두의 면역반응이 약화되거나 변화되는 것으로 알려져 있다. 고령(65세 이상)에서 더 흔한 질병인 암은 일반적으로 비만, 제2형 당뇨병, 심폐 질환과 같은 다른 질병과 관련이 있다. 이러한 동반 질환들은 면역 체계의 무결성을 더욱 손상시킬 수 있다. 그 결과, 암 환자는 특히, 현재 SARS-CoV-2 팬데믹의 심각성에 직면할 때 감염병에 걸릴 위험이 더 크다.[34,56,119] Lee와 동료들이 영국에서 코로나19 감염 여부에 따른 암 환자 코호트를 비교한 보고서에 따르면, 혈액암 환자는 보다 심각한 코로나19 감염을 경험했다(오즈비 [odds ratio, OR] = 1.57; 95% 신뢰구간 [confidence interval, CI], 1.15-2.15; P <.0043).[120] 최근 코로나19에 감염되어 화학요법을 받은 환자들의 병원 내 사망률도 증가했다(OR = 2.09; 95% CI, 1.09-4.08; P = .028).[56,120]

SARS-CoV-2 바이러스 부하가 코로나19에 감염된 암 환자의 병원 내 사망률에 대한 독립적인 예측 인자로 보고되었다. 바이러스 부하가 높거나, 중간 수준, 또는 낮은 것으로 기록된 환자들의 사망률은 각각 45.2%, 28%, 12.1%였다(P = .008).[121] Jee와 동료들은 혈액암 환자의 중증도와 폐암 환자의 폐암 병기 진행 정도 모두가 코로나19 감염의 중증도 증가를 예측할 수 있었음을 보고했다.[122] Kong과 동료들이 관찰한 흥미로운 사실은 폐 선암 환자들이 편평상피세포 폐암 환자보다 실제로 코로나19에 감염될 위험이 더 높았다는 것이다.[123] 분명하게 코로나19 감염의 주요 특징이 폐에서 나타나기 때문에, 폐암 환자는 다른 악성 고형암 환자들보다 더 심각한 코로나19 감염에 따른 임상 경과를 경험할 위험성이 더 높다.

코로나19 백신 접종과 암 환자

SARS-CoV-2 감염과 관련된 치명적인 이환율과 사망률 증가로부터 암 환자를 보호하는 것은 마스크 착용이라는 물리적 보호 조치와 적절한 백신 접종에 의한 장기적인 B 세포 및 T 세포 면역 기억 보호의 달성 여부에 달려 있다.[8,124] 2020년 막바지에 다다르자, FDA는 임상시험 결과를 검토하여 SARS-CoV-2 단백의 S1 스파이크 글리콜을 암호화하는 지질 나노 입자 제형의 뉴클레오사이드 변형 mRNA 백신 2종에 대한 긴급 사용 승인을 허가했다. FDA는 또한 복제 결핍 아데노바이러스 26형 백신(Ad26. COV2. S)에 대한 긴급 사용 승인도 허가했다.[125] 코로나19 백신의 효능과 안전성을 확인하기 위한 초기 임상시험에는 예상대로 활동성 질환을 앓고 있는 암 환자는 포함되지 않았다.[9] 암 환자는 mRNA 플랫폼 백신에 대해 정상 건강 피험자에서 얻은 것과 동일한 항체 반응을 나타내지 않았다는 연구 결과가 있다.[126] Shroff 등이 보고한 연구는 대부분의 암 환자에서 CD4⁺와 CD8⁺ T 세포 반응이 모두 발생했음을 보여주었다. 해당 보고에 따르면, 코로나19 스파이크 및 뉴클레오캡시드 항원에 대한 백신 유도 항체의 중화 능력이 상당히 빠르게 감소하며, 특히 최초 SARS-CoV-2 균주의 변이가 발생한 상황에서 더 빠르게 감소했다.[126] 암 환자가 적극적인 항암 치료를 받고 있는 경우에도 코로나19 백신을 접종하면 어느 정도 검출 가능한 중화 항체와 T 세포 반응이 나타나는 것으로 보이며, 특히 후자인 T 세포 반응이 발생한다.

621명의 암 환자와 256명의 대조군 비 암 환자를 포함한 메타 분석은 암 환자에서 mRNA 코로나19 백신의 효능과 안전성에 대한 유용한 정보를 제공하고 있다. 이 메타 분석은 포함/제외 선별 대상이 되었던 잠재적 관련성이 있는 39개 인용 문헌을 확인하고 선별했다. 선별 결과, 메타 분석에 적합한 것으로 판단된 문헌은 6건이었다. 메타 분석을 통해, 대부분의 암 환자가 항 코로나19 mRNA 백신 접종에 대해 좋은 면역학적 반응을 보일 것으로 예상할 수 있음이 확인됐다. mRNA 백신을 2회 접종한 후 고형암 환자 281명에서 확인된 혈청 양성률(항S IgG)은 암 환자군에서 90% 이상, 대조군에서 100%였다. 이 분석에서 보고된 340명의 혈액암 환자 코호트는 일관되게 다소 낮은(~85%) 혈청 전환율을 보였다. 최근(15일 이내)에 화학요법을 받은 환자, 허약 환자, 흉부 악성 종양 환자, 고도의 면역 억제 암 치료를 받은 환자들의 경우 혈청 전환율이 현저히 낮게 나타났다. 이들 후자 환자군의 분석에 사용할 수 있는 환자 수가 적고 이질적인 것은 분명하지만, 예상했던 경향성이 나타났다.[107,126-128] 혈액암 환자는 최적의 추가 백신 접종 시기를 결정하기 위해 보다 면밀한 추적 관찰과 특수한 검사가 필요한 대상임이 분명하다. 백신 보호 기간 뿐만 아니라 고위험 변종 바이러스의 발생을 이해하려면 더 많은 종단적 임상 연구가 필요하다.

축적된 모든 데이터는 면역력이 저하된 것으로 알려진 환자라도 암 환자에게 SARS-CoV-2 백신을 접종하는 것이 안전하다는 것을 알려주고 있다.[129] 혈액암 환자와 전신적인 면역 억제요법을 받는 암 환자들은 2차 접종 후 최소한 28일 후에 3차 mRNA 백신을 접종 받아야 한다. 이 3차 접종은 암 환자에서 중화 항체 반응, 특히 오미크론 변이에 대한 중화 항체 반응을 상당히 향상시키는 것으로 나타났다. 안타깝게도 혈액암 환자에서는 이런 이점이 적다. 전향적 연구에 따르면, 혈액암 환자의 19%에서만 2차 접종 후 중화 항체가 검출되었다. 중화 항체가 검출된 환자의 수는 세 번째 접종에서 56%로 증가했다.[130,131]

3회 접종 일차 요법(three-dose primary regimen)은 비 암 환자와 면역 억제되지 않은 환자에게 일반적으로 사용하는 "추가(booster)" 접종과 동일하지 않다는 점을 이해하는 것이 중요하다.[132-134] 암 환자를 포함한 연구들은 3회 접종 일차 요법 6개월 후에 추가 접종(4차 접종)을 실시하는 것을 지지하고 있다.[135] 백신 추가 접종에 대한 보다 공식적인 요법을 개발하기 위해서는 더 많은 연구가 필요할 것이다. 중화 항체 수준을 측정하는 B 세포 면역 분석(효소결합면역흡착 분석법[enzyme-linked immunosorbent assay, ELISA])과 코로나19에 대한 보호 수준을 결정하는 T 세포 기능 검사(효소결합면역흡착점 분석법[enzyme-linked immunosorbent spot assay, ELISPOT]) 사이의 상관관계는 코호트 연구를 통해 입증되어야 한다(그림 13.3).[136]

이 글을 쓰는 시점에 새로 진단받은 암 환자의 대부분은 모든 코로나19 백신 접종을 마쳤을 것으로 예상할 수 있다. 백신을 접종하지 않은 환자의 경우, 3회 접종 요법을 완료할 때까지 암 치료 시작 보류를 고려하는 것이 가장 좋을 수 있다. 물론 백신 접종과 치료 시작과 관련된 시기를 결정할 때는 환자의 코

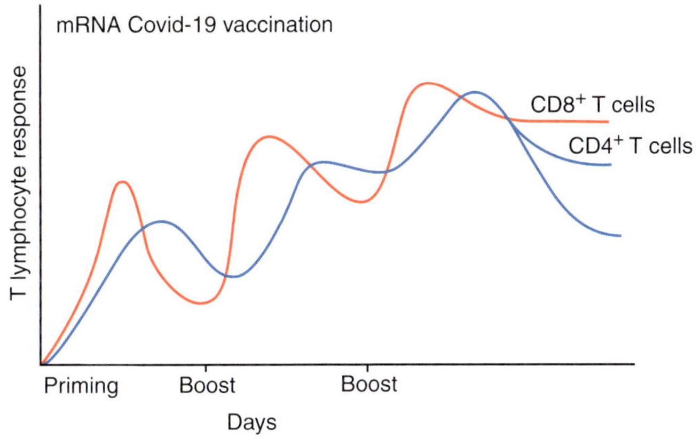

그림 13.3 코로나19 mRNA 백신 3회 접종 과정 동안 CD8$^+$, CD4$^+$ T 림프구 반응을 보여주는 개념 그래프. 이 반응 그래프에서 추가 접종(booster)은 28일 간격으로 이루어진다. CD8$^+$와 CD4$^+$ S1 항원 특이적 T 세포는 S1 항원에 노출될 때마다 증식하여 오래 지속되는 CD8$^+$와 CD4$^+$ 기억 세포 집단으로 발달한다. CD4$^+$ 기억 세포의 하위 집합은 아래쪽 분리된 파란색 곡선으로 표시되어 있다. 항원 특이적 B 세포 반응은 세포 확장과 중화 항체 생산의 궤적이 비슷하다. B 림프구 집단 또한 더 빠른 소환(recall)을 위해 항원 특이적 기억 세포 집단을 발달시킨다. 코로나19의 경우, 혈청에서 검출되는 코로나19 중화 항체 수준은 T 림프구 기억 수준과 항바이러스 보호 수준에 대한 좋은 대리 지표로 입증되지 않았다.

로나19 감염 병력과 암의 병기, 면역 저하 정도를 균형 있게 고려해야 한다. 이러한 결정은 일반적인 지침에 근거하여 개별적으로 이루어져야 할 필요가 있다. 예를 들어 면역 억제 치료를 시작하는 것이 시급하다면, 치료 주기 사이에 코로나19 백신을 접종할 수 있다(박스 13.1). 줄기세포 이식 또는 CAR-T 세포 치료를 받는 환자가 완전하게 백신 접종을 마친 경우 특별히 고려해야 할 사항이 있다. 이들 환자에 대해, 미국 질병통제예방센터(CDC)는 이러한 치료를 완료하고 약 3개월 후에 전체 3회 접종 일차 요법을 반복할 것을 권고하고 있다.[137] 가능하면 코로나19 백신 접종 기간 동안, 면역 억제 효과가 있을 수 있는 항암 치료제 투여를 피하는 것이 어느 정도 최적의 백신 보호 수준을 달성하는 데 이상적이다. 화학요법 또는 면역요법을 받는 암 환자가 코로나19에 감염되었다면, (무증상 환자라도) 코로나19 감염으로부터 회복된 것이 확인될 때까지 치료 과정을 중단한다. mRNA 기반 코로나19 백신(화이자 BNT162b2와 모더나 mRNA-1273)은 백신 접종 후 암 환자의 영상 판독을 방해할 수 있는 겨드랑이 림프절병증(axillary adenopathy)을 어느 정도 유발할 수 있다. 유방조영술, 컴퓨터 단층촬영(CT), 양전자 방출 단층촬영(PET)-CT 영상 촬영은 코로나19 백신 접종 전 또는 3회 1차 백신 접종 완료 또는 코로나19 추가 접종 4~6주 후에 진행할 수 있도록 예약해야 한다.[138] 영상 검사를 받을 때는 백신 접종 이력을 파악하는 것이 중요하다. 원발 종양 부위의 반대쪽 팔에 백신을 투여하는 것을 고려해야 한다. 이 방법은 유방암과 두경부암, 피부 흑색종 환자의 영상 촬영에 특히 유용하다.[139,140]

암 환자는 악성 종양의 진행 및/또는 항암 치료의 영향에 대해 이차적으로 종양으로 인해 면역 체계가 손상되고 코로나19 감염에 대한 감수성이 높아질 수 있는 추가적인 위험을 가지고 있다. 악성 종양의 존재와 항암 치료는 모두 Th1/Th2, CTL 인식과 코로나19 스파이크 단백의 결합에 결함을 가진 적응형 면역 체계의 변화를 일으킬 수 있다. 앞서 설명한 바와 같이, 연구들은 Th1, Th2, CTL 레퍼토리, 특히 Th1/Tc1 반응 능력의 결합은 현재 백신이 제공하는 스파이크 단백에서 S1 수용체 결합 영역의 효

박스 13.1 암 환자를 위한 코로나19 백신 접종 최적화

- 최적의 1차 백신 접종은 (코로나19 병력이 있는 환자라도) 28일 간격의 mRNA 백신 3회 접종으로 구성된다.
- 기존의 모든 증거는 mRNA 백신이 안전하다는 결론을 뒷받침한다.
- 4~6개월 간격으로 추가 접종(booster)을 계속 하는 것이 중요하다.
- 백신 접종을 받고 새로 암 진단을 받은 환자의 경우 코로나19에 대한 면역력 강화를 고려하여야 한다.
- 가능하면 백신 접종이 완료될 때까지 면역 억제 항암 치료의 도입을 보류하는 것이 좋다.
- 면역력을 극대화하기 위해 항암 치료 주기 사이에 어떤 백신 용량도 접종하라.
- 완전한 효과를 얻으려면 백신 접종 후 최소 4주가 필요하다.
- 조혈 모세포 이식과 CAR-T 세포 치료 완료 약 3개월 후에 1차 백신 접종을 반복한다.
- mRNA 백신 접종은 일시적인 국소 림프절병증을 유발할 수 있으며, 암 환자의 영상 촬영 시 이를 고려해야 한다.
- 코로나19 백신 접종과 암 면역요법 간의 장기적인 상호 작용을 조사하는 면역학 기반 임상시험에 참여할 것을 권장한다.
- B 세포 코로나19 중화 항체 수준은 ELISA 및 플라크 감소 중화 검사(plaque reduction neutralization test, PRNT)로 분석할 수 있다.
- T 세포 코로나19 특이적 활동은 ELISPOT으로 측정할 수 있다.

율적인 인식에 영향을 미쳐 최적화 상태에 미치지 못하는 면역 지속을 초래할 수 있다고 지적한다. 이러한 잠재적 결함은 고형 종양 환자에 비해 혈액암 환자에서 더 두드러지게 나타나는 것으로 보인다.[110] 적응형 항암 반응을 일으켜야 하는 면역 체계에 대한 부담과 이 과정에서 중요한 림프구 하위 집단의 기능에 변화를 일으킬 수 있는 상당한 잠재성으로 인해, 보호적인 T 세포 면역과 T 세포 기억을 최적화하는 방법을 찾는 데 대한 관심이 높아졌다. Th1 세포와 $CD8^+$ 세포독성 T 림프구(CTLs)는 IL-2, IFN-γ, TNF-α를 포함한 활성 사이토카인과 유사한 프로파일을 가지고 있다. 이들 Th1과 CTL 사이토카인은 함께 작용하여 코로나19 백신 접종에 대한 숙주 반응을 유도한다.[126] 백신 접종에 반응하는 동안, $CD4^+$ T 세포와 Th2 세포 또한 항원 특이적 기억을 제공하며 B 세포 항바이러스 반응과 보호 점막 면역에 대한 최적의 도움을 제공한다.

암 환자의 코로나19 백신 접종이 적극적인 면역요법에 미칠 수 있는 잠재적인 부정적 영향에 관한 광범위한 임상 연구는 없었다. 암 환자에서 바이러스 질환의 심각성은 바이러스 질환의 위험과 백신 접종의 위험 사이에 균형을 이루게 해주었다. Waissengrin과 동료들의 보고서에 따르면, 비록 소수의 연구 참여자로 제한적인 결과이긴 하였지만 면역관문 억제제(checkpoint inhibitors, CPIs)로 치료 중인 암 환자에게 BNT162b2 mRNA 코로나19 백신을 접종했을때 대조군에 비해 모든 백신 부작용들이 증가하는 것으로 나타났다(박스 13.1 참고).[141,142]

코로나19와 암 치료

SARS-CoV-2 팬데믹 3년차를 시작하면서, 코로나19 팬데믹의 특성으로 공격적인 호흡기 바이러스의 추가 위험에 매일 노출되는 암 환자들의 관리에 대해 많은 것을 배웠고 오늘날 더 많은 자신감을 갖게 됐다.[5,143] SARS-CoV-2 감염 양성 판정을 받은 환자는 증상이 전혀 없거나 독감과 유사한 경미한 증상을 보일 수 있지만, 많은 사람들은 입원, 기도 지지를 위한 삽관, 집중 치료를 필요로 하는 심각한 중증으로 발전한다. 오늘날 코로나19 감염에서 살아남지 못하는 사람들은 거의 대부분 예방 접종을 받지 않은 사람들이다.

면역 체계에 영향을 미치는 암은 질병의 발생 빈도 증가와 감염 중증도를 높이는 위험 요인 중 하나로 확인됐다.[120] 따라서 종양 전문의와 암 환자를 위한 중요한 질문은 '암 치료, 특히 면역 치료가 코로나19 감염 위험 증가와 감염의 임상 경과에 미치는 영향은 무엇인가'이다. 영국 코로나바이러스 암 모니터링 프로젝트(UK Coronavirus Cancer Monitoring Project, UKCCMP)를 포함한 이전 보고서는 암 환자의 코로나19 사망률은 주로 환자의 연령, 성별, 동반 질환, 종양 아형과 관련이 있으며 최근 전신 항암요법과는 관련이 없음을 지적하고 있다.[120,144,145]

2020년 3월 18일부터 8월 1일까지 백신 미 접종 암 환자 2,515명을 대상으로 진행한 UKCCMP 다기관 연구에서, 저자들은 짧은 추적 관찰 기간에도 불구하고 임상적 관련이 있는 몇 가지 결론을 도출할 수 있었다. 첫째, 암 환자는 코로나19에 감염되었을 때 전반적인 임상결과가 더 불량했지만, 이러한 환자들의 분석 결과 불량한 임상 결과는 항암 치료보다는 관련 동반질환, 종양 아형과 관련이 있을 수 있음을 시사했다. 예를 들어, 최근의 전신 화학요법은 모든 원인에 의한 사망률(all-cause mortality)과 관련이 없었다. 흥미롭게도, 최근의 면역요법(주로 ICIs)은 덜 심각한 코로나19 증상과 코로나 감염으로 인한 낮은 사망률과 관련이 있는 것으로 밝혀졌다. 저자들은 최근의 ICI 치료와 향상된 코로나19 치료 결과 사이의 연관성을 항 코로나19 T 세포 면역 강화로 설명할 수 있다고 제안했다.[145] 코로나19 감염 후 4주 이내에 항암 호르몬요법, 표적치료, 방사선치료, 수술 등도 보다 높은 코로나19 사망률과 관련이 없는 것으로 밝혀졌다. 저자들은 면역조절 치료를 받았던 다발성 골수종 환자에서 코로나19 사망률 증가와 연관성을 발견했다.[108] 이 분석 결과와 다른 연구 결과로부터, '백신을 충분히 접종하고 치료를 받고 있는 암 환자가 최적의 백신 접종을 받았지만 "돌파형" 코로나19에 감염된다면, 비슷하거나 더 나은 결과를 얻을 수 있나'고 결론 내리는 것이 합리적으로 보인다.[146] 그럼에도 불구하고, 치료를 결정할 때는 지역사회 바이러스 전파 수준을 고려하고 모든 적극적인 치료들을 받고 있는 암 환자를 정기적으로 검사하는 것이 필요하다. 이는 진행성 대장암에서 FOLFIRINOX(oxaliplatin, irinotecan, infusional fluorouracil, leucovorin)와 같은 고도의 면역 억제 전신 요법을 받는 환자에게 특히 중요하다.

항 CD20 단일 클론 항체로 치료를 받는 혈액암 환자는 B 세포 고갈과 관련이 있다. 이러한 치료들은 코로나19 감염 위험의 증가와 백신 접종에 대해 최적에 미치지 못하는 반응과의 잠재적 연관성을 상기시키는 것으로 주목받고 있다. 국립암연구소(National Cancer Institute), 미국임상종양학회(American Society of Clinical Oncology, ASCO), 미국종합암네트워크(National Comprehensive Cancer Network, NCCN), 미국 질병통제예방센터(Centers for Disease Control and Prevention, CDC)가 운영하며 자주 업데이트하는 웹사이트는 의사가 팬데믹 기간 동안 암 환자 치료에 대한 최신 정보와 지침을 얻을 수 있는 신뢰할 수 있는 출처다.

임상시험의 일부로 또는 승인된 암 치료법으로, 현재 사용 중인 면역 치료에는 조혈모세포 이식, 세포 기반 치료(CAR-T), 이중 특이 T 세포 결합체(BiTEs), 면역관문 억제제(ICIs)가 포함된다. 이러한 면역 치료법 중 ICIs는 암 환자 집단에서 상당한 가능성을 보이며 사용되고 있다. PD-1 기반 ICI 항암 치료는

CD8⁺과 CD4⁺ T 림프구를 통해 작용하여, 병이 진행 중인 암 환자에서 발생하는 PD-1 활성 증가로 인한 항종양 면역반응의 하향 조절을 효과적으로 차단한다. 따라서 ICI 치료는 보다 효과적인 항암 면역반응을 일으키는 역할을 한다.

앞서 언급한 바와 같이, CD8⁺ 및 CD4⁺ T 세포는 예방 백신 투여 후 강력한 면역반응을 일으키는 데도 필수적이다. ICI 치료법이 더 심각한 코로나19 감염 발병으로부터 보호 효과를 제공할 수 있는 것은 확실하지만, ICI 치료의 공통적인 합병증인 면역 관련 이상반응(immune-related adverse event, irAE)의 발생률은 54%에서 76% 사이로 보고된다.[147] ICI로 인한 irAEs를 관리하는 데 사용되는 치료법은 코로나19에 노출되었거나 돌파 감염을 경험한 환자에서 적극적인 ICI 치료의 역할을 해석하기 어렵게 만든다.

물론, ICI로 치료받는 동안 코로나19에 감염되었을 때의 임상적 영향은 백신 접종 전과 완전히 백신 접종을 마친 후 2단계로 나누어 조사되어야 한다. 2020년 12월에 보고된 초기 다기관 연구(백신 접종 전 단계)에는 실험실에서 SARS-CoV-2 감염이 확인된 다양한 유형의 암 환자로 ICI 치료를 받은 110명이 참여했다.[148] 약 40%는 본질적으로 무증상이었으며, 증상이 나타난 환자들의 임상 양상은 ICI 치료를 받았음에도 불구하고 예상과 다르지 않게 나타났다. 35명은 입원이 필요했으며(32%), 이는 암 환자에서 보고된 것보다 약간 낮은 비율이었다. 이 연구에서 사망한 환자는 18명(16%)이었다. 그러나 모든 사망자는 진행성 암 환자였으며 코로나19가 직접적인 사망 원인이라고 볼 수 있는 사망자는 8명에 불과했다. 이 연구 결과를 해석하는 데는 많은 한계가 있지만, 암 환자와 그들을 치료하는 종양 전문의에게 ICI 치료는 중증 코로나19 발병의 추가 위험 요인으로 보여지지 않는다는 점을 시사한다(박스 13.2).[147,148]

현재 상황을 요약하면, 앞으로의 계획을 세울 때 몇 가지 사항이 중요해 보인다. 암 전문의로서 우리는 각각의 암 환자에 고유한 항암 치료를 처방하게 하는 많은 종양과 건강 변수들이 존재한다는 것을 잘 알고 있다. 각 환자에서 질병의 세부 사항에 관한 세심한 주의/모니터링이 필요한데, 이런 세부 사항들에는 암에 대한 면역반응, 허약 상태의 유무, 제공되는 치료의 알려진 위험성들이 포함된다. 면역 체계의 무결성은 수술과 방사선치료를 포함한 모든 치료와 중재에 있어 하나의 중요한 변수이다. 모든 치료법은 적어도 일시적으로 면역력을 변화시키는 것으로 생각할 수 있다. 따라서, 모든 암 환자는 감염성 질환 합병증의 추가 위험이 있다. 코로나19 팬데믹은 다른 심각한 감염병 뿐만 아니라 코로나19에 맞서서 암 환자의 치료를 최적화하는 방법을 신중하게 계획하고, 고도로 개별화된 수준에 따라 항암 치료, 예방 백신 접종, 실제 돌파 감염 사이의 균형을 어떻게 가장 잘 맞출수 있을까에 대해 신중하게 고려해야 할 필요성을 극명하게 일깨워주었다. 앞으로 코로나19에 대한 강력한 백신 접종의 기회는 암 환자에게 중요한 열쇠가 될 것이다. 앞으로 다가올 몇 년 동안 우리는 코로나19 연구에 참여의 중요성을 강조하며 많은 것을 배우게 될 것이다.

코로나19 팬데믹이 임상에서 암 치료와 암 임상 연구에 미치는 영향

2020년 1월 미국에서 SARS-CoV-2 감염의 초기 물결이 감지되었다. 같은 해 3월이 되자 코로나19가 전 세계와 미국 내에서 급속히 확산되기 시작하면서, 당초 생각했던 것보다 더 큰 보건 위기라는 사실이 분명해졌다.[1,2,4] 미국과 다른 많은 국가들은 전염성이 매우 강한 호흡기 코로나바이러스의 확산 규

박스 13.2　코로나19 긴급 사용 승인

단일 클론 항체:

- Tixagevimab with cigavimab(Evusheld): 항스파이크 단백 mAb; 바이러스 침입 차단
- Casirivimab with imdevimab(Regen-CoV): 항스파이크 단백 mAbs; 바이러스 침입 차단
- Sotrovimab(Xevudy): 항스파이크 단백 mAb; 바이러스 침입 차단
- Bebtelovimab: 항스파이크 단백; 바이러스부착 차단
- Bamianivimab with etesevimab: 항스파이크 단백 mAbs; 바이러스 침입 차단
- Tixagevimab + cigavimab(Evusheld): 항스파이크 단백 mAb; 바이러스 침입 차단
- Casirivimab + imdevimab(Regen-CoV):항스파이크 단백 mAb; 바이러스 침입 차단
- Sotrovimab(Xevudy):항스파이크 단백 mAb, 바이러스 침입 차단
- Bebtelovimab: 항스파이크 단백 mAb; 바이러스 부착 차단
- Bamianivimab with etesevimab: 항스파이크 단백 mAb; 바이러스 침입 차단

항바이러스제:

- Remdesivir(Veklury): 뉴클레오티드 유사 리보핵산 억제제. 바이러스 복제를 방해하며 정맥주사로 투여
- Nirmatrelvir + ritonavir(Paxlovid): 바이러스 단백분해효소 억제제. 바이러스 복제를 차단하는 경구용 약물로 5일간 복용하여 입원 방지
- Molnupiravir(Lagevirio): 뉴클레오사이드 유사체. 복제를 억제하는 돌연변이를 유발하는 경구용 약물

면역 조절제:

- Dexamethasone: 호흡기 지원이 필요한 입원 환자를 위한 항염증제
- Baricitinib(Olumiant): 호흡기 지원이 필요한 코로나19 양성 환자에서 경구용 약물인 렘데시비르(remdesivir)와 함께 사용 가능한 선택적 야누스 키나아제(JAK1/JAK2) 억제제
- Tocilizumab: IL-6 수용체를 차단하는 mAb(추가 연구 필요)

참고: 이 표는 코로나19 감염 경과를 변화시키려는 노력, 특히 입원 및 사망을 예방하려는 노력에 관한 역사적 관점을 제공하기 위한 것이다. FDA의 긴급 사용 승인을 받았더라도, 이 표에 나열된 치료법들은 가능한 임상시험과 임상개발 환경에서만 사용해야 한다는 것을 고려하는 것이 중요하다. 다른 항바이러스제 및 면역조절제는 약물개발과 임상연구가 진행 중이나. 각 주 의료위원회, FDA, CDC, 보건복지부(Department of Health and Human Services, HHS)에서 운영하는 코로나19 웹사이트는 사용 가능한 항 코로나19 치료제에 대한 최신 정보와 암, 면역기능이 억제된 환자와 같은 고위험군에 대한 사용 지침을 얻을 수 있는 유용한 자료이다.
Monoclonal antibody(*mAb*), 단일 클론 항체.

모를 완화하기 위해, 전례 없는 노력을 통해 자택 대기 명령과 지역사회 사업장 폐쇄를 시행하면서 지역사회를 근본적으로 봉쇄했다. 병원들의 환자 수용 능력은 코로나19 감염 환자들로 빠르게 채워졌다. 의료 시스템은 비 응급 환자의 진료를 중단해야만 했고, 모든 선택적 수술이 중단되었으며, 많은 의료 종사자들이 바이러스에 감염된 수많은 중증 환자를 돌보기 위해 재배치되었다.[149] 종양 전문의들은 가능한한 정맥 주사 치료에서 경구용 항암제로 그리고 원격 진료로 전환하면서, 암 환자들의 치료를 계속하기 위해 최선의 노력을 기울였다. 당시 대부분의 암 치료는 공급이 극도로 부족했던 입원 환자 자원과 개인 보호 장비(personal protective equipment, PPE)의 사용을 피하기 위해 진행됐다.[150,151] 암 환자들은 코로나19에 감염되었을 때 심각한 결과를 초래할 위험이 높아질 것에 대해 우려했고, 이로 인해 많은 암 환자

들이 암 치료를 중단했다.[111,152,153] 이 기간 동안 필수적이지 않은 일상적인 건강 관리가 보류되면서 정기적으로 예정된 암 검진 일정이 공식적인 문서로서 중단되었다.[154] 코로나19와 관련하여 국가가 보다 안심할 수 있는 상태로 돌아가기 시작한 오늘날에도, 미국에서는 일상적인 건강 관리와 암 검진 예약이 어렵고 팬데믹 이전과 같은 일정 내에 이용 가능한지가 확실하지 않다.[155,156] 암 환자를 최적으로 보호하기 위해, 진료실과 병원 대기실에서 사회적 거리두기를 유지하기 위한 지속적인 노력의 결과로 예약이 지연되었다. 과학계가 코로나19와 직접 관련된 연구와 새로운 항바이러스 치료법과 백신을 찾는 쪽으로 방향을 틀면서, 임상시험을 포함한 대부분의 연구 활동이 대폭 축소되거나 심지어 중단되었다. 암 과학자들과 그들의 실험실은 빠르게 확산하는 코로나19 팬데믹에 대처하는 데 있어 귀중한 자산임을 입증하였다. 그들은 실험실 면역학 연구 과정, 단일 클론 항체 기술, 표적 치료법 개발과 시험에 대한 경험을 가지고 있었다.

그러나 많은 대학들이 문을 닫고 가상 강의실로 전환함에 따라, 많은 대학 실험실들이 사실상 문을 닫았고 실험실 실험 작업은 보류되었다. 실험실 과학자, 중개 과학자, 임상 시험자들은 모든 대면 과학 회의들이 취소되면서 더 큰 영향을 받았다. 시간이 지나면서, 이러한 회의의 주최자들은 팬데믹의 현실에 적응하기 시작했고, 예외적이고 매우 중요한 가상 회의 방안을 마련하기 위해 노력했다.[157]

팬데믹 기간 동안, 암 중개 연구에도 상당한 영향이 있었다. 연구 간호사와 데이터 관리자와 같은 임상시험 지원 직원은 팬데믹과 팬데믹 관련 기관 정책으로 인해 현장 밖에서 근무해야 했다. 일부 연구 간호사와 의사는 코로나19 환자를 직접 치료하는 업무를 지원하도록 재배치 요청을 받았다. 많은 초기 단계 임상시험이 중단되었고, 진행 중인 II, III상 임상시험을 우선적으로 유지하면서 새로운 I상 임상시험은 연기되었다. 주요 학술 연구 중심 의료기관은 코로나19 팬데믹으로 인한 인력 관련 영향 외에도, 막대한 재정적 손실을 경험했다. 게다가, 팬데믹의 절정기 동안 많은 환자들은 자기 자신의 위험에 대한 우려 때문에 임상시험 참여를 지속하는 것을 꺼려했다.[158] 임상 연구에 대한 팬데믹의 영향은 암 임상시험에만 국한되지 않았다. Audisio와 동료들은 2020년 2월 Clinical Trials.gov 데이터베이스에서 무작위 대조 임상시험(randomized controlled trial, RCT)에 대한 정보를 수집했다.[159] 그들이 분석했던 임상시험에는 2010년 1월 1일 이후 시작되어 2015년 1월 1일부터 2020년 12월 31일까지 활발하게 진행 중인 것으로 등록된 모든 비 코로나19 RCTs가 포함되었다. 2020년 3월 11일을 팬데믹 시작일로 사용했다. 분석 종료점은 (1) 임상시험 조기 중단, (2) 정상적인 임상시험 완료, (3) 새로운 임상시험 활성화였다. 데이터베이스에서 수집한 161,377건의 임상시험이 분석 대상에 포함되었다. 연구팀은 2019년까지 매년 활발한 임상시험 수가 증가했지만 2020년에 크게 감소한 것을 확인했다. 임상시험 완료는 팬데믹에 의해 부정적인 영향을 받지 않았지만(P=.56), 임상시험 중단은 유의미하게 증가했다는 사실도 확인했다(P=.001). 2020년 팬데믹 초기에 새로운 RCTs가 급격히 감소했다가 점진적으로 회복하는 것으로 나타났다.[159] 다른 연구자들은 2020년 초에 임상 연구가 50% 이상 감소했다고 보고했다.[160] 앞서 언급했듯이 2021년부터 매우 효과적인 백신 접종이 가능해지면서, 암 환자의 임상 진료와 치료를 최적화하는 데 매우 중요한 임상연구는 서서히 정상 수준을 회복하기 시작했다. 팬데믹 기간 동안 임상시험 지원 인력에 큰 변화가 있었기 때문에, 이러한 회복은 분명 점진적인 과정으로 진행될 것이다. 주요 대학의 암 연구 센터에서는 코로나19 이전 수준의 활동으로 돌아가는 데 필수적인 임상 연구 간호사, 데이터 관리자, 그리고 기타 직원이 상당히 부족하다고 공통적으로 보고했다. 암 환자의 입원 및 외래 진료를 정기적으로 제공하는 데도 역시 비슷한 인력 수요가 존재한다.[161] 아마도 코로나19 팬데믹이 임상 연구에 미치는 긍정적인 영향은 앞으로 진행될 임상시험 수행 방식의 변화일 것이다. 팬데믹으로 인해 가상 방문, 가정 내 전자 모니터링, 연구 약물/중재의 원격 제공, 채혈 및 영상 촬영 요구 횟수의 감소 등에 적합한 연구계획서와 함께 새로운 임상시험 설계가 생겨나고 있다. 팬데믹을 극복해 나가면서 배운 내용들을 바탕으로 암 임상시험에 접근한다면 환자들의 참여가 더 늘어날 수 있을 것이다. 매우 효과적인 백신의 가용성은 팬데믹의 궤도를 확실하게 바꾸었고 사회경제적 회복이 진행되고 있는 것처럼 보이지만, 우리는 코로나 이전 상태로 복귀할 수 있는 계획을 지속적으로 이행해야 한다. 우리는 다음 팬데믹에 더 잘 대비하기 위해 코로나19 팬데믹이 암 환자 뿐만 아니라, 가장 중요하게 암 치료 전달 방식과 암 임상연구 수행 능력에 미친 영향을 신중하게 연구할 수 있는 모든 기회를 확보해야 한다.

RNA를 유전 물질로 이용하는 바이러스에서 두드러지는 돌연변이는 코로나19 바이러스의 유전자 암호에서 예상되는 현상이다.[162] 코로나19에서 높은 비율의 돌연변이가 발생했지만, 미국은 오로지 두 가지 추가적인 주요 변이 파도(major variant waves)를 경험했다: 2021년 9월 초에 정점을 찍은 두 번째 파도인 델타 변이, 그리고 2022년 1월에 정점을 찍은 세 번째 파도인 오미크론 BA.1 변이. 현재 미국에서 확산되고 있는 두 번째 오미크론 변이 BA.2(https://coronavirus.jhu.edu/map.html, 2022년 3월 10일 접속)에 대해서는 아직 명확하게 밝혀지지 않았다.[13] 이러한 두 번째, 세 번째 파도에도 불구하고, 마스크 착용이 일반적으로 받아들여지고 매우 효과적인 mRNA 백신과 백신 접종이 빠르게 제공되면서 새로운 희망과 기대를 갖게 되었다. 마스크 착용 의무화가 해제되고 2021~2022학년도에는 학교가 문을 열었으며, 학교와 사업체에서는 감염 여부와 접촉자 추적 검사를 실시할 수 있게 되었고, 그 결과 영업을 계속할 수 있게 되었다. 우리의 의료 시스템은 아직 팬데믹 이전의 기능으로 돌아가지 않았을 수 있지만, 새로운 접근성과 기능 상태로 발전하고 있다. 임상연구에 상당한 차질이 있었음에도 불구하고, 임상시험에서 지속적인 피험자 모집은 이전 수준으로 돌아갔으며 신규 임상시험 시작 수준은 예상했던 정상 수준에 근접하고 있는 것으로 보인다.

급성기 이후 SARS-CoV-2 증후군과 암 환자에게 미치는 영향

코로나19 바이러스 병원체에 관한 연구는 코로나19 아급성(비 입원) 감염이 장기적으로 건강에 미칠 수 있는 잠재적 영향이나 집중 입원 치료가 필요한 중증 감염이 여러 장기 시스템에 미칠 수 있는 장기적 영향을 이해하기에는 너무 이르다. "급성 후 코로나19 증후군"(Postacute COVID-19 syndrome)은 급성 질환의 증상이 지속되거나 이어서 광범위한 장기별 후유증이 발병하는 것이 특징이다. 코로나19 감염 후 많은 환자들이 스스로를 '롱코비드(long COVID 또는 long-hauler)'로 생각하고 있으며, 많은 경우에서 후유증의 중증도에 따라 심각하게 쇠약한 상태를 초래한다. SARS와 MERS의 중증 감염과 관련된 유사한 보고가 있었지만, 코로나19 팬데믹의 엄청난 규모와 전례 없는 전 세계적인 이환율 및 사망률로 인해 코로나19 감염 후 만성 질환을 앓는 인구가 훨씬 더 많아졌고, 따라서 코로나19 감염 후 쇠약성 질환에 대한 인식도 훨씬 더 높아졌다. 현재까지 암 환자에서 장기화된 코로나19 증상 빈도와 완전 백신 접종이 코로나19 급성기 후 이환율 발생 빈도 완화에 미치는 영향에 관한 정보는 거의 없다. 급성기 후 코로나19의 장기적인 이환율에 대한 암과 완전 백신 접종과의 관련성은 연구가 필요한 영역으로 남아있

박스 13.3 코로나19 급성기 후 장기별 후유증

- 피로, 근력 약화, 관절 증상, 탈모(20%) 및 삶의 질 저하
- 불안, 우울증, 수면 장애, 외상 후 스트레스 장애, 인지 장애, 만성 두통(30~40%)
- 운동 시 호흡 곤란, 지속적인 마른 기침, 비강 산소 요구량 증가
- 불규칙한 심장 박동, 흉통, 혈전증, 혈전 색전증
- 신장 기능 저하

다(박스 13.3).[163]

미국 미시간주에서 급성 코로나19로 입원 후 치료를 받고 퇴원해서 60일이 지난 시점에서 생존한 환자 1,250명을 대상으로 의무 기록과 전화 설문조사를 활용한 연구가 진행되었다.[164] 1,250명의 연구 대상자 중 488명이 전화 설문조사를 완료했다; 32.6%가 지속적인 증상을 보고했고, 이 중 18.9%는 증상이 새로 나타나거나 악화되었다고 대답했다. 22.9%는 운동 시 호흡곤란, 15.4%는 지속적인 마른 기침, 13.1%는 지속적인 미각 및/또는 후각 상실이 있다고 보고하였다.[163,164] 유럽, 영국, 아시아에서도 비슷한 결과가 보고되었다.[163-166]

전례 없는 바이러스 팬데믹의 규모와 전 세계적 특성을 고려할 때, 종양 전문의는 환자의 과거 급성 코로나19 감염에 관한 병력을 이해하고 감염으로 인한 이차적인 잠재적 장기 손상을 시사하는 증상에 대해 임상적으로 더욱 주의를 기울여야 한다. 때로는 코로나19 감염 병력과 관련된 증상들과 암 치료 및 암 진행과 관련된 것으로 일반적으로 알려진 증상들을 구분해야 할 필요가 있다. 코로나19 이후 기록된 질병은 계획된 면역요법과 복합적이고 불필요한 독성을 피하기 위한 임상 추적검사 및 암 관리의 특성과 관련이 있을 수 있다. 종양 전문의는 진행 중인 연구를 잘 알고 있어야 하고 가능한 경우 환자에게 연구 참여를 독려하여, 코로나19의 진정한 장기 병태생리에 대해 보다 잘 이해해야 한다. 앞으로 배워야 할 것이 많다.

결론을 내리면서 가지게 되는 몇 가지 생각

21세기의 1분기 동안, 전 세계 과학자와 임상의들은 전 세계 인구의 완전한 세계화와 상호작용에 대해 점점 더 많이 인식하게 되었다. 그 결과는 인체 감염성 병원체가 전 세계적으로 빠르게 전파되는 것이 쉽다는 것이다. 전 세계적인 감염병 관리에 있어 우리 앞에 당면한 도전이라는 측면에서 최근 에볼라(Ebola), 지카(Zika), SARS, MERS, 코로나19의 유행은 21세기의 새로운 현실에 대한 관심을 집중시켰다. 이러한 팬데믹은 앞으로도 계속해서 위협이 될 것이며, 암을 포함한 다른 만성 질환 환자들의 관리에 있어 항상 고려해야 할 필요가 있다는 인식이 확산되고 있다. 이 장과 본문의 4, 5, 6, 7장에서 설명한 대로, 암과 바이러스 감염은 선천성 면역 체계와 밀접한 상호작용을 하며 숙주 적응형 면역 체계와 다소 유사한 관계를 맺고 있다. SARS-CoV-2 팬데믹이 계속되면서 우리 사회의 취약성이 강조되었고, 환자를 더 잘 치료하기 위해 면역 체계를 이용하는 새로운 방법을 찾기 위한 실험실 기반 연구와 임상 연구를 계속하는 것이 중요하다는 점이 강조되고 있다.

참고자료

1. The World Health Organization (WHO). *Coronavirus Disease (COVID-19)* Pandemic. Available at: https://www.who.int/emergencies/diseases/novel-coronavirus-2019. Accessed March, 2022.
2. Zhou P, Yang X-L, Wang X-G, et al. A pneumonia outbreak associated with a new coronavirus of probable bat origin. *Nature*. 2020;579:270-273. doi:10.1038/s41586-020-2012-7.
3. Boni MF, Lemey P, Jiang X, et al. Evolutionary origins of the Sars-CoV-2 Sarbecovirus lineage responsible for the COVID-19 pandemic. *Nat Microbiol*. 2020;5:1408-1417. doi:10.1038/s41564-020-0771-4.
4. **Lai C-C, Shih T-P, Ko W-C, Tang H-J, Hsueh P-R. Severe acute respiratory syndrome coronavirus 2 (SARS-CoV-2) and coronavirus disease-2019 (COVID-19): the epidemic and the challenges. *Int J Antimicrob Agents*. 2020;55(3):105924. doi:10.1016/j.ijantimicag.2020.105924.**
5. **Bora VR, Patel BM. The deadly duo of COVID-19 and cancer! *Front Mol Biosci*. 2021;8:643004. doi:10.3389/fmolb.2021.643004.**
6. Luker GD, Boettcher AN. Impact of COVID-19 on clinical care and research in cancer imaging: where we are now. *Radiol Imaging Cancer*. 2021;3(1):e210003. doi:10.1148/rycan.2021210003.
7. **Lou E, Teoh D, Brown K, et al. Perspectives of cancer patients and their health during the COVID-19 pandemic. *PLoS ONE*. 2020;15(10):e0241741. doi:10.1371/journal.pone.0241741.**
8. Baden LR, El Sahly HM, Essink B, et al. Efficacy and safety of the mRNA-1273 SARS-CoV-2 vaccine. *N Engl J Med*. 2021;384:403-416.
9. Polack FP, Thomas SJ, Kitchen N, et al. Safety and efficacy of the BNT162b2 mRNA COVID-19 vaccine. *N Engl J Med*. 2020;383:2603-2616. doi:10.1056/NEJMoa.2034577.
10. Zhang Y, Zeng G, Pan H, et al. Safety, tolerability, and immunogenicity of an inactivated SARS-CoV-2 vaccine in healthy adults aged 18-59 years: a randomized, double-blind, placebo-controlled, phase ½ clinical trial. *Lancet Infect Dis*. 2020;21(2):181-192. doi:10.1016/S1473-3099(20)30843-4.
11. Logunov DY, Dolzhikova IV, Zubkova OV, et al. Safety and Immunogenicity of an rAd26 and rAd5 vector-based heterologous prime-boost COVID-19 vaccine in two formulations: two open, non-randomized phase ½ studies from Russia. *Lancet*. 2020;396(10255):887-897.
12. Voysey M, Clemens SAC, Madhi SA, et al. Safety and efficacy of the ChAdOx1nCoV-19 vaccine (AZD 1222) against SARS-CoV-2: an interim analysis of four randomized controlled trials in Brazil, South Africa, and the UK. *Lancet*. 2021;397(10269):99-111. doi:10.1016/S0140-6736(20)32661-1.
13. Johns Hopkins University. *COVID-19 Map*. Available at: https://coronavirus.Jhu.edu/map.html. Accessed March 10, 2022.
14. Kalinka E, Chmielewska I, Wojas-Krawczyk K. Viral infection and lung cancer immunotherapy. *Front Oncol*. 2021;11:577514. doi:10.3389/fonc.2021.577514.
15. Li W, Shi Z, Yu M, et al. Bats are natural reservoirs of SARS-like coronaviruses. *Science*. 2005;310(5748):676-679. doi:10.1126/science.1118391.
16. Li Q, Guan X, Wu P, et al. Early transmission dynamics in Wuhan, China, of novel coronavirus-infected pneumonia. *N Engl J Med*. 2020;382:1199-1207. doi:10.1056/NEJMoa2001316.
17. Drosten C, Günther S, Preiser W, et al. Identification of a novel coronavirus in patients with severe acute respiratory syndrome. *N Engl J Med*. 2003;348:1967-1976. doi:10.1056/NEJMoa030747.
18. Zaki AM, van Bohheemen S, Bestebroer TM, Osterhaus AD, Fouchier RA. Isolation of a novel coronavirus from a man with pneumonia in Saudi Arabia. *N Engl J Med*. 2012;367:1814-1820.
19. Wang M-Y, Zhao R, Gao L-J, Gao X-F, Wang D-P, Gao J-M. Sars-CoV-2: structure, biology, and structure-based therapeutics development. *Front Cell Infect Microbiol*. 2020;10:587269. doi:10.3389/fcimb.2020.587269.
20. Huang B, Ling R, Cheng Y, et al. Characteristics of the coronavirus disease 2019 and related therapeutic options. *Mol Ther Methods Clin Dev*. 2020;18:367. doi:10.1016/j.omtm.2020.06.013.
21. Ghinai I, Mcpherson TD, Hunter JC, et al. First known person-to-person transmission of severe acute respiratory syndrome coronavirus 2 (Sars-Cov-2) in the USA. *Lancet*. 2020;395:1137-1144. doi:10.1016/s0140-6736(20)30607-3.
22. **Rana R, Tripathi A, Kumar N, Ganguly NK. A comprehensive overview on COVID-19: future perspectives. *Front Cell Infect Microbiol*. 2021;11:744903. doi:10.3389/fcimb.2021.744903.**
23. Xu H, Zhong L, Deng J, et al. High expression of ACE2 receptor of 2019-Ncov on epithelial cells of oral mucosa. *Int J Oral Sci*. 2020;12:1-5. doi:10.1038/s41368-020-0074-x.
24. Arslan M, Xu B, El-Din MG. Transmission of Sars-CoV-2 via fecal-oral and aerosols-borne routes:

environmental dynamics and implications for wastewater management in underprivileged societies. *Sci Total Environ*. 2020;743:140709. doi:10.1016/j.scitotenv.2020.140709.

25. Wu Y, Guo C, Tang L, et al. Prolonged presence of SARS-CoV-2 viral RNAin fecal samples. *Lancet Gastroenterol Hepatol*. 2020;5:434-435. doi:10.1015/s2468-1253(20)30083-2.

26. Wu Z, McGoogan JM. Characteristics of and important lessons from the coronavirus disease 2019 (COVID-19) outbreak in China: summary of a report of 72,314 cases from the Chinese Center for Disease control and prevention. *JAMA*. 2020;323:1239-1242. doi:10.1001/jama.2020.2648.

27. Wang Y, Wang Y, Chen Y, Qin Q. Unique epidemiological and clinical features of the emerging 2019 novel coronavirus pneumonia (COVID-19) implicate special control measures. *J Med Virol*. 2020;92:568-576. doi:10.1002/jmv.25748.

28. Chen T, Wu D, Chen H, et al. Clinical characteristics of 113 deceased patients with coronavirus disease 2019: retrospective study. *BMJ*. 2020;368:m1091. doi:10.1136/bmj.m1091.

29. Hu B, Guo H, Zhou P, Shi Z-L. Characteristics of SARS-CoV-2 and COVID-19. *Nat Rev Microbiol*. 2021;19(3):141-154. doi:10.1038/s41579-020-00459-7.

30. Huang C, Wang Y, Li X, et al. Clinical features of patients infected with 2019 novel coronavirus in Wuhan, China. *Lancet*. 2020;395:497-506. doi:10.1016/s0140-6736(20030183-5.

31. Chen N, Zhou M, Dong X, et al. Epidemiological and clinical characteristics of 99 cases of 2019 novel coronavirus pneumonia in Wuhan, China: a descriptive study. *Lancet*. 2020;395:507-513. doi:10.1016/so140-6736(20)30211-7.

32. Samidurai A, Das A. Cardiovascular complications associated with COVID-19 and potential therapeutic-strategies. *Int J Mol Sci*. 2020;21:6790. doi:10.3390/ijms21186790.

33. Booth A, Reed AB, Ponzo S, et al. Population risk factors for severe disease and mortality in COVID-19: a global systematic review and meta-analysis. *PLoS ONE*. 2021;16(3):e0247461. doi:10.1371/journa.pone.0247461.

34. Wang QQ, Berger NA, Xu R. Analyses of risk, racial disparity, and outcomes among US patients with cancer and COVID-19 infection. *JAMA Oncol*. 2021;7(2):220-227. doi:10.1001/jamaoncol.2020.6178.

35. Liu C, Wang K, Li L, et al. Severity of COVID-19 in cancer patients versus patients without cancer: a propensity score matching analysis. *J Cancer*. 2021;12:3558-3565.

36. Abdool Karim SS, de Oliveira T. New SARS-CoV-2 variants – clinical, public health, and vaccine implications. *N Engl J Med*. 2021;384:1866-1868. doi:10.1056/NEJMc2100362.

37. Fehr AR, Perlman S. Coronaviruses: an overview of their replication and pathogenesis. *Methods Mol Biol*. 2015;1282:1-23.

38. Kim D, Lee J-Y, Yang J-S, Kim JW, Kim VN, Chang H. The architecture of SARS-CoV-2 transcriptome. *Cell*. 2020;181(4):914-921. doi:10.1016/j.cell.2020.04.011.

39. Konno Y, Kimura I, Uriu K, et al. SARS-CoV-2 ORF3b is a potent interferon antagonist whose activity is increased by a naturally occurring elongation variant. *Cell Rep*. 2020;32(12):108185. doi:10.1016/j.celrep.2020.108185.

40. Gralton J, Tovey E, Mclaws M-L, Rawlinson WD. The role of particle size in aerosolized pathogen transmission: a review. *J Infect*. 2011;62:1-13. doi:10.1016/jinf.2010.11.010.

41. Van Doremalen N, Bushmaker T, Morris DH, et al. Aerosol and surface stability of HCoV-19 (SARS-CoV-2) compared to SARS-CoV-1. *N Engl J Med*. 2020;382(16):1564-1567. doi:10.1101/2020.03.09.20033217.

42. Zheng J. An emerging coronavirus that causes a global threat. *Int J Biol Sci*. 2020;16:1678. doi:10.7150/ijbs.45053.

43. Wang Q, Zhang Y, Wu L, et al. Structural and functional basis of SARS-CoV-2 entry by using human ACE2. *Cell*. 2020;181:894-904.e9. doi:10.1016/j.cell.2020.03.045.

44. Zhang H, Penninger JM, Li Y, Zhong N, Slutsky AS. Angiotensin-converting enzyme 2 (ACE2) as a SARS-CoV receptor: molecular mechanisms and potential therapeutic target. *Intensive Care Med*. 2020;46:586-590. doi:10.1007/s00134-020-05985-9.

45. Turner AJ, Hiscox JA, Hooper NM. ACE2: from vasopeptidase to SARS virus receptor. *Trends Pharmacol Sci*. 2004;25(6):291-294.

46. Hoffman M, Kleine-Weber H, Schroeder S, et al. SARS-CoV-2 cell entry depends on ACE2 and TMPRSS2 and is blocked by a clinically proven protease inhibitor. *Cell*. 2020;181:271-280.e8. doi:10.1016/j.cell.2020.02.052.

47. Ou X, Liu Y, Lei X, et al. Characterization of spike glycoprotein of SARS-CoV-2 on virus entry and its immune cross-reactivity with SARS-CoV. *Nat Commun*. 2020;11:1620.

48. Cantuti-Castelvetri L, Ojha R, Pedro LD, et al. Neuropilin-1 facilitates SARS-CoV-2 cell entry and infectivity. *Science*. 2020;370(6518):856-860. doi:10.1126/science.abd2985.

49. Baily AL, Diamond MS. A Crisp(r) new perspective on SARS-CoV-2 biology. *Cell*. 2021;184(1):15-17. doi:10.1016/j.cell.2020.12.003.

50. Bayati A, Kumar R, Francis V, McPherson PS. SARS-CoV-2 infects cells after viral entry via clathrin-mediated endocytosis. *J Biol Chem*. 2021;296:100306.

51. Sawicki SG, Sawicki DL, Siddell SG. A contemporary view of coronavirus transcription. *J Virol*. 2007;81:2029.

52. Knoops K, Kikkert M, van den Worm SHE, et al. SARS-coronavirus replication is supported by a reticulovesicular network of modified endoplasmic reticulum. *PLoS Biol*. 2008;6(9):e226. doi:10.1371/journal.pbio.0060226.

53. deWit E, van Doremalen N, Falzarano D, Munster VJ. SARS and MERS: recent insights into emerging coronaviruses. *Nat Rev Microbiol*. 2016;14:523-534.

54. Diamond MS, Kanneganti T-D. Innate immunity: the first line of defense against SARS-CoV-2. *Nat Immunol*. 2022;23(2):165-176. doi:10.1038/s41590-021-01091-0.

55. Li W, Moore MJ, Vasilieva N, et al. Angiotensin-converting enzyme 2 is a functional receptor for the SARS coronavirus. *Nature*. 2003;426(6965):450-454.

56. Tutuncuoglu B, Cakir M, Batra J, et al. The landscape of human cancer proteins targeted by SARS-CoV-2. *Cancer Discov*. 2020;10(7):916-921. doi:10.1158/2159-8290.CD-20-0559.

57. Hou Y, Peng C, Yu M, et al. Angiotensin-converting enzyme 2 (ACE2) proteins of different bat species confer variable susceptibility to SARS-CoV entry. *Arch Virol*. 2010;155(10):1563-1569. doi:10.1007/s00705-010-0729-6.

58. Li Y, Wang X, Wang W. The impact of COVID-19 on cancer. *Infect Drug Resist*. 2021;14:3809-3816.

59. Ren P, Gong C, Ma S. Evaluation of COVID-19 based on ACE2 expression in normal and cancer patients. *Open Med*. 2020;15:613-622.

60. Dai YJ, Hu F, Li H, Huang HY, Wang DW, Liang Y. A profiling analysis on the receptor ACE2 expression reveals the potential risk of different types of cancers vulnerable to SARS-CoV-2 infection. *Ann Transl Med*. 2020;8:481. doi:10.21037/atm.2020.03.61.

61. Hatterman K, Müller MA, Nitsche A, Wendt S, Mantke OD, Niedrig M. Susceptibility of different eukaryotic cell lines to SARS-coronavirus. *Arch Virol*. 2005;150:1023-1031.

62. Chai P, Yu J, Ge S, Jia R, Fan X. Genetic alterations, RNA expression, and DNA methylation profiling of coronavirus disease 2019 (COVID-19) receptor ACE2 in malignancies: a pan-cancer analysis. *J Hematol Oncol*. 2020;13(1):43. doi:10.1186/s13045-020-00883-5.

63. Zhang Q, Lu S, Li T, et al. ACE2 inhibits breast cancer angiogenesis via suppressing the VEGFa/VEGFR2/ERK pathway. *J Exp Clin Cancer Res*. 2019;38:173. doi:10.1186/s13046-019-1156-5.

64. Yang J, Li H, Hu S, Zhou Y. ACE2 correlated with immune infiltration serves as a prognostic biomarker in endometrial carcinoma: implication for COVID-19. *Aging*. 2020;1 2:6518-6535. doi:10.18632/aging.103100.

65. Bao R, Hernandez K, Huang L, Luke JJ. ACE2 and TMPRSS2 expression by clinical, HLA, immune, and microbial correlates across 34 human cancers and matched normal tissues: implications for SARS-CoV-2 COVID-19. *J Immunother Cancer*. 2020;8:e001020. doi:10.1136/jitc-2020-001020.

66. Zhang Z, Li L, Li M, Wang X. The SARS-CoV-2 host cell receptor ACE2 correlates positively with immunotherapy response and is a potential protective factor for cancer progression. *Comput Struct Biotechnol J*. 2020;18:2438-2444. doi:10.1016/jesbj.2020.08.024.

67. Li X, Geng M, Peng Y, Meng L, Lu S. Molecular immune pathogenesis and diagnosis of COVID-19. *J Pharm Anal*. 2020;10(2):102-108. doi:10.1016/j.jpha.2020.03.001.

68. Chen GY, Nunez G. Sterile inflammation: sensing and reacting to damage. *Nat Rev Immunol*. 2010;10(12):826-837. doi:10.1038/nri2873.

69. Zindel J, Kubes P. DAMPs, PAMPs and LAMPs in immunity and sterile inflammation. *Annu Rev Pathol*. 2020;15:493-518. doi:10.1146/annurev-pathmechdis-012419-032847.

70. Yatim N, Cullen S, Albert ML. Dying cells actively regulate adaptive immune responses. *Nat Rev Immunol*. 2017;17(4):262-275. doi:10.1038/nri.2017.9.

71. Jentho E, Weis S. DAMPs and innate immune training. *Front Immunol*. 2021;12:699563. doi:10.3389/fimmun.2021.699563.

72. Janeway Jr CA, Medzhitov R. Innate immune recognition. *Annu Rev Immunol*. 2002;20:197-216. doi:10.1146/annurev.immunol.20.083001.084359.

73. Yang D, Han Z, Oppenheim JJ. Alarmins and immunity. *Immunol Rev*. 2017;280(1):41-56. doi:10.1111/imr.12577.

74. Rokni M, Ghasemi V, Tavakoli Z. Immune responses and pathogenesis of SARS-CoV-2 during an out-

break in Iran: comparison with SARS and MERS. *Rev Med Virol*. 2020;30(3):e2107. doi:10.1002/rmv.2107.

75. Prompetchara E, Ketloy C, Palaga T. Immune responses in COVID-19 and potential vaccines: lessons learned from SARS and MERS epidemic. *Asian Pac J Allergy Immunol*. 2020;38(1):1-9.

76. Barnes BJ, Adrover JM, Baxter-Stoltzfus A, et al. Targeting potential drivers of COVID-19: neutrophil extracellular traps. *J Exp Med*. 2020;217(6):e20200652.

77. Zohar T, Loos C, Fischinger S, et al. Compromised humoral functional evolution tracts with SARS-CoV-2 mortality. *Cell*. 2020;183(6):1508-1519.e12. doi:10.1016/j.cell.2020.10.052.

78. Fajgenbaum DC, June CH. Cytokine storm. Reply. *N Engl J Med*. 2021;384:e59.

79. Leisman DE, Ronner L, Pinotti R, et al. Cytokine elevation in severe and critical COVID-19: a rapid systematic review, meta-analysis, and comparison with other inflammatory syndromes. *Lancet Respir Med*. 2020;8(12):1233-1244. doi:10.1016/S2213-2600(20)30404-5.

80. Mudd PA, Crawford JC, Turner JS, et al. Distinct inflammatory profiles distinguish COVID-19 from influenza with limited contributions from cytokine storm. *Sci Adv*. 2020;6(50):eabe3024. doi:10.1126/sciadv.abe3024.

81. Lee JS, Park S, Jeong HW, et al. Immunophenotyping of COVID-19 and influenza highlights the role of type I interferons in development of severe COVID-19. *Sci Immunol*. 2020;5(49):eabd1554. doi:10.1126/sciimmunol.abd1554.

82. Foster SL, Hargreaves DC, Medzhitov R. Gene-specific control of inflammation by TLR-Induced chromatin modifications. *Nature*. 2007;447(7147):972-978. doi:10.1038/nature05836.

83. Saeed S, Quintin J, Kerstens HH, et al. Epigenetic programming of monocyte-to-macrophage differentiation and trained innate immunity. *Science*. 2014;345(6204):1251086. doi:10.1126/science.1251086.

84. Divangahi M, Aaby P, Khader SA, et al. Trained immunity, tolerance, priming and differentiation: distinct immunological processes. *Nat Immunol*. 2021;22(1):2-6. doi:10.1038/s41590-020-00845-6.

85. **Kleinnijenhuis J, Quintin J, Preijers F, et al. BCG-induced trained immunity in NK cells: role for non-specific protection to infection. *Clin Immunol*. 2014;155(2):213-219. doi:10.1016/j.clim.2014.10.005.**

86. Quintin J, Saeed S, Martens JH, et al. Candida Albicans infection affords protection via functional reprogramming of monocytes. *Cell Host Microbe*. 2012;12(2):223-232. doi:10.1016/j.chom.2012.06.006.

87. **Kleinnijenhuis J, Quintin J, Preijers F, et al. Bacille Calmette-Guerin induces NOD2-dependent nonspecific protection from reinfection via epigenetic reprogramming of monocytes. *Proc Natl Acad Sci U S A*. 2012;109(43):17537-17542. doi:10.1073/pnas.1202870109.**

88. Bonifant CL, Jackson HJ, Brentjens RJ, Curran KJ. Toxicity and management in CAR T-cell therapy. *Mol Ther Oncolytics*. 2016;3:16011. doi:10.1038/mto.2016.11.

89. **Mogensen TH. Pathogen recognition and inflammatory signaling in innate immune defenses. *Clin Microbiol Rev*. 2009;22(2):240-272.**

90. Grifoni A, Weiskopf D, Ramirez SI, et al. Targets of T cell responses to SARS-CoV-2 coronavirus in humans with COVID-19 disease and unexposed individuals. *Cell*. 2020;181:1489-1501.e15.

91. Stephens DS, McElrath MJ. COVID-19 and the path to immunity. *JAMA*. 2020;324:1279-1281.

92. Rydyznski Moderbacher C, Ramirez SI, Dan JM, et al. Antigen-specific adaptive immunity to SARS-CoV-2 in acute COVID-19 and associations with age and disease severity. *Cell*. 2020;183:996-1012.e19.

93. Sekine T, Perez-Potti A, Rivera-Ballesteros O, et al. Karolinska COVID-19 Study Group (2020). Robust T cell immunity in convalescent individuals with asymptomatic or mild COVID-19. *Cell*. 2020;183:158-168.e14.

94. **Sette A, Crotty S. Adaptive immunity to SARS-CoV-2 and COVID-19. *Cell*. 2021;184:861-880.**

95. Li G, Fan Y, Lai Y, et al. Coronavirus infections and immune responses. *J Med Virol*. 2020;92(4):424-432.

96. Brouwer PJM, Caniels TG, van der Straten K, et al. Potent neutralizing antibodies from COVID-19 patients define multiple targets of vulnerability. *Science*. 2020;369:643-650.

97. Piccoli L, Park Y-J, Tortorici MA, et al. Mapping neutralizing and immunodominant sites on the SARS-CoV-2 spike receptor-binding domain by structure-guided high-resolution serology. *Cell*. 2020;183:1024-1042.e21.

98. Gudbjartsson DF, Norddahl GL, Melsted P, et al. Humoral immune response to SARS-CoV-2 in Iceland. *N Engl J Med*. 2020;383:1724-1734.

99. Anderson EM, Goodwin EC, Verma A, et al. Seasonal human coronavirus antibodies are boosted upon SARS-CoV-2 infection but not associated with protection. *Cell*. 2021;184(7):1858–1864. doi:10.1016/

j.cell.2021.02.010.

100. Dan JM, Mateus J, Kato Y, et al. Immunological memory to SARS-CoV-2 assessed for up to eight months after infection. *Science*. 2021. doi:10.1126/science.abf4063.

101. Alejo JL, Mitchell J, Chang A, et al. Prevalence and durability of SARS-CoV-2 antibodies among unvaccinated US Adults by history of COVID-19. *JAMA*. 2022;327(11):1085-1087.

102. Israel A, Shenhar Y, Green I, et al. Large scale study of antibody titer decay following BNT162b2 mRNA vaccine or SARS-CoV-2 infection. *Vaccines (Basel)*. 2021;10(1):64. doi:10.3390/vaccines10010064.

103. Peng Y, Mentzer AJ, Liu G, et al. Oxford Immunology Network COVID-19 Response T Cell Consortium; ISARIC4C Investigators. Broad and strong memory CD4+ and CD8+ T cells induced by SARS-CoV-2 in UK convalescent individuals following COVID-19. *Nat Immunol*. 2020;21:1336-1345.

104. Vardhana SA, Wolchok JD. The many faces of the anti-COVID immune response. *J Exp Med*. 2020;217(6):e20200678. doi:10.1084/jem.20200678.

105. Pierce CA, Preston-Hurlburt P, Dai Y, et al. Immune responses to SARS-CoV-2 infection in hospitalized pediatric and adult patients. *Sci Transl Med*. 2020;12(564):eabd5487. doi:10.1126/scitranslmed.abd5487.

106. Shrotri M, van Schalkwyk MC, Post N, et al. T cell response to SARS-CoV-2 infection in humans: a systematic review. *PLOS ONE*. 2021;16(1):e0245532. doi:10.1371/journal.pone.0245532.

107. Thakkar A, Pradhan K, Jindal S, et al. Patterns of seroconversion for SARS-CoV-2 IgG in patients with malignant disease and association with anticancer therapy. *Nat Cancer*. 2021;2:392-399.

108. Varnai C, Palles C, Arnold R, et al. Mortality among adults with cancer undergoing chemotherapy or immunotherapy and infected with COVID-19. *JAMA Netw Open*. 2022;5(2):e220130. doi:10.1001/jamanetworkopen.2022.0130.

109. Ruterbusch M, Pruner KB, Shehata L, Pepper M. In Vivo CD4+ T Cell differentiation and function: revisiting the Th1/Th2 paradigm. *Annu Rev Immunol*. 2020;38:705-725.

110. Fahrner J-E, Lahmar I, Goubet A-G, et al. The polarity and specificity of antiviral T lymphocyte responses determine susceptibility to SARS-CoV-2 infection in patients with cancer and healthy individuals. *Cancer Discov*. 2022;12(4):958-983. doi:10.1158/2159-8290.CD-21-1441.

111. Desai A, Sachdeva S, Parekh T, Desai R. COVID-19 and cancer: lessons from a pooled meta-analysis. *JCO Glob Oncol*. 2020;6:557-559. doi:10.1200/go.20.00097.

112. Xia Y, Jin R, Zhao J, Li W, Shen H. Risk of COVID-19 for patients with cancer. *Lancet Oncol*. 2020;21:e180. doi:10.1016/S1470-2045(20)30150-9.

113. Gupta K, Gandhi S, Mebane A III, Singh A, Vishnuvardhan N, Patel E. Cancer patients and COVID-19: mortality, serious complications, biomarkers and ways forward. *Cancer Treat Res Commun*. 2021;26:100285. doi:10.1016/j.ctarc.2020.100285.

114. Greten FR, Grivennikov SI. Inflammation and cancer: triggers, mechanisms, and consequences. *Immunity*. 2019;51:27-41. doi:10.1016/j.immuni.2019.06.025.

115. Fuertes Marraco SA, Neubert NJ, Verdeil G, Speiser DE. Inhibitory receptors beyond T cell exhaustion. *Front Immunol*. 2015;6:310. doi:10.3389/fimmu.2015.00310.

116. Kaech SM, Wherry EJ, Ahmed R. Effector and memory T-cell differentiation: implications for vaccine development. *Nat Rev Immunol*. 2002;2:251-262. doi:10.1038/nri778.

117. Seder RA, Ahmed R. Similarities and differences in CD4+ and CD8+ effector and memory T cell generation. *Nat Immunol*. 2003;4:835-842.

118. Mann TH, Kaech SM. Counting on you: how MHC tetramers revolutionized the study of T cell memory and CD8+ T cell exhaustion. *J Immunol*. 2021;207(5):1225-1227. doi:10.4049/jimmunol2100533.

119. Di Lorezo G, Di Trolio R, Kozlakidis Z, et al. COVID 19 therapies and anti-cancer drugs: a systematic review of recent literature. *Crit Rev Oncol Hematol*. 2020;152:102991. doi:10.1016/j.critrevonc.2020.102991.

120. Lee LY, Cazier JB, Starkey T, et al. COVID-19 prevalence and mortality in patients with cancer and the effect of primary tumour subtype and patient demographics: a prospective cohort study [published correction appears in Lancet Oncol. 2020 Sep 3]. *Lancet Oncol*. 2020;21(10):1309-1316. doi:10.1016/S1470-2045(20)30442-3.

121. Westblade LF, Brar G, Pinheiro LC, et al. SARS-CoV-2 viral load predicts mortality in patients with and without cancer who are hospitalized with COVID-19. *Cancer Cell*. 2020;38(5):661-671.e2. doi:10.1016/j.ccell.2020.09.007.

122. Jee J, Foote MB, Lumish M, et al. Chemotherapy

and COVID-19 outcomes in patients with cancer. *J Clin Oncol.* 2020;38;3538-3546. doi:10.1200/JCO.20.01307.

123. Kong Q, Xiang Z, Wu Y, Gu Y, Guo J, Geng F. Analysis of the susceptibility of lung cancer patients to SARS-CoV-2 infection. *Mol Cancer.* 2020;19:80. doi:10.1186/s12943-020-01209-2.

124. Chen Z, John WE. T cell responses in patients with COVID-19. *Nat Rev Immunol.* 2020;20:529-536.

125. Dasai A, Gainor JF, Hegde A, et al. COVID-19 vaccine guidance for patients with cancer participating in oncology clinical trials. *Nat Rev Clin Oncol.* 2021;18:313-319.

126. Shroff RT, Chalasani P, Wei R, et al. Immune responses to two and three doses of the BNT162b2 mRNA vaccine in adults with solid tumors. *Nat Med.* 2021;27:2002-2011. doi:10.1038/s41591-021-01542-z.

127. Garcia-Beltran WF, Lam EC, St Denis K, et al. Multiple SARS-CoV-2 variants escape neutralization by vaccine-induced humoral immunity. *Cell.* 2021;184:2372-2383.e9.

128. Cavanna L, Citterio C, Toscani I. COVID-19 vaccines in cancer patients, seropositivity and safety. Systematic review and meta-analysis. *Vaccines.* 2021;9:1048-1057. doi:10.3390/vaccines9091048.

129. Wu JT-Y, La J, Branch-Elliman W, et al. Association of COVID-19 vaccination with SARS-CoV-2 infection in patients with cancer: A US Nationwide Veterans Affairs Study. *JAMA Oncol.* 2022;8(2):281-286. doi:10.1001/jamaoncol.2021.5771.

130. Fendler A, Shepherd STC, Au L, et al. Omicron neutralizing antibodies after third COVID-19 vaccine dose in patients with cancer. *Lancet.* 2022;399(10328):905-907. doi:10.1016/S0140-6736(22)00147-7.

131. Rottenberg Y, Grinshpun A, Ben-Dov IZ, Djian EO, Wolf DG, Kadouri L. Assessment of response to a third dose of the SARS-CoV-2 BNT162b2 mRNA vaccine in patients with solid tumors undergoing active treatment. *JAMA Oncol.* 2022;8(2):300-301.

132. Cameroni E, Bowen JE, Rosen LE, et al. Broadly neutralizing antibodies overcome SARS-CoV-2 Omicron antigenic shift. *Nature.* 2022;602:664-670. doi:10.1038/s41586-021-04386-2.

133. Cao Y, Wang J, Jian F, et al. Omicron escapes the majority of existing SARS-CoV-2 neutralizing antibodies. *Nature.* 2022;602:657-663. doi:10.1038/s41586-021-04385-3.

134. Garcia-Beltran WF, St Denis KJ, Hoelzemer A, et al. mRNA-based COVID-19 vaccine boosters induce neutralizing immunity against SARS-CoV-2 omicron variant. *Cell.* 2022;185(3):457-466.e4. doi:10.1016/j.cell.2021.12.033.

135. Fendler A, Au L, Shepherd STC, et al. Functional antibody and T-cell immunity following SARS-CoV-2 infection, including by variants of concern, in patients with cancer: the CAPTURE study. *Nat Cancer.* 2021;2:1321-1337. doi:10.1038/s43018-021-00275-9.

136. Waldhorn I, Holland R, Goshen-Lago T, et al. Six-month efficacy and toxicity profile of BNT162b2 vaccine in cancer patients with solid tumors. *Cancer Discov.* 2021;11:2430-2435.

137. Khawaja F, Chemaly RF, Dadwal S, Pergam SA, et al. ASH-ASTCT COVID-10 vaccination for HCT and CAR T cell recipients: Frequently asked questions. https://www.hematology.org/covid-19/ash-astct-covid-19-vaccination-for-hct-and-car-t-cell-recipients. [Accessed 28 March 2022].

138. Skawran S, Gennari AG, Dittli M, et al. [18F]FDG uptake of axillary lymph nodes after COVID-19 vaccination in oncological PET/CT: frequency, intensity, and potential clinical impact. *Eur Radiol.* 2022;32:508-516. doi:10.1007/s00330-021-08122-2.

139. Robinson KA, Maimone S, Cococo-Benore DA, Li Z, Advani PP, Chumsri S. Incidence of axillary adenopathy in breast imaging after COVID-19 vaccination. *JAMA Oncol.* 2021;7(9):1395-1397. doi:10.1001/jamaoncol.2021.3127.

140. Adin ME, Isufi E, Kulon M, Pucar D. Association of COVID-19 mRNA vaccine with ipsilateral axillary lymph node reactivity on imaging. *JAMA Oncol.* 2021;7(8):1241-1242. doi:10.1001/jamaoncol.2021.1794.

141. Waissengrin B, Agbarya A, Safadi E, Padova H, Wolf I. Short-term safety of the BNT162b2 mRNA COVID-19 vaccine in patients with cancer treated with immune checkpoint inhibitors. *Lancet Oncol.* 2021;22(5):581-583. doi:10.1016/S1470-2045(21)00155-8.

142. Brest P, Mograbi B, Hofman P, Milano G. COVID-19 vaccination and cancer immunotherapy: should they stick together? *Br J Cancer.* 2022;126:1-3. doi:10.1038/s41416-021-01618-0.

143. Lang W, Guan W, Chen R, et al. Cancer patients in SARS-CoV-2 infection: a nationwide analysis in China. *Lancet Oncol.* 2020;21(3):335-337. doi:10.1016/S1470-2045(20)30096-6.

144. Kuderer NM, Choueiri TK, Shah DP, et al. Clinical Impact of COVID-19 on patients with cancer (CCC19): a cohort study. *Lancet.* 2020;395(10241):1907-1918. doi:10.1016/S0140-6736(20)31187-9.

145. Lee LYW, Cazier J-B, Angelis V, et al. UK coronavirus monitoring project team. COVID-19 mortality in patients with cancer on chemotherapy or other anticancer treatments: a prospective cohort study. *Lancet*. 2020;395(10241):1919-1926. doi:10.1016/S0140-6736(20)31173-9.

146. Grivas P, Khaki AR, Wise-Draper TM, et al. Association of clinical factors and recent anticancer therapy with COVID-19 severity among patients with cancer: a report from the COVID-19 and Cancer Consortium. *Ann Oncol*. 2021;32(6):787-800. doi:10.1016/j.annonc.2021.02.024.

147. Morelli T, Fujita K, Redelman-Sidi G, Elkington PT. Infections due to dysregulated immunity: an emerging complication of cancer immunotherapy. *Thorax*. 2022;77:304-311.

148. Rogiers A, Pires da Silva I, Tentori C, et al. Clinical impact of COVID-19 on patients with cancer treated with immune checkpoint inhibition. *J Immunother Cancer*. 2021;9:e001931. doi:10.1136/jitc-2020-001931.

149. Chabner BA. Taking the longer view of covid-19. *Oncologist*. 2020;25(6):455-457. doi:10.1634/theoncologist.2020-0313.

150. Lou E, Teoh D, Brown K, et al. Perspectives of cancer patients and their health during the COVID-19 pandemic. *PLoS ONE*. 2020;15(10):e0241741. doi:10.1371/journal.pone.0241741.

151. Marron JM, Joffe S, Jagsi R, Spence RA, Hlubocky FJ. Ethics and resource scarcity: ASCO recommendations for the oncology community during the COVID-19 pandemic. *J Clin Oncol*. 2020;38(19):2201-2205. doi:10.1200/JCO.20.00960.

152. UK Coronavirus Cancer Monitoring Project Team. The UK Coronavirus Cancer Monitoring Project: protecting patients with cancer in the era of COVID-19. *Lancet Oncol*. 2020;21(5):622-624. doi:10.1016/S1470-2045(20)30230-8.

153. Al-Quteimat OM, Amer AM. The impact of the COVID-19 pandemic on cancer patients. *Am J Clin Oncol*. 2020;43(6):452-455. doi:10.1097/COC.0000000000000712.

154. Desai A, Duma N, Lopes G. COVID-19 and global oncology: a year in review. *JCO Glob Oncol*. 2021;7:797-801.

155. Bakouny Z, Paciotti M, Schmidt AL, Lipsitz SR, Choueiri TK, Trinh Q-D. Cancer screening tests and cancer diagnosis during the COVID-19 pandemic. *JAMA Oncol*. 2021;7(3):458. doi:10.1001/jamaoncol.2020.7600.

156. Maringe C, Spicer J, Morris M, et al. The impact of the COVID-19 pandemic on cancer deaths due to delays in diagnosis in England, UK: a national, population-based, modeling study. *Lancet Oncol*. 2020;21(8):1023-1034. doi:10.1016/S1470-2045(20)30388-0.

157. de las Heras B, Saini K, Boyle F, et al. Cancer treatment and research during the COVID-19 pandemic: experience of the first 6 months. *Oncol Ther*. 2020;8:171-182. doi:10.1007/s40487-020-00124-2.

158. Fleury ME, Farner AM, Unger JM. Association of the COVID-19 outbreak with patient willingness to enroll in cancer clinical trials. *JAMA Oncol*. 2021;7:131-132.

159. Audisio K, Lia H, Robinson NB, et al. Impact of the COVID-19 pandemic on non-COVID-19 clinical trials. *J Cardiovasc Dev Dis*. 2022;9:19. doi:10.3390/jcdd9010019.

160. Bagiella E, Bhatt DL, Gaudino M. The consequences of the COVID-19 pandemic on non-COVID-19 clinical trials. *J Am Coll Cardiol*. 2020;76:342-345.

161. Lamont EB, Diamond SS, Katriel RG, et al. Trends in oncology clinical trials launched before and during the COVID-19 pandemic. *JAMA Netw Open*. 2021;4:e2036353.

162. Manrubia SC, Lazaro E. Viral evolution. *Phys Life Rev*. 2005;3:65-92. doi:10.1016/j.plrev.2005.11.002.

163. Nalbandian A, Sehgal K, Gupta A, et al. Post-acute COVID-19 syndrome. *Nat Med*. 2021;27:601-615. doi:10.1038/s41591-021-01283-z.

164. Chopra V, Flanders SA, O'Malley M. Sixty-day outcomes among patients hospitalized with COVID-19. *Ann Intern Med*. 2021;174(4):576-578. doi:10.7326/M20-5661.

165. Moreno-Pérez O, Merino E, Leon-Ramirez J-M, et al. Post-acute COVID-19 syndrome. Incidence and risk factors: a Mediterranean cohort study. *J Infect*. 2021;82(3):378-383. doi:10.1016/j.jinf.2021.01.004.

166. Halpin SJ, McIvor C, Whyatt G, et al. Postdischarge symptoms and rehabilitation needs in survivors of COVID-19 infection: a cross-sectional evaluation. *J Med Virol*. 2021;93(2):1013-1022. doi:10.1002/jmv.26368.

※ 주요 참고자료는 진하게 표시되어 있다.

Glossary

용어	용어 해설
가교 결합, 가교 (cross-linking, crosslinking)	고분자 사슬을 다른 고분자 사슬에 연결하는 결합 또는 짧은 서열.
간 성상세포 (hepatic stellate cell, HSC)	이토세포(Ito cell)라고도 불리며, 간 세포와 동 혈관(sinusoid) 사이의 공간인 디세 강(space of Disse)에 존재하는 혈관주위세포(pericyte)로 간 섬유증(liver fibrosis)과 밀접한 관련이 있음.
개인별 신생 항원 특이적 면역요법 (individualized neoantigen-specific immunotherapy, iNeST)	환자 개개인의 종양에 맞춘 개별화된 암 치료법으로, 실시간 차세대 염기서열 분석과 생물정보학적 신생 항원 발굴을 통해 환자의 종양에서 확인된 최대 20개의 환자 특이적 신생 항원을 암호화하는 약물학적으로 최적화된 비 변형 mRNA를 리포플렉스 전달 제형에 캡슐화된 상태로 주입함. 신생 항원이 될 수 있는 암 돌연변이를 파악하고 암을 인식해 면역 체계를 활성화할 가능성이 가장 높은 신생 항원 후보들을 암호화 할 수 있는 개인별 mRNA 기반 치료법.
개체결합 (parabiosis)	그리스어로 '옆에서'를 뜻하는 'para'와 '생명체'를 뜻하는 'bios'를 결합한 단어로, 무리 결속이라고도 함. 생리학 연구에서 2개의 생명체를 수술적으로 결합시켜 하나의 공통된 순환계를 공유하도록 만든 상태로 두 유기체 사이의 혈액, 호르몬 및 기타 물질의 교환을 연구하며 광범위한 생리 현상과 상호작용을 조사할수 있음.
골수 유래 억제 세포 (myeloid-derived suppressor cell, MDSC)	골수 계통에서 유래한 다양한 하위 집합을 가진 면역 세포로 암 진행에 유리한 종양미세환경(TME)의 핵심 구성 요소들 중 하나로 항종양 면역반응을 억제하며, 암 전이 과정에서 필수적인 역할을 함. TME를 구성하는 종양과 주변 조직에는 암 세포, 암 줄기세포, 암 관련 섬유아세포(CAF), 항원 활성화 T 세포, NK 세포, B 세포, 수지상 세포, 내피세포 외에 골수 유래 전구염증성 골수 세포들(bone marrow–derived proinflammatory myeloid cells)이 포함되며, 이후 이들은 대식세포, 호중구, 단핵구로 분화함.
공동 자극 (costimulation)	T 세포 반응이 시작되기 위해서 동족 T 세포 수용체(TCR)를 보유한 미접촉 T 세포가 감시 T 세포에서 신호 전달을 촉발하기에 충분한 친화력을 가진 MHC-펩타이드 복합체를 만나는 '신호 1' 외에, 생산적인 T 세포 반응(이후에 진행되는 자극 받은 T 세포의 증식과 분화)을 유발하는데 매우 중요한 항원 제시의 질적 특성을 공동 자극(costimulation) 또는 신호 2라고 함. 1차 T 세포 반응을 성공적으로 자극하려면, 신호 1과 신호 2가 동시에 이루어져야 함.
공생 미생물군 (commensal microbiota)	공생 미생물이라고도 함. 사람의 체내 또는 피부 표면에 살고 있는 미생물로 정상적으로는 질병을 일으키거나 피해를 주지 않으며, 이로운 기능을 하기도 함.

구심성(afferent) & 원심성(efferent) 림프관

조직으로부터 여과되지 않은 림프액을 가져와 림프절로 들어가는 림프관을 '구심성 림프관', 림프절에서 여과된 림프액을 가지고 나와 신체에서 가장 큰 림프관인 우측 림프관(right lymphatic duct)이나 흉관(thoracic duct)을 통해 혈류로 내보내는 림프관을 '원심성 림프관'이라고 함.

교차 제시
(cross-presentation)

특정 전문 항원 제시 세포(대부분 수지상 세포)가 세포 밖 항원을 섭취, 처리하여 MHC 그룹 I 분자와 함께 $CD8^+$ T 세포(세포독성 T 세포)에 제시하는 능력을 말함. 이 과정의 결과인 교차 초회항원제시(priming)는 미접촉 세포독성 $CD8^+$ T 세포를 자극하여 활성화된 세포독성 $CD8^+$ T 세포로 변화시킴. 교차 제시는 대부분의 종양에 대한 면역과 수지상 세포를 감염시키고 바이러스 항원의 제시를 방해하는 바이러스에 대한 면역에 필요하며, 암 백신으로 단백 항원을 접종하여 세포독성 면역을 유도하는 데도 필요함.

글리코폼
(glycoform)

당단백의 여러 변이체 중 하나로, 동일한 폴리펩타이드 모이어티를 가지고 있으나 당화 부위가 다르고(부위 이질성), 올리고당 모이어티의 성질도 달라질 수 있음. 글리코폼은 기원이 되는 조직이나 질환, 돌연변이 발생률을 높이는 상태의 특징을 나타냄.

글림프계
(glymphatic system)

척추동물의 중추신경계에서 림프계와 유사한 배액 기능을 하며 체액 항상성 유지와 가용성 단백, 노폐물 및 세포 파편의 제거를 담당하는 시스템.

기능을 부여받은(licensed) / 부여받지 않은(unlicensed) NK 세포

자연살해(NK) 세포가 자기 MHC 분자들에 의해 기능을 부여받는 과정(licensing)을 거쳐 생성된 2가지 유형(licensed 또는 unlicensed)의 자기 관용 NK 세포들.

기억 전구체 효과기 세포, 기억 전구 효과기 세포
(memory precursor effector cell, MPEC)

미접촉 T 세포가 항원 보유 항원 제시 세포(APC)를 처음 만나는 '초회항원자극(priming)'을 거친 뒤, 효과기 자손 복제 세포들(daughter clones)의 대규모 확장 및 확산이 나타나는 1차 반응(primary response)에 포함되는 세포.

기억 B 세포
(memory B cell)

적응형 면역 체계의 일부를 형성하는 B 세포의 일종으로, 이차 림프 기관의 생식 중심부에서 발달하고 혈류에서 정지 상태로 순환하며 때로는 수십 년 동안 장기 생존함. 이들의 기능은 초기 감염 시 모체 B 세포를 활성화시킨 항원의 특성을 기억하여 나중에 기억 B 세포가 동일한 항원을 만나면 가속되고 강력한 2차 면역반응을 유발하도록 함. 모체 세포와 동일한 세포막에 B 세포 수용체(BCR)를 가지고 있어 항원을 인식하면 재활성화되고 분화하여 형질 세포(plasma cell)가 됨.

낙하선 림프관 모세포
(parachordal lymphangioblasts)

정맥 내피세포의 하위 집합이 후방 기본 정맥에서 싹이 트고 수평 근격막 부위에서 이차 새싹을 형성하여 생성되는 전구 림프세포. 낙하선(parachordal lines)이라고도 함.

미세부수체 불안정성 높음 또는 낮음
(microsatellite instability-high, MSI-H)
(microsatellite instability-low, MSI-L)

미세부수체는 DNA 염기서열 중 반복되는 부분을 말하며, 보통 1~6개의 염기쌍이 5~50번 정도 반복됨. 미세부수체의 반복 횟수가 DNA가 복제될 때마다 다르게 발생하는 것을 '미세부수체 불안정성(microsatellite instability, MSI)'이라고 하며, '불일치 복구 결함(mismatch repair deficiency, dMMR)'이 그 원인으로 여겨짐. 통상 5개의 생체표지자를 평가하는 MSI PCR 검사에서 2개 이상의 표지자에 대한 불안정성이 관찰되면, 미세부수체 불안정성으로 판정함.

내인성 후성요소
(endogenous retroelements, EREs)

복제되어 유전체 내 새로운 위치로 이동할 수 있는 DNA 서열을 말하며 인간 유전체의 약 50%를 차지하고, 거의 모든 유기체에서 존재하여 숙주 유전체에 레트로바이러스(retrovirus)가 통합된 결과로 여겨짐. 이들은 유전 요소들을 재배열하고 전반적인 전사 패턴을 변경할 수 있기 때문에 다양한 유전 질환에서 나타남. 또한, 이들이 적극적으로 이동하게 되면 숙주 세포에게는 파괴적일 수 있으므로 종종 발현이 억제됨. 암 진행으로 유전체 불안정성이 동반되면 이들의 조절 장애가 발생하면서 비정상적으로 발현된 내인성 후성요소(aberrantly expressed EREs, aeEREs)들이 생성됨. 흥미롭게도 이들의 위치 이동 억제를 방해하는 약물은 항바이러스 반응을 활성화하는 선천성 면역 수용체를 활성화하여 잠재적으로 암 세포 사멸로 이어질 수 있기 때문에 암 치료에 대한 가능성을 보여줌.

네이키드 mRNA
(naked mRNA)

mRNA 백신 전달이 완충 용액에서만 이루어지는 것을 의미하며 이러한 mRNA 흡수 방식은 1990년대부터 알려져 왔음. 피하, 정맥 주사 및 종양 내 주사와 같은 다양한 방법이 네이키드 mRNA를 전달하는 데 사용됨.

다양성 부위
(diversity region)

항체의 다양성은 중쇄와 경쇄의 가변 부위가 결합하여 생겨나며, 10,530종의 중쇄와 200종의 경쇄는 2,106,000개의 다양한 유형을 만들 수 있음. 항체는 두 가지 과정을 통해 다양성을 획득하는데, 첫째는 V(D)J(가변, 다양, 결합 부위) 재조합이며, B 세포는 성숙하는 동안 각 부위의 유전자들 중 하나를 제외한 모든 유전자의 DNA를 접합하고, 나머지 3개의 유전자를 결합하여 하나의 VDJ 유전자 분절을 형성함. 둘째, 항체를 만들기 위해 VL 유전자 절편은 JL 유전자 절편과 재결합하여 경쇄의 V 부위를 암호화하는 하는 DNA 서열을 생성하고, VH 유전자 절편은 D 및 JH 유전자 절편과 재결합하여 중쇄의 V 부위를 암호화하는 DNA 서열을 생성함.

단일 사슬 가변 단편
(single-chain variable fragment, scFv)

치료용으로 사용되는 가장 일반적인 유형의 항체 단편으로 면역글로불린의 가변 영역과 중쇄 및 경쇄의 첫 번째 불변 영역으로 구성된 Fab(fragment antigen binding; 단편 항원 결합) 단편과 10~25개 아미노산의 짧은 연결자(linker) 펩타이드로 연결된 경쇄와 중쇄의 가변 영역으로 구성됨. 포유류 세포 배양을 통해 흔히 생산되는 단일 클론 항체와 달리 scFv는 대장균과 같은 박테리아 세포 배양을 통해 더 자주 생산됨.

단일 세포 RNA 염기서열 분석
(single-cell RNA sequencing)

최적화된 차세대 염기서열 분석 기술을 이용해 개별 세포의 핵산 염기서열을 조사하여 미세환경의 맥락에서 개별 세포의 기능에 대한 보다 정확한 이해와 세포 차이에 대한 높은 해상도를 제공함. 단일 세포 RNA 염기서열 분석은 변화하는 환경에서 세포군이 빠르게 적응하는데 도움이 될 수 있는 세포-세포간 가변성을 보여줄수 있음.

단일 클론 항체
(monoclonal antibody, mAb)

하나의 B 림프구 클론에 의해 생산되는 항체로 구조와 항원에 대한 특이성이 모두 동일함. 동일한 항체가 인식하는 항원결정부에만 결합하는 1가 친화력을 가지며, 모든 적합한 물질에 특이적으로 결합하는 특성을 이용하여 이를 검출하거나 정제하는 역할을 할 수 있음. 분자 생물학, 의학 분야에서 연구 도구로, 암 및 감염과 같은 질병의 진단과 치료에 사용되고 있음.

당화
(glycosylation)

글루코실화(glucosylation; 포도당(glucose) 모이어티가 특정 분자에 부착되는 것으로 해당 분자의 안정성, 용해성, 생물활성을 향상시킴)라고도 불리며, 단백의 가장 흔한 번역 후 변형(post-translational modification)으로 당이 단백이나 지질에 비효소적 과정에 의해 공유 결합되는 것. N-글리코실화와 O-글리코실화로 나뉘는데 이는 붙는 작용기에 따라 다름. 글리코실화된 단백을 당단백이라고 하며 면역반응에서 중요한 역할을 하는 항체가 대표적인 당단백임.

대량 병렬 염기서열 분석
(massively parallel sequencing)

사람이나 유기체의 전체 유전체 염기서열을 결정하는 데 사용되는 고처리량 DNA 염기서열 분석 방법으로 수백만 개의 DNA 조각을 동시에 염기서열 분석할 수 있으며 차세대 염기서열 분석(next-generation sequencing, NGS)으로 더 흔하게 통용됨. 다양한 임상 시나리오에 대한 일상적인 치료에 DNA 염기서열 분석을 적용할 수 있는 길을 열어 줌.

대체 접합
(alternative splicing)

차등화 접합(differential splicing)이라고도 함. 동일한 유전자의 엑손이 서로 다른 조합으로 결합되어 서로 다르지만 관련된 mRNA 전사체들을 생성하는 세포 과정으로, 이러한 mRNA는 단일 유전자에서 번역되어 서로 다른 아미노산 구조와 생물학적 기능을 가진 다양한 단백들을 생성하게 됨. 지금까지 엑손 건너뛰기, 대체 5′-접합 부위, 대체 3′-접합 부위, 상호 배타적 엑손, 인트론 보유, 대체 촉진자, 대체 폴리아데닐화 등 7가지 기본 유형의 대체 접합이 확인됨. 대체 접합은 종양 발생과 밀접한 관련이 있으며, 이들의 비정상적인 변화가 종양 진행에 영향을 미칠 수 있음.

돌파 감염
(breakthrough infection)

특정 병원체에 대한 백신 접종을 받았음에도 해당 병원체에 감염되는 현상. COVID-19 백신 접종 시리즈를 완료한 후 발생하는 SARS-CoV-2 감염이 돌파 감염에 해당하며, 가능한 발생 원인으로 1차 백신 접종 실패, 2차 백신 실패, 면역 회피 등이 포함됨.

동족 수용체
(cognate receptor)

동족 리간드에 결합하는 세포 표면 수용체 분자를 말하며, "동족"은 언어학에서 차용한 단어로 '대응 관계'를 의미함.

동족 유사 항원
(cognate antigen)

반응성 T 세포의 항원 특이적 수용체에 대한 표적 세포의 항원을 의미하며, 이를 통해 직접적인 세포-세포 상호작용이 일어남.

동종 이식
(allograft)

동종이식편이라고도 함. 동일 종이지만 유전적으로 서로 다른 구성원들 간에 만들어진 조직이식편.

뜨거운 종양
(hot tumor)

고유의 항원성이 더 큰 종양을 의미하며(예: 높은 종양 돌연변이 부하 또는 바이러스 변형), 암 세포 자체의 정보, 종양 면역 특성, 종양미세환경 및 신호 전달 기전 등이 중요한 결정 요인임. 면역관문 차단제를 투여할 경우 면역억제를 저해하여 항종양 면역반응을 유도함.

림프 내피세포
(lymphatic endothelial cell, LEC)

배액 림프절의 부비동 시스템에 위치한 특수한 내피세포 하위 집합을 의미하며, 구심성 림프관에 의해 형성된 분지 동계를 따라 다양한 생리학적 과정에서 중요한 기능을 하는 단일 세포층을 형성함. 면역 기능 및 반응 조절에 직접적으로 기여하고 수송 선택성을 제공하며 림프 기관 형성뿐만 아니라 하위 면역 세포 발달에도 관여함. 또한, 간질액과 단백을 지속적으로 제거하는 동시에 백혈구와 암 세포의 진입에 매우 중요함.

림프 조직 유도자
(lymphoid tissue-inducer, LTi)

림프 조직 유도체라고도 하며, 이차 림프 조직을 만드는 데 기여하는 내재 림프세포.

림프 조직 조직자
(lymphoid tissue organizer, LTo)

림프 내피세포를 말하며, 최근 림프 내피세포의 림프독소-β 수용체 신호전달(lymphotoxin-β receptor signaling)이 림프절 형성에 중요하다는 연구 결과가 발표되었으나, 림프 기관 형성에는 다양한 주요 분자들이 관여하며 림프 조직을 구성하는 세포에는 상당한 복잡성이 존재함.

림프관 형성
(lymphangiogenesis)

혈관 생성과 유사한 방법으로 기존 림프관에서 림프관이 형성되며, 항상성, 대사 및 면역에 중요한 생리적 역할을 함. 림프관 형성 장애 또는 과도한 림프관 형성은 암 전이, 부종, 류마티스 관절염, 건선, 림프관종증 및 상처 치유 장애를 포함한 여러 병리학적 질환과 관련이 있음. 이러한 질병에서 림프관의 역할은 주로 포도플라닌, LYVE-1, PROX1, 데스모플라킨 및 VEGF-C 수용체, VEGFR-3과 같은 림프 내피세포(LEC) 특이적 표지자들이 발견되어 주목받고 있음.

림프구 고갈
(lymphodepleting)

고용량 화학요법제에 의한 T 림프구와 암 세포의 세포감축 치료(cytoreductive treatment)로, 내인성 림프구의 고갈 및 조절, CAR-T 생착, 확장 및 장기 생존 향상을 위한 미세환경 조성, CAR-T의 급속한 탈진을 피하기 위한 종양 부하 감소 등을 유도할 수 있어 자가 및 동종 CAR-T 세포 치료에 필수적인 단계임. 반면, T 세포와 기타 조혈 세포들을 광범위하게 상당한 수준으로 비특이적으로 억제하여 심각한 부작용, 특히 감염이 발생할 수 있음.

마이크로바이옴, 장내 미생물군집
(microbiome, microbiota)

특정 환경에 존재하는 미생물의 총합(미생물군, 미생물상, 미생물무리). 사람의 위장관 내에 통상적으로 집락하며 거주하는 미생물들로 정상적으로는 질병을 일으키지 않고, 많은 경우 유익한 역할을 하는 수조 개의 유기체들. 고대 그리스어 μ ικρός(미크로)의 '작은'과 β ίος(비오스)의 '생명체'에서 유래하였으며 일반적으로 주어진 서식지에서 함께 사는 것으로 볼 수 있는 미생물 군집을 뜻함. 1988년 Whipps 등은 "상당히 잘 정의된 서식지를 점유하는 특징적인 미생물 군집"으로 보다 정확하게 정의함. 마이크로바이옴을 구성하는 모든 살아있는 미생물군에는 박테리아, 고세균, 곰팡이, 조류, 소규모 원생생물이 포함됨.

만성 항원 자극
(chronic antigen engagement, chronic antigen stimulation)

지속적인 항원 노출에 의해 $CD4^+$ T 세포의 부분적이고 가역적인 기능 장애가 빠르게 유도되는 것. 아직까지 만성 감염과 어떤 병원체 구성 요소가 항원 특이적 T 세포를 탈진시키는 지에 대해서는 잘 알려져 있지 않음.

말초 관용
(peripheral tolerance)

T 세포와 B 세포가 성숙하여 일차 림프기관에서 빠져나가 면역 말단부로 진입한 후 중추 내성에서 벗어난 자가 반응성 T 세포와 B 세포가 나타내는 면역학적 내성을 의미함. 이를 통해 면역 체계가 신체에서 자기 항원 또는 유해하지 않은 외부 항원을 인식하고 관용할 수 있게 되어 자가면역 질환을 방지하고 해롭지 않은 음식의 항원이나 알레르겐에 대한 면역반응을 방지할 수 있음.

면역 감시
(immune surveillance, immunosurveillance)

인체 면역 체계가 바이러스에 감염되거나 형질전환된 암 전구세포 또는 암 세포를 찾아내서 인식하고 파괴하기 위한 모니터링 프로세스.

면역 관련 이상반응
(immune-related adverse event, irAF)

면역관문 저해제(immune checkpoint inhibitors, ICIs) 치료로 즉시 또는 지연되어 나타날 수 있는 다양한 이상반응으로 어떤 조직이나 장기에도 영향을 미칠 수 있음. 일반적인 irAE에 대해서는 이 책의 12장 표 12.21 일반적인 면역 관련 이상반응(irAE)을 참고할 것.

면역 기억
(immune memory)

인체가 이전에 경험한 항원을 빠르고 구체적으로 인식하여 해당 면역반응을 시작하는 면역 체계의 능력을 말함. 일반적으로 동일한 항원에 대한 2차, 3차 및 기타 후속 면역반응을 의미하며 적응형 면역 체계와 항원 특이적 수용체 생성(TCR, 항체)가 적응형 면역 기억을 담당하며, 위험한 항원에 대한 염증성 면역반응 후, 항원 특이적 T 세포와 B 세포 중 일부는 체내에서 지속되어 오래 지속되는 기억 T 세포와 B 세포가 되고 동일한 항원을 두 번째로 만나면 항원을 인식하고 더 빠르고 강력한 반응을 불러일으킴.

면역 불균형
(immune imbalance)

면역 체계의 오작동을 의미하며, 과도하게 활성화되면 신체의 무해한 부분에 대한 반응을 일으킬 수 있고, 활성이 떨어지면 위험한 세균이 번식하여 질병에 걸리게 됨. 자가면역질환은 면역계가 과도하게 질병에 대응한 결과이며, 자신의 면역 세포가 스스로를 공격하고 추가적인 합병증을 유발하여 적절한 치료를 받지 않으면 비정상 백혈구는 장기를 손상시키고 피부 병변과 만성 피로를 유발할 수 있음. 후천성 및 원발성 면역 결핍은 질병 대응 면역계가 약한 것이 특징인데, 면역 체계가 불충분하게 태어난 경우 원발성 면역 결핍증 진단을 받기도 하지만, 때때로 심각한 감염과 특정 약물이 강력한 질병 대응 면역계를 압도하고 후천적 면역 결핍을 초래함. 예를 들어, 항암화학요법을 받는 암 환자는 치료로 인해 면역 저하를 경험하는 경우가 많음. 면역 불균형은 신체 전반에 영향을 미쳐 피로, 안구건조증, 발열, 발진, 반복적인 감염 등 증상이 매우 광범위하며, 다른 질병에 보다 더 취약해질 수 있기 때문에 즉시 치료를 받는 것이 중요함.

면역 자기 관용
(immune self-tolerance)

숙주의 면역계가 자기 조직을 인식하고 이에 대한 면역반응을 시작하는 것을 피하는 능력.

면역 조절 항체
(immunomodulatory antibody)

인체 면역계의 가용성 또는 세포 구성 요소와 직접 상호작용하여 면역반응을 변화시키는 항체를 말하며, 이들의 면역 조절 기능에는 중화/신호 중단, 항체 의존적 세포 매개 세포독성(ADCC) 활성, 보체 의존적 세포 독성(CDC), 면역관문 억제 및 공동 자극 수용체 활성화 등이 포함되지만 실제 이에 국한하지 않는 다양한 작용 기전을 가지고 있음. 이들 항체에 대한 생물학적 반응은 표적의 특성, 표적의 의도된 기능, 조직 분포, 항체 활성도 및 효과기 기능을 포함한 다양한 변수들에 따라 달라질 수 있음.

면역 특권
(immune privilege)

포유류에서 항원 도입 후 면역반응을 제한할 수 있는, 즉 염증성 면역반응을 일으키지 않는 특정 기관의 능력. 이식 조직은 외부 항원으로 인식되어 면역계의 공격을 받는 것이 일반적인데, 면역 특권 부위(눈, 태반과 태아, 고환, 중추신경계)에서는 거부 반응 없이 이식 조직이 보다 긴 시간 생존가능함.

면역 펩티돔
(immunopeptidome)

주요 조직 적합성 복합체(MHC)에 의해 항원 제시 세포(APC) 표면에 제시되는 펩타이드들로 T 세포의 면역 감시를 가능하게 함.

면역 편집
(immunoediting)

숙주 면역 체계가 암 성장을 억제하거나 암 진행을 촉진하는 방식에서 억제/편집될 수 있는 복잡하고 역동적인 과정으로, 제거, 평형, 회피의 세가지 순차적인 단계로 이루어짐.

면역 회피
(immune evasion)

병원체가 새로운 숙주로 감염될 확률을 극대화하거나 종양이 계속 성장하기 위해 숙주의 면역반응을 회피하는 과정. 암의 특성 중 하나로, 암 세포는 본질적으로 항원이기 때문에 정상적인 면역 체계에서는 적대적인 것으로 인식되나, 암 세포는 면역 매개 표적 및 사멸을 우회하거나 억제하는 여러 가지 기전을 개발하는데 이를 통칭하여 "면역 회피"라고 함. 면역반응을 회피하는 방법에는 항원 변이, 지연, 면역 효과기 기전에 대한 내성, 면역반응 억제 등이 있으며, 이들 모두 지속적이고 의학적으로 중요한 감염의 원인이 됨.

면역 효과기 세포 관련 신경독성 증후군
(immune effector cell-associated neurotoxicity syndrome, ICANS)

CAR-T 세포 주입 후 며칠에서 몇 주 사이에 발생할 수 있는 신경정신과 증후군으로 자가 제한적이며, 대부분 T 세포 활성화와 함께 혈액-뇌 장벽(blood-brain barrier)의 기능 장애로 발생할 가능성이 가장 높음. 일반적인 초기 증상은 단어 찾기 어려움, 혼란, 미세 운동 능력 저하 등으로 중증의 경우 발작, 혼수상태, 뇌 부종이 발생하며 집중치료가 필요하고, 사망률은 0~11%로 보고됨.

면역관문
(immune checkpoint)

면역 체계가 무차별적으로 병원체나 세포를 공격하는 것을 방지하는 면역 자기 관용에 절대적인 면역 체계의 조절자. 일부 종양에서는 이런 면역관문의 표적을 자극하여 초기 항종양 면역반응을 억제하고 숙주 면역 체계의 공격으로부터 자신을 보호하는 경우가 많음. T 세포 또는 암 세포에서 발현되는 억제성 면역관문 단백의 예로 PD-1/PD-L1 및 CTLA-4/B7-1/B7-2가 있으며, 다양한 유형의 암에 사용될 수 있는 잠재력으로 인해 암 면역 치료의 표적이 되고 있으며, 현재 승인된 면역관문 억제제는 CTLA-4, PD-1 및 PD-L1을 차단함.

면역글로불린 유전자 수퍼패밀리
(immunoglobulin gene superfamily)

세포 부착 분자(CAM)의 대형 유전자 수퍼패밀리이며, 인식, 결합 또는 접착 과정에 관여하는 세포 표면 및 가용성 단백을 암호화하는 유전자군임. 이들 중 세포 간 부착 분자-1(ICAM-1)은 $\beta2$ 인테그린의 리간드 역할을 하는 세포-세포 부착을 매개하며, 내피세포 부착 분자는 면역반응과 염증에 중요한 역할을 함. 유전자 수퍼패밀리는 중복되지 않는 기능을 가진 공통 출처의 유전자군으로 정의되는 반면, 다중 유전자 계열은 서열 상동성 및 관련 중복 기능을 가진 유전자군으로 정의됨.

면역원성
(immunogenicity)

인간이나 다른 동물의 체내에서 항원과 같은 이물질이 면역반응을 일으키는 능력.

면역증강제
(immune adjuvant)

면역보조제라고도 하며, 그 스스로는 특이적인 항원-항체 면역반응을 가지지 않으면서 백신 항원에 대한 면역반응을 자극시켜 증강된 면역력을 유도할 수 있는 일종의 백신 첨가제로서 라틴어로 '돕다' 또는 '강화하다'라는 뜻을 가진 'adjuvare'에서 유래됨. 면역증강제는 작용 기전에 따라 1) 알루미늄 염, 리포솜(liposome), 현탁액(emulsion) 등과 같이 항원전달체로 작용하는 종류와 2) 작용체, 사이토카인 등과 같이 면역 활성이 있어 면역 세포를 직접 자극하여 선천성 면역반응을 활성화시킴으로서 백신 항원에 대한 적응형 면역반응을 유도하는 역할을 하는 물질의 2가지로 나뉨.

면역프로테아좀
(immunoproteasome)

산화 스트레스와 염증성 자극에 노출된 세포의 세포질에서 발견되는 유비퀴틴 표지 단백을 분해하는 프로테아좀의 일종이며, 인터페론 감마(다른 염증성 사이토카인에 의해서도 유도됨)와 산화 스트레스에 의해 유도됨. 또 다른 변형으로 흉선에 위치하며 미접촉 T 세포에 펩타이드를 제공하는 흉선 프로테아좀이 있음. 구조적으로 촉매 20S 소단위와 19S 조절 소단위로 구성된 원통형 단백 복합체이며, 촉매 소단위는 4개의 외부 알파 고리와 4개의 내부 베타 고리로 구성됨. 주요 기능은 주로 단백을 더 짧은 펩타이드로 특이적으로 절단하여 MHC I 복합체와 함께 세포 표면에 제시하여 세포독성 T 세포에 의해 인식될 수 있도록 하는 것임.

면역학적 지원 장소
(supportive immunologic niche)

면역 세포의 생존, 분화, 기능을 지원하는데 특화된 미세환경으로 암 면역에 근본적인 영향력을 미침.

명지대
(light zone)

명대라고도 함. 이차 림프 조직의 배아중심의 한 부분으로, 여포 수지상세포와 반응하고 분열하지 않는 중심세포들(centrocytes)이 위치함.

모자이크 현상
(mosaicism)

단일 개체의 접합체에서 발생하는 서로 다른 유전자형을 가진 두 세트 이상의 세포가 한 개체 내에 존재하는 것으로 정의함. 이러한 비정상적인 세포가 정상 세포보다 많아지기 시작하면 세포 수준에서 피부, 뇌 또는 기타 기관과 같은 영향을 받는 조직까지 추적할 수 있는 질병으로 이어짐. 발생 기전으로 DNA 구조적 이상, 후성유전학적 변화, 딸 세포의 염색체와 미토콘드리아의 비정상적인 분포 등이 있음.

무력, 무반응 상태, 무감작
(anergy)

항원에 대한 무반응 상태로 T 세포가 항원에 의해 자극을 받을 때, 부적절한 형태의 항원 자극을 받게 되면 이후 T 세포가 항원 반응성을 소실하게 되는 상태를 의미함. 즉, T 세포가 적절히 활성화되기 위해서는 항원에 의한 T 세포 수용체(TCR) 자극과 함께 또 다른 세포 표면 분자인 CD28을 통한 공동 자극이 동반되어야 하는데, 공동 자극이 없는 상황에서 TCR 자극을 받게 되면, 이후 공동 자극이 동반된 온전한 신호를 받게 되더라도 T 세포는 항원 반응성을 잃게 된다는 이론.

미접촉 T 세포
(naïve T cell, Th0)

흉선에서 분화하여 흉선의 양성 및 음성 선택을 성공적으로 거친 T 세포가 말초에서 동족 항원을 접촉하지 않은 상태로 정의함. 세포질이 거의 없는 작은 세포로 효과기 및 기억 T 세포 하위 집합의 전구체이며, CD45RA, CCR7, CD62L, CD127 및 CD132와 같은 표면 표지자를 발현하는 반면, CD25, CD44, CD69, CD45RO 또는 HLA-DR과 같은 활성화 표지자의 발현은 부족함. 항원 자극이 없이 이차 림프 조직에서 세포 생존과 항원 순찰을 지원하며 휴식 또는 정지 상태로 존재함.

바닥 림프 내피세포(floor LECs),
천장 림프 내피세포(ceiling LECs)

전체 피질을 덮는 림프 내피세포가 양쪽에 늘어서 있는 피막하 동(subcapsular sinus, SCS)에서 림프절 실질과 경계를 이루는 림프 내피세포. 피막하 동의 캡슐을 향하는 림프 내피세포는 천장 림프 내피세포(ceiling LECs)로 불림.

바이러스 모방 반응
(viral mimicry response)

외인성 바이러스 감염이 아닌 내인성 자극에 의해 유발되는 활성 항바이러스 반응의 세포 상태를 의미하며, 세포질 RNA 또는 DNA의 내인성 공급원에 의해 유발되는 선천성 및 적응형 면역반응을 포괄함. 최근 후성유전학 치료법(epigenetic therapies)은 "바이러스 모방"으로 알려진 현상으로 인해 암 면역요법의 접근 방식과 융합되고 있음.

배아중심
(germinal center)

배중심, 종자중심이라고도 함. 림프절 여포 내에서 T 세포의 도움으로 B 세포가 신속하게 증식하고 활성화되어 조직학적으로 염색성이 흐린 구형의 구조체를 형성하는 것으로 림프절, 회장 파이어 반, 비장 등 이차 림프기관의 B 세포 영역 내에서 일시적으로 형성되는 해부학적 특수 구조. 항원에 노출된 성숙한 B 세포가 활성화되고 증식, 분화 및 돌연변이를 일으키며, 체세포 과돌연변이를 통해 항체 유전자가 활성화되고 강력한 고친화성 항체 반응과 함께 기억 B 세포를 생성하는 항원 특이적 B 세포 증식 및 신댁이 이루이짐.

배양보조 세포
(feeder cell)

분열증식하지 못하지만 대사활성이 있기 때문에 여러 가지 대사물질을 생산하여 목적 세포의 증식을 돕는 세포.

변이 검색
(variant calling)

단일 염기 다형성(SNP), 삽입 및 삭제 부위(indel), 구조적 변이 부위(SV), 복제 수 변이(CNV) 및 기타 정보와 같은 대량의 유전적 변이 정보를 얻기 위해 처리량이 많은 염기서열 분석 기술을 사용하는 것.

병원체 관련 분자 패턴
(pathogen-associated molecular patterns, PAMPs)

많은 상이한 병원체들에 흔한 분자 양상으로 사람의 세포에는 없거나 드묾.

병치
(juxtaposition)

비교하거나 대조하려는 목적으로 두 개 이상의 요소를 나란히 배치하는 것을 의미함. 두 요소를 배치하여 차이점을 강조하거나 특정 효과를 창출하는 것을 포함하며 두 요소의 특성을 강조하기 위해 대조하는 것.

보조 T 세포
(helper T cell, Th)

협력 T 세포, 도움 T 세포라고도 하며, B 세포를 도와 항체를 생성할 수 있게 하는 것과 같이 다른 면역계 세포들이 그 역할을 하게 도움을 주는 $CD4^+$ 효과 T 세포를 말함.

보체 의존성 세포독성
(complement-dependent cytotoxicity, CDC)

표적 세포 표면에 대한 보체 연쇄반응의 활성화 및 모집을 통해 표적 세포가 용해되는 면역반응을 의미함. 고전적인 보체 경로의 시작 성분인 C1q가 표적 결합 항체의 Fc 부분에 고정되어 있을 때 시작되어 여러 단계에 걸친 보체 연쇄반응이 진행되면서 마지막 단계에서 C5 전환효소에서 절단된 C5b가 막 공격 복합체(MAC) 형성을 시작하고, C9에 의한 MAC 기공 형성이 시작됨.

분변 미생물군 이식
(fecal microbiota transplantation, FMT)

건강한 개인의 분변 속에 존재하는 미생물을 질환이 있는 사람의 장에 이식하는 과정으로, 건강한 세균 군집을 도입하여 장내 미생물 군집을 복원하는 것을 목표로 함. 건강한 공여자에게서 확보한 대변을 동결 건조 또는 캡슐의 형태로 투여할 수 있음.

분자 모방
(molecular mimicry)

병원체 항원과 세포 항원이 서로 유사하면, 병원체에 대한 항체나 T 세포가 자기 항원에 대해서도 교차반응을 일으키는 현상.

변칙 백신
(heteroclitic vaccine)

일차 면역에 사용되는 자연적인 항원결정부 또는 참조 펩타이드 서열보다 더 강한 T 세포 반응을 자극하는 서열 변이체의 하위 집합, 즉 헤테로클릭(변칙) 펩타이드를 설계하여 인체에서 교차 반응성 항종양 세포독성 T 림프구 반응을 유도하는 백신.

불변 부위
(constant region)

일정 부위라고도 함. 면역글로불린 또는 T 세포 수용체의 부분(또는 이를 구성하는 폴리펩타이드 사슬)으로, 같은 개별형에서 동일한 아미노산 서열을 가지나 항원 결합 특이성은 다름

불변 영역
(constant domain)

C 도메인, 일정 도메인, 일정 영역이라고도 함. 면역글로불린과 T 세포 수용체의 폴리펩타이드 사슬에서 일정 부위(constant region)를 구성하는 영역.

불일치 복구 단백 결핍, 불일치 복구 결핍
(mismatch repair protein–deficient / mismatch repair deficient, dMMR)

DNA 복제 및 재결합 과정에서 발생할 수 있는 DNA 염기의 잘못된 삽입과 삭제, 비정상적인 통합을 인식해 이를 복구하는 'DNA 복구 체계'에 관여하는 단백 기능이 손상되거나 정상 발현되지 않아 DNA 복구 체계가 제대로 작동하지 않는 현상.

비 동기 재배열
(asynchronous rearrangement)

항체의 중쇄 유전자 재배열은 초기 전구 B 세포에서 D 유전자 절편과 JH 유전자 절편이 결합하여 시작되며 중쇄 유전자좌의 양쪽 대립유전자에서 발생함. 이 시점에서 세포는 후기 전구 B 세포가 되고, 이후 VH 유전자 절편을 DJH 서열로 재배열함. 이러한 DNA 및 RNA 수준에서 일어나는 재배열이 동시에 발생하지 않고 여러 가지 '일련의 과정'을 통해서 비 동기적으로 발생하는 것을 의미함.

비 동의 돌연변이
(nonsynonymous mutation)

동의(synonymous) 또는 침묵(silent) 돌연변이의 반대말로, 단백의 아미노산 서열을 바꾸는 돌연변이를 의미함.

비 동일 말단 결합
(nonhomologous end joining, NHEJ)

DNA에서 잘려진 이중 나선을 복구하는 과정으로, 복구로 인도할 수 있는 동일 염기서열을 필요로 하는 상동 인도 복구(homology directed repair, HDR)와 달리 동일 염기서열 없이 잘린 말단을 직접 결합시킬 수 있기 때문에 "비 동일"이라고 불림. NHEJ는 비 분열 및 증식 세포 모두에서 활성화되나, HDR은 비 분열 세포에서는 쉽게 일어나지 않음.

비 자기
(non-self)

면역학에서 인체가 자기(self)로 인지하지 못하는 모든 항원을 말하며, 병원체들과 미생물들, 환경 항원들 그리고 이식 기관들의 거부 반응에 관여하는 다른 개체간의 MHC 분자들이 있음.

비 자기 펩타이드
(non-self peptide)

자신의 몸에 존재하지 않는 모든 단백에서 유래한 펩타이드. 이는 병원체 단백이거나 유전적으로 일치하지 않는 사람의 단백에서 유래한 펩타이드로 이물로 인지되어 면역반응을 일으킴.

비감각 매개 mRNA 붕괴
(non-sense-mediated mRNA decay)

다양한 세포 기능에 관여하는 mRNA의 감시 경로를 말하며, 이 과정의 주요 역할은 일부 돌연변이 또는 조기 정지 코돈을 운반하는 전사체를 제거하여 오류 없는 유전자 발현을 극대화하는 것임.

비정규 접합
(noncanonical splicing)

비규범적 접합이라고도 하며, 떨어져 있던 유전자가 서로 접합을 할 때 일정한 규칙에 의해 접합되는 것이 아니라 자기 마음대로 이루어지는 현상을 말함. 재귀적 접합(recursive splicing)은 전구 mRNA로부터 긴 인트론(>24kb)을 절제하는데 사용되는 비정규 접합 기전이며, 단일 단위로 인트론이 제거되는 정규 접합(canonical splicing)과 달리, 재귀적 접합 중에는 연속적인 두 단계를 통해 긴 인트론이 작은 분절 형태로 제거됨. 다른 비정규 접합은 정상에 비해 접합 효율이 낮거나 높은 경우(예: 유지된 인트론 및 엑손성 인트론), 일반적인 접합 순서(원형 RNA 및 키메라 RNA) 또는 공통 서열(비정상 접합 부위)의 변화로 인해 발생함. 기능적으로 중요한 비정규 접합을 교란시키거나 비밀 접합 부위의 인식을 크게 증가시키는 돌연변이는 암을 포함한 수많은 질병을 유발할 수 있으므로 비정규 접합 기전은 질병 치료의 새로운 기회를 제공함.

사이토카인 방출 증후군
(cytokine release syndrome, CRS)

감염이나 특정 약물 등 다양한 요인에 의해 유발될 수 있는 전신 염증 반응 증후군의 일종으로, 지나치게 공격적인 선천성 면역반응으로 다양한 사이토카인의 대량 방출을 유도하여 폐와 기타 중요 장기 조직에 추가적인 손상을 유발하는 것. 발열, 피로, 식욕부진, 근육통 및 관절통, 구역, 구토, 설사, 발진, 빠른 호흡, 빠른 심장 박동, 저혈압, 발작, 두통, 혼란, 섬망, 환각 등의 증상을 나타냄.

삼중 특이적 살해 세포 결합체
(trispecific killer cell engager, TriKE)

CD16을 통해 자연살해(NK) 세포와 결합하고 IL-15를 생산해서, 종양세포에 대한 표적화된 활동을 위한 NK 세포 기능을 강화하는 삼중 특이적 분자의 일종.

상동 재조합
(homologous recombination)

DNA에서 2개의 유사한 또는 동일한 분자 간에 뉴클레오티드 염기서열이 맞바뀌는 유전적 재조합의 한 유형.

상보성 결정 부위
(complementarity-determining region, CDR)

항체 가변 부위의 VH-VL 영역에 있는 3개의 초가변 부위(hypervariable region)로, 항원 결합 부위를 형성함.

상피-중간엽 전이
(epithelial–mesenchymal transition, EMT)

상피 세포에서 세포 극성과 세포-세포간 부착이 소실되고 중간엽 줄기 세포가 되기 위해 이동성과 침습성을 얻는 과정으로, 중배엽(mesoderm), 신경관 형성과 같은 발달 과정에 필수적일 뿐 아니라, 상처 치유, 기관 섬유화, 암 진행에서 전이 시작 등에서도 발생함.

상호작용
(crosstalk)

하나의 반응 네트워크 안에서 입력되는 다양한 신호들이 통합돼 공통의 생물학적 결과물을 출력하는 것으로, 신호 전달 연쇄반응의 여러 단백들 간에 상호작용이 가장 흔히 일어남.

샤프론
(chaperone)

분자 샤프론(molecular chaperone)이라고도 하며, 단백의 바른 고차 구조 형성(folding) 또는 복합체 형성을 돕지만 최종적인 구조체에는 이입되지 않는 단백.

선천성 면역계
(innate immune system)

적응형 면역계와 함께 척추 동물의 주 면역계를 형성함. 항원에 비특이적인 방법으로 방어하는 기작으로, 특정 병원체에 대한 면역 기억을 형성하지 않으며 즉각적으로 반응하는 면역 체계. 적응형 면역계와 달리 면역력 지속성이 짧은 편이며, 광범위한 병원체에 대한 방어를 제공함. 대식세포 및 호중구와 같은 식세포들, 피부와 같은 물리적 장벽들, 체내 항생물질 등이 선천성 면역계에 포함됨. 선천성 면역계는 감염 초기에 적응형 면역계가 활성화되기 전까지 병원체에 대한 1차 방어선을 형성함.

세포 매개 면역 (cell-mediated immunity)	항원 특이 효과 T 세포가 우세한 적응형 면역반응. 이는 미접촉자에게 항체를 포함하는 혈장만으로는 모든 적응형 면역반응을 이전할 수 없는 것으로 입증됨.
세포 치료, 세포 기반 치료 (cell therapy, cell-based therapy)	생존가능한 세포를 환자에게 주입하거나 이식해서 약효를 발휘하게 하는 치료로, 손상된 조직을 재생시키기 위해 줄기 세포를 이식하거나 세포 매개 면역을 통해 암 세포와 싸울 수 있는 T 세포를 주입하는 면역 치료 등이 있음.
세포독성 T세포, 세포독성 T 림프구 (cytotoxic T cell / cytotoxic T-cell, cytotoxic T lymphocyte, CTL)	표적 세포를 죽이는 효과기 T 세포로, CD8 공동 수용체를 발현하며 MHC 클래스 I이 제시하는 펩타이드 항원을 인지함. 이 T 세포들은 바이러스와 세포질 병원체에 감염된 세포들을 인지하여 죽이기 때문에 숙주 방어에 중요함.
손상 관련 분자 패턴 (damage-associated molecular patterns, DAMPs)	손상 연관 분자 패턴이라고도 함. 감염에 관련 없이 손상을 입은 세포들이나 조직에서 나타나는 패턴으로 선천성 면역의 일부 수용체들이 인지함.
수요 적응 조혈 (demand-adapted hematopoiesis)	골수에서 외부의 요구에 따라 혈액을 만드는 현상.
수지상 세포 (dendritic cell, DC)	가지돌기세포, 수상돌기세포, 수지세포라고도 함. 조직에 존재하는 나뭇가지 혹은 수지 모양의 전문 항원 제시 세포(APC). 골수 유래의 세포로 항원을 B 세포에 제시하는 여포 수지상 세포(follicular dendritic cell)와는 다름. 미성숙 수지상 세포들(immature dendritic cells)은 항원을 포식하여 처리할 수 있으나 T 세포를 자극하지 못하고, 성숙(mature) 또는 활성화된 수지상 세포들(activated dendritic cell)은 이차 림프 조직에 존재하며 T 세포를 자극할 수 있음. 수지상 세포는 선천성 면역반응과 적응형 면역반응의 다리 역할을 하며, 수지상 세포와 NK 세포의 상호반응은 적응형 면역반응을 일으킬 것인지 아닌지를 결정하는 데 중요함.
순환 종양 세포 (circulating tumor cell, CTC)	종양에서 떨어져 나와 혈류 또는 림프계로 들어간 생존 가능하고 손상되지 않은 종양 세포.
스캐폴딩 신호 복합체 (scaffolding signaling complexes)	스캐폴딩 단백은 신호 전달 구성 요소를 테더링하여 복합체를 형성하고, 이러한 구성 요소를 세포의 특정 영역에 국한시키며, 양과 음의 피드백 신호를 조정하여 신호 전달을 조절하고, 신호 전달 단백 사이의 불필요한 상호 작용을 방지하여 신호 전달 특이성을 향상시키는 등 최소 4가지 방식으로 작용함. 생물학적으로는 많은 주요 신호 전달 경로의 중요한 조절자이며 신호 전달 경로의 여러 구성원과 상호 작용 및/또는 결합하여 복합체를 형성함.
신생 접합 (neojunction)	새로운 암 특이적 엑손-엑손 접합을 의미하며, 펩타이드 항원의 공급원이 되기 때문에 개인 맞춤형 항암 백신의 강력한 잠재적 표적이 될 수 있음.
신생 펩타이드 (neopeptide)	불확실한 면역원성을 가진 신생 항원을 의미함.
신생 항원 (neoantigen)	암 세포가 생산하는 변이 단백으로 환자의 T 세포에 의해 이물질(남, foreign)로 인지됨.
신생 항원결정부 (neoepitope)	적합한(validated) 면역원성을 가진 신생 항원. 주요 조직 적합성 복합체(MHC) 결합 펩타이드의 한 클래스로, 신생 항원의 항원결정부를 나타내며 면역계에 의해 T 세포의 표적으로 인식되어 암에 대한 면역반응을 일으킬 수 있음.

암 면역 아틀라스
(The Cancer Immunome Atlas, TCIA)

TCGA와 다른 데이터 원천으로부터 얻어진 20개 고형암에 대한 NGS 데이터의 통합적인 면역유전체 분석 결과를 제공함.

암 백신
(cancer vaccine)

암 발병을 예방하거나(암 예방 백신) 이미 발생한 종양의 퇴행 또는 치료된 악성 종양의 재발을 예방할 수 있는 백신(치료용 암 백신).

암 생식세포 항원
(cancer germline antigen, CGA)

면역 특권 생식세포 조직에 발현되는 항원으로 체조직에서는 후성유전학적으로 발현되지 않음. CGA는 종양에서 재발현되어 종양 형성을 촉진할 수 있으며, 종양은 면역 감시를 피하기 위해 이와 비슷한 기전을 생식세포 조직에서 눈에 띄게 이용함.

암 유전체 아틀라스
(The Cancer Genome Atlas, TCGA)

미국 국립암연구소(NCI)와 미국 국립게놈연구소(NHGRI)가 2006년부터 구축한 암 빅데이터 플랫폼으로, 지난 20여년간 2.5 페타바이트(petabyte) 이상의 유전체, 후성유전체, 전사체, 단백체 데이터를 구축함.

암 활성화/관련 섬유아세포
(cancer-activated fibroblast / cancer-associated fibroblast, CAF),
종양 관련 섬유아세포
(tumor-associated fibroblast)

종양미세환경 내에서 사이토카인을 분비하거나 세포 밖 기질 리모델링을 통해 종양원성을 촉진하는 세포로, 종양미세환경 내에서 유의한 이질성과 가소성을 나타냄.

암호화 염기서열 재배열
(coding sequence rearrangement)

단백을 암호화하는 유전자의 DNA 또는 mRNA의 일부가 재배열되는 현상을 말하며 프로그래밍된 유전자 재배열은 바이러스, 원핵생물, 단순 진핵생물 등 다양한 미생물이 유전자 발현을 제어하기 위해 사용함. 생리적 유전자 재배열은 면역학적 다양성 생성의 주요 기전을 나타내는 항원 수용체 유전자, 즉 B 세포와 T 세포에서 각각 면역글로불린(Ig) 유전자와 T 세포 수용체(TCR) 유전자의 정상적인 유전자 내 셔플링을 의미함.

액체 크로마토그래피-텐덤 질량 분석법
(liquid chromatography–tandem mass spectroscopy, LC-MS / MS)

액체 크로마토그래피와 텐덤 질량 분석을 결합해, 피분석물을 기질 요소로부터 분리하는 것을 지원하고 질량 분석법만으로는 구별될 수 없는 동중핵(isobaric) 화합물과 같은 간섭물질을 분리해 민감도와 특이도, 부정확성을 개선시킨 분석법.

양극화 조직 상주 대식세포
(polarized tissue-resident macrophage)

대식세포가 틈새 조직으로부터의 특정 자극에 대한 반응으로 독특한 기능적 특성을 얻는 과정을 '양극화(polarization)'라고 하며, 양극화 조직 상주 대식세포는 침입하는 병원체와 도전적인 환경을 감지하고 반응하는 면역 감시자로서 조직 발달, 리모델링 및 항상성 유지에 필수적임. 활성화된 대식세포의 적절한 양극화와 기능을 위해서는 세포 내 대사의 재프로그래밍이 필요하며, M1 대식세포는 포도당 소비와 젖산 방출을 증가시키고 산소 소비율을 감소시킴.

양성 선택
(positive selection)

흉선에서 T 세포가 발달하는 동안, 자기 MHC 분자에 의해 제시되는 펩타이드 항원을 인지하는 수용체를 가진 미성숙 T 세포를 선택하는 과정. 양성 선택된 세포만이 계속 성숙할 수 있음.

엑소좀
(exosome)

대부분의 진핵 세포의 엔도솜 구획에서 생성되는 30-150nm 크기의 막 결합 세포 밖 소포(extracellular vesicles, EVs)로 다세포 기관의 타액, 소변, 뇌척수액 등에서 발견됨. 응고부터 노폐물 관리, 세포 간 커뮤니케이션에 이르는 다양한 생리학적 과정에 특화된 기능을 가짐.

여포 밖 항체 생산 세포
(extrafollicular antibody-producing cells)

형질 세포로 변형될 수 있는 능력을 가지고 있으며 항체를 생성하는 역할을 하는 B 세포가 성장 및 성숙하는 일련의 과정을 설명함. 적응형 항체 반응에서 B 세포는 배아중심을 형성하는 난포 또는 형질 세포로서 여포 밖 초점(extrafollicular focus)에서 성장하도록 유도되며, 여포 밖 성장은 일반적으로 림프절의 수질 코드와 비장 적색 속질의 초점에서 발생함. 성숙한 B 세포는 '항체'라고 불리는 단백을 생성하며 이러한 항체는 병원균이나 독소와 같은 이물질과 결합하여 이를 중화함.

여포 수지상 세포
(follicular dendritic cell)

여포 수지세포라고도 하며, 특수 기질세포 네트워크에 얽힌 B 세포로 구성됨.

염색체 침묵
(chromosome silencing)

X-불활성화(라이온화; lyonization이라고도 함)는 배아 발달 과정에서 여성 포유류의 모든 세포에 있는 두 개의 X 염색체 중 하나가 비활성화되는 정상적인 현상이며, 비활성 X 염색체는 헤테로크로마틴(heterochromatin)이라는 전사적으로 비활성인 구조로 포장되어 침묵됨. 거의 모든 여성 포유류가 두 개의 X 염색체를 가지고 있기 때문에 X-불활성화는 X 염색체 사본이 하나만 있는 남성보다 두 배나 많은 X 염색체 유전자 산물을 갖지 못하도록 함.

옵소닌화
(opsonization)

병원체나 다른 입자의 표면을 코팅하여 포식을 촉진하는 모든 분자를 '옵소닌(opsonin)'이라고 하며, 항체와 보체는 이 분자들에 대한 수용체를 가지고 있는 호중구와 대식세포의 포식작용을 위해 세포의 박테리아들을 옵소닌화시킴.

운명 지도
(fate mapping)

발달 생물학에서 다양한 성인 조직과 구조의 배아 기원을 연구하기 위해 사용하는 방법으로, 각 세포나 세포 그룹의 '운명'을 배아에 지도처럼 표시해, 배아의 어느 부분이 어떤 조직으로 발달하는 지 보여줌. 하나의 세포에서 실행될 경우, 이를 세포 계통 추적(cell lineage tracing)이라고 하며 종양의 발달을 추적하는데에도 사용됨.

원형 RNA, 순환 RNA
(circular RNA)

선형 RNA와 달리, 3′과 5′ 말단이 공유결합으로 닫힌 고리 형태의 단일 가닥 RNA의 일종. 일부 유형의 원형 RNA는 유전자 조절자로서의 가능성이 있음을 보여주었으나 대부분의 원형 RNA의 생물학적 기능은 명확하지 않음. 원형 RNA는 3′과 5′ 말단을 가지고 있지 않기 때문에, 핵산 말단분해효소(exonuclease) 매개 분해에 저항성을 나타내며 세포 내에서 대부분의 선형 RNA보다 안정적임. 또한, 원형 RNA는 암과 같은 질환과 연관되는 것으로 알려짐.

유도성 T 세포 공동 자극 물질
(inducible costimulator / inducible T cell costimulator, ICOS),
유도성 T 세포 공동 자극 리간드
(inducible T-cell costimulatory ligand, ICOSL)

ICOS(CD278)는 CD28 패밀리의 일원으로, T 세포 수용체 및/또는 CD28 공동 자극 이후 유도되어 T 세포 활성화와 증식을 촉진함. ICOS의 리간드인 ICOSL은 대식세포, 수지상 세포, B 세포를 포함한 항원 제시 세포에 발현되며 염증 상태에서 비 림프구 조직에서 유도될 수 있음. ICOS 신호 전달은 Th1 면역에서 논란이 되는 역할을 하며, Th2 면역을 촉진함. 여포 보조 T 세포(Tfh)에서 발현율이 높은 ICOS는 Tfh의 생성, 유지와 여포 회귀에 필요하며 배아중심 형성에서 항체 친화도 성숙을 유도함.

유전자 감시
(genetic surveillance)

유전체 내부의 유전 물질이 번식하는 동안 복제될 때 변화로 인한 돌연변이를 기반으로 하며, 병원체를 지속적으로 모니터링하고 유전적 유사성과 차이점을 분석하는 과정을 말함. 양성 검체의 유전체 염기서열 분석은 대부분의 국가에서 유전체 감시의 일환으로 감염의 슈퍼 전파 또는 돌파 사례에서 변이을 찾아내기 위해 수행됨.

유전자 발현 프로파일링 상호작용 분석
(Gene Expression Profiling Interactive Analysis, GEPIA)

The Cancer Genome Atlas(TCGA) 및 The Genotype-Tissue Expression(GTEx) 데이터를 기반으로 신속하고 맞춤화 가능한 기능을 제공하는 웹 기반 도구로서 차등 발현 분석, 프로파일링 플롯, 상관관계 분석, 환자 생존 분석, 유사 유전자 검출 및 차원 감소 분석 기능을 제공함. 또한, 암 유전체학 빅데이터와 최종 사용자에게 통합 정보를 전달하는 사이의 간극을 메워 원천 데이터의 가치를 높이는 데 도움을 주며 http://gepia.cancer-pku.cn/에서 이용 가능.

유전자 분절
(gene segment)

면역글로불린과 T 세포 수용체 유전자들에 있는 짧은 DNA 염기서열로, 여러가지 대체 형태로 조합되어 가변(V) 영역을 만듦. variable gene segment(V 유전자 조각, 가변 유전자 조각), joining gene segment(J 유전자 조각, 연결 유전자 조각),그리고 diversity gene segment(D 유전자 조각, 다양 유전자 조각)의 3가지 종류가 존재함.

유전자 재배열
(gene rearrangement)

일반적으로 유전자의 일부 또는 전부가 정상 위치에서 다른 부위로 이동하는 과정을 말하며, 이러한 재배열 중 일부는 특정 세포 유형의 유전자 발현을 제어하는 데 중요하며, 다른 일부는 유전적 다양성에 기여하여 진화적 역할을 함. B 세포에서는 면역글로불린 유전자를 재배열하여 새로운 세포 클론을 형성하며, 이 과정에서 다양한 세포 유형의 악성 종양이 발생할 수 있음.

유전자 조절 요소
(gene regulatory element)

각 세포의 특징을 지정하는 암호를 가진 '유전자'는 세포 내 전체 DNA의 약 2%에 불과하며, 나머지 98%의 DNA에는 주변 유전자의 발현에 영향을 미쳐 세포가 발달하는 방식을 제어할 수 있는 '유전자 조절 요소'가 포함되어 있음. 유전자의 비 암호화 부분에 존재하는 조절 요소는 표적 유전자의 전사 시기, 위치 및 수준을 매개하는 데 중요한 역할을 하며, 이들 중 하나가 유전자 사이에 위치하는 증폭자(enhancer)로 서로 다른 조합, 시간, 수준에 따라 유전자를 켜고 끄는 데 필요함.

유전자좌
(locus)

염색체(chromosome)내 고정된 특정 위치를 의미하며, 주로 특정 유전자(gene) 혹은 유전 표지자(gene marker)의 위치를 표현하는데 이용됨. 특정 유전자좌에 위치하고 있으며 서로 유사한 DNA 서열을 가진 유전자를 대립유전자(allele)라고 함.

융합 전사체
(fusion transcripts)

융합 유전자 또는 연이은 트랜스 접합에 의한 두 개의 서로 다른 유전자에 의해 암호화되는 키메라 RNA를 의미함. 주로 유전자 증폭을 포함한 구조적 염색체 재배열에서 발생하는 융합 유전자에 의해 생성되며, 이심 염색체(dicentric chromosome)와 같은 추가적인 유전체 불균형도 유전자 융합을 초래할 수 있음. 일반적으로 특정 융합 전사체는 암 세포에서 생성되며, 융합 전사체의 검출을 통해 특정 암 유형을 진단함.

음성 선택
(negative selection)

흉선에서 발달 단계에 있는 T 세포가 자기 항원을 인지해 세포사멸(apoptosis)을 유도하여 살해하는 과정.

응급 골수 생성
(emergency myelopoiesis)

감염이나 염증에 대한 반응으로 빠르게 병원체를 죽이기 위해 선천성 면역 세포들의 생성과 활성화가 증가하는 현상.

스플라이시오솜, 이어 맞추기 복합체 (spliceosome)
진핵 세포의 핵 안에서 주로 발견되는 크기가 큰 리보핵산단백(ribonucleoprotein, RNP) 복합체. 작은 핵 RNA(small nuclear RNA, snRNA)와 수많은 단백으로부터 조립되는데, snRNA 분자가 특정 단백에 결합해 작은 핵 RNP(snRNP) 복합체를 형성하고, 이 snRNP가 다른 snRNP들과 결합해 큰 리보핵산단백 복합체를 형성한 것이 스플라이시오솜. 스플라이시오솜은 전사된 pre-mRNA로부터 인트론을 제거하는 "접합(splicing)" 과정을 진행하는데, 때때로 인트론 내의 RNA 자체가 리보자임(ribozyme)으로 작용해 스플라이시오솜이나 다른 단백 효소 없이 스스로를 접합하기도 함.

이종 접합, 이형 접합, 이형 접합체 (heterozygous)
부모로부터 물려받은 유전자형이 서로 다른 형태의 유전자(대립유전자, allele)로 유전되는 개체(사람)을 이르는 말.

이중 친화성 재표적 이중 특이적 항체 (dual-affinity retargeting bispecific antibody, DART)
두 개의 Fv 단편을 가지며 Fv1은 항체 A의 VH와 항체 B의 VL을 포함하는 반면, Fv2는 항체 B의 VH와 항체 A의 VL을 포함하고 있음. 이들이 이종이량체화될 때 형성되는 두 개의 단일 항원 결합 부위는 항원과의 결합을 통해 IgG 분자 내에서 자연스러운 상호작용을 모방할 수 있음. 펩타이드 연결자(linker)와 두 DART 사슬 사이의 공유 결합은 항원 결합 영역을 제한하여 암 세포와 효과기 T 세포 사이의 안정적인 연관을 만들게 됨. 포유류 발현 시스템에서 합성할 수 있으며 보다 안정적이고 강력한 반면, Fc 부위를 포함하지 않기 때문에 혈청 반감기가 짧은 것이 특징임.

이중 특이적 살해 세포 결합체 (bispecific killer cell engager, BiKE)
NK 세포를 암 세포로 재지향시키기 위해 탠덤 단일 사슬 가변 단편(scFv)을 기반으로 NK 세포에 결합하는 scFv와 다양한 고형암에 발현되는 1~2개 종양 관련 항원(TAA)(예: CD19, CD133, EpCAM, B7-H3)을 모두 표적으로 삼는 이중 결합체. 이러한 비 IgG 유사 이중 항체는 상대적으로 분자량(55-60kD)이 작기 때문에 면역원성이 낮고 안전하며, 반감기가 짧고 종양 조직 투과성이 높음. 일반적으로 BiTE에 비해 내성과 심각한 부작용이 크게 감소함.

이중 특이적 T 세포 결합체 (bispecific T-cell engager, BiTE)
약 55kD의 단일 펩타이드 사슬에 서로 다른 항체의 두 개의 단일 사슬 가변 단편(scFv) 또는 4개의 서로 다른 유전자의 아미노산 서열로 구성된 융합 단백. scFv 중 하나는 CD3 수용체를 통해 T 세포에 결합하고 다른 scFv는 종양 특정 분자를 통해 암 세포에 결합하면, T 세포와 암 세포 사이에 연결 고리가 형성되면서 T 세포는 MHC I 또는 공동 자극 분자와 무관하게 퍼포린(perforin), 그랜자임(granzymes)과 같은 세포 용해 단백을 생성하여 이들이 종양 세포 내로 들어가서 세포사멸을 일으킴.

인간 백혈구 항원 (human leukocyte antigens, HLA)
인체에서 주요 조직 적합성 복합체(MHC)에 의해 생성되는 당단백 분자로 인체 내 모든 조직 세포의 표면에 표현되며 백혈구, 혈소판 등 혈액 세포에도 표현됨. MHC 유전자는 모든 척추동물에 존재하며 사람의 MHC 유전자를 HLA 유전자, 이의 산물을 HLA 항원이라고 함. HLA 항원은 일종의 '감별사'로, 인체가 자기 세포와 비 자기 세포를 구별할 수 있도록 하는 분자집단으로, 이식 대상자와 공여자 사이에 HLA 유형이 동일한지 확인하지 않고 세포 또는 장기 이식을 진행한다면 HLA는 이를 비 자기 세포로 인식해서 공격해 이식 받은 장기 또는 세포를 파괴함. 즉, HLA로 인해 면역 거부 반응이 나타날 수 있음.

인간 텔로머라제 역전사 효소 (human telomerase reverse transcriptase, hTERT)
인간 텔로머라제의 속도 제한 촉매 하위 단위로 telomeric DNA와 염색체 안정성을 유지시켜줌.

인유두종 바이러스, 인체유두종 바이러스
(human papillomavirus, HPV)

가장 흔한 성 매개 감염 병원체로, 항문생식기와 구인두 질환 모두를 유발함. 지속적인 HPV 감염은 대부분의 자궁경부암, 항문암, 구인두암의 원인이 되며, 많은 HPV 유전자형 중, 고위험 유전자형인 HPV 16형과 18형은 자궁경부암의 약 70%, 항문암의 90%, 그리고 대부분의 바이러스 유발 두경부암의 원인임.

인헨스좀
(enhanceosome)

DNA의 증폭자(enhancer) 부위에서 조립돼 타깃 유전자의 발현을 조절하는 것을 돕는 단백 복합체.

일주기 시계 유전자
(circadian clock gene)

일주기 리듬은 전사 수준에서 조절되는 내부 타이밍 시스템에 의해 구동되고, 24시간 주기로 진동하는 유전자 네트워크를 형성하며 생리학 및 행동 리듬을 제어하는 시계 유전자가 존재함. 일주기 시계 유전자는 세포주기, 세포 사멸, DNA 손상 반응, 염색질 변형에 관여하는 하위 신호 조절을 통해 종양 세포와 종양미세환경 사이의 상호 작용을 매개함. 선천성 면역 세포에는 일주기 시계 유전자가 작동해서 염증 반응의 크기부터 하루 종일 변하는 순환 면역 세포의 수에 이르기까지 리듬 반응을 유도함.

입양 세포 전달
(adoptive cell transfer, ACT)

입양 T 세포 전달이라고도하며, 어떤 치료 목적으로 통상 T 세포를 투여하는 행위. 면역종양학에서 치료 목적으로 환자 자신의 T 세포를 분리, 조작 그리고 배양(예를 들면, 환자의 종양에서 더 효과적인 반응을 보이도록)하여 재투여하는 것을 입양 세포 치료(adoptive cellular therapy) 또는 적응형 T 세포 치료(adaptive T-cell therapy, ATC)라고 함.

자가면역
(autoimmunity)

자기 자신의 건강한 세포, 조직 그리고 다른 체내 구성 성분에 대해 일어나는 면역반응으로, 자가면역반응으로 인한 질환을 자가면역질환(autoimmune disease)이라고 함.

자가포식
(autophagy)

세포 내부의 물질이 세포 스스로에 의해 제거되는 세포 내 재활용 시스템.

자가 재생 기억 세포
(self-renewing memory cells)

자가 재생(self-renewal)은 세포 집단의 분화되지 않은 상태를 유지하는 분열을 의미하며, 이를 위해서 세포 주기 조절과 줄기세포에 따라 다능성(multipotency 또는 pluripotency)을 유지하는 경우가 많음. 조혈 시스템에서 평생 동안 자가 재생을 수행하는 유일한 세포는 장기 조혈모세포와 기억 T 및 B 세포이며, 이들 세포가 공유하는 상향 및 하향 조절된 전사체의 공통적인 특징이 있음.

자기 펩타이드
(self-peptide)

인체 자신의 몸을 구성하는 단백에서 생산되는 모든 펩타이드. 감염이 없으면 이 펩타이드들이 세포 표면들의 MHC 분자의 펩타이드 결합부위를 채우며, 통상 자신의 면역계가 인지하지 않음.

자기 항원
(self-antigen)

자기반응성 B 세포와 T 세포를 제거하거나 불활성화 시키는 관용 기전이 일어나지 않으면 면역반응이 생길 수 있는 모든 신체의 정상 구성 성분.

장 관련 림프 조직
(gut-associated lymphoid tissues, GALT)

장 내에서 인체를 보호하는 면역계의 점막 관련 림프 조직(mucosa-associated lymphoid tissue, MALT)의 일부로 항체를 생성하는 형질 세포를 많이 가지고 있음. 무게로 따지면 면역계의 70%를 차지하고 있기 때문에, GALT가 손상된 경우 면역계의 강도에 유의한 영향을 미칠 수 있음. 소장의 파이어 반(Peyer's patches)도 GALT의 일종임.

장내 세균 불균형, 미생물 군집 이상증
(dysbiosis)

장내 미생물 군집에 어떤 구성과 기능적 변화가 발생한 상태.

장수 기억 세포
(long-lived memory cells)

T 세포가 MHC-항원 복합체에 결합할 수 있는 동족 수용체를 발현하고 항원 제시 세포(APC)가 중요한 공동 자극 분자를 발현하는 경우, T 세포는 증식, 분화하여 항원이 기원한 부위로 다시 이동하는데, 증식된 T 세포들 중 일부는 조직에 머물러 있거나 재순환하거나 또는 림프절에서 장기간 존재할 수 있는 '장수 기억 세포'로 분화해 항원에 대한 추가적인 노출에 반응할 준비를 하게 됨.

재조합 활성화 유전자
(recombination activating gene, RAG)

B 세포와 T 세포의 면역글로불린과 T 세포 수용체 유전자가 재배열할 때, 필수적으로 발현되는 2개의 유전자들(*RAG-1*, *RAG-2*)로 이 유전자들이 만드는 단백들은 단백 복합체를 만들어 재조합 과정을 촉진함.

재프로그래밍
(reprogramming)

감염과 암에 대한 방어의 첫 번째 단계로 미접촉 $CD8^+$ T 세포가 활성화되어 효과기 $CD8^+$ T 세포로 분화할 때, 유전자 발현의 중요한 재프로그래밍이 발생함. 총 11,837개의 유전자중 4,676개의 유전자가 $CD8^+$ T 세포 활성화 시 차등 발현을 보여 활성화 첫 24시간 동안 $CD8^+$ T 세포에서 유전자 발현이 유의미하게 재프로그래밍됨을 증명함. 특히, 그랜자임 B, 인터페론 감마, 전사인자 IRF8 및 IRF4와 같은 $CD8^+$ T 세포의 중요한 효과기 분자가 6배 이상 증가함.

저차형 돌연변이
(hypomorphic mutation)

유전자 기능의 부분적 소실을 야기하는 돌연변이.

적응형 면역 체계, 적응형 면역계
(adaptive immune system)

후천성 또는 획득 면역계라고도 하며, 선천성 면역계와 함께 척추 동물의 주 면역계를 형성함. 질병에 걸렸거나 예방 접종 등을 함으로 얻어지는 면역을 담당하는 시스템. 적응형 면역반응을 담당하는 백혈구 세포를 '림프구'라고 하며, T 세포와 B 세포가 적응형 면역 세포에 해당함.

전체 메타유전체 샷건 염기서열 분석
(whole metagenomic shotgun sequencing)

한 검체의 모든 미생물 유전체(메타유전체)의 염기서열을 특정 타깃 없이(untargeted; 샷건) 분석하는 방법으로 분류학상 구성이나 미생물군집의 기능적 가능성 프로파일링, 전체 유전체 염기서열 복구에 사용될 수 있음.

전체 엑솜 염기서열 분석
(whole exome sequencing, WES)

전체 유전체의 1~2% 정도를 차지하며 유전자에서 단백질을 직접 코딩하는 엑손(exon) 부위를 분석하는 방법.

전체 유전체 염기서열 분석
(whole genome sequencing, WGS)

차세대 염기서열 분석(next generation sequencing, NGS)을 해서 모든 DNA의 데이터를 얻는 방법.

전체 종양 세포 백신
(whole–tumor cell vaccine)

전체 세포 암 백신으로도 불리며, 방사선 조사 종양 세포, 자기 종양 세포의 종양 세포 용해물 또는 이종 종양 세포주에서 생성될 수 있음. 종양 세포가 모든 잠재적 항원들의 원천을 제공하기 때문에, 각 환자에게 가장 면역원성이 높은 항원들을 발굴해야 할 필요가 없는 장점을 가짐. 면역반응을 더욱 자극하기 위해, 일반적으로 사이토카인, 케모카인 또는 공동자극 분자들을 발현하도록 유전적으로 변형됨.

전형적 단핵구(classic monocyte),
비전형적 단핵구(non-classical monocyte),
중간 단핵구(intermediate monocyte)

단핵구는 백혈구의 일종으로, 척추동물의 선천성 면역계의 일부분으로서 적응형 면역반응에 영향을 미치고 조직 복구 기능을 수행함. 인체 혈액 내의 단핵구는 표현형 수용체에 따라 3가지 하위 유형으로 나뉨. 전형적 단핵구는 CD14 세포 표면 수용체 발현이 높고($CD14^{++}$ $CD16^-$ 단핵구), 비전형적 단핵구는 CD14 발현이 낮고 CD16 수용체가 공동 발현되며($CD14^+$ $CD16^{++}$ 단핵구), 중간 단핵구는 CD 14 발현이 높고, CD16 발현은 낮음($CD14^{++}$ $CD16^+$ 단핵구).

전형적 항원 제시 세포
(classic antigen-presenting cell)

전문적인(professional) 항원 제시 세포라고도 하며, T 세포에 항원을 제시하는 기능을 함. 매우 효율적인 식세포작용이나 수용체 매개 세포내 이입을 통해 항원을 펩타이드 조각으로 처리하고 이 MHC 클래스 II 분자에 결합된 펩타이드 조각들을 APC 막에 제시함. 이후 T 세포가 APC 막의 항원-MHC 클래스 II 분자 복합체를 인식하게되고, APC에 의해 생성되는 공동 자극 신호에 의해 T 세포가 활성화됨. 공동 자극 분자와 MHC 클래스 II 분자는 전문적인 항원 제시 세포의 전형적인 특징임. 모든 전문적인 항원 제시 세포는 MHC 클래스 I 분자도 발현함. 전형적 또는 전문적인 항원 제시 세포의 주요 유형에는 수지상 세포, 대식세포, B 세포가 있음.

접합
(splicing)

새로운 접합 부위들(de novo splicing sites)을 파괴하거나 생성할 수 있는 돌연변이로, 정상 세포에는 존재하지 않는 새로운 아미노산 서열을 생성하는 인트론과 대체 엑손 접합("신생 접합[neojunctions]")으로 이어질 수 있으며, 이는 MHC 분자들에 의해 제시될 수 있음.

접합 영역
(junctional domain)

T 세포 수용체(TCR)와 면역글로불린의 다양한 가변 유전자 절편(항원 인식에 관여하는 절편)이 재배치되고 사용되지 않는 절편은 제거되면서 만들어지는 DNA 영역.

접합부 다양성
(junctional diversity)

경계 부위 다양성이라고도 하며, 면역글로불린과 T 세포 수용체의 폴리펩타이드들에서 존재하는 다양성을 말함. 유전자 재조합 과정에 의해 염기가 추가 및 제거된 결과로 서로 다른 유전자 절편 사이의 접합부에 도입되며, 유전자 절편의 부정확한 결합과 접합 부위의 DNA 서열에 염기의 추가로 인해 발생함.

조절 T 세포
(regulatory T cell, Treg)

면역 체계를 조절하는 데 핵심적인 역할을 하는 림프구로서 FOXP3 발현에 의해 특정되는데, FOXP3 발현은 조절 T 세포 발달에 필요하며 세포의 운명을 지정하는 유전 프로그램을 제어함. 림프 조직 뿐만 아니라 비림프 조직에도 존재하며 면역 활성화를 제한하고 자가면역을 예방하며 염증을 조절함. 전구염증성 케모카인의 생산을 제한하고 결과적으로 배액 림프절에서 초기 효과기 기능 보유에 대항하여 적응형 면역반응을 향상시킴으로써 선천성 및 적응형 면역 세포들이 감염된 장벽 조직으로 이동하는 데 기여함. 이들은 MHC와 무관하게 T 세포 수용체를 통해 활성화 되고, 스트레스 관련 항인에 대한 반응을 조절하는 다양한 표면 자연살해(NK) 수용체를 발현하기 때문에 일반적으로 선천성 면역 세포로 분류됨.

조직 리모델링
(tissue remodeling)

생리적 또는 병리적으로 일어날 수 있는 기존 조직의 재구성 또는 재건. 혈관 리모델링이 일어나면 혈관 조직의 특성이 바뀔 수 있고, 뼈 리모델링이 일어나면 조직의 동적 평형이 바뀔 수 있음. 대식세포는 특정 기질을 변경하는 단백분해효소와 세포 밖 기질을 생산함으로써 상처를 치유하고 조직을 리모델링함.

조직 복구 면역 조절 프로그램
(tissue repair immune regulatory program)

조직 손상 후 조직 항상성 회복으로 이어지는 일련의 과정에서 면역 체계가 조직 치유에 강하게 관여하는 것을 말함. 수많은 조절 인자들이 자가 조직 손상 후 면역반응을 조절하는 것으로 알려져 있으며, 특히 호중구, 단핵구/대식세포 및 T 세포를 포함한 다양한 면역 세포들이 동원됨. 호중구는 손상 부위로 빠르게 모집되고 단핵구 모집을 촉진하여 대식세포로 분화됨. 친염증성 대식세포(M1 대식세포)는 기존 T 세포를 자극하여 염증성 사이토카인 또는 세포독성 활성을 통해 염증을 유지하면서 조직 치유의 첫 번째 단계를 시작하는 반면, 항염증성 대식세포(M2 대식세포)는 염증을 해결하고 조직 리모델링을 촉진함. 또한, 조절 T 세포(Tregs)는 항염증 환경을 유지하는 데 기여함.

조직 상주 기억 세포
(tissue-resident memory cells, TRM)

순환하는 기억 세포와 분리되어 조직 내에 존재하는 잔여 기억 T 세포.

조직 상주 대식세포
(tissue-resident macrophage)

조직 거주 대식세포라고도 하며, 배아 발생기에 배아 줄기세포에서 유래하여 조직에 거주하며, 자가 복제 능력을 가진 대식세포. 이 배아 유래의 대식세포는 일생동안 혈액 유래의 단핵구들에서 유래한 조혈 대식세포들(hematopoietic macrophages)로 보충될 수 있음.

존재론, 개체발생론, 개체 발생
(ontogeny)

난자의 수정부터 성체에 이르기까지 어떤 생물의 신체적, 심리적 기원과 발달을 말함. 한 생물의 일생 전체를 연구하는 학문을 말하기도 함.

종양 거부 항원
(tumor rejection antigen)

MHC 분자에 의해 T 세포에 제시되는 종양 세포 단백으로, 정상 세포에는 T 세포에 의해 인식될 정도로 나타나지 않기 때문에 종양 특이적 T 세포의 표적이 될 수 있음. 서로 다른 유형의 6개 종양 거부 항원이 존재하며, 그 중 하나는 매우 종양 특이적으로 종양 발생 과정의 일부로 나타나는 점 돌연변이나 유전자 재배열의 결과물로 나타남.

종양 관련 대식세포
(tumor-associated macrophage, TAM)

면역억제성 종양미세환경을 형성하는데 핵심이 되는 세포로, 사이토카인, 케모카인, 성장 인자 등을 생산하고 T 세포에서 억제성 면역관문 단백 분비를 촉발함.

종양 관련 백혈구
(tumor-associated leukocyte)

백혈구는 종양미세환경의 주요 부분을 차지하며, 종양 억제와 종양 촉진의 역할 모두를 가진다는 근거가 제시됨. 종양 관련 백혈구는 종양 발달을 촉진하며, 신생물 세포(neoplastic cells)는 종종 염증 경로를 유도시켜 백혈구를 종양미세환경으로 모집함. 종양 유도 염증 반응에는 종양 관련 대식세포(TAM)와 미성숙 골수성 세포와 같은 골수 계통의 선천성 면역세포들이 관련되고, 이런 세포들은 사이토카인, 케모카인, 단백분해효소, 성장 인자의 생성을 통해 종양 성장을 촉진하며, 혈관 신생과 조직 리모델링을 육성하고, 국소 및 전신 면역 억제를 매개함.

종양 관련 이식 항원
(tumor-associated transplantation antigen, TATA),
종양 이식 항원
(tumor transplantation antigen, TSTA)

정상 세포 단백이지만, 성장하는 종양에 의해 과발현될 때 면역 인식 측면에서 항원이 되어 환자에서 더 이상 완전한 면역학적 관용을 이끌어내지 못하는 항원.

종양 관련 항원(tumor-associated antigen, TAA)

종양 세포들에서 우선적으로 또는 비정상적으로 발현될 뿐만 아니라 정상 세포들에서도 어느 정도 발현되는 비 돌연변이 자기 단백들.

종양 특이 항원
(tumor-specific antigens, TSA)

정상 세포들에는 존재하지 않고, 특정 종양 변이 또는 바이러스 항원결정부로부터 유래하여 면역계에 의해 신생 항원으로 인식될 수 있는 항원.

종양 관련 호중구, 종양 연관 호중구
(tumor-associated neutrophil, TAN)

종양 내(intratumoral) 호중구라고도 하며, 종양 내 위치와 특이적 표지자에 따라 많은 암 유형에서 불량한 생존율을 예측하는 것으로 알려짐. 종양 세포에는 직간접적 영향을, 종양미세환경과 그 면역학적 내용에 간접적 영향을 미침. TAN의 억제 또는 표현형 조절을 통해 이를 임상적 표적으로 하는 것은 암에서 TAN의 역할을 연구하고 차세대 면역요법을 개발하는데 중요한 역할을 할 것으로 여겨짐.

종양 면역 회피
(tumor immune evasion)

종양이 숙주 면역 체계와의 접촉에서 살아남을 수 있도록 하고 면역 인식과 파괴의 주기를 회피하도록 하는 암 고유의 특성.

종양 유도 조절 수지상 세포
(tumor-induced regulatory dendritic cell)

종양이 진행됨에 따라 전형적 수지상 세포들(cDCs)이 관용원성 기능을 획득하는 종양에 의해 마음대로 이용되는 것.

종양 유전자 유도 노화
(oncogene-induced senescence, OIS)

종양 유전자의 활성 돌연변이 또는 종양 억제 유전자의 불활성화로부터의 종양원성 신호 전달로 인한 풍부하고 지속되는 항증식 반응.

종양 침윤 림프구
(tumor-infiltrating lymphocyte, TIL)

종양 조직의 내부 또는 주위에 침윤하고 있는 림프구로, T 림프구가 종양 부위로 빠르게 이동하여 침습한 다음 MHC에서 제시된 종양 특이 항원들을 T 세포 수용체(TCR)가 인식한 후 특정 면역반응을 이끌어 낼 수 있음.

종양 항원
(tumor antigen)

많은 종양 세포는 혈액에서 방출되거나 세포 표면에 나타날 수 있는 암 관련 또는 암 특이적 분자(일반적으로 펩타이드)를 생성하며, 면역 체계에서 인식하고 면역반응을 유발할 수 있는 모든 분자를 종양 항원으로 간주함. 면역 체계의 핵심 역할은 이러한 종양 항원을 감지하고 표적으로 삼아 제거를 허용하는 것임. 그러나 종양 항원에 대한 면역반응은 다양하며 종종 종양 성장을 예방하기에 불충분한 경우가 발생함.

종양 항원 유사성
(tumor antigenic similarity, TAS)

말 그대로 종양 항원 간의 유사성을 의미하는데, 종양 특이 항원(TSA)과 종양 관련 항원(TAA)은 일반적으로 암 세포 표면에서 발현되는 세포 내 분자의 일부로서 주로 주요 조직 적합성 복합체(MHC) 또는 인간 백혈구 항원(HLA) 유전자에 의해 암호화된 분자와 관련이 있음. 종양 특이 항원은 건강한 세포가 아닌 암 세포에서만 발견되는 반면, 종양 관련 항원은 종양 세포에서는 수치가 높지만 건강한 세포에서는 낮은 수치로 발현됨. 많은 암 면역 치료 항체들이 TSA/TAA를 표적으로 삼아 개발되고 있음.

종양 항원 특이 항체
(tumor antigen-specific antibodies)

암 세포에서 발견되는 특정 항원을 선택적으로 표적으로 하는 항체로, 실험실에서 해당 항체의 사본을 많이 생산할 수 있는데 이를 단일 클론 항체(mAb)라고 함. 종양 항원 특이적 단일 클론 항체는 암 세포 사멸 유도, 표적 항원 기능 억제, 암 세포 신호 전달 차단, 암 세포의 보체 또는 세포 의존성 용해를 매개하여 항암 효능을 나타내는 것으로 알려짐. 최근 연구 결과에 따르면, 종양 항원 특이 항체는 수지상 세포에 의한 종양 항원 섭취를 증가시키고, T 세포의 교차 초회항원자극을 통해 종양 항원 특이적 세포독성 T 세포 반응을 유도할 수 있음.

종양미세환경
(tumor microenvironment, TME)

암 세포, 기질 조직(혈관, 면역 세포, 섬유아세포, 신호 전달 분자들 포함)과 세포외 기질을 포함하는 종양을 둘러싼 복잡한 생태계.

주요 조직 적합성 복합체
(major histocompatibility complex, MHC)

주조직적합복합체라고도 하며, 모든 척추류에서 주로 면역계에 관계하는 대단히 다형성인 MHC 클래스 I과 MHC 클래스 II 분자들과 일부 다른 단백들의 유전자들을 유전자 암호화하는 거대한 군집. MHC는 개개인의 조직형에 따라 펩타이드 항원들을 T 세포들에 제시함.

중쇄(heavy chains)와 경쇄(light chains)

전형적인 항체는 각각 두 개의 면역글로불린 중쇄와 경쇄로 구성됨. 면역글로불린 경쇄는 면역글로불린의 작은 폴리펩타이드 소단위이며, 면역글로불린 중쇄는 두 종류의 면역글로불린 분자 폴리 펩타이드에서 큰 부분으로 하나의 가변 영역(variable domain)과 불변 영역(constant domain)으로 구성됨. 면역글로불린 중쇄는 동형/개별형(isotype)이나 클래스들이 다양한데, 이들 항체 분자들은 서로 다른 효과 기능을 가짐.

중앙 관용, 중추 관용
(central tolerance)

일차 림프 조직(골수나 흉선)에서 성숙하는 B 또는 T 세포가 자기 항원에 대하여 관용을 일으키는 현상.

중앙 기억 T 세포
(central memory T cells, Tcms)

중심 기억 T 세포라고도 함. 활성화되는 데 필요한 조건이 달라서 구분되는 두 가지 하위 집합의 순환 기억 T 세포 중의 하나(다른 세포는 효과기 기억 T 세포). 중심 기억 T 세포는 이차 림프 조직의 T 세포 구역에 주로 위치하며, 특이 항원과 접촉한 후 효과기 T 세포로 성숙하는데 효과기 기억 T 세포보다 많은 시간이 소요됨.

지배적 음성 방식 (dominant-negative fashion)	대표적인 지배적 음성 돌연변이는 종양 억제 단백인 p53 단백을 암호화하는 유전자에서 발견되며, 경우에 따라 p53 유전자의 돌연변이는 실제로 야생형 p53 단백의 활동을 방해할 수 있는 비기능적 단백을 생성함.
차가운 종양 (cold tumor)	고유의 항원성이 더 낮은 종양으로, 기저 항종양 면역반응을 더 약하게 유발하기 때문에 면역관문 억제제에 대해 둔감한 상태를 유지함.
차단 인간화 단일 클론 항체 (blocking humanized monoclonal antibody)	암 세포의 표적에 결합하여 세포 부착 또는 수용체-리간드 결합을 차단하는 등 표적의 기능을 직접적으로 방해하는 인간화 단일 클론 항체.
차등 전사체학 (differential transcriptomics)	어떤 핵 유전자가 RNA로 전사되는지 조절하는 것을 '차등 유전자 전사(differential transcription)'라고 하며, '차등 전사체학'은 전사된 RNA 중 어떤 RNA(또는 그러한 핵 RNA의 어떤 부분)가 세포질로 들어가 mRNA가 되는지 조절하는 선택적 핵 RNA 처리 기술임. RNA 염기서열 (RNA-seq) 데이터를 분석할 때 가장 많이 사용되는 기술 중 하나로, 다양한 RNA-seq 데이터 처리 애플리케이션에 일반적으로 사용되는 이 도구를 사용하면 2개 이상의 샘플 세트에서 차별적으로 발현되는 RNA를 식별할 수 있음.
청소 수용체 (scavenger receptors)	스캐빈저 수용체, 청소제 수용체라고도 하며, 황화 다당류(sulfated polysaccharides), 핵산들(nucleic acids), 지질단백들(lipoprotiens) 그리고 병원체 연관 분자 패턴들과 같은 음전하를 띤 여러 종류의 리간드들과 결합하는 독특한 대식세포 표면 포식수용체들의 큰 그룹을 말함.
체세포 과돌연변이 (somatic hypermutation, SHM)	항원과 결합하는 면역글로불린 유전자의 가변 영역에 영향을 미치는 유전자 구조의 프로그램된 돌연변이 과정으로 특정 항원에만 결합하는 항체의 특이성에 변화가 일어나 여러 항원에 결합할 수 있게 됨. 생식세포 돌연변이와 달리 생물의 개별 면역 세포에만 영향을 미치며 돌연변이는 자손에게 전달되지 않음. 이 기전은 단지 선택적일 뿐이고 정확하게 표적화되지 않기 때문에 B 세포 림프종 및 여러 암의 발생과 강력히 연관됨.
체액성 면역 (humoral immunity)	항체로 매개되는 면역으로, 혈장으로 면역되지 않은 수혜자에게 전달할 수 있음.
초 이어 맞추기 복합체 (supraspliceosome)	핵 내의 pre-mRNA 처리 관련 다중 작업 마스터 조절자로, pre-mRNA로 연결된 4개의 접합 활성 섞처성 spliceosome으로 구성된 매우 역동적인 리보핵산단백(ribonucleoprotein, RNP) 시스템. 단백 접합 인자들과 5개의 이어 맞추기 복합체성 U snRNPs를 가지고 있으며, 5′과 3′ 말단 처리 요소와 같은 추가적인 pre-mRNA 처리 요소와 RNA 편집 효소인 ADAR1과 ADAR2를 가지고 있음. Supraspliceosome은 pre-mRNA가 거쳐야 하는 다양한 처리 과정을 조정하는 플랫폼을 제공하는데, 여기에는 5′과 3′ 말단 처리, RNA 편집, 구성 & 대체 접합, 인트론 microRNA 처리가 포함됨. 또한, 접합 억제(suppression of splicing, SOS)로 불리는 질 관리 기전을 갖고 있어, 해독틀 의존적인 방식으로 풍부한 인트론의 5′ 잠재 접합 부위에서 접합을 억제하는데, 이런 처리 조절 활동은 인간에서 암과 같은 질환과 연관되는 것으로 알려짐.
초가변 부위 (hypervariable region)	고변이 부위라고도 하며, 항원 결합 부위의 경쇄 가변 부위와 중쇄 가변 부위에 각각 3개의 고리 모양으로 존재하며 항원과 직접적으로 결합하는 부위를 말함.

초분자 활성화 클러스터, 초분자 활성화 복합체
(supramolecular activation cluster, supramolecular activation complex, SMAC)

면역 시냅스(immune synapse, immunological synapse)라고도 함. 항원 제시 세포 또는 표적 세포와 T 세포, B 세포 또는 자연살해 세포와 같은 림프구 사이의 인터페이스를 의미하며, 일반적인 패턴인 활성화 클러스터를 구성하는 T 세포 활성화에 관여하는 분자들로 구성됨. 단백 키나아제 C, CD2, CD4, CD8, CD28, Lck 및 Fyn의 θ 동형으로 구성된 c-SMAC(central SMAC, 중앙 SMAC). 림프구 기능 관련 항원-1(lymphocyte function-associated antigen 1, LFA-1)과 세포골격 단백 탈린이 군집되어 있는 p-SMAC(peripheral SMAC, 주변 SMAC), CD43 및 CD45 분자가 풍부한 d-SMAC(distal SMAC, 원위 SMAC)으로 구성됨. 이 복합체의 주요 기능으로 림프구 활성화 조절, 펩타이드-MHC 복합체의 APC에서 림프구로의 전이, 사이토카인 또는 용해성 과립의 직접 분비 등이 있음.

초회항원자극
(priming)

미접촉 세포가 항원 보유 항원 제시 세포(APC)를 처음 만나는 과정을 말함.

최소 잔존 질환
(minimal residual disease, MRD)

치료하는 동안 또는 치료 후 암 환자가 관해 상태에 있을 때, 환자의 몸에 아주 적은 수의 암 세포들이 남아있는 상태.

친화도 성숙
(affinity maturation)

친화력 성숙이라고도 함. 적응형 면역반응이 진행되는 동안, 항원에 대한 항체의 항원 결합 부위가 가지는 친화력, 즉 특정한 어떤 분자가 다른 분야와 하나의 결합 부위에 결합하는 힘의 정도가 증가하는 것. 이는 재배열된 면역글로불린의 V 유전자 부위의 체성과 변이에 의한 결과로, 항원에 대해 좀 더 높은 친화력을 갖도록 변이된 B 세포가 선택된 결과로 일어남.

클래스 전환
(class switching, class-switching)

동형/개별형 전환(isotype switching)이라고도 함. 클래스 전환 재조합(class switch recombination, CSR)이라고 불리는 DNA 재배열 형태에 기초해서, B 세포가 면역글로불린의 항원 특이성은 유지하면서 면역글로불린의 클래스를 변화시키는 과정. 주로 배아중심(germinal center)에서 발생하는 다른 Ig 동형에 의한 IgM 과 IgD의 대체를 일컫음.

키메라 항원 수용체
(chimeric antigen receptor, CAR)

하나의 항원 결합 부위가 여러 개의 세포 내 신호 전달 영역으로 구성된 키메라형 세포 표면 단백(chimeric cell-surface protien)으로 암 면역 치료에 시용될 수 있음.

태반 세포융합모세포
(placental syncytiotrophoblast)

태반 융모를 구성하는 3개 층의 서로 다른 세포 유형 중 하나로, 지속되며 특화된 상피세포 층으로 융모 나무의 전체 표면을 덮고 있으며 융모 사이 공간에서 산모의 혈액과 직접 접촉함.

태반 영양체 세포
(trophoblasts cell)

그리스어로 영양을 공급한다는 뜻의 threphein에서 유래한 '영양체 세포'는 배아에 영양분을 공급하는 주머니배(blastocyst)의 바깥 층을 구성하며 태반의 가장 큰 부분으로 발달됨. 임신의 첫 단계에서 형성되어 수정란으로부터 분화되는 첫번째 세포로, 융모성 영양체 세포는 미분화 세포영양막세포(undifferentiated cytotrophoblasts)와 완전히 분화된 세포융합모세포(fully differentiated syncytiotrophoblasts)의 2가지 세포군을 가짐.

파고좀
(phagosome)

포식소체라고도 하며, 포식작용으로 섭취한 물질이 들어있는 세포내 소포를 말함.

파이어 반
(Peyer's patch)

소장 점막에 있는 림프성 조직의 난원형으로 융기한 부위로서, 밀접하게 모인 다수의 림프절로 구성됨.

패턴 인식 수용체
(pattern recognition receptors, PRRs)

생식세포에서 암호화돼, 병원체들에 흔한 분자 양상이나 사람의 세포에는 없거나 드문 병원체 연관 분자 패턴(PAMPs)을 인지하는 많은 수의 수용체들. PAMP 인식 후, PRRs는 감염성 미생물을 죽이는데 필요한 숙주의 일차적 방어적 반응을 실행하는 일련의 신호 전달 프로그램을 시작하며, 이와 동시에 수지상 세포의 성숙을 유도해 이차적 숙주 반응인 "적응형 면역"이 시작될 수 있도록 함.

펩타이드 탑재 복합체
(peptide loading complex, peptide-loading complex)

소포체(ER)에 위치하는 수명이 짧은 다중 소단위 막 단백 복합체로 세포 표면에 발현하기 위한 펩타이드- pMHC 클래스 I 복합체의 형성을 조율함.

펩타이드 MHC
(peptide MHC, pMHC)

전문 항원 제시 세포인 수지상 세포에서 주요 조직 적합성 항원(MHC)이 암 세포를 섭취한 후 처리하여 생성된 펩타이드 단편과 높은 친화력으로 결합하여 형성된 복합체를 말함. T 세포에서 발현되는 T 세포 수용체(TCR)는 MHC 분자와 펩타이드 단편의 복합체를 특이적으로 인식하고 이에 결합할 수 있으며, 이는 면역반응 및 질병 저항성과 밀접한 관련이 있음.

편집 단백
(editing protein)

펩타이드가 MHC 분자와 복합체를 형성하여 세포 표면에 제시되기까지 일련의 과정에서 펩타이드를 다듬고 친화력을 높이는데 관여하는 다양한 단백들을 의미함. 대표적인 예로 소포체(ER) 단백 타파신(tapasin)은 MHC 클래스 I 분자에 고친화성 펩타이드를 적재하는 데 필수적인데, MHC 클래스 I 분자가 ER 품질 관리를 통과하고 세포 표면으로 나갈 때까지 연속적으로 더 높은 친화력을 가진 펩타이드 결합을 매개함. 또한, CLIP(MHC 클래스 II 관련 불변 사슬 펩타이드)는 흉선 피질의 항원 제시 세포에서 발견되는 가장 널리 퍼져 있는 자기 펩타이드 중 하나이며, 항원 펩타이드가 결합하기 전에 MHC II 이합체의 분해를 방지하고 자가면역을 방지함.

표적을 벗어난 면역 병리
(off-target immunopathology)

건강한 조직에 해를 주지 않고 감염을 제거하는 것을 말함.

푸코실화
(fucosylation)

당화의 일종으로, 6개의 탄소 원자가 포함된 단당류이며 알데하이드기를 가지고 있는 알도스이자 하이드록시기 하나가 수소 원자로 치환된 디옥시당인 푸코스(fucose; $C_6H_{12}O_5$) 분자에 결합되는 과정. 항체의 Fc 부위의 올리고당에 푸코스 당이 없도록 엔지니어링한 무푸코실(afucosylated) 항체는 항체 의존성 세포독성(ADCC)을 증가 시킴.

프로그램 세포 사멸 단백-1
(programmed cell death protein-1, PD-1)

면역글로불린 유전자 수퍼패밀리의 일원이며 C말단 세포질 꼬리와 N말단 IgV 유사 영역을 가진 막 통과 단백으로 T 세포에서 발현되는 수용체 단백. 면역 T 세포가 병원체와 염증의 공격을 받는 상황에서 항원 반응 T 세포에서 기능하여 자기 조직에 대해 비효과적이거나 해로운 면역반응을 방지하여 면역 자기 관용(immune self-tolerance) 상태를 유지하는데 도움을 주지만, 종양 항원에 의해 활성화되는 면역 세포에서 PD-1이 발현되면 T 세포 반응을 하향 조절하여 T 세포 증식 감소, 클론 확장 감소, 사이토카인 분비 감소, 그리고 T 세포 사멸 증가를 유발함으로써 항종양 반응을 방해하는 작용을 함.

프로그램된 세포 사멸 리간드 -1
(programmed death-ligand 1, PD-L1)

Ig-과 IgC의 세포 밖 영역을 가진 크기가 작은(33kDa) B7 막 통과 당단백으로, PD-1 수용체에 결합하는 리간드로서 암 세포에서 발현되어 종양 세포가 면역 공격을 회피할 수 있도록 하는 역할을 함. 암에서 PD-L1은 종양 세포와 종양미세환경(TME)의 다른 세포들에서 발현되는데, 종양에 의해 PD-L1 발현이 높거나 강화되면 T 세포 PD-1 수용체의 자극이 증가되어 이들 T 세포와 그 기능들이 억제되고, 그 결과 종양 성장이 촉진됨.

프로테아좀
(proteasome)

유비퀴틴과 결합된 단백을 단백 분해(proteolysis; 펩타이드 결합을 분해시키는 화학 반응)에 의해 분해시키는 단백 복합체. 이 화학 반응을 돕는 효소를 단백분해효소(protease)라고 함.

피막하 동 대식세포
(subcapsular sinus macrophage)

림프 유래 항원과 상호작용하는 면역 방어의 최전선에 있는 대식세포로, 바이러스 및 세균 감염 모두에서 병원체의 확산을 막는 중요한 역할을 함. 병원체에 대항해 다른 림프절 선천성 면역 세포를 직간접적으로 활성화시킬 수 있으며, 적응형 면역을 위해 T 세포나 B 세포 또한 활성화시킬 수 있음. 종양 유래 항원에 대항하는 면역 세포의 최초 단계로서 암 면역 조절에도 중요한 역할을 함.

항림프구 글로불린
(antilymphocyte globulin),
항림프구 혈청

흉선(항흉선세포 글로불린, ATG) 또는 흉관(항림프구 글로불린, ALG)에서 얻은 인간 림프구로 동물(말 또는 토끼)을 면역시킨 후 이종 혈청에서 제조한 면역글로불린 제제. 항림프구 글로불린은 순환 림프구를 표적으로 하는 치료제로 다발성 경화증에서 면역 체계를 억제하여 재발률을 낮추고 장애 발생을 지연시키는 데 사용됨. 항흉선세포 글로불린(ATG)은 인간 흉선세포로 과면역된 토끼나 말에서 정제한 항체로서 장기 이식 후 급성 세포 거부 반응의 예방이나 치료제 또는 급성 재생불량성 빈혈 치료제로 사용됨.

항원 모방
(antigen mimicry)

면역 수용체들의 교차반응성을 유발하는 항원의 유사성을 말하며, 유사한 항원의 항원결정부를 모방체(mimotope)이라고 함. 감염원으로부터의 모방체가 자기 항원과 유사하게 생겨 면역 세포가 자기 자신과 헷갈려 이에 대항하는 오류가 났을 때, 자가면역질환의 원인과 사건들을 시작하는 것으로 추정됨.

항원 수용체
(antigen receptor)

항원을 인지하는 림프구에 존재하는 대단히 다양한 세포 표면 수용체. B 세포의 항원 수용체는 세포 표면 면역글로불린이고, T 세포에서는 T 세포 수용체(TCR)라는 유사한 분자임. 각각 B와 T 림프구에 존재하는 모든 항원 수용체는 같은 항원결정부(epitope)를 인지하며 동일함.

항원 제시
(antigen presentation)

세포 표면에 MHC 분자와 결합한 펩타이드 조각으로 항원을 제시하는 것. 이 항원은 $\alpha\beta$ T 세포에 의해서 인지됨.

항원 처리
(antigen processing)

세포 내에서 단백을 분해하여 만든 펩타이드를 $\alpha\beta$ T 세포에 제시하기 위해서, MHC 분자와 결합시키는 과정.

항원 처리 수송체, 항원 처리 연관 수송체
(transporter for antigen processing, transporter associated with antigen processing, TAP)

세포질로부터 내형질망의 내부 공간으로 펩타이드를 이동시키는, 내형질망 막(reticulum membrane)에 존재하는 ATP 결합 단백. 2개의 하위 단위는 TAP-1과 TAP-2로 구성되며 MHC 클래스 I 분자들에 펩타이드를 공급함.

항원결정부, 항원결정인자
(epitope)

에피토프, 항원결정기, 항원결정부위라고도 함. 항체가 결합하는 항원의 부분 또는 T 세포 수용체가 인식하는 MHC 결합 펩타이드를 말함.

항종양 면역
(antitumor immunity)

많은 암 세포에 있는 종양 특이 항원에 대한 특이적 면역반응을 강화시킴에 따라 암 성장이 방해되는 경우, 또는 암이 숙주에서 배제되는 생체 반응을 말함.

항체 의존성 세포독성 (antibody-dependent cellular cytotoxicity, ADCC)	자연살해(NK) 세포 표면 Fc 수용체와 결합을 통해 매개되는 항체 매개 식세포 작용.
항체-약물 접합체 (antibody-drug conjugate, ADC)	단일 클론 항체의 항원 특이성과 세포독성 약물의 표적 방출을 결합한 항암제.
혈관 공동 선택 (vessel co-option)	종양 세포가 대사 및 성장 요구를 충족하기 위해 기존 조직 혈관을 사용하는 현상.
혈구탐식성 림프조직구증 유사 독성 (hemophagocytic lymphohistiocytosis-like toxicity)	CAR-T 세포 치료제 투여 후 발생할 수 있는 드물지만 심각한 독성으로, 사이토카인 방출 증후군(CRS)의 징후와 증상이 초기 개선된 이후 나타나는 두번째 염증 파도로 기술됨. 고페리틴혈증, 다기관 기능 부전(간, 신장 그리고/또는 폐 독성) 그리고/또는 골수 평가에서 혈구탐식성 증거를 특징으로 함.
형질세포양 수지상 세포 (plasmacytoid dendritic cells, pDC)	Toll 유사 수용체가 바이러스 감염을 인지하면, 그 반응으로 다량의 제I형 인터페론들을 생산하는 수지상 세포들 중 하나를 말함.
형질전환 T 세포 (transgenic T cell)	암 환자와 바이러스 감염 환자에 대한 치료적 접근으로 T 세포 수용체(TCR)의 $\alpha\beta$ 사슬을 유전적으로 조작하여 형질을 변환시킨 T 세포를 말함. 이때 T 세포는 항원 특이성이 향상된 변형된 TCR 또는 단백 융합 유래 키메라 항원 수용체(CAR)를 발현하도록 조작될 수 있음. 환자로부터 T 세포를 채집하여 실험실에서 유전자 조작을 진행하여 키메라 항원 수용체(CAR)라는 세포 표면 단백을 생성시킨 즉, 형질전환시킨 T 세포를 환자에 다시 주입하게 되면 CAR-T 세포는 암 세포 표면의 특정 단백 또는 항원을 인식하고 결합하여 항암 효능을 나타냄.
호중구 세포외 트랩 (neutrophil extracellular traps, NETs)	호중구세포외덫이라고도 하며, 호중구가 사멸하면서 호중구의 핵이 팽창, 폭발하고 세포에서 염색질이 유출되어 비농출 DNA로 그물망을 형성하는 것(망형성; NETosis).
혼합 백혈구 반응 (mixed leukocyte reaction)	두 림프구 집단 사이의 경미한 또는 주요 조직 적합성 항원의 차이를 동종적으로 인식하여 효과기의 단방향 세포 확장을 측정하는 특수 공동 배양 분석법이며, T 세포 집단을 함께 혼합하고 발생하는 반응을 측정하는 것. 분석 방법은 말초 혈액, 흉신, 림프질 또는 비장에서 반응하는 림프구를 정제하고 자극 세포와 공동 배양하는 것으로 구성됨.
화학량론 (stoichiometry)	반응물의 전체 질량이 생성물의 전체 질량과 같다는 질량 보존의 법칙에 기반하여 반응물과 생성물의 양적 관계를 나타낸 이론.
회귀 수용체 (homing receptor)	림프구 세포막에 발현돼 타깃 조직의 주소단백(addressin)을 인식하는 세포 부착 분자. 혈액 내 순환하는 회귀 림프구(homing T cell)가 림프 기관 내 특화된 내피세포에 부착되는 것을 말함.
효과기 T 세포 (effector T cell)	병원체의 복제를 억제하는 염증성 사이토카인의 분비 및/또는 감염된 세포를 죽이는 효과기 기능이 부여된 T 세포.
효소결합면역흡착 분석법 (enzyme-linked immunosorbent assay, ELISA)	효소면역측정법, 효소결합면역흡착제 검정법이라고도 함. 항원(또는 항체)에 알칼리 포스파타아제 또는 페르옥시디아제 등의 산소를 결합시켜 두고 그 산소 활성을 지표로 삼아 항원-항체 반응의 정도를 안 다음 여기에서 항원(또는 항체)의 양을 구하는 방법. 이 분석법은 고감도, 조작의 간단함 및 방사선면역측정법처럼 방사성 물질을 사용하지 않아도 된다는 이점이 있음. 호르몬이나 면역글로불린의 정량법으로서 응용되고 있으며 측정용 키트도 시판되고 있음.

효소결합면역흡착점 분석법
(enzyme-linked immunosorbent spot assay, ELISpot)

단일 세포에서 사이토카인 분비를 정량적으로 측정하는 분석법으로, 단백 피분석물(analyte)를 검출하기 위해 항체를 사용하는 면역염색법(immunostaining)의 일종.

후성유전학
(epigenetics)

후생유전학이라고도 하며 유전학(genetics)에 '~의 위에' 또는 '덧붙여'의 의미를 가진 그리스어 유래 접두사 'epi-'를 붙인 것으로, DNA 염기서열의 변화 없이 나타나는 유전자 기능의 변화가 유전되는 현상을 연구하는 학문. 전통적인 유전학 너머의 유전 현상들을 이해하고자 하며, 일반적으로 후성유전학은 DNA 염기서열 이외에 DNA의 구조적 변형과 염색질(chromatin)의 구조적 변형의 정보를 다룸. 후성유전학적 현상은 유전적으로 동일한 세포 또는 개체들이 유전자의 발현을 달리함으로써 표현형의 차이를 가져오는 것을 의미함. 암 후성유전학(Cancer Epigenetics)은 뉴클레오티드 서열의 변화를 수반하지 않는 대신 유전자 암호가 표현되는 방식의 변화를 수반하는 암 세포의 DNA에 대한 후생유전학적 변형에 대해 연구함.

힌지 부위
(hinge region)

경첩 부위라고도 하며, 항체의 Fab와 Fc 사이의 중쇄에 존재하는 프롤린(proline)이 풍부한 영역으로 δ, γ, α 중쇄 동형에만 존재하며 독특한 구조와 위치는 항체의 정상적인 기능(예: 두 항원을 가교하거나 동일한 항원 분자에 두 항원결정부를 결합하는 경우)에 필수적인 분절적 유연성을 제공하여 항원-항체 결합력을 높여줌. 특히 파파인 및 펩신과 같은 단백분해효소의 절단에 취약함.

B 세포 수용체
(B-cell receptor, BCR)

B 세포의 막 결합 면역글로불린 분자인 항원 수용체. 각각의 B 세포는 한 종류의 면역글로불린만 만들게 프로그램 되어있고, 이 면역글로불린의 세포 표면형은 특이 항원에 대한 B 세포 수용체로 작용함.

CD3 복합체
(CD3 complex)

세포독성 T 세포와 보조 T 세포 모두를 활성화하는 데 관여하는 단백 복합체이자 T 세포 공동 수용체임. 4개의 고유한 사슬인 CD3γ, CD3δ, CD3ε, CD3 ζ 사슬로 구성되며 공동으로 T 세포 신호 전달에 관여함.

CSF1-양극화 단핵구 유래 대식세포
(CSF1-polarized monocyte-derived macrophage)

대식세포는 배아 발생 또는 단핵구 분화에서 유래한 면역 세포로 기원, 조직 분포 및 다양한 자극 및 조직 환경에 따라 다양한 표현형을 채택할 수 있음. 호중구에서 유래한 대식세포 군집 자극인자(CSF1)는 단핵구 및 대식세포 분화, 생존, 증식 및 재생을 제어하는데 필요한 주요 성장 인자로 CSF1에 의해 양극화가 유도된 대식세포를 말함.

GMP 유래 호중구 유사 단핵구
(GMP-derived neutrophil-like monocyte)

과립구-단핵구 전구세포(granulocyte-monocyte progenitor, GMP)는 공통 골수성 전구세포(common myeloid progenitor, CMP)에서 유래하며 항상성 동안, 그리고 감염 동안 수요 증가에 반응하여 단핵구를 생성함. GMP는 별개의 단핵구 매개 전구세포를 통해 "호중구 유사" 단핵구의 하위 집합을 생성함.

RNA 편집
(RNA editing)

일부 세포가 RNA 중합효소에 의해 생성된 후 RNA 분자 내 특정 염기서열을 개별적으로 변경하여 유전자에 의해 암호화된 주요 정보를 변경하는 과정. 포유류에서 일반적인 형태의 RNA 편집은 adenine C6 위치에서 가수분해 탈아미노화에 의해 adenosine이 inosine으로 전환되는 것임. 모든 생물체에서 발생하며 RNA 편집 도구 중 진화적으로 가장 보존된 특성 중 하나임. 지금까지 진핵생물의 tRNA, rRNA 및 mRNA 분자에서는 이러한 변화가 관찰되었지만 원핵생물에서는 관찰되지 않음.

T 세포 수용체
(T-cell receptor, TCR)

CD4 또는 CD8 공동 수용체의 협력을 통해 주요 조직 적합성 복합체의 항원 조각을 인식하는 역할을 하는 T 세포 표면에서 발견되는 단백 복합체로 2개의 폴리펩타이드 사슬로 구성됨. 가장 일반적인 유형은 α사슬과 β사슬로 불리는 두 개의 서로 다른 사슬로 구성되어 있어 $\alpha\beta$ T 세포 수용체라고 하며 펩타이드 항원을 인식함. 소수의 순환 T 세포는 γ와 δ사슬로 구성된 $\gamma\delta$ T 세포 수용체를 가지며, 이들은 특이성에 대한 다양성이 적고, 펩타이드 이외의 항원들, 예를 들면 인항원(phosphoantigen)이나 당지질(glycolipids)을 인식함. 이들은 비정상 세포, 암 세포, 다른 유기체 세포, 바이러스, 기타 미생물에 감염된 세포에서 발현되는 특정 항원에 결합한 후 상호작용으로 인해 T 세포가 이들을 공격함으로써 인체가 감염, 암 또는 기타 질병과 싸우는 데 도움을 줌.

T 여포 보조 세포, 여포 보조 T 세포
(T follicular helper cells, Tfh)

체액 면역반응에 관여하는 $CD4^+$ 보조 T 세포의 하위 집합으로 항원 특이적 B 세포의 분화 단계에서 B 세포에게 전문적인 도움을 제공하며, 배아중심 형성, 친화도 성숙, 대부분의 고친화성 항체 및 기억 B 세포 발달에 필수적임. 이들은 편도, 비장, 림프절을 포함한 이차 림프 조직에서 발견되며 높은 수준의 CXCR5 단백과 전사인자 Bcl6을 발현하는 $CD4^+$ T 세포로 다른 중요한 표지자로는 CXCR3, PD-1, ICOS가 있음. 또한 이들은 IL-21을 생성하여 B 세포의 분화와 친화도 성숙을 유도하므로 병원균에 대한 면역반응을 높이는 데 중요한 역할을 함.

T 세포 탈진
(T-cell exhaustion)

만성 감염과 암 진행으로 인체의 면역 체계가 오랫동안 활성 상태를 유지할 때 발생하는 T 세포의 기능 장애 상태, 즉, T 세포가 암 세포나 바이러스에 감염된 세포와 같은 특정 세포를 죽일 수 있는 능력을 상실하는 상태를 말함. 효과기 기능 저하와 증식 능력 상실, 억제 수용체의 지속적인 발현, 특정 전사인자의 발현, 대사 활동 및 후성유전학적 상태로 정의됨. 공동 억제 수용체(예: CTLA-4 및 PD-1)의 과발현은 진행 중인 T 세포 탈진 상태의 특징이며 면역 관문 저해제를 사용하여 되돌릴 수 있음.

Toll 유사 수용체
(Toll-like receptor, TLR)

다양한 미생물에서 유래한 병원체 관련 분자 패턴(PAMPs)을 인식하여 선천성 면역체계에서 중요한 역할을 하며, 류신(leucine)이 풍부한 반복 서열을 가진 세포 밖 영역과 IL-1 수용체 세포내 영역과 유사한 카르복시 말단 세포내 영역을 특징으로 하는 I형 막횡단 수용체. 일반적으로 대식세포나 수지상 세포와 같은 면역 감시 세포에서 발현되며, 침입하는 병원체와 죽어가는 세포 및 손상된 조직에서 방출되는 내인성 위험 분자를 모두 인식할 수 있고 선천성 면역과 적응형 면역을 연결하는 데 핵심적인 역할을 함.

Index

숫자

ㄱ

ㄴ

ㄷ

ㄹ

ㅁ

ㅂ

ㅅ

ㅇ

ㅈ

ㅊ

ㅋ

A

B

C

F

H

I

M

N

P

R

S

T

V